U0189030

Neuro-Developmental Treatment

A Guide to NDT Clinical Practice

神经发育疗法
临床实践指南

原著　[美] Judith C. Bierman

　　　[美] Mary Rose Franjoine

　　　[美] Cathy M. Hazzard

　　　[美] Janet M. Howle

　　　[美] Marcia Stamer

主译　　徐光青

中国科学技术出版社

·北 京·

图书在版编目（CIP）数据

神经发育疗法：临床实践指南 /（美）朱迪思·C. 比尔曼（Judith C. Bierman）等原著；徐光青主译 . —
北京：中国科学技术出版社，2022.1

书名原文：Neuro-Developmental Treatment：A Guide to NDT Clinical Practice

ISBN 978-7-5046-9061-6

Ⅰ . ①神… Ⅱ . ①朱… ②徐… Ⅲ . ①神经系统疾病—治疗—指南 Ⅳ . ① R741-62

中国版本图书馆 CIP 数据核字 (2021) 第 093111 号

著作权合同登记号：01-2021-2432

Copyright © 2016 of the original English language edition by Georg Thieme Verlag KG, Stuttgart, Germany
Original title：*Neuro-Developmental Treatment：A Guide to NDT Clinical Practice*，1/e
By Judith C. Bierman, Mary Rose Franjoine, Cathy M. Hazzard, Janet M. Howle, Marcia Stamer
《神经发育疗法：临床实践指南》（第 1 版）由德国斯图加特的 Georg Thieme Verlag KG 出版社于 2016 年出
版，版权归其所有。作者：[美] 朱迪思·C. 比尔曼（Judith C. Bierman），[美] 玛丽·罗丝·弗朗乔内（Mary
Rose Franjoine），[美] 凯茜·M. 哈扎德（Cathy M. Hazzard），[美] 珍妮特·M. 豪尔（Janet M. Howle），[美]
玛西娅·斯塔默（Marcia Stamer）。

策划编辑	焦健姿　王久红
责任编辑	焦健姿
装帧设计	佳木水轩
责任印制	李晓霖

出　　版	中国科学技术出版社
发　　行	中国科学技术出版社有限公司发行部
地　　址	北京市海淀区中关村南大街 16 号
邮　　编	100081
发行电话	010-62173865
传　　真	010-62179148
网　　址	http://www.cspbooks.com.cn

开　　本	889mm×1194mm　1/16
字　　数	913 千字
印　　张	32
版　　次	2022 年 1 月第 1 版
印　　次	2022 年 1 月第 1 次印刷
印　　刷	天津翔远印刷有限公司
书　　号	ISBN 978-7-5046-9061-6 / R·2708
定　　价	298.00 元

译校者名单

主　译　徐光青

副主译　何　霞　董继革　陈正宏

译校者（以姓氏笔画为序）

丁　千	于春洋	于洪侠	于惠贤	王赵霞	孔得宇	石　岩	卢　肖
卢建亮	申　岩	申钰涵	白雪竹	丛丽娜	兰　月	朱文静	刘　然
刘长彬	孙文静	李芳鑫	李赛男	杨　奕	杨　梅	吴　伟	何龙龙
张佳玮	张春达	张顺喜	张晓敏	张倩倩	陈　康	陈正宏	陈松斌
陈俊臣	陈俊辉	欧建林	罗　壹	罗丽华	罗媛媛	周金斌	郑　妍
赵依双	赵燕挺	胡　萍	侯光鑫	洪楚奕	宫　双	顾梦笔	郭　石
郭　帅	郭江舟	唐　敏	涂君实	陶　亮	黄羽诗	黄凯荣	黄夏莲
葛飞飞	覃　芄	戴　培					

内容提要

本书引进自世界知名的 Thieme 出版社，是一部以治疗师的视角诠释康复实践中神经发育疗法的工具书，系统介绍了神经发育疗法独特的专业理论知识和临床实践经验。全书共五篇20章，书末还附有3个附录，全面介绍了神经发育疗法的产生和演变，重要的哲学原理、核心思想和理论体系，实践模型及其在临床中的应用，重点强调了神经发育疗法在脑卒中和脑性瘫痪等常见疾病康复治疗方面的临床实践，以及临床中多学科之间的交流与合作等内容。本书最后一篇中，通过15例真实的病例，详细描述了神经发育疗法实践模型的具体应用，扩展了人们对临床实践多样性的认知和理解。本书内容系统实用，配图精美丰富，是康复医学相关专业临床医生和技术人员实践的理想参考用书，同时也是一部不可多得的神经发育疗法相关问题的操作指导宝典。

补充说明：书中参考文献条目众多，为方便读者查阅，已将本书参考文献更新至网络，读者可扫描右侧二维码，关注出版社"焦点医学"官方微信，后台回复"神经发育疗法"，即可获取。

原书编著者名单

原 著

Judith C. Bierman, PT, DPT, C/NDT
Clinical Director and Physical Therapist
NDT Programs, Inc.
Adjunct Instructor
Augusta University
Augusta, Georgia, USA
NDTA Coordinator Instructor
Neuro-Developmental Treatment Association (NDTA)
Laguna Beach, California, USA

Mary Rose Franjoine, PT, DPT, MS, PCS, C/NDT
Physical Therapist-Pediatric Clinical Specialist
Associate Professor
Department of Physical Therapy
Daemen College
Amherst, New York, USA
NDTA Coordinator Instructor
Neuro-Developmental Treatment Association (NDTA)
Laguna Beach, California, USA

Cathy M. Hazzard, BSc, MBA, PT, C/NDT
Physiotherapist
Bowser, British Columbia, Canada
NDTA Coordinator Instructor
Neuro-Developmental Treatment Association (NDTA)
Laguna Beach, California, USA

Janet M. Howle, PT, MACT, C/NDT
Physical Therapist-Pediatrics
Chapel Hill, North Carolina, USA

Marcia Stamer, PT, MH, C/NDT
Physical Therapist
Adjunct Instructor
Stark State College
North Canton, Ohio, USA
Editor of NDTA Network
Neuro-Developmental Treatment Association (NDTA)
Laguna Beach, California, USA

参编者

Rona Alexander, PhD, CCC-SLP, C/NDT
Speech/Language Pathologist
Wauwatosa, Wisconsin, USA
Pediatric NDTA Speech Language Instructor
Neuro-Developmental Treatment Association (NDTA)
Laguna Beach, California, USA

Kim Barthel, BMR, OTR, C/NDT
Relationship Matters
Victoria, British Columbia, Canada
Pediatric NDTA Occupational Therapy Instructor
Neuro-Developmental Treatment Association (NDTA)
Laguna Beach, California, USA

Judith C. Bierman, PT, DPT, C/NDT
Clinical Director and Physical Therapist
NDT Programs, Inc.
Adjunct Instructor
Augusta University
Augusta, Georgia, USA
NDTA Coordinator Instructor
Neuro-Developmental Treatment Association (NDTA)
Laguna Beach, California, USA

Karen Brunton, BSc PT, C/NDT
Toronto Rehabilitation Institute
Toronto, Ontario, Canada
IBITA Basic Course Instructor
Seated Sankt Gallen, Switzerland
Adult NDTA Coordinator Instructor
Neuro-Developmental Treatment Association (NDTA)
Laguna Beach, California, USA

Colleen Carey, DPT, C/NDT
Physical Therapist
Children's Therapy Center
Ambler, Pennsylvania, USA
Pediatric NDTA Coordinator Instructor
Neuro-Developmental Treatment Association (NDTA)
Laguna Beach, California, USA

Christine Cayo, OTR/L, C/NDT
Occupational Therapist
Children's Hospital of Wisconsin
Milwaukee, Wisconsin, USA
Pediatric NDTA Occupational Therapy Instructor
Neuro-Developmental Treatment Association (NDTA)
Laguna Beach, California, USA

Ruth DeMuth, BS
Professional Ski Instructor
Advanced Educator Rocky Mt. Division
Vail, Colorado, USA

Monica Diamond, PT, MS, NCS, C/NDT
Physical Therapist
Columbia St. Mary's Sacred Heart Rehabilitation Institute
Milwaukee, Wisconsin, USA
Adjunct Instructor
Concordia University
Mecquon Wisconsin, USA
Marquette University
Milwaukee, Wisconsin, USA
IBITA Basic Course Instructor
Seated Sankt Gallen, Switzerland
Adult NDTA Coordinator Instructor
Neuro-Developmental Treatment Association (NDTA)
Laguna Beach, California, USA

Debbie Evans-Rogers, PT, PhD, PCS, C/NDT
Active Faculty Associate
Department of Pediatrics
University of Texas Medical Branch

Galveston, Texas, USA
Pediatric NDTA Physical Therapy Instructor and
Coordinator Instructor Candidate
Neuro-Developmental Treatment Association
(NDTA)
Laguna Beach, California, USA

Diane Fritts Ryan
Occupational Therapist
DuPage Easter Seal
Villa Park, Illinois, USA
Pediatric NDTA Occupational Therapy Instructor
Neuro-Developmental Treatment Association
(NDTA)
Laguna Beach, California, USA

Mary Rose Franjoine, PT, DPT, MS, PCS, C/NDT
Physical Therapist-Pediatric Clinical Specialist
Associate Professor
Department of Physical Therapy
Daemen College
Amherst, New York, USA
NDTA Coordinator Instructor
Neuro-Developmental Treatment Association
(NDTA)
Laguna Beach, California, USA

Judy M. Gardner, SLP, C/NDT
Speech and Language Pathologist
DuPage Easter Seal
Villa Park, Illinois, USA
Pediatric NDTA Speech Language Instructor
Neuro-Developmental Treatment Association
(NDTA)
Laguna Beach, California, USA

Kris Gellert, OT, OTR/L, C/NDT
Team Supervisor
Cone Health Outpatient Neurorehabilitation Center
Greensboro, North Carolina, USA
Adult NDTA Occupational Therapy Instructor
Neuro-Developmental Treatment Association
(NDTA)
Laguna Beach, California, USA

Gay L. Girolami, PhD, PT, C/NDT
Clinical Associate Professor
Director of Professional Education
Department of Physical Therapy
College of Applied Health Sciences
University of Illinois
Chicago, Illinois, USA
Pediatric NDTA Coordinator Instructor
Neuro-Developmental Treatment Association
(NDTA)
Laguna Beach, California, USA

Karen Goldberg, MS, PT, PCS
Former Physical Therapist
Danbury Hospital

Danbury, Connecticut, USA

Karen Guha, PT, C/NDT
Physical Therapist
Grand River Hospital
Back Works Spinal and Sports Rehabilitation
Waterloo, Ontario, Canada
Adult Hemiplegia NDTA Coordinator Instructor
Neuro-Developmental Treatment Association
(NDTA)
Laguna Beach, California, USA

Margo Haynes, PT, DPT, MA, PCS, C/NDT
Physical Therapist and Owner
NDT Pediatric Therapy
Rockingham, North Carolina, USA
Pediatric NDTA Coordinator Instructor
Neuro-Developmental Treatment Association
(NDTA)
Laguna Beach, California, USA

Cathy M. Hazzard, BSc, MBA, PT, C/NDT
Physiotherapist
Bowser, British Columbia, Canada
NDTA Coordinator Instructor
Neuro-Developmental Treatment Association
(NDTA)
Laguna Beach, California, USA

Ann Heavey, MS, CCC-SLP, C/NDT
Pediatric Speech-Language Pathologist
Elmhurst, Illinois, USA
Clinical Instructor
Department on Disability and Human Development
University of Illinois
Chicago, Illinois, USA
Pediatric NDTA Speech and Language Instructor
Neuro-Developmental Treatment Association
(NDTA)
Laguna Beach, California, USA

Janet M. Howle, PT, MACT, C/NDT
Physical Therapist-Pediatrics
Chapel Hill, North Carolina, USA

Katy Kerris, OT, C/NDT
Occupational Therapist
Providence Health Systems
Anchorage, Alaska, USA
Adult NDTA Occupational Therapy Instructor
Neuro-Developmental Treatment Association
(NDTA)
Laguna Beach, California, USA

Brenda Lindsay, PT, C/NDT
Physical Therapy
McAllen Easter Seals Disability Services and
Synergistic
Therapies
McAllen, Texas, USA

Pediatric NDTA Physical Therapy Instructor
Neuro-Developmental Treatment Association
(NDTA)
Laguna Beach, California, USA

Jan McElroy, PT, PhD, PCS, C/NDT
Adjunct Faculty
School of Health Professions
University of Missouri Health System
Columbia, Missouri, USA
Pediatric NDTA Physical Therapy Instructor
Candidate
Neuro-Developmental Treatment Association
(NDTA)
Laguna Beach, California, USA

Takashi Misuda, PT, DPT, C/NDT
Physical Therapist
Harrison Medical Center
Adjunct Faculty
Physical Therapist Assistant Program
Olympic College
Bremerton, Washington, USA
Adult NDTA Coordinator Instructor
Neuro-Developmental Treatment Association
(NDTA)
Laguna Beach, California, USA

Pamela A. Mullens, PhD, PT, C/NDT
Clinical Associate Professor
Division of Physical Therapy
Department of Rehab Medicine
University of Washington
Seattle, Washington, USA
Professor
Transitional DPT Program (Pediatrics)
Rocky Mountain University of Health Professions
Provo, Utah, USA
Adult and Pediatric NDTA Coordinator Instructor
Neuro-Developmental Treatment Association
(NDTA)
Laguna Beach, California, USA

Lyndelle Owens, MCD, CCC-SLP, C/NDT
Speech and Language Pathologist
Texas Health Resources
Presbyterian Hospital of Dallas
Dallas, Texas, USA
Adult and Pediatric NDTA Coordinator Instructor
Neuro-Developmental Treatment Association
(NDTA)
Laguna Beach, California, USA

Gay Lloyd Pinder, PhD, CCC-SLP, C/NDT
Speech and Language Pathologist
Children Therapy Center
Kent, Washington, USA
Pediatric NDTA Speech and Language Instructor
Neuro-Developmental Treatment Association
(NDTA)

Laguna Beach, California, USA

Sherry Rock, OT Reg (Ont), OT, C/NDT
Occupational Therapist
Neuro Rehabilitation Clinic
Kitchener, Ontario, Canada
Adult NDTA Occupational Therapy Instructor
Candidate
Neuro-Developmental Treatment Association
  (NDTA)
Laguna Beach, California, USA

Takako Shiratori, PhD, DPT, PT
Researcher and Physical Therapist
Ulm, Germany

Teresa Siebold, BHscPT, BScKin, PT, C/NDT
Senior Physical Therapist
Association for the Rehabilitation of the Brain
  Injured
Calgary, Alberta, Canada
Adult NDTA Physical Therapy Instructor
Neuro-Developmental Treatment Association
  (NDTA)
Laguna Beach, California, USA

Marie Simeo, PT, MS, C/NDT
Clinical Coordinator, Outpatient
Brain and Stroke Rehab Program
Ohio Health Neighborhood Care
Columbus, Ohio, USA
Adult NDTA Coordinator-Instructor
Neuro-Developmental Treatment Association
  (NDTA)
Laguna Beach, California, USA

Marcia Stamer, PT, MH, C/NDT
Physical Therapist
Adjunct Instructor
Stark State College
North Canton, Ohio, USA
Editor of NDTA Network
Neuro-Developmental Treatment Association
  (NDTA)
Laguna Beach, California, USA

Shirley A. Stockmeyer, PT, DPT
Former Faculty
Franklin Pierce University
Manchester, New Hampshire, USA
Former Neurophysiology NDTA Instructor
Neuro-Developmental Treatment Association
  (NDTA)
Laguna Beach, California, USA

Jane Styer-Acevedo, PT, DPT, C/NDT
Physical Therapist
NDT and Aquatic Therapy
Upper Darby, Pennsylvania, USA
Senior Adjunct Faculty
Physical Therapy Department
Arcadia University
Glenside, Pennsylvania, USA
Pediatric NDTA Coordinator Instructor
Neuro-Developmental Treatment Association
  (NDTA)
Laguna Beach, California, USA

Beth Tarduno, MEd, OTR/L, C/NDT
Occupational Therapist
University of Rochester Medical Center

Rochester, New York, USA
Pediatric NDTA Occupational Therapy Instructor
Neuro-Developmental Treatment Association
  (NDTA)
Laguna Beach, California, USA

**Marybeth Trapani-Hanasewych, MS, CCC-
  SLP,C/NDT- Adults/Pediatric**
Director of Speech/Language Therapy Department
The Children's Institute of Pittsburgh
Pittsburgh, Pennsylvania, USA
Pediatric NDTA Speech and Language Instructor
Neuro-Developmental Treatment Association
  (NDTA)
Laguna Beach, California, USA

Oacy Veronesi, OTR, OTR/L, C/NDT
Occupational Therapist
Focus on Kids, Inc.
Pediatric Rehabilitation and Education Centre
Glenview, Illinois, USA
Pediatric NDTA Occupational Therapy Instructor
Neuro-Developmental Treatment Association
  (NDTA)
Laguna Beach, California, USA

Kim Westhoff, OTR/L, C/NDT
Occupational Therapist
Kim's Kids Pediatric OT
Ashland, Missouri, USA
Pediatric NDTA Occupational Therapy Instructor
Neuro-Developmental Treatment Association
  (NDTA)
Laguna Beach, California, USA

译者前言

这是一部关于中枢神经重塑与临床实践技术的专业著作。神经发育疗法于 20 世纪中期提出，现已在全世界范围内广泛应用。美国神经发育治疗协会的专家将神经发育疗法作为一种"临床实践模型"指导临床诊断、康复评定、康复治疗及结局规划，并分享了他们的权威研究成果和重要理论观点。

医学是一门日新月异、飞速发展的科学。科学研究与临床经验在不断扩展我们的认知，尤其是在规范化评定和治疗方面。在我国，大多数康复同道还只是把神经发育疗法视为一种"技术"，而没有把它作为解决中枢神经损害功能重塑问题的理论模型和途径。"他山之石，可以攻玉。"本书基于神经重塑的哲学体系、理论基础及实践技术指导临床康复思路和相关问题的解决，为初学者提供了一个整体思路，可帮助初学者们更深入地理解，并指导他们迈出第一步和随时解决遇到的新问题。

感谢中国科学技术出版社引进本书，并邀约我作为本书的主译组织翻译工作。书中所述专业性非常强，各位译者付出了巨大努力，花费近一年时间，终于完成了从翻译初稿到最终订稿的审校工作。

我衷心感谢每一位译者和审校人员。本书的译者和审校人员常常是在工作之余反复斟酌、讨论原文与译文，几经修订才使本书顺利呈现给读者。我还要感谢中国科学技术出版社严谨认真和精益求精的编校工作，没有整个团队的合作与努力，这部中文版就不可能顺利与读者见面。

书中提及的治疗剂量或应用，在临床实践中可作为借鉴，译者和编辑均尽最大努力确保书中内容的准确性、科学性和可实践性。然而，这并不是说读者一定要遵循或完全采用这些治疗方式和剂量，我们也不能对具体的临床治疗病例负责。在药物治疗方面，书中所述建议仅作为参考，用于患者前务必认真查阅生产厂家提供的使用说明书，要特别注意用药剂量和禁忌证等事项，严格遵照临床专科医师处方用药。在翻译过程中，虽然我们竭尽所能，力求确保内容和形式的科学性、准确性，但书中仍可能存在一定的疏漏及不足之处，诚邀各位读者予以反馈。

广东省人民医院（广东省医学科学院）

原著前言

　　神经发育疗法（neuro-developmental treatment，NDT）是全世界范围内患有脑瘫、卒中或颅脑外伤患者最常用的干预方法之一。自 20 世纪 40 年代由 Bobaths 提出以来，这种治疗模式已开展了大量的继续教育课程，现在已获得专业认证，并已建立了相关研究项目进行探索。2002 年，神经发育疗法协会（Neuro-Developmental Treatment Association，NDTA）发布了 *Neuro-Developmental Treatment：A Guide to NDT Clinical Practice*，更新了 NDT 实践的理论基础。本书就是从那篇文章发展而来的。

　　NDTA 支持其理论委员会扩大该项目的工作，不仅包括基础理论材料的支持和影响神经发育疗法的实践，而且还在一系列案例报告中证明该疗法的有效性。本书由 30 多位从业人员撰写，他们是来自三个领域（作业治疗、物理治疗和言语－语言病理学）的专家，旨在通过专业培训使学生了解 NDT 的基础并参与实践，从而成为专业或经验丰富的治疗师。

　　书中前三篇围绕介绍神经发育疗法的内容、方式和理由等一般问题。第四篇对神经发育疗法在作业治疗、物理治疗及言语治疗领域的应用进行了进一步的回顾。第五篇介绍了一系列病例报告，涵盖了从婴儿到成人的患有儿童型及成人型神经肌肉疾病的病例。

　　第一篇定义了神经发育疗法。读者将在本篇中了解 NDT 的基本组成部分。其中，第 1 章把 NDT 理念的定义和回顾以形象生动的概念形式提供给大家。第 2 章总结了构成实践基础的理论假设和原则。这些假设将在第三篇中按主题进行分组并进行扩展，以探讨其理论现实基础。第 2 章将所有假设统一为一个整体。第 3 章和第 4 章则将两种不同的模式应用于 NDT 实践。第 3 章回顾了世界卫生组织制订的"国际功能、残疾分类标准"，并已将其整合入神经发育疗法学，第 4 章介绍了姿势和运动的模式，以及如何将其应用于神经发育疗法。由于卒中和脑瘫患均被视为姿势和运动障碍，因此这种模式是基础。通过本篇的学习，读者应准备好分析 NDT 的实践方式并观察其应用。

　　第二篇着重介绍了 NDT 的治疗方式。多年来，作者曾将 NDT 称为一种方法、一种理论或一组技术。但是，当人们回顾什么为治疗模式所必需时，很明显，NDT 确实是一种治疗模式。本篇先带领读者回顾了该治疗模式对临床医生的好处，然后在第 5 章中对模式本身进行了介绍，同时进行了模式的概述。第 6～11 章则带领读者从 NDT 角度通过信息采集（第 6 章）、检查（第 7 章）、评估和护理计划（第 8 章）及干预（第 9 章）了解其治疗模式。在本篇的每一章中，重点均放在 NDT 原理和理论基础是如何组成独特而特定的治疗模式基础的。

　　接下来的两章回顾了与脑瘫（第 10 章）和卒中（第 11 章）相关的姿势和运动障碍的特征。本篇所有章节均介绍了第五篇病例报告中真实案例的问题。

第三篇阐述了神经发育疗法应用的理由，探讨了在第一篇中引入的理论假设。其中，第12章探讨了在 NDT 实践中应用与运动控制领域相关的理论假设。神经生理学知识一直在塑造 NDT 实践中发挥重要作用。第13章探讨了运动再学习理论在 NDT 中的应用，重点介绍了个体如何学习控制和协调以掌握新的技能。第14章演示了此过程如何贯穿于整个生命周期。NDT 再一次将基于运动发展的理论纳入实践模型当中。第14章还探讨了将运动发育的理论假设整合到实践中的方法。第15章则探讨了中枢神经系统损伤后神经可塑性和恢复性的最新文献。这些信息均支持 NDT 实践理论。

第四篇详细介绍了作业治疗（第16章）、物理治疗（第17章）和言语治疗（第18章）中的从业者如何在各个学科的范围内实践 NDT。

第五篇先回顾了循证实践文献如何影响 NDT 的总体实践模式，然后对读者应如何整合一系列病例报告进行了概述。第19章以6例病例报告为重点，突出了针对成年继发性运动障碍患者的管理差异；第20章为9种小儿发作病例报告，从婴儿到青春期。病例报告中提到的所有个体都存在姿势和运动障碍，具体的诊断包括卒中、脑外伤和脑瘫。病例报告还突出介绍了实践模式从不同方面体现了 NDT 的核心基本原则。他们模拟了神经发育疗法如何应用于不同患者、不同环境及不同从业人员。

书末附录包含了书中出现的专业术语介绍及应用模型的两种形式。

Judith C. Bierman, PT, DPT, C / NDT
Mary Rose Franjoine, PT, DPT, MS, PCS, C / NDT
Cathy M.Hazzard, BSc, MBA, PT, C / NDT
Janet M. Howle, PT, MACT, C / NDT
Marcia Stamer, PT, MH, C / NDT

致　谢

　　本项目的创作始于 10 年前，当时的想法是编写一部临床基础手册，为给有姿势和运动障碍的儿童和成人提供治疗的治疗师阐明 NDT 的实践方式。像所有美好的愿望一样，我们也经过了深思、讨论和重新构想。随着时间的流逝，这些想法不断成长，逐渐形成了轮廓，由此我们制订了大纲，并编写了提案。出版之路崎岖不平，遇到了很多曲折。最终，我们的愿望得以实现，就是您手中所拿的这部书，您也可以登录访问 Thieme MediaCenter。感谢所有为我们的愿望做出贡献的人，他们鼓励和支持我们，为我们带来了提神的饮料，并督促我们继续阅读、写作和修订。谢谢你们的鼓励，谢谢你们的支持。

　　在此要感谢那些对本书的出版付出努力的个人和组织。

　　特别感谢那些热心分享他们治疗故事的人们及其家人，并在正文和 Thieme MediaCenter 中分享了他们的图像。将您和您的故事分享给我们，这是一份慷慨的礼物，值得我们感激和珍视，因为没有它，我们就无法完成这个项目。

　　对于我们的撰稿人、章节作者、病例报告作者及相关编辑人员而言，您的工作丰富了本项目。您完成临床工作之余，利用宝贵的时间分享了您对于 NDT 临床实践的专业知识和见解。我们感谢您付出的时间、对本项目的奉献及对 NDT 的实践。

　　特别感谢神经发育治疗协会董事会及其成员对本项目的坚定支持。神经发育治疗协会提供的资金支持和技术资源帮助我们将构想发展为有形产品。对于我们面临的每一个挑战，董事会都会鼓励我们，并询问是否需要帮助以及如何提供帮助。非常感谢您对我们的信任和对我们项目的支持。我们还要感谢神经发育治疗协会执行主任 Brad Lund 的杰出贡献，他在商业领域的指导，作为谈判者的专业知识，以及即使身处西海岸仍愿意随时加入我们的电话会议。

　　感谢神经发育治疗协会理论委员会的成员，感谢所有为我们早期会议集思广益、帮助和推广我们理论的人，以及担任指导委员会、撰写专家、审校人员，最重要的是开始到结束都热心支持我们的人。特别感谢 Gail Richie、Tom 和 Monica Diamond，他们慷慨地向理论委员会成员贡献了自己的房屋，并在我们最初产生本书想法时为我们主持了为期 1 周的会议。谢谢大家的贡献。*Neuro-Developmental Treatment：A Guide to NDT Clinical Practice* 的面世是大家共同的愿望，源于许多才华横溢的专家及临床医生的协作，您的贡献丰富了使我们理念得以发展的土壤。

　　非常感谢神经发育治疗协会讲师小组及其执行委员会在整个项目中的投入和指导。讲师小组委员会的专业知识帮助丰富了本书及 Thieme MediaCenter 的视野和内容。此外，特别感谢所有为 Thieme MediaCenter 图片库搜索和提交那些图像的人。

几年前，在参加拉斯维加斯的物理治疗会议上，Mary Rose Franjoine 偶然遇见了 Thieme Publishers 的策划编辑 Angelika Findgott。与他们聊了聊出版业的现状，以及我们"NDT in action"项目。Angelika 同意审查我们的提案、手稿及多媒体内容。其他人加入了讨论，很明显，Thieme Medical Publishers 将是我们文本和网站内容的绝佳选择。Angelika 成为我们的专属出版顾问。非常感谢您对"NDT in action"的信念，以及在我们进入出版流程后给予的专业指导。此外，我们还要感谢 Thieme 团队的成员，包括 Deborah Cecere、Nidhi Chopra、Sapna Rastogi 和 Anne Sydor 在我们出版过程中提供的专业指导。此外，我们还要感谢 Michael Blanz 在为 Thieme MediaCenter 编辑和准备照片、视频方面的专业知识。

衷心感谢为我们项目提供日常支持的个人和专业团队。特别感谢 Susan Alabaugh、Susan Boerckel 和整个神经发育治疗计划的工作人员，以及 Daemen 大学物理治疗系的 Dorothy Lutgen 和 Melissa Wilkerson，感谢他们在幕后协助管理该项目的许多重要细节。谢谢大家的帮助。您从未在我们请求帮助时说不，并时常主动向我们提供帮助。

最后，*Neuro-Developmental Treatment：A Guide to NDT Clinical Practice* 从一个想法发展为一部真正意义的图书。没有大家的贡献和支持是绝对不可能的。感谢大家为"NDT in Action"项目所做出的贡献。

特别致谢

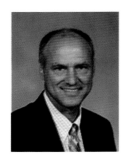

作为 *Neuro-Developmental Treatment：A Guide to NDT Clinical Practice* 一书的编者，我们衷心感谢 Daemen 大学副教授 Karl Terryberry 博士分享他的见解、指导和专业知识。Karl 是 *Writing for the Health* 的作者，这是在美国、欧洲和亚洲的医学写作课程中使用的基础文本。Karl 的专业知识帮助我们融合了许多撰稿人的个人写作风格，并塑造了文本的结构和流程。2011 年秋天，当我们带着项目去找 Karl 寻求帮助时，他欣然应允。1年后，我们开始发送草稿，他为我们提供了专业的指导，并在接下来的 15 个月中协助了整个修订过程。Karl 愿意贡献自己的时间和专业知识，支持我们的想法，分享我们的愿望，并帮助我们将本书变成现实。

谢谢您的智慧、专业知识和慷慨付出。

资源列表

成人病例报告

病例报告 A1：脑卒中患者姿势和运动分析及其对精准评估、干预和功能预后的作用
　　Marie Simeo
病例报告 A2：以重返工作为目标，提高受累较重一侧的功能恢复
　　Karen Guha　Sherry Rock
病例报告 A3：对侧倾斜障碍的认识和干预
　　Cathy M. Hazzard
病例报告 A4：1 例 20 岁颅脑外伤患者原发性和继发性损伤的康复
　　Teresa Siebold
病例报告 A5：脑卒中认知障碍患者的检查、评估和干预
　　Katy Kerris
病例报告 A6：神经发育疗法有效促进慢性脑卒中患者功能恢复
　　Monica Diamond

儿童病例报告

病例报告 B1：极度早产双胞胎患儿的多学科干预
　　Gay L. Girolami　Diane Fritts Ryan　Judy M. Gardner
病例报告 B2：颅脑枪伤后经口喂养和交流的检查与评估
　　Marybeth Trapani-Hanasewych
病例报告 B3：偏瘫患儿康复计划的制订
　　Pamela A. Mullens
病例报告 B4：1 例 23 个月的脑性瘫痪患儿实现了独立坐位目的康复目标
　　Marjorie Prim Haynes
病例报告 B5：1 例 10 岁脑性瘫痪患儿功能独立性显著改善
　　Colleen Carey
病例报告 B6：1 例复杂医学诊断患儿进食障碍的临床管理
　　Gay Lloyd Pinder
病例报告 B7：共济失调型脑性瘫痪患儿高山滑雪训练
　　Karen Goldberg　Ruth DeMuth
病例报告 B8：对严重功能障碍患儿进行持续的神经发育疗法干预
　　Judith C. Bierman
病例报告 B9：对痉挛型脑性瘫痪患儿进行逐渐增强的神经发育疗法干预
　　Debbie Evans-Rogers　Kim Westhoff

目　录

第一篇

神经发育疗法的哲学理念、理论设想和临床实践支持

Judith C. Bierman 著

刘 然 译 戴 培 校

神经发育疗法（neuro-developmental treatment，NDT）是作业治疗师、物理治疗师和言语–语言病理学家用于治疗脑卒中、颅脑外伤、脑性瘫痪或者其他相关疾病的一种临床实践模型。NDT 最初由 Bobath 夫妇在 20 世纪中期提出，现在世界范围内被广泛使用。NDT 被视为一种解决问题的方法，同时也因它的实用性而闻名。第 1 章提出了 NDT 的定义，然后从信息采集、检查、评估和干预方面，阐释了基于解决问题的相关基本概念。接下来又介绍了 NDT 的哲学基础，哲学的理念由 Bobath 夫妇最初以一个动态的概念提出，然后在过去几十年里，在哲学方面的修订一直被探讨着。

第 2 章讨论了理论设想，此为 NDT 的实践基础。从庞大的信息中收集核心设想和假设，将有助于在 NDT 实践中形成独特的理论基础。本篇介绍了这些假设，并在第 3 章做了进一步阐释，涉及诸如运动控制、运动学习、运动发育、可塑性和恢复等领域。本篇最后两章介绍了两个模型，读者可以将这些哲学理念和理论设想转换为实践原则。第 3 章提出的第一个模型是国际功能、残疾与健康分类模型（international classification of functioning, disability and health，ICF）。这种分类方法的出现有助于全世界的从业人员对健康、保健或疾病相关的信息进行识别、分类和管理。该模型已在国际上被广泛应用。同时介绍了 NDT 实践人员如何利用 ICF 模型，并演示了在临床中 ICF 如何指导相关人员进行实践。

脑性瘫痪和脑卒中的主要问题是姿势异常和运动障碍，本篇的最后一章阐述了姿势和运动理论模型的应用，以制订具体的干预措施，并可以指导实践。该模型演示了如何利用理论假设来制订干预原则，然后通过这些原则为患者制订个体化的治疗策略。

哲学理念与理论假设的不断交织为制订信息采集、检查、评估和干预的原则奠定了基础，这些原则是 NDT 实践的重要组成部分。

神经发育疗法：定义与哲学基础

Neuro–Developmental Treatment: Definitions and Philosophical Foundations

Judith C. Bierman　著

郭　帅　洪楚奕　译　　戴　培　校

本章讲述了 NDT 的概念或理论定义，概述了 10 项重要的哲学原理，这些原理构成了更具体的理论假设和实践模型的基础。上述理论假设和实践模型自 20 世纪 40 年代 Bobath 夫妇提出后就应运而生。文中针对每一项原则均列举了其临床应用实例。本章最后以总结性表格结尾，列举出 10 条原则，并附有 Bobaths 经典参考文献或其他作者的早期支持性著作，并与一线的临床医生或科学研究人员提供的最新参考文献进行了对比。

学习目标

学习完本章后，将能够做到以下几点。

- 了解 NDT 定义。
- 解释 NDT 的哲学理念。
- 概述 NDT 自其起源以来的一致性，并将其与能够说明 NDT 发展和成熟的哲学和理论方面进行对比说明。

一、概述

NDT 起源于 20 世纪 40 年代，Bobath[1-8] 夫妇用其治疗有姿势异常和运动障碍的神经疾病患者。针对脑卒中或脑性瘫痪患者，Bobath 夫妇专门提出了一种方法，用来指导治疗师进行治疗活动。本章提出了 NDT 的定义，并讨论了其基本的哲学原则，探讨了多年来始终保持不变的关键组成部分及哲学基础。然而，Bobath 夫妇将他们的工作视为一种"动态的概念"[9]，随着时间的推移，随着服务人群、医疗保健系统、新的临床经验和科学研究的变化，他们的工作也会发生变化[9-11]。因此，NDT 实践和

NDT 部分哲学和理论一样，已经随着时间发生了变化。这些变化在一些关注儿科和成人神经肌肉疾病的文献中报道过。在本章中，Bly[12]、Graham 等[13] 及 Mayston[14] 提出并总结了 NDT 实践中变化的内容以及产生这些变化的原理。

二、神经发育疗法的定义

NDT 是一种整体、跨学科的临床实践模型，在不断进步的科学研究的基础上，强调基于运动分析的个体化治疗方法，以使神经系统疾病患者获得康复。治疗师使用 ICF 模型评估个体活动和参与能力，从而明确相关完整性和缺陷，确定治疗的优先

顺序，这是使患者达到良好的治疗效果的基础。治疗师对人体运动系统的深入了解，包括对典型和非典型发展的理解，以及分析整个生命周期的姿势控制、运动、活动和参与方面的专业知识，是检查、评估和干预的基础。在评估和干预过程中使用的治疗方法，包括患者和治疗师之间的积极互利的互动，以激活患者感觉运动系统、任务表现和技能习得，使他们能够参与有意义的活动[15]。

三、神经发育疗法的哲学原则

NDT 的基本哲学观点或原则是一种综合性或总体性的理念或假说，太过宽泛，无法通过研究来验证，但却是整个实践模型的基础。在 20 世纪 40 年代和 50 年代，Bobath 夫妇[1-8, 10] 提出了一种用于治疗由于中枢神经系统（central nervous system, CNS）疾病引起的姿势异常和运动障碍的方法。物理治疗师 Berta Bobath 在临床上发现，她可以改变脑卒中患者或脑性瘫痪患者的肌肉张力[1, 3, 4, 7, 8]，这一发现与当时的医学认识相悖[10]。当时对运动控制的理解是基于 Sherrington 的反射运动控制理论[16-18]。

内科医生 Karel Bobath[6, 19] 根据妻子的发现和他自己的研究，为妻子在临床中的发现写了理论解释，并根据自己查阅的资料，对如何改善临床实践效果提出了建议。修改后的临床实践导致了更多的问题以及需要查阅更多的文献，因此再次修改了治疗方法。Bobath 夫妇将他们的发现正式写在著作中，并在描述整体哲学理念、理论假设以及对 NDT 实践的具体建议的过程中，概述了这一方法的基础。Bobath 夫妇的发现正式写在他们的著作中，该方法的基础也在对 NDT 实践的全面哲学、理论假设和具体建议描述中进行了概述。

以下是 NDT 核心的哲学原则，并且多年来一直未变，然而这些原则也随着 Howle 在 2002 年所描述的那样不断发展和壮大[20]。这些哲学原则为 NDT 的理论假设和实践模型奠定了基础和框架。

治疗中的哲学原则小结

现在，治疗师认为，康复对于患有神经肌肉疾病的患者是有效的。治疗师定期为患者制订治疗计划，包括参与、功能活动、身体结构和功能。虽然对于患者的最佳治疗方法存在分歧，但内科医生常规将脑卒中患者或脑性瘫痪患者转诊给治疗师进行评估和治疗。

20 世纪四五十年代，当 Bobath 夫妇提出这一基于已获得疗效的方法时，是有悖于当时的普遍观念的[10]。当时人们通常认为，患有神经损伤的患者只能通过学会代偿，或通过矫形外科手术来治疗后期的挛缩或畸形。由美国物理治疗协会（American Physical Therapy Association，APTA）主办的长达 1 个月的会议，讨论了 20 世纪中期治疗性运动的历史基础和目前面临的困境。西北大学的治疗运动项目在芝加哥举行，会议和发表的会议录最终被称为 NUSTEP[21, 22]。

与 Bobath 夫妇一样，如今在 NDT 框架内执业的临床医生认为，参与限制、功能受限、姿势异常和动作障碍，以及与中枢神经系统疾病相关的损伤是可以通过治疗来改善的。现在有越来越多的证据支持这一观点。Franki 等[23, 24] 在 2012 年回顾了以下肢功能为重点的物理治疗技术的证据，并发现了积极的结果。在另一项综述中，他们发现基于概念框架的干预措施在改善下肢功能方面是有效的。具体来说，有证据表明，NDT 对世界卫生组织（World Health Organization，WHO）制订的 ICF[25] 中所述的所有分类都能起到积极的作用。

越来越多的证据显示无论年龄大小或疾病诊断，NDT 都是有效的。Arndt 等[26] 研究的重点是婴儿，而 Adams 等[27] 和 Slusarski[28] 研究显示 NDT 可改善脑性瘫痪儿童步态，Mikotajewska[29] 的研究显示 NDT 对成人脑卒中患者步态的改善也起到了积极作用。

使用 NDT 实践模型的治疗师认为治疗贯穿预防。虽然脑卒中、脑性瘫痪和脑损伤被定义为由中枢神经系统非进行性病变引起的姿势异常和运动障碍[30-34]，但文献表明，虽然大脑病变不会进展，但身体功能障碍往往随着时间推移而变化。治疗师通过 NDT 解决问题模型来推测后面可能出现的继发性损伤和个体功能活动的变化。他们认为，通过监督和纠正个人的姿势、动作和功能活动，可以避免或尽量减少一些继发性损伤。因此，重要的是他们知道患者的损伤部位，能够推测出可能出现的功能障碍，并识别出这些功能障碍在患者群体和年龄中的发生情况。这一概念在第10章和第11章中分别有更详细的介绍。

NDT干预是有效的这一假设进一步得到了支持，因为有越来越多的证据表明，在整个生命周期中，所有身体系统都具有可塑性[35-37]。人类功能的最大特点是所有身体系统都具有适应性，可以是积极的，比如增加功能或参与程度，或适应不良的，导致更大的功能限制和额外的损伤。这在每个人身上都很明显，包括那些患有中枢神经系统疾病的人。在整个生命周期中恢复、可塑性和代偿的基本概念是NDT的基本原则，以上将在第15章中进行讨论。因此，NDT适用于每个有功能障碍的人，不管是在新生儿重症监护室（neonatal intensive care unit，NICU）的婴儿，或在学校和门诊的孩子，或是被康复机构随访的颅脑外伤的青少年，抑或是曾因患有卒中而只能待在家的老人。

1. 把人当作一个整体来对待

自从NDT的诞生和发展以来，我们一直鼓励临床医生对患者进行整体评估和治疗[20]。治疗师应整体看待脑卒中患者或脑性瘫痪患者，而不是只关注患者上下肢的肌张力异常。下面分享的故事可以很好地阐明这一哲学理论。

Mike 21岁时，他的父母带他来治疗，他们倾向于给Mike买一辆轮椅。Mike在婴儿期就被诊断出患有严重的脑性瘫痪，他的父母对于是否有办法能控制住他的病情，甚至是让他活下来都没抱有太大希望。很明显，他患有混合型脑性瘫痪伴四肢强直痉挛及手足徐动。Mike是家里的第一个孩子，生活在农村。他从来没有上过公立学校，事实上，自从Mike出生后就没离开过母亲的视线。他一直和父母睡在一个房间里，因为他的父母担心他会在睡梦中死去。

Mike表现出多种严重的功能障碍。他不能在床上翻身，不能独立坐着，即使在辅助下，他也不能走路，因此必须随时带着他。他所有的日常生活活动（activities of daily living，ADL）都必须依赖别人，事实上，他现在吃饭还只能用婴儿奶瓶。他不会说话，但他可以用一只手通过敲打来拼写单词进

行沟通。敲四下是d，敲十五下是o，敲六下是g。他还知道莫尔斯电码，能用短波或业余无线电与人交流。

一组医生对Mike进行了详细的评估，包括每个系统等方方面面的情况。该团队中包括作业治疗师（occupational therapist，OT）、物理治疗师（physical therapist，PT）、内科医生、心理学家和言语－语言病理学家（speech-language pathologist，SLP）各1名。在最初的团队讨论中，Mike的评估结果表明他很健康。他在婴儿期并没有患有呼吸系统疾病，他的心脏功能也是正常的。他没有表现出任何常见的相关疾病，如癫痫、感觉障碍、视力或听力方面的问题。此外，心理学家说，尽管很难对他进行标准的测试，但可以估计他的智商超过130。

Mike是一位只存在单一系统（神经肌肉方面）功能缺陷的年轻人，然而这个问题对他的整体生活质量却产生了很大影响，限制了他的许多活动和参与。当问他最想恢复什么的时候，他开始犹豫了。他说他需要时间考虑。第二周他回来并说了自己的目标，他决定跟他母亲说，"我希望能够自己去麦当劳，然后买一个巨无霸汉堡、炸薯条和巧克力奶昔，自己付款，自己去餐桌上吃饭，然后自己离开"。他希望能够在社区内（这意味着开车去那里吗？）和拥挤的餐馆内有出入自由。他想和麦当劳的员工交流。他想用自己的钱来支付餐费，这反映出他的职业道德和对就业的兴趣，且这种愿望一直都有。他想要吃巨无霸里大约八种不同质地的食物，并食用适合自己年龄的食物。他想独自生活而不是和他母亲在一起。

他并没有想要用大脑去控制，也没有想要强大的肌肉力量或是正常的语调。他希望能像其他21岁的年轻人一样，完全参与到生活中。Mike要求我们把他当作一个完整的人来评价和对待。我们作为治疗师不要把他看成一个四肢僵硬、控制不好的人，或者一个喜欢吃糊状食物的人。我们必须正视他所有的因素，他和他本人对生活的渴望、他的功能活动和受限，以及他身体系统里完整和缺陷的部分。

基于这种能够达到全面参与的愿景，以及为了获得最佳的针对性训练效果，作业治疗师们不能只

关注上肢和手功能的恢复，物理治疗师们不能只关注下肢，言语 – 语言病理学家们也不能只注重嘴巴。例如，如果作业治疗师想让患者上肢能够上举过头，就需要加强患者躯干和下半身的稳定性，这是上肢上举过头的基础。再比如，为了提高患者的音量以在嘈杂的餐厅里说话能被同伴听到，言语 – 语言病理学家就需要提高患者胸廓的活动性、腹部的力量和骨盆的稳定性，以便患者在发声过程中可以很好地控制气流。此外，不同的治疗师不能只治疗特定的功能障碍，如感觉障碍不能只由作业治疗师处理，物理治疗师也不能只训练肌肉力量。临床医生必须从整体观来对待患者。NDT 临床医生的治疗对象是卒中患者或脑性瘫痪患者。治疗师不应只是干预神经肌肉损伤或无效的姿势和动作，治疗师也没有发展公认的重要功能清单或发育的重要功能中的特定功能性活动，甚至没有鼓励参与中的全面性发育。NDT 临床医生面对的不仅是患者，还有他的家人、朋友和同事。整体观是 NDT 制订干预计划和进行实践的重要哲学原则。NDT 实践模型这个关键要素贯穿整个评估和干预过程。

2. 治疗的目的是提高患者的参与和活动能力

使用 NDT 实践模型的临床医生认为，干预的预期结果是改善患者的功能性活动，并增加患者所关注的参与度。治疗师清楚地认识到，必须在减少损伤程度的同时，努力避免因错误的姿势和动作而出现的潜在的可能发生的损伤。

刚进入这一领域的时候，Bobath 夫妇就意识到个人的功能活动、社会角色的参与与基于身体各系统间相互作用、潜在的姿势和运动问题之间的关系。最初，他们把治疗的重点放在姿势和运动上，以获得更大的技能或功能 [7, 38-40]。现在临床医生专注于通过解决人的姿势和运动中的特定障碍以及个体身体系统的障碍来提高功能活动或参与程度 [15, 20]。随着时间的推移，Bobath 夫妇的工作鼓励治疗师要关注患者的功能。早在 20 世纪 70 年代，他们的工作和研究就鼓励治疗师在功能性环境中做治疗 [9, 10]。例如，在治疗一个 2 岁脑性瘫痪患儿的时候，治疗师可以让孩子坐在便盆上，而不是坐在球或长凳等治疗设备上，这样可以训练坐位平衡。

通过仔细、不断地分析，在 NDT 实践中，了解功能活动或局限性与相关的单系统和多系统完整性或损伤之间的相互作用是基础。Saether 等 [41] 通过回顾患有脑性瘫痪的儿童和青少年的躯干控制与坐姿和步态之间的关系，也支持这一观点。此外，Curtis 等 [42] 还对躯干控制与多种活动或功能之间的关系进行了回顾性研究。

同样重要的是，要考虑多种环境因素对这些活动和（或）功能受限的影响。这种分析或解决问题的方法贯穿于查体、制订干预计划、执行计划等整个治疗过程中。它包含在家庭治疗计划中，并给出了如何将治疗动作融入日常生活中的建议，而不单单是给患者或护理人员列举出需要锻炼的动作。

ICF[25] 模型明确定义和概述了人类健康和（或）残疾的不同领域。该模型由 WHO 发明，在世界范围内对健康和残疾的概念进行整理、标注或分类。它为 NDT 实践模型的从业者提供了术语，描述如何在特定的环境因素中处理与身体系统缺陷相关的活动受限，并将在第 3 章中进行更详细的描述。最后，在人体系统层面、个人层面和社会角色层面探讨人的功能。每个领域也会被放在个人和环境的情境中被考虑。这些领域之间的关系和相互作用是至关重要的。在 NDT 实践模型中，也描述了评估、干预计划和干预中上述领域之间持续关系。

3. 解决功能障碍还要以个体优势为基础

康复治疗历来是一种以问题为导向的模式。有健康需求的人向专业人员寻求治疗，专业人员会根据个人情况制订干预措施以尽量减少功能障碍。ICF 模型反映了医疗方式的变化 [25]。ICF 模型现在已经从识别一个单独的身心健康领域和一个单独的残疾领域，转向将每个领域视为一个从健康到残疾的连续体。每个人都可以从健康和残疾两方面看待 [25]。基于这一观点，NDT 临床医生根据每个人的特点制订个体化的治疗方案。在 ICF 框架中，治疗师要明确患者在每个部分（参与、活动和功能结构）的优势，也要确定是否存在参与受限、活动限制或身体结构和功能缺陷。这些优势是我们制订和实施康复方案的基础。NDT 的医疗计划就是建立在这些优势之上，而不仅仅是解决这些问题 [15]。

本章前面提到过的 Mike，凭借自己的才智，解决了最初的问题。他可以通过自己的能力来解决日常生活中遇到的问题。然而，他在具备一些完整身体系统的同时，也存在确定的功能障碍。例如，Mike 存在神经肌肉系统功能障碍，导致他躯干和四肢的运动控制能力不理想。然而，他的上肢却表现出很好的运动控制能力，他可以通过敲打或利用无线电设备莫尔斯电码进行交流。在治疗期间，通过姿势和运动控制的训练，帮助他提高生活技能，让他可以很好地控制电动轮椅上的操纵杆，可以用更能让大家理解的方式沟通。另一个例子是，Mike 的肢体活动度基本正常，所以在良好的身体力线的基础上，循序渐进地训练下肢转移，使 Mike 能够保持一个姿势，以期有工作的可能性。治疗师和 Mike 关注的不仅是神经肌肉系统控制和协调方面的问题，还致力于在肌肉骨骼和感觉系统的完整性基础上建立更好的控制和协调。

4. 个性化的干预

根据前文论述的哲学理念表明，干预方案也必须是因人而异的 [15]。NDT 的治疗方案不是一成不变的，也不是常规、大众化的治疗方案。NDT 最主要的特点是在治疗的过程中，根据不同阶段出现的不同问题，进行持续的评估，并根据评估结果随时调整治疗方案 [9, 10, 20, 43]。制订个体化治疗方案对于治疗师来说是非常烦琐的。Rothstein 和 Echternach[44] 在 1986 年给医生提出了一种临假设性方法，为治疗中的临床决策提供了一种系统的方法，该方法与总体治疗原理无关。八步法包括在治疗过程中提出假设或临床印象或预测。

NDT 模型的评估是基于 ICF 框架中对个体的信息采集和体格检查，要解决这些问题首先要分析活动受限和参与受限与身体结构和功能障碍之间潜在的关系。一种具体的临床假设，即应首先处理哪些功能障碍，以及把治疗计划融入什么样的功能环境中。临床医生应该因人而异地制订个体化治疗方案。

然而，在实施制订的治疗方案时，从业者应该对患者进行持续的评估。临床医生通过观察并详细分析整个治疗过程，以确定是否达到了预期的结果。最初的假设对吗？还需不需要修改？原则上，Quinton 在她的著作、教学及与其他作者和从业者如 Nelson、Howle 的私下谈话中都表达了这样

一个观点：理论上临床医生检查、评估和干预是精确到毫秒、毫米的。治疗师不会计划一系列的干预疗程，然后在疗程结束、周末、月末或年末重新评估。相反，治疗师时时刻刻在观察、监督、触诊和评估患者。NDT 临床医生经常会问，这个治疗方法是好还是不好？这是最好的康复方法吗？我们是不是应该换一种治疗思路？时常保持质疑是 NDT 的特点。在治疗中 NDT 是非常灵活且不是一成不变的 [15]。

此外，治疗师工作的评价指标是非常细致的 [45-48]。例如，当一位患者想要坐起来时，治疗师会注重患者转移过程中的每一个细节。因为仅仅依靠整个移动的全过程来判定是否成功是不够的，还必须要观察整个过程中的细节变化。临床医生会问：在整个转移过程中，患者的整个躯干的控制是什么情况？治疗师在什么时候需要增加或者减少辅助？

评估、计划和干预方案都是针对每个患者量身定制的。治疗方案的制订需要考虑患者身体各系统间的协同作用、姿势和运动功能的影响、功能活动受限程度，以及影响患者参与日常生活的各种因素。

每个患者的干预方案都是个体化的，不仅因为个体之间的差异，还因为治疗师实施干预的场所及环境是独特的。除此之外，干预方案的制订过程也是一个相互影响的过程，不同的个体、不同的治疗师和治疗团队都决定了方案的唯一性。例如，一个很高但不灵活的治疗师和一个很矮、很灵活但核心控制力不佳的治疗师的训练方式是不同的。个子高的治疗师在训练患者步行时可以站在患者身后扶着患者肩膀，在给患者做骨盆训练时可以坐在旋转椅上，位于患者的身后。而个子矮的治疗师可能需要站在患者身后保持患者骨盆的稳定，或者正面面对患者来引导患者的双手或者上半身的运动来指导步行。在各种干预情况下，没有任何一种策略是适用于所有治疗师的。

在家和在门诊或者教室的干预方案是不同的，且整体卫生保健水平和教育环境水平也会影响干预措施的制订。NDT 实践模型揭示了个性化方案是如何体现在评估、干预计划和干预等方面的。因此，本书对这一实践模型的阐释包含了多个实践案例。

NDT 实践模型最重要的一点是它证明了检查措施和干预措施如何根据不同个体、不同医生的诊疗行为以及其他所有影响因素进行合理的调整。

5. 兼顾过去、现在和未来进行治疗

制订干预方案时要考虑个体差异，同时也要考虑个体的过去、现在和未来所面临的情况[45-48]。患者的个人和家庭病史很重要。例如，一名 60 岁的男性脑卒中患者，入院接受康复治疗，一开始发现患有抑郁症，且对康复治疗有抵触情绪。有趣的是，他的个人经历表明，他年轻时曾是奥林匹克速降滑雪运动员。如果治疗师利用他在运动上竞争的天性，那么在康复上取得进步将会很快。而如果与另一位 60 岁的男士进行比较，情况就不同了。这位男士 10 年前就因肺气肿退休了，而且生活方式一直是久坐不动。他关心的是是否会错过电视节目，而不是参加康复训练。虽然都是男性脑卒中患者，但对他们的干预措施存在明显的差异。

个体化原则也适用于孩子。以 2 岁的双胞胎婴儿 Brian 为例，他患有先天性脑性瘫痪，自出生以来，他就易怒，尤其是在晚上。由于他的易怒和哭闹，他的父母晚上不能睡觉。在康复的过程中哭闹得更厉害。除此之外，在 Brian 接受治疗时，他的母亲一方面要照顾他的双胞胎兄弟，另一方面还要兼顾家务。尽管治疗师一般会鼓励母亲多参与整个治疗过程，并牢记一些日常生活中的注意事项。但对于这个孩子和母亲，治疗师不适合让她参与整个孩子的治疗周期，最好的办法则是在治疗疗程结束后向其嘱咐注意事项。

在治疗时，还要考虑患者当时的状态。比如，如果一名女性因为交通堵塞而迟到，治疗方案将根据迟到情况进行调整；一个刚吃完饭的孩子的治疗方案和一个饭后 4h 的治疗方案也是不一样的。和其他人一样，姿势异常和功能障碍的人也有好有坏的时候。然而，不同的是，根据状态的不同，应有不同的干预方案，状态的好坏会影响患者的功能、姿势和动作以及整个机体功能。临床医生必须根据患者实时的情况变化来调整干预方案。

最后，治疗方案的制订也要考虑患者及家属出院后的打算。从康复机构出院然后与他的家属一起生活的患者的治疗方案，和出院后直接到养老院的患者的方案是不同的。如果患者打算重返工作岗位，或者打算和自己成年的子女住在一起，治疗方案也应随之改变。同样地，对将要去上学的儿童和在家接受教育的儿童的治疗方案也要不同。患者的期望、梦想和对未来的憧憬不仅会改变治疗方案，也会改变治疗过程中的细节。

6. 团队合作对于最佳医疗至关重要

NDT 临床医生将每个患者作为一个整体进行评估和管理，除此之外也考虑每一个患者个体的独特性。运用这种方法，临床医生制订一个个性化的康复方案。

在许多情况下，为了能获得更好、期望的功能改善，必须拥有一支服务提供者的团队。患者期望的干预以各种可行的方式包含在评估、计划和干预过程中。家人和护理人员被视为团队的关键成员。许多患者的管理人员不仅包括不同的治疗师（作业治疗师、物理治疗师和言语 - 语言病理学家），还包括庞大的医疗保健和（或）教育专业人士团队。该团队可以包括来自各个领域的医生，例如初级保健医师、康复医师、神经科医师、骨科医师、内科专家等。患者还可能会获得来自营养师、执业护士或社会工作者的咨询。如果患者是孩子，教育团队则可能包括一个以学校为基础的治疗师团队以及教师、心理学家和辅助性专业人员。家人和临床医生还必须与设施管理部门、第三方付款人和政府机构合作。为了提供最佳护理，以上服务必须包括所有团队成员的共同努力。没有人能够满足患者的所有需求，与其他专业人员一起工作可以提高每位专业人员的工作效率。NDT 自从被提出以来就一直在强调许多方法的关键是依靠团队合作这一概念，并且目前在该领域提供的正规继续教育中强调了跨学科的干预过程[15]。因为这本书着重于治疗师在康复过程中的作用，所以第 16、17 和 18 章探讨了作业治疗师、物理治疗师和言语 - 语言病理学家的独特贡献，以及每个学科如何与其他学科一起合作。然而，本文的大部分内容可应用于所有学科。

7. 典型的发育过程为体格检查和干预提供了重要的理论框架

使用 NDT 实践模型的治疗师认识到，在典型的发育和成熟过程中，技能的习得具有一般模

式[15, 49-51]。这些一致性可以为治疗师在检查和干预的过程中，熟悉人体运动功能提供参考。Bobath 夫妇最初在制订治疗计划时，即根据相对严格地根据运动技能习得顺序来进行[39]。但是，随着时间的推移，这一原理的应用已经倾向于鼓励临床医生在检查功能性活动的出现或丧失时，根据整个生命周期中姿势和运动与身体系统结构和功能之间的关系来进行[20, 49-51]。治疗师可以在对患者进行检查和评估期间，推测身体结构和功能完整性和（或）损伤，与功能活动或活动限制的变化之间的关系。这样在制订个人医疗计划（plan of care，POC）时，医生可能会更好地确定与实现患者功能恢复所需的身体结构和功能范围相关的前提条件。

通过检查，治疗师可以确定典型发育不良与非典型或适应不良的运动发育个体之间的差异。另外，在对非典型或适应不良性发育的个体进行干预时，治疗师可能采用特定的姿势或运动策略，通常用于掌握一种特殊的技能，以达到相同的预期结果。

有关 Mike 的案例研究可以进行进一步讨论，可以轻易地运用多种发育测试评估 Mike，并确定其功能低于 2 个月大的婴儿水平。他无法抬起头，无法翻身或坐，只能从瓶子里吃东西。他不会穿衣或处理卫生，不会说话。但是，从整体评估来看，他并不像一个 2 个月大的婴儿。他的身高和身体比例与小婴儿明显不同。他的关节发生了关节炎。他拥有的经验和许多技能远远超出了小婴儿的能力范围。治疗师不能也不应试图复制无法解决其当前功能需求的发育过程。但是，治疗师可以从中学到一系列有价值的知识，并且可以指导其治疗过程。例如，Mike 表现出躯干屈肌和伸肌的平衡性较差，这将不利于他的翻身、坐位和站立的能力。临床医生可能会提出一系列问题来指导干预过程以实现改善平衡的目标，其中包括以下几个方面。

- 视觉和体感意识对感觉的贡献是什么？
- 需要多大的关节活动度？
- 需要多大的肌力？
- 这些组成部分是如何通过日常生活的处理和日常功能活动来发展的？

治疗师可以采用辅助直立姿势来发挥所有身

体系统的相互作用，从而改善头部和躯干的控制。Mike 的治疗师无须像父母那样将小婴儿直立支撑在胸部上来改善控制，而是可以在部分体重支撑下或站立架中完成相同的任务。典型的发育过程并不决定干预活动的具体内容。但是，它确实为指导检查和干预过程提供了另一个框架[15]。

基于治疗师对典型发育的理解，对中枢神经系统障碍患者进行评估和干预可以获得积极的结果。这种理解包括对典型的功能活动习得，姿势和运动协调和控制的改善以及个体身体系统成熟的分析。然后，必须将这些信息进行比较、对比，并整合到对脑性瘫痪患者或脑卒中患者出现的某种可预测模式的理解中。Bly 比较并对比了典型发育和非典型发育婴儿的运动的组成[50]。再次强调有必要进行全面系统的评估，包括技能习得受限、欠有效的姿势和运动的发育以及原发性和继发性损伤的存在。

8. 日常生活中主动参与对最佳医疗至关重要

使用 NDT 实践模型的临床医生认为，计划和包含活动对于促进治疗性干预措施进入个体的家庭、学校、工作和（或）社区生活至关重要[20, 52, 53]。在治疗过程中达到表现标准是值得的，但其价值与在现实生活中促进功能性活动或增加对这些环境的参与的价值不同。基于这种理念，每一部分都包含了有关全天参与治疗活动的具体建议。目的不是要每天在家中进行一系列训练，而是要改变一个人打扮自己或坐在桌旁的方式，或者改变父母带孩子的方式，以帮助其实现更好的姿势和运动，以增强功能并减少损伤。因此，由于 Bobath 夫妇发起的这种治疗理念[9, 10, 52, 53]，家庭计划的作用在过去几年中不断扩大，现已包括更多的运动学习策略。通过家庭、工作、社区或学校进行的参与是 NDT 的重要方面。

9. NDT 是一种可以改善治疗结果的徒手干预过程

NDT 实践模型一直都包括徒手干预的运用[15, 20, 45-48, 52-55]。其核心的哲学理念是，徒手干预是一种自然的方法，可以帮助他人学习最合适或必要的姿势和运动以完成特定功能活动。典型发育中的婴儿父母亲力亲为来帮助孩子学会抬头，或帮助孩子学会独自骑自行车所必需的平衡，诸如芭蕾舞或游泳课等运动技能的老师在教学过程中通过引导动作或辅助姿势来帮助学习者。身体指导是教学情境下人类关系的一种，当人们与患有姿势和运动障碍的患者在一起时，身体指导的关系将扩大[15]。这些人可能需要更多的帮助或特定帮助才能以适当的姿势完成预期的任务。这些患有神经肌肉功能障碍的人可能无法从典型的结构化练习中受益。脑性瘫痪儿童的父母知道，仅练习头部控制或在自行车上保持平衡不足以让他们的孩子完成任务。NDT 区别于很多其他康复疗法包括两点：徒手干预以及认为徒手治疗有利于神经疾病患者的信念。

在评估以及干预过程中都将徒手干预作为一种策略包括在内[15]。治疗性徒手干预可使治疗师感觉到个体的姿势状态，并在功能活动期间对其姿势和运动的变化做出反应。当患者学会执行新任务时，徒手干预可以界定安全的姿势和动作范围，并且对其运动性能进行反馈。

另外，治疗师还可以通过徒手干预来促进或抑制特定的姿势和运动。促进被用来鼓励或促使特定的姿势或运动出现。例如，可以通过将治疗师的手放在胸椎中间来鼓励坐直。相反，治疗师可以抑制不利于执行所需任务的姿势或运动。如果重复某种特定的姿势或运动模式可能导致继发性损伤，或导致更大的功能活动限制或参与限制，那么应该禁止这种姿势或运动模式，

不应将徒手干预与患者转移过程中的被动移动相混淆。应鼓励患者尽可能地积极参与活动。在最小的努力下，患者就可以从坐姿过渡到站立姿势，此时治疗师提供微小的帮助以防止其重心向后或向前偏移太多。在相同的转移过程中，障碍较严重的患者可能需要辅助减重，同时激活相应的肌肉并指导如何控制重心变化的方向和幅度。在 NDT 框架内专业的临床医生会观察患者对于徒手治疗的反应，并尽量减少所提供的辅助，以帮助患者获得更大的独立性，从而改善生活质量。

10. 动态的概念：经典的 NDT 原理与当前的科学发现和神经可塑性、运动控制、运动发育和运动学习原理的结合

在 Bobath 夫妇广泛的著作中，他们表达了本章节提出的每一个基本哲学理念。当时 Bobath 夫妇提出的原始假设和观察均被引用。1991 年，Bly 对比了 NDT 的历史和当时的观点，强调了 NDT 实践具

有可持续的发展性[12]。10 年后，在以 Berta Bobath 的临床观察为基础的《神经发育治疗方法：临床实践的理论基础和原理》的最后一章中，Howle 对基本假设的发展提出了历史展望[20]。Howle 的历史摘要章节全文见 MediaCenter.thieme.com。

使用 NDT 实践模型的治疗师还意识到，20 世纪下半叶 Bobath 夫妇引入的一些核心概念现在已被当前的科学家和实践者所接受。例如，被许多人认为是神经可塑性之父的 Merzenich[56, 57]，概述了神经可塑性的基本原理和最佳实践方法，以及基于脑可塑性的治疗原理。他不是通过观察临床治疗方法来确定最成功的治疗策略，而是通过总结既往的研究成果和其他科学家的研究成果从而发展了上述原理。这个过程与 Bobath 夫妇所采用的方法相反，后者从临床观察开始，而后得到了当时文献的支持。然而，在比较这些原则清单时，人们发现了惊人的相似之处。此外，还有许多从运动学习、运动控制和运动发育的研究中总结出规律的实例，这些发现支持了 Bobath 夫妇数十年前提出的理论。Saether 等[41] 和 Curtis 等[42] 在 2015 年关于脑性瘫痪患儿坐位躯干控制和步态控制的关系报告中，也提出了其他的临床医生印证 Bobath 夫妇做出的早期假设的例子。

此外，Davies 在早期著作中提及了 Bobath 夫妇的假设，即躯干控制是功能性任务发展的基础，该假设侧重于成人偏瘫的 NDT 治疗[54, 55]。第三单元描述了对 NDT 的理论支持，更详细地概述了这些原理和更多的支持文献。表 1–1 总结了一些支持 NDT 原理的最新证据，Bobatth 夫妇的早期著作中也有介绍。

四、总结

NDT 的最初概念是一个"动态概念"[9]，预期它会根据不断变化的科学知识、医疗保健政策和措施以及所服务的人群，随着时间的推移而增加和改变。基于这个概念，NDT 无时无刻不在引入对哲学原理的修改。尽管它已经发生了演变，但仍然保持着 NDT 实践基础的哲学理念的核心思想。其他方法可能包括这些相同的哲学理念中的一个或几个，但是本章中描述的所有原理的组合和整合使得 NDT 的实践具有独特性和可识别性。

表 1-1 早期 NDT 原则和 2015 年的 NDT 原则的比较

NDT 哲学原理	Bobath 夫妇：经典参考文献	当代科学支持和由此产生的最佳实践原则
治疗性工作	• Berta Bobath 报道，根据她的临床观察，有可能降低有中枢神经系统疾患者的高张力 [1] • 中枢神经系统能够在损伤后恢复和改善，并可能受到最有效的运动输出的感觉反馈的影响 [43,58] • David Scrutton 在 1990 年 Bobath 夫妇逝世后的社论中重申了 NDT 方法对治疗师实践的影响 [11]	• "大脑可塑性是每个大脑中极为宝贵的资源 [59,60]。有关这项工作的示例，请查看 Ratey 和 Hagerman 的摘要 [61] • 有证据表明运动对大脑功能有益 [57] • 这些文章提供了有关 NDT 有效性的证据：Evans-Rogers 等 [62] 报道了基于亲代视角和功能结局的短期强化 NDT 干预的结果。Girolami 和 Campbell [63] 报道了 NDT 治疗对早产婴儿治疗有效性，并发现运动控制得到改善。Arndt 等 [26] 报道了基于 NDT 的躯干训练方法在脑卒中后成年人的结果。Adams 等 [27]、Slusarski [28] 还发表了一些基于 NDT 纠正正儿童运动控制的研究结果，以及 Mikolajewska [29] 对脑卒中后成年人的步态矫正也进行了报道。Franki 等 [23,24] 完成了对运用 NDT 干预的研究证据的两次系统综述 • 关于 NDT 治疗功效的最新文献更多地基于循证医学实践。本书第五篇的前言中对 EBP 和 NDT 的概念进行了回顾。随后是多个病例报告，这些报告提供了 NDT 在整个生命周期、各种诊断以及涉及各种严重程度损伤的有效性证据
将患者作为一个整体对待很重要	• 脑瘫或脑卒中会影响整个人的生活角色，涉及所有问题。其中包括运动、沟通、听觉、视觉、知觉和社交 [58,64,65] • "儿童的感觉运动问题是一个包含所有其他问题的问题，其中包括情感、精神和社交困难……感觉运动的发育是我们必须处理的所有事物能力的基础。如果要将孩子作为一个人相处和操控学习能力的基础，就必须从那里开始。" [66] • Bobath 夫人观察到，一个关节发生改变，一个关节的肌张力降低会使整体肌张力发生改变 [3]	• Merzenich 制订了一系列神经学原则来管理或指导康复的最佳方法 [57]。其中一些原则支持了 Bobath 原理将患者作为一个整体。其中包括以下几种情况： — "这不是与感知或认知和行动控制相关，而是它总是与感知和行动控制相关。" [57] — "没有人告诉大脑，它应该将不同的动作，感觉和概念分割成不同的神经系统模块" [57] — "让你的全身动起来" [56] — "在移动时，请专注于移动的感觉" [56] — "有意识地提醒自己，您的整个身体由不同的部分组成，它们互相配合时才能发挥最佳作用" [56]
治疗的目的是提高患者的参与和活动能力	• "在考虑这些问题时，必须记住，一个人都处理的是具有特殊需要、情感、知觉和社交地位的残障人格。评估需要研究其他在家庭中的地位，以及他的残障（感觉和运动）的程度和质量。" [67] Berta Bobath 强调，为使治疗有效，参与客户计划的每个人，包括家人、老师和治疗师在内，必须在日常生活中能够提供治疗机会 [39,43,64-66]。1979 年，Bobath 夫人概述了脑性瘫痪儿童的检查和治疗内容 [9]。检查从观察婴儿如何玩耍或互动开始，转向观察，然后假设是什么限制了功能活动。干预措施基于限制这些限制的原因。因此，治疗限制，并推测产生这些功能最需要的原因 [9,67]	• Evans-Rogers 等 [62] 报道，父母发现，在 NDT 的深入干预下，他们的孩子的功能得到了改善。此外，经过 1~2 周的大量 NDT 干预后，目标实现和加拿大作业表现量表业绩评定均得到显著改善 • "条件合适时，大脑就会进步" [57] • "变化只有在对您（您的大脑）重要的情况下才会发生" [57] • "变化仅发生在大脑处于某种状态的时候，如果我保持警觉、集中注意力、被吸引注、积极的，随时准备采取行动。大脑就会释放出化学调节性神经递质，使大脑发生变化" [56] • Gluck 等 [68] 概述了当任务对个人很重要以及当个体集中精神时，可塑性如何发生 [56,57] • "机械性重复是复的敌人。没有人的大脑可以在机械性重复的平台上学习动作规则" [56,57] • 在本书中有关检查和评估的章节中，Stamer 涵盖了当下的观点，即着眼于功能和参与来开启评估，并一步步重视短期或长期的时间框架，还包括在每一次的干预措施中。该原则包含在本书第 9 章中 • 在本文的第 13 章中，Howle 对运动学习的描述包括一系列 NDT 假设，这些假设强调了功能或参与对运动学习的重要性。Howle 提出的一种假设的例子是："有效的运动学习需要目标明确、有意义、可以实现动作学习者具有中等难度的任务"。这个假设关联到了 Gordon 和 Magill [69] 和 Mastos 等 [70] 的支持

（续表）

NDT 哲学原理	Bobath 夫妇：经典参考文献	当代科学支持和由此产生的最佳实践原则
在处理功能障碍的同时，充分发挥个人优势	• Bobath 夫人鼓励治疗师首先确定患者的能力和局限性，姿势和动作的质量以及改变的潜力 [9,67,71]	• Jette [72,73] 描述了在健康相关研究中对通用语言的需求，就像从早期分类法，例如 Nagi [74,75] 所提出的以问题为导向的实践发展趋势到 ICF [25,77] • ICF 模型为每个人提供了一个从健康和保健到疾病和残疾的连续体。在本书的第 3 章中，Bierman 介绍了从 NDT 角度工作的人员如何使用 ICF 模型。这一概念将会在第 7、8、9 章中通过检查、评估、干预以及病例分析来论证说明
个性化干预	• 治疗是一个解决问题的过程，应该具有足够的灵活性以适应单个患者的功能障碍 [43] • 评估应使治疗师能够制订与患者的主要困难和需求以及患者的治疗目标直接相关的治疗计划 [9,10]	• 我们的个人经验有力地分化了我们的神经病学。"一刀切"是无稽之谈。一切都是个体化的治疗（渐进式的）。所有渐进式训练都有理想的"步幅（挑核）大小" [57] • NDT 的从业者一直将这种实践作为解决问题的方法，并避免了所有尝试发展成为"食谱"样的技术。这在 Stamer 关于 NDT 实践模型的第 5 章和第五篇中很明显，其将整本书适用于特定的神经肌肉疾病患者。每章和病例报告均引用了支持每个人选择的检查、评估或干预的有时效的文章
兼顾过去、现在和未来进行治疗	• 治疗师应决定对孩子参加新的功能活动适当前技能的表现来说，什么是最重要的，以提高质量 [58]	• Quinton 在她的教学和著作中提出了"运动模式之竞争"的概念 [45,78] • 这个概念在更现代的运动活动控制理论中得到了体现，例如神经元组选择理论 [79,80] 和动态系统理论 [81-84]
团队合作对最佳医疗至关重要	• Bobath 夫妇从一开始就将患者作为一个整体来对待。所以有必要采用团队合作以发挥最大作用。从很早时候开始，NDT 的继续教育课程就已经是跨学科的了 [58,66,67]	• 由父母表达，由 Evans-Rogers 等 [62] 报道的关于接受 NDT 干预的儿童的主要主题之一是不同学科的治疗师之间的团队合作的益处 • NDT 认证课程从一开始就欢迎物理治疗师、作业治疗师、言语 - 语言病理学家参加，以反映团队互动合作为患者提供帮助的重要性 [85]
典型的发育过程为检查和干预提供了重要的框架	• Bobath 夫人在 1952 年写道："正常孩子的运动模式是按一定顺序发育的。他以明确的步骤从一项运动活动逐步发展到下一个，通过剧烈运动和不断练习为一个阶段做准备……只有在对难度较小的任务完全掌握了，才能进行难度更大的任务。"她继续说，"在任何经验科学中，不仅他的发育受阻，还需要克服障碍才会出现额外的努力，[发育] 顺序受到干扰，变得不完整和不均匀" [86] • Bobath 夫妇最初写道，通过遵循发育顺序来教授运动控制很重要 [3,10,86] • 然而，随着他们对学习并改变了理解，他们说："治疗不应无视孩子的年龄和身体状况，而试图遵循所谓的发育发育顺序。相反，应该确定每个孩子在某个阶段所需年龄或阶段性功能与能参与的技能或改善他现在表现异常的功能" [87] • 1984 年，Bobath 夫妇更新了自己的观点，说："发育活动不是按已定顺序进行……孩子可以同时以展许多活动，从而相互促进，共同达到一个'里程碑'" [87]	• "内隐能力至关重要地支持更复杂（更高层次）的能力"。没有坚实的基础，就不能建造一个好的建筑 [57] • 多位 NDTA 课程的讲师已经发表了基于 NDT 角度的有关典型发育主题的文章。Bly [47,49,50] 和 Alexander、Boehme 以及 Cupps [51] 描述了具有典型运动功能的婴儿的发育情况。Quinton 还在她的研究中讨论了典型和非典型姿势和动作的关系和竞争 [45,78] • 在本书的第 14 章中，Howle 讨论了在 NDT 实践中运动发育的概念

（续表）

NDT 哲学原理	Bobath 夫妇：经典参考文献	当代科学支持和由此产生的最佳实践原则
在日常生活中积极主动的引领对达到最佳医疗很重要	• Bobath 夫妇在 Nancie Finnie 的《居家处理小儿脑性瘫痪患者》一书中写到，他们支持引领在日常生活中的重要性 [88] • 本文详细介绍了如何在日常活动中，包括娱乐和日常生活活动，执行 Bobath 夫妇所倡导的具体的徒手和定位方式，包括每天的游戏和活动。Bobath 夫妇在他们许多早期作品中都提出了这一概念 [43, 67, 89]	• Merzenich 报道积极主动的治疗性引领是最佳医疗所必需的 [57] • Evans-Rogers 等 [62] 报道说，基于父母和孩子确立的治疗目标，家庭成员应该重视个体化家庭计划课程的重要性
NDT 体现了徒手干预过程可增强干预效果	• Berta Bobath 多年来在文章中描述了治疗性徒手干预的应用 [64, 66, 89-91]	• 徒手干预对 NDT 的实践至关重要，因此在本书中 Stamer 的第 5 章 NDT 实践模型中提到了 12 次。关于徒手治疗方面的具体指南包括 Bly [47, 48] 和 Quinton [45, 46] 的指南 • 徒手干预也得到了其他人的支持，包括 Harbourne 等 [92]，他们发现在感知运动干预组中接受有经验的治疗师指导运动的婴儿在坐姿方面表现出更大的进步和探索性行为，而家庭治疗组中的婴儿实际上进步很小

神经发育疗法实践理论假设和原则概述

Neuro-Developmental Treatment Practice Theory Assumptions and Principles: An Overview

Judith C. Bierman **著**

罗媛媛　郑　妍 **译**　　于惠贤 **校**

本章先简要说明了理论、假设和干预原则在 NDT 框架内指导和帮助临床决策的重要性，提出了三种问题，以组织 NDT 实践理论基础的发展。接下来，本章会介绍 NDT 实践中的核心理论假设。检查、评估和干预的相关临床原则遵循每组假设，每个要素都将在本文后面的章节中展开、解释和演示。

学习目标

到本章末，读者将学习到以下内容。

- 能定义 NDT 的假说、理论、假设和治疗原则并能运用于临床。
- 可以阐述构成 NDT 理论、假设和原理的三个核心问题。
- 描述构成 NDT 实践理论的基本假设。
- 确定基于 NDT 假设的 NDT 治疗的核心原则。

一、为临床实践组织问题解决

当治疗师为开始介入治疗的患者制订医疗计划时，必须立即决定首先要做什么，应解决哪些重要问题？什么可以安全地忽略？如何组织一个疗程？为解答这些临床问题，建议临床医生回顾证据。有哪些证据可以帮助治疗师评估或管理脑卒中患者或脑性瘫痪儿童？搜集资料的难易程度如何？该领域的专家推荐什么？临床医生以往的经验是什么？如果指导决策的证据有限，治疗师应该怎么做？如果要解决的问题非常复杂或比较罕见怎么办？此时，治疗师将结合可用的证据，有效地观察个体并收集有关家庭目标的信息，从而开始临床问题的解决过程。

通过提出假说、理论、假设和原则（的方法）来改良临床实践

治疗师需要提出一套临床假说来指导干预过程。假说（hypothesis）是"对观察事物、现象或科学问题的推测性解释，可以通过进一步的研究来检验[1]"。假说可以帮助指导评估和干预。Rothstein 和 Echternach 的作品中描述了一个在物理治疗中形成临床假说的例子，即临床医生的假设导向算法（hypothesis-oriented algorithm for clinician, HOAC）[2]。使用 NDT 实践模型制订医疗计划的治疗师可以假设一个人无法弯腰捡起箱子（如在病例报告 A1 中）主要是由于肌肉骨骼损伤，比如关节活动度减少和肌力下降所致。在另一种情况下，相

同的活动受限可能是由于右侧的躯体感觉减退。对假设的检验可以确定有效的医疗计划以及针对每个患者的干预策略的选择。通过这种系统的方式进行，临床医生为将来的实践提供了广泛知识库或证据基础。假说的不断形成和验证是 NDT 实践中的关键要素，这些要素在应用于个体患者的评估和干预过程中具有独特的作用。

理论（theory）是经受时间考验的假说的集合。当人们跨时间一致地观察到相同的预测现象时，就产生了一个理论。更具体地说，Glanz 和 Rimer[3] 将理论定义为一组相互关联的概念、定义和主张，这些概念、定义和主张通过指定变量之间的关系来解释或预测事件或情境，从而呈现出对事件或情境的系统观点。理论是基于证据的实践，只要它是符合逻辑性就是有用的。理论是与日常观察结果相一致的，与之前应用于实际的结果相似，并得到同一领域研究的支持。根据 Glanz 和 Rimer[3] 的观点，理论为研究问题、解决问题并评估其有效性提供了流程图。理论可以在所有阶段指导计划者的思想，并提供见解以转化为更好的干预措施。理论可以是解释性的，描述问题存在的原因，也可以是变迁理论（change theory），指导健康干预措施的发展。变迁理论可以帮助方案策划者解释为什么他们认为该方案是可行的。它们可以帮助策划者鉴别在计划评估和干预期间应那些是需要关注和注意的。

在广泛的理论范围内，治疗师会做出假设、指导或构架整个评估、干预计划和实施过程。假设在日常生活中是常见且有用的。我们假设明天太阳将再次升起，而地心引力将影响所有人。当活动能力和参与能力受限时，我们应该假设是否机体某个系统出现了问题，而不是简单地假设这个人懒惰、不配合或者只是还需要更多练习才能达到康复目标。假设可以由医生明确清楚地阐明，也可以是含蓄的，甚至没有被治疗师理解。显性假设可以进行具体临床试验，根据研究结果对理论假设进行修改，最终形成临床实践。

例如，每次评估开始时，医生可以向家属了解哪些活动受限最影响患者参与能力。当被问及为什么要以这种方式开始检查时，临床医生不一定能给出明确的解释和理论支持。但是，往往关注客户所重视的

功能结局所指定的治疗方案是最有效的，这是实践中隐藏的假设。这种检查方法提示这样的假设，即个体学习的是运动任务，而不是特定组成运动的各个步骤。如果临床医生认为这些假设有效，那么疗程将围绕有价值的功能结局进行展开讨论，而不是仅仅专注于增加活动范围，增强肌力或改善姿势，例如提高头部控制能力。然后，治疗师提出原则指导整个治疗过程最终形成实践模型。原则（principle）是"公认的或被普遍认可的行为或行为准则"。原则可以是一般性的；例如，有效的治疗应包括患者积极主动地参与，更具体地说，就像 Stockmeyer 在第 4 章中建议的那样，在为患有神经肌肉功能障碍的患者进行干预期间，临床医生通过让姿势肌持续维持等长收缩，来明确患者哪块姿势肌无法正常募集运动单元。这样，NDT 实践模型由我们的假设构成，以我们的实践理论为指导，体现了整体原则。

二、神经发育疗法实践理论

与前一章节描述一致，NDT 的理论框架是根据经验的不断积累形成的，它为第 5 章介绍的实践模型奠定了基础。NDT 实践理论使多数临床问题的解决成为可能。治疗师之所以需要做出假设，是因为这些问题的答案还都没有被广泛接受。在以下各节中，将对 NDT 实践的核心假设以及从运动控制、运动学习和运动发育研究中获得的独特临床信息进行描述。

NDT 实践模型中基于 NDT 假设所解决的问题主要分为三类。

(1) 人体是如何发挥功能的？没有功能障碍的个体的身体系统是如何组织、控制或协调的？人们通常是怎样学习参与或执行活动的？在不同的年龄、身体特征、环境和背景下，功能是如何习得的？

(2) 神经肌肉疾病如脑性瘫痪、脑卒中或颅脑外伤（traumatic brain injury，TBI）患者在控制和协调系统方面出现了什么问题？

(3) 对有姿势控制和运动障碍的人最有效的干预是什么？（最后一个问题基于前两个问题的答案。）

（一）人体是如何发挥功能的

如果临床医生试图提高患者的日常生活和参与能力，那么该医师应掌握姿势、运动和所有单个系

统如何协同工作，并最终完成功能性动作的理论假设。一个人如何完成功能性活动？在整个生命周期中，活动和参与是如何发展的？这些问题在运动控制、运动学习和运动发育的理论研究中得到了探索和发展，人们也提出了各种答案。临床医生确定了哪些理论能为干预提供最有效的框架。这些理论随着核心假设的检验，最终或被接受或被否决。有效假设的标志是它可以持续存在，即它经受了时间的考验。本章的其余部分将探讨构成 NDT 实践理论的假设，并提供解释其有效性的理由。最后阐述有助于指导 NDT 实践的原则。

身体系统的功能通常如何组织、控制或协调以产生参与和功能活动？人们如何学习参与或执行活动？它们是如何以及为什么在整个生命周期中发生着变化？

1. 基于运动控制理论的 NDT 假设

多年来，很多科学家和临床医生在试图了解人体如何产生有效的姿势和运动来进行活动。答案随着根据提出问题的人以及当时的科学环境和理论而改变。Sherrington[4-6] 提出反射层次理论（reflexive hierarchy theory）也应被视为一种"便利"，即使是"有虚构的可能性"[4]。意思是只要理论具有价值或有利就应遵循这一理论。对于康复治疗师来说应该考虑的是，一种理论是否可以帮助我解决临床问题？接受这种理论干预的患者能否获得更大的功能独立性？

运动控制包括由中枢神经系统执行的信息收集和相关活动，这些活动组织肌肉骨骼系统来创建协调的动作和熟练的动作。运动控制的研究是一个广泛的研究领域，包括各种各样的理论或假设。Shumway-Cook 和 Woolacott[7] 认为它既包括姿势控制，也包括运动控制。它涉及理解感知和认知、信息反馈过程和生物力学等。NDT 实践理论运用了各种运动控制理论的假设，以帮助设计和实施干预策略。以下运动控制假设是 NDT 实践不可或缺的一部分，将在第 4 章、第 12 章和第 15 章中提供证据支持，详细讨论每个假设。

基于对运动控制的理解，临床医生可以通过 NDT 理论框架和相关实践模型提出以下假设。

- 运动围绕功能活动进行。
- 人的运动行为 / 功能取决于个体体内多个系统、任务的特征以及特定的环境与环境之间持续的交互作用。

- 在检查和干预期间要解决的关键问题将因人而异，并且同一患者在不同的环境或时间也会有所不同。姿势和运动障碍可能与单个身体系统（例如神经肌肉系统）或多个身体系统有关。

- 在第 3 章，国际功能分类（International Classification of Function，ICF）[8] 从多种健康领域描述了不同方面的健康和与健康相关的因素并定义为参与、活动或完整性。

- 人体运动功能的特点是多种多样的姿势和动作来满足不同功能的需求。

- 动作的神经控制分布于中枢神经系统的各个平面，这些结构都参与了动作的最终完成。

- 所有系统的可塑性存在于整个生命周期中。

- 在神经病理情况下，大脑可以最大限度地发挥剩余功能和（或）代偿丧失的功能。

- 神经系统具有对内在或外在刺激做出反应的能力。

- 可塑性与整个生命周期中的大脑发育有关。

- 临床医生可以利用大脑根据经验和环境修改功能的能力设计干预策略。

- 在运动过程中，存在着结构和功能上不同但又相互重叠、相互作用，它们能共同参与支配控制和协调姿势和动作。这些系统可以单独使用。请参阅第 4 章关于姿势和运动的支持假设和文献。

- 姿势系统提供了通过垂直举升抵抗重力保持直立位置的能力。姿势反应时确保使身体重心（center of mass，COM）保持在支撑面（base of support，BOS）之上。除了全身反应外，姿势系统还可以保持关节结构的完整性。"稳定性"（stability）大多情况下描述的是在姿势系统范畴的目标。

- 运动系统是克服惯性的主要控制器，当需要完成更大范围或更快速的运动反应时，也需要运动系统。"灵活性"（mobility）描述的是运动系统范畴的目标。

- 姿势和动作是作为统一体存在的，但由不同的下行系统组织。姿势是通过内侧下行系统组织起来的，运动是通过外侧下行系统组织起来的。

- 运动单元类型之间存在区别，就像不同肌肉组织结构存在区别一样，这些区别与姿势和运动系统有关。

基于这些假设，临床医生会制订出具体原则，指导、组织和提高检查、评估和干预的效率和效果。这些原则将在第5～8章中详细介绍。针对个别的在不同学科里做出的特定修改将在第16～18章中讨论。此外，这些原则的具体应用将在案例报告中介绍。当观察活动中的每个寻求干预的患者和每个实施干预的治疗师一起观察时，NDT的理论假设以及具体的评估和干预原则将得到最好的证明。

运动控制相关的信息收集、检查、评估和干预原则

以下原则基于运动控制的研究，是NDT实践的核心。治疗师应该执行以下操作。

- 开展评估和干预，参与、参与限制、活动限制和个人期望的结果推动这一进程。
- 为每次会议制订具体目标。短期和长期医疗计划都专注于患者对参与和日常活动要求。
- 尽可能在功能活动范围内提供所有干预措施。例如，在治疗师努力将患者转移到轮椅和从轮椅之间转移的情况下，将踝关节背屈的运动范围扩大，而不是局限在患者躺在床上时扩大被动运动范围。
- 如计划改变活动，可通过改善患者身体系统或功能，或改变环境情境，或改变任务或活动本身来实现。这就意味着治疗师必须同时考虑到所有这些因素来理解、计划或实施一个成功的干预。
- 开始评估和干预之前，首先要对确定的期望结果进行个性化的问题解决或任务分析。
- 进行一项任务分析时要考虑所有身体系统和结构，这些系统和结构可能是限制或支持预期结果的关键因素。
- 个性化检查、评估和干预，根据每一天、不同的治疗师和不同的患者来调整医疗计划和干预。这一原则意味着即使是同一个患者在不同的日期也以不同的方式组织一个单独的

讨论会，因为身体结构和功能发生了变化。

- 不断收集来自患者和家人的信息，总结个体优势以及存在的局限性或缺陷。
- 在干预中发挥这些优势或能力。每个治疗阶段都基于个人的情境、活动和完整性来促进。
- 在检查和评估过程中观察服务对象，明确姿势和运动组织产生功能性活动的变异性。
- 在治疗过程中，尽早介入不同的动作任务，这样患者就不会为了完成特定的任务动作而发展出刻板的姿势和动作。治疗师应该帮助患者诱发各种各样的肌肉共同运动来完成任务。在治疗过程和家庭康复治疗中可以采用改变不同任务导向，不同的环境来设计动作任务。
- 确定那些对活动有最大限制性影响的身体系统，以及患者具有最大改变潜力的系统。治疗师将通过这些判断来改变干预强度、改变治疗侧重点或修改治疗方案。
- 根据正在进行的检查和评估，不断调整医疗计划。
- 在不同的活动中使用多种感觉输入、处理策略和环境，以改变整体组织，从而改变神经元对功能性任务的控制。
- 通过观察检查和干预过程中的功能活动，识别身体结构和功能的损害，包括多系统姿势和运动问题以及单系统问题。
- 通过手法或其他操作输入募集特定的姿势或动作产生。

2. 基于运动学习理论的NDT假设

除了努力了解个人如何控制姿势和运动以进行活动和参与外，治疗师还应尝试了解人们学习的有代表性的活动和参与的过程。孩子们如何学习刷牙，走过院子？在受伤或想要某物时又如何告诉某人？如果中枢神经系统受损导致功能受限，我们如何重新学习这些任务？治疗师如何促进运动学习？儿童和成人学习方式相同吗？中枢神经系统受损后，我们学习的方式与以前一样吗？此外，临床医生面临着大量没有普遍接受答案的问题。尽管有一些文献可以帮助指导临床医生，但仍然需要基于一系列NDT理论实践假设和从运动学习理论研究中得出的特定原理来开发NDT医疗计划。

首先需要明确几个定义。Schmidt 将运动学习（motor learning）定义为导致运动行为相对永久性改变的一个过程或一组过程。独立执行任务只是成功的一种手段。一个人也许可以独立穿上外套，但是如果由于姿势差和协调性差而需要 35min 才能完成任务，则这种情况可能不被视为具有功能性或参与性。

Schmidt 将运动表现（motor performance）定义为"个人产生主动行动的可见的尝试。运动表现易受诸如动机、觉醒、疲劳和身体状况等临时性因素变化的影响"[9]。这个定义也反映了在一项活动或任务中，基于姿势和动作的质量而发生的变化。如果一个人正在学习打网球，并且第一次用流畅的前臂划水动作击球过网，使球落在适当的场地，可以说这个人的表现有所提高，但还不能说这个人已经学会了打网球的技巧。同样，如果正在治疗的患者坐了10s，头和肩胛带保持在骨盆带上方的中线，也不能说患者已经学会了独立坐着穿衣。表现上发生了变化，不代表活动或技能有变化。首次完成任务是一种成功，在治疗过程中经常被表扬。然而，只有始终如此，在日常生活中才有意义。因此，技能[9] 就是始终以最省力的方式完成某项运动任务。它反映了以最大的确定性、最小的能量消耗和（或）时间因素来产生性能。因此，运动学习是一系列潜在的事件或变化，使一个人能够持续熟练地完成某个任务。

因为通常认为治疗的理想结果是活动或参与的相对永久性变化，所以对于所有治疗师而言，重要的是要在治疗过程中考虑运动学习的作用。同一个动作，如果患者在治疗过程中能完成，却不能在家、学习或者社区中完成，这是不够的。治疗的目的是使个体能够不在治疗师或护理人员的协助下完全参与。NDT 实践模型包括从运动学习理论中得出的干预假设和原则。

治疗师假设如下。

- 运动学习是围绕个人重视的功能性任务组织的。学习者选择有意义且可实现的治疗任务或功能预后，更有可能引起真正的运动学习。
- 个人运动学习的最佳准备状态包括特定的个人因素和背景因素。
- 个人运动学习的最佳准备状态包括特定的个人因素和背景因素。运动学习可以通过准备好个人的注意力、身体、情感、认知等因素来增强。我们处于活跃的警觉状态时学得最好，而不是在恐惧或笑得头晕目眩的状态下。当身体处于良好的姿势，并能很好地适应任务时，我们会学得更好。如果我们知道要去学什么，我们学得最好。

- 当学习者积极参与该过程时，运动学习就会增强。单纯被动活动是不够的。积极参与的程度因个人能力而异。一个有更严重和多重损伤的人会积极参与立位转移活动，这种立位转移是增加下肢伸肌力量和上肢肌肉的激活的共同作用，同时用上肢放在治疗师的肩膀上完成支撑站立。另一个身体更强壮的人可以用一只手抓住扶手独立地完成转移。主动运动不仅仅指容易完成观察到的有意识的指导动作，明白这一点也很重要。预期姿势调整和代偿性姿势调整作为技能活动的一部分，也可以代表个体积极参与活动的一项新技能 [10]。
- 准确的指令和反馈可以改善运动学习。从NDT 的角度来看，这包括语言和非语言的指令和反馈，包括手法和身体提示。
- 手法可以在运动学习中发挥重要作用，尤其是在学习的早期阶段。
- 手法指导是一种自然发生的运动策略，它能影响运动学习，在引起特定行为或限制行为的错位范围方面非常有用，这也有助于运动学习。
- 任务期间的身体或语言指导可能是一种有效的方法，可以限制任务执行过程中的运动错误，并通过姿势调整和完成任务所需的运动来帮助学习者。
- 学习或重新学习运动技能和提高表现需要实践和经验。运动学习的结果是个体在功能性情境中获得经验和实践。反复练习是运动学习的一个重要组成部分。特定任务和患者重复的活动，两者无论是在 NDT 治疗中还是在其他环境中的功能性方式中，都有更大的机会成为患者运动技能的一部分。
- 随着挑战程度的增加，练习新技能对运动学习很重要。
- 运动技能的变化是在一定条件下发生的。运动技能的提高最常发生于患者练习运动技能的过程中。

与运动学习相关的信息采集、检查、评估和干预原则

基于与运动学习有关的这些假设的综合，使用 NDT 实践模型，治疗师在促进运动学习干预过程中应执行以下操作。

- 与患者和其家人进行面谈，明确对患者和家庭来说最关键的要达到的参与和功能预后。
- 确定影响运动学习的背景因素（个人因素和环境因素），包括促进因素和潜在障碍。
- 创造一个环境，使运动学习变得舒适而富有挑战性，从而提高运动学习的效果。此外选择对患者有内在激励作用的活动。
- 通过改善力线和身体姿势，让患者为参与活动做好准备。
- 在信息收集和检查过程中探索患者的背景因素，然后在干预过程中利用这些因素来增加成功的可能性。
- 围绕预期的动作效果组织每个治疗期和每个干预模块（短期和长期块）。将每次课程的重点放在帮助患者实现特定的预期目标上，例如独立吃午餐或在护理人员的帮助下进出家庭用车。选择对患者既重要又有挑战性的目标。努力为每位患者发现合适的挑战性任务。
- 使用特定的身体、认知、语言和非语言指令，并给予语言和非语言反馈。
- 针对性地选择反映患者所处阶段的教学策略。以这样一种方式呈现这些策略，即患者逐渐选择然后优化策略，使其需求和能力与任务和环境得到最佳匹配。
- 将手法作为提高运动表现和运动学习的策略。引导患者完成运动学习的各个阶段，同时记住这对于患者来说必须是一个活跃的过程。
- 允许患者从运动中出现的（安全的）错误中学习。
- 提供重复的机会；它是运动学习中的一个重要组成部分。

3. 基于运动发育理论的 NDT 假设

运动发育可以定义为基于经验、成熟和衰老，在整个生命周期中运动技能的出现和变化的身体系统过程。NDT 理论一直包括基于运动发育研究的假设。在过去的几十年里，对典型运动发育的理解已经发生了变化，对康复专家的影响也发生了变化。如同在第 1 章中讨论过，NDT 治疗师认识到在典型的发育和成熟过程中，技能的获得存在一般模式 [11-13]。这些一致性可以为熟练的人体运动功能提供参考标准，以便治疗师在检查和干预期间使用。姿势和运动控制及协调的发育，各个系统的成熟以及功能活动相关的变化，对这些方面的一致性的分析和理解被用于干预计划中。临床医生所使用的 NDT 实践理论包括基于运动发育理论的信息，并假设如下。

- 运动发育是一个动态的过程，贯穿整个生命周期，而不是一个线性的过程，然后逐渐衰退。
- 运动发育随着身体系统的协调和变化而变化，这些系统在不同的环境中受身体发育成熟度、经验和学习的影响。运动发育不仅仅是由中枢神经系统的成熟度决定的。身体系统以不同的速度发展，增强或限制各种运动行为的发展。
- 运动发育特点是随着身体各个系统的发育而发育，但是它是不连续的，有着明确的节点。
- 多年来，没有一个理想的标准或顺序就一定可以带来最佳的功能和充分参与生活活动。
- 运动发育受个人和背景因素以及所有身体系统和功能的成熟度或变化的综合影响。
- NDT 发育理论承认，父母对婴儿的日常抚触影响了运动发育，也影响了积极的亲子关系。身体上的引导，作为一种治疗策略，竭力复制了两个人之间的这种自然关系，无论是成人还是儿童。
- 运动模式的可变性和竞争性是运动发育的重要组成部分。
- 理解典型和非典型运动模式是运动功能的基础，用于识别患有中枢神经系统疾病的儿童和成人的运动差异。
- 运动发育的研究为制订适合年龄的干预策略提供了指导方针，促进了运动的变化，并提高了运动学习效果。
- 发展的方向性，例如从头到足，从近端到远端，只是一般的模式；功能性、技巧性的运动是可观察到功能的姿势稳定性和灵活性模式的组合。

与运动发育相关的信息收集、检查、评估和干预原则

治疗师负责以下事项。

- 运用人体发育框架理论检查每个患者，不同年龄段有着不同的运动发育特点。
- 运用运动发育的知识，尊重个体差异，并认识在发育过程中普遍和典型的模式，开发和强化与年龄和当前能力相符的技能。
- 在设计治疗策略时，运用姿势和运动发育的知识。
- 寻找参与单一和多系统整合的先决条件。临床医生通常研究典型的发育中的个体，以观察在特定技能获得之前的姿势和动作。

（二）哪里出了问题

一旦临床医生基于对正常功能个体的姿势和运动是如何被控制和协调的理解有了成熟假设和原则，就有可能开始思考本章开头确定的第二个主要问题。

患有神经肌肉疾病（如脑性瘫痪）或脑卒中或颅脑损伤的患者在控制和协调方面出了什么问题？

临床医生再次面临一组问题：有神经损伤的人和没有损伤的人有相同的控制系统吗？为什么有类似神经损伤的人有不同的损伤表现以及不同的功能受限和参与受限？有可能根据已知的病理生理学来预测原发性损伤吗？基于原发性损伤是否会出现可预测的继发性损伤？

脑性瘫痪、脑卒中和颅脑损伤的定义只是回答了产生这些问题的起因。因此，临床医生会立即提出更多的问题[14-16]。如果有可能预测功能障碍者将面临的一些损伤，那么治疗师能否通过干预来预防或减少一些预期的损伤、功能受限和参与受限？可塑性的概念如何适用于患有脑性瘫痪或脑卒中或颅脑损伤的人，以及如何通过恢复和代偿的概念来改变的？在恢复过程中，适应和不适应过程都存在吗？治疗师能通过干预来改变这个过程吗？

NDT 理论再次包含了这些问题的潜在答案[17, 18]，这些答案以临床假设和相关的实践原则的形式出现。这些假设和原则是以基础科学的研究为基础。这项工作包括在脑性瘫痪、脑卒中和颅脑损伤方面的研究，特别是在可塑性、代偿和恢复领域。这些假设的基础将在第 10、11 和 15 章中详细描述。以下是假设和基于假设的干预原则的汇总列表。

- 姿势和运动障碍是脑性瘫痪、脑卒中和颅脑损伤的主要障碍（多系统）。
- 原发性和继发性损伤是相对可预测的。在中枢神经系统损伤后，当干预很少或没有提供干预时，有一个相对可预测的自然过程或进展。
- 继发性损伤的发展在某种程度上是基于个体的参与、活动、习惯性姿势和运动，以及其他身体结构和功能的相互作用。由于继发性损伤的动态性质，可以通过系统的活动计划和特定的干预，来改变这些因素中的任何一个或这些因素的全部及它们之间的相互作用，以防止继发性损伤或使其最小化。
- 所有人（包括患有中枢神经系统疾病并伴有参与限制、活动受限和功能障碍的患者）的身体系统、环境、个体差异、活动和参与的积极性之间都存在持续的动态相互作用。
- 所有系统的可塑性存在于所有个体的生命周期中，包括那些患有中枢神经系统疾病的个体。
- 受损后的恢复确实存在，但会因损伤的具体性质、位置和时间发生变化。
- 躯体结构和功能适应性和非适应性的变化，其发展和相互作用使恢复变得复杂。
- 恢复的程度受背景因素影响，包括个人层面和环境层面的促进和阻碍的因素。
- 影响恢复的一个背景因素是所给予的干预方式。干预的性质、时机和强度是影响干预效果的关键变量。
- 代偿是脑性瘫痪、脑卒中或颅脑损伤患者为完成活动而采用的运动策略，尽管运动的有效性或效率较之前降低了。
- 重复进行代偿活动可能导致继发性损伤，引起其他的活动受限、参与受限，甚至其他病损。
- 通过个人层面和环境层面的促进和阻碍的因

素，包括所提供的相应的干预手段、代偿性或非适应性行为，也可以是可塑性的和成为适应性的行为。背景因素也包括实施的干预。

基于发现的问题进行信息收集、检查、评估和干预原则

以发现问题为基础的原则，临床医生应做到以下几点。

- 通过以 NDT 为基础的干预，提高患者在整个生命周期中的参与能力和功能独立性，以获得预期的恢复。
- 了解干预的个体中存在的病变，如常见的相关的损伤和其他病变，以及已知的预测康复过程。
- 在进行数据收集的干预阶段，要尽可能获得全面的医疗和社会病史，以及可能影响恢复过程和适应性训练 / 康复进程的所有背景因素的信息。
- 检查和评估所有系统作为导致活动受限和参与受限的潜在因素。持续进行的检查和评估，以记录随时间发生的变化。
- 确定原发性和继发性损伤，然后根据它们对活动受限或参与受限的影响确定优先顺序。
- 根据背景影响因素的影响分析原发性和继发性损伤的影响。
- 预测长期的原发性和继发性损伤对个体在整个生命周期中的功能损伤的影响，并设计干预措施以减少其影响。
- 对患者和其家人进行康复宣教，告知当前的损伤程度以及对当前和未来活动和参与的影响。
- 分析活动的表现，以确定潜在的原发性和继发性损伤，以及这些损伤对未来参与活动、身体结构和功能以及其他病理的影响。
- 在制订医疗计划时，要权衡代偿姿势和动作在整个生命周期中的利弊。
- 制订医疗计划和选择干预措施，在促进功能恢复和提高患者日常独立能力的功能代偿之间达成平衡。
- 认真观察、检验现有功能性姿势和运动组织和实施，以确定变化是适应性的、有用的

还是非适应性的，对当前和未来的功能是否有害。

- 包括管理和其他干预措施在内的手段，用于支持适应性行为，并在干预过程中最大限度地减少继发性损伤的出现。

治疗师还必须承认，没有足够的证据来推断改变单一系统损伤是否会给姿势和运动（多系统）以及它们所支持的活动带来持续改变。同样不清楚的是，姿势和动作本身的重组是否会对单系统结构和功能产生显著的临床改变，从而达到治疗效果。需要进行多个层面的研究来帮助发现这些信息，以制订最有效的干预原则。

（三）我们如何提供有效的干预

第三个宽泛的问题是我们如何提供最好的干预。

对有姿势和运动障碍的人最有效的干预措施是什么？

人们通常通过独特的临床评估和干预过程认识 NDT[19-24]。很明显，另一个临床医生有可能接受上述的许多假设，但做出不同的干预假设，从而设计出完全不同的护理计划。几十年来，这些干预假设构成了 NDT 实践模型的基石。这些假设的关键是潜在的哲学原理，即治疗有助于患者，尤其是脑性瘫痪或脑卒中患者，获得或重获活动和更充分参与活动的能力。这些核心干预假设包括以下内容。

- 当有明确的理论和实践模式组织和指导时，对患有中枢神经系统损伤的个体的干预是最好的。
- 使用 NDT 理论框架和实践模型，通过干预可以改变患者的功能和活动参与能力。
- 治疗的目的是改善患有中枢神经系统疾病（如脑性瘫痪）或脑卒中患者的活动和参与活动的能力。使用 NDT 实践模型的临床医生认为，通过与患者和护理人员合作建立对功能预后的情况来设计干预措施更有效。个体化的检查和比采用通用的检查量表更容易达到预期的效果。
- 实现预期活动成果的最佳途径是在特定任务中改变单系统和多系统损伤。

- 当干预以个体化的形式满足个体特定因素中的特定参与或活动时，这样的干预是最佳的。
- 评估必须贯穿于整个干预治疗过程。
- 治疗师手法引导和直接徒手操作下，患者积极主动和参与被证明是最佳的干预方法。
- 干预计划旨在为患者提供终身服务。
- 在恢复期和（或）过渡期，干预更有效。

与有效干预相关的信息收集、检查、评估和干预原则

当临床医生遵循这些干预原则时，这些理论假设在检查、评估和干预中得以显露。治疗师应该做如下事情。

- 承认可能有多种途径可以达到预期结果，并在设计医疗计划时保持开放和创新的态度。
- 在信息收集、检查、评估和干预过程中，将每位患者视为具有特定的多种能力和限制的人员。
- 整合跨学科治疗管理团队，将患者和家庭视为决策过程中的主要和积极参与者，并尊重他们。
- 与患者及其家庭和干预团队共同订制目标。
- 让患者对制订计划和解决活动问题成为每次干预治疗中的一部分。
- 包括在长期、短期和单次治疗的医疗计划中可衡量的功能性预后结果，这些结果是要被患者和其家人确定和重视的。
- 在信息收集、检查、评估和干预中，要仔细考虑脑卒中或脑性瘫痪患者有效或无效的姿势和动作组成。
- 设计一个以患者的优势为基础的医疗计划和干预措施。
- 在干预过程中正确地使用治疗方法。
- 鼓励患者尽可能积极地参与有目的的活动，例如由患者发起并积极执行活动。
- 干预要包含对任务关键性基础要素的准备和模拟，以及对整项任务的练习。
- 创造一个有利于患者配合参与和支持的环境。包括适合患者年龄以及所有环境影响和当前活动及参与能力的干预活动。
- 持续评估治疗期间干预的有效性。

- 认识并尊重患者运动行为的沟通意图。
- 以患者及其家人能够理解和接受的方式，向他们提供关于患者的受限、缺陷和损伤及其他们的处理方式的资料信息。向其家人提出尽可能实用的建议。
- 提供有激励作用的活动，目的是吸引患者充分开发和强化活动，同时在这些活动中开发和强化所需的姿势和动作。
- 结合当前的功能水平和能力改变任务或环境。
- 为患者提供自我组织、自由独立活动、制订运动计划和学习的时间。换句话说就是等待。
- 在适当的时候推荐跨学科的服务模式，以满足患者及其家庭的需求。
- 与所有其他医疗、治疗、社会和教育学科协调评估和干预，以确保解决患者终身的问题。
- 根据不同的患者和临床医生制订个性化治疗方案，根据个体情况对干预过程随时做出相应改变。
- 导致功能受限的系统损伤的一些忽略或非典型因素可以使用运动分析来鉴定。
- 制订适合不同年龄的任务对解决姿势和运动的多系统损伤中更有效。
- 从每个人的健康和健康疾病 / 残疾谱系的起始，关注 ICF 中每个领域的所有具体特征（见第 3 章）。此外，还要考虑包括所有背景因素、促进因素以及障碍因素。
- 确定临床医生的具体优势和劣势，并将其纳入干预计划的制订和实施中。

三、总结

所有这些假设和原则形成了 NDT 实践理论，这是患者 – 治疗师互动中所有方面的基础。使用 NDT 实践理论的治疗师要接受 NDT 假设，从而以观察患者的参与和活动情况。然后，治疗师假设身体系统、环境和个人因素是如何相互作用以允许或干扰功能的发挥的。治疗师推测参与和（或）活动与身体系统和身体系统功能之间的关系。最后，治疗师使用收集到的数据来制订医疗计划和制订干预策略。这种独特、系统的解决问题的方法构成了 NDT 实践的基础。

神经发育疗法训练和国际功能、残疾与健康分类模型

Neuro–Developmental Treatment Practice and the ICF Model

Judith C. Bierman **著**

卢 肖 赵依双 **译** 刘长彬 **校**

WHO 创建了 ICF 以提供一种能对多种健康状况进行管理、标注和分类的通用语言。一经推出就引起了人们关于 ICF 对 NDT 影响的广泛讨论。人们主要关注并分析在对脑性瘫痪、脑外伤或脑卒中患者进行详细的 NDT 治疗过程中（包括信息收集、检测、评估和干预)ICF 的范围和背景因素的关系。

学习目标

完成本章内容学习，读者将掌握以下内容。

- 对 ICF 进行描述、定义，并就 ICF 的组成部分举出临床实例。
- 描述治疗师如何联系、分析及合理安排 ICF 模型的各组成部分。
- 如何将 ICF 模型应用于 NDT 实践模型。
- 用 ICF 模型解释分析一个残障患者的 NDT 治疗方案。

一、健康与残疾的国际功能、残疾与健康分类模型

ICF 是一个从健康和残疾的生物学和社会层面进行管理、标记和分类的框架。它于 2002 年获得 WHO 的批准，并多次修订[1, 2]。它是对疾病和相关健康问题国际统计分类（International Statistical Classification of Diseases and Related Health Problems，ICD–10）[2, 3] 的补充而开发的，ICD–10 是对疾病和其他健康问题进行分类的诊断工具。

ICF 分类用于描述受健康状况影响的多种人类功能（图 3–1），它提供了一种通用语言用于比较不同国家、不同健康保健学科、不同医疗服务、不同时间的数据[2]。

该框架是一个分类系统而不是测量系统，尽管我们可以使用 ICF 来鉴别患者各项指标的严重性。这个分类系统中通过三个方面来探究健康或疾病：社会功能（参与或参与受限）、个体功能（活动或活动受限）以及身体结构和功能（健全或功能障碍）。这些指标在系统中是动态交互的而不是线性单一的。此外，ICF 分类也包含背景因素，可以是促进因素（促进健康、体能或功能）或阻碍因素（引起残疾）。这些背景因素主要分为环境因素和个人因素，可影响个体的参与能力、功能活动、身体本身的结构和功能。在 ICF 框架中功能和残疾被视为个体、环境和健康状况之间相互作用产生的综合征。换种角度来说，这种框架下的健康与残疾是一种不断持续变化的状态而并非是两种不同类别。从

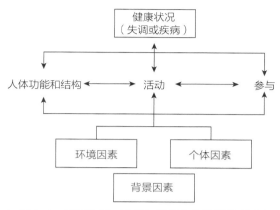

▲ 图 3-1　国际功能、残疾与健康分类模型表明健康 / 残疾的连续性

[引自 *Towards a Common Language for Functioning, Disability and Health: ICF*, Geneva World Health Organization，世界卫生组织，2002（http://www.who.int/classifications/icf/training/icfbeginnersguide.pdf, accessed September 8, 2014）]

功能的不同方面考虑，一个人可能会随着时间的推移或而表现出不同程度的功能或残疾。ICF 这一分类方法之所以适用于所有人，是因为它并不是解决特定的健康状况或疾病的。

ICF 模型也进行了相应修改来更充分地迎合迅速发展，并显示出生理、社会和心理功能急剧变化的儿童和青少年的信息。儿童和青年使用的 ICF（ICF used for children and youth，ICF-CY）是从 ICF 衍生而来的 [4-6]，用于记录生命的前 20 年中儿童和青年的特征。其加入了更独特、与童年相关性更强的功能描述，例如对玩耍的描述。同时忽略了一些与儿童和青少年不相关的描述，例如对更年期的描述。

ICF 和 ICF-CY 都包含三个方面的描述：社会功能（参与或参与受限）、个体功能（活动或活动受限）以及身体结构和功能（健全或受损）。这三个方面的描述又进一步被细分为若干项目，具体可参见表 3-1 至表 3-3 的第一列。

（一）社会功能（参与或参与受限）

参与反映了一个人在生命周期中任何时刻参与生活状况的功能。而另一方面，参与受限可以反映出一个人在相同的现实环境中所遭遇的问题，无论是什么原因引起的。人类的社会功能包括在特定相关环境中或特定社会背景中所表现出来的活

动（表 3-1），参与包含了人类如何在多种环境中发挥功能并对所有背景因素加以思量。它更可能包括多个功能活动以及这些活动的序列。参与通常基于人们的价值观和目标，并与生活的综合质量相关。在 ICF 模型中，每个领域都被拆分为更详细的章节。

对于成人来说，我们将参与视为描述个体如何在社会中扮演他们预期的角色 [7-10]。例如一个成年人可以通过扮演不同的角色参与到家庭生活中，包括接受核心家庭和大家庭中的角色，无论是作为家庭中的孩子、年轻的丈夫或妻子、养育孩子的父母还是赡养老人的成人。它还包括与正规和非正规教育以及工作或就业相关的角色。它包括对社区参与的描述（如教堂）、社区团体和政府以及世界范围内社区的参与。

虽然儿童的社会角色一开始比较模糊，但即便是婴儿也仍然有一定的参与 [11-14]。出生的第 1 个月里，婴儿是家庭生活中典型的活跃参与者。最开始这种参与可能仅仅是和家人一起睡觉、一起吃饭。随着年龄的增长，参与的期望越来越高，包括与父母和兄弟姐妹一起玩耍、与他人轮流玩耍、等待、最终通过简单的家务来改善家庭的整体生活质量。这种角色逐渐扩大到更大的家庭中，然后是朋友圈。

孩子逐渐将在家中学习到的角色延展到家庭之外，进而慢慢扩展到社区环境和学校中。他们逐渐开始上幼儿园、托管班和学前班。大多数儿童开始上学，并预计学习玩耍和成为更大群体的一部分，例如 20 个孩子的班级，而不是仅仅作为家庭成员。很长一段时间，这种参与被成人引导和监督。然而，在 10 岁之前，孩子们就已经开始建立起自己独立的朋友圈，并没有大人的直接监督和引导。他们可能在院子单独玩耍或和朋友们一同嬉戏，家长偶尔会去查看一下。他们可能和朋友一起过夜，或者拜访祖父母，短暂在外停留，而父母并不在场。这是孩子们和同龄孩子一起加入俱乐部的年龄，如童子军、女童军或教会组织。

ICF 和 ICF-CY 使用术语章节来细分参与和参与受限 [1, 4]。临床治疗中可能遇到的案例将在下一节进行描述。

表 3-1　国际功能、残疾与健康分类模型社会领域及整个生命周期的临床实例

指　标	参与案例	参与受限
学习和应用知识	• 适龄就读于附近的学校 • 可以在和孩子们玩电子游戏时必需的新概念	• 必须参加课程有限的自学课程，因此毕业时无法获得高中文凭 • 由于不能学习如何使用新的计算机系统，而无法晋升
一般任务和需求（可承担单项或多项任务）	• 能够按时完成科学项目的所有步骤。可以根据全部花销制订月度预算	• 无法接受转校和面对新的老师和同学带来的压力，因此选择家庭教育 • 因为在小商铺买东西忘记接孩子放学
交流（通过语言或非语言信息进行交流，交谈并展开会话，表述非语言信息）	• 独立跟朋友交流想法、担忧和理念 • 假期聚会时，能与大家庭沟通	• 在购物中心走失时无法告诉路人名字和手机号 • 在治疗中无法表达恐惧或目的
移动能力（抬起、捡拾物品、行走、借助器械移动、搭乘交通工具、开车）	• 夜间可以在婴儿床上移动，拿到奶嘴，再继续睡觉 • 可以送孙子去托儿所，包括将孩子固定在婴儿座椅中以及完成在托儿所的相关手续	• 无法在社区活动中心走动和上、下交通工具 • 去洗衣店无法下楼或放置洗衣袋
自理（洗漱、盥洗、穿戴、吃喝、身体护理、关注自身健康）	• 家庭旅行中可以在快餐店喝饮料 • 独自生活时，可以遵医嘱自己按时服药	• 放学后无法自行穿上外套、背上书包以及找到校车回家 • 在附近喜爱的商店中无法独立使用没有升降座椅和扶手的卫生间
家庭生活（家务、获得商品或服务、帮助他人）	• 晚餐后可以装卸洗碗机，而无须做家务 • 为家里的孩子进行返校采购	• 在家长做晚餐时无法帮助弟弟妹妹们辅导功课 • 无法像以前一样帮助配偶进出浴缸
人际交流和人际关系（处理基础/复杂的交流、与陌生人联系、正式的关系、家庭关系以及亲密关系）	• 可在看护中心员工和家长的劝说下冷静 • 在家庭相聚时和姻亲有礼貌的沟通	• 在家以外没有朋友 • 40 年没有配偶所以没有一段亲密的感情
主要生活环境（正式和非正式教育、就业、经济独立）	• 就读附近的学校，使用常规教室配置 • 可在当地社区找到有偿工作	• 无法学习简单的游戏规则，因此课间玩耍时被其他同学排斥 • 无法通过继续在线大学课程来促进职业发展
社区生活、社会生活和公民生活（社区、娱乐和休闲、宗教和精神、人权、政治生活和公民身份）	• 可以和朋友一起参加基督教青年会（YMCA）的夏令营活动 • 能够参加美国社区残疾人法案（*Americans with Disabilities Act*, ADA）行动小组，以倡导削减限制	• 因为赛场上不允许慢走而无法参加社区足球联赛 • 因为社区巴士不提供轮椅上下车服务，所以无法与社区老人一同玩桥牌

参与或参与受限的临床案例

病例报告 B8 中提供了社会功能领域及其中各章的综合临床实例，同时也可以在 Thieme MediaCenter 浏览照片。Brandon 是一位被确诊患有脑性瘫痪的儿童，他有一个双胞胎哥哥和一个小几岁的弟弟还有一个同父异母的妹妹。他的生活向人们展示了在社会功能中健康/残疾状况持续的变化。他的母亲在怀孕 25 周后生下了他，在出生之后他和双胞胎哥哥立即被送入了 NICU。Brandon 没有办法像普通新生儿一样参与到典型的家庭生活中，但是他得到了整个医护组的照料。他在 4 个月大的时候出院回到家中和父母同住，与此同时他的哥哥还

在 NICU 中。之后 Brandon 因出现了新的健康问题不得不回到儿科重症监护室（pediatric intensive care unit，PICU）接受 1 个半月的治疗。他再次康复回到家中后便全面参与到了家庭生活当中。Brandon 很小的时候就住在家里，尽管他和他的双胞胎兄弟有单独的房间来容纳 Brandon 治疗所需的医疗设备。他参加了针对患有严重认知障碍的儿童的自学课程，但他只在所在社区的一所学校上了学前班和小学早期。他和哥哥一起上了同一所学校，因此他证明了自己的参与，但是他的参与是受限的，因为他不能和同龄人一起乘坐同一辆校车，也不能和邻居一起上课。他不能和他们一起玩耍，因此也无法发展出家庭以外的友谊。随着早期健康状况的恶化，他无法持续参加学校的课程，只能通过家庭教育来替代。Brandon 本可以继续参与到公共教育当中，但现在他的参与受限也包括他的教育是在自己家中由一位老师提供的，没有与其他孩子或学校其他老师的交流。他无法再参与乘坐公共汽车这种活动中，哪怕是像以前一样通过轮椅升降梯乘车。Brandon 接触到更多的是门诊治疗服务，他不仅参与物理治疗师、作业治疗师、言语治疗师（的治疗）当中，而且他还可以观察哥哥所接受的相同的治疗。Brandon 现在接触的是那些为他治疗和他家人交流的专家，看到的是那些需要特殊照料的孩子们的家人、兄弟姐妹，功能正常或异常。他需要被各种各样的成人照顾并不断适应新的陪护。这些附加的治疗可以让他尽可能地待在家中。随着他呼吸困难和癫痫发作次数不断增多，他的参与受限也不断加重。频繁的住院限制了他充分参与家庭生活的机会，另外由于疾病，Brandon 因疾病而缺席治疗的频率更高。

提到适应／康复领域，很显然，治疗师的主要作用是提高个人的参与能力并减少参与受限。Carey 和 Long[15] 指出治疗师的角色应该是提倡和评估儿童的参与能力。然而所有神经肌肉疾病患者的参与能力差异很大[7-14]。多种因素会影响人的参与能力，包括背景因素（如家庭优先[12]）到辅助技术或自适应设备的可用性[16]。此外，个体功能的活动水平是相关联的。那些活动障碍或沟通障碍越是明显的患者，往往就只能参与家庭中的活动[9, 11]。

（二）个体功能（活动和活动受限）

活动[1, 3]，可以被理解为个体功能的表现，可以反映一个人完成任务或指令的执行力。活动是人在执行任务时的积极表现，而活动受限是指人在执行任务时遇到了困难。任务在本质上很分散，但是此领域仍然包括任务描述的背景因素。这个概念源于在不同的环境中完成相同的任务可能会产生很大的不同。例如，一个人也许可以在家中自己吃一顿饭，但不能在餐厅中与他配偶的同事们一起吃饭。通常需要多项活动才能实现参与，这些活动还需在复杂而特定的环境中完成。针对成人和儿童的结果测量指标旨在专门检查患者执行功能性活动的能力[17, 18]。

但是，社会领域和个人领域之间的界线并不总是很明显。生活中某一时刻的任务可能是个人的重点，例如当孩子学习走路时或成年人在脑卒中后第一次用拐杖走路时。这项活动可能与家庭息息相关，因此被视为参与。孩子可以通过学会走路脱离家长的怀抱，在院子中获得更自由的活动。抑或是能挂着拐杖行走 50 英尺的成年人可以从住院康复机构出院。无论是哪种技能，在之后复杂的参与功能中都会成为一种活动功能，诸如背着书包从教室走到校车，与同学聊天，清理房间，吸尘、扫地、摆放家具用品等。

个体功能领域包含了全部活动和活动受限。从表 3-2 来看，活动功能指标与参与功能指标完全相同。

活动／活动受限病理报告实例

在第五篇的 Dennis 案例报告（A6）中，治疗师先查看了他和他妻子关于他可以做什么和不能做什么的报告。在治疗过程中，治疗师的观察补充了这些信息。最开始，根据 Dennis 和他妻子报告显示，他可以缓慢地独立上床睡觉。Dennis 向他的治疗师提供了很多信息，因此他可以进行言语沟通。

在脑卒中之前 Dennis 是个左撇子，几乎可以用左手做任何事情。他写字的能力在慢慢变好，但是有一些阅读障碍。他可以在家中用踝足矫形器（ankle-foot orthosis，AFO）行走，但在社区里还需要用到拐杖，他可以上下家里的轿车。因此他和妻

表 3-2　个体功能范围中的活动自由与活动受限情况案例

指　标	活　动	活动受限
学习和应用知识	• 可以辨识环境中的物品，诸如"球""书""车"等 • 可以学习使用计算器进行加减法	• 无法学习乘法表 • 无法学习打开电子邮件
完成一般任务和要求	• 可以独立完成家庭作业 • 可以遵循简单的食谱做饭	• 无法打开 iPad 上想要玩的游戏 • 无法在家完成每日康复训练
交流	• 可以大声地在隔壁屋呼唤家长 • 可以打电话	• 说话难以被陌生人理解 • 难以组织语言写信
移动	• 可以上下床 • 可以不用扶栏杆爬楼梯	• 无法上下楼梯 • 无法上下车
自理	• 需要时，可以上卫生间 • 可以独立洗澡	• 无法穿衣服 • 无法独立使用餐具吃饭
家庭生活	• 可以清理房间 • 可以给家里做饭	• 无法打开食品包装 • 无法整理床铺
人际交流和人际关系	• 可以在没有家长干预的情况下与同龄儿童玩耍5min • 可以建立新的友谊	• 无法与同龄儿童玩耍 • 无法改变自己的日程来适应别人的日程
主要生活环境	• 可以独立玩耍 10min • 可以在熟悉的消遣活动中运用技能	• 无法独立骑自行车 • 无法完成想要的体力劳动
社区生活能力	• 可以和家人玩耍 • 可以和同龄人玩桥牌	• 无法在整场教堂活动中遵守秩序 • 无法在社区图书馆的书架中穿行

子可在社区里进行短途出行。Dennis 第一次尝试从椅子上站起来时失败了。他无法在没有家具的支撑下从地上站起来。他无法独立进出浴室，也无法在社区距离内行走。他需要楼梯的支撑和言语上的提示来爬楼梯。

Dennis 的目标是回归工作，可以正常走路、骑自行车和旅行。他和他妻子还计划退休后和住在附近的孙子们度过更多的时光。病例报告中的治疗师揭示了这些目标与服务对象的期望参与和活动，他当前的活动以及活动限制水平之间的关系，从而影响了治疗的长期和短期结果，以及将这些有价值的活动纳入干预措施中。

（三）身体功能和结构（健全或功能障碍）

ICF 模型中的第三个领域考虑了身体内部系统的功能。身体结构是身体的解剖部分，包括器官、四肢和躯干及其组成部分。身体功能[1, 3]是身体系统的生理和心理功能。这一领域中，连续体功能 /

健康一端被称为完整性，连续体疾病或残疾一端被标记为功能障碍。身体结构损伤是被视为重大错位或缺失的结构问题。身体结构或功能受损是指身体部位或器官无法正常运行。

系统完整性和残损可能只影响某一方面的功能，例如听力的缺损；也有可能影响多个方面，例如，平衡不佳，可能包括视觉和前庭系统缺陷的相互作用、肌肉骨骼系统中有限的轴向力量和脊柱活动性降低，以及反映神经肌肉系统缺陷的肌肉激活时间和顺序方面的缺陷。再一次，ICF 模型将生理功能和结构针对具体的器官和系统分为 9 项指标。

• 与神经系统结构有关的心理功能。

• 与眼和耳等感官系统有关的感觉及疼痛功能。

• 发声系统及其相关功能。

• 心血管、血液、免疫、呼吸系统及其相关功能。

• 消化、新陈代谢和内分泌系统及其相关功能。

• 泌尿生殖系统及其相关功能。

- 肌肉神经系统和运动相关系统及其相关功能。
- 皮肤及相关系统及其相关功能。

在评估患者的健康医疗干预时，详细辨别身体结构和功能的健全与病损非常重要（表 3-3）。

（四）背景因素

ICF 和 ICF-CY 模型还包括了背景因素对各方面的影响[1, 4]。根据对个体的影响，这些背景因素可以分为促进因素或阻碍因素。背景因素包括环境因素和个人因素，如本章前面的图 3-1 所示。

环境因素是构成个人生活背景的物质、社会和世界观的特征。环境因素可包括场景因素，如气候或文化，也可以改变个人参与领域的机会或要求。这些环境因素的例子可能包括一个地区的就业市场或家庭的经济地位。它们也可以包括一个家庭的宗教信仰，一个老师或领导对标准环境中残疾人的看法，或在特定文化对游戏的重要性的看法。它可以包括直接的环境因素，如家庭、学校或工作环境，以及潜在的生活环境，如福利院或养老院。它们还可以包括辅助技术的使用和实用性，如所选择的踝足矫形器类型、所订购的特定助行器、增强通信设备的可用性，甚至个人穿的衣服。

个人因素[1, 3] 被分为三类，包括场景个人因素、潜在可修改的个人因素和社会关系。其中一些包括简单说明身份的因素，如性别、年龄、身高、体重或教育背景。个人因素也可以包括更复杂的因素，如个人目标和动机、应对变化或学习新的运动任务的能力、处理挫折的能力或一个人面临总体健康或状况变化时的知识储备。背景因素影响着所有的活动、身体结构和功能，也是参与或参与限制的主要联系。

（五）概念之间的相互作用

ICF 模型将所有领域视为交互的、动态的。各领域在本质上不被视为线性或因果关系。ICF 模型将关注点从基于疾病或症状的方法转移到基于不同功能水平的方法。因此，临床医生不应该再为"右侧偏瘫患者"甚至是"脑性瘫痪儿童"制订治疗计划，而是应该根据患者在某一特定时刻的状态，计划在每个领域内达到预期的结果。

ICF 模型被整合到卫生保健的各个方面。评估和诊断时，可以在每个领域内对患者进行分类，而不是仅根据病理进行整体诊断。在治疗师的评估方面，基于每个不同领域评估的标准化测试正在开发。例如，已经从考虑广义发展里程碑的测试，转变到关注参与活动的测试，或专门测试单一身体结构或功能，例如测试肌力、关节活动范围、血压或呼吸频率[17, 18]。也有一些专门测试平衡、步态模式或吞咽机制。治疗的整体结局被视为以改善参与或活动为目标，其支持目标针对身体结构和功能。针对每个特定领域制订和实施干预策略。然后根据干预措施对特定领域的影响对其进行评估。Franki[19, 20] 特别报道了 NDT 在 ICF 模型中每个领域的有效性。

这种个性化的干预计划是 NDT 的核心。ICF 模

表 3-3　生理结构和功能的健全与损伤情况案例

指　标	健　全	残　损
心理功能	不同场合中行为得体，表现出执行力	注意力短暂
感觉及疼痛功能	两点辨别能力	中线定向模糊
发声和言语功能	声音洪亮，可在房间内听清	构音障碍
心血管、血液、免疫、呼吸功能	满足正常能量消耗指标	站立时血压降低
消化、新陈代谢和内分泌功能	可按时进餐	饭后反流
泌尿生殖功能	膀胱可控	无正常月经周期
皮肤及相关结构	皮肤和筋膜可在术后快速康复	坐骨关节两侧皮肤破损
神经肌肉系统和运动功能	良好的单足站立能力，完全被动关节活动度	无法募集姿势性运动单位，肩胛内收肌或下降肌无力

型提供了一个具有通用语言的兼容框架来讨论 NDT 训练。然而，为了理解 NDT 训练模型，有必要从 NDT 理论、理论假设和本篇前两章介绍的原则的角度深入研究 ICF 模型。

二、从神经发育疗法的角度看国际功能、残疾与健康分类模型

NDT 从业者认识到，他们在大型卫生保健环境和更大的全球环境中工作，NDT 成功整合的关键是治疗师、卫生保健从业者、研究者、政府外部机构以及国际组织之间的清晰沟通，这能规范或影响整个生命周期中所有实践环境中为患者提供的医疗保健服务。尽管 ICF 框架在提供词汇的一致性方面非常有效，但它并不是用来描述不同领域之间的相互关系。

在 NDT 实践中，临床医生非常具体和仔细地观察每个领域以及 ICF 模型中各领域之间的关系。假设这些关系是在信息收集、检查、评估和干预计划以及每次干预过程中提出的。NDT 临床工作者还研究身体结构和功能领域，并进一步从单一系统功能问题去区分姿势和运动（多系统功能）的普遍问题。此外，治疗师仔细分析环境和个人背景因素对每个领域的影响。

ICF 模型并没有建议临床工作者如何帮助个人达到预期的活动效果或如何提高患者的参与，它不能帮助临床医生制订干预计划。这一临床决策过程就是 NDT 实践模型的作用（见第 5 章）。NDT 描述、解释并演示了各领域和临床决策过程之间的关系。

在 NDT 理论中，很明显患者是整个信息收集、检查和评估过程的中心，如图 3-2 所示。然而，对于临床医生在制订一个最有效的治疗计划时，整理所有信息的任务可能具有挑战性。ICF 模型可以帮助整理所有的观察结果。临床工作者从了解个体转变为将信息分类到不同的领域。

在使用 NDT 实践模型时，治疗师在图 3-2 所示的示意图中向外移动，以考虑三角形的三条边。最初，治疗师收集关于社会和个体功能领域的信息，注意到报告和观察到的参与 / 参与限制和活动 / 活动限制的具体例子，如三角形的两边。然后，检查转移到三角形最底端更详细的回顾那里，即身体

结构和功能。参与 / 限制和活动 / 限制被认为是源于潜在的身体结构和功能缺陷。但它们也会相互作用，导致身体结构和功能状态的变化。三角形的任何一条边都不是孤立存在的。因此，检查和干预总是基于这三个因素的持续相互作用。

NDT 实践者在解决问题的过程中进一步向外扩展，如图 3-2 的正方形所示，以分别考虑背景因素对每个领域以及对交互组（三角形）的影响。背景因素包括个人因素和环境因素。

然后，圆圈表示 NDT 的实践，因为它包含了治疗师在每个个体的所有领域和背景因素中，如何收集、检查、观察、处理、评估和优先处理信息和进行干预。这一章的其余部分集中对 NDT 基础模型的这一过程的更详细的回顾，然后将在本书的其余章节中展开。

（一）神经发育疗法视角下的社会和个人功能领域

使用 NDT 方法的临床工作者将提高参与者或患者在功能活动中的参与度和独立性作为关键结果。个人或家庭可以确定需要进行的参与和功能活动，而不是让临床医生根据广义的或预先确定的参

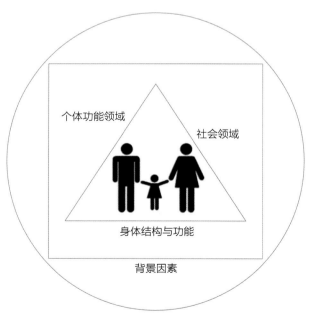

神经发育疗法实践

▲ **图 3-2 神经发育疗法评估和干预方案**
描述与国际功能、残疾与健康分类模型的整合和关系（改编自 Howle[22]）

与或活动项目来选择功能结果。因此，参与和功能活动被视为与寻求治疗的个人的背景因素有内在联系。此外，功能活动和参与被视为是基于身体系统结构和功能的发展或出现。因此，为了达到期望的活动或帮助发展更大程度地参与，治疗师解决了姿势或动作的先决条件的变化，并解决了所有被视为阻止期望的活动或参与的特定的单系统缺陷。所有的干预都考虑了直接与参与限制或活动限制相关的背景因素。

（二）从神经发育疗法的角度看身体结构和功能的作用

ICF 模型清晰地标识了一个独立的身体结构和功能领域。ICF 模型根据结构问题（例如骨骼变形）和与功能相关的问题（例如不良的感觉或痉挛）分离这一领域。然而，NDT 问题的解决包括对此领域更仔细地观察或更深入地分析。

人们脑性瘫痪和脑卒中为是姿势和运动障碍。ICF 模型中，有效或无效的姿势和运动之间没有区别，这些问题基于多个身体系统的交互作用，例如头部控制、对称性 / 非对称性或平衡，以及与单系统结构或功能相关的问题，例如肌肉骨骼系统的力量或感觉系统的视力或听力。

而 NDT 临床工作者区分多系统的姿势和运动问题以及单一身体系统结构和功能，以帮助更精确的检查、评估和干预。当集中制订干预计划时，这种区分的重要性变得更加明显。

在 ICF 模型中，在身体结构和功能领域内，复杂的多系统概念（如平衡或姿势）与更多的单系统问题（如视力或听力差、肌力下降或痉挛）之间没有区别，但是使用 NDT 实践模型的临床医生确实在评估、干预计划和干预本身中做出了这种区分。首先考虑更广泛、更复杂的系统因素，然后考虑单系统因素。此外，还有 NDT 临床医生如何分析身体结构和功能领域这两个子范畴之间关系的例子。

1. 姿势和运动：一个多系统因素的示例

有一组运动行为或表现既不代表单一系统功能，也不反映活动或参与。这些行为包括头部控制、对称、平衡、姿势和对线。治疗师经常通过谈论观察到的运动质量或者姿势或动作是如何完成的

来引用这些概念，而不是仅仅列出是否完成活动或任务。

在评估和干预的过程中，临床医生可能会注意到，患者在社交、交流、饮食或其他日常活动中不能保持头部直立。这种观察并没有反映出一种功能性活动或参与。治疗师分析是什么因素导致控制能力差，它是否来自神经肌肉损伤，比如无法募集躯干和颈部的姿势运动单位？它是因为不能同时激活或收缩颈椎屈肌和伸肌来获得稳定性吗？是胸椎没有足够的活动性来伸展使头部与肩部对线吗？患者是否有来自视觉、前庭和本体感受器对头部位置的感觉感知？这个人有足够的力量抬起头吗？可以继续提出类似的问题。

如果治疗师将干预策略局限为只练习发展缺失的姿势或动作，干预的效果可能会比较差。治疗师可能发现，那些多年来在治疗中一直练习头部控制的儿童，他们的表现没有明显的变化。NDT 问题解决过程提示临床医生去分析哪些系统导致这位患者的无效姿势。当治疗师假设哪些系统最有可能导致无效的姿势和动作，就可以制订具体的治疗计划。由于力量不足而改善头部控制的策略与因为视野不足或本体感觉、知觉下降的策略将会有很大的不同。

对于 NDT 临床医生来说，仔细观察姿势和运动与功能活动和参与的关系也很重要，可能会出现两种截然不同的关系。首先，有可能发展更有效的姿势和运动，以补充更多的功能活动和参与。例如，当一个人出现更好的头部和躯干控制能力时，就会出现更多用于玩耍、工作或日常生活活动的功能性坐姿。此外，当一个人坐着并向远处的空间伸出手或拿起更重的东西时，躯干的姿势控制就会不断改善。此外，可能会出现新的更复杂的活动。这些新的活动将会改善在社会环境中的参与。

然而，另一条明显不同的道路也是可行的。这两个领域有可能成为竞争者，而不是互补的过程。一个偏瘫的患者可能会用牙齿打开一个水瓶而较少用手辅助。这种活动是存在的，但习惯以这种非典型的方式执行这种功能，可能在躯干、上肢以及口腔运动区域同时出现更大的不对称性。在这种情况下，该项功能会导致更低效的姿势和动作，而不是

改善控制和协调。它还可能导致无法开展更多的活动，并可能造成更大的参与受限。该患者可能不会发展出需要双手灵巧合作的技能，比如把头发扎成马尾，而且可能会发现用嘴完成某些任务的策略在社会上是不合适的，从而限制了社区参与。

也有必要考虑那些促进或作为潜在障碍的背景因素。一个成年人正坐着接受治疗过程，如果要求他做那些看起来没有意义和不体面的任务，他可能会因为明显缺乏头部控制而低下头。如果背景障碍是一个人姿势和动作的关键因素，那么治疗师只将注意力集中在单系统或多系统损伤及其与功能活动之间的关系上是不够的。

2. 单一系统的结构和功能或功能障碍

临床工作者也会对每个单独的系统进行检查，以确定特定的身体结构和功能是如何影响或限制参与、功能活动，或姿势和动作的多系统功能的。传统上，在医学和教育领域已经可以明确识别身体的单一系统。在 ICF 模型中，有一长串的身体系统清单，包括精神系统、感觉系统、心血管系统、血液系统、免疫系统、呼吸系统、神经肌肉系统、肌肉骨骼系统、消化系统、代谢系统、泌尿系统、生殖系统和皮肤系统。每个单独的系统都被仔细检查以识别和理解具体的损伤。

仅说参与者的被动活动范围（passive range of motion，PROM）减少是不够的。NDT 临床医生仔细检查和评估肌肉和其他软组织长度、关节活动能力（韧带、关节囊和骨骼结构），以及在主动肌群和拮抗肌群中主动张力对整体活动度的影响。每个系统的功能通常与其他单个系统的功能有关。尽管可以认为所有功能本质上都是多系统的，但在分析中单独检查每个系统也是有好处的。在脑卒中或脑性瘫痪的患者中，原发性损伤通常出现在神经肌肉系统和感觉系统。第 10 章和第 11 章回顾了与诊断相关的单系统损伤，然后会分析各个系统的完整性和功能障碍，因为它们与第五篇中每个案例报告中的功能活动和参与有关。

所有人都被认为有更完整或更受损的系统。一些损伤似乎并没有明显地限制一个人的功能或充分参与的能力。它们可能会也可能不会影响一个人的姿势或动作。其他损伤会造成破坏性的影响。临床

医生负责判断哪种损伤对个人进行所需活动或参与结果的能力的负面影响最大。为了更好地做出这个决定，临床工作者必须对每个系统有一个很好的了解，然后仔细检查每个系统。必须在预期的功能活动或参与结果以及人的整体姿势和运动的背景下，对系统进行评估。最后，必须考虑个人因素和环境因素的影响。在第二篇中描述了在 NDT 实践的每个组成部分中如何发生这种情况的细节，并在第五篇中通过案例报告提供了实例。

3. 进一步分析单系统的贡献

除了分析姿势和运动与个体系统结构和功能的关系外，NDT 临床医生还仔细观察了被视为单系统完整性或损伤的因素，区分原发性和继发性损伤。对于 NDT 临床工作者来说，这些区别是很重要的。本节内容将进一步描述这些差异。

身体系统损伤可以分为原发性或继发性损伤，这不是基于对患者的优先级排序，而是为了识别那些与原发性病理直接相关的损伤。原发性损伤是直接由原发病变引起[21]。例如，脑卒中后的主要损伤可能包括偏盲。继发性损伤并不直接来自于最初的病理生理学，而是通常随着时间的推移而发展[21]。例如，偏盲患者可能会因为经常使用不对称的姿势来适应视觉障碍而发展成脊柱侧弯。脊柱侧弯是一种继发性损伤，因为它不是由脑卒中直接引起的。对于 NDT 临床工作者来说，识别与常见情况相关的潜在的继发性损伤是很重要的，这样治疗师就可以进行干预来预防或最小化这些症状。

原发性和继发性损伤也可分为阳性损伤和阴性损伤。阳性损伤是由于某些病理生理或某些条件而出现的一种迹象[22]。例如，如果观察到患者发生了持续的阵挛，则认为存在某种根本原因，因为正常人通常不会表现出这种症状。阴性损伤是某种行为由于病理生理学而缺失对左臂知觉的减弱就是一个阴性体征的例子[22]。通常情况下，临床工作者会期待完整的身体知觉。

因此，临床工作者必须能够识别原发性和继发性损伤以及阳性和阴性损伤。观察阳性信号通常比观察阴性信号更容易。有时会诱使参与者使用一种姿势和动作模式，这将导致明显的甚至更严重的继发性损伤。NDT 教育的一部分是基于 ICF 模型中

各领域的相互作用来研究继发性损伤的发展。这也是 NDT 实践模型的一部分，即以立即改善功能活动和预防或尽量减少二次损伤为重点进行干预。因此，可能不应鼓励患者以非常不典型的姿势去完成预期的功能结果，因为这可能导致出现未来更严重的功能活动限制以及更严重的继发性损伤。当父母鼓励他们的孩子在餐桌前坐直并闭着嘴咀嚼时，他们也会使用同样的理论。如果在咀嚼的时候嘴巴是张开的或者是闭着的，或者坐姿是笔直的或是耷拉着的，比如头靠在桌子上，那么吃晚餐的直接任务（活动）并没有真正改变。然而，家长知道，在餐桌上不停地张大嘴巴咀嚼和耷拉地坐着会限制孩子参加各种各样的活动（在销售会议上参加重要的宴会），还可能导致成年后的脊柱后凸畸形。

（三）背景因素在神经发育疗法观点中的作用

第 1 章描述了 NDT 理论，并介绍了把人作为一个独特的个体治疗干预的概念。这一原则很重要，它说明了 NDT 临床医生如何将环境和个人背景因素整合到信息收集、检查、评估、干预计划和实际干预中。

在开始接触时以及在每次会话中都应注意与这三个领域中的每个领域相关的患者或个人因素。如果孩子只是数学考试不及格，或者一个成年人和她上大学的孩子在财务上发生了争执，感到沮丧和愤怒，这些都很重要。这些因素不仅会改变个人当天参与干预的方式，还会改变单系统损伤或姿势、动作损伤的表现。由于这些个人因素，患者可能对感觉输入反应过度，或者可能有一个圆形的、颓丧的

姿势，作为低落、沮丧的一种表达。此外，关键的功能性活动结果或参与可能会在当天或在不久的将来根据个人因素的变化而改变。使用 NDT 实践模型的临床工作者将根据个人因素改变评估和干预。

在制订活动结果和参与计划时，必须考虑环境因素。家庭住宅是单层的还是三层的，这很重要。在小学没有楼梯的情况下，孩子是否会搬到有楼梯的中学是很重要的。如果与患者最熟悉的神经科医生要离开，必须找到新的治疗团队成员，这很重要。如果新老师有一个患病的孩子，并且更关注个人家庭问题，而不是孩子的个性化教育计划（individualized educational plan，IEP），这一点也很重要。同样，每个背景因素可视为促进因素或阻碍因素，并且可以针对这三个领域中的每一个领域进行研究。一些父母可能通过积极的家庭活动来解决软组织受限，而另一些父母选择通过手术来解决同样的损伤，因为他们实在无法在家里做更多的事情。同样的损伤在某些社会环境中可能被认为问题不大，而在另一些社会中则被认为非常打扰他人。

（四）神经发育疗法实践的作用

示意图周围的圆圈代表 NDT 实践。NDT 临床医生认为，在中枢神经系统的姿势和运动障碍患者中，各区域之间的关系是持续变化的。在开始的焦点是示意图中央的个体。然后，临床工作者向外扩展，在某一时刻考虑这一个体的三个领域和背景因素。如果能够理解这些领域持续变化的关系，将有助于预测这些疾病的自然病程，并为临床工作者制订有效的干预计划提供基础，如图 3-3 所示。

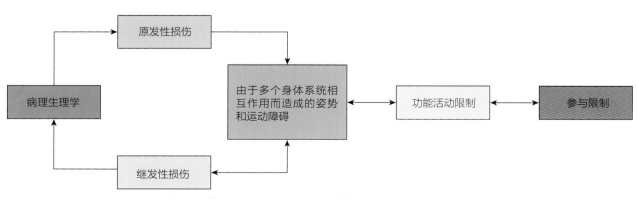

▲ 图 3-3　神经发育治疗解决问题和决策（由 **Monica Diamond** 创建）

脑卒中或脑性瘫痪后，至少会有一种引起神经肌肉系统原发性损伤的病理生理情况。其他系统可能会有额外的损伤，如感觉系统、认知系统或调节系统。在这一点上，讨论将从原发的神经肌肉损伤开始。

发病后，通常会有一段时间，患者很难募集到运动单位的活动。这对于姿势性运动单位更是如此。因此，患者脑卒中后可能会有肢体瘫痪或无法移动。新生儿脑性瘫痪一般表现为全身性张力降低。这种原发性损伤可导致预见性的无效姿势和运动控制或协调。成人在支撑坐姿时可能无法对抗重力举起一只手臂，并可能出现全身躯干不对称。婴儿如果俯卧，可能会表现出"蛙腿"的姿势，也可能表现出头部控制能力差，以至于很难离开支撑面将头部抬起。

无效的姿势和运动显然会导致功能活动的丧失。成人可能不再能够执行需要使用双臂的日常生活活动。如果优势手臂受累更多，该患者可能就无法用优势手执行日常活动，比如自我进食、刷牙或梳洗活动。婴儿可能无法翻身到婴儿床的另一个位置，或者无法腾出双手独自坐着玩耍。

活动限制会导致参与受限。那些不能自己修饰或进食的成年人可能无法重返工作岗位或与朋友和家人参加社交活动。无法独自翻身、无法抬起头进食或玩耍的婴儿，可能无法到当地的日托中心或由通常的家庭保姆喂养。

相反，活动限制和参与限制会导致更多无效的姿势和动作，并出现继发性损伤。在上面的示例中，成年人不能回到工作，一天的大部分时间在躺椅上看电视，可能会发现越来越难从椅子上站起来（神经肌肉障碍，肌力减少和肌肉募集），并可能出现胸椎的屈曲增大（肌肉骨骼损伤）。增加胸廓的圆度使肩胛带处于半脱位的危险姿势。它可能导致上肢进行功能活动时无法很好地对齐。这个人可能会发展出肩部前韧带过度伸展，也可能过度伸展上肢特定的肌肉。这可能导致废用肌萎缩和上肢力量减弱。因此，出现了非典型软组织运动和肌肉无力的继发性损伤。此外，久坐的生活方式会导致更大或新的心血管损伤。事实上，它可能导致额外的病理学和另一种原发性和继发性损伤的循环，伴随额

外无效的姿势和动作、活动限制和参与受限。这些继发性损伤现在会导致额外的活动限制和参与受限。这种相互作用的循环可以随时间继续下去，并可导致更多领域从 ICF 连续体的健康和保健部分转移到该连续体的残疾部分。

脑性瘫痪患儿也会经历这些 ICF 领域的相互作用。痉挛性双瘫患儿可能会学习坐位法和兔脚跳法来在房子里四处走动。在 W 坐姿时，孩子的盆骨位于两个内部旋转的下肢之间，有广泛的支持基础。跳兔的基本姿势与 W 坐姿相同，在运动过程中，下肢的运动是同步的，而不是手和膝盖相互爬行。这种运动对于在家里走动和在地板上玩耍是非常有用的。然而，随着重复，孩子可能臀部开始失去活动范围伴随着有限的外部（外侧）旋转、外展和髋部伸展。这些是新的单系统缺陷。由于骨骼的形状是对施加于其上的机械应力和肌肉的主动拉伸的反应，因此，儿童被认为有更大的风险发展成股骨前倾或前扭转。如果骨骼表现出这种畸形，那么孩子就很难发展出流畅的行走技能和所有与行走或跑步相关的功能活动。在学校和社区的参与会受到更多的限制。这种减少活动的功能活动限制，反过来会导致更严重的单系统损伤和更无效的姿势和动作。另一方面，如果孩子坐在一张小椅子上玩耍，有利于坐位时横向重心的转移，可能会为孩子更有效的相互爬行和支撑移动做好准备。

三、总结

由于治疗师提供干预，他们必须关注 ICF 中描述的所有领域。在有意义的生活环境中发展功能性活动是每个人期望的结果。更充分参与的能力与更有效的姿势和动作的发展以及避免继发性损伤的发展有着内在的联系。因此，使用 NDT 实践模型的治疗师不仅要努力提高患者的独立性，还要努力发掘有效的姿势和动作，以避免继发性损伤（随着时间的推移，这可能会限制功能活动和参与）。

身体功能或损伤与活动或活动限制和参与的相互作用是复杂的。如果参与者希望满足一组特定的活动结果，以参与基于社区的活动，治疗师必须确定个体哪种系统缺陷对达到预期的功能活动结果影响最大。然后治疗师必须决定哪种干预策略对这位

患者最有效。此外，治疗师必须确定患者的姿势和动作是否妨碍其功能活动的成功。然而，治疗师也可能认为，患者的功能史和习惯导致无效姿势和运动的发展，并可能发展为一些继发性单系统损伤。

很明显，为了最有效地进行干预，所有领域及其所含的子类别，包括功能到残疾范围内的任何方面，都必须同时处理和管理。这个独特的过程是 NDT 实践模型的核心。这个重点在第二篇将继续描述 NDT 信息收集、检查、干预计划和干预。根据具体学科的实践，NDT 模型可以根据作业治疗师、物理治疗师和言语 – 语言病理学家的专业范围进行调整。

第4章

姿势和运动模型在实践中的应用
Application of a Posture and Movement Model in Practice

Shirley A. Stockmeyer 著

张倩倩 于春洋 译 王赵霞 校

本章给出了一个应用于干预计划和实施的理论模型实例。第一部分包括姿势和运动模型的原始资料。神经系统科学和肌肉－骨骼系统的研究结果可用来部分解释和支持该模型。第二部分介绍了对有姿势或运动障碍的患者进行干预的治疗原则。这些源于原始资料的原则指导了强化运动和姿势系统的干预策略的选择和进展。

学习目标

完成本章后，读者将能够做到以下几点。
- 明确姿势和运动系统的解剖学特征的差异。
- 识别与一个系统中的障碍和两个系统未整合时所致不平衡相关的缺陷。
- 解释每个系统运行时的生理机制。
- 将科学研究发现转化为临床实际应用。
- 在设计和实施干预时应用治疗原则。
- 基于治疗原则，从初级的干预向更高的水平发展。

一、概述

本章以模型的形式讲述将理论应用于实践过程。这种运动控制模型定义了姿势和运动的概念及其在干预策略中的应用。源自神经和肌肉骨骼领域的原始资料构成了提出两个截然不同的系统作为姿势／动作模型组成部分的基础。其目的是让执业治疗师了解基础科学和临床实践之间的关系。

基础科学为治疗师在设计干预活动时的选择提供了理论基础。这些选择以治疗原则的形式呈现，这些原则也是行为规则。原则不是定律，但它们可以被视为正在被检验的有效假设。如果明确选择的理由，那么指定患者的每次干预期间，（治疗师）能更容易地做出每一个决定。姿势和运动模型转化为一种方法，可用于有姿势或运动障碍者或两种障碍都存在的患者。

二、姿势和动作模型

（一）一般概念

姿势和运动是运动控制的两个子系统，两者整合一起实现功能的协调。子系统不同角色的目标是相反的，但当它们在有目的的活动中相互作用时，它们又是互补的。姿势系统工作的一般性质是通过维持身体的位置和空间的方位，保持运动过程中的平衡以及对运动系统的调节来维持稳定。运动系统工作的一般性质是通过较大的位移来投射身体或身体的一部分，并有一定速度，特别是在肢体做出某种反应时。运动系统将人体运动得以在空间中实现，并对空间环境产生影响。姿势 / 动作模型也可以定义为稳定 / 移动模型 [1-7]。

（二）各子系统的不同作用

虽然对姿势和动作的一般概念作了概述，但对有功能障碍的人进行评估和提供干预时，更详细地对每个子系统的各种功能进行描述是很有意义的。任何一个患者中的子系统都可能被选择性地破坏，或者都可能受到影响。以下是子系统功能的描述。

1. 姿势系统的功能

姿势系统通过垂直提升使人体能够抵抗重力、保持直立位置。姿势反应以两种方式在支撑面上保持身体重心稳定。首先，在哪些预期会把身体重心置于支撑面之外的运动中，姿势反应可以使身体保持平衡。这种预期的准备发生在姿势和平衡受到运动干扰之前。其次，在身体重心移动的过程中，姿势系统会做出相应的反应保持平衡。姿势系统的这些反应性功能是动态的，包括对身体本身的微小调整，但并不会把身体从一个位置投射到另一个位置 [6]。

除了全身的反应外，姿势系统还通过拮抗肌的主动收缩来维持关节结构的完整性。当速度或负荷高到足以导致关节的机械不稳定时，拮抗肌收缩会增加动态关节刚性以预防损伤。

2. 运动系统的功能

当运动反应需要更大的范围和更快的速度时，运动系统是主要的控制器。

为了启动快速反应，运动系统将募集高肌张力以克服惯性。

虽然轴向区域在许多功能任务中不像四肢那样有相同幅度的位移，但它们在过渡活动中的活动范围表示是需要运动成分的。

在远端和近端区域，快速交替的模式需要整个运动系统的参与。

术语“移动”描述的是运动系统的目标，此处的用法是有别于去描述一个人在环境中移动独立性的。

3. 各子系统功能的整合

如本节前言所述，这两个子系统的作用是相反的，但当它们整合在一起进行有目的的活动时，它们是相辅相成的。下面是对这种功能整合的示例。

肢体放置的准确性不仅取决于投射时的运动系统活动，还取决于提供协同收缩和运动模式协同活动的姿势系统。肢体远端位置的变化与姿势系统的指导直接相关 [8]。

新的运动学习模式主要表现为过度的募集，这种募集会随着运动技能的发展而逐渐减少 [8, 9]。当一个受试者正在学习一个新的动作时，协同收缩在开始时更强，并在习得过程中逐渐减弱。这种过度的收缩常被视为一种固定的形式，以防止过度运动。似乎在选择必要的运动成分时伴随着更精确的姿势引导来克服过度的自由度，从而出现了运动功能的细化。

从一个姿势过渡到另一个姿势，如翻身、从仰卧到坐或从坐到站、行走和奔跑，都需要运动和姿势系统的整合。大幅度的运动和在某些情况下的运动速度需要运动系统功能。同时，在过渡过程中需要姿势系统来保持平衡和方向。

（三）姿势和运动模型的解剖学基础

1. 肌肉的总体特征

对于这个模型的解剖学，首先要描述骨骼肌的总体特征，用更适合的姿势或运动的形式进行分类，这个分类见表 4-1[10]。这种分类不是精确的二分法，因为根据活动的任务和内容许多肌肉可以同时包含在两个系统内。

当考虑到功能和损伤时，治疗师可以先从观察肌肉的大体结构着手。这种观察可以帮助识别姿势和动作的调整状态。通过四个常见的临床实例来描述姿势肌肉严重无力、其余运动系统试图进行代偿的情况。

(1) 临床观察 1

功能：收缩下颌，保持头颈部对线。

临床照片：患者头部向前（图 4-1），下颈部屈

表 4-1　更适合姿势或运动活动的肌肉特征

特　征	更适合姿势活动肌肉	更适合运动的肌肉
整体形状	双羽状肌或多羽肌	梭状肌
肌纤维走向	倾斜于肌纤维	与肌纤维长轴平行
肌纤维长度	较短	变较长
附着点	广泛、腱膜的	细小、肌腱的
位置	大多在肢体近端、躯体内侧、深层	大多在肢体远端、躯体外侧、浅层
跨关节的数量	1 个	2 个或以上
收缩形式	共同收缩	交互收缩
运动速度和幅度	小位移，保持	大位移，快速度
功能	稳定	移动

曲，上颈部和寰枕关节伸展，下巴向上。通常，颈后可见中线两侧一条浅表肌束，并且两条肌束之间可见有明显的深沟。

姿势 / 运动障碍：颈部深层的固有肌肉（头后大直肌、头后小直肌、头上斜肌、头下斜肌、头外侧直肌、头前直肌）无法通过深屈肌的共同收缩来稳定颈部。头部是由较浅的伸肌肌群支撑（如头半棘肌、头最长肌、骶棘肌颈段）。为了替代无功能的姿势肌肉，运动肌肉适应并变得僵硬，因此运动受到限制。当一个人试图使颈部处于前屈时，伴随着全部伸肌活动消失，头部可能会突然低下。

(2) 临床观察 2

功能：端坐位，保持颈部和躯干直立。

临床照片：患者以一种高位颈段后伸、头部向上、身体低伏弯曲的姿势坐着。骨盆后倾，体重落在骶骨上。棘突突出，尤其在胸段。当听到指令时会突然坐起来，可能会坐得笔直，但不能长时间保持（图 4-2）。

姿势 / 运动障碍：躯干的深层固有伸肌（多裂肌、回旋肌、棘间肌、横突间肌）不能稳定躯干。这些肌肉通常会把脊椎骨包裹起来，围绕棘突周围，只露出末端。如果运动躯干伸肌群（髂肋肌、最长肌、棘肌）处于激活状态，那么躯干就可能充分伸展，但这些肌肉很快就会疲劳。在腹前部，腹横肌无法与深部的肌肉层（如多裂肌）共同收缩。

(3) 临床观察 3

体位姿势：稳定肩胛骨，使其运动参与正常的盂肱节律。

临床照片：在静止状态下，肩关节处于外展位时，在腋窝可以看到肩胛骨的外侧缘，它的内侧缘是有翼的。当患者移动上肢时，肩胛骨和肱部似乎融合在一起（图 4-3）。

姿势 / 运动障碍：无力的肩胛内收肌（尤其是中部斜方肌）不能将肩胛骨保持在前锯肌伸展的位置。随着内收肌过度牵伸、肩胛骨过度外展，前锯

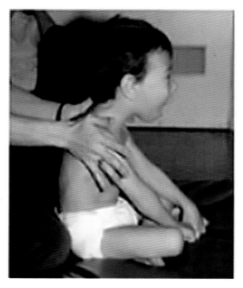

▲ 图 4-1　收缩下颌保持头颈部对线图片
患儿面向前方坐着，颈部浅表肌肉保持颈部稳定

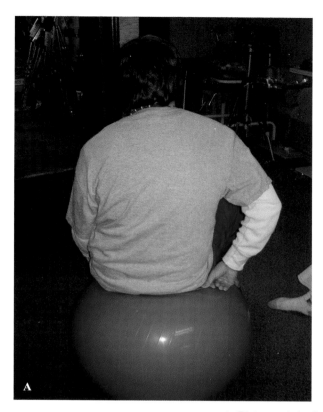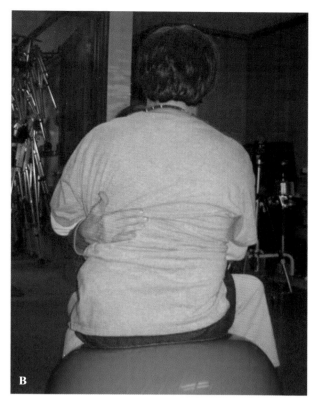

▲ 图 4-2　年轻成人显示坐位时圆背状态

图中尽管他能根据提示暂时坐直，但其躯干不能保持维持弯曲伸展

肌负荷下降，失去了收缩能力和翼状肩。这种主动内收和外展丧失的结合消除了一个动态姿势反应，这是需要通过在盂肱关节收缩来实现肱骨稳定。运动系统试图稳定关节；然而，不是肩袖肌肉的共同收缩可以实现的，而是由更浅的肌肉收缩固定。作为姿势伸肌的一部分，冈下肌和三角肌后群也呈无力且过伸状态，易导致肱骨内旋。

(4) 临床观察 4

功能： 站立时保持下肢直立。

临床照片： 患者只能屈髋和屈膝站立。在行走过程中，仍继续保持这种弯曲的姿势。

姿势 / 运动障碍： 姿势伸肌应该能够在最短的范围内对重力的作用做出反应。这种姿势反应意味着姿势性髋伸肌、臀大肌、膝伸肌和股四头肌能够保持完全伸展。当它们无力时，该反应的设定值会在更大范围内。患者屈曲直到这些肌肉到达较大的设定值（图 4-4A）。这位患者必须步行运动系统才能完全伸展（图 4-4B）。结果患者运动系统肌肉迅

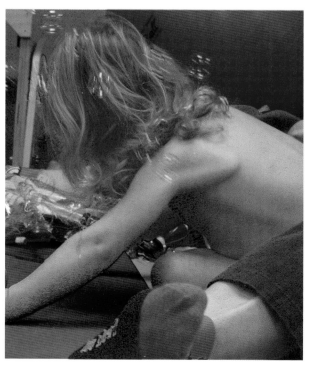

▲ 图 4-3　稳定肩胛骨图片

该儿童表现为肩胛骨外展且胸壁不稳定

速疲劳，躯体也回到屈曲状态。

2. 肌纤维和运动单位

对姿势 / 运动模型的支持还来自对不同类型的肌肉纤维和骨骼肌运动单位的检查。Lieber[11] 指出，已经有几种对肌纤维类型进行分类的方法。他提出最有效的方案是一种基于生理生化和形态学的方法。

肌肉纤维可分为三类：快速糖酵解（fast glycolytic，FG）纤维、快速氧化糖酵解（fast oxidative glycolytic，FOG）纤维、慢氧化（slow oxidative，SO）纤维。当葡萄糖在没有氧气的情况下被代谢时，就会发生糖酵解；在无氧情况下肌肉收缩不能超过 $10\sim30s$。当葡萄糖在氧气存在下被代谢时，就会发生氧化磷酸化。这种有氧代谢形式比糖酵解更有效。

如表 4-2 所示，还可以根据运动单元的肌肉纤维的生理特性对运动单位进行分类。运动单位由 α 运动神经元和它所支配的所有骨骼肌纤维组成。

就姿势 / 运动模型而言，慢氧化运动单位更适合于需要持续收缩且疲劳程度较低的姿势活动。

快速易疲劳运动单位可在需要高张力以克服惯性并传递动量的情况下，使得短暂快速的位移。如果活动迅速、重复运动，则需要快速耐疲劳运动单位。

3. 内侧和外侧下行运动纤维

20 世纪之前和进入 20 世纪之后，运动系统由两个所谓的独立系统定义，即锥体系统和锥体外系统。这种分类被认为是一种基本的分类，但它不包括运动系统的一些重要组成结构（即小脑、脑干和红核）。此外，锥体系和锥体外系广泛互连。从应用的角度来看，这种分类不能为运动控制障碍的治疗干预提供基础。这些术语仍在某些神经病学背景下使用。

1963 年，Kuypers[12] 提出了另一种不同的运动系统模型，该模型基于运动神经元在脊髓中的位置和终止于脊髓的下行通路。他与 Lawrence[13-15] 合作细化定义了该模型，随后他再次提出该模型[16]。

(1) 脊髓组织和下行通路：脊髓前角的运动神经元（运动核）沿中轴至外侧分布（图 4-5）。最内侧的运动神经元支配颈部和躯干的肌肉（轴向），

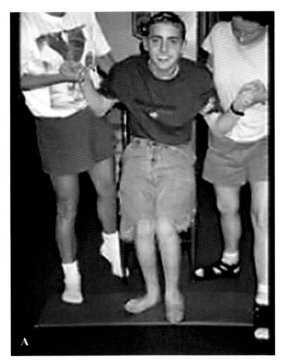 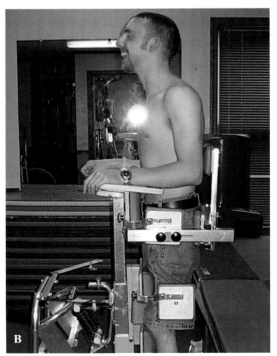

▲ 图 4-4　患者只能屈髋和屈膝站立图片

即使髋关节和膝关节都可以完全伸展的情况下，这个年轻人仍蜷缩着站立

表 4-2　运动单位分类

运动单位	快速易疲劳运动单位	快速耐疲劳运动单位	慢速运动单位
轴索大小	大	中	小
肌纤维	大部分（FG）	许多（FOG）	少数（SO）
代谢类型	无氧糖酵解	部分属于有氧代谢	氧化分解代谢
产生的肌张力	高	中	低
疲劳	快	比快速易疲劳运动单位慢	慢

FG. 快速糖酵解；FOG. 快速氧化糖酵解；SO. 慢氧化

而最外侧的运动神经元支配远端区域的肌肉（四肢）。在这两组之间是支配近端肌肉的运动神经元（腰部）。另外根据腹侧 / 背侧神经组织的梯度，神经细胞通常分组为腹侧和背外侧。

（2）下行通路：运动神经核的下行传导通路主要有两个，即内侧通路（图 4-6）和外侧通路（图 4-7）[16, 17]。内侧系统中的所有通路可以影响双侧的轴向和近端功能。脑干的内侧通路是脑桥网状脊髓束、前庭脊髓束（内侧和外侧）以及顶盖脊髓束。这些纤维构成终止于脊髓腹内侧的中间运动神经元和内侧运动神经元。中间神经元连接双侧支配轴向运动和近端肌肉的内侧运动神经元。外侧传导通路则支配对侧远端功能。

4. 脊髓下行传导通路受损后的影响

内侧和外侧通路的独立功能可以通过可使系统分离的特定病变的作用来说明。Lawrence 和 Kuypers 对猴子的内侧和外侧下行路径进行了广泛的研究 [14, 15]。当双侧皮质脊髓束被切断时，猴子会永久失去单个手指的运动，并且与正常运动相比，"所有运动都变得更缓慢且更疲劳" [14]。皮质脊髓侧束是外侧系统的一部分。如果外侧通路不仅提供对远端肢体的控制，而且还提供对所有运动的速度的控制，那么它可能就是姿势 / 运动模型中运动部分的组成成分之一。皮质脊髓系统（外侧运动系统）受损的动物仍具有保持姿势平衡的能力（内侧运动系统）。

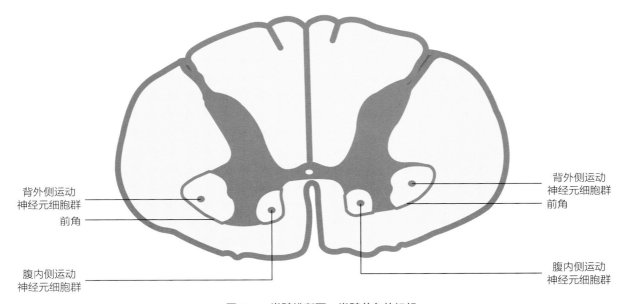

背外侧运动
神经元细胞群
前角

腹内侧运动
神经元细胞群

背外侧运动
神经元细胞群
前角

腹内侧运动
神经元细胞群

▲ 图 4-5　脊髓横断面：脊髓前角的组织

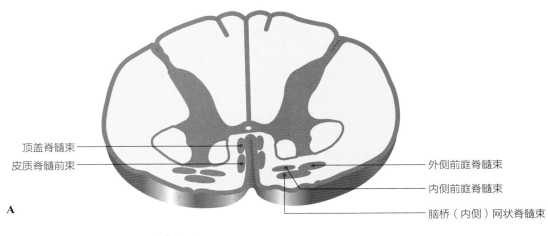

顶盖脊髓束

皮质脊髓前束

外侧前庭脊髓束

内侧前庭脊髓束

脑桥（内侧）网状脊髓束

A

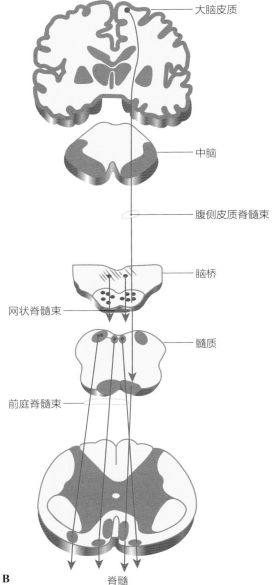

大脑皮质

中脑

腹侧皮质脊髓束

脑桥

网状脊髓束

髓质

前庭脊髓束

脊髓

B

◀ **图 4-6　内侧传导通路**
A. 终止于脊髓；B. 中枢传导通路

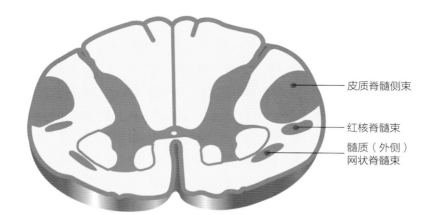

皮质脊髓侧束

红核脊髓束

髓质（外侧）
网状脊髓束

A

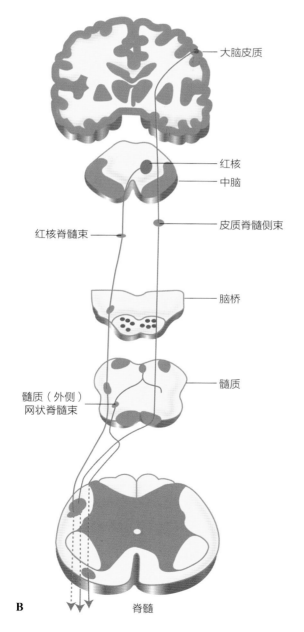

大脑皮质

红核

中脑

皮质脊髓侧束

红核脊髓束

脑桥

髓质

髓质（外侧）
网状脊髓束

B

脊髓

◀ 图 4-7　外侧传导通路
A. 终止于脊髓；B. 中枢传导通路

当双侧内侧脑干通路被切断时，这些动物将无法自我矫正姿势，并表现出严重的轴向和近端肢体运动功能损伤。"当它们坐着时，倾向于前倾，肩膀抬高，屈肘并固定在躯干上。"[15] 内侧通路为身体的轴向和近端区域提供神经支配，可以将内侧系统视为本章提到的姿势/运动模型的姿势部分的控制系统。

（四）姿势和运动模型的生理基础

1. 交互抑制收缩和协同收缩

在制订干预决策时，治疗师必须考虑该任务需要受累关节周围肌肉的交互或协同收缩。交互收缩是运动系统反应的最典型特征，而协同收缩则是姿势系统的特点[18-20]。

在交互收缩中，主动肌被激活，同时拮抗肌被抑制。通过主动肌主动缩短或延长，这种关系使得关节可以在同一个方向运动。所产生的杠杆运动对于运动系统实现其目标至关重要。

在协同收缩过程中，发挥各自功能的拮抗肌同时收缩，以增加关节的刚度，从而防止或改变关节运动，维持关节稳定。生理学家在研究姿势和运动的不同控制机制时，会使用术语如关节刚度和关节运动。在这种情况下，关节刚度并不是指损伤，而是指肌肉黏弹性特性对关节运动的抵抗力增强。关节刚度是指关节结构可以轻松拉伸的程度。尽管姿势系统可以通过协同收缩增强关节的刚度，以将关节保持在固定位置，但实际很少发生。通常情况下，协同收缩可防止过度的关节运动，这可能会损坏关节结构或调节运动系统活动的幅度和速度。关于运动学习，Humphrey 和 Reed 认为，在运动学习过程中，协同收缩系统可用于减少由于关节运动控制系统的不适当指令而产生的运动误差[18]。

在大多数受控动作中，运动系统通过它的交互活动提供杠杆运动，而姿势系统通过它的共同收缩来调节运动，从而使它在方向和终止上是分级和精确的。

2. 本体感受器的作用

颈部本体感受器在肢体摆放、平衡、行走和转身等方面起重要作用。Cohen[21] 报道，从颈椎 $C_{1\sim3}$ 后根输入的丧失会严重影响头部相对于身体的定向。通过颈部输入，视线方向与躯干的方向相协调，随后四肢正确摆放。颈部张力升高会影响运动的自由度，从而影响本体感觉输入的准确性。帕金森病患者颈部张力的增加会降低他们平衡、行走和转身等功能性移动[22]。

通过改变肌梭提供的反馈，以满足任务的要求。在一项研究中，当任务集中于运动速度上，肌梭传入感受器的动态和静态反应都有所增加。当任务要求注意最终位置时，传入感受器具有区分不同最终位置的能力，而区分不同速度的能力降低[23]。如果速度与运动系统相关，且最终位置与姿势系统相关，那么对于这两个系统的反馈模式似乎是不同的。

3. 等长收缩和等张收缩

等长收缩和等张收缩时的初始输入和反馈，对于姿势和运动动作可能是不同的[24]。等张收缩是一种可以引起杠杆运动的缩短收缩。在收缩开始之前，控制中心可以得到有关目标、近端区域的定向和被移动部分的位置的感觉输入。

本体感受器提供关于肌肉的初始长度和张力的重要信息。在缩短性收缩过程中，肌梭符合下降（即移除了外部牵伸，反馈减少）；收缩结束时，牵伸敏感性和肌梭活动增强[25]。如果运动系统肌肉在等张收缩开始时有良好的对线和正确的感觉输入，并在等张收缩结束时发生易化，那么如果是中枢源性的肌肉无力，肌肉会因此强化。

等长收缩是指肌肉长度不会随着张力的增加而改变。这种收缩保持某种姿势，这是大部分姿势系统的特点。因为肌肉长度不变，肌梭的负荷没用下降，通过 γ 运动神经元的活动，这种反馈将在整个等长收缩过程中一直存在[26]。这种持续的反馈对于慢（慢氧化）运动单位维持姿势相关的肌肉活动是必要的。

三、从基本信息中制订治疗原则

原则就是行动规则，原则规定临床医生在特定条件下该怎么做。对于从姿势和运动模型中的信息得出的治疗原则，指导有关干预选择的决策。以下内容总结了指导治疗师解决每个系统特定损伤的治疗原则，然后更详细描述每个原则。

（一）指导姿势系统无力早期干预的治疗原则

- 将无力的姿势肌肉置于较短范围内。
- 在较短范围内激活（保持）等长收缩。
- 利用支撑面上重心（center of gravity，COG）的微小移动来引出姿势反应。
- 其间保持持续的低阻力。
- 承重时，激活近端段在远端段上的小幅度位移运动。
- 将无力的姿势肌肉置于较短的范围内。

注意：姿势系统功能下降可能是由周围或中枢神经系统异常引起的[27]。如果是周围源性，意味着涉及肌肉骨骼结构的损害。需要考虑运动神经元接收的兴奋信号过少或抑制信号太多而导致阈值过低无法激活。

1. 将无力的姿势肌肉置于较短的范围内

较弱的姿势相关肌肉通常处于过度牵伸的位置。长时间的过度牵伸会改变肌肉肌节的数量和长度[28]。过度拉伸也会改变肌梭拉伸敏感性。这些变化是具有适应性的，使得肌肉可以在更长的范围内发挥功能，并将该范围作为一种新的功能范围。然而，这种调整会改变姿势肌肉在较短范围内有效工作的能力，在这种情况下，姿势肌肉通常需要抵抗重力进行小幅度运动。即使过度牵伸不明显，变弱的姿势肌肉也无法在较短的范围内保持。为了解决这个问题，治疗目标是使肌肉重新适应更短的范围[29-31]。

2. 在较短范围内激活（保持）等长收缩

重新适应需要姿势肌肉在较短范围内长时间保持活动。持续的等长收缩和较小的位移运动（直到肌肉开始疲劳）一起构成了所需的反应。之所以选择等长收缩作为变弱的姿势肌肉的活动的开始，因为它可以提供最好的本体感受反馈[26]。来自肌梭的反馈是运动神经元对肌梭所在的肌肉的自体易化作用。长时间持续收缩是建立新的功能范围的必要因素。

3. 利用支撑面上重心的微小移动来激发姿势反应

姿势肌肉的激活主要通过改变重心和支撑面之间的关系来实现。维持平衡会激活这些肌肉。干预要从正确的姿势开始，然后某一位置上来回小幅度移动以达到较小平衡反应。患者的反应是维持在某个点。当确定了这一点时，治疗师就会松开支撑，

并将患者非常轻微地移入和移出这一范围，从而刺激维持反应的建立。

4. 保持低阻力

躯干和头部从直立位置向稍偏离垂直的位置提供的阻力，比从水平到直立位置的要小，因为从水平到直立时体重负荷是最大的。高负荷和长拉伸对姿势性肌肉有同样的负面影响。负荷过高可能会导致肌力下降，而肌力可能是通过较轻的负荷获得的。

5. 在承重时激活近端相对于远端的小的位移运动

若满足以下几个条件的情况下，四肢负重可激活姿势肌肉：负重关节主动或被动对线，肢体远端（手、肘、足、膝）负重，近端相对于进行重复小幅运动。观察患者，以确定何时何位置开始，并强调活动的范围。避免负重姿势下大偏移和下落，因为这会导致维持的姿势肌肉过度牵伸。

6. 将无力的姿势肌肉置于较短的范围内

当患者处于休息状态时，即使是经过短暂的积极训练，也能在较短的范围内支撑较弱的姿势肌肉。当在肌肉处于长时间的不活动时，可以通过正确摆位、使用辅助设备和贴扎，尽一切努力来减轻过度牵伸，如果回到最初的过度牵展状态，在缩短的范围内获得平衡都将丢失。

（二）强化姿势系统的治疗原则

- 从短距离到中等距离激活姿势肌肉，避免长距离运动，一直到保持较长时间。
- 激活缓慢、有限范围的离心收缩，使之增加到更长的范围。
- 逐渐增加阻力。
- 增加运动距离。
- 增加负重。

1. 从短距离到中等距离激活姿势肌肉，避免长距离运动，一直到较长时间保持

为了提高姿势系统在全范围内的稳定以及调节运动系统活动的能力，姿势肌肉必须在范围内的任意一点都可以保持。提高这些能力的过程是从短距离到中距离再到长距离，在其他位置稳定下来之前要避免从长距离的活动。从长远来看，除非本体感觉反馈提高了运动神经元的兴奋性水平，使抑制性作用不再占主导地位，否则姿势肌肉的牵伸仍可能

是抑制性的。

2. 缓慢激活有限范围的离心收缩，使之增加到更长的范围

当姿势肌肉可以保持较短的位置，就可以使用离心收缩在该位置慢慢拉伸。如果在远距离活动时姿势未保持住，之前的努力就会功亏一篑，肌肉活动再次激活可能会更难。如果就在控制范围之内训练，可以逐渐增加活动距离，使之在逐渐更广范围的活动而不至于失败。

3. 逐渐增加阻力

随着姿势肌肉变得更有力，激活这些肌肉的位置可能会变得越来越苛刻。重力可以提供较大阻力。例如，颈部和躯干可以在靠近水平的方向活动，这时是完全抗重力下进行。在四肢，由于杠杆较长，完全伸展的肢体将比中间有关节弯曲的肢体受到更大阻力。如果患者不能保持在最大抗重力位，需给予患者帮助以减少阻力，以使患者站稳。阻力可以增加本体感觉反馈，随着运动单位需求的增加而易化运动神经元。

4. 增加运动位移

逐渐增加运动范围，从非常小的位移到更大的范围。随着运动范围增加，姿势系统将更多地与运动系统活动结合（参见后述）。继续保持缓慢的运动，以使本体感觉反馈促进姿势肌肉的运动神经元，特别是慢运动单位。由于肌梭负荷降低，在大位移、快速运动中，会缺乏一定的反馈。

5. 增加负重

可以通过将活动由双侧负重改变为单侧负重来实现。此外，一个关节上的负重可以发展到多个关节，例如从肘部到手部，或者从跪到站。对于躯干，对称的坐姿可以通过左右移动足够远的距离触发平衡反应来调整；站立位也可以这样来调整。负重位置时小动作可以发展成影响平衡的大动作。重心在支撑面上的某些运动是必要的，因为双侧对称承重不会影响平衡系统。

（三）关于指导早期干预运动系统无力的治疗原则

- 选择需要缩短（等张）收缩的活动，这些活动从远距离开始并贯穿整个活动。

- 支持以各种速度进行等张收缩。
- 保持足够低的阻力，但不会阻碍运动。
- 支持大位移的运动。
- 通过使用口头指令以及视觉和触觉刺激来激活运动系统。
- 休息的运动系统肌肉处于被拉长的长度，但不是极限拉长的长度。

1. 选择需要缩短（等张）收缩的活动，这些活动从远距离开始并贯穿整个活动范围

随着肌肉（如手指屈肌）缩短收缩，其肌梭的活动和伸展敏感度增加 [25]。这种反馈的增加将易化这些运动肌肉的运动神经元。相反，手指屈肌的等长收缩通常会降低其肌梭的拉伸敏感性 [25]。运动肌肉在被牵伸位置时，其所有肌梭感受器都会向该肌肉的运动神经元提供积极反馈。长距离的快速、小牵伸展收缩可用于刺激肌梭的末端，通过反馈进一步促进肌肉的收缩。

2. 支持以各种速度进行等张收缩

更快的运动需要快速易疲劳运动单位的活动，这些运动单位如果长时间不使用极少；然而后续作用是有的 [32]。在保持在等张状态的痉挛肌肉中，快速运动单位要么萎缩，要么转化为慢（慢氧化）运动单位。

3. 保持足够低的阻力，使其不会阻碍运动

抗阻运动会增加对运动单位的募集。然而，当阻力过高而阻碍运动时，肌肉就会变成等长收缩，运动肌肉中的肌梭对拉伸的敏感度会降低 [25]。那么，等张收缩对运动肌肉的益处就会消失。

4. 支持大位移的运动

大位移的运动对运动肌肉有促进作用，对姿势肌肉有抑制作用。伸手去够一臂以外的物体，或者站在一个很高的台阶上，这些都是鼓励大位移运动的例子。对于躯干来说，从完全仰卧到完全俯卧再到仰卧的分段运动过程也提供了广泛的运动范围，涉及使躯干运动组成部分参与其中。

5. 使用口头指令以及视觉和触觉刺激来激活运动系统

当需要启动运动系统，并且需要大范围和快速的运动时，可以通过口头指令来驱动系统。如果姿势系统无法正常运行，而口头要求进行综合反应，则只有可以起作用的运动系统会做出反应。例如，向一位屈身的患者发出"坐直"的指令。患者的反应是迅速地挺直起来，但只能短暂地维持。患者的快速响应是由更快的运动系统产生的。虽然实现了这个过程，但快速运动单位的很快就疲劳了。功能低下的姿势系统不能长时间使躯干保持在稳定位置。

像伸手和踏步等动作通常需要视觉的指导。在一项关于眼睛、头部和手运动协调性的研究中，研究人员发现"协调是通过延迟手部的运动来维持的，直到眼睛可以引导运动"[33]。另一项研究结果表明"受试者不仅用视觉来'注意'当前的目标，而且还准备好后续的动作[34]"。一项关于视觉在踏步过程中的作用的研究表明，双足离地时会出现遮挡视觉从而导致足放置错误增加；而在摆动相可以使用视觉信息来调整足部轨迹[35]。视觉是引导上下楼梯的重要方式。当要求马上行走时，通常视觉会注意足部位置的之前 3～4 步的位置。由于最后一次向下看是在台阶从视野中消失时，因此有人认为在楼梯某端时是靠记忆控制的[36, 37]。

触摸和运动之间最重要的联系之一是发生在探索物体和表面的过程中。"主动触觉感知"[38]涉及通过控制传感器的接触模式来寻找触觉/运动觉信息。随着探索，对物体或表面的知觉伴随着重复的运动和感知。这种压觉（触觉）通常用于研究手在探索环境和作用于环境时。与之相似的是，当重量从第五个足趾转移到第一个足趾时，足跟也会有类似的感觉。通过足掌表面的微小运动感知接触面，传递至平衡系统。

6. 休息的运动系统肌肉处于被拉长的长度，但不是极限拉长的长度

即使在休息状态，肌肉也会出现适应，尽管速度很慢。如果运动肌肉适应了较短距离，它们的僵硬度将会增加，并且它们将不具备全面活动所需的伸展性。

（四）强化运动系统的治疗原则

- 改变起始位置，使运动可以从任何长度开始。
- 在范围内继续等长收缩，同时改变速度。
- 通过使用重力、较长的杠杆、较少的辅助和握持物体的重量来增加阻力。
- 在等张收缩强度确定后，进行等长收缩强化运动肌肉。

1. 改变起始位置，使运动可以从任何长度开始

强化治疗的目标是增加支配系统肌肉的运动神经元的兴奋性。随着目标的实现，可以将重点转移至强化肌肉上。活动的起始位置不再需要完全牵伸来达到最大易化。可根据任务需要使用其他起始长度和范围。

2. 继续范围内等张收缩，改变速度

继续加强与等张收缩有关的任务，等张收缩时涉及相关的运动肌肉、运动单位和肌肉纤维。与慢速到中速的动作相比，感觉输入的模式在快速动作中的传入方式会有所不同。快速运动时的感觉输入模式在运动前就存在，这是一种预编辑的感觉，但不足为在运动过程中不能利用反馈来改变反应。快速运动之前的初始对准对动作的成功至关重要。慢速到中速运动在运动过程中使用反馈来指导和改变运动，以准确地完成任务。

3. 通过使用重力、较长的杠杆、较少的辅助和握持物体的重量来增加阻力

下面是逐渐增加阻力例子。上肢够取物体的过程可以从坐位开始，上肢支撑在摩擦较低的板上，肩部屈曲 90°。最初，患者手臂弯曲靠近身体，然后将手臂伸出，以够到物体并将其带回。在完成此运动的部分或全部过程时，略微抬起手臂，可以减少对支撑板的依赖，也可以逐渐增加物体的重量。整个杠杆（手臂）在没有支撑的情况下移动，还可以增加与物体的距离。

下肢运动的训练可以通过翻身和爬行活动来完成。如果患者能站立，可以从站立开始。一只足前后左右滑动并与地板接触。接下来，将足拿起并放下，最终的目标是正常的步幅。同样，该过程也可以在没有上肢支撑的情况下进行，使足在不同的高度的台阶上下移动，并以逐渐增加速度进行，这有助于改善摆动相时的步态。

躯干的运动训练是从坐位的旋转开始。首先从直立姿势下开始，这时阻力最小。通过将旋转与弯曲或伸展动作相结合并改变重心从支撑面移开的量，可以增加对抗重力的能力。

4.在等张收缩强度确定后，进行等长收缩以强化运动肌肉

运动肌肉需要针对不同收缩类型（等张收缩和等长收缩）的有选择地增强[14]。在运动肌肉干预计划中包括了等长收缩，因为它会导致运动神经元的反馈减少[25]。如果通过等张收缩起到了足够的促进作用，并且肌肉已经加强，等长收缩将有效地募集运动单位。

（五）姿势和运动系统整合的动作的治疗原则

- 通过探索来激活视觉、听觉和触觉定向。
- 在程序中包括需要姿势和动作结合的过渡功能性活动。
- 激活姿势系统以引导运动系统。
- 使用一系列稳定 / 移动功能来指导整合性活动的选择。

1.探索激活视觉、听觉和触觉的定向

定向是环境探索和感知过程的一部分，定向始于中枢神经系统广泛接受区域的刺激。然后启动运动系统以将身体移动到某种姿势，然后由姿势系统保持该位置。现在感觉系统可以集中在刺激上，通过视觉或探索性移动，形成感知。例如，视网膜接收到的视觉刺激首先被发送到上丘，上丘识别刺激物在整个视野中的位置。来自上丘的指令传达至眼睛和颈部，可能还有躯干，转向刺激，使其落在中央凹上。刺激信息从中央凹上传至丘脑，然后到达视觉皮质。通过眼球运动来探测并识别该物体。最终，信息通过两个视觉流中的一个投射到大脑皮质的其他区域，以进行感知或行动[39]。

对于儿童，定向也可见于手触摸到任何部位时的反应。将手移动到可以抓住触摸对象的位置，然后对其探索进行识别（触觉感知）。当足接触地板时，它通过朝向接触面，可以提供有关其特性的输入。较小的探索性运动将导致形成对支撑面形状的感知，这是平衡控制所必需的信息。

2.计划中包括需要姿势和动作相结合的过渡性功能活动

活动如爬行、从仰卧到坐位、从坐位到站立、行走和攀登都需要运动和姿势的充分参与。抗重力运动的姿势位置需要在整个活动中保持平衡。只有当运动系统有足够的范围和速度来达到目标时，才能完成过渡。当运动改变重心与支撑面的关系时，姿势系统必须能够预测、维持和恢复平衡需求。

3.激活姿势系统以引导运动系统

姿势系统需要得到很好地发展才能使远端技能得以更好地恢复。控制由近端向远端的发展理论有多种解释。要使远端部分稳定，机械上需要通过姿势系统来稳定近端的点。同样重要的是，姿势系统在控制运动中所起的引导作用。精确的运动轨迹以及远端肢体最终位置的准确性是通过持续姿势和运动共同控制的结果[8, 40]。

4.使用一系列稳定 / 移动功能来指导整合性活动的选择

移动首先出现在新生儿的粗大动作中，那时动作系统非常活跃，而姿势系统刚刚开始能对抗重力。随着婴儿俯卧抬头，颈部和躯干上部的稳定性开始发展。姿势系统在俯卧位尤其活跃，因为俯卧位时大多数姿势肌肉是处于对抗重力的位置。仰卧位时，姿势系统保持肢体运动。

当个体在负重时，能够把移动和稳定结合起来时，是迈向技能水平重要的一步。例如，当以四足位来负重移动时，躯干、髋部和肩膀在移动，而远端部分如手和膝盖，是固定的和负重的。当远端部分自由移动而近端部分动态保持时，就会出现更高级的移动和稳定的组合[41]。

四、总结

本章描述了一个通过应用治疗原则指导干预选择的模型。神经科学和神经肌肉基础原理为该模型提供解释和支持。姿态和运动被视为运动控制的子系统，其执行涉及不同的结构和功能。鉴于这些差异，应确保选择性地关注两个系统的干预。该模型已广泛应用于儿童和成人的许多肌肉骨骼和神经系统疾病中。

第二篇

基于神经发育治疗实践模型的临床实践

Marcia Stamer 著

陈正宏 译　张佳玮 校

NDT 的理念构建出临床医生的信念。第一篇定义了 NDT 的哲学基础和框架理论的实践分析。第二篇详细介绍了 NDT 实践，以及作业治疗师、物理治疗师和言语 – 语言病理学家在整个治疗过程中如何与患者互动。

NDT 是一门哲学，构建了临床医生用来组织实践的实践框架。由于患者、家属和临床医生之间存在 NDT 交互理念的治疗关系，因此可以构建一个实践模型来显示解决问题的过程。这个结果是 NDT 实践模型。进入第二篇，将详细介绍和解释 NDT 实践模型。最终，NDT 实践模型强调将哲学转化为实践的持续、相互交织的问题解决方案。

NDT 是一个复杂的问题解决和决策过程，不同于处理方法或方案。因此，实践模型显示了这种复杂性，专注于临床医生用来决策的多个信息源。第 5 章概述了 NDT 实践模型，而随后的 4 章侧重于实践模型的特定方面。请记住，尽管这 4 章中的每一章都有重点，但仍会不断提醒读者，NDT 实践的特点是，信息收集、检查、评估、医疗计划和干预的所有组成部分始终相互关联。

第二篇的最后 2 章提供了有关脑性瘫痪和脑卒中患者的病理生理学和功能的具体信息。这些信息是临床医生在使用 NDT 实践模型践行他们的专业时、所凭借的大量说明性知识的一部分。

神经发育疗法实践模型
Neuro–Developmental Treatment Practice Model

Marcia Stamer　著

李芳鑫　译　　欧建林　校

本章介绍并定义了 NDT 实践模型。本章节着重讲解临床实践模型与指导实践的理论之间的差异。NDT 实践模型的特别之处在于，其强调了在治疗关系的所有阶段中患者 / 家属和临床医生之间的交流。另一特别之处在于其着重模型中所有组成部分的相互协调。

―――――――――――――――― 学习目标 ――――――――――――――――

读者能够在本章节结束时完成以下目标。

• 描述 NDT 实践模型的目的。

• 阐述临床实践模型与指导实践的理论之间的差异。

• 描述患者 / 家属和临床工作者在运用以下 NDT 实践模型任一阶段的治疗过程中所扮演的角色。

　　– 信息收集。

　　– 检查。

　　– 评估。

　　– 临床干预。

• 阐述该句子的意思，"NDT 实践模型描述了治疗关系的所有阶段中患者 / 家属与临床工作者之间的交流"。

• 阐述该句子的意思，"信息收集、检查、评估以及临床干预常同时发生且互相联系"。

一、什么是实践模型

实践模型以书面形式描述了临床实践的复杂性，目的是分析、解决问题和预测临床干预的功能结局。该模型描述并解释了临床实践[1]。NDT 是一种直接将临床应用进行干预的哲学，因此可以创造一个实践模型。

NDT 实践模型（图 5–1）展示了治疗师如何运用 NDT 哲学去收集、整合和分析与患者管理相关的信息。此实践模式说明临床实践的复杂性以及该过程中各个组成部分的相互关系。这一模型也显示治疗师在解决问题过程中所需的陈述性和程序性知识，包括特定的 NDT 哲学。对寻求治疗的患者和治疗师之间的关系的明确描述，强调了在运用 NDT 的临床实践中合作的重要性。

NDT 实践模型说明沟通、观察、思考、分析之

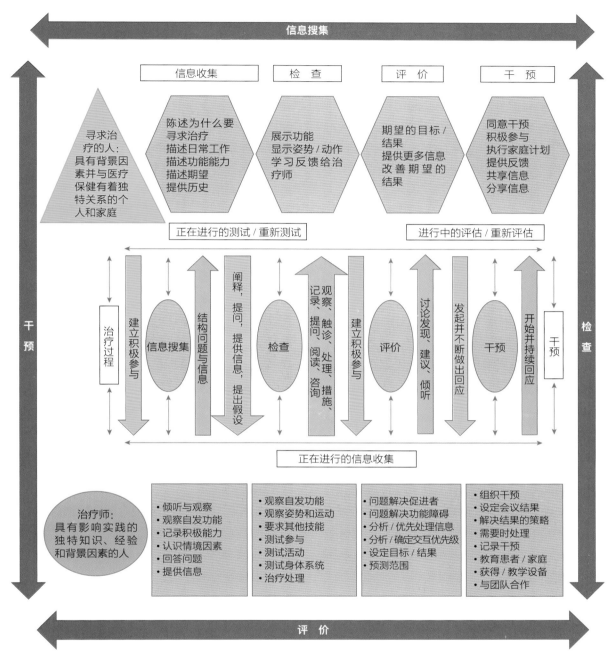

▲ 图 5-1 神经发育治疗实践模型

间的紧密联系，并且这些步骤在临床工作者和患者交流的过程中是动态变化的。信息收集、检查、评估和干预是实践的组成部分，它们是相互联系的，而不是离散分离的过程。所有的组成部分贯穿在每一个环节，而不仅是在初始环节或正式更新时。该模型始终提供患者 / 家属与治疗师之间的持续联系。NDT 还强调信息收集、检查、评估和临床干预是同时发生的并且会相互影响。实践过程不是线性的，甚至不是周期性的；相反，在实践的任何阶段收集到的所有信息都会为其他阶段提供信息。

运用 NDT 实践模型的临床医生应取得言语 – 语言病理学专业或物理治疗专业或作业治疗专业的资格认证。临床医生根据其在美国的州执照实践法行事，并受其专业协会的道德守则和实践声明的约束。加拿大治疗师在各省获得执照，并且每个专业都有实践法律和准则。

美国言语听力协会（American Speech and Hearing Association，ASHA）、美国作业治疗协会（American Occupational Therapy Association，AOTA）、美国物理治疗协会（American Physical Therapy Association，APTA）、加拿大物理治疗协会、加拿大作业治疗协会以及加拿大言语听力协会都有关于实践的范围、准则或框架的陈述。目前，所有协会在组织实践范围、框架和指南时均认可 ICF。

另外，APTA 物理治疗师实践指南 [2] 展示了信息收集、检查、评估和干预之间的一个循环周期，作为和患者交流的方法。AOTA 作业治疗实践框架 [3] 表明在治疗过程中评估、干预和结局之间存在持续动态的联系，且与患者个人相关。ASHA 阐述的实践范围在临床运用中遵从 ICF 模型 [4]。然而，所有这些指南都没有展示出在 NDT 实践模型范围内信息收集、检查、评估和干预之间的相互联系。

二、神经发育疗法实践模型及其理论依据

与治疗神经疾病患者的临床工作者相关的理论包括解释性陈述，这些陈述从科学和人文科学的许多分支对人的功能做出了预测。理论来源自研究成果、临床经验以及创造性思维。治疗师们运用理论知识帮助自己解决与临床干预相关的问题，这些理论知识产生于运动控制、运动学习、运动发育学、神经可塑性、身体系统代偿、康复实践、认知理论与发展、语言理论与发展、心理学以及社会学等。

来自许多描述性和程序性理论的基础知识会随着我们从研究中获取的知识、我们的专业经验、我们治疗的每一个人以及临床干预的成败不断改变。临床医生如何理解并将持续变化的基础知识整合到日常实践中，这取决于治疗师使用的一种或多种实践模型。所有临床医生都在使用哲学和实践的模型，无论他们是否能够清楚地阐述它。基础知识可指导他们与患者的互动，也是临床假设、结局判断以及治疗师如何与患者互动的基石。那些使用非 NDT 实践模型进行实践的人可能会解释从理论和研究中获得的陈述性知识，或者在程序上以与使用 NDT 实践模型的人不同的方式应用它。

支持临床实践的理论通常会与临床实践模型混淆。我们对人类功能理解的改变源于那些在学科研究中产生的理论，这可能会被视为抛弃了实践模型，而不是对不断变化的信息的必要调整。有人可能会说："你不能只吸收所有的新事物并将其称为 NDT。你知道吗？ NDT 并不是一切。"错误之处在于，说话者或作者将一种实践模型与人类功能理论的知识相混淆，而后者是指导任何临床实践的基础知识。

三、神经发育疗法实践中使用的最新描述性知识

在运动控制、运动学习、运动发育和神经可塑性领域中的最新知识见第 12～15 章。治疗师意识到，来自这些研究领域的信息将在理论理解、观念完善和研究证据方面发生变化。运用 NDT 实践的治疗师会在基础科学和应用科学中寻求更多的信息和证据，以便将其纳入 NDT 实践模型的整体范围。

四、神经发育疗法实践中使用的程序性知识

本书中，将使用病例报告来协助治疗师加深他们对 NDT 实践实际应用的了解。从大学教育开始，通过 NDT 证书课程、与导师合作、同行讨论以及合作会议等，治疗师以多种方式学习程序性知识。然而，NDT 特有的程序性知识仅在 NDT 实践模型的整个范围内有用。程序只是工具，仅能在整个 NDT 实践中被很好地运用。解决问题、整合、分析以及与患者和家属的关系对于确定程序性知识（干预策略）的选择和排序都是至关重要的。

（一）神经发育疗法实践模型：概述

NDT 实践模型描述了在治疗的整个过程中寻求治疗的患者与治疗师之间的关系。患者、家属和治疗师之间的沟通始终保持一种伙伴关系，每个人都有责任朝着有意义的结果努力。

（二）神经发育疗法实践模型：信息收集

信息收集（图 5-2）可能通过转诊、患者或团

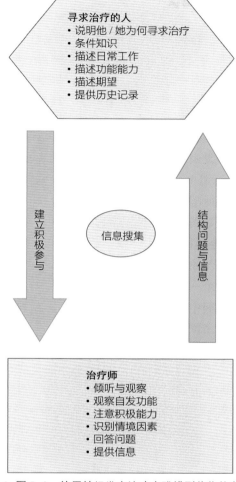

寻求治疗的人
- 说明他 / 她为何寻求治疗
- 条件知识
- 描述日常工作
- 描述功能能力
- 描述期望
- 提供历史记录

建立积极参与

信息搜集

结构问题与信息

治疗师
- 倾听与观察
- 观察自发功能
- 注意积极能力
- 识别情境因素
- 回答问题
- 提供信息

▲ 图 5-2　使用神经发育治疗实践模型收集信息

队其他成员提供的口头或书面信息就已经开始了，这早于直接面见寻求治疗的人。如果不是这种情况，信息收集会从治疗师见到患者、家属或其他照顾者开始。他们就为什么寻求服务以及希望治疗师能够提供什么服务给出自己观点。他们可能会对寻求帮助这一情况提出自己的理解和观点。通过认真倾听患者和家属的意见，治疗师会以非主观的方式收集这些信息。对于运用 NDT 个性化医疗理念的治疗师而言，此信息很重要，因为患者寻求服务的理由直接适用于设置个性化结局。这种主动和反应性的倾听也有助于在患者和治疗师之间建立融洽的关系。

治疗师倾听和观察来自患者和家属的口头和非语言交流。治疗师对患者感兴趣，并将他看作一个特别的人，他的功能包含一些复杂、影响参与、活

动和身体结构的背景因素（这是在 NDT 实践模型中运用 ICF 模型的例子）。治疗师会倾听患者提供的任何自发性信息，然后提出结构性问题，以确立更多关于患者生活的信息。这些问题包括询问有关的病史和预防措施，相关的社会病史以及当前的健康状况。它们还包括要求详细描述患者的日常工作，包括所进行的典型活动、工作或教育经历、爱好和兴趣、社交和娱乐。

治疗师会提出一些问题，加深对患者日常工作的了解，这些问题将加深对执行每项活动的环境条件以及日常活动需要多少和哪种类型的协助或支持的了解。治疗师根据自己的专业提出问题，同时关注可能引起转诊给其他团队成员的信息。这种对转诊给其他团队成员的注意，是 NDT 实践的关键组成部分。

关于信息收集的一个实例显示了言语 – 语言病理学家与一个 10 个月大的婴儿及其父母的互动。治疗师可能会询问婴儿多久护理一次，每次护理通常持续多长时间，或婴儿从一瓶奶中喝多少盎司？谁用奶瓶喂婴儿？有呛咳吗？婴儿清醒时会发出什么声音？这些声音对家属有什么特别意义吗？当出现这些声音时，家属是否有一些姿势或方法来抱或者支撑着婴儿？或一天中有几次婴儿会发出更大声音？婴儿会用非发声的方式和家属交流吗？婴儿面对陌生的人或环境是如何反应？家属希望治疗师做什么来帮助婴儿更好地进食或交流？

当治疗师提出具体问题并听取答案以及了解患者自发提供的信息时，治疗师开始制订有关如何最好地检查患者的优先事项。该评价基于信息收集过程中的许多来源，即患者已表明和描述的功能和能力不足，患者和家庭对期望结局的重视以及干预期间要解决的条件的知识和信念。

运用 NDT 实践模型的治疗师也会像患者那样，给临床干预和其他管理带来相关背景信息。尽管每个治疗师有他独特的知识理念，但是运用 NDT 实践模型的治疗师都重视相同的知识来源。信息收集过程中，他们依赖以下知识。

- NDT 哲学理论知识、NDT 实践模型的发展历史和进展变化。这些知识包括以下理念：残疾人士和功能障碍者都具有价值和重要性，

也相信治疗干预可以积极影响他们的生活技能。

- 运动控制、运动学习和运动发育的理论知识。了解起源于各种身体系统的代偿性姿势和动作的原因和影响。
- 关于人类功能模型的知识。目前最广泛使用的模型是世界卫生组织提出并认可的 ICF 模型。
- 可能影响功能的各种神经系统疾病的知识和临床经验。从历史上看，脑卒中、脑性瘫痪、创伤性脑损伤和遗传性疾病是 NDT 最常解决的疾病。
- 关于整个生命周期中成长、发育、技能的获得和失去的知识，以及参与、活动和身体系统如何在功能和功能失调方面发生变化。
- 关于文化多样性、家庭动态、人类信仰多样性、人类价值观多样性和伦理道德。
- 关于人类行为的知识，尤其是面对残疾和疾病的反应。
- 关于人类学习方式的知识，包括这些方式受到神经损伤影响后会如何改变。
- 熟练观察在每个患者典型背景下的参与、活动、姿势和动作、身体系统。

（三）神经发育疗法实践模型：检查

NDT 实践模型的检查部分（图 5-3）延续了患者、家属和治疗师之间的交流过程。现在重点在于发现并学习更多患者的功能性参与、活动能力和障碍的细节。对每个患者的个性化了解是 NDT 的显著特征之一，并且被认为是至关重要的。人类功能模型是组织检查的有效工具，例如被广泛采纳的 ICF 模型（图 5-4）。治疗师记录下对患者参与能力及受限情况、活动能力及受限情况的观察；检查身体结构和功能（如单个系统：神经系统、肌肉骨骼系统、皮肤、呼吸系统、感觉功能、认知功能、行为）的完整性和损伤情况；并假设由多个身体系统相互作用（例如姿势和动作）引起的功能障碍的起源。

使用 NDT 实践模型的治疗师会着眼于 ICF 模型的这三个领域或类似的模型，并将此信息与有关

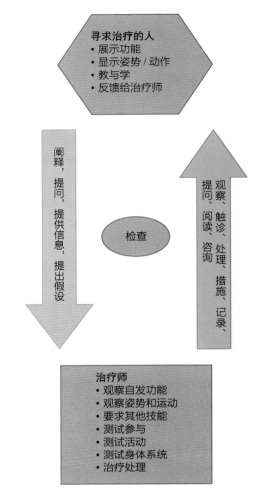

▲ 图 5-3　使用神经发育治疗实践模型进行检查

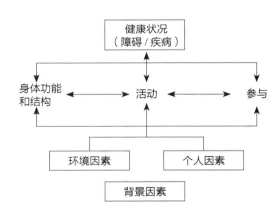

▲ 图 5-4　国际功能、残疾与健康分类模型的人的功能和残疾维度 [5]

注意到所有级别相互作用 [经允许转载，*Towards a Common Language for Functioning, Disability and Health: ICF*, Geneva, World Health Organization, 2002（http://www.who.int/classifications/icf/training/icfbeginnersguide.pdf, accessed September 8, 2014）]

患者功能的历史信息结合起来，并考虑到未来的功能预后。从事 NDT 的治疗师认为，现有功能的状况取决于患者的过去，而未来的功能会根据患者、家属和团队其他成员重建患者能力有多大成功而具有不同的路径（预后），同时干预致残的原因。

请注意，使用 NDT 实践模型的治疗师致力于将多个身体系统残损（例如姿势和动作）的相互作用和单个身体系统残损之间的区别开来。姿势和运动能力部分表示为单个身体系统完整性和损伤及其对继发完整性或损伤的影响的结果。

但是，在构成有效和无效的姿势和运动时，要考虑的不仅仅是身体系统的完整性和损伤（图 5-5）。生长和发育将影响姿势和运动，就像它们影响其他领域一样。任何年龄，用于尝试发挥功能的代偿姿势和运动都会影响整体姿势和运动，并可能导致继发性损伤或改变生长发育。诸如物理环境、文化、社区和个性之类的背景因素会影响姿势和运动。人的工作、娱乐和休闲以及信念和价值观也会影响姿势和运动。

姿势和运动需要仔细观察，他们的表达依赖于理解运动控制、运动学习、运动发育 / 技能、感知觉发育 / 技能、社会发展 / 技能、认知和语言发育 / 技能以及行为组织学之间的联系。同样依赖于测试身体系统完整性和损伤情况，并假设参与、活动和单系统损伤在生命周期里如何相互作用。经常使用

的活动和参与会影响一个人最常使用的姿势和运动（并因此影响练习）。所有这些都必须考虑到个人生活的背景因素，以此来加深理解。

当治疗师使用 ICF 或其他相似模型检查患者时，包括观察姿势和运动来帮助解释功能和残疾，治疗师选择标准化和非标准化测试去帮助测量功能和残疾的这些不同部分。使用 ICF 模型的一个目的是使用通用语言和测试 / 措施测量全球的健康和残疾，以此与全世界对健康和残疾感兴趣的人进行沟通 [5]。因此，使用 NDT 实践模型的治疗师增加了 ICF 或其他相似模型来帮助建立检查框架，并与全世界康复专业人士进行交流。

在 NDT 治疗过程的检查部分，治疗师和患者可能会想问更多的问题并想要分享更多信息，从而加强了患者、家属和治疗师之间的合作。团队的每个成员都为其他成员提供教与学的机会。这种相互作用说明治疗过程中信息收集和检查的交织。

使用 NDT 实践模型的治疗师在检查过程中依赖许多知识来源指导其实践，包括但不限于以下内容。

- 掌握功能（参与和活动）及其对未来功能的影响。
- 掌握有效和无效的姿势控制与动作执行。
- 关于身体系统完整性和损伤的知识。
- 关于运动控制、运动学习、运动发育和神经

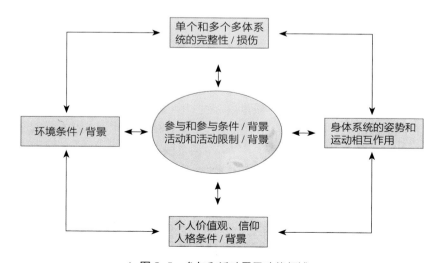

▲ 图 5-5　参与和活动属于功能领域

功能受影响，进而影响单系统体系完整性、多系统如姿势和运动、人所处的环境，以及塑造人际互动的个人因素

可塑性的知识。

- 掌握多系统如何及为什么会发展出代偿。
- 关于认知／学习理论、交流理论和社会心理理论的知识。
- 掌握检查身体系统的技巧，并注意控制关键点对功能、姿势和运动的影响。
- 掌握标准化和非标准化的测试。

（四）神经发育疗法实践模型：评估

NDT 实践模型的评估部分（图 5-6）着重于分析和解决问题。治疗师、患者和家属在信息收集和检查过程中进行了合作，现在治疗师致力于将所有信息进行分类和优先级排序，运用 ICF 或相似模型分析人类功能领域和背景因素之间的关系，包括姿势和运动的分析。尽管初期评估和再评估被记录在正式的书写记录里，但是在每次会议中与患者和家属共享口头和书面信息是必不可少的。因为新的信

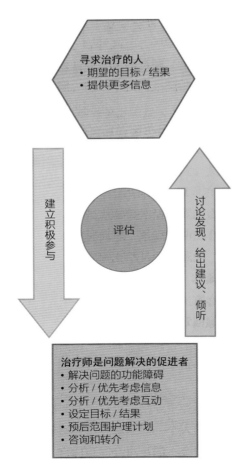

▲ 图 5-6　使用神经发育治疗实践模型进行评估

息、每次会议中关于检查的进一步发现以及评估的整合都是持续进行的。

治疗师记录有关这些关系的假设，这些假设将影响对短期和终身一系列结局的预后。随着治疗师、整个团队和患者的共同努力，这些预后将得到完善和改进。

1. 评估的组成部分

评估包括以下内容。

- 总结参与能力和参与受限，根据患者和家属对生活中重要性的看法进行优先排序。
- 总结活动能力和活动受限，根据患者和家属对生活中重要性的看法进行优先排序。
- 总结患者用来执行功能或尝试执行功能的有效及无效的姿势和运动。
- 总结身体系统完整性／损伤，以及他们的优先排序。因为他们会影响姿势、运动、活动和参与。
- 评估和功能结局。
- 分析参与、活动、身体系统完整性和损伤之间的关系。分析包括优先考虑对每个领域的正面和负面影响，以及对有效和无效姿势和运动的所有影响。
- 分析潜在的变化。描述短期和长期的一系列可能的预后。
- 医疗计划。对于涵盖数周到数月的评价，需要制订总体计划。作为日常记录，需要描述更具体的干预策略、功能障碍、所需解决的姿势和运动，所需练习的活动或部分活动以及所需的设备。
- 该计划将行动与为参与受限和活动受限的特定原因而产生的假设联系起来。
- 如有需要，可转诊给团队成员。

评估包括专业的临床问题解决和决策能力。其他步骤包括通过分析人类功能模型的任何领域之间的关系来分析姿势和运动，确定过去和现在领域对未来领域的影响以及确定将 NDT 与其他实践模型区分开的可能的预后范围。

分析从参与／限制和活动／限制开始，到无效的姿势和运动，然后分析导致受限的单系统身体损伤。这个过程比看起来要更困难许多。治疗师可能

不是先以这种方式进行分析，而是会先确定患者无效的姿势和运动，然后针对这些姿势和运动计划干预措施。但是，从无效的姿势和运动（例如不良的头部控制）开始，通常会导致看不见使用头部控制的活动和参与。人类使用头部控制是有目的的，并且头部控制不是全或无的技能（例如，在平整的表面上仰卧以进行读书活动时的头部控制，与跑步时向后跌倒为防止头部碰到人行道所需的头部控制有很大不同）。

　　例如，一个脑性瘫痪的儿童或脑卒中的成年人可能被诊断为头部控制不良（图 5-7）。治疗师和家属都非常熟悉这个例子，他们可以很容易地识别出这种无效的姿势，但是没有合适的办法去解决它。如果简单的训练加上口头提醒和刺激（比如用令人兴奋的玩偶和游戏来鼓励抬头）是有效的，那么我们就没有必要使用其他训练来发展或重建头部控制。然而，简单的训练和口头刺激往往是不够的。为什么呢？

　　图 5-8 描绘了解决问题的过程，擅长 NDT 技术的治疗师使用该过程来确定对缺乏头部控制能力的人的影响。此图并不代表全部，当然还有其他因素需要考虑。请记住，头部控制既不是单系统身体的完整性 / 损伤，也不是单系统损伤的组合。它本身也不是一项功能活动（ICF 中的活动）。它是一个无效的姿势。治疗师必须明确需要头部控制的功能活动，因为头部控制不是一个全或无的姿势（例如，所需的头部控制会根据尝试的功能、身体姿势和支撑、环境、同时发生的姿势和动作以及其他背景因素的变化而产生变化）。

　　首先，必须确定一项包括头部控制的活动或参与结局。作业治疗师可能会写道，"Johnny 可以在 5min 内用双手吃完放在他正前方的厨房桌子上的防滑垫上的烤面包，并且他需要坐在轮椅上系好安全带和前胸支撑带，保持身体直立的情况下将手靠近嘴。"

　　这个结果决定了反重力姿势和 Johnny 需要他的环境对这个姿势的支持，因此，决定 Johnny 需要多少视觉、颈椎和躯干的控制。它描述了包含头部控制的活动。这个活动（功能）是他喂自己吃早餐，而头部控制是其中的一部分。在这个案例里，坐直的状态下将手靠近嘴（抓住食物之后）所需要的视觉运动控制系统、运动控制系统和协调系统，是治疗师临床干预的重点。治疗师还将任务定义为：Johnny 坐在特制的椅子里，靠近放着特殊餐垫

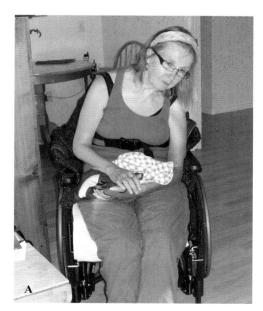 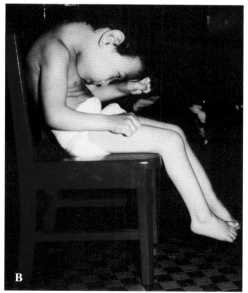

▲ 图 5-7　脑卒中和脑性瘫痪表现出的不良头部控制能力

卒中后的 Carol 和患有脑性瘫痪的 Jimmy 都表现出不良的头部控制能力。但是，他们的参与限制、活动限制及身体结构和功能受损（导致头部控制不佳）的情况完全不同。必须单独检查和评估每位患者，以确定导致无效头部控制所有因素之间的复杂相互作用

的特制桌子。这并不表示 Johnny 会在任何条件下、任何地方喂自己吃吐司，因此，这一活动可能仍然在参与方面受限。Johnny 的治疗师也会为了他的整个身体对他的轮椅和支撑系统进行合适地调整。结果，实现这个结局的部分管理措施就是适当调配轮椅。另外，使用 NDT 实践模型的治疗师正在思考 Johnny 现在的进食方式会如何影响他未来的进食方式，以及这个任务会怎样影响其他的任务。如果当

他尝试将面包放入口中时，他当前采取了屈曲胸椎的方式让嘴更靠近餐盘，那么这个姿势和动作的重复会如何影响他想尝试的其他任务呢？这个姿势和动作的长期重复有没有可能导致其他技能随时间流逝而恶化或者干扰新技能的获得？重复的屈曲胸椎是否会造成肌肉骨骼系统、呼吸系统和视觉感知系统的继发性损伤？

类似的图片（图 5-9）关注于膝关节过伸的

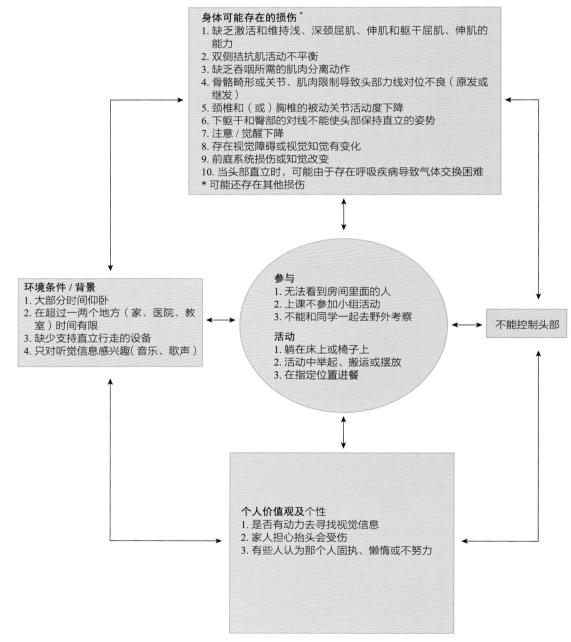

身体可能存在的损伤 *
1. 缺乏激活和维持浅、深颈屈肌、伸肌和躯干屈肌、伸肌的能力
2. 双侧拮抗肌活动不平衡
3. 缺乏吞咽所需的肌肉分离动作
4. 骨骼畸形或关节、肌肉限制导致头部线对位不良（原发或继发）
5. 颈椎和（或）胸椎的被动关节活动度下降
6. 下躯干和臀部的对线不能使头部保持直立的姿势
7. 注意 / 觉醒下降
8. 存在视觉障碍或视觉知觉有变化
9. 前庭系统损伤或知觉改变
10. 当头部直立时，可能由于存在呼吸疾病导致气体交换困难
* 可能还存在其他损伤

环境条件 / 背景
1. 大部分时间仰卧
2. 在超过一两个地方（家、医院、教室）时间有限
3. 缺少支持直立行走的设备
4. 只对听觉信息感兴趣（音乐、歌声）

参与
1. 无法看到房间里面的人
2. 上课不参加小组活动
3. 不能和同学一起去野外考察

活动
1. 躺在床上或椅子上
2. 活动中举起、搬运或摆放
3. 在指定位置进餐

不能控制头部

个人价值观及个性
1. 是否有动力去寻找视觉信息
2. 家人担心抬头会受伤
3. 有些人认为那个人固执、懒惰或不努力

▲ 图 5-8　关于头部控制不良问题的解决的例子

无效运动，这种现象常见于成年人脑卒中后（图5-10）以及一些偏瘫型和双瘫型脑性瘫痪的儿童的步态模式。膝过伸是由于步行过程中在地面反应的条件下多个身体系统损伤的相互作用所致。步行通常是人类活动和参与的很大一部分，且每天都会练习。

请记住，膝过伸既不是单系统身体损伤，也不是单系统损伤的组合。它本身也不是一项功能活

动（ICF 领域中的活动），它是一个无效的动作（或无效的对线）。治疗师必须明确需要膝关节控制的功能活动，因为膝关节控制不是一个全或无的动作（例如，所需的膝关节控制会根据尝试的功能、身体姿势和支撑、环境、同时发生的姿势和动作以及其他环境因素的变化而产生变化）。

首先，必须确定一项包括膝关节控制的活动或参与结局。物理治疗师可能会写道，"Carol 将在没

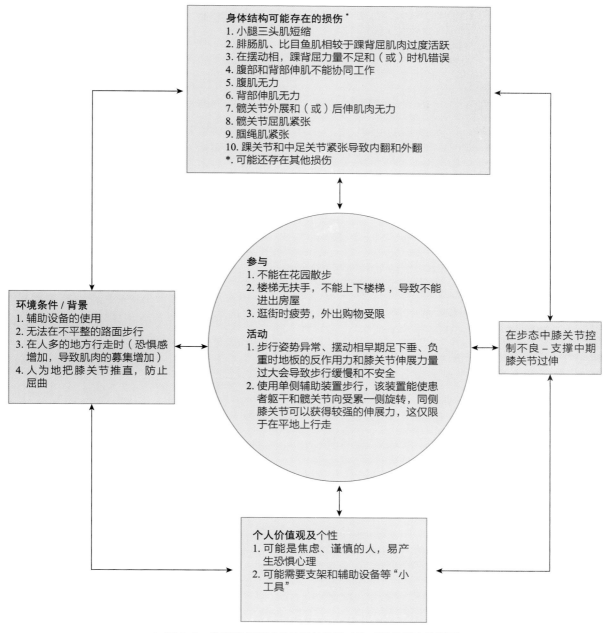

▲ 图 5-9　关于膝关节过伸的无效的运动和对线的解决的例子

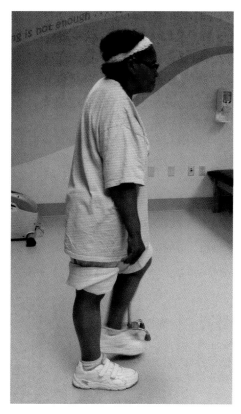

▲ 图 5-10　卒中后 Carolyn Bush 在步态支撑中期负荷反应
图示右膝过伸问题

有辅助装置的情况下在她的家里（低绒毛的地毯和油毡表面）进行室内步行，以 65m/min 的速度行走，从而实现支撑中期左膝伸直但不会过伸。"

这个结果决定了 Carol 完成运动所需的姿势，运动和对线关系，因此决定了 Carol 需要多少膝关节控制。它描述了包含膝关节控制的活动。这项活动（功能）是在室内步行，且膝关节控制是该活动的一部分。对于 Carol 来说，物理治疗师假设神经肌肉系统和肌肉骨骼系统需要在下肢站立的早期到中期协调躯干、髋关节以及比目鱼肌等长收缩时膝关节伸展。当 Carol 在室内行走时，这两个系统还需要对膝盖的运动进行分级。治疗师还将任务定义为：Carol 在没有辅助装置的情况下以特定的速度和确定的距离，在特制的路面上步行。他没有说明 Carol 可以在其他地方步行，所以可能不能在其他环境中进行这项活动。另外，使用 NDT 实践模型的治疗师正在思考 Carol 现在的步行模式对她未来会有什么影响，以及此项任务如何影响其他任务。

如果现在 Carol 步行时膝关节总是过伸，韧带和关节囊就会反复被拉伸，重复这样的运动和对线，对其他功能会有什么影响呢？重复这一对线，会不会导致其他功能的丧失或者阻碍其他功能的恢复？步行时反复的膝过伸是否会造成肌肉骨骼系统其他方面的继发性损伤？

2. 在治疗中对患者进行评估

治疗师需要具备以下方面。

- 掌握评估和判断参与 / 参与限制、活动 / 活动限制、身体系统完整性 / 损伤、有效 / 无效姿势和运动，对患者功能和残疾的影响的分析能力。这需要运用基础科学、应用科学与人文科学的知识。治疗师对某一疾病的经验会影响分析的广度和深度。

- 具有判断患者预后的能力。该预后范围是基于对先前所述技能的分析，并应用与生活技能结局相关的所有因素的潜在影响。预后还基于治疗师对典型和非典型发育或典型和非典型技能表现的理解，并能够预测当前的技能如何影响未来的损伤和技能。

- 具有在任务中或相关活动中发现影响功能恢复的因素，并能够判断影响因素大小的能力。使用 NDT 实践模型的治疗师应知道当前的功能水平以及对未来功能可能存在的影响。这些知识的来源是描述性知识、程序性知识、临床见解和经验水平。

- 具有与患者的服务团队合作的能力。该团队主要包括患者和家属。

（五）神经发育疗法实践模型：干预

Bobath 夫妇曾说："治疗是治疗师的行为和儿童这些行为的反应的不断交流。"[6] 干预（图 5-11）和其他形式的管理都需要患者、家属和治疗师的参与。每个干预阶段都有相应的功能恢复目标，从整个治疗过程来看，所有治疗的最终目的都是使患者的功能恢复更全面。为了达到恢复目标，患者和治疗师都应该积极地沟通并训练。虽然治疗师只需要根据评估结果选择治疗方案，但患者和家属也扮演着重要的角色。他们需要对患者的健康状况、训练中的变化、训练进展的情况以及患者和家属在训练中需要注意的方面进行沟通交流。

治疗师使用干预策略来处理影响功能活动的病损，包括治疗性徒手操作技术。徒手操作通常用于评估患者的治疗效果，并在各种情况下为参与、活动、姿势和运动以及单系统身体结构和功能提供指导和帮助。使用 NDT 实践模型的治疗师会通过徒手操作、观察反应、监测患者行为、功能等任何方面的变化来不断调整干预措施。

徒手操作是 NDT 技术里一种高度发展的评估和干预技能。徒手操作需要具有感知患者感觉运动反应的能力（这里被用作检查工具）；辅助患者进行功能活动的能力；辅助患者使用最省力的姿势和运动的能力；协助患者根据需要适当地将动作从强大爆发到平稳的等级进行分级的能力；具备正确的肌力训练方法的能力。在治疗过程中，徒手操作的

关键点需要根据患者的变化而变化。治疗师根据需要来决定是否使用徒手操作，在治疗过程中可能会一直使用徒手操作，也可能少部分使用。有些治疗很少使用甚至不使用徒手操作 [7]。

基于 Howle 的研究，使用 NDT 实践模型的治疗师还在干预期中包括以下内容。

- 治疗师会根据功能性活动或参与结局组织干预活动，并与患者和家属合作设置 / 修订特定的背景因素。
- 治疗师利用从信息收集、检查和评估过程中获得的信息，使患者 / 家属对训练环节感兴趣并参与其中。
- 治疗师有意识地保持患者身体系统的完整性、活动能力和背景偏好，以确保干预有意义。
- 干预策略需要具备徒手操作、口头提示、环境和功能性活动。
- 干预策略包括准备身体系统以训练部分或全部任务。
- 让患者积极主动的参与到治疗中，并诱发患者的肢体主动活动能力。
- 在治疗中患者的姿势或动作可能是错误的；治疗师应根据患者能力让患者自己纠正或帮助患者纠正。纠正训练可以帮助患者发展运动计划制订能力和运动问题解决能力。
- 每次训练都应让患者用最大能力反复地进行训练，以此提高运动学习能力。治疗师会决定训练的类型、频率、强度和反馈形式。
- 在干预期间，治疗师会不断响应患者的行为、沟通和感觉运动，从而相应地调整和修订护理计划。
- 治疗师、患者和家属根据治疗期间的进步制订有针对性的家庭训练计划。家庭训练计划是为了提高患者的日常生活能力。
- 治疗师和患者 / 家属讨论与干预团队共享的任何沟通方式来作为训练环节的结果。治疗师还会听取其他团队成员的建议，并在以后的训练环节中根据需要修改干预措施。
- 使用 NDT 实践模型的治疗师致力于发展和完善以下描述性和程序性知识以进行干预。
- 制订每个疗程的恢复目标。此目标可以是

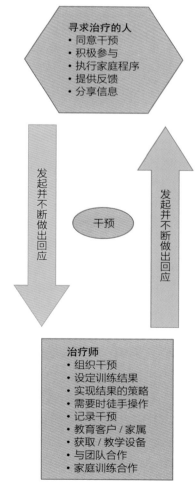

▲ 图 5-11　利用 NDT 实践模型进行干预

短期目标或者长期目标，也可以是其中的一个小目标。围绕制订的恢复目标来设计治疗方案。

- 在治疗过程中要有收集患者信息、检查、评估的意识。通过与患者和家属的直接语言和非言语互动、用于检查和干预的徒手操作技巧以及患者对干预的反应（包括活动/参与的变化，姿势和动作的变化以及身体系统功能的变化）来实现这种意识。

- 以治疗性和对患者友好的方式使用基础科学和应用科学中的知识，以引起积极的反响。

- 使用徒手操作技巧来检查、评估和干预患者。

- 与患者、家属和其他团队成员合作，最大限度地恢复患者的功能。

- 进行口头、非语言和书面沟通，以促进最佳的患者和家属的结局。

五、总结

本章介绍了 NDT 实践模型，以描述和解释 NDT 实践。当治疗师为患者制订个体化的治疗方案来改善患者的功能活动时，详细解释了该模型的四个部分，即信息收集、检查、评估和干预。这四个部分在实际实践中并不完全分开，因为在正式评价和干预环节期间，信息收集贯穿始末，当治疗师为患者治疗时，检查、评价和干预是互相关联的。本章介绍使用此模型的治疗师具备的技能和批判性思维。

本章概述了 NDT 实践模型。随后的章节将详细叙述每个部分，并以病例报告的形式来描述参与治疗的患者。NDT 实践模型是第五篇中各个病例报告的临床推理和分析的基础，每个病例报告都将重点介绍 NDT 实践模型的不同方面。

信息收集
Information Gathering

第6章

Marcia Stamer 著

黄凯荣 译　何龙龙 校

本章扩展了 NDT 实践模型的信息收集部分，描述了那些具有神经功能障碍患者的问题解决和动作之间的关系。

学习目标

学完本章读者将能够完成以下目标。

- 列出至少五项有利于患者 / 患者家属、临床医生进行信息收集的措施。
- 解释为什么信息收集是 NDT 实践模型中的重要部分。
- 讨论为什么信息收集渗透到整个治疗程序中，为什么它贯穿于整个干预过程。
- 解释为什么病理学、终生改变、运动发育、运动控制、运动学习、神经可塑性、心理社会功能和人类行为以及参与、活动、姿势和动作在使用 NDT 实践模型收集信息时都很重要。

一、使用神经发育疗法实践模型进行信息收集

第 5 章介绍了 NDT 实践模型的信息收集部分（图 6-1）。信息收集的关键是患者 / 家属和临床医生之间相互配合。NDT 认为这种交流对于建立基线信息至关重要，就像初始检查建立基线信息一样。对于使用 NDT 临床医生而言，患者和患者家属的身份与检查结果一样重要。NDT 不只是医学信息，还包括 ICF 模型的生物心理范畴。NDT 认为临床医生与患者和患者家属的关系是：临床医生是在患者诉求内提供专业服务，临床记录就是干预结果。患者、患者家属和临床医生通过口头和非口头交流传达信息，并且由临床医生以无偏见的方式接受。

（一）建立信任

NDT 哲学层面主张建立信任，使患者 / 患者家属都能够表达他们的担忧、需求，表达对干预目的和结果的理解和看法。临床医生要表现出对患者家属所说的话感兴趣，并且不会打断他们表达那些不太合理期望。临床医生可能会花数周、数月甚至数年与患者和患者家属在一起，所以他们首要考虑的是获得患者家属的信任。

如果家属或患者表达了以下期望：行走或者再次行走，说话或再次说话，自己进食或再次踢足球，那么无论实现以上结果的可能性多大，他们都可以这样表达。他们会表达自己的悲伤、愤怒、害怕和疑惑。倾听对于建立信任至关重要，也能够引

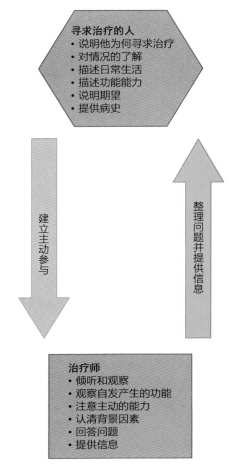

▲ 图 6-1　使用神经发育疗法实践模型收集信息

起临床医生共鸣。如果没有支持、重复输入的信息、在干预管理方面的付出、个性化的医疗等，大多人数将无法应对残疾的后果。

病例

一个初诊为痉挛性脑性瘫痪的 8 个月大婴儿就诊于使用 NDT 实践模型的物理治疗师。该婴儿和婴儿母亲参加初诊。随后，治疗师婴儿的父亲和几位祖父母，包括婴儿的爷爷，进行交流，了解到婴儿的大多数治疗过程都是爷爷带领的。婴儿母亲起初询问的是孩子发育迟缓什么时候能赶上正常发育进度（这种描述是基于她对小孩的理解）。几个月以来治疗师反复告知情况，使婴儿母亲逐渐认识到孩子不同的发育过程，而不是想他会追赶（正常的发育）。治疗师对婴儿母亲重复的问题和希望儿子正常行走的想法充满耐心。治疗师意识到婴儿母亲很难面对这些结果，这并不是她不理解治疗师的

话，而是这些信息在情感上难以接受。治疗师会鼓励婴儿母亲提出问题，并建议她向其他小组成员问同样的问题。

当孩子长大成为一名青少年，并接受定期治疗时，有一天孩子母亲向治疗师提起她的早期经历。她告诉治疗师，尽管她为儿子在社交和学术上的出色表现感到非常自豪，但有些时候仍然很难适应儿子身体上的差异。她进一步指出，自己对脑性瘫痪的接受能力会发生变化，并猜想会持续下去。当她的孩子遭遇新的困难时，就像孩子在大学校园时一样，她的害怕、悲伤会增加，甚至压垮她。治疗师倾听并反思脑性瘫痪对于少年和他母亲一生含义，加深了对终身残疾含义的理解。信息分享对每个与这个少年有关的人的成长和理解至关重要，并影响他们的一生。

（二）建立沟通

通过建立沟通系统，NDT 重视患者及其家属在医疗各个方面的积极沟通。鼓励患者和患者家属带头提供信息，因为他们比其他人知道更多。从提供关于患者个性和能力、爱好和厌恶、与重要人物的关系等信息开始，这些背景信息可以帮助患者和患者家属建立专业的针对性的治疗方案。

病例

Hayden 先生因右侧大脑中动脉缺血而脑卒中，导致左侧偏瘫和左侧空间忽略。他因自己是家庭的经济支柱而焦虑。尽管已经接近退休，他却说还想继续工作几年。他的妻子说即使他不能重返工作岗位，家庭也能够正常运转。但是 Hayden 的物理治疗和作业治疗的目标全部集中在身体技能上，他想这能够帮助他重返工作岗位。Hayden 夫人提供了她丈夫的家庭生活方式的详细信息，这有助于他的治疗师确定他的功能需求。Hayden 先生的门诊康复治疗师在治疗时会了解他的身体技能。随着 Hayden 先生和他妻子提供更多信息，治疗师对他如何在家里使用这些技能会更了解。他们还了解 Hayden 先生的个人愿望和目标，以及他的妻子在康复中所扮演的角色，并将其视为建立和更新干预效果、家庭课程选择以及监控生活技能的关键。Hayden 先生是怎样的人、他对治疗的要求构成了治疗师干预和管

理的基础。

（三）有代表性的一天

NDT 实践中鼓励治疗师通过系统的方式收集信息，并与提供服务的时间和地点相一致。NDT 实践中鼓励临床医生确定最佳的信息收集系统，因为每个患者和患者家属都是独特的，具有各自的能力和局限[1]。临床医生通过与患者和患者家属首次沟通，了解他们的有代表性的一天生活。临床医生会发现有助于信息收集的一种方式是：记录关于有代表性的一天。这种方式下，患者、患者家属、治疗师共同创建了患者现有的生活画面，包括家庭、学校、工作、休闲活动中的参与、参与受限、活动、活动受限。患者 / 患者家属的文化、社交、工作、学校和兴趣爱好，还有娱乐活动都在这种病史采集模式中展开。

临床医生通过提问了解服务对象生活中所有的影响特征（interacting features）。这种病史采集使得临床医生提出医疗相关问题，也使患者和患者家属根据他们对日常生活的满意程度提出目标和治疗期望。

病例

一位作业治疗师对一名新患者 Taylor 进行家访。家庭成员包括父母和两名儿童，分别是 14 岁和 16 岁。2 个月前的车祸导致 16 岁的女儿头部闭合伤，并以颅脑外伤住院，2 天前从住院康复转到家中。

今天，患者母亲在家，父亲在上班，妹妹在学校。作业治疗师向女孩问好，但是女孩只是反应性地看了她一眼，并没有发出任何声音和改变面部表情。女孩母亲与女孩一起坐在沙发上，并招呼作业治疗师坐在旁边的扶手椅上。作业治疗师再次介绍名字和职业资格之后，开始询问女孩和女孩母亲既往的作业治疗经历。

女孩母亲回应，"我不清楚康复中心哪位治疗师属于作业治疗师。那里很多人给我们提供治疗，他们都很好，很尽力，尝试让 Taylor 参与到训练其中。她在那里取得很大的进步，一开始她都不能抬起头，现在她可以自己坐着，我搀扶她的手臂还能步行。她有时候会发出声音，但是我们一个字都听不懂，我不知道她是否在尝试表达什么"。

作业治疗师想了解 Taylor 和她的家人，以便实现她们的目标。她询问 Taylor 的母亲关于 Taylor 回家之后新的生活模式，询问 Taylor 在家中移动的能力、穿衣服和自己进食的能力，以及 Taylor 在她母亲忙其他事情的时候喜欢做什么。每当 Taylor 母亲回馈一些信息时，作业治疗师都会询问更加具体的问题。比如，作业治疗师会问 Taylor 如何自己进食，使用什么工具，喜欢什么食物，进食时长，胃口如何，有无服用药物，有无影响饮食的并发症等。然后，她可以要求在午餐时间安排一次探访，以便可以观察 Taylor 进食和母亲帮助情况。当她有观察机会，她可以观察和假设 Taylor 的姿势和动作障碍，饭后对特定的身体系统功能进行重点评估。

作业治疗师会询问 Taylor 发生意外前的生活，以便了解 Taylor 的兴趣和爱好；询问有哪些朋友和亲属来探望 Taylor；询问 Taylor 如何回应各种熟悉的人；询问 Taylor 母亲对作业治疗师能提供的帮助的期望。

在几次访问中，Taylor 的作业治疗师发现 Taylor 在播放自己喜欢的 CD 时最专注，并投入到他们正一起进行的作业中。她了解到 Taylor 不喜欢练习穿衣技巧，但当他们查看她朋友在 Facebook 上的贴子时，她会努力使用双手敲打计算机键盘。Taylor 会尝试使用她的手机并向她的朋友发送消息，尽管 Taylor 的母亲和作业治疗师都没发现她有拼写单词的能力。作业治疗师指出，Taylor 在协助下发短信时会自主发声。作业治疗师做了笔记并与言语病理学家讨论了这一点，言语病理学家下周开始与 Taylor 一起训练。

作业治疗师与 Taylor 的母亲进行讨论并向她解释，她正在处理双手任务，希望 Taylor 在表现出最大兴趣的前提下完成训练。她向 Taylor 的母亲展示了几种关键策略，以帮助 Taylor 在使用电脑键盘时达到腕关节稳定伸展。她向 Taylor 的母亲说了两种干预思路，包括将手放置在下胸椎以辅助身体保持坐位，促进影响较大的上肢前伸。作业治疗师强调，Taylor 的母亲每次与 Taylor 坐在一起时都可以使用这些策略，以帮助她查看 Facebook 帖子。

Taylor 的母亲向作业治疗师展示了康复中心给予的 5 页训练方案，Taylor 每天要在俯卧和仰卧下练习。作业治疗师解释了她的选择偏好（如前所述）以及部分训练作为家庭课程的理由。

（四）神经发育疗法的哲学知识

使用 NDT 实践模式的临床医生会积极地学习和更新他们在人类行为学的知识，以增强他们的信息收集技能。在 Taylor 家人和作业治疗师的例子中，作业治疗师在每一次互动中都在思考干预中的哲学。

Taylor 的作业治疗师将 NDT 定义为 Taylor 的问题—解决模型。NDT 对作业治疗师的重要性在于持续进行和互动的个性化检查、评估、干预计划。她相信在 Taylor 和她家人的生活中细心聆听、观察和计划未来功能，对治疗关系来说至关重要。她发现，正确的治疗技巧对详细检查姿势和动作至关重要，对提高效率和获得功能也至关重要。

（五）基础知识和应用科学知识

作业治疗师的实践得益于以下方面的知识：运动控制、运动学习和运动发育理论，不断出现在这些领域的新知识，以了解来自身体各个系统的代偿性姿势和动作。Taylor 的作业治疗师了解有效和无效姿势和动作，了解有助于 Taylor 当前姿势和动作的详细身体系统信息。她对典型的发育、姿势和动作的研究有助于她理解有效和无效姿势及运动之间的区别。她不认为对正常或典型或有效姿势及运动的了解，意味着 Taylor 会重新进行正常的发育。

作业治疗师的丰富经验可以帮助 Taylor 掌握更有效的姿势和动作、姿势和动作之间的相互作用，以及对身体其他部位的影响。在当前的运动控制文献支持下，她根据功能情况组织姿势和动作，并开始根据信息收集过程中 Taylor 的兴趣和动机水平作为制订活动的选择。接着，在评估 Taylor 的学习方式后，她将帮助 Taylor 练习并重复部分或整个姿势和动作。（她通过哪种感觉系统学习得最好，哪种言语和非言语提示最有效，Taylor 可以应付多少挫败感，Taylor 的注意力和运动系统多快产生疲劳）。信息收集的一部分是初步了解客户和家庭的学习风格。

（六）人类功能模型

Taylor 的作业治疗师已经在作业治疗师学院了解到 ICF 模型，她在 NDT 学习中学会使用该模型去设计她的治疗性作业。她围绕参与、活动以及身体结构和功能的相互作用来解决 Taylor 在生活中存在的问题。

（七）健康状况的知识和经验

Taylor 的作业治疗师曾研究过颅脑损伤患者常见的病理、身体系统损伤和多系统损伤。这项研究包括陈述性和程序性学习、阅读研究文献和与同行及导师的讨论。这项专门的研究有助于她集中精力解决关于 Taylor 的姿势和动作的问题，以及最初关于有效性 / 无效性的假设。

（八）终身技能发展

Taylor 的作业治疗师不断提醒 Taylor，现在的任何姿势或动作对以后可能带来的影响，因为它与现在和将来更熟练的姿势和动作相关。她希望了解颅脑损伤个体姿势和动作重复训练的有效性和效果。她假设当 Taylor 成年后、进入老年后可能影响她的所有情况。作业治疗师结合颅脑损伤患者的寿命与衰老、家庭收入，为她制订的治疗方案和恢复目标。

（九）家庭和社会影响

Taylor 的作业治疗师将会发现自己沉浸在青少年文化中，尤其是 Taylor 及其家人的文化和价值观。她必须更多地去了解 Taylor 当前和过去的生活，以提高 Taylor 的积极性，实现 Taylor 必须努力实现的目标。

（十）人类行为

关于典型和非典型少年行为的陈述性和程序性知识，了解 Taylor 对生活发生明显变化的反应，以及 Taylor 家人和朋友的反应，将有助于她的作业治疗师设计干预计划和与 Taylor 及其家人保持沟通。

（十一）学习方式

Taylor 的作业治疗师入门等级和 NDT 教育一样强调检查和评估技巧，涉及在典型和非典型功能中的感觉系统、运动控制、知觉发育、认知和学习经验的贡献。在信息收集过程中，Taylor 的作业治疗师通过这些不同的系统了解 Taylor 与世界互动情况。

这将指引她接下来的具体检查。

（十二）有技巧的观察

Taylor 的作业治疗师在她的入门等级和 NDT 教育中花费了很多时间，观察并讨论了对典型和非典型姿势和动作的所有贡献，以及障碍、背景和学习对姿势和动作的影响。她与同伴和导师讨论自己的看法，并继续接受正规的教育，并在整个职业生涯中始终与文献保持同步。这些经验使她能够在前几次访问 Taylor 的信息收集过程中开始观察姿势和动作，以简化随后的检查、评估和干预计划。通过在最自然的环境中观察姿势和动作，无须动手干预，Taylor 的作业治疗师可以开始记录治疗过程下一阶段的基线信息：检查。

二、总结

本章节显示了 NDT 实践模型的一部分，该模型不仅应用在正式的书面文件中，而且贯穿于与患者、患者家属和其他照料者的每次会话和互动中。收集有关患者过去和现在的日常生活以及对治疗干预的期望信息，将使所有治疗师—患者采取的干预措施和其他治疗策略都朝着功能恢复的积极方向发展。

使用 NDT 框架的治疗师重视患者和患者家属对诊断和预后的理解，他们的个人功能和环境背景，他们的梦想和愿望，以及他们希望在治疗中采用的策略。

如本章 NDT 实践模型所示，使用 NDT 的治疗师在信息收集过程依赖许多知识和信念（beliefs）。这些包括但不限于以下内容。

- 相信患有残疾和疾病的人具有价值；相信治疗可以影响功能预后。
- 有共情的倾听的习惯。
- 了解 NDT 哲学。
- 了解文化多样性、家庭动态、人类信仰的多样性 / 尊重、人类价值观和道德规范。
- 了解心理学、人类行为，以及对残疾 / 疾病的反应。
- 熟练观察功能技能以及姿势和动作。
- 有关残疾，疾病和其他健康状况的知识和经验。
- 了解人类健康和功能的模型（在本文中，使用 ICF 模型）。
- 自我知识—治疗师自身的功能，姿势和动作，身量和身形以及与其他患者和家庭的经验。

第7章

检 查
Examination

Marcia Stamer **著**

孙文静 吴 伟 **译**　孙文静 吴 伟 **校**

　　本章详细介绍了 NDT 实践模型的体格检查过程。临床医生在应用 NDT 时，重点在于观察、处理以及临床假设的产生上，以了解患者的功能状态与他们的活动方式。体格检查包括临床观察、处理与试验。姿势与运动则被视为影响参与和活动的机体多系统功能。

　　本章包含了临床医生应用 NDT 对机体各个系统进行体格检查的系统介绍，以及对每个系统当前的研究情况。

学习目标

完成本章学习之后，新手医生将学会如下技能。

- 列出并定义 NDT 检查的不同组成部分。
- 列出至少三个检查目的，并根据这些目的区分检查的层次结构。
- 解释为什么在 NDT 实践模型中收集信息、检查与评估是相互联系和相互依存的。
- 根据患者的期望值，解释个体化查体的过程。
- 能够给出至少 8 条临床医生在 NDT 检查中使用相应处理措施的原因。
- 能描述多系统功能完整性 / 损伤和单系统功能完整性 / 损伤之间的区别。
- 掌握姿势和运动的概念，并能够为日常实践中检查的患者列出一份姿势和运动障碍的清单。
- 列出至少八条单系统结构与功能特征。

完成本章学习之后，有经验的医生将掌握如下技能。

- 在为患者查体过程中，与患者及家属充分交流，提出问题和解释，这些答案有助于为进一步个体化检查提供方向。
- 快速整合检查信息，判断患者在多种影响下的个体参与和活动情况。
- 了解单系统层面的结构与功能如何相互作用，并判断对患者多系统功能的影响。
- 判断单系统和个体以及环境对本章未详细介绍的机体多系统功能完整性和损伤的影响并做出假设，例如习得性废用、恐惧、疼痛。

一、使用神经发育疗法对实践模型进行检查

检查包括对 ICF 领域内的患者信息的全面收集与评估，包括参与、活动、身体结构等不同层面。NDT 临床医生根据这些领域以及先前收集的信息来组织检查。这些检查可以在实践中的评估部分为医生理解各领域之间的关系提供信息（图 7-1）。

医生如何开始检查？ NDT 医生一般从功能层面，或者参与及活动层面开始检查。患者今天可以做什么？随后医生开始询问怎样做？患者"如何做"导致对参与和活动的检查，以及对多系统结构和功能的检查，比如姿势与运动。

检查内容包括患者参与、活动以及姿势和动作通常发生的环境与个人因素。最后，临床医生检查影响患者能力与功能障碍的特异性身体系统。这种结构能够帮助 NDT 医生灵活的满足每一位患者的差异化需求，进行针对性检查。当临床医生从整个检查中收集到数据，患者"如何做"之后决定评估过程中的"为什么这样做"。

（一）检查的目的

目前为止尚没有标准程序化的 NDT 检查流程。每位医生都会根据自己的实际情况为患者及家人提供服务，选择符合实际情况的检查。

检查可能会有多种不同目的。有时候是为进一步筛查，或者是转诊到其他机构，例如患者转诊到专科诊所（如痉挛门诊）。有时候检查的目的在于确认患者有必要获得针对性服务，比如特殊教育、医疗目的照护，安置到有经验的护理机构或者早期干预。因此这类检查是为患者服务资格标准而制订的，且通常范围较为局限。

通常临床医生的大部分工作是深入检查，并提供相应的干预措施建议（疗程）。在这种情况下，需要详细检查，并根据后续的干预管理将发生的环境进一步具体化，如家庭环境、学校环境、康复中心或者长期护理机构。这些考虑影响了在特定情况下检查时需要注意的重点。例如，与其他专业人员一起联合实施个性化教育计划的学校治疗师认为，在特殊学校和特教老师的带领下，孩子在特定教室环境下最必要的成功是功能预后。因此，检查

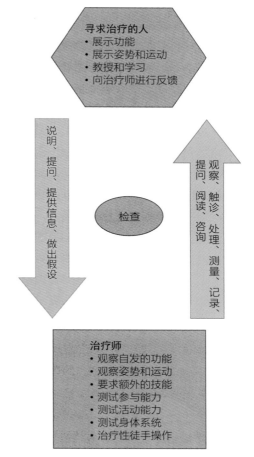

▲ 图 7-1 使用神经发育疗法实践模型进行检查

可以从孩子在教室、自助餐厅、体育课上或者课间休息时开始，观察孩子可以完成以及不能完成的任务。

1 名居家康复治疗师为 1 位脑卒中的退休工程师提供服务，其结构是围绕患者能否在家庭内、从家庭到附近社区以及社区周边的活动范围进行检查，重点是该男士开始建立的相关新的退休后的日常工作。如果患者最近开始从事园艺工作，那么治疗师将重点检查其养护花园的能力，并检查其在日常生活中的实际功能表现。

由于检查的目的和环境多变，因此临床医生与机构倾向于发展自己的程序化流程以满足需求。使用 NDT 的临床医生可以在这些流程和特定形势下开展检查工作，以便观察与测量参与、活动、多系统结构与功能以及单系统结构与功能。因此本章较为详细地介绍了全面的检查策略，在实践过程中临床医生可以根据患者情况进行调整。

（二）临床医生和患者 / 家属在检查中的各自角色

应该检查什么？是否有必要检查与测量每一个身体的结构与功能？通过对本章中的内容进行系统回顾，读者很快就会发现，如果每一个系统的每个类别都要检查的话，这将需要花费大量的时间，并且这需要医生和患者付出大量的工作。因此临床医生根据最初的访谈和观察结果进行简化并制订检查内容。

检查前，医生已看到并听到患者 / 家属的担忧，观察了某些活动中的姿势和运动，并了解患者和家属对干预的目标。所有这些信息可以帮助医生确定检查中应该强调的重点，并有助于确定详细检查内容的优先级。

（三）检查：概述

1. 观察

在检查的最初阶段，临床医生先观察功能表现。比如本文第五篇（B3）中 Perry 的病例报告，这是 1 名 9 个月的男孩，因右侧大脑中动脉梗死导致左侧偏瘫（图 7-2）。他与父母及 2 位哥哥、姐姐一起住。Perry 通过示意进行交流，在玩耍中通常惯于使用他的右臂而不是左臂。他的妈妈说，Perry 可以坐在便携式的高脚凳上并带着它方便移动。他与父母一起参加了某高校组织的亲子活动。

Perry 的检查者注意到，他在不同姿势之间缺乏过渡动作（仰卧或俯卧到坐位、站起或者坐下），拒绝离开妈妈，并且在检查者试图鼓励他用左手玩耍时哭泣。他的妈妈可以将他置于坐位，坐着时只使用右手去抓取玩具。在站立位时，Perry 双下肢可以负重。

仅从 Perry 这一个案的参与和活动以及对 Perry 姿势和运动技巧的少量观察，检查者会思考他为何缺乏姿势过渡，为什么不用左手以及当检查者触摸 Perry 的左手时他哭泣的原因。检查者可能会，也可能不会考虑 Perry 不愿意与妈妈分开。（从发育学角度来说，9 个月的孩子通常都不愿意与父母分离，这可能是 Perry 开始出现适当的认知和社会意识的标志。此外对 Perry 来说，检查者是个新朋友，而 Perry 可能对新朋友表示排斥。）检查者与 Perry 的妈妈做了充分交流，讨论她的工作重点与全方位的

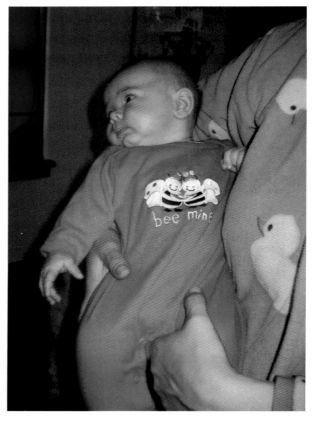

▲ 图 7-2　4 个月大时的 Perry
尽管这张照片显示他的颈椎和上肢的不对称性姿势，但 Perry 的治疗师观察到他在不同状态下的各种姿势（分别是母亲抱着、躺在地板上、坐在母亲的腿上、扶持下的站立），以记录这个非对称性姿势是否仍然存在，或者姿势是否有更多变化

干预目标。

检查者尝试与 Perry 互动，也许可以通过与妈妈的互动，确定他是否会出现既往没有出现过的新姿势与动作。检查者尝试将手放在 Perry 身上，但知道 Perry 一开始可能会抗拒，因此一开始可以先不这样做，直到建立友好关系，或者只在玩耍的活动中短时间触摸 Perry。之所以要这样做，是因为检查者知道，即使前几次检查并未获得太多想要的信息，但建立和睦关系对于 Perry 及其家人的长期关系非常重要。

检查者观察 Perry 的姿势与动作，包括对线、对称 / 非对称性姿势，对环境的反应，与妈妈的互动。检查者尝试与 Perry 互动，给 Perry 玩具或者经由妈妈来互动。检查者继续观察，聆听并询问 Perry 在生活中的功能能力。通过这些工作，医生会

开始就 Perry 这种表现提出临床假设，他拒绝使用左手是否由于肌肉失衡、感觉灵敏度感觉信息处理无效、躯干与左肩姿势稳定性不足，并因此通过增加远端肌肉收缩来代偿，或者是关节活动度受限？医生会继续观察并考虑这些选择，也许还会增加更多选择，或者开始按他认为更可能的选择确定优先顺序。

此时，检查者可能怀疑神经肌肉和感觉功能障碍是最有可能干扰 Perry 功能的系统，并在可能的情况下进行检查，判断肌肉活动和紧张度，评估 Perry 改变肌肉活动的难易程度，并评估他如何适应各种类型的触摸，随着 Perry 的合作，其他系统的检查也就能逐渐顺利展开。

医生根据婴儿期脑卒中病理学知识、感觉运动、认知和社会发展的知识以及 Perry 的发育状况，对 Perry 的姿势和动作的观察，以及 Perry 妈妈对他能做什么和不能做什么的描述来选择要检查的系统。这些都是针对 Perry 的个体化检查。

如 Perry 的检查所示，检查过程中的观察始于对活动（功能技能）以及在检查环境中可能进行的任何参与的观察。根据执行检查的临床医生的职业和检查的环境不同（例如家庭、学校、门诊康复中心、长期照护中心等），自然观察和按需求观察到的技能也会有所不同，但在任何检查过程中，这通常是最简便和最自然的领域。临床医生从记录患者可以完成的活动和参与开始，包括记录尝试执行但无法完成，甚至根本无法执行的任务。

临床医生专注特定于其专业的活动并参与其中。言语 – 语言病理学家对以各种语言、语音、手势和技术帮助形式进行交流的能力感兴趣，有些人可能还专门研究喂养技巧和营养。作业治疗师专门从事职业治疗，这取决于患者的年龄和其他因素。他们会专业地分析和对待患者，以解决他们的日常生活活动，例如自主进食、穿衣、洗澡、剃须和烹饪。他们解决了许多人从事的日常技能，例如手写、键盘打字、游戏活动和获取玩具。物理治疗师专门研究人们如何实现和功能化的使用运动能力。这三个专业中的每一个在**姿势和动作**的检查上都有共同的需求，在**姿势和动作**的细节和功能结果上也有不同的需求。这三类从业人员是本书的主要目标读者。

活动和参与也是患者和家人详细了解的领域，因此从这些方面开始可以赋予他们权力。他们会发现他们可以自信地质疑、评论和演示这些领域，并且提醒临床医生参与和活动发生在各种情况下（请参阅第 6 章 "信息收集"）。因此，鼓励建立融洽关系和建立信任，检查是真正的团队工作。

例如，言语 – 语言病理学家可以检查沟通和语言活动，观察患者在检查环境中各种成功和较不成功的能力。言语 – 语言病理学家将观察患者如何产生任何声音或手势，或以其他方式与他人交流，并会注意进行交流的环境，特别是观察患者完成各种姿势和动作的不同。言语 – 语言病理学家在检查 2 岁孩子时，以通过让孩子参与父母提到的最喜欢的活动来建立父母、孩子和言语 – 语言病理学家之间的信任开始。当孩子玩耍并与父母和治疗师互动时，言语 – 语言病理学家会观察到一系列信息。言语 – 语言病理学家会注意孩子使用自发手势、发声和言语与父母、治疗师和环境的各种交流方式，然后记录孩子可以进行这种互动的姿势和动作，包括呼吸模式、深度、耐力以及吞咽和发声的协调，觉醒和注意力广度，喜好和不同游戏方式以及互动技巧。此列表不做一一详尽介绍。

在此观察期间，言语 – 语言病理学家开始假设如何构造检查的处理部分，以及哪种检查和测量最适合此孩子。言语 – 语言病理学家可能会考虑："如果孩子在说话时，姿势肌和呼吸肌在收缩时更加主动，她是否可以改变讲话的音调和响度，或者每次呼吸可以说更多的单词？"然后在检查的处理部分中，言语 – 语言病理学家可以支撑躯干的位置和姿势，包括胸廓辅助，以注意对呼吸和发声的影响。言语 – 语言病理学家可能会扩展胸肌，使躯干的姿势和位置更能扩展胸部，并注意语音质量和数量的影响。言语 – 语言病理学家可能会让他的手与躯干完全接触，一直等到孩子发声，以记录孩子用身体或肌肉群的哪个部分来发声。

对活动的观察可以指导言语 – 语言病理学家进行特定的徒手操作选择，以及检查和评估的选择。尽管言语 – 语言病理学家可能已经根据孩子的年龄预先选择了一个语言测试，但她可能会决定评估同一领域的其他测试可能更合适，因为该孩子比同龄的其他孩子拥有更多或更少的能力。

前面的示例演示了对参与和活动的观察和测量如何使临床医生选择在检查中首先关注的多系统和单系统身体结构和功能。临床医生问："这个患者能做什么和不能做什么？我观察到此人用来执行参与和活动的姿势和动作是什么？那些单系统身体结构和功能可能对我应该测试的这些姿势和运动起作用？哪种检查或测量最适合获取此信息？"

最后，我们对运动控制和运动学习的当前理解（请参阅第 12 章和第 13 章）表明，姿势和运动选择以及所有支持的背景因素都是围绕功能任务组织的。因此，使用 NDT 的临床医生将在功能环境范围内检查姿势和运动，并在以后根据功能结果设计干预措施（请参阅第 9 章的干预环节）。

总之，在任何检查情况下，患者、家属和临床医生都应在信息收集和观察过程中发挥作用。NDT 检查将继续与所有参与者进行多方向交流。患者自发根据要求报告并展示其参与和活动（功能）。患者、家属和其他护理人员会向治疗师提出问题，并在他们展示技能时提供更多信息。例如某个患者可能会说："我可以像在这里一样在厨房的硬木地板上行走，但是我们卧室的地毯太厚了，我经常绊倒，并且我害怕会摔倒。"或者，"当我用奶瓶喂她的配方奶时，她就像您现在看到的那样喝，但是大约 2min 后，她似乎太累了，无法再从奶嘴中吸吮任何东西了。我想知道另一种奶嘴是否会更好。"最后这句话是该家庭基于对婴儿奶瓶喂养方式的描述而提出的一种假设。

对参与活动和身体系统功能的基线观察最初需要尽可能多地不用动手的操作，并且随着临床医生进行检查，将继续产生信息收集方面的问题。临床医生观察自发活动、姿势和运动。医生可以要求患者或患者及其家人一起，展示他尚未看到的患者能够完成的特定活动、姿势或动作。当患者尝试完成每个 ICF 领域的任务和要求，NDT 临床医生便开始假设为什么有些功能、姿势和动作无法完成或效率低下。

2. 治疗性徒手操作

临床医生开始对患者进行徒手操作，以检查肌肉活动、呼吸、肌肉骨骼系统的结构以及对感觉输入的响应，还会检查患者针对特定处理策略、改变

肌肉运动、感觉统合与反应、唤醒 / 注意、行为组织、姿势、运动、对准以及活动范围的难易程度。这些信息可帮助临床医生确定患者如何进行改变和适应。因此，它最终会影响治疗结果的设定。

徒手操作涉及将手（有时是前臂或躯干和下肢的一部分）与患者进行身体接触以感知以下内容。

- 肌肉的启动和肌肉维持收缩的时间。
- 多少肌肉同时参与收缩，募集的顺序如何。
- 身体节段的硬度与依从性。
- 关节的稳定性 / 不稳定性。
- 对身体阶段分级支持的反应。
- 患者主动尝试的负重转移，这有助于确定哪些肌肉和身体部位参与其中。
- 对触觉和深压觉的敏感性和反应性。
- 呼吸模式、时间和速率。
- 以上任何一项改变的速度和容易程度（或难度），在设置功能结果时将使用这些信息。

例如，临床医生徒手检查脑卒中后患者的躯干和肩膀，她会注意到不同肌肉群的肌张力。她支撑躯干以辅助姿势，并注意患者是否可以通过这种最小的姿势支撑来更好地控制患侧上肢的肩区复合体的稳定性和运动成分。该信息可帮助临床医生确定患者能够实现功能结果的速度，例如从床头托盘桌上拿报纸或用叉子吃晚餐。

3. 标准化和非标准化测试

经过观察和徒手检查，临床医生选择特定的检查方法来评估人体功能的领域。临床医生会根据要检查的领域来谨慎选择评估方法。很多时候，临床医生需要测量参与和参与限制、活动和活动限制以及身体系统完整性和损伤程度。检查旨在检测这些区域中的一个或多个区域，因此临床医生有责任选择适当的检测方法。例如，手持式测力机可测量力的产生。这是对身体结构和功能完整性 / 功能损伤的测量。该测试的结果仅表明力和力的持续时间，但它们并未衡量活动或参与程度。测力计无法衡量患者自己进食晚餐的能力。

这个例子似乎很明显，但是临床医生可能并不总是考虑选择一种测试方法来测量特定领域。由于这个原因，临床医生必须了解测试的有效性（该测试可以测量应该检测的内容，而临床医生也要了解

检查应该测试的内容）以及计划要测试的人体功能领域。

与神经残疾患者合作的临床医生通常会选择几种测试来测量人体功能的三个领域（根据 ICF）。表 7-1 给出了 1 位物理治疗师在检查成年脑卒中患者时可能选择的检查的例子。表 7-2 给出了 1 名作业治疗师与 7 岁脑性瘫痪儿童一起在她的学校进行治疗选择的测试。言语 - 语言病理学家在检查青少年颅脑损伤患者时选择表 7-3 所示的测试项目。

4. 在参与和活动的背景下检查系统完整性和损伤之间的相互作用：姿势和运动

根据 ICF 模型，单系统的损伤和多系统的损伤，例如平衡缺乏或延迟、无效的姿势和运动、失用或运用障碍、恐惧以及疼痛，均归类于"身体结构和功能"领域。但是，使用 NDT 实践模型的临床医生会详细地分析多系统功能，因为它们涉及许多单系统功能和环境因素的相互作用。为了梳理单系统的贡献以及这些系统在参与和活动方面的相互作用，必须对这些多系统损伤进行彻底分析以有效地管理患者。姿势和运动作为多系统完整性 / 损伤应被首先考虑。

(1) 姿势：姿势指的是身体节段的对线，这些节段的位置以及身体节段彼此之间的位置关系[1]。治疗师对这种多系统功能的特征非常感兴趣。主动

表 7-1 针对国际功能、残疾与健康分类领域的检查示例

ICF 领域	测试（示例）
参 与	脑卒中影响量表
活 动	起立 - 行走计时测试 • 动态步态指数 • 10m 步行测试
身体结构 / 功能	步态与运动观察分析 • 改良 Ashworth 量表 • Fugl-Meyer: 下肢 • Berg 平衡量表

姿势包括姿势性肌张力和姿势控制（定向、对线、对称、重心转移和平衡）。

① 姿势性肌张力：通常，当物理治疗师、作业治疗师和言语 - 语言病理学家谈论肌张力时，他们指的是动态姿势和运动。Bobath 夫妇将正常的肌肉紧张定义为"肌张力高到足以提供适当的支撑性紧张度，但又低到足以产生运动"[2]。它们的定义比较接近当前的姿势性肌张力的定义。Shumway-Cook 和 Woollacott[3] 将安静状态下肌肉准备收缩时的状态作为姿势性肌张力，而 Smith 等 [4] 使用该术语表示用来在不同位置保持对线的肌肉张力。Gurfinkel 等 [5] 将躯干肌肉组织的肌电图

表 7-2 作业治疗师在学校对儿童进行检查时可以选择的测试

ICF 领域	测试（示例）
参 与	学校功能评定
活 动	手工能力分类系统
身体结构 / 功能	姿势和运动观察与处理、感觉处理能力剖析量表、量角器测量被动活动度

表 7-3 言语治疗师可能会对青少年颅脑损伤进行的测试示例

ICF 分类	测试（示例）
参 与	功能独立性评定 与功能评估量表
活 动	口语综合评价；早期交流和新兴起语言测试
身体结构 / 功能	姿势和运动观察，呼吸模式、速率、与发声和吞咽的协调，运动能力和感觉接收的口头测试，Rancho Los Amigos 量表（认知功能）

（electromyographic，EMG）活动与极小旋转度的慢速运动过程中的力矩相关联，以避免牵张反射和生物力学影响，表明肌肉活动产生了对施加力矩的抵抗力。他们将这种主动阻力称为姿势性肌张力，相对于正常成年人类似的颈部或臀部强加动作的主动阻力，躯干肌肉的主动阻力更高。在这项研究的几年前，Bobath 夫妇在他们对脑性瘫痪和脑卒中的描述中专注于姿势控制和适应。他们将姿势适应视为"为每项运动提供了不断变化的基础"[2]。

从历史上看，"姿势性肌张力"一词用于描述有助于抗重力控制的神经肌肉活动的情况。临床医生注意到脑卒中、颅脑损伤和脑性瘫痪患者刻板、可预测和受限的运动模式，并将这种运动模式集合称为肌张力。但是，此定义并未引导临床医生检查张力的可能成分。

目前，"姿势性肌张力"一词涵盖了肌肉活动变化的多系统现象，以维持人体抗重力站立[3]。所有的感觉系统、身体节段对线，肌肉长度和疲劳程度、肌肉形态、情绪，注意力、神经系统结构和功能都会影响姿势。研究人员研究了许多构成姿势性肌张力系统之间的关系，希望了解这种多系统现象是否可能有助于更好地理解由中枢神经系统调节的神经活动机制，包括反射性肌肉力[5]。

研究表明，异常被动肌肉反射活动（肌张力）与肌肉的机械和形态变化之间存在关联[6-10]，进而表明，肌张力本身的表现可能是多系统现象，就像姿势那样。即使确保身体和关节位置一致，检查中重复几次速度一致的被动运动，确保一致的环境条件，并获得患者的充分合作 / 放松，也很难通过被动运动检查对其神经和生物力学成分进行临床检查。当使用 NDT 的临床医生检查、评估、干预，并不断评估干预效果时，他们可以为研究人员和其他临床医生提供有关肌张力复杂性的临床见解，而肌张力的复杂性可能导致有关此现象的新问题。

② 姿势控制：作为多系统的身体结构和功能，第 3 章中介绍了姿势控制和运动。姿势控制使人的头部垂直，眼睛水平于外部环境。姿势控制是一项复杂的技能，它依赖于多个身体系统的交互作用[11, 12]。这些系统包括生物力学影响、运动策略、感觉策略（躯体感觉、视觉和前庭觉）、直立位置觉、动态控制（重心变化）、认知过程和环境背景。通过中枢神经系统输出至肌肉骨骼系统的运动表现是介由感觉输入和知觉处理而适应情境条件的[13]。除了定向之外，姿势控制还包括平衡。随着神经肌肉协调和平衡控制的提高，姿势控制逐渐在人类进化中发展[14]。Bobath 夫妇早在 1964 年就说过："姿势的改变不仅伴随着运动，而且还优先于它"[2]。

a. 定向：姿势定向是姿势控制的两个功能之一。这种多系统功能包括躯干和头部相对于重力和支撑表面、视觉环境、前庭结构和功能、本体感觉（尤其是头颈部）和内部参照（感知）的对线[11, 15]。

在一项有关够取物体的技巧的研究中，正常发育的婴儿首先获得稳定的头部和视觉追踪作为伸手的参照系，随后成功地达到并掌握动作，并最终在 15 个月大时实现多关节协调[14]。够取技能首先参照一个支撑面。Roncesvalles 等[14] 假设躯干是够取定向的第一个身体节段参照，其次是大龄儿童（7—9 岁）的重力参考，这与成人相似。

研究人员猜测，脑卒中后的对侧倾斜，可以对抗原本主要在额（冠状）平面重力方向的姿势（图 7-3）[16-18]。研究人员正在寻找可接收和处理重力信息的人体网络。Karnath[16] 还提出，部分脑卒中患者表现出的空间忽略代表了感知和调节横断面上的身体位置和意识的网络受损，还有其他脑卒中后患者被诊断为视野缺损，与对照组相比，他们在矢状面和额平面的垂直方向出现感知错误，并且其误差具有统计学意义[12]。

b. 对线：姿势矫正是定向和平衡的一部分，是指身体某部分与其他部分之间的关系，或整个身体位置与支撑面之间的关系[3]。姿势矫正有助于人们改变姿势的动作选择。姿势矫正还指关节角度测量及其与预定中立位置的偏差[19]。关节角度的中立位置需要针对身体的特定位置进行确定，并且将基于年龄、功能任务和环境来进行任何检查矫正的研究。

姿势和动作的调整不仅取决于肌肉骨骼系统的完整性或损伤，还会影响肌肉长度和关节活动范围。无效矫正可能是由于肌肉力量下降，延迟的肌肉活动潜伏期和 EMG 振幅降低以及感知觉障碍而导致。在两项有关双下肢痉挛性脑性瘫痪的儿童的

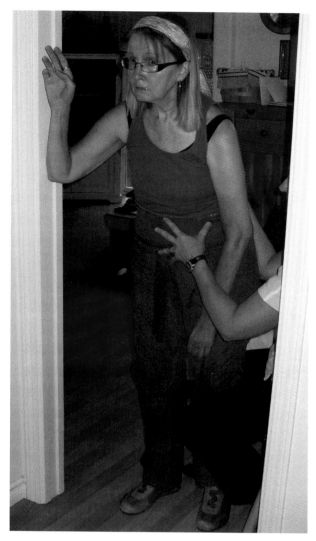

▲ 图 7-3 存在脑卒中后对侧倾斜的 Carol

Caro 是第五篇病例报告 A3 中介绍的患者，她存在脑卒中后对侧倾斜的问题。她的做法是尝试使她的身体与视觉保持垂直。该治疗师与 Carol 一起进行积极的姿势控制和运动，并使用视觉环境提示来调整姿势，使其适应各种功能技能，例如在家里移动

研究中，Tomita 等 [20, 21] 推测，在随意的前后摆动控制中，这些损伤中的任何一个都可能影响站立对线和肌肉活动特征（选择、延迟和方向特异性）（图7-4）。

Wilson Arboleda 和 Frederick[22] 假设，头颈部位置相对于躯干和髋关节位置的对线不良会影响抬高咽部肌肉的长度 – 张力关系，从而影响音调控制和发声共振。

c. 对称性：姿势和动作的对称性是指人体质量和压力在支撑表面上的分布，被认为是姿势控制的

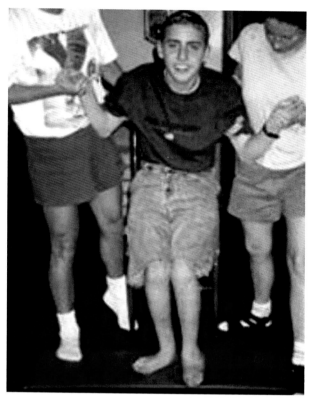

▲ 图 7-4 这个年轻人以下蹲位姿势站立

据 Tomita 等所述，下蹲位姿势必须在很大程度上由股四头肌控制，才能使人成功站立。无法控制躯干和髋关节伸展的人可能会主要依靠伸膝维持站立，因为他们处于下蹲姿势。在另一项研究中，Tomita 等 [21] 显示，在 1 名患有痉挛型瘫痪脑性瘫痪儿童中，训练躯干和伸髋肌群以控制姿势，可以改善儿童的站立姿势

一个方面 [23]。尽管对称性可以在所有三个主要平面上观察和测量，但是大多数关于对称性和研究的描述都检查了额平面（左 / 右对称性）。

在正常儿童和成人中进行的步态和单腿平衡研究表明，左右肢体之间存在轻微的不对称。因此，不对称被认为是意料之中的发现 [24, 25]。然而，研究分析了神经功能障碍患者中更多明显的不对称坐姿和站立姿势，这些研究关注姿势调整或运动启动的效率低下，以及当姿势和运动的不对称影响平衡反应时跌倒的风险 [23, 26, 27]。

临床医生还关心，在任何基本平面上明显的不对称性，都可能随着时间的推移增加身体系统损伤的严重性并限制功能。患有脊柱侧弯或髋关节半脱位 / 脱位的脑性瘫痪患者可能显示出坐位下负重不对称（图 7-5），导致坐姿能力较差，即使使用定制

的自适应座椅也是如此[28-30]。脊柱侧弯可能在骨骼生长完成后继续恶化[30]。

上肢神经肌肉控制、肌肉骨骼的结构和功能以及感觉的不对称，可能会干扰上肢的运动和使用双手技能的能力。在对新生儿脑卒中后的评估中，Guzzetta 等[31] 发现 3 个月大婴儿腕部运动的不对称性与偏瘫的发展之间存在相关性。成人脑卒中后的双手协调能力发生了变化[32, 33]，对单手和双手康复均反应良好。双手技能练习可能会进入单手活动无法进入的半球间神经网络[32]。

d. 重心转移：重心转移是指通过肌肉活动重新分配身体重量的能力。主动位置变化和恢复平衡时均使用重心转移。临床医生对这种重心分配的效率及其安全性很感兴趣。体重转移是在从一个位置到另一位置的无数次过渡运动中执行的，使用 NDT 的临床医生会观察并处理患者，以确定患者使用的转移策略是否有效且安全。

获得和重新获得对直立姿势的控制的策略是研究最频繁的重心转移研究。研究人员和临床医生有兴趣协助患者在摇摆条件下使用成功的重心转移策略恢复姿势以防止跌倒。

有无姿势障碍的儿童和成人都可以采用几种常见的站立策略。在许多姿势摇摆的情况下，可以结合使用以下策略。

- 躯干策略：躯干和四肢在水平面上的运动可能是站立时重心转移策略的一部分（图 7-6）。躯干旋转可用于减少站立位摇摆时足踝的晃动[34, 35]，有无神经肌肉损伤的人均可使用。躯干和肢体水平策略与下肢策略相配套。
- 髋关节策略：在对姿势的快速干扰中，身体的重心运动主要发生在髋关节（图 7-7）。向前摆动时腹肌和股四头肌的活动，向后时脊旁肌和腘绳肌的活动会控制姿势，以保持直立[3, 36]。成人和儿童均无论有无神经肌肉残疾可采用髋关节策略[3, 36]。
- 踝关节策略：姿势稳定性主要通过围绕踝关

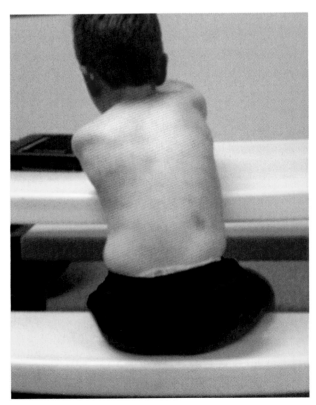

▲ 图 7-5　我们的许多患者表现出头部、躯干和（或）四肢的非对称性姿势

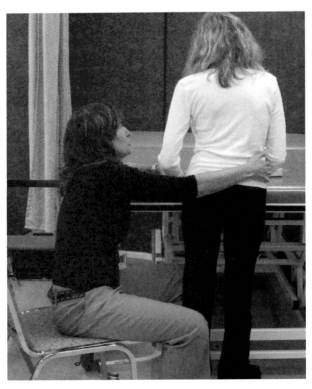

▲ 图 7-6　第五篇个案 A2 中提到的 JW 正在努力配合她的治疗师，将躯干和髋关节旋转纳入她的站立平衡和体重转移策略中

节的运动来控制。在正常人群中，这是最常用于应对较小和较慢的姿势干扰的策略[3]。在正常人群中，肌肉活动的顺序从足踝开始并向上扩散（从远端到近端）（图 7-8）。在向前摇摆中，腓肠肌首先收缩，然后是腘绳肌，然后是脊旁肌[3, 36]。向后摇摆时，胫前肌先激活，然后是股四头肌，然后是腹肌。

- 支撑改变策略：站立时改变身体重心下方的支撑基础是一种跨步策略，即是一种在快速、不稳定的情况下恢复直立姿势的策略（图 7-9）[3, 36]。这些策略可帮助恢复平衡并保护身体免受伤害。在上肢，这些类型的策略称为保护性伸展反应。

在有视觉指导参与重心转移训练的研究中，正常成年人群和脑卒中人群已经能够通过改善姿势摇摆的时间和效率以保持直立姿势[35, 37-40]，尽管卒中后人群需要更多时间来完成策略。学龄期，非卧床阶段的脑性瘫痪儿童表现出肌肉收缩和肌肉募集速度的提高，以及在反应性平衡练习时的姿势性摇摆策略中肌肉共同活动降低[41]。

坐姿摇摆也进行了研究，显示当人在矢状面内摇摆时躯干和下肢的活动[36]。在大龄儿童和成年人中，如果固定足踝，向前摆动时肌肉活动包括臀部、躯干和颈部的伸肌活动，以及胫前肌的伸展（图 7-10）。如果从前面的位置后仰，则腓肠肌被激活。向后摆动时，则激活屈髋肌群、腹肌和颈部屈肌（图 7-11）。

e. 平衡：平衡是考虑到支撑面经常变化（动态平衡），将身体重心控制在支撑面内的能力[3]。平衡需要协调所有作用在身体上的力的反馈，使身体产生稳定性[11, 42]，其中包括外力和内力，需要给予多感官检测。参与平衡的身体系统包括肌肉骨骼系统

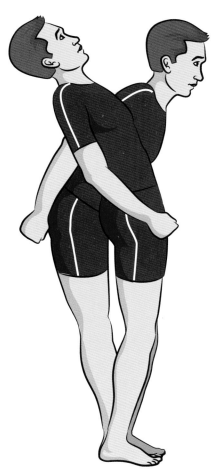

▲ 图 7-7 髋关节策略

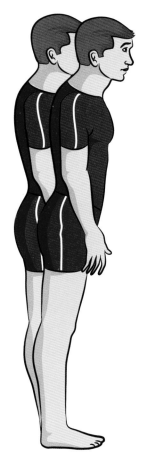

▲ 图 7-8 踝关节对策（平衡反应）

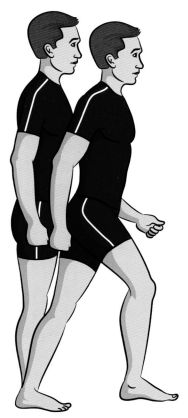

▲ 图 7-9 下肢支撑面改变时的跨步反应策略（平衡反应）

的生物力学，所有感觉系统以及中枢神经系统内多个组织区域，以产生精确的运动反馈，同时在不断变化的运动中保持灵活性[43, 44]。

平衡，也称为姿势稳定性[3]，可以通过几种方式影响平衡[42]。

- 反应性平衡发生在外力作用于身体时，以及改变支撑面或干扰重心的位置时。反应过程的启动需要感觉反馈，例如身体撞到杂货店自动门时的反应。

- 预期平衡发生在身体自身运动产生的内在的、不稳定力量中。姿势调整是在运动出现之前进行的，以抵消预期干扰，确保身体稳定性[45, 46]。既往的经验会不断完善此过程，该过程依赖于前馈作用。例如从工作台上捡起一本书之前，整个身体的姿势调整。

- 自适应平衡允许姿势和动作展开时，随着任务和环境的变化，姿势控制也发生变化。这种类型的平衡需要感觉系统、中枢神经系统处理，运动反馈和肌肉骨骼之间不间断而复杂的相互作用[44]。例如个人在踢足球时身体

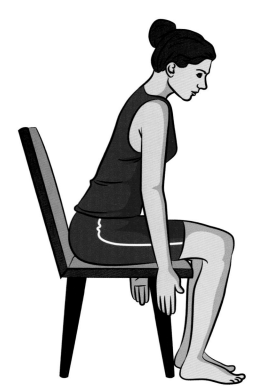

▲ 图 7-10 这名女性在双足前移时，通过使用髋部、躯干和颈部的伸肌活动，诱发站起动作

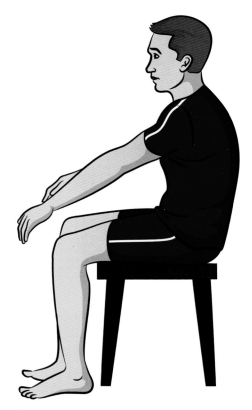

▲ 图 7-11 这名男子从向后摆动状态中恢复了平衡

姿势会进行不断的调整。

可以使用临床标准化和非标准化测试来检查平衡，并且临床医生确保测试所有三种类型的平衡。研究人员可以使用计算机化的姿势描记法，客观地测量平台平移或旋转过程中的姿势摇摆，同时区分平台周围不同的感觉条件，而临床医生通常依靠更简单的工具来检查平衡。

平衡需求因支撑面大小（四肢爬行与无支撑站立，或独立站立与使用助行器或拐杖时站立的关系）以及重心距支撑面多远而不同。因此，临床医生会根据在功能性任务中患者常用的姿势来检查患者的平衡功能，并可能以患者不熟悉的姿势去进一步检查。

在某种程度上，平衡需要募集特定方向的肌群以控制身体的摇摆[47-53]，像一种体位及完成特定任务的顺序一样，这些肌肉的激活顺序通常遵循发育规律。在某些情况下，患有不同神经病变的人可以表现出不同的募集顺序，在重复相同任务时的变异性较大，在对特定任务调整募集时的灵活性较小，以及使用与无神经障碍者完全不同的肌肉来尝试相同的功能[20, 47, 53]。图 7-12 中比较了姿势摇摆过程中的矫正方式。

提高姿势稳定性以控制平衡的神经策略是共同激活肌肉或共同激活关节周围产生的协同收缩[54]。有无神经障碍的人中均可见这种策略。共同激活的程度可以区分有效和无效姿势稳定性。与正常儿童相比，脑性瘫痪患儿经常表现出较高的共激活水平[55,56]。

在无支撑坐位的情况下，成年人脑卒中后的摆

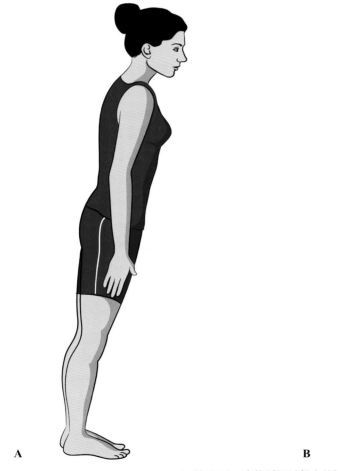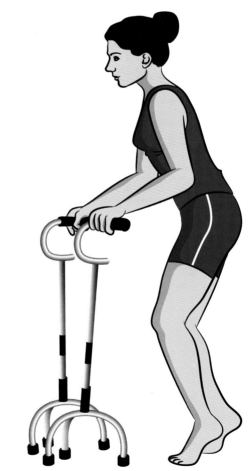

A　　　　　　　　　　　　　　**B**

▲ 图 7-12　姿势摇摆过程中的矫正方式对比

当左侧的年轻女子向前倾斜时，她很可能会需要激活腓肠肌、腘绳肌和股四头肌臀大肌和躯干伸肌来诱发近端至远端的肌肉活动。右侧患有痉挛性双瘫的女孩可能首先主要从上半身开始活动，然后在几毫秒的潜伏期后下半身开始活动。请注意，即便使用相同的肌肉来尝试姿势控制，双瘫女孩也将在不同的身体节段矫正中使用该肌肉，并且在离心性收缩更有效的情况下使用向心性收缩，反之亦然

动幅度比正常对照组更大，伴有躯干相关肌群的姿势控制不佳[57]。

Brogren 等[51] 测试了 7—11 岁的痉挛性双瘫型脑性瘫痪儿童坐在可移动的平台上时（大多数是无功能的步行器）的反应性平衡能力。这些孩子以近端至远端的顺序募集平衡反应，与正常幼儿和正常成年人在不稳定体位所示的反应类似。截瘫儿童也经常使用拮抗肌肉的共同激活作用，也许这是提供更好的稳定性的一种方式。

Hadders-Algra 等[48] 研究了 4—18 个月脑性瘫痪婴幼儿的坐位和卧位姿势，并检测到预期的姿势反馈。研究发现，尽管大多数婴幼儿都可激活基本的姿势控制组织结构，但他们很难将这种活动调整到能够完成够取物体的任务的状态，并且倾向于募集过多的拮抗肌参与激活。

Woollacott 和 Shumway-Cook[41] 检查了可以独立站立至少 30s 的痉挛性截瘫和痉挛性偏瘫儿童站立位的反应性平衡能力，结果发现，与无残疾儿童相比，由于肌肉开始收缩延迟，从近端到远端的肌肉活动募集，以及拮抗肌的共同激活增加，他们恢复平衡所需的时间更长。

Ferdjallah 等[34] 发现，在睁眼和闭眼测试条件下静态站立时，5—13 岁患有痉挛性双瘫的脑性瘫痪儿童，他们在水平面上依靠肢体和躯干运动来保持平衡，而不是通过踝关节的背屈/跖屈和内/外翻来调节。这种策略弥补了踝关节运动能力的不足。正常儿童只有在过度晃动时才利用肢体和躯干旋转来保持平衡；在小范围的摇摆中他们的首选策略是依靠踝关节来调整平衡。

Tomita 等[21] 研究了痉挛性截瘫少年和正常儿童在站立和活动上肢时的预期平衡能力。两组都在激活三角肌前部之前激活了竖脊肌和腘绳肌，尽管脑性瘫痪儿童竖脊肌和腘绳肌的肌电图幅度明显较小，而两组之间的峰值上肢加速度无显著差异。在青少年脑性瘫痪人群中，足底重心在初始站立位置时更靠前，并且其位移随着前移而变大。

Dickstein 等[58] 研究了以双足平放在地上的坐位为起始姿势、肢体屈曲运动时躯干的预期平衡能力。研究测试了 50 名大脑中动脉脑梗死患者和 30 名健康成年人。当两组受试者做任意一侧肢体活动时，躯干及双侧肌群都表现出激活状态。结果还显示，当任意一侧的上肢或下肢屈曲时，偏瘫患者患侧背阔肌和腹外斜肌的激活下降，且姿势肌肉的激活滞后。

在对一家住院康复中心内严重颅脑损伤后非卧床的退伍军人进行的一项初步研究中，Pickett 等[44] 在进行感觉统合六项检查的同时使用了计算机体位图的测力平台。结果显示，平衡功能障碍主要与前庭损伤相关，视觉则被用来代偿。在这类人群中，爆炸伤引起的前庭神经受损可能是病理学的一部分。

(2) 运动：运动是一个多系统的身体结构与功能活动。运动的选择受神经肌肉系统、肌肉骨骼系统、提供前馈和反馈的感觉系统、环境（个人和环境）以及行为意图的影响[1, 13]。它是对来自身体各系统的输入[1]以及环境和个人背景的反应。通过对反应、执行、理解和调整持续反馈的身体进行整合，运动可以在几毫秒内得以被控制和协调[1]。神经系统肌肉骨骼系统以及所有感知觉系统都是这个整合过程的一部分，对情境需要、生长、发育、衰老以及疾病或残疾做出反应。心血管、呼吸和消化系统为运动提供营养和能量，促使运动发生。

运动的发育和控制在第三篇第 12 章和第 14 章有关运动控制和运动发育的章节中进行了介绍。NDT 临床医生将在观察运动以及处理患者时考虑如下问题以了解运动的特征。

- 是否选择了安全、有效并满足功能需求的运动策略？
- 是否能够在需要时提供分级动作——更大或更小的动作，冲击和靶向运动？
- 运动与积极的姿势支持一起产生吗？如果姿势控制无效，那么在尝试代偿性姿势控制时，是否会抑制或夸大完成任务所需的动作？（例如躯干和髋策略无效，则可以将上肢靠在身体上，以将躯干控制在直立位置；或者如果姿势控制无效，眼睛、下巴、颈椎和腰部伸肌共同作用以尝试保持头部直立。）
- 患者可以控制和协调同一肢体中多个关节的运动（肢体内部协调），或肢体与躯干和头部之间的运动（肢体间协调）吗？

- 是否存在无关紧要的或非随意的运动，导致控制和协调的效率低下？
- 是什么导致此患者的单个系统（神经肌肉、肌肉骨骼、感觉、认知，呼吸、心血管、消化系统）的运动功能障碍？

（四）神经发育疗法临床医生如何检查姿势和运动

- 目测法：临床医生使用目测法来检查患者如何组织姿势和动作。临床医生可能认为摄像机记录会有帮助，因为视频可以重复播放和以慢速度播放。临床医生观察身体某部分如何运动，以及身体其余部分如何控制姿势和稳定性，还要观察姿势和运动重复表现的一致性或不一致性。临床医生注意到患者如何应对身体空间位置和环境自然条件下的变化（图 7-13）。例如，当患者在光滑地面上行走后遇到不平坦的地面时，姿势和行走控制会发生什么样的变化？当患者尝试吃其他质地的食物时，口腔运动控制会发生什么样的变化？当下一个玩具比上一个更大、更重时，会发生什么变化？
- 触诊：临床医生将手指放在肌群上方，以注意其休息、姿势和运动期间的活动（图 7-14）。
- 检查的手法：临床医生徒手接触患者身体部位，以观察该部位何时活动，活动多长时间以及在患者尝试姿势和运动时活动的肌群。临床医生可以提供徒手辅助稳定或正确的矫正姿势，调整支撑的基础，然后观察患者如何适应这些变化。临床医生可以控制某些身体的节段或关节，以观察患者在节段或关节较少的情况下如何调整姿势和运动。还可以提供不同等级的感觉输入，以观察患者的反应。例如，言语 - 语言病理学家可以用戴手套的手指对舌头中部施加稳定压力，以观察舌头是否可以做出反应。
- 标准化和非标准化测试：NDT 临床医生可以使用标准化和非标准化检查来评估姿势和运动的各个方面。例如，有几种平衡测试可用

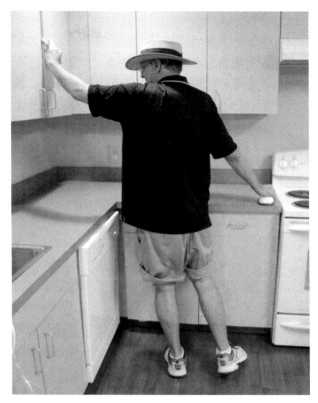

▲ 图 7-13 病例报告 A1 患者应对身体空间位置和环境自然条件下的变化

正如第五篇病例报告 A1 中所述，Mark 抬高左臂并将重心转移到左下肢上时，他能够依靠平衡反应或自主地抬起右下肢来迈步

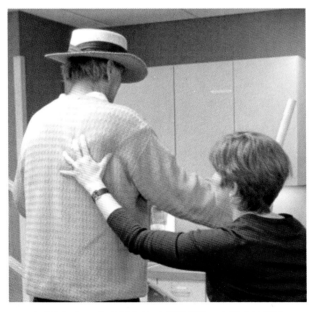

▲ 图 7-14 临床医生针对病例报告 A1 患者的触诊

当 Mark 的物理治疗师要求他用抬起右侧上肢时，她可以通过触诊，检查肩胛骨周围的肌肉活动。当他以这样的姿势移动手臂时，她还可以支撑并重新定位他的肩胛骨

于有神经功能障碍的儿童与成人。NDT 临床医生在解释这些检查结果时要谨慎，因为它们也适用于干预措施。例如，平衡测试可能无法预测在哪些情况下平衡反应会失败，并且它们未指出导致失败的原因，以及哪种干预策略最有效[11]。

（五）识别无效的姿势和动作

回想一下第 5 章中介绍的头部控制和膝过伸。在查看头部控制和膝过伸姿势和动作图时，我们看到了许多对活动有影响的动力学因素（以及将那些活动塑造为参与）。姿势和运动是身体系统交互作用的示例（姿势控制包括定向、对线、对称 / 不对称、体重转移和平衡），但它们的表达和不断重塑并非仅由于单系统结构和功能的组合。图 7-15 中的图表包含了许多影响因素，这些影响因素现在可以具体化姿势和运动的表达，并可在人的一生中对它重塑。

姿势和运动影响着人的生活的各个方面，而反过来又受人体的各方面影响。

（六）识别其他多系统身体功能：参与和活动背景下系统完整性和损害的相互作用的 2 个例子

1. 实践与运动计划

实践是广义上的动作，是指做某事的能力，无论是艺术、科学还是运动技能的实践。当用于康复和康复领域时，实践是指运动技能。实践是行动[59]。具体而言，实践描述基于目标的有目的和复杂的运动动作，包括手势和工具的使用[60-63]。根据 Sanger 等[61]的研究，对实践的检查需要考虑以下方面。

- 被检查者的年龄运动必须在发育上适当；对于成年人来说，这是一种已经学习的技能，对于儿童来说，则是在该特定年龄时应该学

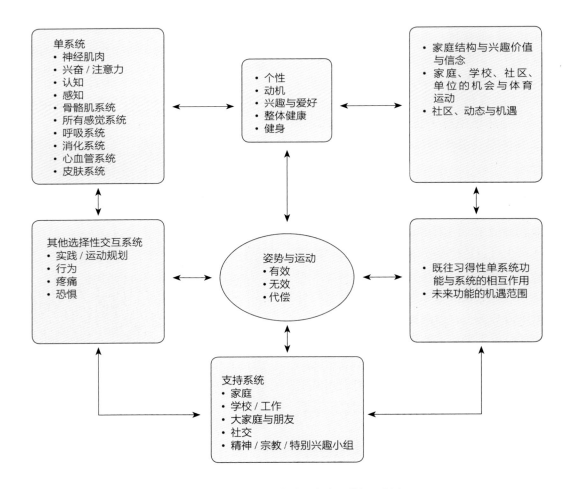

▲ 图 7-15　姿势和运动与人体各方面的相互影响

习的一种技能。

- 人对技巧或手势的熟悉程度。
- 对该动作进行了充分的解释或演示。
- 患者了解口头指示或动作演示。
- 患者具有足够的肌力、选择性随意控制、平衡、耐力和关节活动度来执行任务。
- 患者得到充分的鼓励去执行任务。

实践涉及三个过程，仅通过从当前文献中阅读有关实践障碍的知识收集而得 [60, 61, 64-69]。尽管 Ayres[70] 在许多年前已定义了这些过程，实践的定义很难在当前的研究文献中找到。这些过程如下。

(1) 构想：运动技能、手势或工具使用的概念化；构想涉及认知（工作记忆和目标选择）、注意力和感知觉。

(2) 计划："计算"运动；具有预期力来启动任务并对其进行排序的能力，使用心理意象来创建运动的内部模型，选择与任务相关的显著感觉线索的能力，通过感觉系统扫描运动错误以及通过感觉反馈进行调整的能力，在运动结束时可以预测身体或身体部位的位置的能力；所有这些能力都将根据实践和经验进行调整。

(3) 运动执行：以特定于任务的协调且有效的顺序执行选定的姿势和运动。

在文献中，实践和运动计划的术语之间存在不一致。运动计划被定义为"预测运动系统未来状态或其作用后果的能力"[65]。Crajé 等 [71] 以及 Janssen 和 Steenbergen[72] 使用了类似的定义。在实践文献中，没有通用模型可以区分运动计划和实践。运动计划问题定义为失用症的类型，失用症是指运动计划障碍。有时，计划似乎是指运动计划 / 实践的全局，而在其他时候，它在更严格的意义上用于表示实践的第二个过程。

与运动计划和实践定义相比，此多系统功能中的损伤定义更加清晰和一致。失用症是用于成年人中具有破坏实践的病变的术语。尽管有完整的运动和感觉系统、理解力以及协调，但失用症是对已学习、熟练的动作、手势和（或）工具使用的概念化、规划和执行的一组障碍 [61, 73-75]。

失用症通常被归类为意念性的或意识运动性

的。意念上的（概念上的）失用症是无法自动或根据命令将任务概念化，因为这个人不再理解行为或无法记住任务的内容，尤其是具有多步骤的任务（例如准备一个三明治）[67, 73]。患有意念性失用症的患者可能会拿着一把梳子，当被要求梳理他的头发时，可能会通过将梳子放在嘴里或用它写字来做出回应。他可能无法解释梳子的用途。被要求准备三明治的患者可以打开面包包装纸，握住刀子并展开它，拿起肉，挤芥末酱（所有动作执行），但他可能用刀将肉刺出，将面包折叠成两半放在一边，或者将肉放在面包包装纸中。

意念运动性失用症描述了尽管具有感觉、运动和语言技能来执行一项技能，但对已学会的这项技能的执行存在障碍 [73]。患者可以描述任务的执行方式，可以无意识执行任务，但无法按指令执行任务，尤其是多步骤任务。患有意念运动性失用的患者可能会在晚餐后走过厨房，将盘子放在洗碗机中。但是，如果要求她拿起盘子，冲洗盘子并将其放入洗碗机中，她可能无法这样做。当被具体要求从桌子走到水槽时，她可能会表现出笨拙的步态模式。

引起失用症的病变通常位于顶叶皮质，与补充运动皮质、运动前皮质和运动皮质有关 [68, 69, 76]。左半球的病变可能比右半球的病变引起更严重的失用症 [61, 68, 77]，并且可能出现失语症。小脑病变也可能与运动计划障碍有关 [66]。

发育性运用障碍是用于描述与成人失用症相似的障碍儿童 [63] 的术语，这些儿童在没有肌肉无力、感觉丧失、不协调、失语或认知障碍的情况下，难以使用工具、对手势进行排序以及对运动任务进行排序 [62, 78-80]。运用障碍的病变尚不清楚，但可能与早期轻度广泛皮质损伤有关 [61, 81]。

最早研究发育障碍的 Ayres[70] 说，患有这种残疾的儿童知道他们想做什么，但不能做。她强调说，运用障碍涉及与任务的运动执行分开的思维和计划障碍。她指出，脑性瘫痪儿童可能患有或没有运动障碍。要检查脑性瘫痪儿童的运动障碍，临床医生必须熟悉儿童所具有的运动控制能力，然后与运动执行分开检查实践。

脑性瘫痪儿童的发育性运用障碍已经被研究，

这些儿童能够产生任务所需的动作，并且能够完成标准化和非标准化的测试[65, 71, 72, 78, 82]。研究人员已经能够检测出运动想象[71]、视觉空间计划[65]、预期指尖力量计划[82, 83]，以及单侧和双侧抓握[72]的损伤。在这些研究中，大多数儿童被分类为痉挛性偏瘫或双瘫。

2. 社会心理行为状态

行为是指一个人对内部和外部环境做出的行动和反应。在本节中，行为的社会心理方面被视为一种多系统现象。社会心理互动涉及觉醒、注意力、动机、目标导向、感官知觉和运动表现。尽管讨论所有对社会心理行为的贡献细节超出了本文的讨论范围，但是本文将讨论一些对社会心理行为做出贡献的单个系统。

患者的表现结果不仅取决于姿势和动作，还取决于个人因素、环境和控制行为的神经基础。使用NDT实践模型的临床医生重视这些因素，就像重视感觉运动因素的贡献一样。因此，NDT实践模型包括检查个体特点以及活动和参与的环境背景。临床医生会管理有关心理社会功能和要求的正式或非正式的问题或调查，和（或）根据团队成员（例如神经心理学家、教师、职业指导和指导顾问）的专业评估来整合计划。临床医生需重视患者和家属完成的正式和非正式调查，作为对影响活动和参与的所有因素进行检查的一部分。

对脑性瘫痪儿童也进行了有关动机、自我价值、感知能力和外在/内在行为表达的研究[84-86]。这些研究人员通常认为他们的结论是初步的和探索性的，因为该领域的研究相对而言较新。最近，Schuengel等[85]在对脑性瘫痪儿童及其父母进行的调查中发现，他们的自我价值和感知能力的一般感觉与没有残疾的孩子相似。就像正常儿童一样，那些报道了较低的感知能力和自我价值的结果，与存在例如抑郁、焦虑退缩和躯体化表现等内在行为的人之间也存在关联。

Sipal等[84]发现，与正常儿童相比，9—13岁的脑性瘫痪儿童的行为障碍较高，但问题在3年内有所减轻。父母和护理人员根据粗大运动功能分类系统对每个孩子的行为进行评分，而医生对脑性瘫痪的严重程度进行评分。家庭支持和压力因素与行为有关，而儿童的行为反过来也影响家庭环境。这种关系类似于在其他对无残疾儿童家庭的研究中发现的关系。总的行为问题与脑性瘫痪的严重程度和疼痛程度呈正相关。

Majnemer等[86]研究了动机掌握（试图掌握至少具有中等挑战性的技能的内在动力）。这种动机被认为与个人信念有关，包括人们的表现以及个人在被分配任务中的价值有关。被挑战时的毅力被认为是基于过去的经验，当前的能力、环境背景和个人希望成就的愿望而感知的。初步结果表明，脑性瘫痪儿童的动机水平可能比正常同龄人低，并且它们与较低的认知能力和运动功能以及较高的父母压力感相关。行为困难也与较低的持续性动机相关。

Finset和Andersson[87]将脑卒中与颅脑损伤后的患者与学生对照组对控制感冷淡和沮丧的应对方式进行了比较。他们使用多变量分析，在两个实验组中均未发现应对策略与病变位置之间的关联。他们得出的结论是，病变与心理因素（例如病前人格和应对方式）之间存在复杂的相互作用。

脑卒中后常见缺乏动力或冷漠，可能与认知障碍、基底神经节的某些核损伤和丘脑病变有关[88]。

从所有严重程度来看，颅脑损伤后的攻击倾向可能是最常见的行为障碍。在Benedictus等[89]的一项研究中，在208例轻度颅脑损伤患者中，1/3患有行为障碍，并且在所有严重程度下这些障碍都比身体障碍更为普遍。在轻度颅脑损伤组中，行为障碍对预测重返工作很重要（连同认知障碍）。

（七）单系统身体结构和功能的检查

使用NDT的临床医生在他们的学术性教育项目中，使用NDT实践模型来学习如何检查身体系统结构和功能。官方认可的学术课程的目的是为临床医生的全科实践做准备，这些项目为学生提供了大量的学习材料，因此无法深入涵盖每个人体系统，特别是课程必须介绍的所有病理情况。许多相关专业的临床医生会根据各自的专业特点，从不同的侧重点学习身体系统的结构和功能。作为使用NDT实践模型的临床医生，我们在专业的实践行为和学术准备的范围内检查身体系统。

由于本文主要针对治疗神经肌肉疾病和残疾患者的作业治疗师、物理治疗师和言语 – 语言病理学家而编写，所以本节将介绍与脑卒中、颅脑损伤和脑性瘫痪相关的单系统结构和功能。最后，临床医生有责任在专业实践行为和道德规范的范围内使用此信息。

1. 神经肌肉系统

我们对神经肌肉结构和功能的认识大多来自于实验研究，这些研究借助肌电图和计算机分析测量肌张力、肌肉募集活动、时间和顺序、力量产生以及肢体内和肢体间的协调等参数[20, 21, 45-47, 51, 53, 56, 83, 90-98]。这些研究增加了临床医生关于神经系统控制和协调的描述性知识，但对用于临床干预的程序性知识几乎没有增加。

(1) 肌张力

> 临床医生在各种体位使用一致的检查方法、关节位置和对线、标准、环境条件，以及文件中关于肌张力的定义来检查肌张力。正常和异常张力的标准化和非标准化临床检查均可使用。临床医生将认识到这些检查的信度和效度、敏感性、测量的主观性和客观性，以及它们与功能活动和参与的相关性[99-101]。

"肌张力"一词可能是神经康复历史上使用最广泛的术语，但对于研究人员和临床医生而言，它的定义和应用也是最令人困惑的[99]。大多数关于"肌张力"的定义是，肌张力指肌肉的反射性兴奋性或对被动牵伸的抵抗或肌肉收缩的准备状态[3-5, 8, 99, 101, 102]，但是张力可能受人体各部位的位置、肌肉骨骼系统的机械性能，以及患者协调和放松能力的影响。

影响正常和异常肌张力的机制在很大程度上是理论性的[5, 103, 104]，尽管已经假设了在中枢神经系统的脊柱上和脊柱水平上的兴奋性和抑制性影响[105]，以及运动单元自身的继发性变化引起的拉伸反应[8]。异常肌张力的增高被认为是由于降低脊髓运动单位阈值触发的机制所致，导致单突触伸展阈值降低[106]。另外，van Doornik 等[106]在肌张力障碍儿童肘部肌肉被动拉长过程中发现了肌肉活动的阶段性增加，而 Lebiedowska 等[107]发现在静止状态下，肌张力障碍儿童的膝关节无肌电活动。

NDT 提倡根据美国国立卫生院共识研讨会的定义来严格定义"肌张力"，即当患者尝试一个放松状态时，对被动施加的外力引起的肌肉长度的抵抗[108]，并充分意识到该现象的临床测量充满主观性。因此，通过被动运动来测量肌张力以确定肌肉阻力。当前的建议包括测试时保持关节位置和速度的一致性，以及以不同的速度测试多个关节，因为大多数关于痉挛的定义都包括对牵伸的速度依赖性异常反应以及位置依赖性反应[100, 101]，也可以在静止时通过触摸来确定肌肉活动[108]。对许多患者而言，由于真实放松状态和肌肉随意收缩水平的不确定，以及部分临床医生在将反射活动与主动性收缩和肌肉结构分开方面存在困难，反射性肌张力可能很难甚至无法在临床上进行测试[100]。

在文献中以及作为部分神经肌肉系统神经学检查形式上均对肌张有所描述。在关于脑卒中和脑性瘫痪的文献中报道的最常见的肌张力损伤是痉挛，它被描述为上运动神经元综合征的一部分。然而，导致痉挛的病理生理机制被假设位于上运动神经元损伤的不同位置[109]，并且痉挛本身可能随时间改变[101]。研究痉挛病理生理学的学者为它的发展做出了几种假设。由于在脑卒中、脊髓损伤、颅脑损伤和脑瘫等损伤中痉挛会随着时间的推移而发展，研究者提出痉挛的发生发展可能是由于细胞水平的神经网络的适应[103, 104]。

此外，痉挛和其他异常神经活动可能导致肌肉的机械和形态改变，进而可能影响对被动运动的速度和位置依赖性牵张反射反应，从而在神经活动和肌肉系统中产生联系[6-10]。我们可以明智地认为异常肌张力会导致多系统损伤。因此，本章最开始在"4. 在参与和活动的背景下检查系统完整性和损伤之间的相互作用：姿势和运动"前提下定义了姿势性张力。

(2) 肌肉募集活动

> 临床医生通过观察、触诊以及徒手操作来检查患者以检测肌肉的募集。当其他身体节段进行姿势调整或移动时，临床医生会检查各个身体节段对肌肉活动的反应。临床医生检查患者经常使用的或尝试使用的多种肌肉活动组合。

临床医生观察整个身体，然后可能重点观察某个特定的身体节段。临床医生会测定肌肉或肌群的启动时间、持续时间，以及肌肉活动如何终止。临床医生会注意肌群是否可以移动或抵抗重力或自然发生的外部阻力或重量。

包括脑性瘫痪和脑卒中在内的各种神经障碍中已广泛记录了肌肉活动的延迟启动和终止，或因预期的姿势调整（前馈）或干扰（反馈）而出现的长潜伏期[52, 58, 94, 110]。

（3）时序和顺序

> 临床医生通过观察，触诊并徒手操作患者以检查肌肉活动开始和终止的速度，并将这些参数与活动意图进行比较。如果这是尝试性活动中的一个因素，临床医生会检查并记录持续肌肉活动的时间。临床医生通过观察，触诊并控制患者以确定肌肉激活的顺序，同时要牢记肌肉活动发生在几毫秒内，临床上不太可能完全识别。

肌电图研究一致显示，在各种神经障碍患者随意、功能性的姿势和运动尝试中，肌肉活动的时间和顺序存在异常[96, 110]。在一项关于够取过程中特定方向姿势摇摆的研究中，与没有残疾的同龄儿童相比，脑性瘫痪儿童的募集顺序发生改变，他们更有可能以自上而下的顺序募集肌肉活动[47]。根据脑性瘫痪的严重程度不同，肌肉的募集顺序、募集的特定肌肉，以及肌肉共激活的程度与没有残疾的同龄儿童不同[53, 91]。研究人员注意到在位置不稳定或平衡受到威胁时，脑性瘫痪儿童的共激活增加，从而推断出过度的共激活有时是为了代偿。

在 Eliasson 等进行的研究中，偏瘫型脑性瘫痪和双瘫型脑性瘫痪儿童在抓握任务中调节肌肉活动的时间和幅度的能力通常较弱[111]。

Chae 等的研究显示，成年人发生脑卒中后，患侧上肢和健侧上肢肌肉活动的开始和终止存在明显差异[110]，其严重程度与整体运动障碍和身体残疾水平相关。

小脑损伤患者表现出原动肌/拮抗肌阶段性爆发的时间和顺序异常，导致肌肉活动的启动延迟[112]。在一些脑性瘫痪、颅脑损伤或脑卒中患者中也可见小脑病变或与小脑之间的连接受损。

（4）肌肉力量生理及肌纤维形态

> 临床医生检查肌肉力量并观察肌肉能否平稳地缩放力量。临床医生可能会检查患者重复肌肉活动的能力并记录其尝试活动期间的肌肉耐力。临床医生观察并触诊肌肉的张力，并注意张力是否符合患者所尝试的功能的需求。

尽管通常认为肌肉力量的产生是肌肉骨骼系统的结构和功能，但如果没有神经兴奋，肌肉活动则不可能实现。肌肉力量是通过支配该肌纤维的 α 运动神经元（运动单位）激活而产生的。运动单位可分为快、慢肌纤维[13]。慢肌纤维运动单位在姿势肌中占主导地位，而快肌纤维主要在用于速度和力量的肌肉中。在大多数运动中，慢肌纤维首先被募集，但可以根据功能需要进行修改。

肌肉收缩的力量取决于激活的运动单位数量和它们的激发率[9, 95]。运动单位活动和激发率表明力量产生（力量）取决于不断变化的神经兴奋。来自中枢神经系统的兴奋性输入决定了运动单位募集顺序以缩放（增大或减小）肌肉张力。有证据表明脑性瘫痪儿童由于兴奋性驱动不足而难以提高激发率[56]。这种降低的激发率与肌肉骨骼损伤有关，临床上被认为是无力。张力障碍型脑性瘫痪和手足徐动型脑性瘫痪人群表现为单关节力量控制的缺失，导致快速多变的运动而无法控制力量[113]。

还有证据[9]表明过度的共同激活会影响肌肉收缩的峰值力量，进而导致无力。许多脑性瘫痪和脑卒中人群在关节周围会产生过度的共同活动，以试图使关节和身体节段稳定。如果随时间的推移过度的共同活动导致无力，那么这种情况下，无力即为继发性损伤。

异常的肌张力和姿势张力的存在，特别是肌张力过高，可能会导致肌纤维特别是 II 型纤维（快肌纤维）萎缩。在因脑卒中或脑性瘫痪引起肌张力过高的研究对象中，腓肠肌 I 型纤维（慢肌纤维）的比例会随时间的推移增加[8, 9]。I 型纤维优势表明低频运动单元激发率延长导致继发性改变，进而影响运动控制。与这些变化相关的临床表现是无力。

研究人员指出，在越来越多的患有严重脑性瘫痪的人群中，受累肌肉的肌内脂肪和结缔组织增多更为明显[9, 10]。这种组织的变化包括胶原蛋白含量增高，这可能是被动肌肉僵硬增加的部分原因。

（5）选择性随意控制和肢体内与肢体间的协调

> 临床医生观察整体姿势和运动，以注意身体某一部位的姿势和运动如何影响其他部位。如检查患者的镜像运动以及从一个身体节段到另一个身体节段的活动过度情况，并注意观察到的任何运动在发育和功能上是否合适。临床医生还要观察肢体内和肢体间的活动，寻找姿势和运动组合的多样性或多样性缺乏。这包括选择性控制身体节段或肌肉的能力或能力缺乏（独立活动）。

运动需要选择性随意运动控制并依赖于相互激活和共同收缩间的相互作用。已有关于痉挛型双瘫儿童选择性（分离性）运动控制缺失的记载[97, 98]。神经机制被认为是许多来自中枢神经系统的下行通路，包括突触前、突触后和神经元间的影响。过度共同收缩导致选择性控制丧失，表明了有助于相互抑制的通路受损。过度的共同收缩也可以作为代偿策略以尝试控制姿势和运动[55]。临床上可能很难区分痉挛和随意共同收缩以及选择性控制的丧失（图7-16）。

在一项研究中，张力障碍型脑性瘫痪儿童在试图进行最大等长收缩的等长任务过程中常表现出共同收缩[107]。患有手足徐动型脑性瘫痪的成人在尝试进行随意屈肘运动时表现出多种的运动模式，包括在激活原动肌前激活拮抗肌（这在临床上的特征是出现"缠绕"运动），当拮抗肌首先激活时，肢体仅向意图的相反方向运动，交替了原动肌和拮抗肌的活性，原动肌和拮抗肌共同收缩，以及延长原动肌活动[114]。所有模式都表明过度肌肉活动，通常在不适当的肌肉中，称为溢流（图7-17）。在O'Dwyer 和 Neilson 的一项研究中，患有手足徐动症的成人说话时肌肉活性水平增加，这表明了简化的控制特性以及唇、舌和颌部肌肉能量消耗增大。研究人员指出，在患有手足徐动的成人身上听到的缓慢发音可能表示他们想自主尝试提高异常控制动作的准确性，而不是非随意运动，因为通过重复一个测试句子，这种语言模式可在每个受试者身上重现。

Kline 等[115]指出，脑卒中后患者的患侧上肢和

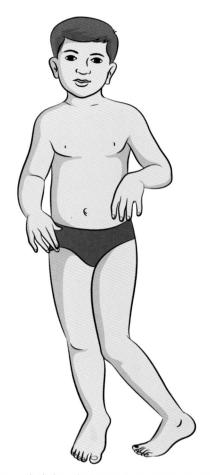

▲ 图 7-16　该偏瘫儿童表现出身体左侧肌肉活动增加和（或）肌肉延展性下降
没有检查和评估的情况下，临床医生无法完全了解导致这种姿势的损伤。他可能存在痉挛、选择性控制丧失伴随运动下肌肉活动过度、肌肉骨骼系统改变、代偿性共同收缩以试图稳定，或任何这些损伤和代偿的结合。这些神经肌肉骨骼损伤在一些患者中可能很难区分

下肢的抗重力肌肉活动过大，步行时患侧上肢的手指屈曲以及肘关节共同激活增加。同样，在患侧手主动屈曲手指时，肌电图记录了非完成任务所必需的上肢肌群的明显活动以及同侧下肢部肌肉的活动（并且在无残疾的对照组中没有出现）。Kamper 和 Rymer[116]发现在 11 名具有不同病变部位的卒中后患者中，尝试主动伸展示指的掌指关节会导致伸肌和屈肌的共激活和（或）伸肌兴奋性降低。Dewald 和 Beer[117]指出在实验等距活动中，无残疾人群和脑卒中后偏瘫患者的健侧上肢会在肩关节和肘关节的协同肌中产生力矩。偏瘫患者的患侧上肢表现出 Brunnstrom 多年前描述的不同共同作用的激活：肘

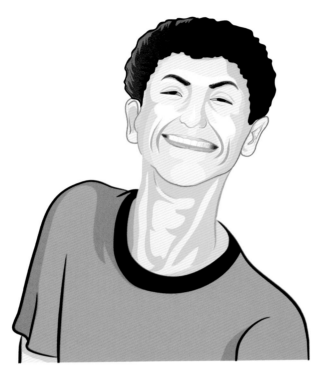

▲ 图 7-17 该年轻人说话时，他颈部多条肌肉的张力增加

他的面部和下颌部紧张可能是尝试使口腔运动与说话连贯保持一致，因为他无法依靠肌肉活动的时间和长度来控制这个过程，甚至无法通过他说话时可能启动的那些肌肉来控制这个过程

关节屈曲时伴有肩外展、外旋和伸展，而肘关节伸展时伴有肩关节内收和内旋。

2. 感觉系统

感觉系统允许接收和记录影响人体功能的体内事件和外部环境事件的能力。来自体内的有关内稳态的感觉信息称为内感作用，包括内脏感觉、饥饿、口渴、内部疼痛，以及皮肤感觉的感受器，例如瘙痒[118, 119]。内感作用最终到达位于额叶和颞叶之间的脑沟中的岛叶。岛叶（图 7-18）被认为是边缘系统的一部分，它能将一系列感觉输入和感受按路线发送至动机和运动成分以进行行为表达[118]。岛叶的部分功能是自我识别。一些触觉传入神经（C纤维）到达岛叶而不是初级躯体感觉皮质。因此，尽管这些传入神经在结构上被归为外感受器，它们的信息到达岛叶并且可能参与某些类型的触觉的情感解释[120]。

身体在空间中的感觉信息来自肌肉、关节以及皮肤传入神经中的机械和牵伸改变，称为本体感觉。本体感觉可以进一步分为意识性和非意识性（图 7-19）。意识性本体感觉包括运动觉（肢体运动的感觉）和关节位置觉（静态肢体位置）[121]。意识性本体感觉从感受器通过脊髓背柱传递，在髓质中交叉，通过丘脑，最终到达顶叶的初级躯体感觉皮质[122]。非意识性本体感觉源自肌肉的牵张感受器和张力感受器，以及控制运动输出的脊髓中间神经元。信息通过多条通路传入到小脑，主要是脊髓小脑后束。非意识性本体感觉信息对于维持正常肌张力和姿势以及协调、平稳的运动是必要的[122]。

外感受是用于表示从环境进入人体的信息术语。这包括触觉信息（轻触和两点辨别）、温度觉、疼痛的外部因素以及振动觉。两点辨别觉和震动觉遵循与意识性本体感觉相似的路径。而疼痛、温度以及轻触觉在脊髓中沿前外侧行经脑干和丘脑，到达初级感觉皮质[122]。外部感受也包括视觉和听觉的特殊感觉、前庭功能、味觉以及嗅觉，所有这些都有各自通过中枢神经系统的路径，下面将对其进行简要描述。

感觉信息处理描述了中枢神经系统用来传递感觉接收信息以形成行为反应的组织、调节以及解释的关系[123]。每个感觉系统有从外部感受器到中枢神经系统内通常多个区域的特定路径，在以下段落中也将非常简要地进行回顾。感觉处理标准化测试

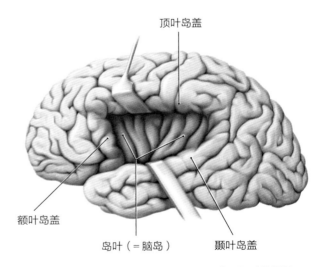

▲ 图 7-18 脑岛位于大脑额叶，顶叶和颞叶的深处

（引自 Gilroy, Atlas of Anatomy, 3rd edition ©2016, Thieme Publishers, New York.）

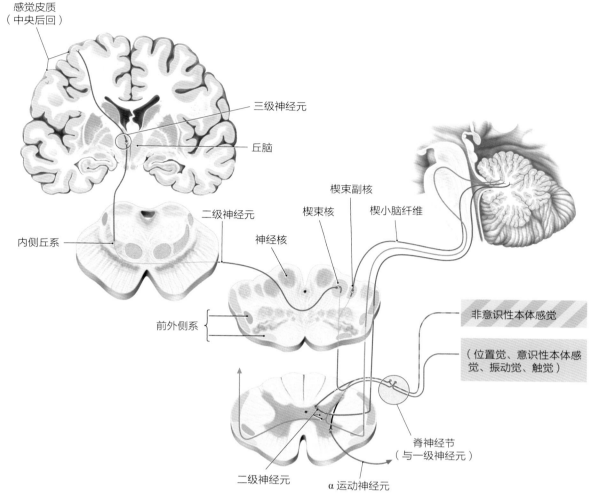

▲ 图 7-19 本体感觉传导通路

在左侧，从一级神经元到三级神经元显示了意识性位置觉、意识性本体感觉、良好定位的触觉，以及振动觉的路径。三级神经元突触位于顶叶的感觉带中。右侧非意识性本体感觉到小脑的路径。关于肌肉牵伸和紧张的信息通过脊髓小脑束到达小脑（浅蓝色和深蓝色）。楔小脑纤维（紫色）从上肢携带牵伸和紧张的信息到小脑，出现在脊髓 C_8 水平上方

（引自 Gilroy, Atlas of Anatomy, 3rd edition©2016, Thieme Publishers, New York. ）

检查人们对各种感觉刺激做出的行为反应，以了解一个人与他人的互动及对环境的选择[124]。

（1）视觉

使用 NDT 的医生意识到神经功能障碍的患者视觉障碍的发生率很高，并提倡由眼科医生和验光师进行检查。临床医生通过活动和参与来检查患者对视觉的使用情况，并指出患者如何聚焦眼睛，使用视觉追踪和目光转移，并调整眼睛和头部的姿势和运动，以配合整个身体的姿势和运动。临床医生执行标准化和非标准化的视觉测试，因为它涉及参与、活动以及姿势和运动。

研究人员和临床医生经常将视觉系统作为婴儿

探索环境的首要且最主要的联系[125, 126]。人类的视觉发展非常复杂。视觉系统的前部包括眼睛和视神经，它们行进至视交叉。视觉系统后部包括视束、外侧膝状核、视辐射和枕叶皮质（图 7-20）[127]。

视觉信息从枕叶皮质通过背侧和腹侧以两条独立的路径传导（图 7-21）。背侧路径（枕 - 顶系统）从枕骨到顶叶，然后到额叶运动皮质和眼区。它负责视觉认知、物体的空间定位，以及视觉引导的运动。腹侧路径（枕 - 颞系统）延伸向边缘系统。它负责感知视觉图像的物理属性[125]。

与一般儿童相比，脑性瘫痪儿童视觉系统前部

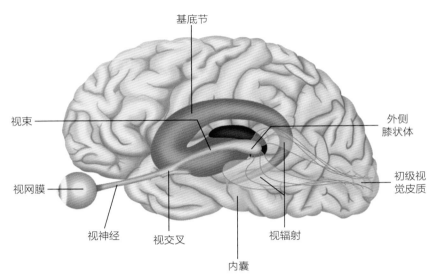

▲ 图 7-20　从眼睛至视觉皮质的路径

视束非常大，可在缺血性或出血性病变中受损，如脑卒中发育畸形及脑室周围白质软化

（引自 Schuenke, Schulte, Schumacher, *Head, Neck, and Neuroanatomy, 2nd edition*©2016, Thieme Publishers, New York.）

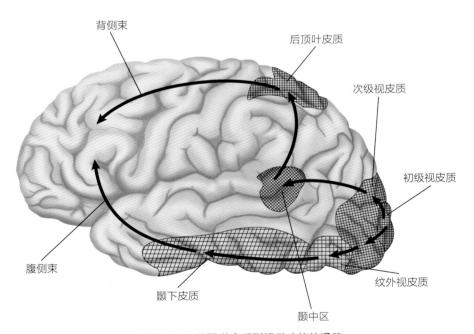

▲ 图 7-21　从视觉皮质到视觉功能的通路

背侧束处理视觉信息在环境中的位置，而腹侧束识别环境中的内容。从眼睛到视觉皮质再回到眼睛的视觉处理覆盖了大脑的广阔区域

（引自 Gilroy, *Atlas of Anatomy, 3rd edition*©2016, Thieme Publishers, New York.）

损伤的发生率较高[125, 126, 128, 129]。这些损伤包括视野缺损、斜视、屈光不正、视觉追踪不顺畅、视调节受损、早发性眼球震颤以及视神经萎缩。未矫正的视觉系统前部的损伤会导致双眼视力发育不良、阅读困难、目光由近到远转移不佳，以及弱视。

脑性瘫痪儿童还可能表现出视觉系统后部的损伤，包括视野缺失（主要是同侧偏盲）和皮质性视损伤。这些损伤影响空间定位和活动度，例如偏盲时颈椎向远离完整视野的方向旋转[127]，以及对弱光刺激的敏感度降低[130]。

脑卒中和颅脑损伤后的患者表现出相似的视觉障碍。研究人员报道说，除了脑损伤前视力活动度下降（包括斜视）、迟发性眼球震颤、辐辏能力降低以及视野缺损外，视敏度也有所损失，包括同侧偏盲、下象限或上象限盲、暗点、高度缺损和黄斑缺损[131-134]。

（2）触觉

> 临床医生通过观察、直接测量（如果可能）以及自我/家庭报告的方式，检查患者寻求、检测以及区分触觉信息的模式和偏好。临床医生执行关于触觉接收、处理以及行为反应的标准化和非标准化测试。

触觉感受器使人们检查和分辨来自环境的信息。皮肤中有髓鞘的触觉机械感受器对压力作出反应，通过脊髓的后束将传入信息发送至丘脑，最终到达位于顶叶的初级感觉皮质（图 7-22）[122]。

位于光滑（无毛发）皮肤中的机械感受器包含感知张力、快速振动，以及持续的触摸和压力的几种不同类型的感受器。有毛发的皮肤中的感受器检测压力，并发送有关触摸位置和触摸方式识别的传入信息[135]。所有这些机械感受器均被归为 A 类感受器，并为中枢神经系统提供高分辨率时空信息[120]。A 型组中每种类型的感受器对刺激的适应速度不同，其中一些在高刺激率下迅速恢复到正常的脉冲频率，而另一些适应较慢。另外，单个感觉神经元的感受野大小各不相同；手、唇和舌中的感受野较小，可以检测细节，而在背部和腿部的较大

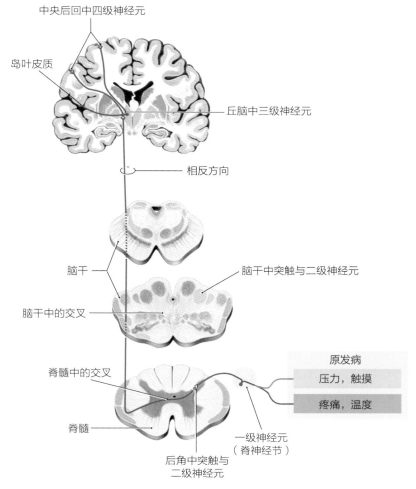

▲ 图 7-22　触觉传导通路
脊髓丘脑通路通过丘脑向大脑皮质的主要感觉带传递疼痛、温度，以及来自感受器的触觉信息。一些上行感觉神经元行至岛叶皮质，并可能更多地参与人的幸福感

（Reproduced from Schuenke, Schulte, Schumacher, *Head, Neck, and Neuroanatomy, 2nd edition*©2016, Thieme Publishers, New York.）

感受野则可以在一个较宽的区域内以较低的精度检测触觉信息。

位于毛状皮肤的另一组触觉感受器可以提供有关在皮肤上轻柔移动的触感的低分辨率信息。这些是较小的无髓鞘 C 型纤维[120]。这些纤维通过脊髓丘脑束（伴随温度和疼痛传入）到达岛叶皮质。尽管这些 C 型触觉感受器被认为是外感受器，但它们更多地充当内感受器，为人体提供有关其健康（内稳态）的信息。当触摸在皮肤表面移动时，A 型和 C 型纤维均会受到刺激。有关皮肤中感觉感受器的进一步描述，请参阅本章节后面有关皮肤系统的部分。

触觉信息在中枢神经系统中进行处理，以感知和定位刺激，根据环境定向，识别物体和物体的特征，并在指尖抓握和口腔控制中对力的幅度进行分级[111, 136]。触觉信息处理的结果是行为反应，包括在使用感觉反馈的情况下的姿势和运动反应。触觉反应的调节被认为对适应行为很重要[136]。对触觉刺激反应过度、反应不足或表现出波动反应的人可能会表现出适应不良性行为[136]，例如击打、哭泣、躲避其他人或玩具、对危险物体的反应迟钝或无反应、恐惧或缺乏恐惧或在嘴中塞满食物。

与正常儿童的对照组相比，患有张力障碍型和痉挛型双瘫的脑性瘫痪儿童的两点辨别能力下降[137]。Riquelme 和 Montoya[138] 使用躯体感觉诱发电位（somatosensory evoked potentials, SEPs）来检测脑性瘫痪儿童和成人的感觉信息处理。与正常儿童相比，脑性瘫痪儿童表现为触觉敏感性降低（以及疼痛敏感性升高），而患有脑性瘫痪的成年人与正常成人之间没有差异。Hoon 等[139] 使用弥散张量成像研究患有脑性瘫痪的早产儿童。他们发现由于脑室周围白质软化导致的从丘脑到感觉皮质的后辐射通路损伤的程度与触觉和本体感觉阈值降低的程度有关。

Tyson 等[140] 发现他们测试的脑卒中后 2～4 周的前循环脑卒中患者中，大多数患者的触觉辨别能力受损。触觉检测受损程度较轻。相反，Connell 等发现在首次脑卒中后 15 天接受测试的患者中，约 1/3 患者表现出触觉受损，而 2/3 表现为本体感觉受损。两项研究使用了不同的感觉评估。

（3）本体感觉

> 临床医生在患者能够参与测试的范围内测试意识性本体感觉。临床医生观察参与、活动及姿势和运动，以尽可能多地了解有和无视觉指导 / 触觉提示下的控制之间的差异，以检测非意识性本体感觉指导的运动行为，并寻找是否存在小脑共济失调（张力过低、震颤、辨距不良）的迹象。

本章节开始部分的感觉系统中对本体感觉系统有所描述。损伤可分为意识性本体感觉受损（感觉性共济失调）或非意识性本体感觉受损（小脑性共济失调）[13]。意识性本体感觉测试包括众所周知的"上 / 下"运动觉测试[121]，即在没有视觉指导的情况下，依靠认知和语言技能，以及本体感觉来报告检查者是否被移动了肢体或单个关节。这项测试通常无法用于儿童。如果患者能够可靠报告，则上 / 下关节位置测试可显示感觉性共济失调者的损伤，但小脑性共济失调者表现为完整。另外，闭目难立征试验（Romberg test）显示感觉性共济失调者睁眼比闭眼时站地更好，而在小脑性共济失调中，睁眼和闭眼进行测试均表现出失去平衡。意识性本体感觉完整性 / 损伤的测试还应该包括静态肢体位置测试，通过患者将肢体位置与检查者被动摆放的对侧肢体位置相匹配进行测试[121]。

在参与者可以在闭眼的情况下可靠地报告运动感觉或模仿对侧肢体位置的研究中，脑性瘫痪儿童和成人经常表现出意识性本体感觉处理异常[121, 138]。Wingert 等[121] 的研究中指出了关节位置感（静态肢体位置）错误，带领研究人员得出本体感觉损伤可能是由于躯体感觉皮质的丘脑皮质投射受损所致的结论。然而，根据偏瘫和双瘫儿童在功能上首选的肢体姿势，他们质疑额外的继发性本体感觉处理错误的可能性，以及这些习惯性位置改变肌梭敏感性、肌肉硬度以及肌肉关节关系的可能性。

Tyson 等[140] 发现他们测试的前循环脑卒中后的患者中，大约 1/4 的患者本体感觉受损。Connell 等[141] 使用不同的评估工具，发现研究中脑卒中后患者本体感觉受损的百分比高于 Tyson 等的发现。他们讨论得出，与 Tyson 研究结果的差异可能是使用的测试方式差异所致。他们所使用的测试中有关本体感觉的项目比 Tyson 等使用的测试更多。

Leibowitz 等[142] 通过一个需要将健侧上肢与桌子下被检查者摆成各种姿势的患侧上肢相匹配的系统对脑卒中后患者进行研究。检查者可以通过该系统测量距离误差。脑卒中后患者的平均距离误差明显高于无卒中的对照组。

由于缺少来自脊髓中间神经元或来自关节位置以及肌肉牵拉和紧张的感觉反馈，脊髓小脑束和（或）小脑病变造成的非意识性本体感觉缺失的影响表现为运动控制障碍。对于脊髓小脑病变，使用视觉代偿本体感觉有助于协调[13]。

在脊髓小脑和小脑病变中发现的运动控制障碍包括张力过低、辨距不良、意向性震颤和（或）姿势性震颤[143]、运动启动延迟，控制关节位置时时序不当 / 三相爆发的主动肌或拮抗肌活动延长（主动肌 – 拮抗肌 – 原动肌），以及多关节运动的协调异常[144, 145]。

(4) 听觉

尽管在脑性瘫痪、脑卒中以及颅脑损伤患者中，听觉损伤的报告比其他感觉系统损伤要少，但它们也可能存在。听觉损伤与其他感觉系统损伤一样复杂多变。使用 NDT 的临床医生检查患者对声音进行定向和定位以及使用听觉信息指导活动和参与的能力。当怀疑有听觉障碍时，临床医生主张转诊给听力学家。

听觉和前庭系统共享相同的感受器和颅神经[146]。当声音从外耳和中耳传至内耳时，听觉通路会检测到声音，在那里毛细胞会通过听觉神经传导声波。听觉神经进入脑干，其纤维在同侧和对侧均分裂到背侧和腹侧蜗神经核。颞叶听觉皮质的输出也发送至同侧和对侧（图 7–23）。整个听觉系统的血供来自脑动脉和基底动脉，并且通常沿路径的每个区域都有多个动脉供应。

脑性瘫痪患者的听觉障碍常与窒息或新生儿高胆红素血症的病理症状同时出现。在 Sano 等[147] 的一项小型研究中发现，所有 6 名由于窒息或高胆红素血症造成的脑性瘫痪患者均患有外周听觉损伤，特别是在耳蜗或耳蜗神经中。胆红素很容易穿过未成熟的血 – 迷路屏障和血 – 脑屏障，而长时间缺氧会损害内耳的外毛细胞。研究人员将他们的诊断归

功于更先进的测听技术。

由于听觉系统的血液供应丰富，以及可能由于其他损伤更迫切需要解决，脑卒中患者很少抱怨听力减退[146]。最常见的主诉是耳鸣，脑卒中后可能需要几天患者才会有明显症状。患者还可能报告听力减退或幻听（蜂鸣声、轰鸣声、钟鸣声）或听觉过敏（声音敏感度提高）。症状可能是单侧或双侧的，并通常与脑干或中脑脑卒中有关。颞叶受累的半球脑卒中可能导致听觉过敏，皮质性耳聋或听觉失认，尽管半球病变中听力障碍通常很细微。

尽管一项针对 1988—2002 年的颅脑损伤后患者的前瞻性研究报告称听觉受损并不常见[148]，颅脑损伤患者可能会存在脑干损伤，或者更常见的颞叶损伤，可能会导致听觉系统受损。然而，由于军事人员可能由于爆炸伤害导致颅脑损伤，因此该人群的听觉障碍发生率可能高于其他原因造成的颅脑损伤。由于防弹衣的保护，一些军事人员幸免于爆炸伤害。一些人存活下来但伴随颅脑损伤，其中视觉、听觉或视觉 / 听觉双重损伤的发生率很高[132]。从外耳、中耳和内耳到听觉皮质的任何地方都可能发生听觉系统损伤。爆炸或枪声引起的噪音可能会暂时或永久地改变耳蜗内毛细胞的阈值，降低毛细胞的硬度，使鼓膜破裂，或引起听觉神经末梢肿胀。爆炸会发出压力波，可能会导致外周或中枢听觉系统损伤[149]。多发性损伤（包括昏迷或认知改变）可能会妨碍检查。

(5) 前庭系统

使用 NDT 实践模型的临床医生在可能的情况下，采用标准化和非标准化测试来检测前庭对活动和参与的贡献。临床医生意识到当观察无法遵循特定要求和指令的患者的姿势障碍时，并非总是可能在临床上将前庭觉、本体感觉和视觉障碍彼此分开。临床医生观察各种姿势下的姿势对线、共济失调的迹象、异常的眼球凝视稳定性或缺乏流畅的视觉追踪，以及观察患者对直立的感知。当怀疑外周或中枢性前庭病变时，NDT 临床医生会转诊给专科医生。

前庭系统专门设计用于检测人体与重力有关的头部位置和运动，以控制平衡姿势稳定[149]。

外周前庭从解剖学上位于内耳，由半规管和耳石器官组成。在这些管道和器官中，随着头部移

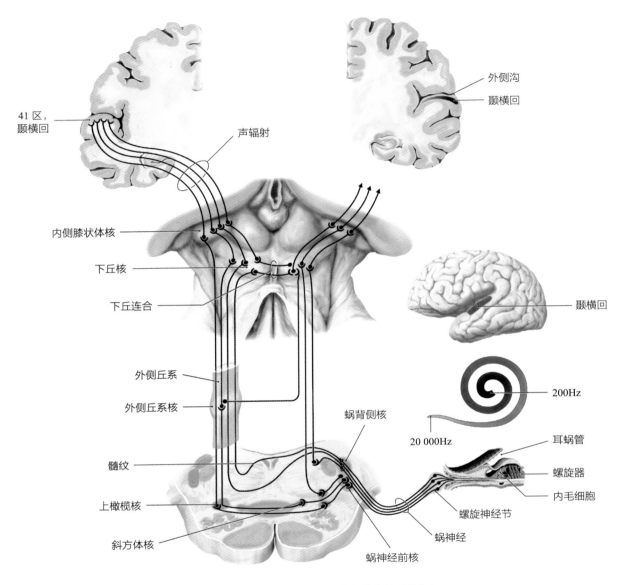

▲ 图 7-23 每只耳朵向两个大脑半球发送听觉信息

（引自 Schuenke, Schulte, Schumacher, *Head, Neck, and Neuroanatomy, 2nd edition*©2016, Thieme Publishers, New York.）

动，液体会在敏感的毛细胞上移动，从而将传入信号传送至前庭神经。信息从前庭神经（前庭蜗神经—第Ⅷ对颅神经的一个分支）传递到脑干中的延髓和脑桥以及小脑[13]。来自前庭、本体感觉、触觉以及听觉的信息在这里被接收。这些脑干和小脑核团发出到眼球运动、自主神经功能及姿势肌的传出信号（图 7-24）。

脑卒中或颅脑损伤患者可能有外周或中枢性前庭损伤。其他资料中详细描述了对前庭病变的特定检查[13, 145, 150]。这些检查需要与具体说明配合使用。

在中枢性前庭共济失调中，患者躺下时肢体运动正常，但行走时出现共济失调[13]。睁眼时站立比闭眼时更稳定；坐位时，快速轮替运动表现正常。可能出现眩晕和眼球震颤，但通常较轻微。

脑卒中可能会发生中枢性前庭病变[150-153]。脑干、后外侧丘脑以及岛叶病变似乎是导致中枢性前庭输出障碍的部位，包括步态共济失调和平衡不佳、垂直感觉定向不良以及侧倾。小脑脑卒中可与前庭系统的急性外周病变相似[153]。

Pickett 等[44]进行的一项初步研究发现，一组

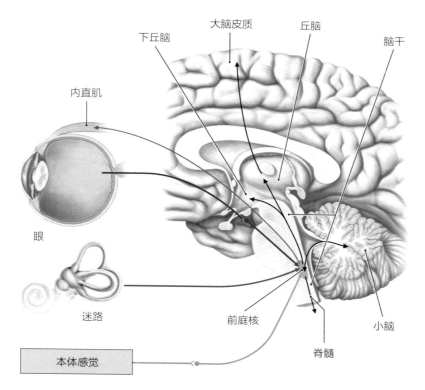

大脑皮质　丘脑

下丘脑　　脑干

内直肌

眼

迷路

前庭核

脊髓

小脑

本体感觉

▲ 图 7-24　前庭信息传递至小脑和视觉系统以控制眼睛运动和平衡

（引自 Schuenke, Schulte, Schumacher, *Head, Neck, and Neuroanatomy, 2nd edition*©2016, Thieme Publishers, New York.）

颅脑损伤后患者的前庭功能障碍潜在姿势（平衡）不稳定，这与早期对该人群的研究一致。他们使用计算机姿势描记在矛盾的感觉条件下对患者进行了检测。他们引用了其他研究人员的假设，即前庭系统损伤可能是颅脑损伤过程中经常持续的剪切力作用下的前庭神经损伤所致。Fausti 等[149]指出，爆炸造成的军事人员颅脑损伤可能会破坏前庭系统的外周和（或）中枢通路。

（6）味觉 / 嗅觉

> 如果患者报告或家庭成员怀疑味觉和嗅觉发生改变，临床医生会将患者转介给其他团队成员。

当前的研究或教科书中关于脑性瘫痪、脑卒中，以及颅脑损伤人群的嗅觉和味觉的信息很少。这些感觉通路可能在患有某些大脑肿瘤的人群中受到更大影响，这些肿瘤会干扰从味觉或嗅觉感受器到中枢神经系统内处理和信息发送路径的通路。

Moo 和 Wityk[154]描述了 1 名患者，该患者报告在他第二次和第三次脑卒中后味觉和嗅觉均发生改变（所有脑卒中均由于大脑中动脉供血区梗死所致，累及岛叶和额顶叶皮质）。他们报道，这些损伤在脑卒中后患者中很少见，并且只有在岛叶和额顶叶区域遭受双侧病变时才有可能发生，这个患者也是如此。

3. 觉醒 / 注意力系统

临床医生会监测心率和呼吸频率、血压以及瞳孔扩张 / 收缩情况，并向医疗团队报告不稳定的数据或可疑的体温变化。这些体征可能表明严重的全身性不适，并阻碍治疗性干预，直到恢复稳定。

临床医生观察并测量患者与环境互动的广泛觉醒和准备情况。临床医生检测施加的和自我启动的运动对患者觉醒的影响以及感觉系统输入对觉醒的影响，并指出觉醒持续的时间和它的调节效果。临床医生检测患者参加相关 / 有意义的刺激，集中和保持注意力，以及在竞争性相关刺激中转移注意力的能力。临床医生注意到调节觉醒 / 注意的刺激以及破坏觉醒 / 注意的刺激。临床医生注意到增加或减少动机的刺激。

广泛的觉醒是在中枢神经系统内几个部位调节的生理活动。Pfaff 等[155] 将广义觉醒的定义行为化，即在所有感觉形态中对感觉刺激反应更大，表现出运动活动增加以及更多的情绪反应。唤醒包括皮质性觉醒、内分泌觉醒以及自主唤醒，这是有动机的行为反应的基础[155]。

广泛觉醒系统在自上而下和自下而上的系统中进行控制。上行（自下而上）系统包括由触觉、味觉、前庭觉和听觉系统在中枢神经系统内接收的信息，这些信息通过脑干（网状结构）投射到大脑后皮质，以支持感觉警觉，并到达前额叶皮质投射用于定向运动动作（图 7-25）。边缘系统和下丘脑的投射控制自主和情绪性觉醒，而产生组胺的神经元有广泛的投射来增加中枢神经系统觉醒[155]。

下行控制包括下丘脑向脑干和脊髓的投射，以控制影响睡眠和自主功能的自主觉醒和视前区神经元[155]。上行和下行控制均有非常高度冗余的功能以保护觉醒。（有超过 120 个基因可调节中枢神经系统觉醒[155]。）

自主神经系统觉醒包括心率升高、呼吸频率升高、血压升高以及体温升高。一项研究报道，在颅脑损伤发生后的前 7 天内，重症监护病房内患有急性颅脑损伤并表现出自主觉醒和肌肉过度活动（称为自主神经失调）的患者，有明显的更严重的损伤和更差的预后[156]。

注意力是对特定信息的集中意识。注意需求包括对特定刺激做出反应的能力、保持注意的能力、选择性注意及转移注意的能力[3]。像觉醒一样，注意力涉及多个神经通路。额叶皮质、顶叶皮质、丘脑以及脑干区域对注意力均有作用[157]。资源分配给执行功能、注意力的选择和定向以及觉醒。岛叶（在额叶和颞叶之间沟回深处的结构，主要与情绪状态和内稳态有关）被认为专门参与认知控制系统[157]。在 Mohanty 等[158] 的一项研究中，当通过功能性磁共振成像进行研究时，饥饿敏感性通过视觉皮质、边缘系统（杏仁核和后扣带回）以及黑质进行传导。在这项实验中，扣带回、顶叶后皮质以及额叶皮质参与空间定向和注意力转移。

觉醒和注意与已知的影响动机的大脑区域共享神经通路（图 7-26）。将信息从前额叶皮质传递到边缘系统的基底节纹状体与动机有关。将边缘系统连接到前额叶皮质的中脑边缘通路，与动机的预期部分有关[159]。另外，注意力是动机的一部分。

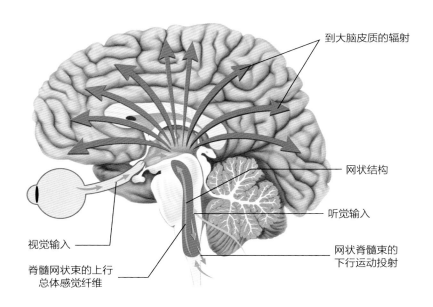

▲ 图 7-25　与生理觉醒有关的中枢神经系统许多结构

来自外周的信息上行并投射到许多高级中心，以提高警觉和运动反应。信息也从中枢神经系统传播至自主神经系统（此图中未显示）

（引自 Schuenke, Schulte, Schumacher, *Head, Neck, and Neuroanatomy, 2nd edition*©2016, Thieme Publishers, New York.）

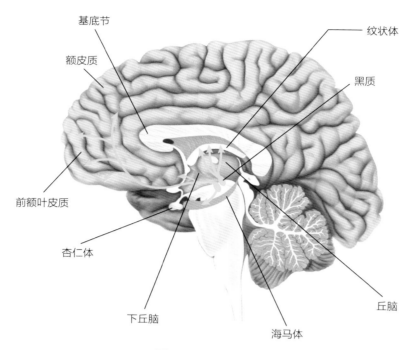

▲ 图 7-26　与动机有关的通路
前额叶皮质和边缘系统形成动机通路。边缘系统包括基底节、杏仁体、海马体、丘脑、下丘脑以及扣带回
（引自 Schuenke, Schulte, Schumacher, *Head, Neck, and Neuroanatomy, 2nd edition*©2016, Thieme Publishers, New York.）

4. 认知

临床医生测试认知／语言技能，或与以测试患者认知功能的团队成员（如神经生理学家）商议可。临床医生检测患者表达和接收与姿势和运动意图，决策、记忆以及实践有关的信息的能力。

认知是指认识或理解，包括推理、直觉、判断、记忆、解决问题以及抽象思维等过程。最后两个功能通常称为执行功能[160]。认知功能和连接位于大脑的几个区域，包括顶颞叶联合区、前额叶皮质以及边缘联合区（图 7-27）[13]。小脑也可能在其与前额叶皮质和边缘系统的连接中对认知有一定作用[161, 162]。

脑性瘫痪患者的智商得分范围很广[163]。对脑性瘫痪分类的比较可能显示出认知能力的一些普遍差异[164]，对于许多存在感觉运动、知觉以及表达性语言障碍的脑性瘫痪儿童而言，在标准化测试中测量智商比较困难[163]。除了这些系统的缺陷外，社会适宜性或缺乏适宜性也可能影响认知发展[165]。

Claesson 等[166] 在一项前瞻性随机研究中发现，

在 70 岁以上的脑卒中患者中，72% 在脑卒中后 18 个月时存在认知障碍，包括记忆障碍、失语症、失用症、失认症以及抽象思维障碍。Lindén 等[167] 也发现，72% 的老年脑卒中患者存在认知障碍，而在性别和年龄相匹配的普通人群中这一比例为 36%。在一项基于人群的研究中，使用不同的评估工具对首次脑卒中后的成人进行研究，在 65—75 岁年龄组中，大约 1/3 表现出认知障碍。

在长期颅脑损伤患者中，随着损伤后时间逐年增加，认知障碍更加明显。另外，发生颅脑损伤时患者的年龄越大，认知结果越差（可能由于可塑性丧失和老化）[168]。总的来说，在颅脑损伤中，认知和行为障碍比身体障碍更普遍，并影响成人重返工作[89]。认知障碍最常见包括处理速度下降、注意力缺陷、记忆障碍以及执行功能障碍[89, 169]。

5. 知觉

临床医生通过标准化和非标准化测试来检测知觉。一些知觉测试不需要运动参与。临床医生观察患者如何与环境和单感觉系统以及多感觉系统刺激相互作用。

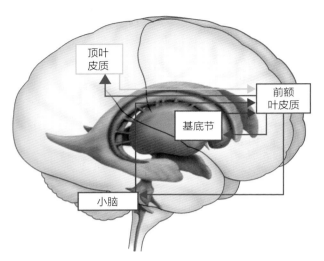

▲ 图 7-27 认知系统

认知系统包括通过前额叶皮质、基底节、顶叶皮质及小脑的完整通路

（引自 Schuenke, Schulte, Schumacher, *Head, Neck, and Neuroanatomy, 2nd edition*©2016, Thieme Publishers, New York.）

知觉是指处理和同化来自环境和自身的感觉信息的能力，通过各种感觉系统来提供与环境相关的空间身体的有意义的信息[3, 13, 170]。通过一个或多个感觉系统接收到的环境事件的感知，从感觉感受器传递到分析信息的各个半球叶的初级和联合皮质。这条路径只考虑一个自下而上的通路，在这个通路中，通过环境、本体感觉和（或）内感受收到的感觉信息在中枢神经系统中被解释和传递。随后知觉信息被传递为一个反映，它可以是一个记忆、一种情绪、一个内部图像、一种执行功能（例如计算一个数学问题）或一个动作（例如说一个词、够取或跑步）。

知觉还涉及注意力、动机、记忆以及期望（目标）的整合，所以包括贯穿中枢神经系统的许多通路的完整性。意图影响动作的知觉信息被传送至额叶的补充皮质和运动前区皮质的运动规划区域，并在初级运动皮质中被翻译成运动指令，用于运动执行[13, 76]。使用 NDT 实践模型的临床医生对这种知觉与姿势和运动动作的关系非常感兴趣，因为知觉是根据感觉运动经验、记忆，以及人所处的特定环境而发展的。准确的知觉有助于建立准确的运动反应作为一个人的运动计划，而对环境和自我的异常知觉可能会导致不准确和低效的运动。由于知觉和

运动计划依赖于完整的多通路途径，中枢神经系统任何一部分的损伤都可能使知觉 / 动作对受损。

当前的研究表明，知觉受自上而下通路的影响，也受多个自下而上通路的输入的接收的影响[171-173]，并行皮质处理甚至可能被视为分散的皮质网络的顶到顶的处理[174]。无论是自上而下还是顶到顶，处理通过各个通路包括前额叶皮质、眶额叶皮质，以及顶颞叶联合皮质，根据过去的经验、背景和社会互动来分析、解释及改变通过感觉系统接收的环境信息的意义。

尽管某些知觉伴随着行动，但行动也可以反过来影响知觉。这种影响的一个例子是在空间移动的人的视觉流动如何影响深度知觉的发展[175]。当双眼共同工作以聚焦时，三维世界的图像投影在二维的视网膜上。每个视网膜（双眼）的这些图像略有不同，这会在附近的环境产生静态的深度和距离感。然而，为了感知环境中的更大深度，空间运动会在"场景"中产生恒定的变化，这使人们可以比较环境中两个或多个点的不断变化的关系。这个视觉流动以及由自主运动导致的前庭和本体感觉输入改变，以及当身体在另一个平面移动时，头部和眼部在横向平面中运动，在知觉上被理解为视觉深度。自主运动产生了对大环境的深度知觉。

Kozeis 等[128]使用无运动视觉感知测试（motor-free visual perception test）检测了 105 名 6—15 岁患有痉挛型脑性瘫痪的儿童，该测试评估了空间关系、视觉辨别、图形 - 背景感知、视觉完形以及视觉记忆。结果显示，其中 57.14% 视觉知觉技能低于或等于无残疾的 6 岁儿童群体。

知觉障碍在脑卒中患者中很常见。一个直接的损伤是单侧感觉忽略，定义为无法定向、报告或对位于大脑病变部位对侧的视觉、听觉或触觉刺激做出反应[75, 176]。与忽略外界感觉信息相反，单侧自身忽略会导致对身体一侧的意识减弱[176]。单侧空间忽略是无法识别身体一侧近处（可够到的范围内）或远处空间的刺激[176, 177]，并可能由于视觉、听觉或躯体感觉意识损伤造成，旨在区分哪个感觉系统损伤会导致知觉障碍的研究设计具有挑战性[12]。

单侧忽略在右侧半球受损的患者中最为常见[74, 75, 177]，右后部病变后较常见失认症，并导致患

者在他们以前熟悉的环境中感到不熟悉。

在颅脑损伤后的患者中，视觉知觉障碍与自我照料独立性呈负相关[74]。在简易样本研究、方便抽样研究中，对来自一家大型城市医院的 31 名颅脑损伤患者进行了研究，McKenna 等[74] 发现，在作业治疗成人知觉筛查测试（occupational therapy adult perceptual screening test）分量表中，单侧忽略占 45.2%。

在涉及多系统对参与和活动的影响的章节中，描述了在接收到知觉信息后由观念形成计划以及运动执行组成的实践或运动计划。

6. 肌肉骨骼系统

肌肉骨骼系统为神经系统提供了框架以表达动作。在脑性瘫痪、脑卒中以及颅脑损伤中，很少发生这个系统的原发性损伤（尽管在遗传症候群患者中经常存在肌肉骨骼系统的原发性损伤）。肌肉骨骼损伤通常是由于长期施加的内力和外力而继发的[178]。描述所有神经障碍中可能发生的所有继发性肌肉骨骼改变超出了本文的范围。这里呈现主要类别以及一些细节描述。

使用 NDT 的临床医生使用临床工具测量形态特征（高度、重量、头/胸维、肢体长度和周长）、肌肉长度、肌力、关节活动度以及骨角度和旋转度。临床医生谨记异常的肌张力会掩盖独立运动控制，可能使这些测量值的准确性变得复杂。一些患者无法配合测试。因此，警惕性以及重复性的测试以及目视观察、触诊和处理，可用于尽可能区分神经肌肉与肌肉骨骼的完整性和损伤。在许多神经障碍患者中，可能会存在以下几大类肌肉骨骼损伤。

(1) 力量产生机制

> 临床医生在可能的情况下使用徒手肌力检查法、测力计，以及观察重力和反重力下的肌肉活动来检查肌肉力量。在等长、向心和离心活动以及开链和闭链运动过程中均对肌肉活动进行观察。

肌肉力量生理学被描述为神经肌肉系统的一部分，但是力量产生（力量）的机制可以认为是肌肉骨骼结构和功能[1]。肌肉活动通过等长、向心以及

离心活动来移动骨骼系统的关节。这些运动通常发生在开式或闭式运动链的人体节段的多个关节。开链运动是在远端节段在空间中活动的情况下发生的，且是无负重的运动，例如通常需要快速移动地够取。闭链运动发生在远端节段处于负重的情况，可以发展力量。闭链运动的例子是在步态支撑相中身体移动超过负重足。

力的产生，或力量，取决于肌肉骨骼系统许多成分的完整性，这些包括肌肉的大小及其纤维结构、被动结构，例如筋膜和肌细胞结构，肌肉的长度 - 张力关系，肌肉长度的力臂，肌肉收缩的速度，肌肉的主动张力以及这个人的年龄和性别[1, 179]。

在非卧床脑性瘫痪儿童中，力量的减弱与活动受限相关[180-182]。非卧床的脑性瘫痪儿童在有氧运动中表现出肌力增高[181, 183]，尽管在这些儿童中，诸如步行等活动也表现出比肌力下降更多的损伤[184]。在一项对脑性瘫痪儿童进行力量干预的随机试验的系统性回顾中，发现力量训练在提高粗大运动功能评估量表（gross motor function measure）的得分上没有临床效果[182]。有趣的是，许多研究仅使用向心或等长最大自主运动来研究对非卧床脑性瘫痪儿童测试强度的强化效果[185]，并且他们使用开链渐进式锻炼作为干预措施[183, 186, 187]。由于步行及相关的活动需要复杂的姿势控制和许多下肢肌肉，以闭链运动的方式进行等长或离心运动，且步行也需要对杠杆臂的最佳使用以及将能量从一个身体节段传递至另一个节段，开链运动甚至闭链"锻炼"可能不足以改变步行的效率和活动。

(2) 肌肉长度的改变

> 临床医生测量被动活动度和主动活动度（active range of motion，AROM）。临床医生在各种身体姿势下进行测量以注意范围的差异，并在传统测试位置和必要时根据需要改变位置对双关节和多关节肌肉进行测量，以适应患者肌肉和骨骼形态。临床医生以详细的方式记录结果，以表达患者展示的肌肉长度的变化。

肌肉的体内超声成像为研究人员提供了直接观察的可能[188-191]。研究人员使用超声技术测量患有痉挛性双瘫和偏瘫的非卧床儿童以及脑卒中后成人腓肠肌的肌肉特性。他们挑战了人们普遍持有的

观点，即痉挛肌肉的肌节损伤与长时间制动者的肌节类似。肌肉力量改变可能是肌纤维直径和肌束长度或肌节长度减小而不是肌节数量降低。这些研究仍在完善和探索中，但他们目前支持主动干预以解决由此导致的肌肉体积下降和被动僵硬度增加。

Foran 等[192] 回顾了有关痉挛性骨骼肌肉改变的现有文献，推断出与正常的肌肉组织相比，痉挛肌的肌纤维大小和纤维类型分布改变，细胞外基质材料增殖，肌细胞刚度增加，以及细胞外基质材料的机械性能下降。

肌肉长度可变可能与异常的反射性肌张力、过度共同收缩，和痉挛以及肌肉内部及其周围结缔组织内的机械性能改变有关[6, 7]，但肌张力升高↔肌肉缩短 / 关节挛缩的因果效应或"恶性循环"尚未建立。

在脑性瘫痪和脑卒中患者中，某些肌肉群倾向于变得更长。肌张力弛缓或减退的脑卒中患者的肩袖可能会随时间的变化而变长[193]。结果包括肩部疼痛和肩袖撕裂以及肩关节半脱位。

(3) 骨骼变化

> 临床医生在三个主要平面上测量关节活动和骨性对线，触诊骨的形状，测量身体节段长度和周长。

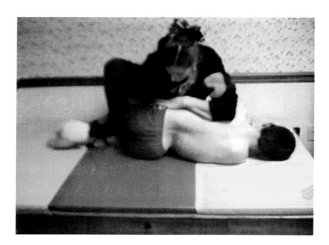

▲ 图 7-28　脊柱侧弯脑性瘫痪患者

脊柱侧弯在脑性瘫痪患者中常见，其严重程度与神经功能障碍的严重程度以及弯曲出现的开始有关。骨骼成熟后脊柱侧弯可能进展[30]

中度至重度脑性瘫痪儿童常出现骨骼发育迟缓、骨密度降低以及线性骨生长减弱[194, 195]。脑性瘫痪常见的继发性骨骼改变包括脊柱侧弯（图7-28）、过度胸椎后凸、脊椎滑脱、髋关节发育不良和关节炎、髋关节半脱位和髋关节脱位、长骨扭转畸形、高位髌骨，以及多处远端肢体畸形[28-30, 178, 196]。研究所有这些骨骼变化以确定引起它们的因素，包括异常神经影响，对线不佳的身体节段上的外部（地板反作用力、肢体或肢体节段的负荷、重力）和内部（肌肉力量和活动失衡）的反复的力，以及感觉定位或处理不佳。有详细的文本对脑性瘫痪和颅脑损伤人群的许多继发性肌肉骨骼损伤进行了描述[197-199]（图 7-29 至图 7-32）。

7. 呼吸系统

呼吸驱动受脑干中央(延髓上 2/3 和脑桥)控制。

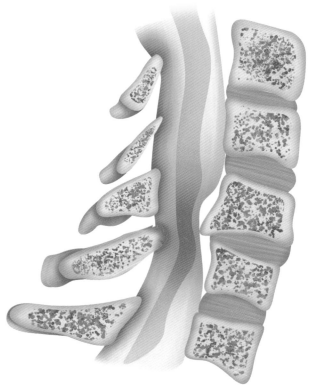

▲ 图 7-29　伴随脊髓受压的退变性颈椎病变和神经状态恶化示意图

伴随脊髓受压的退变性颈椎病变和神经状态恶化常见于肌张力障碍和手足徐动症[178, 200-201]。它们的原因是颈椎的异常运动（肌张力障碍或手足徐动人群经常在不对称的姿势中使用强烈、重复的颈椎伸展）以及强烈不对称的下颌运动

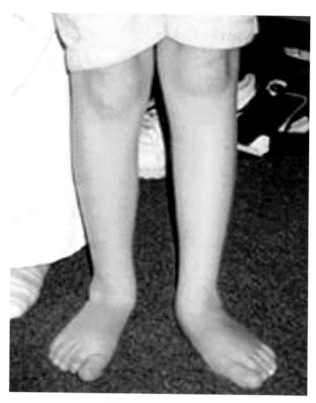

▲ 图 7-30　负重下足旋前

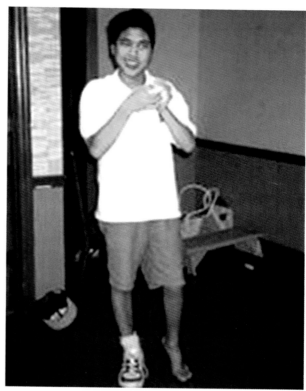

▲ 图 7-31　马蹄足

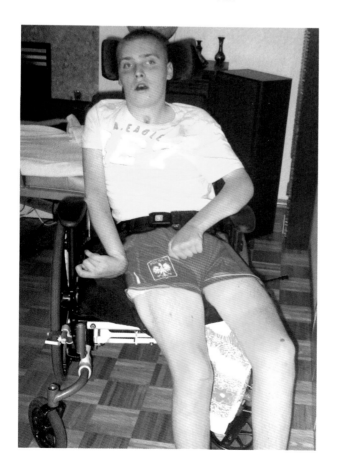

◀ 图 7-32　颅脑损伤后挛缩

患者颅脑损伤后挛缩，如 Ernie（见第五篇病例报告 A4）所示，与肌肉过度活动和损伤后肌肉结构改变有关 [6, 7, 203]。贯穿整个生命周期的骨重塑 [204, 205]，以及肌肉活动和身体节段对线异常会对骨骼施加异常的机械压力，可能会改变它的结构。一些颅脑损伤的人表现出严重的张力过高，可迅速改变身体节段排列，甚至可能改变骨结构。此外，颅脑损伤可以发生在任何年龄，因此异常神经影响、异常内力和外力以及感觉记录和处理的长期作用，可能会如同在脑性瘫痪患者中所见的影响一样影响颅脑损伤患者呼吸中枢控制呼吸的节奏模式和频率，某些脑卒中患者的呼吸中枢可能受到损害[206]。脑性瘫痪和颅脑损伤患者的这些区域也可能受到损伤。呼吸循环通过化学感受器和感知细胞外液 pH 来调节和响应血液中二氧化碳和氧气水平[206]。皮质控制也可以短时间内将呼吸频率调节至一定程度（受血气水平限制）。在肺内，控制支气管扩张和收缩的支气管肌肉是自主神经系统控制下的平滑肌。

膈肌、斜角肌、肋间肌、腹肌以及呼吸辅助肌的活动会调节呼吸系统的大小和形状，以及胸内压和腹内压（图 7-33）。吸气的主要肌肉是膈肌，它是一个具有中心腱的圆顶形肌肉。当它收缩时，圆顶下降并压缩腹部内容物，从而增加腹内压。该压力从侧面传递至胸腔下部，使其膨胀，而腹肌收缩则支撑内脏对抗膈肌的圆顶[207]。膈肌收缩还会导致下部六根肋骨通过膈肌肋骨纤维的起点向上和向外移动。吸气过程中，斜角肌和肋间肌胸骨部分使胸廓上部和中部上升并扩张。随着肺部回缩，被动发生潮式呼气。可以通过腹部活动来控制活动的呼气，例如讲话。

呼吸过程中肌肉活动减少会导致膈肌圆顶降低，以及已描述的所有肌肉动作的效应降低。胸壁僵硬和胸部塌陷、腹部外移在吸气时均会发生[206-209]。呼吸音很安静，听诊时发现肺底部几乎没有空气运动[209]。呼吸较浅，可以通过增加频率来弥补。

临床医生通过听诊检查患者的呼吸音，也检查随着位置变化和直立姿势和运动引入的呼吸调节，同时记录医学专科医生进行的肺部检查的结果。用于某些患者的血氧饱和度的数据——脉搏血氧仪读数，与位置改变和姿势以及运动表现有关。

在康复或适应训练中，临床医生检查和测量吸气和呼气时的呼吸节奏、频率、胸围以及使用的肌肉模式。这些测量值是在休息和活动时获取的。临床医生通过吞咽 / 呼吸、发声 / 呼吸以及在环境 / 呼吸中移动来测量呼吸的协调性；检查主动气道清洁能力；处理患者以感觉呼吸节奏和模式，并确定呼吸如何随姿势和运动变化而改变。

与无支气管肺发育不良（bronchopulmonary dysplasia，BPD）的早产儿童相比，患有 BPD 的早产儿表现为吸吮 - 吞咽 - 呼吸模式协调性降低[210, 211]。另外，患有 BPD 的婴儿可能无法将呼吸频率调节为稳定的吸吮 - 吞咽 - 呼吸模式，因为较慢的频率可能会使血氧饱和度降低[211]。他们不规则的呼吸和呼吸暂停增加反过来会干扰急需的营养摄入。患有 BPD 和难以哺乳喂养的婴儿通常被视为神经功能障碍的高危人群[210, 212]。

在一项研究中，患有严重脑性瘫痪 [粗大运动功能分类系统（gross motor function classification system，GMFCS）水平 4 和 5] 儿童的最大肺活量明显低于无残疾的同龄儿童[208]。他们的胸上部发育不全（与无残疾的同龄人的胸部 X 线片检查相比），他们的呼吸模式通常很快，伴随着吸气时胸

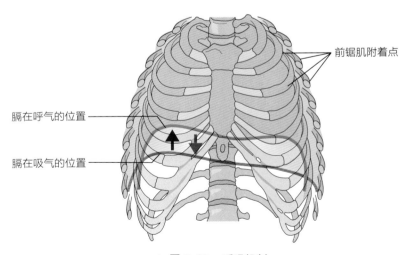

▲ 图 7-33 呼吸机制

（引自 Gilroy and MacPherson, *Atlas of Anatomy, 3rd edition*©2016, Thieme Publishers, New York. ）

壁塌陷。在一项研究中，患有严重脑性瘫痪的青少年和成人（GMFCS 水平 4 和 5）表现出异常的吞咽 – 呼吸模式，特别是对于稀液体[213]。对于稀液体，参与者吞咽后吸气的发生率高于对照组，而使用稠液体或布丁的吞咽 – 呼吸表现出与对照组相当的吞咽后呼气。

呼吸障碍也会影响脑卒中患者。在卒中后急性护理阶段常见肺部并发症[214]。一些患者脑卒中后住院的第 1 天就出现肺栓塞、肺炎或肺水肿，其他一些在前几周也会出现。当与脑卒中后患者互动时，这些危及生命的状况需要所有团队成员的仔细检查。

根据所引用的研究，估计呼吸障碍会影响 18%～88% 的脑卒中患者[206]。除了通过医学手段控制的中枢呼吸功能障碍外，脑卒中后患者还可能出现呼吸的肌肉骨骼力学障碍和吞咽困难。某些脑卒中后患者的静息呼吸和呼吸与吞咽的协调明显受损，其平均周期长度缩短，且呼吸频率加快[215]在一项研究中，许多吞咽困难患者表现出吞咽 – 呼吸模式的协调受损，即在吞咽后未能呼气[216]。

8. 心血管系统

心血管系统向身体输送营养、气体、激素和血细胞，并通过血管系统清除代谢废物。当然，用于该系统的泵是心脏。延髓调节血管直径的变化（血管舒缩性活动），从位于颈动脉窦和主动脉弓的血管系统的压力感受器(图 7–34）和化学感受器接收输入。延髓中的血管舒缩中枢还接收来自下丘脑、大脑皮质和皮肤的输入。心血管系统由通过延髓输出的自主神经系统（autonomic nerve system, ANS）进行调节。自主控制的交感部分的感受器位于心肌的窦房结。去甲肾上腺素刺激这些感受器会增加心率，增加收缩力，并使冠状动脉扩张。外周血管的交感刺激会导致血管收缩[217]。自主神经系统的交感部分可以刺激肾上腺在运动的过程中分泌肾上腺素，肾上腺素通过血液携带。自主神经系统的副交感部分通过迷走神经(颅神经 X)影响安静心率，降低心脏收缩力。

> 临床医生通过听诊或触诊脉搏来监测血压、心率和节律，在安静时、姿势改变以及活动期间监测这些生命体征，监测有心血管系统调控或调节不良史的患者的这些生命体征。也会检查肢体的颜色和温度以及四肢的水肿迹象，通过运动和活动监测生命体征。

早产和足月的婴儿均可能发生动脉导管未闭（图 7–35），但在早产婴儿中更常见，早产婴儿也更容易受到流向身体的富氧血液减少和肺动脉压力增加的影响[218]。在体重不超过 1000g 的婴儿中，可能会导致充血性心力衰竭，需要进行缝扎术治疗才能存活[219]。

研究表明，脑性瘫痪儿童与无残疾儿童相比活动能力较差，他们的最大耗氧量、肌肉耐力以及无氧峰值功率较低[220]。心肺功能身体锻炼项目表明，许多脑性瘫痪儿童和成人可以以 70%～85% 的最大心率水平安全地进行锻炼。对寿命和健康的影响尚待研究。

在成人发作的心血管疾病中，冠心病和脑卒中有几个共同的风险因素，包括高血压、高胆固醇、糖尿病以及吸烟[221]。心房颤动与脑卒中风险增加相关[222]。有脑卒中病史的人可能会有心脏病损，例如缺血性心脏损伤、心律不齐以及心率变异性（heart rate variability, HRV）降低[223]。此外，脑卒中后轻偏瘫和运动控制不良经常导致身体活动水平低下，这是发生新的脑血管和心血管事件的风险因素。脑卒中后心血管适应能力可能仅为年龄和性别相一致的久坐人群的 50%～70%[224]。

研究人员评估了颅脑损伤后的心血管系统反应，以预测神经损伤的严重程度和预后[225, 226]。在健康的心血管系统中，心率会发生变化。脑损伤中这种可变性的丧失可能意味着压力感受器的自主输入的丧失，而压力感受器负责感知血压变化并相应地调整心率。在研究的一组患者中，这种丧失与生存预后不良有关[225]。

在某些患者中，颅脑损伤后另一个心血管事件是持续性阵发性交感和对有害刺激（通过气管切开术吸液、膀胱充满、医疗程序等）的过度活跃的综合征[226]。尽管预期会对不良刺激产生交感反应，但去除刺激后无法恢复控制可能是这种自主神经失调的原因，这与不良预后有关。

9. 消化系统

消化（胃肠）系统在脑干和大脑皮质中受到集中控制。吞咽涉及第 V、Ⅶ、Ⅸ、X 和Ⅺ对颅神经。这些颅神经参与咀嚼的控制以及舌、咽和喉的感觉和运动功能。颅神经是突触直接在脑干上的周围神经。吞咽的开始是随意的，与感觉和运动皮

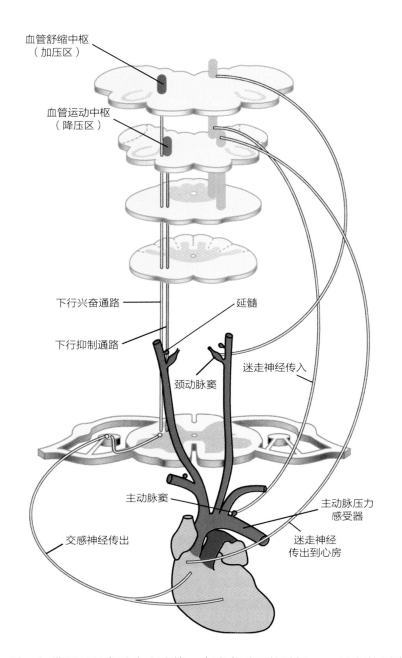

血管舒缩中枢
（加压区）

血管运动中枢
（降压区）

下行兴奋通路

下行抑制通路

延髓

颈动脉窦

迷走神经传入

主动脉窦

主动脉压力
感受器

交感神经传出

迷走神经
传出到心房

◀ 图 7-34　心血管系统传导示意图
压力感受器将信息传递至延髓，然后由延髓调
节血管直径，控制血压和流量
（引自 Michael and Sircar, *Fundamentals of Medical Physiology* © 2010. Thieme Publishers, New York.）

质、扣带回以及岛叶中央连接。小脑在吞咽的时间和顺序上也可能发挥作用[227]。

咽部位于食管顶部，由颅神经支配的骨骼肌进行控制。食管同时具有骨骼肌和平滑肌。上食管括约肌受骨骼肌控制，而下食管括约肌由平滑肌控制。迷走神经对食管中的机械传感器做出反应，以控制胃内容物的运动。迷走神经还控制胃张力和移动性。迷走神经和脊髓传入神经共同供应小肠和近端结肠[227]。

尽管膈被认为是呼吸系统的一部分，但食管通过它的膈脚部分（图 7-36）[207, 228]。膈的这部分必须短暂停止收缩，以使食物通过食管，并可能受到脊髓或脊神经甚至是周围神经的控制[228]。胃食管反流疾病与膈脚过度放松有关。

临床医生检查口腔区域的感觉和运动功能以及吞咽机制，并可能涉及视频吞咽造影检查。检查包括在安全参数范围内进食和饮水。临床医生在进食、饮水、呼吸以及发声过程中，触诊不同姿势和运动下的胸椎和胸部的肌肉活动食管以及腹部肌肉。当出现指征时，临床医生提倡转诊给营养、吞咽以及胃肠病学的专科医生。

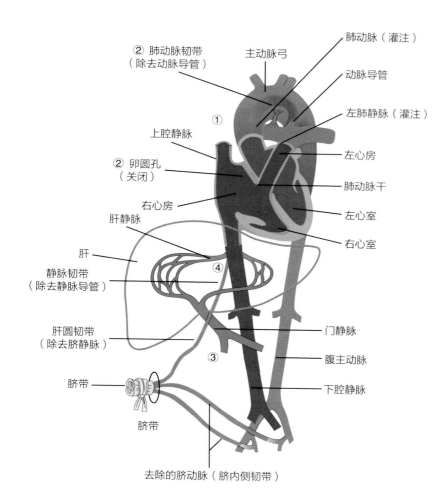

② 肺动脉韧带
（除去动脉导管）

主动脉弓

肺动脉（灌注）

动脉导管

左肺静脉（灌注）

①

上腔静脉

② 卵圆孔
（关闭）

右心房

肝静脉

肝

静脉韧带
（除去静脉导管）

肝圆韧带
（除去脐静脉）

脐带

③

脐带

左心房

肺动脉干

左心室

右心室

④

门静脉

腹主动脉

下腔静脉

去除的脐动脉（脐内侧韧带）

◀ 图 7-35 胎儿血液循环变为产后的血液循环示意图

如图所示，胎儿血液循环变为产后的血液循环。如果卵圆孔和动脉导管未闭合，胎循环仍将继续，从而使血液在主动脉和肺动脉之间流动。由于富含氧气的血液与缺乏氧气的血液混合，会导致心脏功能紧张，以及肺动脉血压升高。① 随着出生开始进行肺呼吸，肺部血压下降，导致来自右肺动脉干的血液进入肺动脉；② 卵圆孔和动脉导管闭合，消除了胎儿从右到左的分流。此时心脏中的肺循环和体循环分开；③ 当婴儿与胎盘分离时，脐动脉（脐带近端部分除外）以及脐静脉和静脉导管闭塞；④ 被代谢的血液现在通过肝脏

（引自 Gilroy and Macpherson, *Atlas of Anatomy, 3rd edition* © 2016. Thieme Publishers, New York. ）

吞咽障碍（吞咽困难）在脑性瘫痪儿童中很常见，可能同时具有口腔控制和吞咽 – 呼吸协调障碍[229]。消化系统损伤在脑性瘫痪儿童中较为常见[230]，并且随着中枢神经系统损伤程度加重而加重。胃肠动力障碍[231]是在视频吞咽造影和超声检查中见到的主要损伤。胃食管反流较常见，伴随胃排空时间延长和食管蠕动异常。慢性便秘也较常见，研究中发现近端结肠运输时间延长[231, 232]。慢性便秘会导致腹内压增高，也可能导致胃食管反流疾病（gastroesophageal reflux disease，GERD）[230]。Park 等[232]的研究中发现，卧床的脑性瘫痪儿童的结肠传输时间较长。

营养不良和体重增加可能与进食困难和胃食管反流疾病有关。Campanozzi 等提出，患有脑性瘫痪和胃食管反流疾病的儿童的颈部过伸姿势可能不仅因为姿势和运动障碍，也因为由于胃食管反流疾病而努力寻找一个舒适姿势。

脑卒中后患者也表现出与脑性瘫痪儿童中所见相似的吞咽和胃肠蠕动障碍。影响脑干的脑卒中会干扰吞咽反射，而中央前回和内囊病变会影响随意吞咽和蠕动的协调。合并脑干和皮质病变并伴有颅神经受累的患者患吞咽困难的风险较大[227]。脑干病变与下食管括约肌张力降低和上食管括约肌张力增高有关。迷走神经功能障碍可能会导致胃肠出血（应激性溃疡）。胃排空可能会延迟。结肠传输时间可能会延迟，特别是右结肠、结直肠功能障碍，可能是由于中枢神经系统病理与不动和饮食习惯改变的结合有关[227]。

在急性颅脑损伤患者中，创伤会释放皮质醇、促肾上腺皮质激素（adrenocorticotropic hormone，ACTH）、胃泌素[233]。这个高肾上腺素能反应在损伤发生的 24h 内快速升高，并且与损伤的严重程度相关。消化系统中随后的酸分泌导致压力出血性溃疡，这可能是致命的。

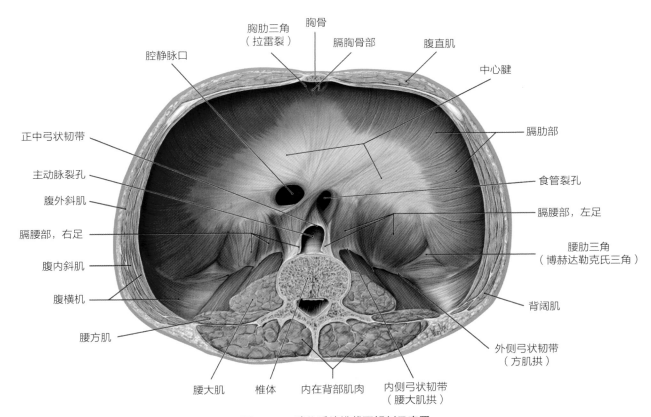

▲ 图 7-36 消化系统横截面解剖示意图
消化系统包括部分膈，因为它包围着食管。脑卒中、颅脑损伤以及脑性瘫痪患者的膈活动、食管括约肌活动、胃和肠蠕动可能受到损害
（引自 Schuenke et al, *General Anatomy and Musculoskeletal System, 2nd edition* © 2014. Thieme Publishers, New York. ）

10. 皮肤系统

皮肤（外皮）使身体免受环境毒素和细菌的影响，使其免受伤害，以及预防身体水分流失[234]。它不断地脱落和补充，因为表皮五层中最下面的一层是在子宫中形成的，从第 21d 开始形成单层，增加了一层又一层的复杂性，直到产后成熟。真皮在表皮之下，由纤维母细胞、弹性蛋白以及胶原蛋白组成。真皮下是皮下脂肪，然后是肌肉筋膜网（图 7-37）。

表皮和真皮有丰富的感觉感受器（图 7-38）。这些包括梅克尔触盘（Merckel's disks）、游离神经末梢、梅氏小体（Meissner's corpuscles）、帕西尼氏小体（Pacinian corpuscles）、鲁西尼氏小体（Ruffini's endings）以及毛囊感受器。梅克尔触盘正在慢慢地适应机械感受器，这些感受器能够感知压力和质地。它们存在于多毛和无毛的皮肤中。游离神经末梢数量很多，它们可以察觉温度、压力、触摸、拉伸或疼痛。不同类型的游离神经末梢以不同的速度适应刺激。梅氏小体是感受轻触摸的机械感受器，能迅

速适应。它们大量存在于无毛的皮肤中。帕西尼式小体是对振动和压力，例如皮肤压痕敏感的机械感受器，但是对缓慢的压力不敏感，因为它们快速适应。它们不如其他受体那么多。鲁西尼氏小体是缓慢适应的压力感受器，可以感受无毛皮肤中的拉伸。它们有助于指尖运动的运动觉（鲁西尼氏小体也位于关节中，可以感受关节角度变化）。毛囊的根部具有神经末梢，可以感受运动和触摸[235]。

使用 NDT 的临床医生检查皮肤，注意完整和病变区域，并测量病变部位的大小。临床医生检查表皮质在筋膜和肌肉层下面的弹性和流动性，检查含水量的体征。临床医生会注意皮肤的一般温度，并连续检查患者对治疗性干预的皮肤反应。这包括颜色和温度变化、组胺反应体征、缺血体征，以及自主神经系统调节障碍的体征。临床医生触诊瘢痕组织和愈伤组织，以检查它们的质地、深度以及对表皮和真皮深层的依从性或黏附性。

许多健康相关行业的专业人士都将皮肤状况视

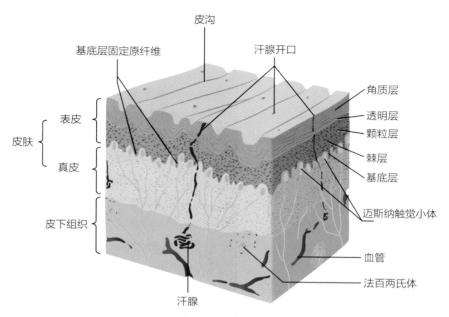

▲ 图 7-37　皮肤的层次

（引自 Schuenke et al, *General Anatomy and Musculoskeletal System, 2nd edition* © 2014. Thieme Publishers, New York. ）

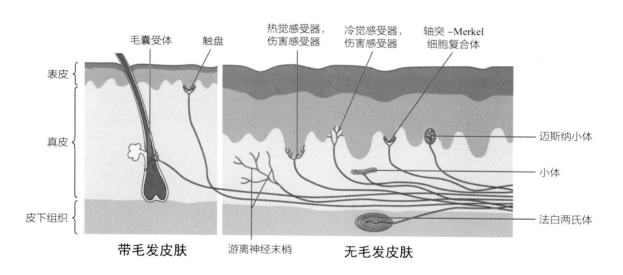

▲ 图 7-38　皮肤中的感觉感受器

在多毛和无毛的皮肤中有各种各样的感觉末梢。有关此感觉信息如何传递至中枢神经系统的详细内容，请参见触觉感受器部分

（引自 Schuenke et al, *General Anatomy and Musculoskeletal System, 2nd edition* © 2014. Thieme Publishers, New York. ）

为身体检查的一部分。早产儿的皮肤不像足月婴儿那样厚，也不像足月婴儿那样发育完全[234]，并且老化的皮肤由于失去弹性蛋白和胶原蛋白而变得薄且扁平[236]。这两类人群的皮肤比其他年龄组的皮肤更加脆弱，因此需要采取预防措施以防止受伤。

皮肤完整性可能会受到机械负荷的损害，导致局部缺血压力，当发生开放性溃疡时，这可能是主要的发病来源。老年人、卧床不起或使用轮椅的人很容易受到伤害。诸如剪切力、湿度、温度升高、摩擦力，以及感觉障碍等因素可能会加速压疮的进展[237]。

手术造成的皮肤瘢痕会限制关节活动。瘢痕周围的皮肤区域可能会出现麻木或感觉异常。由于与早产相关的骨科手术、脑室-腹腔分流放置、胃造口术放置造成的手术瘢痕在脑性瘫痪患者中很常见。颅脑外科手术常见于引起脑卒中的颅内出血，或由于颅脑损伤所致。颅脑损伤患者的身体可能有多处损伤，需要进行手术。植入皮下的设备，例如分流器；用于药物输送的药物储存器，例如泵和端口；以及起搏器可能会粘在皮肤上，会限制运动并引起不适。

自主反应可导致皮肤变色、皮肤温度改变、肢体感觉温暖或寒冷以及出汗。这些症状在脑卒中后很常见[238]，并且作为反射性交感神经营养不良或类似的自主神经功能障碍的一部分，其本质上是多系统。Scedberg 等[239]发现脑性瘫痪儿童皮肤温度明显低于无手足残疾的儿童。卧床的脑性瘫痪儿童足部皮肤温度低于非卧床的脑性瘫痪儿童。

二、神经发育疗法实践模型在行动

临床医生记录观察、处理以及检查的结果，这可能会产生更多问题。提问是信息收集的一部分，如第 6 章所述，NDT 实践模型显示了与患者互动的所有部分如何不断地重复和相互强化。再一次强调，信息收集和检查并不总是独立的存在，其中一个在进入下一阶段前完成。相反，检查可能导致过程中的任何成员进一步询问患者如何在他的世界中活动，或回答由患者或其家人提出的问题。

例如，一位患者试图走上路缘石时，他的治疗师注意到患者可以抬起并将足放在路缘石上。然而当患者的足接触到路缘石时，他会屈曲髋关节、膝关节并收缩伸踝肌群，以接近伸展的最大范围，同时倒向支撑面的后部，这很危险，容易导致跌倒。患者及其家人注意到，当患者试图自己转移到车辆的乘客座椅上时，也会发生同样的后推动作，并且他们会咨询临床医生这两种动作是否相关。在先前的信息收集中并未讨论到这种转移，但是它现在成了关于患者日常生活信息的补充。这个例子再次显示了与患者相关的所有人之间及与患者接触的不同阶段之间，NDT 实践过程的互动性有多大。

三、总结

对脑性瘫痪、颅脑损伤、脑卒中以及相关神经障碍患者的检查，需要了解参与、活动以及身体结构和功能在多个系统之间的关系。由于神经障碍患者几乎总是在几个身体系统中都有损伤，检查需要熟练的观察，并可能耗费时间较长。因此，根据在初次访谈中收集的信息、患者和家人陈述的结果、姿势和运动的初次观察，以及来自检查处理的信息，使用 NDT 的临床医生构造检查以简化和定制检查。

由临床医生检查的患者可能无法完全参与标准化和非标准化的检查。这种局限性增强了临床医生对发展出色的观察、触诊和处理技能，以及认真倾听患者及其家人，并愿意在每次干预期间检查、倾听以及评估的需求。

尽管第三方付款人和雇主需要及时的书面文件，但临床医生意识到检查很复杂，因此会不断完善。当初始文档完成后，检查并不会停止。检查需要警惕复查，这就是 NDT 实践模型显示检查总是在与患者及其家人互动的任何过程中进行的原因。

如本章和 NDT 实践模型所示，使用 NDT 的治疗师依赖于许多知识来源以在检查的过程中为实践提供信息。这些包括但不仅限于以下内容。

- 功能（参与和活动）及其对未来功能的影响的知识。
- 多系统身体功能的知识，包括姿势控制和运动执行。
- 单一身体系统完整性和损伤的知识。
- 运动控制、运动学习、运动发育，以及神经可塑性的知识。
- 多系统如何以及为何产生代偿的知识。
- 认知 / 学习理论、交流理论，以及心理理论的知识。
- 检查身体系统的处理技巧，同时注意处理对功能、姿势和运动的影响的知识。
- 标准化和非标准化测试的知识。

治疗计划的评估与制订
Evaluation and Developing the Plan of Care

Marcia Stamer **著**

涂君实 **译** 李芳鑫 **校**

第8章

　　本章将阐述与解释 NDT 实践模式，使读者对于该疗法具体临床操作的理解更加清晰，评估部分将解释患者做这些内容的原因。后文将更加详细地说明临床工作者运用 NDT 技术理解生活环境、活动和身体结构与功能对患者的影响，将这些影响因素按照其对患者的功能水平的影响排序，最后运用这种问题解决程序来设定患者的预后、可测量的功能结局和治疗计划。

　　本章最后部分将给学生和初学者医生提供评估程序的信息及指南，同时也会提供两种目标书写与评测系统的详细内容。

学习目标

通过学习本章节，初学者将可以完成以下内容。
- 列出 NDT 实操模式评估流程的顺序。
- 为患者提供一份专业、有针对性、可测量的功能结局，同时可以分辨出结局是活动性的还是参与性的。
- 能够识别影响上述结局的至少 2 个正常的身体系统以及 2 个残损系统。
- 列出治疗计划中 NDT 实操模式的重要组成部分，并简明阐述这些内容为何重要。

通过学习本章节，对 NDT 有经验的读者将可以完成以下内容。
- 通过使用 NDT 实操模式中的评估程序来书面地评估患者。
- 通过书写功能结局，快速地决定怎样改变环境（个人及周围）才能够使患者有更好的结局与更多的活动参与。
- 专业地描述身体各系统之间的相互作用，特别是一个系统是如何改变、强化或在另一个系统中产生新的缺陷或损伤。
- 描述身体系统、活动和参与的互相作用以及它们对于患者的互相影响。
- 根据患者的实际情况制订一个个性化的治疗计划，包括本章列出的所有要点。

通过学习本章节，对 NDT 有丰富经验的读者将可以完成以下内容。
- 简要的书面评估和治疗计划可以被用来指导初学的临床工作者。
- 向初学的临床医生、诊疗团队成员、患者、患者家属及同行解释 NDT 实操模式评估及治疗计划的整体结构和目的，以便每个人在治疗中扮演好自己的角色。
- 设计解决问题的模板来解释参与 / 参与受限、活动 / 活动受限、身体系统完整性 / 残损之间的关系，在与患者结局相关的互动中指导他或她自己和其他相关人员。

一、使用神经发育疗法实践模型进行评估

实践的评估部分（图 8-1）提出一个问题：为什么？为什么患者能做他们能做的事？为什么他们不能做他们不能做的事？临床医生能改变什么？评估是一个复杂的过程，取决于临床医生的病理生理学知识基础、功能领域、一生中典型或非典型的发展情况、对有效或无效或代偿性姿势和动作的终生影响。评估需要专业能力来综合分析检查结果。这个过程需要使用分析型策略（假设导向性调查或假设演绎）和非分析型策略（前推或模式识别）来解决问题的能力，和从患者的角度、生活故事和环境中理解情况（叙事推理）[1-7]。

评估是一个将所有通过对患者 / 患者家庭的访谈和讨论所收集到的信息赋予意义，观察人类功能的所有领域（参与、活动、身体结构和功能），对检查的处理以及对人体功能的所有领域进行标准化和非标准化测试的过程。临床工作者根据他们的专业实操行为来评估这些信息。

临床工作者也会参考理论知识，例如运动控制理论、运动学习、运动发育和神经可塑性、人类行为学，以及相关的领域来进行评估。有关运动控制、运动学习、运动发育和神经可塑性理论的详细信息，请参阅第 3 章。在临床实践中，治疗师必须决定如何整合分析这些复杂的信息、解释理论可行性和研究成果，以形成干预策略的基本原理。在更深层次上，用"为什么"这种提问方式来分析临床医生的假设或搞清楚这些干预之间的关系：这些损伤是否会直接导致活动受限和参与受限？或者各损伤的组合会不会导致更严重的活动受限和参与受限？是否有某个损伤或某组损伤会比其他损伤更限制患者活动及参与？是否有损伤会影响其他损伤，加重其他损伤的严重程度或妨碍结构或功能的改善？

例如，在某个关节周围的肌肉过度持续协同收缩的时候，关节无法达到全范围活动，肌肉的力量和耐力不能得到很好的发展，导致关节软组织的继发性损伤、肌肉僵硬与形态改变、无力、肌肉耐力下降。反过来，当主动尝试控制肢体位置或移动

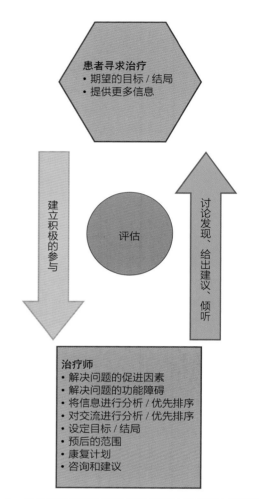

▲ 图 8-1　评估是神经发育疗法实践模型的问题解决及假设部分

时，这可能会增加在小范围活动度内的协同活动力量和耐力，进一步使组织的灵活性及力量受限，并导致肌肉内永久性形态变化。

（一）评估需要一个框架

描述临床医生如何通过 NDT 来分析和整合信息是一项艰巨的任务。然而，描述和解释临床医生如何使用 NDT 来解决问题仍然是很有必要的。

评估需要一个模型来构建其宗旨，以便于提出假设以及模式识别的参考。一套关于组织和理解信息的理念是评价每个临床工作者使用任何临床方法时固有的，无论临床工作者是否能够明确的表达这个理念。在 NDT 中，NDT 假设和哲理描述了 NDT 所包含的理念。NDT 实践模型为评估所采取的这些理念和假设提供了框架。由于这种组织和解释的框

架，NDT 临床医生解释和应用信息的方式就不同于其他方法。

（二）我们已知的临床评估与治疗

既然评估是给所有收集和测量到的信息赋予意义，那么就需要一个让临床医生识别、分组并确定信息优先级的过程，以确定是否有必要进行干预。那么临床医生如何在作业治疗、物理治疗和言语治疗等专业领域进行这个过程呢？通过搜索解释评估过程的文献会发现这类信息非常的缺乏，只有很少的研究涉及这个方向 [2, 3, 8]。这几项关于临床决策及临床推理的研究概述了评估过程，包括确定问题的优先级，决定哪些问题是功能的最关键障碍，以及哪些问题最适合进行干预。

这一过程如何进行需要定性研究方法。关于评估过程最详细的文献关注了新手和专家之间的差异，分别描述了他们各自解决问题的过程。定性研究方法基于结构化和重复的访谈分析和编码，用于了解临床工作者在临床推理中使用的认知过程 [4, 5, 9-13]。关于这个过程的进一步信息可以在临床学生和临床新手解决问题的活动一节中找到。这是为学生和初学者提供案例教学策略的基础内容。

获得评估和干预方面的专业知识似乎是临床工作者的一个发展过程 [10]。虽然获得有效的评估和干预技巧无疑是一种高度复杂的过程，本章将详细说明这一过程的特征。

（三）使用神经发育疗法实践模型的评估系统：问题解决的过程

临床医生如何使用 NDT 实践模型来组织、分析和优先处理大量临床信息？让我们从一般流程开始，它可以帮助临床工作者解决问题、整合和分析问题，为下一步干预做准备。

1. 信息优先级的排列

在整个评估过程中，临床医生必须认识到，没有两个临床医生会列出完全相同的问题优先级，即便他们是同一职业。每个临床医生自身的环境因素、教育背景和经验都会影响评估。此外，随着临床医生更加熟悉患者、日常参与、活动和障碍，评估过程会更加精确。随着患者情况的改变，这些优先级也会随之改变。不同的专业（作业治疗、物理

> **评估**
>
> 与环境因素相关的参与 / 参与受限和活动 / 活动受限的总结和优先级排序
> ↓
> 与环境因素相关的身体系统完整性和损伤的总结和优先级排序（因为他们影响参与和活动）
> ↓
> 预设参与和活动的结局
> ↓
> 分析（所有领域之间的关系的临床假设）
> ↓
> 分析（基于最佳参与、活动、身体结构 / 功能和背景资源在参与、活动、身体结构 / 功能和背景资源不足中的功能递减的变化和预测的潜力）

治疗、言语 - 语言病理学家）可能会列出不同的问题优先级。

在信息收集和检查后，临床医生根据患者和其家庭的重要性列出每个领域和环境中的信息优先级顺序。

- 患者在个人、家庭和社区中的参与 / 参与受限和障碍。
- 患者在个人、家庭和社区中的活动 / 活动受限和障碍。

这个个性化的列表是详细信息收集和检查的基础。没有两个优先级列表是相同的；每个患者都有一个唯一的列表。使用 NDT 的治疗师将根据这个列表来进一步分析、设定目标和选择干预措施。

接下来，临床医生将推测哪部分身体系统的完整性和损伤会影响参与 / 参与受限和活动 / 活动受限。根据每个系统对参与和活动的影响的假设对列表进行优先级排序。因此，单个系统和多个系统完整性和残损的优先级列表是高度个性化的。例如，假设一个患者参与受限是她不能从洗碗机中取出碗。出于比较的目的，我们将对第二个患者采用相同的受限。然而，这两个患者有不同的完整性和残损，导致两者受限情况不同。表 8-1 详细说明了两者的比较。

此外，家庭环境也会影响干预措施。也许第 1 位患者已经使用洗碗机很多年了，重新学会使用洗碗机对于他来说是很重要的。也许对于第 2 位患者，这项技能很容易被她的丈夫所习得，她的丈夫经常执行这项任务。对于第 2 位患者来说，将学会使用

表 8-1 两个有同样参与目标意愿的患者的比较

患者 1	患者 2
功能完整性排序 • 认知功能正常 • 运动功能正常 • 上肢被动关节活动度正常 • 肩关节 90° 以下活动正常	**功能完整性排序** • 肩关节复合体有足够的力量完成手举过头顶 • 在 UE 有平面支撑情况下可使身体在所有方向上维持稳定
残损排序 • 肩关节前屈 90° 时上肢活动缺乏 • 胸腰椎后伸活动度不足使手无法举过头顶 • 下肢肌群启动延迟，难以维持下肢伸展，特别是负重时髋后伸及踝背伸 • 当向下触及洗碗机时无法稳定下肢伸展	**残损排序** • 身体空间位置感差；对身体部位的视觉刺激可提高其空间位置感 • 产生的肌力不可靠——使用过多或过少的握力（对任务物品的视觉刺激会有所帮助），因此无法可靠地抓取洗碗机中的物品 • 手举过头顶后向下或斜向触及洗碗机时，下肢肌肉维持身体的稳定不可靠 • 当手伸到洗碗机时，下肢延迟伸展 • 怀疑有运动计划残损

注意：我们可以看到，虽然任务是相同的，但 2 个患者在功能完整性和残损方面有很大的不同，而这些残损即是对设定假设限制因素。因此，对这些患者的干预需要不同的策略。功能完整性和残损也会影响患者和临床工作者的社会参与结果设定，并会影响预测目标时长的设定。

洗碗机作为干预的目标可能不是那么重要，她可能会选择另一个对她更重要的目标。

2. 与患者及其家属一起制订目标

参与和活动的目标设定是由治疗师、患者和患者家属共同完成的。患者及患者家属通常会知道他们想要什么结果，例如"我想再走路""我只是想让她叫我'妈妈'""我想重返工作岗位""我想让他和我们在一个餐桌上吃饭"。这些目标总是会受到 NDT 临床医生的重视，即使临床医生认为这些目标可能无法达到。临床医生非常清楚，与患者共同设定目标需要同情、谦逊和渊博的表达能力，需要与患者及其家属讨论今天、本周、本月可以完成哪些，并根据其他相关人员在治疗过程中所获得的信息来调整目标。这种方法可以帮助患者及临床医生设定一个可达到的目标。

3. 预设结局

目标是预期的参与和活动（职能），是根据患者具体情况制订的。包括以下内容。

(1) 患者的名字。偶尔患者的家属会出现在目标中。

　　a. Jones 太太。

　　b. Claire 的母亲。

(2) 一个可观测的动作。

　　a. Jones 太太将会站立。

　　b. Claire 的母亲将会喂食。

(3) 功能表现本身。

　　a. Jones 太太将会从床上站起来。

　　b. Claire 的母亲将会给克莱尔喂饭。

(4) 功能的背景（条件和标准）。

　　a. Jones 太太下周每天将在她丈夫从左侧支撑她的身体和肩膀时，自己将双足从床上放到地上，然后从床上站起来。

　　b. Claire 的母亲明天会用适应性勺子（品牌或类型）给 Claire 喂食浓水果作为午餐，Claire 坐在她的适应性高椅上，并用肩带固定，整个过程在 20min 内完成。

值得注意的是，功能参与或活动是紧接在动作之后的。当患者进步缓慢或者只能实现较预期相比更有限的功能时，我们会更加详细地描述（条件和标准），以便这些细节的更改可以显示出患者的进步。

要注意将功能活动与功能活动条件分开。例如，目标写的是"Johnny 会坐……"。"坐"可能是临床工作者给他的目标功能，也有可能是 Johnny 做其他事情的条件。"Johnny 会坐在他的进食座椅上进食"或者"Johnny 会坐在轮椅上书桌旁，在英语文章上写上他的名字"会更好地反映"坐"只是一个临床工作者用于检测患者进食或写作的条件而不是真正的功能。

背景（条件和标准）描述了患者何时、何地、持续多长时间执行特定活动，以及完成得怎么样。Johnny 可以坐在轮椅上使用动态三脚架握着铅笔，左手拿着纸，完成 15min 的拼写测试。

在写功能性目标时，我们可以看到这些目标是可测量而且可重复的。任何临床医生的同行将能够观察和测量此目标，并且可以重复描述的内容。

NDT 临床医生为每位患者制订的目标可以反映随时间推移患者逐渐进步的功能。然而，短期目标的简单重复或增加功能训练的强度是不是就可以成为长期目标呢？还是功能本身随时间在发生变化？这些措施中的任何一项都可能发生变化以反映进展情况，临床医生会仔细考虑在每次干预过程中会发生什么变化以及如何变化以影响功能表现。临床医生可能会对以下内容做出改变。

- 参与或功能活动本身。
- 完成该功能的条件和标准。这些条件和标准包括以下。
  - 患者在完成功能活动时可能经历的各种不同的环境。
  - 个人环境因素的范围，例如个性和家庭构成和功能。
  - 患者在进行某项功能活动时可能接触到的其他人。
  - 一天中执行功能活动的次数、完成功能活动所需的时间或执行功能活动的距离或总时长等标准。
  - 完成功能活动时的姿势与动作。

例如一位脑卒中或颅脑损伤恢复期的患者或者一个髋关节术后的脑性瘫痪儿童可能会迅速恢复坐起来的技巧，并继续进行更具挑战性的站立和行走活动，或者从无法说话、打手势逐渐发展为使用单个单词和多个手势。临床医生治疗这些患者时会根据病理进展情况、患者的病史、可预测的模式进行参与和功能活动的结局预测。因此，目标可以在多种功能性技巧中反映患者的变化。

相反，一个 10 岁的脑性瘫痪患儿，其 GMFCS[14]、手功能分级系统（manual ability classification system，MACS）[15]、沟通功能分级系统（communication function classification system，CFCS）[16] 为 V 级功能，可能需要多年的时间才能实现一些参与和功能活动。对于这位患儿，对环境条件以及表现标准的敏感测量对于显示进步是至关重要的，事实上，由于条件和标准的变化，患儿的参与方面可能发生变化。例如，对于患儿的照料者来说，当他的父母、学校的护工、护理人员或阿姨给他喂食时，他能够安全地进食，而不是只有当他的母亲给他喂食时，他才能吃东西，这是一个明显的优势。对于这个孩子来说，这项活动仍然是一样的——由大人喂食，但是他在由不那么有经验的或不那么熟悉的大人喂食的时候安全进食的能力，使得他能够在家里、学校或父母不在的时候得到照顾。结果他的参与范围扩大了。

目标可以根据完成时间的长短来分类。在最初的档案中，临床工作者常常只会分别制订短期目标和长期目标，但不同工作场所的临床工作者会设置不同的时间长度。因此，记录这些目标的具体时间长度是必要的。例如，驻校治疗师可能在个体化教育计划中写 9 个月为限的长期目标，3 个月为限的短期目标。相比之下，在成人康复中心工作的治疗师可能将长期结果视为 3～4 周后的测量结果，而在紧急情况下，短期结果将在 3～5 天内测量得出。我们将在下一章看到，治疗师也设定了一个功能性导向的治疗结果。

从短期目标到长期目标的进展不一定是标准和条件的逐步变化。例如，长期目标可能是一个患者能够在社区不需要扶手辅助情况下上 6 级台阶，短期目标可能是从马路边踏上人行道。长期目标为一个小孩自己穿衣服上学，而短期目标是周六早上自己穿衣服（当有更多的时间完成任务时）。长期目标为一个青少年在学校的自助餐厅吃午饭，而短期目标是他在教室里只有其他成年人在场的情况下吃三明治。每一种目标本身都是参与的结果，但较短期目标而言，长期目标对姿势、动作和完成条件的要求更少。

NDT 临床医生通常会以患者及患者家属重视的目标为目标，而不是那些来自标准化和非标准化的测试项目的结果。这些测试有局限性，只能提供选定的功能（或姿势和动作，以及所谓的功能）来测试，往往不符合临床医生使用 NDT 实践模型提供的高度个性化治疗。

最后，使用 NDT 的临床医生会考虑患者终身的目标。因为脑卒中、颅脑损伤、脑性瘫痪和其他影响人一生的疾病，临床医生会关注参与受限、活动受限和身体系统功能障碍可能在长期过程中发生改变。临床医生会考虑这些方面之间的关系可能产生的后果，以及训练无效的姿势和动作可能对未来几年或几十年产生的影响。这些变化增加了临床医生所需的知识，即对技能发展和衰退的理解，对是否有病理学改变的人的区别，以及无效和代偿姿势

和动作对功能的影响。

关于目标的书写和测量的更多内容，请参阅目标书写临床实践和统计分析一节。

4. 分析功能领域之间的关系

临床医生通过分析 ICF 所有领域的关系，观察一个领域的每个项目是如何影响整个领域或其他领域的。图 8-2 通过身体结构与功能领域之间关系的例子展示了随着时间的推移，身体各个系统之间相互影响的复杂性。

临床工作者分析参与和功能活动如何影响身体系统，以及单个系统和多个系统的完整性和功能障碍是如何影响参与 / 参与受限和活动 / 活动受限。然而，这些关系并不是线性的，解决问题的方法是复杂的。身体系统完整性可以支持参与和功能活动，也可以支持其他系统的功能。参与和功能活动也可以反过来支持身体系统的完整性。残损可以导致参与受限和活动受限，但受限也会导致进一步的残损或新的残损。一个系统的残损可能会导致另一个系统的残损，这一影响可能会潜在地继续下去。NDT 临床医生需要考虑所有这些当前和潜在的关系

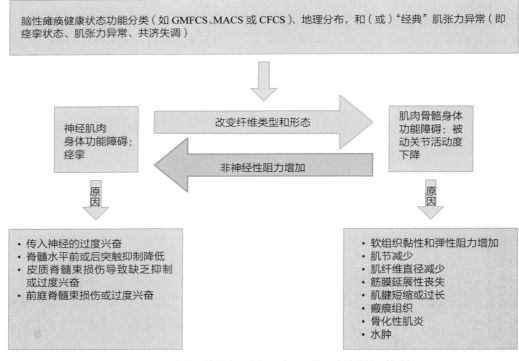

单身体结构和功能可能由多个残损导致，可能影响其他单系统残损

▲ 图 8-2　个例——身体结构和功能随时间的互相关系

（图 8-3）。

图 8-4 和图 8-5 显示了一个脑性瘫痪青少年的正性 ICF 功能和负性功能。

5. 文献分析——功能障碍与功能的关系

ICF 模型和 NDT 实践模型都同意残损和参与受限和活动受限有关[17,18]。但研究人员表示残损和受限之间是否存在关系并不清楚[17-23]。然而，包括对功能障碍、活动限制、参与限制和环境因素的检查在内的案例报告，会生成关于每个类别之间的关系的假设。它们描述了干预与测试结果，可能有助于确定残损如何影响功能（活动受限和参与受限）。在 Ling 和 Fisher[24] 的一篇病例报告记录了一位脑卒中后 4.5 年伴有严重上肢残损和 Fugl-Meyer 上肢运动评分为 18/66 的患者，临床工作者使用标准化测试来量化残损和功能残疾，还使用详细的姿势和运动分析来评估和预测干预的具体功能结果。干预包括每周 8 次、每次 1h 的干预会谈，并详细描述了干预策略。

案例报告中的患者经过 8 周治疗后完成了特定任务目标，并且在暂停治疗后第 12 周仍然可以

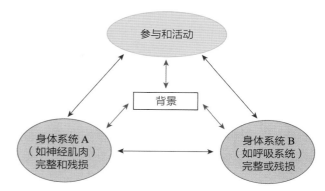

▲ 图 8-3　国际功能、残疾与健康分类各领域的相互关系
这个图可以表达任意数量的系统

完成目标。令人感兴趣的是患者的 Fugl-Meyer 评分并没有变化，并且个别系统残损显示出极小的变化。然而，姿势和对特定任务的运动策略发生了改变，并且患者获得了参与的技能。作者于是提出，改变姿势和运动策略是改善功能结果的关键。

Slusarski 进行的一项研究中[25]，40 名患有脑性瘫痪的儿童根据 NDT 原则参与了总共时长 12h 的干预，每位患儿都有各自的个性化功能目标。此外，步态分析还测量了患儿的步幅、步长、足夹角

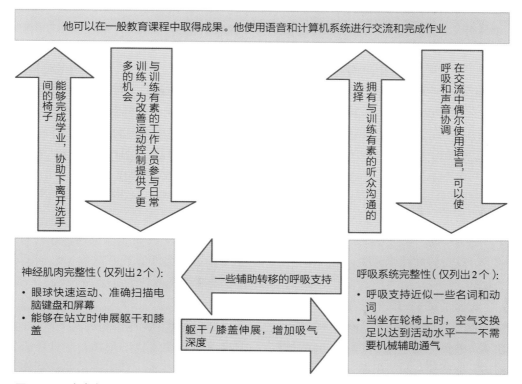

▲ 图 8-4　一个患有严重肌张力障碍的青少年使用图 8-3 中的信息的例子（参与、活动和身体系统完整性）

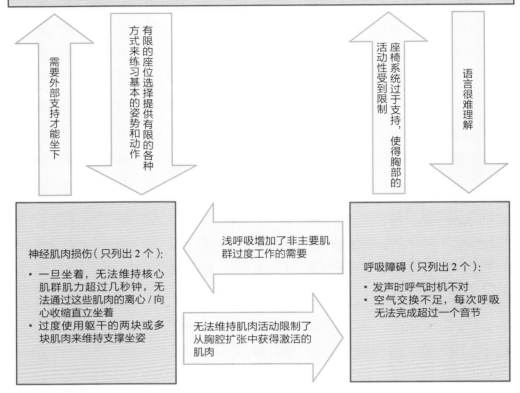

▲ 图 8-5　使用图 8-3 中的信息（参与受限、活动受限和身体系统残损）的同一名患有严重肌张力障碍的青少年的例子

和支撑面、步频和步速。在步幅、步长、足夹角和步速方面，这一组步态参数发生了显著的积极变化，在支撑面和步频方面也有所改善。在本研究中，干预策略并没有在研究报告中详细描述，但文中有提到是针对每个孩子的个性化方案。该研究表明，步态分析仪对脑性瘫痪患儿的步态变化非常敏感，在 6 项步态参数中，有 4 项的步态参数有明显改善。请记住，"正常参数"表示更高效的运动及更正常的关节应力。这项研究将姿势和运动变化与步态改善联系了起来。

Arndt 等 [26] 研究了在 4—12 个月有姿势和运动障碍的婴儿中，基于 NDT 的躯干干预方案对粗大运动功能（活动）的作用效果。文中对躯干运动的原则进行了描述。这些婴儿与一组参与亲子游戏的婴儿进行比较，每组分别接受 10h 的干预后，使用粗大运动功能量表进行评估。两组婴儿的粗大运动功能量表评分均有提高，但 NDT 方案组的评分改变明显大于亲子游戏组（P=0.048），并在 3 周后的随访中得以维持。这项研究表明，姿势和运动的变化与标准化测试的结果有关。

6. 使用 NDT 实践模型将健康和功能障碍与活动和参与联系起来

使用 NDT 的临床医生每次在给患者进行评估及干预时都会假设残损是如何与活动和参与相关的。每个干预都是围绕功能结果设计和计划的。这个结果被记录在文档中，然后临床医生开始思考是什么妨碍了这个结果的实现。干预的目的是解决单个系统或多个系统的损伤，并且解决干扰活动和参与的环境因素。NDT 假设系统损伤与活动限制和参与受限有关。多个病例报告都试图将假设和功能联系起来，例如 Ling 和 Fisher 发表的论文 [24]，Slusarsk[25] 和 Arndt 等 [26] 将继续改进干预措施及完善 NDT 实践模型。

例如，Chris 是一个 5 岁的幼儿园小朋友，他喜欢玩耍。他喜欢音乐和看视频。他善于交际，很有魅力。他同时是个脑性瘫痪患者。他的言语 - 语言病理学家指出 Chris 每次呼吸可以完整地说出一到两个单词，他在各种社交场合都表现出交际意图，他努力尝试学习新技能的能力是完整的，他的语言技巧也是完整的。Chris 出现呼吸循环障碍和主动控制障碍，特别是在类似演讲活动这样长时间需要控制躯干姿势和快速换气的时候（图 8-6）。Chris 的言语 - 语言病理学家建议全身牵伸和喉部瓣膜作为代偿策略来解决运动控制障碍和呼吸控制障碍。她推测，快速、连续的发音对 Chris 的口腔结构（嘴唇、舌、下腭）会产生不利影响，而且会让其他听众听不清他讲的内容。她猜测 Chris 的参与性交流是受限的。她给 Chris 制订了一个功能目标，即在幼儿园与同伴或与兄弟姐妹互动时，在特定环境条件下，Chris 每次呼气所能产生的单词或音节的数量。从在各种（虽然可能不是所有）语境中使用语言交流到仅与熟悉 Chris 的人进行有限的语言交流，言语 - 语言病理学家的目标包含 Chris 可能出现的一系列预后。

目标设定好了，Chris 的言语 - 语言病理学家认为：增加肋骨活动度，控制吸气 / 呼气的时间和

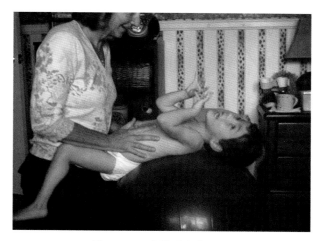

▲ 图 8-6　正在接受治疗的 Chris
Chris 与他的一位治疗师一起进行治疗，他正在解决他胸腔位置和活动能力

通过吼的气流，使用姿势控制肌群而不是全身肌群控制气流和优化调整口腔结构是实现目标的必要条件。然后，她制订了干预策略，以解决选的单系统和多系统残损，包括无效的姿势和动作，同时协助他练习有效和功能性的姿势和动作。事实上，她一直在监测干预过程中的姿势和动作变化是否达到了预期效果。在整个干预过程中，评估是持续不断的。检查、评估和干预相互交织，本质上是不可分割的。

Chris 的作业治疗师为 Chris 设定了一个功能目标，是关于她通过一个开关来访问电脑的能力。他试图触碰到开关，但是不成功。他知道电脑和开关的具体用途，并试图去控制开关。他的作业治疗师推测 Chris 现在使用的姿势和动作策略是无效的。然而，即使它被放置在他的范围内，Chris 也很少成功激活开关。Chris 伸手时胸部与头部和颈部后伸，肩胛带沿肩胛骨外展并前倾、肩内旋内收、肘关节屈曲、前臂旋前。他的作业治疗师进一步推测这个姿势和运动策略是因为几个单一或多个系统的残损代偿引起的，特别是以下几点。

(1) 在躯干协同髋后伸时难以驱动和维持姿势肌肉活动。

(2) 脊柱、肋骨和肩周韧带发育不全，使得在肩胛骨外展、上升、旋前时无法稳定。

(3) 躯体弯曲时，肩关节处于内旋和内收状态，同时牵动其他附件。

(4) 脊柱、肋骨、肩、肘、前臂和手活动度受限。

(5) 上肢的位置觉和躯体运动感觉意识下降。

(6) 视觉缺陷可能会影响触摸时的准确性。

如同言语 - 语言病理学家所做的，Chris 的作业治疗师基于以上推测做出了一个治疗计划，这些推测将单系统和多系统的损伤与结果联系起来。她把所有的可能性和影响都列举出来。当 Chris 开始接受干预后，她会不断地监测她的策略是否成功。检查、评估和干预相互交织，本质上是不可分割的。

7. 分析可能的预后范围

临床医生会分析所有可能的预后。预后的分析是基于以下几点。

(1) 参与受限、活动受限和残损的严重程度。

(2) 对接受干预之后参与、活动和残损的改变。

(3) 背景因素，例如态度、决心、工作欲望、家庭、社区及经济来源。

在与患者的每一次会谈中，NDT 临床医生通过收集患者对干预的反应，以此根据需要调整预期目标。

8. 运用 NDT 进行评估案例分析

作为评估过程的一个示例，我们将查看在第五篇（A3）中发现的名为 Carol 的脑卒中患者的病历部分内容（图 8-7）。在表 8-2 中我们对她的病史、访谈记录和检查结果进行总结和排序，并由她的物理治疗师进行权衡，以确定干预的结果。

9. 设立 Carol 的功能目标

Carol、她的丈夫和她的物理治疗师会在她出院后在家开始治疗时设定以下两个为期 1 个月的治疗目标。

- Carol 将在丈夫的帮助下完成轮椅到厕所的转移，她的丈夫将在她的前侧，一只手放在她的左后外侧的躯干，同时用语言引导 Carol

表 8-2　使用神经发育疗法实践模型对 Carol 进行临床实践评估部分的问题解决和决策过程

相关因素 [a]	每个领域的优先级和解释 [b]
• Carol 的丈夫决定在家照顾她	背景因素决定了可用的促进因素的障碍、干预的环境、生理、心理、社会和经济支持来影响目标制订。Carol 的物理治疗师如果建议其使用耐用的医疗设备，如果该设备无法得到，那么物理治疗师将会改变干预策略。医疗保健服务也是如此。Carol 的丈夫如果可以帮助，这可能会使更多的困难姿势和动作得到安全有效的练习
• Carol 是一名退休护士；她的丈夫也退休了	
• 房子是平层	
• 脑卒中后需要的新设备：户外台阶上进入房屋的坡道、床栏、轮椅、便桶椅	
• 她的丈夫提供日常照顾，包括支持 Carol 尽可能自己活动	
• 她的丈夫在精神上支持她	**例子** • Carol 的丈夫决定在家照顾 Carol，这影响到结果的每一个选择：谁将在生理和心理上（她的丈夫）帮助 Carol，他们会参与什么活动，如何安全地进行治疗
• Carol 能够参与房子、家庭、财务等方面的决策	• 这对夫妇已经退休了，这使得他们可以按照自己的意愿和需要进行日常安排
	• 单层住宅将会决定日常活动的目标及优先级
• 保险范围包括兼职家庭保健服务、治疗和设备	• Carol 和她的丈夫共同做决策，Carol 的物理治疗师将在整个干预过程中把夫妇两人的决定都考虑在内
• 她住的地方附近没有门诊服务（或她有资格享受的门诊服务）	
• 由于她的身体能力较差，私人治疗服务人员无法进行转移或其他技能的训练（比如她的能力太差了，而私人服务人员对可以"举"起多少东西是有规定的）	• 这对夫妇有一个有限的社会和家庭网络，可以作为生理、心理及社会支持以及参与的训练资源
• 护理人员每天早上和晚上会帮助 Carol 进行个人护理和更衣	
• Carol 以前经常去健身房、和家人朋友一起、工作、旅行	
参与： • 无法为企业执行任何缝纫工作	• Carol 目前无法参与社区活动，其中身体障碍是最具限制性的，但其他个人问题（如对流口水的自我意识）也是一部分因素。Carol、她的丈夫和她的物理治疗师优先考虑哪些社区参与是 Carol 最想要实现的
• 无法去杂货店、花园、手工艺展览会（商务或休闲）、长途旅行去看望孩子和孙子	

（续表）

相关因素 [a]	每个领域的优先级和解释 [b]
• 无法参加社区体育锻炼 / 活动	Carol 的爱好和日常家庭角色被严重的改变了。问题的解决困扰着 Carol 自己想要尝试做什么——她最想要重新获得哪一个角色？
活动：	
• 在餐桌上吃饭；用餐巾擦嘴；坐在轮椅上或靠在床上时看书或看电视	• Carol 的运动及日常生活活动完全依赖丈夫。Carol 的物理治疗师考虑到 Carol 的日常生活方式因身体、社会和情绪的影响会出现巨大的变化
• 她目前的活动都是在家中进行。丈夫协助她进行轮椅转移，包括转移至床边便桶，上下床或上下车，需要站立时需护理人员协助穿衣	• Carol、她的丈夫和物理治疗师优先考虑哪些活动是最重要的，可能是她最不困难的工作最先干预。将优先考虑那些影响参与结果的活动（例如，Carol 和她的丈夫是否认为汽车的转移是最重要的活动？还是进入泳池？）
• 无法使用缝纫机或裁剪图案	
• 不能进入 / 离开游泳池或打开 / 关闭健身房设备	
最完整的系统： • 完好的认知 • 大小便控制正常 • 感觉正常（轻触觉、痛觉、本体感觉） • 皮肤完好无损	Carol 的系统完整性允许她可以自主选择自己的干预措施和目标设定。可控的大小便允许她可以回到泳池。完整的感觉和皮肤状态有助于重新学习姿势和动作
最严重的多系统损伤： • 在试图向前或向后改变重心时右手和下肢会向左和向后用力推。即从坐到站、转移（感觉、重力、知觉系统） • 非常害怕在空地上向前走（感觉和知觉系统，以及失去姿势控制和运动经验的知识可能会有所帮助） • 坐位时躯干前屈（神经肌肉、肌肉骨骼、感觉、知觉系统和外部座位） • 躯干在坐位或立位时被动向右牵拉（神经肌肉系统、感觉系统、知觉系统、肌肉骨骼系统和习惯性姿势） • 与右肩胛骨相比，左肩胛骨的前旋和休息位时会过多下旋、上抬和外展（神经肌肉和肌肉骨骼系统加上失用性） • 左侧盂肱关节半脱位约 3 指宽（神经肌肉、感觉系统和肌肉骨骼系统，以及全身的废用性、重力和对位） • 左侧肩胛骨和盂肱关节周围肌肉萎缩（肌肉骨骼、失用和感觉缺陷） • 站立时左髋向外后方偏离（神经肌肉系统、感觉系统、感知系统和肌肉骨骼系统） • 站立和踏步时，左膝全程过伸（神经肌肉、肌肉骨骼、感觉系统以及地面反作用力均） • 左侧嘴流口水（感觉和神经肌肉系统，以及身体的对位） • 左手手指屈曲，手腕轻度屈曲（神经肌肉、感觉、肌肉骨骼系统以及废用可导致） • 侧卧时头部 / 颈部向左侧旋转（神经肌肉、感觉、知觉和肌肉骨骼系统） • 左侧肢体缺乏主动参与（神经肌肉、感觉、知觉系统以及获得性废用） • 左足 / 踝关节过度跖屈，在转移过程中全足掌无法完全平方在地面上（神经肌肉系统、感觉系统、肌肉骨骼系统以及重力和身体姿势）	Carol 的多系统缺陷列表有很大的意义，因为通过处理观察、测量和感知到的姿势、动作和行为可以有许多不同的方法。除了单一系统的结构和功能可能起作用以外，临床工作者还必须推测环境因素时如何起作用的，以及所有的这些可能性是如何相互加强的。例如，当 Carol 躯干前屈坐着的时候，她的感觉是如何适应这个位置？导致这种姿势的肌肉骨骼损伤是如何通过不断的不对称姿势来加强和放大的，从而产生正确的直立姿势？随着时间的推移，这种姿势是如何增加感觉障碍的？ Carol 的轮椅、马桶椅、床有没有导致身体障碍严重程度增加？护理人员和 Carol 的丈夫如何帮助她进行转移和日常护理的，是否改善或增加这些因素相互作用的严重性？

（续表）

相关因素 [a]	每个领域的优先级和解释 [b]
最严重的单系统损伤：神经肌肉 • 右侧躯干和四肢伸肌过度活动（上肢＞下肢） • 脊柱伸肌维持躯体稳定能力下降（胸段＞腰段，左侧＞右侧） **知觉和重力感觉系统** • 冠状面中线意识下降，矢状面也有下降 **肌肉骨骼** • 左侧躯干肌肉无力 • 左侧髋外展肌、伸髋肌和股四头肌无力 • 下列肌群紧张： 　– 所有颈部侧屈、旋转和长轴伸展肌群（左＞右） 　– 左侧比目鱼肌＞右侧比目鱼肌＞腓肠肌 　– 右侧躯干肌群（包括旋转相关肌群） 　– 左肩（盂肱）内旋和内收肌 　– 左侧掌指关节和指间关节屈肌（尤其是第四指）和腕长屈肌 **神经肌肉** • 无法完成左侧上肢和肩胛骨的活动 • 除髋关节外展肌群、后伸肌群和股四头肌外，无法完成左侧下肢肌肉的活动 **心血管** • 一般的心血管减压 **监管（唤醒／关注）** • 减少关注	Carol 的单系统缺陷表意义重大，因为这些缺陷可能会干扰大多数的活动和参与尝试。它们是按照对活动限制和参与限制影响程度的大小排序的

a. 本列中的信息将以临床工作者首选的文档方式书写

b. 这里描述了解决问题和临床决策的过程。它不会成为书面文件的一部分

进行转移。她将需要充分的辅助来固定她的左足和手以便转移。

• Carol 在丈夫的保护下完成自己穿脱裤子，她的丈夫将出现以下情况。

　• 将轮椅锁住。

　• 协助 Carol 在坐着时上身坐直，身体前倾超过双脚。

　• 站立时保持 Carol 左足在地面上，髋关节和膝盖与左足在矢状面上对齐。

这两个目标涉及 Carol 目前日常生活中的参与和活动。它们反映了 Carol 对姿势的主动控制，认识到对齐需要安全的支持和更有效的肌肉活动。其中包括姿势和辅助功能，这对实现她的长期效果至关重要。

10. 治疗师的分析

设置目标后，物理治疗师分析了所有 ICF 结局之间的关系，包括关于姿势和运动的详细信息。临床工作者在接触患者或患者家属后开始这个程序，甚至在面对面访谈前看过病史、电话联系或电子邮件联系、阅读书面信息后立即开始进行。

Carol 的物理治疗师推测，为什么 Carol 不能达到这些目标，即使她为这些目标的实现设置了合理的时间长度。她的物理治疗师可能使用了任意组合——演绎推理、叙事推理、分析和模式识别。让我们考虑一个基于临床推理的场景，使用 NDT 和 Carol 的物理治疗师一起来解决问题，她的工作是确定一系列的预后和随后的治疗计划。

1 位使用 NDT 实践模型的经验丰富的物理治疗师可能会识别出 Carol 之前遇到过的姿势和动作模式。她是熟悉患者对异常直立感觉的感知和有经验的理解障碍在姿势和运动之间的关系，从而对卒中出现的矛盾进行推动，并且可以快速理解 Carol 的

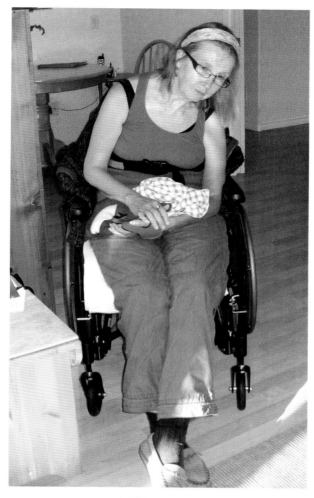

▲ 图 8-7 Carol

她的物理治疗师使用了神经发育治疗实践模型作为她的临床实践框架

独特姿势和运动障碍。所有 ICF 之间的这种综合关系可能隐含在有经验的治疗师解决问题的过程中。我们一起来弄清楚吧。

表 8-3 中，Carol 的物理治疗师在她和 Carol 决定目标时推测了这些关系。

表 8-3 并不是包含了一切。检查将使用临床推理的其他内容，Carol 的姿势和动作、活动和参与。临床工作者使用了所有类型的临床推理的小样本推理模式：模式识别、演绎推理和叙事推理，这是由 May 等 [4] 发现的，如需更多信息请参阅指导部分学生和新手临床工作者的临床推理问题解决活动章节。

Carol 的物理治疗师为干预制订的目标是现实

的和准确的，因为过去的经验教她分析类似的障碍，矛盾的个人的环境、完整性和其他障碍。缺乏经验的物理治疗师还可以通过与导师和同学讨论来创建准确的目标，通过阅读描述性研究来提升解决问题的能力。Carol 的物理治疗师检查了主要系统的完整性和残损，发现了系统之间的关系，她在其他患者中以各种方式了解过这些系统。她熟练地观察和处理，识别肌肉活动的变化，对环境的反应，对被动的和主动的姿势和动作的反应。在她检查的同时，她会对 Carol 和 Carol 的丈夫进行一些特殊的提问，以更好地理解 Carol 的残损是如何影响 Carol 目前的功能。

这名物理治疗师也接诊过很多患者，所以她可以很容易地为 Carol 说出一系列的预后（表 8-4）。她会基于每一次干预的谈话立刻调整目标，因为她可以通过使用例如 ICF 的功能的模型快速整合患者各个功能，也因为她用叙事推理来观察并分析 Carol 生活的方方面面。

（四）制订治疗计划

在进行评估之后，临床医生在确定患者需要管理后开始制订治疗计划。管理包括整个系统的治疗和干预。管理包括直接干预、定期评估、家庭和社区治疗以及患者宣教。

干预治疗计划需要遵循每个专业的实践指南。例如，APTA 将干预为定义物理治疗师与患者有目的的交互，在适当的时候，其他人也可以参与，使用各种物理治疗师程序和技术协助患者产生，这些改变与诊断和预后是一致的 [27]。治疗计划就是行动计划，干预计划概述了临床工作者打算如何直接干预或者以其他方式管理患者以达到既定目标。

到目前为止在本章的例子中，临床工作者写的优先级表包括了所有领域的功能残疾、涉及的当前功能障碍、长期和短期的目标，以及一系列的推测。现在临床工作者记录如下。

- 治疗时长、治疗频率（每周或每月的治疗次数）和持续时间（治疗期）。尽管这一决定是根据目标和患者及家庭对干预的支持程度决定的，但第三方支付者和家庭财务和时间资源往往在决定治疗长度、频率和持续时间方

表 8-3　基于问题解决方法来为 Carol 制订功能目标

观察 / 处理 / 触诊 / 测试 / 访谈检查	评估优先级相关信息	对目标的关系 / 意义进行评估分析
• Carol 坐在轮椅的姿势显示了她胸椎前屈、躯干向左弯曲，右足和右手自左外侧用力支撑来移动身体，不活跃程度左侧上肢＞下肢，在 30min 的访谈中 Carol 姿势几乎没有改变过。Carol 和她的丈夫展示轮椅到床或到洗脸台的转移，物理治疗师格外关注了 Carol 的起始姿势和身体用力的方向，并发出指令让 Carol 准备站起来，Carol 用她的右外侧躯干和肢体将身体更多的推向左后方，并保持胸椎弯曲，试图在椅子上向前移动 • 检查人员询问 Carol 的胸椎前屈是否是卒中后出现的，又或者在卒中前是否有过这种情况。她要求 Carol 在各个层面都使用正确的上肢。如果 Carol 不能完成，物理治疗师会协助 Carol 完成全范围活动。她将 Carol 的上肢和下肢合并到她的基础支持中，以测试 Carol 是否可以收缩她的左侧上肢和下肢肌群。当她与 Carol 互动时，她检查了 Carol 执行任务的能力和视力	• 物理治疗师记录了 Carol 的"经典"姿势和推动行为。她推测（未告诉患者及家属）如果 Carol 的感觉损伤，那么损伤的躯干和肢体姿势肌肉活动加上过度使用右侧躯干肌肉活动是 Carol 最大的障碍。她推测 Carol 的直立感是由于导致她卒中的病变而改变的 • 通过在轮椅上尝试改变体位，物理治疗师发现 Carol 的左上肢肌肉并没有主动启动，右上肢达到 90° 以上时上胸肌没有持续的收缩。她注意到 Carol 可以在她目前的姿势和动作范围内对口头指令做出适当的反应	• Carol 的物理治疗师推测，躯干控制受损和不恰当的过度使用右侧躯干肌群以及肢体"修正"垂直度时最普遍的障碍，限制了 Carol 的所有活动和参与。因为她推测这些损伤很严重，所以她考虑目标将以微笑的增加变化来衡量 • 她计划的可以对 Carol 和她的丈夫日常生活产生很大影响的目标同时对微小的变化非常敏感。虽然目标的变化需要量化，Carol 相比其他患者的进步会更快，因为 Carol 的丈夫给予了 Carol 很大的支持，Carol 患病之前的身体健康，有足够的时间关注 Carol 的需要，还有 Carol 完整的认知、沟通和动力

表 8-4　Carol 的预期结果

负面预后	正面预后
Carol 可能会丧失功能，需要在家庭和社区对她所有的活动能力进行全面的照顾。这种预后基于以下几个因素： • Carol 缺乏自发地姿势调整，无法在没有支撑的情况下坐 • 如果没有别人的全力支持，Carol 无法站立 • Carol 在被辅助转移时将她的身体重量向左后方移动，这是不安全的，也是无效的 • Carol 的丈夫可能会觉得照顾她对他来说从生理上和心理上都太难了。其他人可能会最终让他相信，对 Carol 来说，最好的地方是养老院 • 对 Carol 的活动和负责日常治疗的人的参与期望可能是有限的，导致缺乏姿势、动作和技巧的练习	Carol 可以在有或没有受过训练的成年人帮助下和安全的情况下，在室内走动和有限的室外行走。她可以重新参与到卒中前的一些活动中去。这种预后基于以下几个因素： • Carol 和她的丈夫共同决心在家中进行恢复 • 对 Carol 进步的期望 • Carol 的丈夫有能力管理他们的日常生活，包括所有辅助转移和日常生活活动的设置 • Carol 之前很健康，而且积极参加社区活动 • Carol 的认知和沟通能力可以积极推动决策 • PT 在其他类似患者 / 残损 / 环境中看到了进步

有经验的物理治疗师可以通过卒中后神经可塑性和对损伤随时间对功能的影响的理解，来对 Carol 进行广泛的预后推测

面起着重要的作用。

• 当选择干预作为患者的管理时，需要留意针对患者和家庭背景下的残损、活动受限和参与受限。除与治疗师一起的时间和户外活动之外，还需要注意以下几个方面。

　　• 在功能活动和参与中练习新学到的内容及整个姿势和动作顺序。

• 写出残损、活动受限、参与受限时需要标注时间和完成地点（例如，夜晚被动牵伸肌肉长度，连续保持坐姿 1～2h，在自己最喜欢的餐厅吃一顿饭）。

• 准备下一次的访谈。

• 患者及其家属的宣教。

• 支持患者的人权和个人需求。

- 与其他团队成员进行推荐、讨论和计划，以满足患者及其家庭干预和其他需求。
- 优化达到目标所需的辅助技术和干预策略。
- 确定下一次复查和重新评估的日期。
- 开始计划。

1. NDT 实践模型与干预决策的联系

作为使用 NDT 实践模型的临床医生，我们能做些什么来帮助确定最佳的干预决策、疗程的长度、频率和持续时间呢？之前，研究人员可以使用定量和定性的方法进行实验研究，我们需要了解干预的详细内容来为进一步研究奠定基础，如在病例报告中发现的干预措施。NDT 实践模型和病例报告清楚地表明，每个人都会对干预带来很多变量，包括既往史和现病史、未来的不确定性、无智力 / 残损的独特组合、活动受限、参与受限以及丰富的个性化环境。确定最佳干预频率和持续时间需要将所有这些变量进行深入了解。

2. 研究人员对于干预的长度、频率和持续时间得出了什么结论呢

有关干预频率和持续时间的文献往往试图确定在脑卒中或颅脑损伤的成年患者中，这两个变量与功能结果或在康复中心停留时间之间的关系[28-35]。在美国和英国[20, 31, 35]，更高强度的干预（每天或每周的治疗小时数）已被证明可以使患者缩短康复周期或获得更好的结局。在这三项中的两项研究是前瞻性研究，另一项是回顾性分析。英国和荷兰的其他研究还没有证实强度的增加会导致住院周期缩短或效果的改善[29, 34]。

在有神经功能障碍的儿童中，在干预中确定强度的内容包括日常干预周期性试验，接着是周期性降低强度或没有直接接受干预的家庭训练[28, 32, 36, 37]。结果显示增加每周运动次数（强度）与标准化测试结果的改善相关。参见第五篇病例报告 B9 作为干预强度的例子。

专业的治疗从确定治疗的长度、频率和持续时间[33]。在研究关于强度和持续时间与结果的相关性时得出负相关的结果，可能是由于研究人群不同，研究人群疾病恢复不在同一阶段，不同的干预方法，和每个访谈中使用了不同的干预策略。

在过去的几十年里，世界各地的卫生保健机构

试图利用协议、指南和治疗方法为急性期的治疗和康复患者确定理想的干预策略[38]。治疗路径尝试使用循证决策干预来筹划患者的管理和干预措施，允许实际措施与计划因治疗需要而存在差别[38, 39]。治疗路径（也称为临床路径）可能是最适合在不同患者身上制订个性化干预措施的方法[39]。

康复治疗的应用比药物治疗或手术治疗[38]存在更多的变数，需要大样本随机对照试验来评估效果和有效性。使用定量和定性研究的干预可能会提供一个更清晰的过程[38]，设计评估表格可以使临床工作者更好地评估和记录干预，可以帮助临床工作者治疗做出的选择会对治疗有怎样的影响[39]。目前，治疗路径、指南和方案的有效性还不清楚，它们是否能够在患者治疗的任何阶段（从急性期到恢复期）帮助制订干预计划还不明确[38, 39]。

3. NDT 干预计划

干预是 NDT 临床医生为患者选择的一种管理方式。这个过程需要先将功能目标设立清晰，因为干预为了解决受限、局限、和残损共同构建的目标。当治疗师将治疗的一般干预计划概念化，以解决所有这些可能干扰实现个性化目标，此时他们必须推测每个领域是如何相互作用并影响同一领域内的其他领域和因素。这一过程以及在评价问题解决过程中完成。现在这个用于设计个性化的干预措施的信息将更加关注所需的功能目标。图 8-8 总结了这一过程。例如，第五篇中病例报告 A2，JW 是一个 51 岁的脑卒中女性。在信息收集、检查和评估之后，她的物理治疗师和作业治疗师将干预重点放在 JW 需要返回工作岗位的目标上：穿外套，打字速度，在大型校园内使用或不使用辅助设备行走，以及上下楼梯（图 8-9）。

4. 居家康复

从事康复治疗的临床医生对居家康复的概念应该很熟悉，这些居家康复是为锻炼和时间带来好处而设计的。这些项目被称为居家康复、居家锻炼、居家治疗项目、训练建议或适应性训练，它们实行的前提是，执行一些与治疗干预相适应的规定活动将有利于功能结果。Bobath 夫妇在参与治疗师的讲座时了解到家庭活动的重要性，并在他们撰写的文章中提到这些活动[40, 41]。NDT 目前是如何看待居家

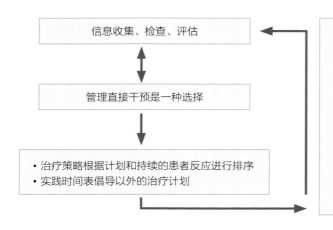

治疗计划围绕功能结果组织治疗干预。然后，临床医生决定具体的治疗选择和策略组合，以解决功能干扰结果的领域。临床医生可以用治疗策略来治疗单一系统损伤、系统损伤的相互作用、活动受限和参与受限。临床医生决定所选择策略的顺序。不断评估患者对治疗的反应，决定了未来治疗策略的选择，干预访谈之外的实践，以及与社会互动的策略。这种情况在每个疗程以及跨治疗的谈话都含有。

▲ 图 8-8 治疗综合干预方案

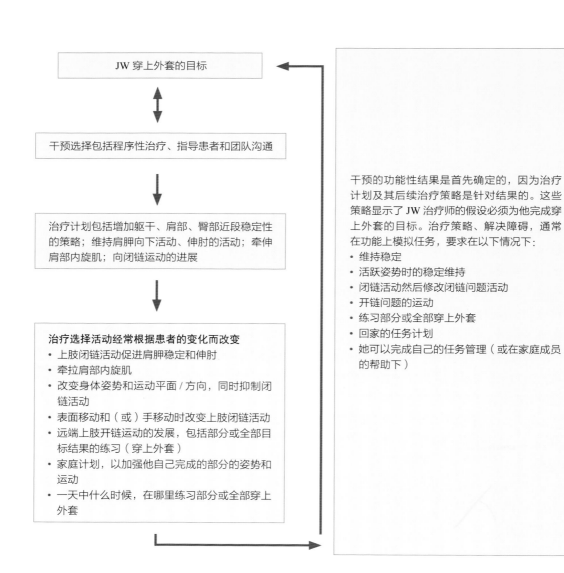

▲ 图 8-9 **JW 的治疗计划**

康复的目的和具体实施呢？

对 NDT 实践模型的回顾表明，NDT 在整个治疗关系中注重患者、患者家庭和临床工作者的协作。这适用于居家康复规划，就像它适用于治疗关系的所有其他部分一样。从与患者和家属的初次接触开始，临床医生就开始对确定参与和活动的环境因素感兴趣。进行这项调查的众多原因之一是，临床工作者在收集信息，这些信息将用于居家项目的合作规划。

通过积极倾听患者和家庭的细节问题、目标和影响参与和活动的环境因素，临床医生可以协助患者规划在家里做什么治疗，在学校和工作或休息时做什么，这有助于目标的达成（见第 13 章关于训练的运动学习获取更多信息）。在与患者和家庭合作规划居家康复的过程中包含以下概念，这些概念反映在 NDT 推测中。

- 居家训练旨在提供练习参与、活动和有效的姿势和动作的机会。Bobath 女士认为 NDT 是解决生活状况的，而不是锻炼[42]。
- 当构想治疗项目时，临床医生关注谁是协助患者或其家庭完成计划的人。例如，如果患者是一位患有脑性瘫痪的儿童，而居家康复是母亲的责任，那么临床工作者就会想："母亲每天在这个孩子身上的角色是什么？现在，我怎么才能让她融入这个角色呢？"思考这个问题的另一种方法是问："孩子的母亲每天和她的孩子在做什么？现在，我该如何设计居家康复来适应他们的日常生活呢？"

这种观点与认为居家康复是"做治疗"有很大的不同。尽管对医疗费用和有限资源的担忧可能会让治疗师相信，把"治疗"作为居家康复是一种解决方案，但家庭成员和朋友并不是患者的治疗师。在进行功能训练和使用时时刻刻治疗师的决策和过程的能力存在的巨大差异。我们不会要求外科医生教家中的母亲做手术或要求老师交出一个学年的居家康复训练计划。

例如，临床工作者可能会在收集信息过程中发现，孩子不能用勺子自己吃饭，而他的母亲希望他这样做。治疗师检查和评估孩子的能力、计划和实施干预，以达到这个目标。因此，临床医生能对孩子的母亲说："我认为如果他坐在高脚椅上练习用改装的勺子吃酸奶、苹果酱和燕麦片，我认为会锻炼更多的躯干和足的支撑能力，这个活动会更加功能性，并且能够帮助到下周我们将要练习的内容。你认为这个方法对你这周有用吗？你愿意在我看着的时候和他一起练习吗？你需要我帮你写下来吗？有没有什么事你更想做？"

- 这个居家康复将患儿和母亲各自的角色定位，并与他们的日常生活相适应。
- 居家康复要求练习一种功能，这种功能在难度水平上或在孩子和母亲之间的关系上没有压力（如果活动是困难的，这仍然是一个治疗师的责任的一部分，不是妈妈的，这个活动并不可以当作居家康复内容。请重新选择内容）。
- 需要询问母亲来确定练习内容的可信性和偏好的学习方式。

研究人员目前专注于残疾儿童的居家康复，尤其是那些患有脑性瘫痪的儿童。通过关注居家康复发现治疗师制订的康复项目是复杂的。虽然家庭和治疗师都重视以家庭为中心的互动模式[43-45]，相信协同规划，但家庭项目的实施并不总是顺利的。有一个残疾的孩子会改变一个家庭的动力、期望和对孩子未来的希望，导致一个被称为周期性压力反应或慢性悲伤的过程，并最终改变了父母的养育方式[46]。诊断为儿童脑性瘫痪或其他残疾对家庭来说是一种巨大的压力[45, 47, 48]。

Piggot 等对有脑性瘫痪患儿的母亲进行了定性研究[45]，发现最初接受孩子的诊断和预后的父母无法参与当时的居家康复计划。他们疲于应付生存技能，无法理解居家康复的意义，更不用说理解许多专业人士的目的，他们现在已经成为生活的一部分。只有在与治疗师建立信任关系并有时间与残疾儿童一起适应意外生活的要求之后，父母才有可能参与居家康复。现在，他们可以看到孩子的进步，听到孩子的治疗师说了什么。他们为孩子设定的目标的效率也提高了。

在 Hinojosa 和 Anderson 的一项研究中[48]，他们也使用了大量的访谈技术，也有类似的发现。此外，母亲们开发了自己的方法来实现以母亲的角色融入居家康复的日常生活中。此外，在这项研究中，母亲们表示，她们选择的活动对自己和孩子来说都是愉快的，他们在决定在家做什么时，更多的是基于观察治疗师与孩子们的互动，而不是通过正式的指导。此外，他们清楚地看到治疗师的角色和他们作为母亲的角色的不同。

之前引用的两项研究的一个积极观察结果是，在最初与能够参加治疗但还不能参加居家康复的父母的交流中，治疗师认为家庭在执行居家康复的建议。治疗师需要积极倾听父母对孩子进步的观察，确保在治疗中清楚地表述他们所观察到的进步，并衡量自己的进步，这可以帮助父母意识到这一点。他们需要对残障的诊断有相当的敏感，这可能需要一段时间和信任来建立，这可以帮助到治疗的过程。

目前关于脑卒中和颅脑损伤后家庭生活的研究，主要集中在应对策略和生活满意度方面，而不是在实施居家康复方面。然而，从这些研究中收集到的信息，在计划和讨论居家康复时可能对我们有用，并且在推荐给其他团队成员时也是有价值的。脑卒中后患者的护理人员报告了护理的积极和消极方面[49]。抑郁、自我的丧失、社交孤立、疲惫和对二次卒中的恐惧在护理者中很常见，无论是在家庭成员卒中后急性期还是恢复期[49-51]。Visser-Meily等报道[50]，生理损伤的严重程度并不是照料者的主要负担，而Haley等[49]识别到，情绪障碍和记忆障碍在他们的家庭成员组卒中后高度紧张。在接受创伤性脑病后的护理者中，认知、情感和行为障碍被报告为主要压力[52, 53]，而拥有强大社会支持的家庭报告对他们的护理角色更满意。

NDT临床医生整体地看待他们的患者，鼓励家庭成员就日常生活和各个方面进行交流。因此，临床医生不仅要根据患者的运动参与和活动，还要根据患者的社会心理缺陷来设计和修改居家康复。此外，NDT临床工作者将会请到其他团队成员，包括心理学家、社会工作者、慢性残疾心理工作者等。

5. 与团队成员进行转诊、讨论和计划

NDT的另一个早期宗旨是在脑性瘫痪儿童和成人卒中患者中重视言语治疗、作业治疗、物理治疗、护理和家庭治疗所提供的服务[40, 41, 54]。Bobath女士认识到脑性瘫痪会通过许多身体系统来影响人的学习能力[55]。

言语 – 语言病理学、作业治疗和物理治疗都有专业承诺声明，要求根据专业判断在必要时将患者转诊给其他卫生专业人员[27, 56, 57]。转诊需要一定程度的协作和信息共享。这种合作可能导致正式或非正式的团队合作。在儿童康复和儿童及成人后天性中枢系统神经损伤的康复方面，团队协作已经在各种组织结构中存在了几十年了。

NDT强调团队在NDT实践模型中的作用有几个原因。

- NDT认识到卒中、颅脑损伤、脑性瘫痪和相关神经功能障碍会影响人类所有方面的功能和许多其他问题。参与受限、活动受限、无效的姿势和运动，身体系统结构和功能受损不仅影响运动功能，还会对生活方方面面造成影响。虽然各国的教育和获取执照要求各不相同，但没有一名专业人员师通过教育和获取执照来满足这些要求的。

例如，不能单独安全地坐在椅子上可能会限制与家人和同伴的语言或非语言交流，可能会限制社交进餐时间，可能会限制在剧院看戏，或者可能会限制搭乘汽车。

- 临床医生接受过相关专业培训并获得执业许可。每一门学科都需要严格而漫长的学术时间准备。由于人类功能的复杂性，这种准备是很有必要的。言语治疗师因此通过沟通来准备与前面的示例进行治疗。他们也可能被训练去解决吞咽问题，就像作业治疗师一样，作业治疗师被训练去解决人们一生中所从事的各种职业。准备协助患者实现功能灵活性和安全姿势和过渡动作。此外，还有医疗和外科专科、心理学家、社会工作者、护士、矫形师、生物医学工程师、教师、助手和职业顾问，他们都在人的一生中不同时期为患者及其家庭的需要做出贡献。这么多人需要一个有重点、协调的治疗计划，并能够很好地传达给所有成员。NDT理论认为，这个团队的成员都是有价值的，不同的角色在患者不同的时期都会发挥出不同的贡献。

- 团队合作为患者带来满意的结果。脑卒中后患者康复中的团队合作已被证明可以缩短住院时间，改善功能预后，降低死亡率，并增加出院回家的概率[58-60]。

什么是有效的团队合作？这个问题是描述团队合作过程和结果的迹象研究的重点[58, 61-63]。团队流程有多种构建方式。

- 多学科团队由不同专业人员组成，他们独立评估并向患者提供相互独立的干预措施。他们互相报告，仅在需要时合作[59, 61]。
- 多学科团队为他们的患者共享结果，并在各成员之间共享各自干预时间和决策[59, 61]。
- 评估期间多学科团队一起工作，经常是一个团队成员被分配到与患者实施干预计划[59]。

研究还没有确定哪一种合作模式更优。不管团队采取哪种方式（也有可能在三种模式中变化），NDT 倡导在团队之间分享解决问题。NDT 认识到对脑卒中后、颅脑损伤后和脑性瘫痪患者的干预可以从协作和创造性的问题解决种获益。没有一种职业比另一种更重要。重要的是患者在当前的治疗中需要什么。每个专业必须有知识和其他团队成员的角色一起解决参与受限、活动受限，系统地解决患者的功能障碍[59]。NDT 倡导在实践中使用这种基础知识、转诊与协作过程。

6. 辅助技术

辅助技术是指用于维护、增加或改善残疾人功能的产品、设备或装备[64, 65]。使用辅助技术的目的是增加生活的独立性，例如轮椅为参与提供一种移动的手段。一些辅助技术被用来解决残损，如夹板和矫形器，旨在解决关节活动度受限；或眼睛改善视觉接收，可以增加活动和参与。辅助技术的范围从通信设备、自我护理设备和进食设备、移动设备，到有科技含量的环保家用设备和遥控[64-73]。Henderson 等发现，使用辅助技术对残疾儿童的活动、参与和个人环境因素具有巨大的积极影响[67]。在一项关于美国医疗保险接受者使用辅助技术的政策研究中，Wolff 等指出，辅助移动设备可能会减少对无偿和有偿帮助的需求[66]。

在 ICF 模型中，辅助技术被认为是在模型的环境因素类别下的全身因素[64]。作业治疗师、物理治疗师和言语 - 语言病理学家通常是临床上直接负责辅助技术评估、获取、培训和随访的[68]。

NDT 认为辅助技术是参与和活动的助推器。与患者的其他需求一样，辅助技术需要根据患者、家庭和临床工作者确定的功能结果进行个性化选择。这些需要考虑未来可能参与和环境参与最大化利用和最小化成本。临床工作者认为辅助技术能最小化能量消耗，减少身体系统的不利影响导致障碍进一步损伤发展和功能，改善照顾者的健康和缓解护理压力，并可以让患者自主控制和选择与周围互动的能力。

例如，言语 - 语言病理学家观察 1 名患有运动障碍的脑性瘫痪患儿，他使用 NDT 实践模型来解决问题，选择了干预策略来解决姿势和运动，以增强交流。对于无语言行为的孩子来说，扩充性沟通是一种促进沟通的方式，通过有效的沟通来扩展他的活动和参与选择。

虽然受限于成本，临床医生可能对一个活动类别建议使用超过一种类型的辅助技术，因为人们参与活动有各种方式。这对于有残疾和无残疾的人都是如此。例如，一个没有运动受限的人会使用步行、自行车、驾驶汽车和社区交通工具，如火车、公共汽车、飞机来进行不同的社会参与。有运动受限的人可能会使用一些相同的运动模式，但也可能会使用助行器或轮椅回家或去学校或去社区，这些选择取决于出行的距离。虽然两个移动装置（轮椅和助行器）可能不会由第三者在同一时间付款，但这并不意味着两者都不需要或都需要。同样，一个有沟通障碍的人可能会用自然语言与家人和亲密朋友交流，用一种高科技交流设备输出声音给缺乏训练的听众，这种设备的接口与电脑进行信息传递和上传网络。

7. 再检测与再评估

再评估是一个重新测试和重新测量选定功能领域以指导干预的过程。再评估执行的时机是治疗周期，对一些患者来说是寿命周期[27]。对治疗计划进行评估是否达到或需要修改治疗目标，这些信息决定是否继续干预或修改治疗目标或治疗是否结束[56]。每个职业都遵循其重新评估的准则，在言语 - 语言病理学、作业治疗、物理治疗都必须重新评估。这种评估体制是由偿还服务费用的付款制度决定的。

NDT 实践模型将再评估视为在每次干预过程中持续进行的过程。这些干预期检查和评估涉及一个评估干预效果的过程。它们还涉及一个正式的文档化过程，为每个干预访谈设置目标并测量结果，这将在关于干预访谈的第 9 章中详细描述。NDT 将对干预的持续评估和有记录的访谈以及短期、长期和终身目标视为干预的重要组织组成部分。

8. 出院计划

干预和其他管理的出院计划是基于预期完成的结果。出院的决定一部分通常由机构相关规定和第三方付款人要求决定的 [27]。ICF 的广泛接受和使用根据需要参与和活动，还有根据随时间的变化的环境和身体系统完整性和缺陷相互变化，根据帮助终身残疾的患者更多地参与，干预和其他管理。

例如，一位患有脑性瘫痪的患儿在 6 岁时可以在家人监督的情况下用很多种助行器和使用手部支撑在家附近行走，但随着时间的推移很多方面发生了变化。12 岁时，因为体重的增加而力量和运动控制并没有随着增加，行走变得更加困难，他的学校更大了，上课需要走更长的路。他和他的家人继续帮助他在新环境下行走，但他们也选择了电动轮椅以满足一些移动需求。此外，该患儿的运动控制障碍使其他部分关节活动能力和肌肉长度受损更加严重，并随着时间推移发展成为髋关节和踝足畸形。

然而，这个孩子也在他的父母和老师的帮助下学会了使用电脑，发展出了更好的视觉感知能力，作业治疗师帮助他使用电脑做家庭作业，使得他可以完成他这个年级的课业。他在言语 - 语言病理学家的帮助下可以用短语代替单词来表达，因为呼吸的协调和表达有所改善，她可以操作电动轮椅，可以有效地从学校回家。在经历了另一段照顾患者的经历后，他可以在父母的帮助下爬上祖母新公寓的楼梯，而在他小的时候，他根本不需要爬楼梯。

在每一个阶段的治疗中，患儿的治疗师使用 NDT 实践模型进行干预，包括从一开始到最后的出院。结果是血统设定的，干预的重点是目标。除了每一阶段的治疗设定目标外，孩子和他的父母还会和他的临床医生讨论对未来的希望，包括以下内容。

- 痉挛和张力型脑性瘫痪在整个生命周期的影响。
- 患儿不管是否需要更多照顾，他可能需要应付的潜在的未来环境。
- 持续的管理参与、活动和身体系统功能，以最大限度地优化预后。
- 宣教，帮助家庭识别潜在的问题，当它们出现时尽量减少其影响。

NDT 实践模型和 ICF 模型都支持神经功能障碍的寿命效应，这通常需要多次治疗。因此，出院计划是针对每一个疗程的治疗，预期未来可能会有针对不同临床医生的治疗，以最大限度地提高患者的健康和功能。

9. 治疗计划案例

回想一下 Carol 的例子。她的物理治疗师一开始设定了两个出院后 1 个月目标。

- Carol 将在丈夫的协助下完成到厕所的转移，她会向前运动到轮椅边缘，一只手放在她的左后外侧躯干上，这是语言和身体上的暗示。她将需要她丈夫充分的协助，以定位她的左足和左手的移动。
- Carol 将在丈夫的协助下站在轮椅前面穿脱裤子，她的丈夫将协助以下操作。
  - 锁住轮椅。
  - 协助 Carol 坐直，在站起来时保持身体向前。
  - 保持 Carol 站立时左脚在地面上，髋关节和膝盖和左足在矢状面上对对齐。

(1) 疗程（治疗次数及时间）：Carol 将被安排为以家庭为基础的物理治疗干预，每周两次，为期 6 个月。然后，她将接受再次检查和评估。每节课平均 1h，为期 6 周。

(2) 综合干预策略：干预将处理功能练习、无效的姿势和动作和影响目标的系统缺陷，每月将重新修订。活动将侧重于促进从各种椅子端坐位到站立位的转移（图 8-10），可能会加入手部碰触活动；在执行一项任务时，从下蹲到蹲起的小范围动作（"推"型患者在运动时比"保持"型患者表现更好）；在椅子上向前移动，身体低（及半坐）枢轴转移；

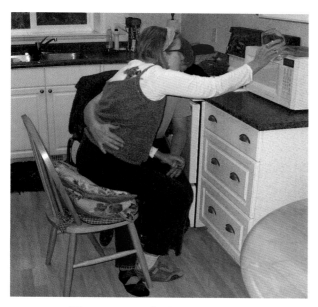

▲ 图 8-10　Carol 与她的理疗师一起工作

步态训练辅助装置；物理治疗师最大限度辅助下的下肢矫形 / 夹板 / 矫形鞋。

(3) 居家训练：Carol 和她的丈夫被要求安全地和有效地恢复肌肉和心血管系统功能，如躺着骑自行车；利用接触活动在轮椅上移动；并张贴醒目的提醒便签，以确定家里的垂直环境结构。

(4) 团队成员之间的转诊、讨论和计划：Carol、她的丈夫和她的物理治疗师将组成团队，一起完成这个家庭康复阶段的康复训练。辅助技术 / 设备方面，Carol 和她的丈夫将尝试一种轮椅，有支持和减压坐垫，有一个便桶椅，床边有扶手。她的丈夫在房子外面建了一个斜坡方便轮椅通行。

(5) 复查和重新评估：每 6 个月将进行正式的复查和重新评估。

(6) 出院计划：出院计划将包括预测 Carol 和她丈夫执行和管理日常活动所需的时间，这些活动将使 Carol 能够继续改善。（干预过程中，以下信息将引导她的物理治疗师的决策：起初，Carol 必须通过物理治疗师的辅助进行转移、行走和在椅子上移动。她的丈夫和 Carol 一起使用代偿姿势和动作进行安全的转移不会使她提高自己的技术水平。）一旦 Carol 和她的丈夫可以练习从坐到站的转移，走路和其他姿势和动作，这将使 Carol 提高她的技术水平，干预会谈可以减少频率。

当 Carol 提高到她可以从更密集的训练中受益的水平时，比如 Carol 和她的丈夫开始练习在淋浴间进出转移时，将定期增加会谈频率。

治疗周期可能会持续 Carol 的整个生活，因为通过改善功能可以提高卒中后的生活质量。这些治疗也有助于管理和减少继发性损伤。

二、指导学生和临床新手的问题解决活动

作业治疗、物理治疗或言语 - 语言病理学的新毕业生如何获得其导师所拥有的专业知识？初学 NDT 问题的临床医生如何像有经验的临床医生一样有效地解决和实施患者的干预？这个过程可以教吗？

虽然治疗专家能够比新手更彻底地解释他们的思维过程[74]，但他们并不是总能够向别人完整地解释在干预过程中发生的所有事情。然而，研究专家和新手解决问题过程的差异可能有助于我们的专业人员理解专业知识是如何发展的。这项艰巨的任务从专业人员的入门教育开始，一致持续到终身学习。它是指导、实习和继续教育的目的，如 NDT 认证和高级课程一样，贯穿治疗师的整个职业生涯。

Embrey 和 Hylton[74] 听取并研究了专家和新手儿童物理治疗师在观看自己的干预过程录像时给出的回顾性解释。他们发现，物理治疗师使用解决问题的策略，他们称之为运动脚本，将大量临床信息组织成干预决策。新手治疗师主要是用这些动作脚本来描述儿童的特征，而经验丰富的治疗师则使用这些脚本来组织临床信息，并将当前的情况与过去的情况进行比较。这项研究的有趣之处在于，NDT 原则构成了干预过程中大部分决策的基础。虽然这项研究更多地应用于干预本身，但它是临床医生在实践的各个方面不断解决认知问题的一个例子。回想一下，在 NDT 实践模型中，与患者交互的所有方面都是交织在一起的，这意味着在这种情况下，评估和干预同时发生，就像信息收集、检查观察和评估常常同时发生一样。

Carrier 等[3] 将研究重点放在社区内提供服务的作业治疗师上。他们发现认知问题解决过程包

括假设 - 演绎（分析）推理，主要由新手治疗师使用，模式识别（非分析）主要由经验丰富的治疗师使用，以了解患者的服务需求。在这项研究中，作业治疗师使用了许多种类的信息来评估潜在的干预解决方案。他们用很多科学的信息来诊断和干预，使用叙述信息（患者的个人经历）来了解个人情况，使用实用的信息来了解实际和家庭支持方面的情况，实践中的伦理考虑，作业治疗师与患者和其他相关人员的交互，以及患者的客观情况的条件。

关于临床推理的研究一贯表明，新手治疗师使用假设 - 演绎推理来选择干预活动策略，并受益于评估表格提供的结构式评估 [7, 75]。新手也倾向于专注于任务来构建干预策略 [75]。专家治疗师（专业知识并不等同于工作年限 [11]）更可能使用叙事推理和干预模式识别来评估患者的需求，专注于更大的格局——患者于家庭的交互的同时专注于任务的特征灵活和创造性 [4, 5, 10, 74]。

因此，临床导师在 NDT 教育课程中关注的指导技能之一是教授课程参与者如何使用任务和干预策略来服务患者 / 家庭结果。在 NDT 课程中于患者的实践环节允许这种关注，并为参与者创建指导实践，以构建针对个别情况更广泛的解决问题和创造性解决方案。虽然参加 NDT 课程的学员经常表示，他们参加该课程是为了增加他们所掌握技能的干预技术的数量，但它们得到的好处要大得多；NDT 课程的目的是帮助新手如何使用更多的专业知识思考和解决问题。

表 8-5 至表 8-11 可作为与学生和临床新手一起培养解决问题技能的指南。它们构建在复杂性中。利用它们、整理它们，或使自己的指导学生和临床新手更专业。

三、撰写临床实践结果及统计分析

临床医生使用各种方法来衡量患者达到的结果，结果测量应该允许临床医生记录干预的有效性 [76]。NDT 多年来一直提倡书写个性化、对个人有意义的结果 [41]，因为 NDT 的干预是高度个性化的，临床医生发现以这种方式书写的结果对变化更加敏感。然而，在撰写个性化结果时临床医生通常可能感到沮丧，因为研究方法、第三方支付者和工作机构通常只重视标准化测试的结果。

表 8-5 列出参与及活动

列出参与 / 参与受限和活动 / 活动受限
请参阅第 3 章
列出患者能够执行的参与（国际功能残疾和健康分类模型 ICF 将参与定义为在特定相关环境或特定社会背景下执行的对生活状况的功能性活动）。这些将是高度个性化和结合环境的
列出患者的参与受限（参与受限定义为个人在生活中可能遇到的问题，无论原因是什么）
列出患者可以执行的功能活动（活动是完成任务的积极表现），如吃饭、伸手、说话、交流、坐、走、爬楼梯
列出患者的活动受限（受限是指个人在执行这些任务时可能遇到的困难）

表 8-6 对线的观察

观察 – 对线
选择一项你的患者想要在干预期间实现的功能（活动或参与）技能。确保你选择是功能，而不是姿势或动作。问问你自己，"这个患者希望在他或她的日常生活中能够做什么？"写下结果
你所写的结果是否包含患者的名字？一个可观察的操作动作、功能技能？患者在执行该技能时的环境？是否以一种方式来写，使得其他同行可以观察患者并指导结果是否已经实现？
观察患者的姿势与预期结果相似（例如，如果结果是在餐桌上吃饭，观察患者的坐姿和进食，或类似的坐姿和运动任务）
患者的整个身体姿势是怎么样的？你可以画下来
这个体位的支撑点是什么（身体与支撑面接触的部分）？画下来或者描述清楚
当患者相对静止时，患者的力线会发生什么变化？力线保持不变吗？它会改变吗？如果会，它是如何改变的？
当患者移动时，力线会发生什么变化？在这里，你可能需要描述身体的各个部位——躯干、头、嘴巴、眼睛、上肢和下肢（以及四肢的每个关节）
找一个单独的地方，没有人（除了同伴和导师）可以观察到你，或者回家完成下一个任务。尽可能与你的患者保持一致（在一个孤独的地方，这样做的目的是让患者和其他人不会认为你在以任何方式取笑或不尊重患者）。试着像你的患者那样移动。这可以通过你的感觉系统提供额外的信息，加深你对患者的了解
写出 2~4 个临床假设关于为什么你认为患者的姿势或移动身体和身体部分在做一个你观察的功能动作时是处于一个特定的方式

表 8-7　姿势的观察

观察 – 姿势
选择一项你的患者想在干预期间实现的功能（活动或参与）技能。确保你选择的是功能，而不是姿势或动作。问问你自己，"这个患者希望在他或她的日常生活中能够做什么？"写下结果
你所写的结果是否包含患者的名字？一个可观察的操作动作、功能技能？患者在执行该技能时的环境？是否以一种方式来写，使得其他同行可以观察患者，并指导结果是否已经实现？
在你所选的结果的条件下观察一个姿势。选择患者最常采用的姿势。你可能希望在患者经常采用的姿势中重复使用此表单。首先观察躯干和头部的姿势
描述患者如何控制姿势的稳定性。稳定性是通过肌肉活动、骨骼排列、外部支撑还是这三者结合来控制的？描述肌肉活动、骨骼排列和外部支持的使用： 肌肉活动：
身体节段对线：
外部支持使用：
回顾你上面的描述。哪一种姿势能让患者主动控制姿势，从而达到高效（能量守恒和减压）？
患者在哪些方面不能有效地控制姿势的稳定性？
如果患者继续在功能性活动或参与中控制姿势，就像他或她现在控制的那样，这种控制是否允许进展成更复杂的技能？如果不是，写出几个临床推测，如果患者继续现在这种控制姿势的方式，他随着时间推移会发生什么

表 8-8 运动的观察

观察 – 运动
选择一项你的患者想在干预期间实现的功能（活动或参与）技能。确保你选择的是功能，而不是姿势或动作。问问你自己，"这个患者希望在他或她的日常生活中能够做什么？"写下结果
你所写的结果是否包含患者的名字？一个可观察的操作动作、功能技能？患者在执行该技能时的环境？是否以一种方式来写，使得其他同行可以观察患者并指导结果是否已经实现？
根据你所选择的结果，选择一个患者正在进行或试图进行的动作。你可能想重复使用这个表格来做你的患者经常使用的其他动作。把注意力集中在运动的控制上。患者是如何使用姿势稳定性或缺乏姿势稳定性来支持运动的？
患者如何启动运动？（启动可能发生在身体其他部位，如姿势稳定策略和（或）重心转移，以及身体的其他部分的运动）
什么肌肉收缩来启动和控制运动的轨迹和速度？
运动成功了吗？它是准确的、有足够速度，结果是理想的吗？如果不是，推测为什么这个运动是低效和（或）无效的
如果患者继续以这种方式移动，患者是否能发展出更复杂的运动，从而产生更大的活动和参与功能？如果没有，这些动作将如何干烧技能的发展和（或）导致技能的退化？

表 8-9 列出身体系统的残损和缺陷，并推测它们与功能的关系

选择你在表 8-5 至表 8-8 中填写的参与受限或活动受限。列出身体系统中与此功能有关的残损和缺陷（详细的身体系统功能和结构列表，请参阅有关检查的第 7 章）。试着列出单系统的缺陷，但是你将在下一个作业中区分多系统和单系统的缺陷
身体系统完整性：

（续表）

身体系统残损：
对于您所选择的残损或受限，按照对该功能的影响程度，对您在上面列出的完整性和残损进行优先排序。对患者和你选择的功能要有针对性。这些是你对为什么患者受限的推测。问问你自己，"如果我能让这个身体系统正常工作，它怎么能克服受限呢？"你可能会发现，对于一个人来说，关节活动度下降时最严重的；另一方面，当需要时，它是一种很差的能力来动员肌肉；对于另一个人来说，认知功能受损最严重；另一种是视觉障碍；等等
推测随着时间的推移，身体系统如何相互影响？例如，呼吸如何影响姿势？如何维持关节一侧的肌肉活动，从而影响关节活动度和力学性能？缺乏本体感觉是如何影响肌肉控制的？
推测随着时间的推移，患者现在使用的重复姿势和动作的参与和活动如何影响身体系统。例如，重复说话时，眼睛、颈部、腰部和膝关节/踝关节的伸展如何影响肌肉长度？同样的活动如何影响另一种活动，如散步？另一个例子是：从口转移到用手进食时，如何通过极端活动度的胸椎屈曲从而影响到胸腔和脊椎的活动？它是如何影响肌肉长度和力量的？它如何影响呼吸？

表 8-10　多系统表达中的对线、姿势和运动

从表 8-6 至表 8-8 中选择一项关于力线、姿势和运动障碍的观察。力线、姿势和运动障碍被认为是多系统障碍，因为许多单一系统对它们的表达有影响。例如，头部或躯干控制能力差，坐着时骨盆前倾，无法将手放入口中，发音不清晰，步态不稳，或走路时足趾弯曲
对于你选择写下你观察结果的患者，选择力线、姿势或运动障碍。分析你假设的导致多系统损伤的单一身体系统。按重要性从大到小排序。记住，要根据你所写的患者的具体情况来制订这个清单——这不是一个通用的清单
还要考虑参与和活动如何影响你选择的多系统损伤。例如，坐在椅子上吃饭时如何把嘴放到手边？它如何影响患者和家人在餐厅吃饭的决定？

表 8-11 模式识别以及过去和未来的功能

记录与患者的干预会谈。然后回答以下问题。我的患者今天的表现与昨天、上周或上个月相比有何不同？
为什么我的患者功能各不相同（想象所有的领域——参与、活动、身体系统及其交互）？
我在其他患者中看到过类似的变化吗（模式识别）？如果是，结果的种类是什么（这开始让你对你的患者的预后范围有一个概念）？
为了让我的患者在今天、下周、下个月甚至是 10 年后都能得到最好的结果，今天最有效的干预措施是什么？
我能不能想到的一个新的和创造性的方式来完成我的干预策略访谈，这对我今天来的患者来说是有意义和有用的吗？

在研究中使用标准化测试来比较不同患者和不同干预措施之间的结果[77]。它们可能由工作机构和第三方付款人授权。然而，它们通常对个别患者的变化并不敏感[76-80]。它们通常不能帮助临床医生做出决策或解决有关干预选择的问题，它们也不能测量个性化的反应能力（检测随时间变化的有意义的变化的能力）[79, 81]。

最近，康复领域的临床医生已经采用或开发了一些方法来设置个性化的结果，这些结果对患者有意义，也可以在各种研究设计中进行研究。目标达成量表（goal attainment scaling，GAS）可以设定和测量高度个性化的结果[78-80, 82-84]。GAS 最初是由 Kirusek 和 Sherman 在 20 世纪 60 年代开发的，用于测量心理健康领域的结果[80, 84]。临床医生和患者合作设定有意义的干预结果，然后临床医生开发一个量表，在一个有区别的量表上反映成功的标准。一些结果（在这个量表中称为目标）通常是为患者设定的，这些结果可以根据患者的重要性进行评估

或权衡。结果的比例和权重可以用数学方法转化为标准化的测量或 t 分数（如果需要的话），用于统计分析[78]。最初的 GAS 分级结果为 5 分，但研究人员也用 3 分、6 分和 7 分进行了试验。需要对所有这些量表进行可靠性研究，以确定一种量表在测量患者结果和确定干预是否有效方面是否优于另一种量表[80]。

最初的 5 分量表在研究中最常被引用。0 分代表在预先确定的干预期后的预期功能水平[78, 80]。基线（当前）功能被描述为 –1 或 –2 的评分。Likert 量表定义了 –2、–1、0、+1 和 +2。Likert 量表也被用来衡量目标对患者的重要性。GAS 量表的结果遵循 SMART 原则——具体、可测量、可实现、现实和及时[78, 84]。

让我们尝试一个例子，如表 8-12 所示，使用 5 分 GAS，其中 –1 表示当前功能，0 表示 1 周期间的预期结果。想象一下，这是一个患者在颅脑损伤或脑卒中后开始住院康复治疗。

表 8-12 中的示例也可以缩短，减少短语的重复以节省时间，如表 8-13 所示。

Turner-Stokes[78] 建议，在常规临床实践中，3～5 个结果就足以进行康复治疗，临床医生只在治疗的开始和结束时测量结果。结果困难将需要为治疗期的预期时间设定。

加拿大职业表现测量（The Canadian occupational performance measure，COPM）是另一个个性化的测试量表，是由作业治疗师开发来协助患者评估自我职业表现的变化[77, 81, 85]。作业治疗师对患者在自我照顾、工作效率或休闲活动方面的问题进行半结构化的访谈。要求患者对问题的重要性按 1～10 分（1 = 根本不重要；10 = 极其重要）。患者还被要求对他们在这些活动中的表现进行打分，满分为 10 分，从"不能做"到"能做得很好"。经过一段时间的干预后，患者会进行重新评估。

研究集中在 GAS 和 COPM 的敏感性，其响应性与标准化结果测量的比较，以及其区别效度与标准化测量的比较，如功能独立性测量、Barthel 指数、儿童残疾评估指数、粗大运动功能测量。研究人群包括脑卒中、颅脑损伤和脑性瘫痪的患者。Cup 等的研究表明[85] 两种量表都具有良好的可信度和敏感度，同时也证明了区别效度。然而，Colquhoun 等在一项初步研究[76] 中报道，目前还没有研究表明，在标准化测试中加入 GAS 或 COPM 会改善功能结果。

四、总结

正如本章和 NDT 实践模型所显示的，使用 NDT 的治疗师依靠许多知识来源在评估和书写治疗计划时为实践提供信息。这些包括但不限于下列各项。

表 8-12　使用 5 分 Likert 量表测量目标实现情况

分　数	目　标
−2	B 先生将从轮椅上站起来，右臂只推扶手，左臂不活动，需要物理治疗师协助将重心向前和向上移动，双足支撑，左膝过度伸展
−1	B 先生将从轮椅上站起来，右臂推扶手，左手放在扶手上进行初始推动，需要物理治疗师协助向前和向上移动，双足负重站立，左膝过度伸展（这是他的基线测量）
0	B 先生将从轮椅上站起来，首先将双手放在扶手上，站立时双足受力，需要物理治疗师向前和向上移动，允许左膝过度伸展（这是目标结果）
1	B 先生将从轮椅上站起来，双手放在扶手上，双手推动扶手，双足支撑，需要物理治疗师协助向前和向上移动，允许左膝过度伸展
2	B 先生将从轮椅上站起来，把双手放在扶手上的扶手，将双手最初和释放双手而站，站在重量在两只足上，需要物理治疗师的协助向前，让左膝过伸

表 8-13　表 8-12 精简版

分　数	目　标
−2	……右臂只推扶手，左臂不活动……
−1	B 先生将从轮椅上站起来，右臂推扶手，左手放在扶手上进行初始推动，需要物理治疗师协助向前和向上移动，双足负重站立，左膝过度伸展（这是他的基线测量）
0	……首先将双手放在扶手上……（这是目标结果）
1	……双手放在扶手上，双手推动扶手……
2	……将双手最初和释放双手而站，站在重量在两只足上……

- 分析技能，包括在使用基础和应用科学、经验和专业知识的各种环境下，观察参与、活动和姿势 / 动作之间的关系的能力。
- 模式识别的非分析技能。
- 叙述推理技能。
- 对未来功能的所有影响进行优先排序的能力。
- 确定一系列预后的能力，考虑所有因素并与结果相关。
- 为干预设定功能性和可测量结果的能力。
- 规划一般干预策略的能力，以解决参与限制、活动限制和身体系统缺陷。
- 确定一个符合实际情况的治疗策略以满足结果的能力。
- 能够设计一个居家康复计划，以加强和实践有效的姿势和动作的日常惯例。
- 辅助技术知识，促进参与和活动。
- 在团队中工作的能力，重视他人的意见和优先事项。
- 计划复查、再评估和出院的能力。

神经发育疗法干预：一个疗程的观察

Neuro-Developmental Treatment Intervention— A Session View

Judith C. Bierman　　Mary Rose Franjoine　　Cathy M. Hazzard　　Janet M. Howle

Marcia Stamer　　Jane Styer-Acevedo　　Jan McElroy　**著**

何龙龙　**译**　　　涂君实　**校**

本章从患者、家属和治疗师的角度，在 NDT 实践模型的背景下，描述了设计和实施单个干预措施的过程，以使读者可以明确在设计中连续且交织的问题解决过程的方式来描述预设一个疗程的结果、前后测试、实施干预措施（包括准备、模拟、进阶以及实践一个有意义的任务）的理论基础。除了患者与治疗师的共同参与外，患者和家庭宣教、辅助技术、治疗设备和家庭计划也被当作治疗中的一部分进行了描述。本章中将通过临床案例说明这些概念。本章将会在结束于计划下一次干预治疗。在本章中，以现实生活中的治疗为例阐明主题内容。

―――――――――(**学习目标**)―――――――――

完成本章后，读者需掌握以下几方面。

- 明确患者、治疗师、家庭成员和其他团队成员在 NDT 干预过程中的角色。
- 确定整个治疗期间，在患者、家庭、治疗师、各个相关因素的整合以及有意义的功能活动之间设定结果的连续决策过程。
- 描述在制订计划以及治疗过程中环境因素的整合，包括整个干预过程中的环境和个人因素。
- 讨论在治疗过程中前测、准备、模拟、实践、家庭计划、教育和后续测试的流程和目的。
- 分析治疗处理的角色、作用、等级、时机和终止，包括一个疗程中的控制关键点（key points of control，KPCs）、易化与抑制。
- 定义辅助技术和治疗设备在一个疗程中，在家庭、学校或社区环境中的作用。

一、使用神经发育疗法实践模型进行干预

干预是 NDT 实践模型中综合决策过程的一部分，它将患者和临床医生联系在一起，为成功的治疗结果做出合理的选择（图 9-1）。在前面的章节中，详细描述了信息收集、检查、评估和医疗计划。这些组成部分仍然是干预的重要部分，因为临床医生必须不断收集信息、检查、评估和更改医疗计划。对 NDT 实践模型来说，这种持续不断地倾听、观察、检查和响应不断变化的信息至关重要，并且可以在每次的每个干预疗程中观察到。

干预是临床医生实施医疗计划的一部分，作为应对参与限制、活动受限和身体结构与功能受损的

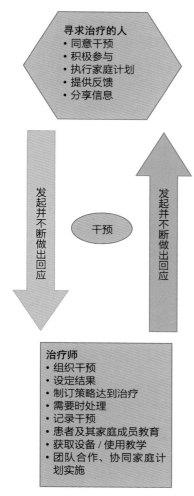

▲ 图 9-1 使用神经发育治疗实践模型进行干预

队可以包括患者本人、家人或照顾者，以及其他的社会、医学和教育团队。但是，寻求治疗的人及其家人确定了将成为干预重点的功能目标。这些明确的期望参与和活动将会成为设计长期干预过程时所关注的结果，也成为每个个体化治疗中的焦点。每个人都有多种参与方式和各种活动想重新获得或改善。所有这些选择都会推动干预决策。因此，每次治疗的设计都应考虑到这个人的个体完整性和功能障碍、一项活动或参与角色的特定结局以及一组独特的背景因素，包括促进或是限制该项活动的环境和个人因素。每个疗程都是围绕这一具体治疗结果来组织的。患者在每个治疗的每个方面都是积极的参与者，治疗师致力于在解决患者的功能障碍和活动限制的同时，增强患者的优势。干预本身包括在治疗过程中的检查、评估和介入等动手实践部分。治疗的个性化是基于从检查和干预过程中获得的信息的不断整合，因此它包括持续的检查和评估。治疗包括患者、家庭成员或护理人员的宣教，以及在日常生活中进行主动练习的计划，这是长期融入姿势和运动控制的重要组成部分。

1. 患者、家庭和治疗师在干预过程中的角色

每个参加治疗的人都是独一无二的。每个患者不仅存在有特定的诊断、损伤和限制，还有着独特的优势、希望和目标。每个人都有不同的来历或不同的生活经历，受到不同的家庭和社区的影响。在一些治疗中，如果没有家人在场，治疗师在见面时可能只知道服务对象是个人。而在其他情况下，整个家庭都可能是治疗的积极参与者，并可能在整个干预过程中发挥作用。例如，如果考虑对一个早产的婴儿进行早期干预，那么整个亲子团队可能会被视为共同的患者。

这种关系可能是在检查和评估过程的前几分钟新建立的；或者，当患者继续现有的医疗计划时，这种关系可能是持续的；或者在开始新的治疗阶段时，这种关系已有十几年的历史了。在干预过程中，治疗关系将继续演变和变化，它们之间的关系将对干预过程产生影响。

从在 NDT 框架内进行实践的治疗师那里寻求作业治疗、物理治疗和（或）言语语言治疗的人可以预见，他们将积极参与干预计划的规划，并积极

策略。在治疗期间，临床医生应用程序知识来实现医疗计划中记录的功能结果，并及时解决问题，以满足患者在 ICF 中各个领域的治疗需求：在功能范围内的参与，活动和身体结构与功能。这些领域域都在每个治疗中得到解决。

本章描述了治疗计划的制订、干预中的个性化治疗过程、治疗中调整或进阶的选项，以及代表 NDT 实践模型的具体干预策略。此外，本章的结尾还提供了一些潜在的框架或原则来制订干预策略。

（一）一个疗程的组成部分

每个治疗都表达了第一篇中提出的 NDT 实践模型的所有核心哲学原则、假设和关键原则。因此，应该清楚，寻求治疗的个人是每次治疗的焦点和核心。患者被视为治疗团队的中心或领导者，他们与其他人一起协作以达到所概述的治疗结果。团

参与该过程的每一步。他们期望他们的目标、需求、愿望和梦想将推动医疗计划的发展，并将成为每一个疗程重点。他们的责任是与治疗师分享他们重视的参与和活动。他们需要描述他们的家庭生活、当前工作或希望回归、改变的生活的主要环境，以便可以相应地调整治疗措施。此外，他们需要透露有关于他们身体系统的信息，包括完整性和损伤。他们预计治疗将是自主的并在治疗期间努力工作。他们还知道，部分干预要求他们在治疗期间针对所经历的策略效果提供诚实的反馈。他们知道，通过积极参与他们的家庭计划，在治疗时间之外继续治疗过程。

如本章前面所述，治疗师和患者（以及家人或护理人员，如果涉及的话）之间有持续的互动。该计划基于患者的需求、愿望和结果而改进。当患者和家属不熟悉 NDT 的护理理念时，NDT 从业者额外承担起干预过程中教育的责任。患者对他们预期的积极参与以及他们将承担的不同角色和责任形成了一种认同感。

治疗师明白，为了使治疗有意义，治疗的结果必须建立在现实生活功能的基础上，这个功能必须对个人现在和将来都有意义。使用 NDT 实践框架的治疗师理解护理将在特定学科的实践范围内提供。NDT 的从业者理解，当与患者制订和实施医疗计划时，当前证据可为实践决策提供依据，并且也了解最佳实践原则，包括对患者偏好、临床医生技能和专业知识的考虑。该专业知识包括与该患者和其他患者的既往治疗经验，这些经验将在干预期的计划和实施阶段影响决策过程。

治疗师在个体检查期间从 ICF 模型内的所有领域收集信息，但是在干预期间，这种信息将会得到强化和丰富，因为时间上允许采用弱结构化和非正式的形式来分享获取更详细的信息。例如，在收集信息的过程中，可能会有信息表明，一位成年患者无法自己做饭或为丈夫做饭。这种参与限制的改善可能被认为是治疗师需要处理的一个适当的结果。然而，随着干预的进展，这位患者可能会透露，她从来没有烹饪过，这个角色一直是由她的丈夫来扮演的，或者她在脑卒中前烹饪过，但从来没有真正喜爱过。她真正喜欢的是园艺。她的个人目标是重

新返回她所喜欢的园艺活动，并把干预的重点放在这项活动 / 参与上。限制她重返园艺的特殊障碍成为干预的焦点。

然而，对于那些因为许多医疗机构所使用的结果活动的标准清单感到束缚的治疗师而言，这是正确的且至关重要的，他们需要注意这些清单，例如床上移动、床和轮椅转移、如厕、喂食 / 进食（这些通常是根据报销计划所决定的），是患者仅拥有的一系列功能障碍。这一系列功能障碍会干扰患者的所有活动和参与。功能障碍的影响或权重可能因一项活动而异，但是对于每种活动限制，没有一组是具有不同的损伤。在此示例中，如果干预重点是干扰园艺活动的任务和子任务（以及该患者已确定对她有意义的其他活动）的损害，则随着这些功能障碍的减少或消除，这种改善也会影响她执行许多其他日常活动和参与的能力，例如穿戴好去上班、在社区散步、转移和为家人做饭（如果她愿意的话）（图 9-2）。

2. 设定疗程的结果

Laurence J. Peter 和 Raymond Hull 在《*Peter Principle*》[1] 这篇文章里写道："如果你不知道你要去哪里，你很可能会去别的地方 [2]。"Lewis Carroll 在《爱丽丝漫游奇境记》中通常被描述为 "如果你不知道你要去哪里，任何一条路都会把你带到那里"。这是在对患者进行干预的过程中需要注意的两个明智的说法。帮助患者实现可持续、有意义、功能性的结果是 NDT 实践模型治疗过程的最终目标。每一个在治疗前、治疗中和治疗后做出的选择都有可能引导患者和治疗师实现这一目标，或者在随机方向上偏离该目标。

确定每个治疗期的结果。正如上一章描述的长期和短期结果，包括具体、可测量的功能性结果，这里的结果也是如此。Lewis Carroll 所描述的 "如果你不知道你要去哪里，任何一条路都会把你带到那里 [2]"，与讨论长期干预过程时的情况一样，适用于单个干预。结果构成了治疗计划、设计、实施和评估的基础。对患者来说它是对功能表现的独立、自主的衡量。结果提供了一个参考框架，一个在治疗期间将要实现的期望。治疗期间的工作为运动学习奠定了基础。读者可以参考第 12 章和第 13 章内关于运动学习和运动控制进行进一步的讨论。

治疗的结果通常与短期结果和长期结果相联

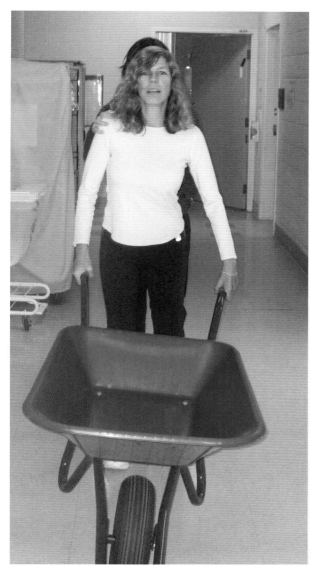

▲ 图 9-2 在激励任务中处理患者的损伤

疗的结果是任务的一个独立的表现衡量。治疗的结果通常是对个人有意义的活动的子任务或同类型任务，并为患者和治疗师提供一个集中的目标，以解决该治疗中的某些特定损伤。同类型任务是指需要整合许多相同的身体系统和或运动部件来完成任务的任务。例如，在第五篇的案例报告 A1 中，患者希望返回高尔夫球场。高尔夫的子任务之一是弯腰把球座放在地面上。这项任务的同类型任务是弯腰系鞋带或者从浴室地板上捡起毛巾。

如第 8 章关于评估和医疗计划的讨论，治疗的结果是由患者、家庭 / 护理者和治疗师之间写作产生的。当在一系列的治疗过程中同时观察治疗的结果时，它们应该揭示出一条向短期结局和长期结局发展的连续路径。当这一路径建立时，患者和治疗师预见在治疗中达到治疗的结果—新的任务或功能是现实的和可能的。

在第五篇关于 Mark 的案例报告中，作业治疗和物理治疗的治疗中随机抽样调查的例子表明，患者朝着重返高尔夫球场和参与越野运动的长期目标前进。他个人的治疗结果是这些任务所需的许多活动的子任务或同类型任务。例如，如图 9-3 所示，一个治疗的结果可能与 Mark 如何移动到下蹲位置，同时伸手去拿较低架子上的空移动盒有关。另一个可能与 Mark 如何用右手在身后来回移动以从架子上拿起他的高尔夫帽子有关，这种动作类似于他在高尔夫球后挥杆中使用的动作。对于一个在课间休息时间穿上自己夹克的孩子来说，一个治疗的结果可能是他如何穿上艺术罩衫进行手指绘画，或者他如何从肩膀高度的货架上选择他左右两边的特定玩具。

一旦治疗的结果开始成形（它可能仍然被改进），治疗师将确定环境中的限制或促进因素以及执行该功能的环境。这种鉴别可以通过与患者和家人讨论来确定。例如，治疗师可能会要求患者描述洗碗机相对于碗碟、杯子和镀银餐具存放区的位置，或者他最喜欢的玩具在他房间里的位置，以确定练习所需的设定。这种环境信息让治疗师对如何建立干预实践做出有计划的选择。将选择什么姿势或转移方式？在任务实践中，受累较重的肢体将扮演什么角色？治疗师需要与患者和任务工具保持什么样的关系？应该使用哪种处理方式来鼓励（促进）

系。然而，治疗的结果与短期结局（short–term outcomes，STO）和长期结局（long–term outcomes，LTO）的关系，比简单地扩大一项任务或改变任务的背景要复杂得多。治疗的结果表示所需的功能或反映独特、专属的任务技能，这些技能组合时，将实现与短期结局或长期结局的成果相一致的功能变化。通常，治疗的结果与短期结局和长期结局的关系不是简单的增量或比例关系。因此，一个治疗的结果不是简单地写为预期任务的 25% 或 50%，也不是和短期结局联系在一起，也不能将其设定为上个治疗的结果或短期结局的近似值或扩展值，例如从 1.524m 到 3.048m 的功能性活动的进展。同样，治

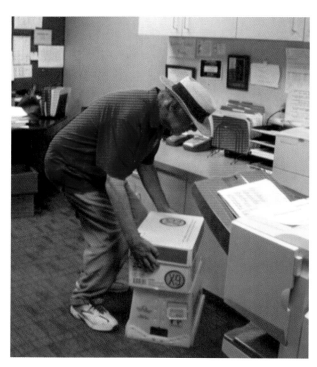

▲ 图 9-3　**Mark** 的一次治疗的结果

结果为弯腰去拿一个盒子，为他的越野运动做准备

需要练习的有效运动成分，以及限制（抑制）影响功能的低效姿势和（或）运动？

　　本质上，问题可能是更感性或精神运动性的。一个例子是要求患者描述坐在特定椅子上的感觉。是否感到安全、支持？椅子是太软还是太硬？在学习的情感、认知和精神运动领域获得的信息将有助于塑造治疗的结果，并影响基于 NDT 的干预计划过程中的其余部分的决策。对于在 NDT 框架内进行实践的治疗师来说，对障碍和促进因素的理解和认同被认为增加了成功制订医疗计划的可能性。

　　建立一个有意义和可实现的治疗的结果可以激励和赋予患者和家庭力量，因为它验证了他们在治疗时的努力，并为所有人提供了一个明确的结构，使他们继续关注。在治疗过程中的有意义活动，功能性环境中的任务实践向个人表明，新的或重新获得的技能的积极改变和成功是可能的，而进一步的情境实践对于成功是必要的。一个在门诊治疗后练习爬上家用汽车，包括在治疗过程中踩上各种高台阶的孩子，不仅更有可能坐上家用汽车，而且更有可能尝试校车的台阶，也许还有学校操场上滑梯上的台阶。

　　如图 9-4 所示，如果一个人在干预期间使用干

衣机，她会培养运动习惯、信心和技能，使她能够在家中重复这一练习。NDT 的假设是，如果在治疗中的练习仅包括增加下肢力量和活动能力、躯干旋转和视觉扫描，所有这些都不涉及功能活动，则长期益处会减少。读者可以参考第 12 章和第 13 章内关于运动学习和运动控制进行进一步地讨论这些概念。

　　临床新手的一个常见问题是，"我如何帮助我的患者实现治疗上的延续"？当一个人在治疗中练习功能性任务或子任务时，这种练习的运动和感觉记忆和习惯更可能延续到日常生活实践中，而相比之下，运动活动的表现本质上更像是运动性的和非功能性的。如果患者只是在治疗过程中进行非情境练习，很少会实现治疗之外的转移，即使这些练习可能解决了影响技能的损伤，例如取下干衣机的衣服或爬上家庭车辆。此外，当就如何将治疗中引入的

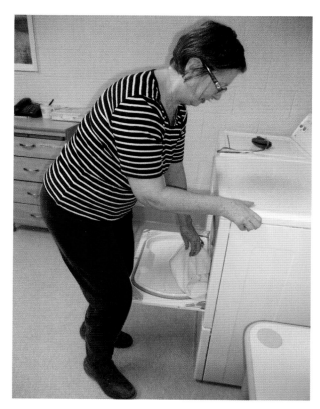

▲ 图 9-4　患者在干预期间的练习

当这位妇女练习装卸干衣机时，她将右上肢纳入到支撑其姿势和运动的支撑面中。这种活动是在治疗师监控她整个身体的姿势和运动技能的情况下进行的，目的是在这种情况下获得正确的功能。结果可能是她洗衣服的能力，而干预包括在最佳对线下增加右上肢的活动。

技能纳入个人日常的建议提供给个人时，直接延续的机会也会增加。

对于某些人来说，进步很快，并且明显的变化是显而易见的。对于其他人，进展缓慢，变化可能难以发现。对于患有进行性、退行性疾病或复杂且长期失能的患者，成功的衡量标准可能是很少丧失功能或没有丧失功能。如第 15 章关于神经可塑性和恢复的讨论，个体的恢复程度可能是可变的。如第 8 章有关评估和医疗计划所述，治疗师考虑所有可能影响个人改变的潜力因素是至关重要的。因此，治疗的结果是根据个人的预后和恢复的可能性而制订的。

治疗师整合了从患者那里获得的所有信息，以挑战患者但又不会出现不可能的要求。随着干预过程的开始和进行，治疗师不断问："我的患者是否以促进所有功能领域的变化和进步的方式工作？对所有身体系统的要求是否太容易、不足或要求过高？我正在遇到我原本没有预料到的困难？我该如何调整我们正在做的工作，以创造促进进步的挑战？"最成功的计划是预计会不断变化的计划。

3. 活动分析

治疗计划的第一部分包括选择一项在整个治疗过程中可以作为有意义的激励练习的活动。在某些情况下，这种活动是患者的结果活动，而在其他情况下，它是模拟治疗或治疗活动。对一个孩子来说，这个活动可能包括假装成公主准备去参加派对。对于成年人来说，选定的活动可能是在木工店为孙子做礼物。患者的功能可能仍然处于非常低的水平，而穿得像公主一样或为孙子制作木制玩具的全部任务可能根本无法完成。然而，在这些活动的背景下工作，即使是在基本水平上，也会内在地激励患者。即使合作脑卒中后仍处于急性期医疗机构中，在床边放一块木头来打磨、测量或检查木纹上的缺陷能让他参与其中，而使用锥体或钉子则永远无法做到这一点。

通过活动分析，治疗师接下来需要选择适当的子任务或任务成分，在疗程中进行练习，以最好地解决患者的功能障碍。活动分析包括任务分析以确定组成任务的子任务，以及运动分析并确定任务和子任务的运动成分（感觉、运动、视觉等）。

临床医生参考医疗计划以获得关于短期结局、长期结局和一般医疗计划的信息。无论如何，对于每一个疗程，临床医生都要针对该治疗的结果制订一个计划。临床医生确定身体系统的完整性、促进的环境因素和参与的活动，以帮助患者达到预期结果。此外，临床医生确定并优先考虑哪些损伤或障碍会阻碍预期结果的实现。例如，如果想要的预期结果是让孩子坐在床边时穿上毛衣，孩子臀部伸展范围有限可能并不重要。本次治疗的重点将是这一预期结果的实现，以及影响这一预期结果的完整性、损伤、促进因素和限制因素。

临床专家医生可能在预测试过程中完成该过程，学生或新手临床医生可能需要在治疗之前分析任务，并制订计划，概述对于特定优先级的障碍的治疗，这些障碍将在所选活动中得到解决。最终，对于有效的治疗，这种类型的问题解决必须是一个持续不断的自动过程。有关第五篇中 Mark 的案例报告中提供了这种类型的分析和解决问题的示例。对于弯腰然后使用双上肢（upper extremities，UEs）从地板上捡起轻型盒子，拿到附近的柜台，并将其放在该表面上这个任务，该案例报告中的第一张表概述了标准的表现标准，并将其与 Mark 的基准表现标准进行比较。通过此分析，Mark 的治疗师能够确定他的系统完整性（促进因素），并优先考虑会干扰他执行此任务能力的系统损伤。这项分析使他能够在单个治疗中制订一系列活动，并在一段时间内在治疗中改善 Mark 的损伤，使其在这项任务中有更标准的表现。

当治疗师确定会影响结果实现的最高优先级障碍时，可能会生成一系列需要治疗的损伤目标清单。这些目标还必须优先考虑在治疗中必须首先解决的损伤以及对治疗的结果不太重要的损伤。临床医生制订了这份清单，但必须愿意不断重新评估决策，并根据患者不断变化的需求调整干预措施。对于前面的例子，为孩子假装成公主的治疗结果选择的子任务可能是伸手去拿在孩子前面上方的头饰、珠宝、魔杖和围巾。对于有兴趣在木工店里给孙子做礼物的成年人来说，某一天选择的子任务可能是打磨将用于玩具婴儿摇篮的木头。当一个孩子或成人在一个成功的疗程结束时被要求报告治疗过程中所做的事情时，答案可能包括对游戏活动、任务活动、治疗活动或背景因素的描述，而治疗师可能会用所治疗的损伤和取得的结果的列表来回答。无论从哪个角度看，适当选择活动是治疗成功的必要条件。

4. 疗程

一旦疗程的分析和计划完成，治疗师就为治疗做好了准备。疗程的结构可能会因患者的需求而异，但以下行为在大多数干预治疗中都会发生。

(1) 功能性结果的治疗前测试：治疗结果可能在上一个疗程结束时已经设定了一部分，因为这是治疗师对患者和所有功能领域之间相互作用有最佳印象的时候。也就是在那时，治疗师或患者可能知道下一步最好做什么。但是，结果可能需要在治疗开始时进行修改，因为在每次治疗之间患者的状态可能会发生变化。一旦确定并重新定义了治疗结果，重要的是每次治疗都要对此结果进行治疗前测试。在治疗开始时很容易就实现被认为具有挑战性的结果，或者在治疗干预当天无法达到该结果。一个指定的结果在疗程结束时可能是理想的，但是在某一天可能会是不合适的，这是由于家庭动态的变化、意外疾病或病情好于预期。因此，可能有必要根据此预测试完全重新考虑结果或修改结果的测量方式。

(2) 疗程期间患者、家庭、治疗师和环境的互动：以下概念是 NDT 干预的所有关键方面，它们被整合后以达到设定的结果。这些概念包括环境设置、准备、模拟和实践，以及实现延续。这并不意味这些概念在干预中被呈现为线性序列，也不反映它们在干预过程中呈现为完全独立的概念。有时，这些概念重叠或重复，而在其他时候，它们从一个过渡到另一个。

(3) 初始环境设置：一旦确定了结果和治疗计划，就有必要为最大限度地成功创造环境。设置选项因不同的患者而异，并且具有不同的设置。如果治疗将在诊所或医院进行，则决定可能包括诸如治疗是在个人的安静房间还是在有许多其他人在场的门诊进行等问题。这个决定是基于一些因素的，例如是否需要一个小的私人空间来增加和集中注意力，或者是否需要一个大的空间来开展活动。如果

是在患者家中，也会有类似的考虑。客厅会不会是一个合适的空间，虽然有更多的空间，但家人看吵闹的电视节目是否会增加干扰？或者，如果认为非家庭成员进入卧室是合适的，是否可以在患者的卧室中进行？

治疗师还必须考虑完成任务可能需要哪些工具／玩具。这些项目不仅包括被确定为结果的活动所需的项目，而且还包括整个治疗期间在准备练习和任务练习中可能用到的所有项目。例如，如果结果与穿过房间有关，并且患者需要辅助设备，则可能有必要为患者准备适当的助行器，或者如果在儿童治疗中处理抓握问题，则有必要准备几种不同形状的物品，例如毛刷、玩具球棒或圆柱形乐器。尽管这些项目中的每一个都可能由于不同的结果而需要不同的确切抓握尺寸，但它们可以帮助实现结果。要仔细考虑所有工具／玩具的对象的功能可提供性，而不是简单地因为一个工具／玩具在治疗柜子中容易获得或孩子真的喜欢某个玩具而引入。

例如，如果一个孩子的（预期）结果是在家里穿着一个悬挂式助行器从他的卧室走到厨房，引入一套新的小乐高玩具，只能坐着玩，需要钳状抓握才能玩，这不是一个明智的选择。这种情况下的玩具会分散对结果的注意力。相反，孩子可以得到一个篮球，当他站在助行器的支持下时，可以把它扔进篮筐。家长可以鼓励孩子走到篮球架前投球。球类运动是步行体验的一部分，如图 9-5 所示。

同样，言语－语言病理学家可能会有一个长期的结果，即一个人会在学校或社区使用一个辅助设备进行交流。当个人做出选择并与治疗师交流以进行决策和对话时，以及当治疗师和患者一起工作以提高图标选择的准确性并学习更有效地使用该设备时，该设备可以集成在每个会话中。该设备不是用来分散正在练习的任务的注意力，而是与整个训练过程中集成在一起。该装置也可以适当地结合到作业治疗和物理治疗中。

治疗结果决定了将要使用的家具、地板质地、干扰的存在和任务工具。必须对环境设置进行思考和规划，以优化结果。如图 9-6 所示，为对绘画感兴趣的人设置环境时必须考虑自己的缺陷，根据自己绘画时候的姿势、画笔和颜料的位置以及进行绘

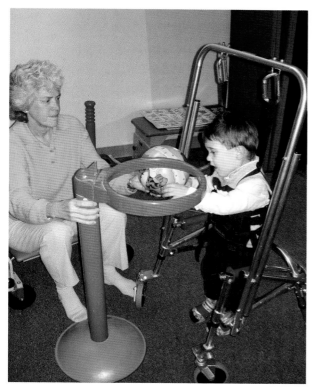

▲ 图 9-5　这个孩子走向篮球网把球扔进篮筐

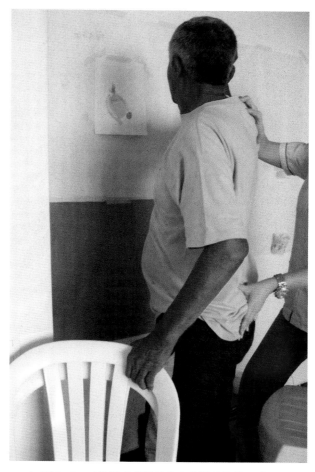

▲ 图 9-6　对绘画感兴趣的个人选择最佳的环境设置

画的位置进行选择，如图 9-7 所示，如果个人是木匠，则选择工具、姿势和子任务以匹配损伤将优化结果。

　　除了现实生活中的物体、家具和工具外，治疗设备也可以整合到治疗中。治疗师可能会决定使用部分承重（partial body-weight-bearing，PBWB）支持设备。这一决定可以使患者在提供支撑的情况下以进行直立步行练习，从而解放治疗师的手以应对诸如步行过程中的关节范围限制或肌肉激活顺序障碍等问题。治疗设备必须经过专门选择，以满足环境因素、结果和功能障碍。在医院工作的治疗师在设置时可能包括部分承重设备，因为它容易获得，而在家的临床医生可能没有相同的选择。更详细讨论治疗设备和辅助技术在介入过程中的使用以及它与家庭计划的关系，将在本章的后面介绍。

　　(4) 徒手治疗：治疗师的一个重要角色是将所有不同身体结构和功能的准备与活动整合或编排在一起，以保持患者的参与和积极学习。当治疗师解决这些问题或在治疗中取得进展时，徒手治疗的作用就变得明显了。徒手治疗是 NDT 实践的一个重

要组成部分，可用于处理国际功能分类模型的任何领域。治疗师可以选择协助、对抗、引导、强化或限制参与或活动的全部或任何部分。此外，任何单一身体系统的损伤或功能都可能通过处理而受到影响。治疗师可能会联系患者，意图改变、更改或调整一项任务的一个或多个要素、任务的执行方式，以及治疗师认为导致活动受限的身体系统损伤。这个计划的过程不仅包括决定是否应该使用治疗方法，还包括何时、为了什么目的、如何、在哪里以及持续多长时间的问题。在 NDT 实践框架内，治疗师放置他的手的地方被称为控制关键点。关键点可以包括治疗师放在个体身上的手，但也可以包括任何接触途径。坐在医生大腿上的婴儿可以从治疗师大腿或上身所依靠的上肢上得到输入。另一个例子如图 9-8 所示。在这种情况下，临床医生用她的腿向孩子的臀部提供输入，以帮助孩子在临床医

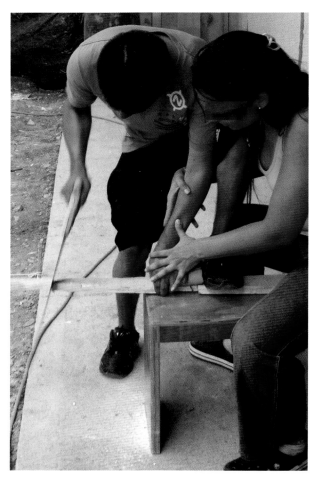

▲ 图 9-7 选择子任务和环境设置以匹配缺陷并优化结果

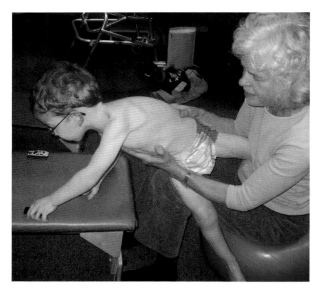

▲ 图 9-8 控制关键点的示范
治疗师将手放在孩子的躯干上作为控制的关键点，促进躯干旋转，但她的下肢成为孩子负重变化的接触点

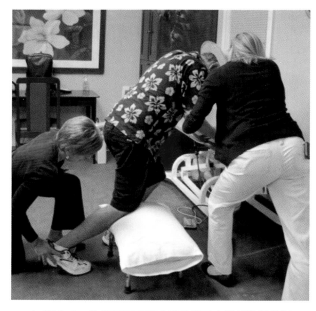

▲ 图 9-9 治疗师用手推动足的第三个摇杆进行前倾

生用她的手促进躯干旋转时候有信心将重心转移到右边。

　　控制关键点的概念可以扩展为包括诸如治疗师身体的视觉输入之类的概念。控制关键点可以是单侧或双侧、近端或远端、对称或不对称的。在控制关键点的考虑上，同样重要的是治疗师的理论依据，她认为她的双手将为学习者提供与学习过程相关的信息。治疗师的手应该被视为临床工具；一件治疗设备。它们的使用应该是有目的和明智的。治疗师的手可以提供最少的触觉线索来引导运动，或者可以提供相对于个体的身体力线、支撑基础、姿势稳定性或主动运动需要的更深的本体感受信息。治疗师手的输入可以促进稳定性或运动，或者抑制稳定性或运动。通常，治疗师的手同时提供促进和抑制输入。临床医生如何提供处理的例子包括：当试图穿上 T 恤时，帮助患者坐直。如图 9-9 所示，

用更复杂的站立足的第三摇杆动作来帮助脑卒中患者；或者从坐转到站时，通过帮助肘部伸肌主动地利用放在桌子上的手进行协助，来阻止手和上肢进入屈曲状态。

　　临床医生有着预期的结果和预期的运动表现。根据检查和评估，可以预计患者在参与活动时进行姿势和动作时会产生的积极和消极的影响。因

此，治疗师引入了特定的治疗策略，以鼓励所需要的运动方面，并最大限度地减少消极影响。一个常见的比喻是观察一对夫妇在地板上跳舞。这对夫妇通过触摸和接触互动，向对方建议方向或移动。可以输入一些信息来防止这对夫妇撞到另一对夫妇（抑制），或者在空间和时间允许的情况下建议（促进）一个更有表现力的动作。有了在主动介入（如NDT）方面经验丰富的患者和经验丰富的临床医生，个人就有可能实现更好身体对线、姿势、平衡以及运动控制和协调，以实现功能性结果。有效使用处理方法需要与患者建立融洽的关系，明智地使用促进和抑制，以及知道何时对患者的结束治疗进行分级。处理应该始终是暂时的，并且在每次治疗内或者每次治疗之间，进行运动或重复训练时，都要试着去减少处理。

（5）准备：准备是解决身体系统结构和功能损伤的过程。患者系统中的损伤可以在多系统结构和功能中逐一或一起解决，例如姿势和运动。干预期间准备工作的一个类比是烘焙蛋糕的过程。烘烤蛋糕时，必须从食品储藏室和冰箱中取出所有的配料——面粉、糖、巧克力、鸡蛋、黄油，—并把它们混合在一起。当与患者合作以实现期望的活动时，治疗师需要帮助患者获得或恢复运动范围、持续的或逐步控制、力量、中线的感知意识等，并将它们结合起来以促进活动。

这两个过程的不同之处在于，当面粉混合到蛋糕面糊中时，它会保持混合状态。然而，治疗师可以准备一个系统，例如手的身体感觉，用于在支撑面上使用手的支撑过渡到站立。在治疗的早期，治疗师可能会让患者用手作为咖啡桌或小凳子上的支撑面的一部分，同时蹲着从地板上捡起一个物体或玩具。然而，当引入从坐到站的转移任务时，手可能会滑离表面，而患者显然没有注意到。治疗师需要在转换过程中增加感官输入。因此，通常有必要在整个治疗期间准备好身体系统，甚至向患者或家庭建议一些活动，为将来的治疗准备一个系统。因此，准备工作不仅在治疗开始时进行，而且在整个治疗期间进行，因为需要增加范围、加强节段的动态控制、重新调整支撑面上的重心等。只要有可能，准备就会在功能活动中发生，至少也发生在功

能环境中：运动是围绕任务组织的。

① 单一系统准备：将讨论 NDT 框架内下列系统的准备：调节系统、感觉系统、肌肉骨骼系统、神经肌肉系统、呼吸系统、心血管系统、胃肠系统和表皮系统。有些身体系统可能需要事先准备。系统在这里呈现的顺序反映了这一准备顺序。此外，从 NDT 的角度来看，对于如何最有效地准备一个系统以实现某项工作或功能活动的结果，有明确的建议。在讨论了单系统损伤和干预后，呈现了多系统损伤。

- 调节系统：如果患者在调节系统中存在损伤，可能有必要首先对该系统进行调整。如果患者感到焦虑、恐惧或愤怒，干预策略会产生有益结果的可能性就会降低。Quinton[3] 教导说，尊重婴儿的哭声并努力让婴儿接受治疗是很重要的。如果患者感到焦虑或恐惧，可能有必要在继续之前安抚或使该患者平静下来。徒手治疗的选择如稳定触摸或深压可以使患者镇定，以及利用特定的前庭输入以改变警觉性水平可能是有效的。环境的改变，如照明、温度或噪音，是可用于干预过程中准备调节系统的策略示例。生活的参与通常要求一个人能够在各种各样的环境因素中发挥功能作用，比如视觉刺激、噪音和其他干扰，或者是一项极具挑战性的任务。生活中的活动有时需要在个体紧张或极度兴奋时进行。仅在有限或狭窄的监管控制内工作可能不会导致参与的最大变化。因此，患者在干预期内和干预期之间逐渐接触到更多的环境因素。

- 感觉系统：在干预早期要考虑的第二组损伤是感觉系统的损伤。感觉系统是治疗师干预患者身体系统的主要途径。我们通过感觉系统进入并影响中枢神经系统和许多其他身体系统。所有的感觉模式都必须被认为是活动限制的促成者和达到积极结果的促进者。个人通常有一个偏好的系统，可以让他们更有效地学习。听到一个人说她是一个视觉学习者，或者说她在进行活动之前需要感受到一些东西，这种情况并不少见。治疗师应该对

患者感觉系统的完整性以及特定感觉模式的损伤有一个清晰的概念。这从检查和评估过程开始。然后，治疗师可以选择在干预中使用感觉系统完整性，并解决个体的损伤问题。例如，在背景环境中为一个患者播放古典音乐可能会有所帮助，而另一个患者可能会觉得很烦。对于有听觉处理障碍的人来说，任何背景音乐都可能使他们更难注意到口头指示或反馈。在 NDT 干预过程中，最好在功能环境中提供感官输入，而不是脱离环境。例如，如果治疗师想提高一个人对足底的感觉，治疗师更有可能让患者赤足站在室内/室外地毯表面或沙滩上，而不是建议每天在足底摩擦各种不同的纹理。对感觉系统的干预可以包括单独处理单个系统，例如视觉、听觉、味觉或体感系统，或者可以包括处理更复杂的多系统现象。治疗师必须考虑感觉系统对姿势和运动的特殊作用。例如，尽管姿势控制受到所有系统的影响，但视觉、前庭和体感系统是最重要的。越来越多的文献表明，尤其是在幼儿中，直立行走严重依赖视觉系统[4-6]。视觉视界和环境视觉的影响可能会显著地影响患者在头部和躯干控制方面的表现，从而影响任务的表现。如果患者的结果因姿势控制不良而受损，则必须解决影响任务姿势控制不良的任何感觉系统损伤。我们知道身体结构和系统不是孤立工作的，而是作为一个有紧密结合的整体发挥作用。我们也知道，即使不是全部，但绝大多数活动都有感觉成分。因此，所有临床医生都有责任在其执业范围内检查并将多个系统的干预纳入医疗计划，解决导致客户活动受限的损伤问题。有关感官和知觉系统的更详细讨论，请参阅关于第 7 章的检查部分。关于这些系统中损伤的干预策略，读者可以参考第 16 章作业治疗和第五篇的病例报告。

• 肌肉骨骼系统：第三个考虑系统是肌肉骨骼系统，特别是关节活动度和软组织延展性。如果一个人张开嘴不超过一个手指宽度的范围，他就不太可能张口咬破一个汉堡，或者

如果一个人不能在膝盖完全伸展的情况下将踝关节背屈至 90°，那么她就不太可能在足掌着地的情况下保持膝盖伸展以正常速度行走。在 NDT 方法中，存在有关如何最佳地实现活动的功能性活动度的特定假设。首先，有必要确切地了解哪些身体结构导致运动能力的缺乏，是肌肉、肌腱、韧带或筋膜的长度，还是限制自由运动的骨骼畸形？然后，就像所有系统一样，在功能环境中解决缺陷是最佳选择。例如，如果确定限制在腓肠肌/比目鱼肌群中，治疗师可以让患者处于坐位，足固定在距骨或跟骨上，并通过向前的重心转移促进从坐着到站立的转移，从而将踝移动到更大的背屈，首先是膝关节屈曲以抬起，接着是膝关节伸展以继续站立。患者的体重和活跃的肌肉收缩有助于缩短肌肉群的延长。在图 9-10 中，治疗师利用患者的体重来增加长度。

此外，患者和家人被告知在家中转移时如何摆放足的位置，并在整天提供这种类型的主动伸展。治疗师也可能建议患者在白天的特定时间戴上支架或夹板来调整关节，或者在睡眠时戴上装置，而不

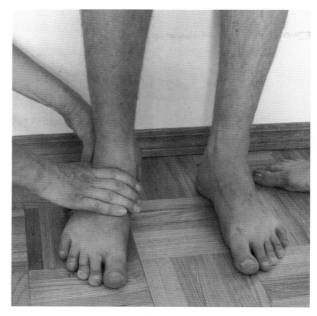

▲ 图 9-10 治疗师利用患者的体重来增加肌肉长度

当患者主动地将自己的体重放在足上以增加腓肠肌-比目鱼肌肌群的长度时，治疗师协助保持最佳对线

是让足踝保持在踝关节跖屈的位置。主动伸长或主动牵伸是较好的选择，而不是在目标范围内被动活动该关节。

　　力量或力的产生是肌肉骨骼系统的第二个组成部分。Bobath 夫妇[7] 最初声称脑卒中和脑性瘫痪的主要功能障碍不是无力，而是异常的张力。然而，对儿童进行选择性神经根切断术后，可以改变肌肉张力，这让我们认识到肌肉无力确实是限制活动和参与的一个因素。当一个人的肌肉力量产生有缺陷时，治疗师会在功能环境和活动中把强化策略融入干预过程中，以达到预期的结果。例如，与一个 4 盎司的塑料瓶相比，这个小孩可能不能喝她最喜欢的 8 盎司玻璃瓶装牛奶，原因是她的躯干或上肢肌肉无力。治疗师不会使用标准化的锻炼方式，比如通过给孩子的手臂增加重量（阻力）来增强力量，而是会进行功能性的任务，逐渐要求并增强力量。在功能性任务中练习还可以更有效地强化姿势稳定结构，同时允许运动肌完成其工作并在需要时主动拉长[8, 9]。在玩耍时，可以给孩子提供逐渐增加重量的玩具，同时临床医生确保身体节段的对线处于最佳的状态，姿势肌肉组织最为活跃。游戏可能会从玩泡泡或圆环上的轻型塑料钥匙发展到玩更重的玩具，如金属卡车。父母可以增加瓶子里的牛奶量（即先装满 4 盎司的牛奶，然后增加到 8 盎司），以增强孩子的躯干和上肢肌肉。可以鼓励父母用孩子最喜欢的玩具玩拔河游戏，并给这项挑战打分。

　　治疗师还必须在力量强化活动中仔细监测活动对患者其他损伤的影响。如果婴儿只用手的局部拿着奶瓶，并且开始出现参与活动的上肢拳头紧握的屈肌张力增高以及更为频繁的呕吐，治疗师必须做出决定。这种强化策略是最好的选择，还是会让孩子的情况变得更糟？这些决策大多是成本 - 效益比率型的决策。对于成年人来说，类似的决定可能是必要的。例如，如果用于强化上肢盂肱关节屈肌的策略和活动，导致肩胛骨上抬肌群的过度募集，并导致疼痛性撞击综合征，这种加强策略的成本效益比是多少？对于孩子来说，通过增强上肢的力量，使得她能够用自己喜欢的瓶子独立饮用更大容量的牛奶，以及完成其他上肢的任务是否足够重要？或者允许成人患者继续使用这些策略进行更大范围的

前伸？还是这个过程会对其他更多地参与的身体部位产生破坏性影响，从而对未来发展的潜力产生影响，因此必须重新考虑该策略？ NDT 干预必须同时考虑过去、现在和未来。

　　神经肌肉系统：Bobath 夫妇[10] 基于他们的信念和经验，即可以改变肌张力，开始了 NDT 方法。Bobath 夫人指出[10]，"痉挛的分布并不是长时间局限于某些肌肉群，而是受身体在空间中的位置、头部与身体的相对位置以及四肢与身体的相对位置等因素的影响"。正如在关于检查的一章中所讨论的，"张力、肌张力"和"姿势张力"这些词已经被定义并以各种各样的方式使用。"姿势张力"是本文中用来指一种多组织系统特征的术语，而"肌张力"是指肌肉水平上的神经肌肉成分。下面将概述解决紧张性神经肌肉成分损伤的策略。每个组成部分的描述和这些策略的基本原理将在第 4 章的姿势和运动模型、第 7 章的检查、第 10 章和第 11 章脑性瘫痪和卒中以及第 12 章的运动控制中提到。

　　运动单位募集：周围神经系统最简单的功能单位是运动单位[11]。运动单位包括一个 α 运动神经元和它所支配的肌肉纤维。运动单位的基本运行规律是全或无原理；运动单位达到阈值，神经元放电，肌肉纤维收缩，或运动单位没有达到阈值，不产生肌肉收缩。

　　这些基本的神经募集的基本描述是描述神经肌肉损伤和发展干预策略的基础。研究表明，在皮质损伤后，中枢神经系统损伤失去了在随意运动中调节放电频率的能力[12, 13]。临床医生从神经生理学的基础出发，明白为了增加任何运动神经元达到其阈值的可能性，可以将两种神经机制结合起来。这些机制是空间和时间的总和。在时间总和中，去极化发生，运动神经元放电是由于多个突触电位在一个在接近的时间点上产生（单个输入是不够的）。同样，运动神经元可以在几乎相同的时间接收来自不同中间神经元的兴奋性输入，从而导致空间求和。因此，从理论上讲，治疗师可以影响感觉输入的类型或强度，以增加通过操作来激发的可能性。这些输入包括通过皮肤在肌肉和关节上使用张力、方向信息、对最佳对位下挤压关节或使关节相互接近。为了减少放电的可能性，临床医生可以通过处理策

略来增加抑制性输入的类型、强度和频率，例如通过向肌腹或其起止点提供稳固、持续的深度压力或徒手振动。

在运动单位募集中需要考虑的另一个方面是在一段时间内保持肌肉收缩的能力。一个人可能在短时间内收缩肌肉，但不能维持特定任务所需的长时间收缩。如果临床医生试图促进持续的运动输出，则感觉输入的强度更可能会更低，输入的时间也会持续更长，并且练习的任务选择需要更长的肌肉恢复时间。例如，治疗师可能会用柔和而稳定的声音让孩子小心地拿着果汁杯，而不是大声而突然地鼓励孩子敲击玩具鼓，或者治疗师可能会让一个成年患者将水壶中的水全部倒入花盆，而不是仅仅触摸植物叶子。如图 9-11 所示，要求孩子擦拭整个镜子，而不是用纸巾快速擦拭。这项任务需要肩胛带和上肢来维持共同激活的模式。

正如在第 4 章关于姿势和运动的模型以及在运动控制和检查的章节中所讨论的，患有神经肌肉损伤的患者可能会有选择性的姿势或相位运动单位的募集障碍。几乎所有中枢神经系统功能障碍的患者都会经历一段时间的姿势运动募集能力下降，它可能持续很短时间，也可能持续数年。它可能在身体的某个部位很明显，如躯干，而在四肢则不太明显。如果患者不能募集姿势运动单位，有效的干预策略是促进受损肌肉在较短范围内的等长收缩，并在活动所需的时间内维持这种收缩。α 运动神经元主要支配肌肉的慢收缩（姿势性）纤维支配，在许多人体姿势和运动的肌肉收缩中是最先被募集的，所以建议使用较低的输入强度[14]。更重要的是在一次活动中保持这种等长收缩，而不是个体重复短时间的快速收缩。让孩子可以坐在高的位置上，然后在他前面的画架上画一幅画可能对孩子更有益，而不是连续 10 次坐下然后伸手触摸地板。相比于仰卧起坐，一个成年患者可能会在浴室里坐在一个高的位置上对着一面镜子梳理她的长发（镜子的高度至少要在肩膀高度或者稍高一些）中获益。

如果患者募集相位运动单位的能力受损，建议让肌肉处从延长位置开始，并让肌肉在全关节的范围内，去挑战在主动肌与拮抗肌之间进行快速的交替运动。孩子可以把一个足球扔向房间对面的目

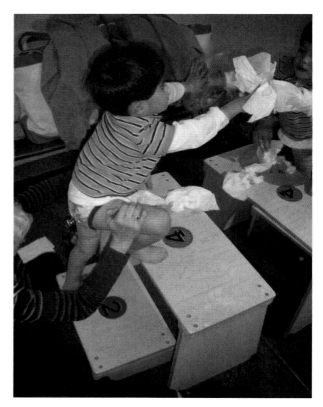

▲ 图 9-11　孩子擦拭整个镜子过程

鼓励儿童在保持迈步的姿势同时清洁整个镜子，使上下肢的肌肉处于持续收缩状态

标，或者一个成年人可以把高尔夫球杆从背部往前挥过一个完整弧形。

如果患者用相位运动单位的过度募集来补偿姿势不足，则在治疗师在把相位运动单位融入活动的同时，必须强化姿势性运动单位。例如，孩子用双手拿着一个玩具，当摇动时，玩具会发出音乐声。拿着这个物体的时候，即使它的重量相对较轻，也需要持续的姿势肌肉激活，同时当他摇动玩具时，四肢的相位运动单位以快速往复的方式被募集。挑战在于每项任务都有需要保持姿势、需要快速运动或相位运动的元素[15]。临床医生必须在正确的时间和地点将这些要素整合在一起，以便患者获得预期的结果。Stockmeyer 在姿势和运动模型一章中更深入地介绍了选择性姿势募集、维持运动单位和相位运动单位、动作运动单位的原理。在第五篇的病例报告中介绍了临床案例。

- 向心、等长或离心肌肉收缩：仅确定肌肉是否能够收缩是不够的。为了理解肌肉的控

制或协调，还必须考虑任务所需的肌肉收缩类型，因为每项任务都需要一系列特定的肌肉收缩。任务分析不仅应确定在特定时间哪些肌肉需要活动或不活动，还应确定这种活动应该如何发生——向心地、等长地或离心地。治疗中的活动应特别针对这些收缩进行选择：在活动或运动的正确时间选择正确的类型。例如，如果一个孩子在下肢（lower extremity，LE）伸肌的离心控制活动方面有困难，那么他会选择在楼梯上工作或者下到地板上玩他的玩具，而不是爬楼梯或者随着音乐来回跳跃。如果患者由于髋外展肌的等长控制障碍而出现的特伦德伦堡（Trendelenburg）步态，就会在站立活动中练习保持站立腿的等长收缩状态，例如用另一条腿站在台阶或浴盆上，而不是选择在站立时或侧卧时的抬腿进行向心收缩来强化肌肉。

- 等级：主原动肌和拮抗肌之间和或肢体或身体各部分之间的多个肌肉之间，也会存在运动单位募集障碍，影响肌肉进行分级活动的能力。正如在第7章检查中所讨论的，这种分级依赖于交互激活和协同激活之间的相互作用。例如，如果一个人不能有效地对其腿部的股四头肌和腘绳肌的活动募集进行分级以保持站立的稳定性，治疗师可以选择一个例如往复上下楼梯的任务，而不是训练在刷牙时保持站立姿势。徒手治疗也用于限制在行为过程中出现的错误，例如，在下楼梯时，通过促进髋关节和膝关节伸肌的离心活动，来防止在下楼梯时以不受控的方式迈到下个台阶，或者在膝关节完全伸展之前将髋关节伸展至中立位。如果需要更大程度的协同活动以保持稳定性，治疗师可以在站立时通过最佳对位的膝关节进行关节挤压使关节相互接近。如果认为严重损伤减少了股四头肌和腘绳肌的交互激活，治疗师可以在摆动腿开始向上提至更高的台阶时，为它提供轻微的阻力。制订基于NDT的任何策略都不是特定的技术（许多临床医生在干预过程中使用挤压或类似的技术，但却不是NDT），而是

在临床问题解决时，利用持续的临床检查将损伤与个人的活动和参与领域、与将任何特定策略纳入功能活动环境的决策，以及客户在问题解决过程中的积极参与联系起来。

对于这些损伤，临床医生可以选择有助于肌肉募集分级的练习活动和工具或道具，而不是要求肌肉进行最大收缩或持续协同收缩。例如，如果一个人不能有效地对其腿部的股四头肌和腘绳肌活动的募集进行分级，那么最好选择如图9-12所示的任务，而不是在黑板上写字时保持站立姿势。

在一块肌肉或身体某一部分中促进运动募集，并在其他部分中抑制运动募集的徒手治疗策略也很有用。要改变肢体或躯干的功能应用，个体必须收缩和协调身体许多关节的肌肉。这种控制和协调需要精确的肌肉激活时间和顺序，以及多块肌肉的协同协调。考虑单一关节处主动肌与拮抗肌之间的关系，在完成一项任务时，两条肌肉可能需要同时收缩以获得更大的稳定性，例如需要将重物举过头顶或者在公共汽车或火车开始移动时保持平衡。相反，有时可能需要在一块肌肉发力的时候另一块肌肉处于相对安静的状态，例如打蚊子或掷飞镖时。

患者会在建立募集选项时出现困难。一些脑卒中后或脑性瘫痪患者的一个常见损伤是协同激活肢体主动肌与拮抗肌、肢体肌群或连接身体各部分以保持稳定的能力减弱[16,17]。临床医生可以使用一些徒手治疗策略，例如通过对最佳对线的关节挤压使关节相互接近，以促进更好的协同活动和稳定性，以及选择有助于这种协同活动和协调的任务和环境设置或条件。相反，在全身或单关节肌肉中主动肌与拮抗肌共同收缩作用增强的受损患者中，要求快速地轮替运动可能会减少肌肉共激活程度，并允许患者执行更全面、快速和有效的运动。

- 时序、顺序和肌肉协同作用：在功能上，个人必须在身多关节处收缩和协调肌肉。协同作用被定义为多关节的肌肉群协同工作来完成特定任务。正如在运动控制一章中所描述的，协同作用并不是一种身体结构上的连接，而是根据某个人在某一时刻的特定要求来不断地改变其肌群（以及不断变化的肌肉收缩类型）的一项特定任务。关于脑性瘫痪和脑

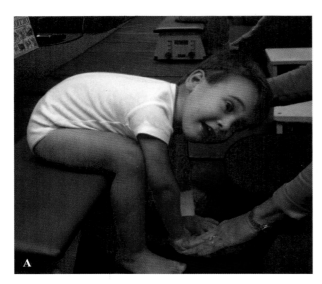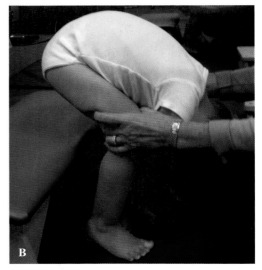

▲ 图 9-12　肌肉募集分级的练习活动

当这个 3 岁的孩子从手放在地板上坐着的姿势下，将臀部从长凳上抬起，然后又回到坐位时，他必须使用向心和离心模式的组合，将股四头肌和腘绳肌在中间活动范围内进行协调

卒中第 10 章和第 11 章讨论了协同作用的改变，包括与没有残疾的同龄人相比受限的协同作用、特定任务中异常肌肉活动的增加或在肢体或身体其他部位出现过度的肌肉募集，这表明了孤立的募集或控制能力受损。临床医生通过选择特定的任务或通过控制环境设置来改变募集模式来干预处理。

常见的步态模式是分离控制的减少，例如双侧髋关节出现的一个共同屈曲。或者，个体可能会出现髋关节与膝关节共同伸展的分离控制减少的表现，以及在踝关节跖屈和髋关节屈曲的同时，会伴随有膝关节的屈曲和踝关节的背屈。在年幼的儿童中，治疗师可以回到从典型发育研究中获得的信息，观察到婴儿会随着侧方重心转移的增加而发展出孤立的髋关节运动。在幼儿中，这是在俯卧或者滚动活动中进行的。不管怎样，对于年幼的儿童来说，横向和斜向重心转移可能会在支撑站立或其他功能相关的环境中使用，例如散步和爬楼梯。在年龄较大的儿童和成人中，可以选择需要协调左右腿肌肉活动的直立姿势下的活动，例如越野滑雪或站立时穿牛仔裤。

- 僵硬：正如第 10 章和第 11 章脑性瘫痪和卒中所描述和讨论的，"僵硬"是一个术语，指的是肌肉或韧带延长时所遇到的阻力。它可

以被认为是力与长度变化的相对变化率[18]。当被用于描述人体时，僵硬被认为既有主动或神经成分，也有被动或肌肉成分。本节中已经提到的一些运动单位损伤的神经特征显然在僵硬的神经成分中起到了促进作用。例如，当运动单位不能终止活动，而使肌肉或肌群连续收缩，以及肌肉或肌群中有过多的共同收缩。这种现象被称为僵硬[19]。对于过度僵硬，干预的第一选择是运动，多方向的运动（即在所有 3 个平面上的运动，包括横断面或旋转平面）。当我们中的任何人感到僵硬时，我们会进行重心转移然后伸展紧绷的肌肉。因此，如果一个身体僵硬的孩子坐轮椅来接受治疗，治疗师会帮助孩子离开椅子，并在功能环境和活动中引入最大范围的运动。如果损伤无法终止运动单位活动，其他减少僵硬的策略包括快速交替运动、徒手振动和多方向大范围的运动。在治疗师的保护下，患者应该尽可能主动参与。

- 呼吸系统：许多被诊断为脑性瘫痪的人或患有脑卒中或颅脑外伤的人可能患有呼吸系统相关疾病。例如，早产儿可能患有 BPD，而成年人则可能患有慢性阻塞性肺疾病（chronic obstructive pulmonary disease, COPD）。治疗

师必须了解这些情况，并在干预过程中采取必要的预防措施。从物理治疗、作业治疗和言语 – 语言病理学这三门学科的教育基础来看，它们可能对呼吸障碍的管理有特殊贡献。读者可以参考第 7 章的检查部分和第四篇中的章节，以获取更多详细信息。

在这些患者中，还存在基于脑性瘫痪和脑卒中的姿势和运动障碍而出现的继发性呼吸障碍，以及卧床休息和（或）制动引发的继发性呼吸障碍。呼吸系统并发症仍然是脑性瘫痪患者和成人脑卒中后早期死亡的常见原因。例如，如果考虑到一个人由于无法维持躯干姿势性伸肌的活动、胸部伸展运动范围缩小、胸肌缩短和腹肌无力而向后瘫坐，很明显呼吸模式也可能改变。患者获得最佳胸廓和胸腔扩张度以充分吸气的能力受到损害。患者可能依赖腹肌、腹部呼吸，可能通过使用辅助呼吸肌获得胸部扩张或使用上肢来稳定胸腔。神经肌肉系统、肌肉骨骼系统和呼吸系统的损伤相互影响并加重了损伤，还导致额外的活动限制和可能的其他病症。NDT 临床医生考虑不断发展的系统完整性和损伤的关系，包括活动和参与的影响以及未来的健康问题。

临床医生需要监测一个人的呼吸状态，分析哪些损伤导致呼吸功能支持不良，然后在功能活动的背景下治疗所涉及的系统，无论这些损伤是在肌肉骨骼系统、心血管系统、神经肌肉系统还是其他系统中。出于这些原因，治疗师在与患者一起进行治疗时，必须考虑影响患者呼吸状况的损伤。例如，治疗师可能注重于在穿长袖套头衫的上半身着装活动中增加过头上举的活动度，并注意在胸腔的活动受限是限制上举活动度的一个因素。患者也可以通过增加后方直径或增加胸部弯曲来扩张胸部。随着治疗师继续在上身着装任务和其他类似活动中进行过头上举练习，治疗师能够解决胸腔活动能力下降的问题，并为患者引入不同的呼吸模式或协同效应。当胸肌拉长时前胸扩张，而胸椎伸展并保持时，肋骨会更自由地运动。每一次呼吸都可以提高肋骨的灵活性，从而更好地完成穿衣任务。如果受损的呼吸模式得不到解决，患者可能会在穿衣和其他任务中开始屏气，在这些任务中变得不太成功。

通过躯干屈曲来呼吸的人通常也会表现出上肢屈曲的增加，可能导致其使用受限。呼吸功能受损的个体也不太可能产生有效的咳嗽，这可能导致额外的呼吸并发症。

- 心血管系统：正如伴随呼吸系统疾病或障碍的患者很常见一样，心血管疾病或障碍也很常见，尤其是在成年人继发性脑卒中，因为许多人脑卒中继发于心血管疾病。当个体在脑卒中后的早期活动受限时，心血管健康会进一步受损。在我们的社会中，影响儿童、青少年和成年人的肥胖症也越来越多。这种情况与不良饮食以及久坐不动的生活方式有关。当身体残疾增加了这种久坐不动的生活方式时，心血管疾病就会成为进一步的并发症。治疗师必须了解这些相关损伤的管理。NDT 实践模型的贡献在于展示了在每次治疗中是如何管理的各个损伤之间的关系，以及身体系统中的损伤是如何影响个体在当前治疗期间和整个时间内的活动与参与。如果一个人的整体心血管耐力受损，干预需要包括应对这种耐力的活动。例如，许多患者受益于旨在提高心率和血液流动和增强心肺功能的实践。这种练习可能包括踏车训练、跑步机训练、社区快走、循环训练和其他练习。

心血管损害的另一个例子可以是治疗师检查严重受累肢体的远端循环。例如，如果一个患者上肢痉挛呈现出握拳的状态，并且这只手的主动和被动活动范围非常有限，那只手通常会表现出血流供应减少的迹象，例如表现为紫红色或触摸很冷。类似地，如果一个人脑卒中后表现出上肢力量的缺乏或下降，那么看到肿胀、疼痛、颜色斑驳的手腕和手并不罕见。整个肢体肌肉的主动收缩和该肢体的血流之间有着明显的关系[20]。此外，部分肌肉的效率基于循环系统提供的氧合。治疗师必须通过其他身体系统与活动和参与的关系来治疗这个系统中的损伤。治疗师可以从分析患者的身体和运动的关系开始。例如，是否存在限制远端运动范围的肌肉骨骼损伤，并影响了将此肢体用作支持面的主动部分？改变身体对线能改善肢体的灌注，从而改善肢体的颜色吗？增加身体局部的运动能改善末梢循环吗？

血液循环的改变与肢体感觉的改变一致吗？血液循环会随着压力的增加而变化吗？是姿势上的变化，还是活动或环境因素的变化？每一种损伤都是在另一个身体系统完整性和损伤、环境限制和患者期望的结果的背景下来考虑的。

- 胃肠道系统：有许多与神经肌肉疾病相关的原发性和继发性胃肠道损害的例子。一些相关问题包括吞咽障碍、胃食管反流、吞咽困难和便秘。这些障碍或损伤与神经肌肉控制和协调有关，如吞咽时协调吞咽或防止吞咽时误吸的肌肉活动的时序和顺序受损。便秘可能与腹部肌肉组织的激活受损有关，特别是腹斜肌和腹横肌，也可能与个体整体活动水平降低有关。患有严重胃食管反流的婴儿可能会过度伸展头部、颈部和躯干，以减轻胃酸倒流引起的食管疼痛。如果婴儿也患有脑性瘫痪，这种强张肌活动可能会使临床医生感到困惑。应该采取策略来关注神经肌肉损伤吗？还是应该把重点放在胃肠系统紊乱的管理上？胃肠道损伤是否导致和加重了非典型伸展？每次治疗都呈现一种独特的情况，就需要进行检查和评估，以确定哪些系统需要干预以及解决这些问题的顺序。在胃肠系统功能障碍的情况下，治疗师可能还需要精心安排治疗与膳食的关系。读者可以参考第18章关于言语 – 语言病理学的实践以及第五篇的案例报告，进一步讨论胃肠道损伤和干预策略。

- 皮肤系统：包括皮肤、结缔组织和筋膜在内的皮肤系统可能应该列在需要介入治疗的系统列表中的第一位，因为这是一个每次治疗师接触患者时都会受到影响的系统。它是对输入或压力反应最灵敏的系统之一[21]。皮肤根据它接受的输入类型或承受的重量来改变它的特征。连接组织对压力变化做出反应，如持续姿势压力、手术或损伤。这些变化可能导致皮肤和结缔组织形成瘢痕和增厚，从而限制活动能力。更厚、更密的筋膜也会导致运动受限。皮肤结构的活动性受损会影响活动限制和整体参与。当存在皮肤系统活动

受限时，临床医生必须检查并确定系统的哪些结构导致了活动受限，包括筋膜缩短、结缔组织变短或皮肤活动度降低。这些损伤也与其他系统的损伤一起考虑。不同的身体系统损伤可能需要不同的干预策略，并且将尽可能在功能环境中实施。关于皮肤系统损伤的更多信息，见于检查相关的章节。

② 多系统准备：在 NDT 框架内，治疗师考虑与姿势和运动相关的多系统组成。出于讨论的目的，将多系统损伤分解成多个部分以简化计划过程并使干预策略更加具体和有效是有益的。

- 姿势控制、姿势定向、姿势张力、实践和运动计划是反映与姿势和运动相关的多系统整合或损伤的概念。读者可以参考第 7 章中关于这些术语的讨论，以及第 16 章作业治疗中关于实践和运动计划的附加讨论。当孩子的父母报告说他们的孩子四肢无力，或者孩子缺乏躯干或头部控制时，他们不知道是什么特定的身体系统导致姿势张力的多系统损害。他们正在对孩子进行一个整体全面的描述（即完全形态）。类似地，治疗师可能会与同事交谈，询问关于一个姿势张力增加的患者的建议。给出的描述是为了提供这个人的大致情况。然而，在计划干预之前，治疗师必须假设并确定哪一个单一系统导致了张力增高，包括神经肌肉系统、肌肉骨骼系统、调节系统、视觉系统和其他感觉系统。治疗师还必须确定在执行期望的功能性任务时，哪些环境因素影响姿势张力。对于每一个人来说，所制订的策略必须在该任务的时间和背景下与造成的单一系统损伤相匹配。

除了考虑姿势张力、姿势方向和姿势控制之外，考虑导致多系统损伤的人体运动学因素也是有用的。为了理解干预策略，通过姿势和动作的"ABC"来思考可能对临床医生是有益的。

- "A" 是身体和特定身体部位的对线（alignment），是取得成果的关键。如果治疗的结果是观察到患者坐在椅子上，将物品举过头顶时，背部非常圆，骨盆向后倾斜，双足远离椅子前方，干预的第一步可能是让骨

盆直立或是垂直椅子表面，并且这时候脊柱处于更为伸展的位置且双足是放在膝盖正下方的，这样患者在向上伸手时有一个动态稳定的基础，可以有效地移动。患者的对线可能在远端受到更大的损害，例如在足踝处或者在躯干的近侧，或者两者都有。为了实现这种更有效的对线，有必要解决受损身体系统中潜在的单一系统损伤，如髋关节活动度、姿势肌肉的募集（尤其是在胸椎）、视觉扫描环境的能力，以及下肢的力量来提供支撑面的稳定部分。准备工作可能包括针对单系统和多系统损伤的同步和交互循环策略。

- "B" 指支撑面，定义为人体与支撑表面的接触点以及这些点所包围的所有区域。支撑面既是一个生物力学概念，也是一个知觉概念。通常对于坐姿来说，足、大腿后部和坐骨结节是主要的支撑面。

一个人坐在椅子上时，可能双脚会置于地板上，髋关节外展并外旋，两条大腿均与椅子表面接触，整个背部靠在椅背上，上肢放在扶手上，但仍认为支撑面的安全性来自上肢，而不是所有其他接触点和支撑面的整体面积。基于这种感知，然后将上肢用作稳定性的重要点或支撑面，就限制了上肢在除了坐以外的任务中的使用。大面积的支撑面提供了外部稳定性，减少了姿势活动的需求。因此，支撑面越大，就越难募集完成或变换一个姿势所需的姿势活动。在干预中选择一个小的支撑面可能会导致姿势活动增加。受累较轻的身体部位也经常在个体的支撑面中扮演过于重要的角色。

选择一个环境设置，提供一个较小的支撑面和一个活动让提供过度稳定的肢体参与其中是一个可以用于儿童和成人的策略。例如，如果一个孩子坐在地板上，并且使用双上肢的支撑来保持坐姿，治疗师可以通过为孩子提供一个小板凳来改变坐姿，并且提供悬挂在孩子前面的游戏物品，实现更小的支撑面和避免上肢成为支撑面的一部分。成年脑卒中患者如果通过健侧上肢或腿提供过度稳定，且倾向于坐在表面上靠后的位置，这时可能会让他坐在较高的距离边缘表面较近的位置，并且髋关节高于膝关节，然后进行一些活动，例如打鼓，给较少参

与的肢体提供任务。

- "C" 指的是重心，是一个假想点，它代表的是基于一个人在支撑面上的身体部位在瞬时动作和对线时，其整体身体质量的焦点。这是一个不断变化的点，随着每一个动作，每一次呼吸，甚至每一次心跳而变化。为了保持平衡或拥有高效、有效的姿势和动作，重心必须控制在支撑面上。个人必须能够稳定和移动他们的重心（即重心在支撑面的内部和外部平滑移动）。

为了充分理解是什么在姿势和运动的基础上创造了效率和协调性，临床医生还需要理解对称、平衡和重心转移的多系统组成部分。

- 身体的对称性可以出现在所有三个平面中：从左到右（冠状面）、从前到后（矢状平面）和横向旋转平面。中线是人体在这三个平面中绕其移动的点。我们并不总是"活"在中线上，但是我们围绕中线平衡和组织我们的运动。中线的概念既包括在中线上运动和围绕中线运动的运动能力，也包括对中线的感觉感知。

治疗师和患者通过有持续的感觉输入的主动运动，建立了功能性任务的知觉和运动中线。例如，治疗师必须确定，在幼儿中观察到的轻微不对称，主要由于身体一侧单独的控制受损和体感知觉受损，当儿童进入青少年生长突增期时，是否会加重为真正的脊柱侧弯并伴有继发性肌肉骨骼损伤以及视觉和前庭障碍。临床医生解决与治疗结果相关的损伤并考虑未来，解决可能随着时间推移导致进一步的损伤和状况。治疗师必须通过干预以最大程度减少与不对称相关的继发性损伤。极度不对称可能导致呼吸和消化系统受损。感官上的忽视也会导致不对称[22]。治疗师必须持续分析造成多系统损害的单系统损害与多系统损害之间的关系。

- 平衡也是多系统现象。一个人在姿势或运动中的平衡是多种身体系统整合的结果，至少包括任意或所有的感觉系统、神经肌肉和肌肉骨骼系统。因此，旨在改善任何任务的平衡性的干预措施需要持续不断地解决复杂的问题，以确定造成单系统损伤的因素。例如，

一个偏瘫的成年人如果想在拥挤的商场里不用拐杖就能行走而不失去平衡，可能需要练习一些能解决多系统障碍的活动。他可能有偏盲，并且患侧下肢的躯体感觉意识下降，也可能有前庭损伤。患侧踝关节可能出现主动和被动活动范围减小。由于跖屈肌力量弱，活动受限变得更加严重，因此当患侧足和腿在支撑相时，足不能很好地适应地面，并且不能蹬地推动身体向前移动。治疗师必须对潜在的单一系统损伤进行分类，并制订干预策略，在对患者有意义的功能环境中解决这些问题。

- 重量转移也有助于解决对称和平衡问题，也是每项任务的组成部分。重量转移发生在整个身体，当身体重量从坐位转换到站立位时，体重向前移和上移。也会发生在身体的单个部位，当重量在首次触地时从足跟转移足底外侧，然后跨过足到达大足趾的底部，为站立末期与摆动前期做准备。当从侧卧向上推向坐位时，它发生在手掌上，从到手的尺侧缘到桡边缘，也会发生在口腔内，食物的重量从舌头的前部转移到口腔和牙齿的两侧用于咀嚼，然后转移到舌头的后部用于吞咽。所需重量转移的方向和幅度基于期望的结果、患者参与的情境功能活动以及环境条件。例如，如果一个人坐在车里很长一段时间，为了减轻压力的重量变化是不同方向的小幅度变化。相比之下，如果一个孩子坐在学校的桌子上时掉了一支铅笔，他需要坐在椅子上然后一只手触地并所需的重量转移则需要更大范围的运动。患者必须有软组织的灵活性和力量来完成重量转移。每一个动作都需要选择适当的姿势和局部的运动单位，以实现有效的重量转移。单个关节以及多个关节的主动肌和拮抗肌的活动必须平衡。个体还必须通过多个感觉系统的整合来感知身体的排对线列，包括视觉系统、前庭系统和躯体感觉系统。

重量转移可能发生在由屈曲和伸展控制的矢状面，发生在由外展／内收控制的冠状面，或发生在由旋转控制的水平面。大多数任务需要这些重量转移方向的组合。此外，重量转移可以从身体的不同部位开始，并通过肌肉协同效应的不同组合来实现。这种变化可以通过回顾3—5个月的婴儿的照片中看到。图9-13A中的儿童3个月大，通过主动推动支撑表面并使上肢的重量向右侧肘部转移，并且此时骨盆带保持相对对称。这种情况下，躯干在负重的一侧变短，如果侧向的重量变化很大，婴儿更容易出现翻身动作。然而，在第二组照片（图9-13B和C）中，一个5个月大的婴儿表现出更大的尾侧重量转移，使得重量主要分布在骨盆和大腿上，而不是腹部区域，如前两张照片所示，并且此时承重侧躯干被拉长。头部更接近支撑面的中心。这种在肘卧位甚至是手卧位中的重心转移提供了更好的平衡，提供了更大的躯干转动程度。它也使得下肢之间产生更大的分离。它为腹部爬行奠定了基础。两种形式的重心转移——从手臂或上半身开始或从下半身开始，在不同的功能活动中都是必要的。

当学习一项任务时，个体可以自我限制重量转移到一个平面上。例如，当学习下坡滑雪时，个人可以用滑雪板和雪犁在平缓的斜坡上创造一个宽阔的支撑面。这种控制主要是通过简单的躯干伸展和屈曲之间的相互平衡来实现的。发生的任何横向重心转移都是上半身在更固定的下半身上的运动，导致承重侧的横向距离缩短。专业滑雪者保持滑雪板之间更近的距离，同时在各个方向上有良好的不同强度和时机的重心转移，从而以更高的速度在更崎岖的地形上滑雪。

一个偏瘫的人可能会根据他本人独特的复合损伤，将重心转移到健侧或是患侧。患有共济失调的人可能不会表现出一致或可预测的重心转移模式。在干预过程中，治疗师必须确定任务需要的重心转移方向，并选择控制的关键点，以帮助控制重心转移的幅度、时间和方向，或建议重心转移应该发生在身体的哪个部位。治疗师预计非典型的重心转移，并促进所需的重心转移。此外，治疗师通过抑制无效和低效的重心转移来预防未来可能导致额外的继发性损伤或更大的活动限制或职业限制。

- 也要考虑到控制和协调有关的多系统损害。治疗师将控制和协调的概念整合到解决问题

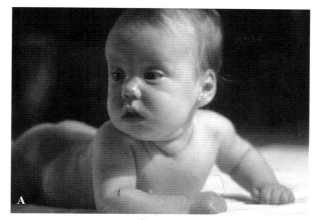

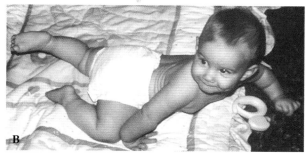

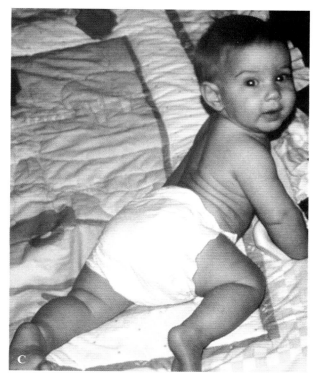

▲ 图 9-13　重心转移的变化

A. 显示在肘卧位时候由头部和上半身主导重心转移的重心转移；B 和 C. 后两张照片显示，一个 5 个月大的婴儿容易发生主动侧向重量移动，并且躯干负重侧伸长，上肢和下肢之间的分离度更大。这个婴儿可以控制自己仰卧的姿势

和制订干预策略中。Scholtz[23] 特别定义了这两个术语；"控制"是指一个因素的等级或比例，"协调"是指因素的时间或顺序。例如，患者可能会表现出四肢或躯干的中度控制下降，这可能是由神经肌肉、肌肉骨骼和感觉损伤的组合引起的。对于这位患者，临床医生可能决定在某一个身体部位或在某一个时间点支持患者，以最小化身体局部所需的控制，从而使运动控制的重点转向另一个身体部位。这种支持可以通过使用一件设备或通过徒手治疗，来提供精确、可修改、分级的帮助提供。

如果某一系统被认为是干扰所需的进展反馈的最高优先级系统的话，治疗师可能还需要在任务或过渡期间特定地为这个单一身体系统作准备。例如，如果治疗师假设肘关节感受器的本体感觉最大限度地影响了拿水壶的动作分级，那么治疗师可以在整个范围内提供压迫和轻微的阻力，以增加运动期间的反馈，或者决定水壶中有多少水，以从物体

的重量为关节提供适当的阻力。然而，如果另一个患者的最大障碍是肌肉无力，治疗师可能会改变肢体与重力的关系，以减少刚开始时的力量需求，然后逐渐增加肢体在治疗时和治疗期间的负重需求。

治疗师也会持续监控并解决影响协调的障碍，例如，治疗师可能会通过促进重量转移来训练或再学习一项活动的时机和顺序。如果一个人在从坐到站的转移过程中过早地伸腿，导致向后倒失去平衡，治疗师可以干预促进体重向前移动足够远的距离，以便在患者在向上重心转移到站立位置之前，使其在足上保持平衡。临床医生也可以让患者参与一项任务，例如向前伸手将杯子放在患者前面一小段距离的凳子上，以促进当患者从坐到站时，身体重量向前移动。如图 9-14 所示，临床医生通过让孩子将一本书放在他面前的长凳上，鼓励孩子向前移动体重。当孩子从坐姿移动到站姿时，治疗师促进了身体重量向前移动。

(6) 模拟：模拟是使用一个活动或一系列活动，这些活动与功能结果相似，但在某些方面有所不

同，使执行更容易或更具激励性。模拟任务和真实任务之间的差异可能是由环境因素或任何一个 ICF 领域的改变造成的。例如，一位青少年的短期结果可能是独立穿上一件时髦的毛衣。他可能在一周内反复尝试，不断失败，越来越沮丧。模拟活动可以包括戴上手镯或最喜欢的手表。戴上手镯的任务需要许多和用一只手穿过毛衣袖子一样的姿势和动作。然而，它更容易完成，因为手镯比袖子短，并且与合身的毛衣袖子相比，手镯保持相同的形状。戴上手镯也与试图穿上毛衣导致的挫败感无关。

以这种方式建立成功是可行的，并逐步进行其他难度更大的模拟任务。例如，下一步可能是戴上手腕防汗带。由于它比较柔软并且材料和毛衣一样，因而这项任务比戴手镯更困难。然而，它出现的问题可能比穿毛衣的更少。

儿童经常在治疗中参与游戏或是体育活动中的模拟活动，以增加在非游戏生活活动中取得成果和加速进步的可能性。选择儿童可能更感兴趣的干预任务，例如玩玩具或进行一项运动来解决他的障碍，而不是进行孩子需要改善但没有兴趣参与的基本日常生活任务，这为参与激励活动提供了正确的选择，同时解决高优先级损伤（图 9-15）。成年人可能不需要同样的策略，因为他们能够理解和领会现实生活中模拟活动的相关性。

患者需要从事有益模拟任务，但是有些人对模拟的反应不好，即使它提供了解决他们缺陷的机会。例如，如果一个孩子有严重的感觉功能障碍，他可能不会意识到戴上手镯就像穿上毛衣一样，或者坐在一个绿色的 8 英寸长的长椅上就像坐在一个蓝色的 8 英寸长的长椅上一样。如果患者不能概括运动学习，那么模拟就是无效的。对于这些患者来说，从模拟实践到真实任务的联系是模糊的，因此，模拟不是正确的选择。

(7) 实现成果：因为干预的预期结果是活动或参与的变化，所以在每次治疗中执行并达到预期结果是至关重要的。因此，当治疗师在制订治疗计划时，准备和模拟任务应该在患者积极参与他所重视的功能活动的情况下进行，并且应该选择在该治疗的结果任务之内或与之相关的任务。准备和模拟活动计划在一次治疗中完成，功能结果的表现和实践在下一次治疗中完成，将治疗组织成这样是不可接受的。如果一个患者只安排了 30min 的治疗，那

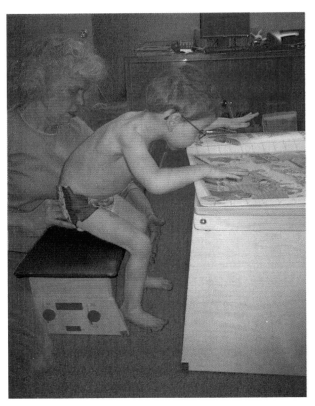

▲ 图 9-14　活动的选择、环境的设置和动手促进鼓励重心向前转移

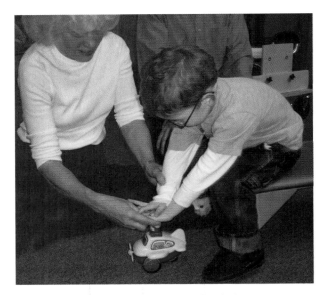

▲ 图 9-15　基本日常生活任务
对这个 3 岁的男孩来说，脱鞋是一项困难且没有动力的任务。然而，他有动力向前推一个玩具。这个姿势和动作模拟了他解开和脱下鞋子和踝足矫形器（ankle foot orthosis，AFOs）所需的动作

么所设置的结果可能没有安排一个小时的治疗那么大。结果任务的执行应该在治疗结束前进行，以便有时间在不同的条件下练习技能。我们知道，为了持久地学习，个人需要多次重复，重复包括在第13章运动学习中描述的封闭、随机和新颖的任务练习的适当组合 [24, 25]。

（8）渐进式挑战：正如第13章中关于运动学习部分的所讨论的，诱导运动学习的练习必须是需要努力、可变化的，以实现最佳实用至生活任务。在干预治疗中，可用于增加连续挑战的选项有很多，并且取决于许多因素，包括患者的需求和功能障碍、个人偏好和动机、环境选项以及任务特征。为了使干预策略在干预过程中包含连续的进展，读者可以参考本章最后一节的例子。

（9）在干预期中组织和解决问题的其他注意事项：正如本书前几章所讨论的，运动是围绕任务组织的。一个有经验的NDT临床医生将明智地选择对患者有意义的活动，以在干预期内和多个干预期之间构建任务中的主动实践。通过功能活动的检查和根据患者参与领域选择的环境进行整体评估，临床医生将能够更好地制订干预计划，为每个患者带来有效的结果。这些活动是从患者希望返回或改善的参与角色中选择的。然而，一遍又一遍地重复练习任务并不能保证取得更好的结果。参与任务、利用环境参数和临床医生的处理来引导患者姿势和运动结合在一起，以达到预期的结果。这种模式以及环境、处理和活动的相互作用是NDT的基本原则，对于每一次治疗的成功以及最终个人结果的成功至关重要。

对临床医生而言，将这种模式看成一种三部曲，将患者放于中间可能会有所帮助。患者在流程中的角色以及三部曲中的每个单独组成部分在本文前面已经作为单独的个体进行了讨论：在功能性任务中工作的重要性、选择环境因素和具有挑战性的环境设置以及处理的时机和方式来实现更好的结果。在接下来的段落中，将更深入地探讨三部曲的三个组成部分。

（10）功能性任务：每位患者最终选择要实践的任务。这些活动对患者来说是有意义和激励作用的。患者向临床医生或家人表达这一信息，当患者无法这样做时，护理人员会引导他们做出选择。但是，临床医生在决定干预期（尤其是早期干预期）应实施哪些任务时，如何从这份通常很大的活动清单中进行选择呢？这个选择不应该是随机的，也不应该是从上面列表中随机选择或从顶端按照顺序选择。治疗师从这一系列活动中选择的在干预期使用的特定任务和子任务也需要与个体的损伤相匹配。也就是说，临床医生需要选择任务和子任务，使实践能够具体解决患者的显著或高优先级干扰个体的活动和参与的损伤。治疗师需要能够理解患者想要和需要执行的所有活动的正常任务组成部分。通过这种分析，临床医生可以选择符合患者损伤需求的任务和子任务。

我们的患者想要改进或参与的活动清单通常很长，在实践中提供了许多选择，确保患者和治疗师都不会因为用重复和枯燥的方式从事相同的运动和任务或活动的组成部分而感到无聊。例如，如果我们想起之前的一个例子，患者是一个狂热的园丁，如果她最大的损伤之一是不能承受胸部伸肌的活动对抗重力，选择一种活动，比如从高坐的位置向上稍微向前伸出去修剪她的玫瑰或者站起来给她的吊篮浇水，这种活动需要以直立姿势持续伸展躯干，这将是一个比让她坐在矮凳上弯腰在矮桌上的花盆上重新种植天竺葵更好的选择。

对于一个对和他的哥哥比赛踢足球感兴趣，但是在助行器的帮助下也只能艰难行走很短的距离，并且大多数家庭和社区行走都依赖于轮椅的孩子来说，他对踢足球的兴趣可以作为功能性内容纳入他的课程中。比起简单地练习从一个地方走到另一个地方，他可能更有动力将足球运球到门柱上，以培养行走的耐力，提高在房子里运球的精确度。他可能更积极地参与治疗，学会抬起足放在足球上，而不是抬起足放在长凳上让护理人员系鞋带（除非是他的足球鞋）。足球活动被认为是一种结果的模拟活动，例如踏上路的边缘。它可以成功地解决他的高优先级问题，例如双上肢或双上肢之间的分离控制下降，运动时扫描环境的能力降低，以及冲动控制下降。除了致力于对孩子来说重要的活动和参与之外，足球技能的提高也是基于类似的障碍，这些障碍会干扰孩子的日常生活活动、功能性行走以及与同龄人在玩耍和上学时的合作互动。同样，治疗师和孩子都不会对治疗活动感到厌烦或不感兴趣。

(11) 环境设置：任务 / 子任务实践的环境设置包括以下选择（图 9-16）。

- 工具对象：是否可以使用真实的任务工具（最佳的），或者是否需要在开始时使用与真实任务工具具有相似形状和特征的物品来模拟活动？对于一个孩子来说，这个工具可能是一个玩具，或者对于一个成人，如果这个人是一个音乐家，那可能是一把吉他。
- 情境环境：实践能在真实环境中发生吗（最佳的），还是在开始时是一个更好地匹配实际环境的一些需求的环境？
- 患者的设置：患者是蹲姿并像在真正的任务中那样用双足移动（最佳状态），还是需要从高的坐姿开始？患侧肢体是主要的支撑肢体，而健侧的肢体执行任务的动作吗？或者患侧手臂可以是一个执行动作的手臂吗？
- 治疗师的设置：治疗师是否需要坐在患者旁边，站在患者面前，位置高于或低于患者，稳定任务的工具或玩具，提供运动阻力等？

一旦决定实施哪个任务或子任务，工具 / 玩具和环境选择就很清楚了。如果患者需要在繁忙的环境中练习走路，或者带着洗衣篮或学校背包爬楼梯，那么这种练习需要在有很多人手里拿着洗衣篮或背着背包在楼梯上走动的地方进行。如果这在开始时无法实现，那就应该尽快成为目标。记住，运动是围绕任务组织的；这种组织包括任务工具或玩具和环境。爬楼梯的运动部分，右足向上，然后左足向上等，仅仅是能够用特定的物体爬一段楼梯（具体的物体需要具体的抓握，对环境和任务的认知关注，以及以有效和及时的方式）能力的一部分。在干预治疗中，不可能总是以如此真实的方式和环境来实践任务，但是，应该尽一切努力来模拟环境，包括工具、环境因素及任务的姿势和动作需求（包括认知需求、知觉需求、感觉需求等需求）。

在实际任务环境中工作为个体提供了解决问题的能力，就像他在干预期之外进行活动一样。在功能性任务的功能性环境中工作也给患者带来了挑

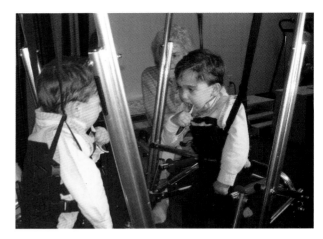

▲ 图 9-16　任务实践的环境设置

这个孩子站在部分承重的助行器里，对着镜子练习刷牙，这样就不需要为了这项任务而保持平衡和身体排列

战，而锻炼可能不会。在任务执行过程中，必须管理任务的所有环境需求，同时在一个姿势或转移中进行移动或控制，这为个人提供了一个固有的挑战水平，从而推动活动和参与结果的改进。

(12) 徒手治疗：治疗师根据以下情况做出徒手治疗选择。

- 患者的损伤：这指导治疗师选择他的手和其他方式的接触部位。
- 患者的运动倾向：治疗师的接触点需要在躯干？或四肢的近端还是远端？输入是否需要用于促进（鼓励期望的运动）？还是为了抑制（停止或限制无益的运动）？

在第五篇的案例报告中概述了如何在干预期中使用这个三部曲来进行决策选择，以获得成功的患者结果。

5. 功能结果的治疗后测试

在疗程结束时，治疗师在治疗结果活动中与患者一起进行后期评估。这允许对在会话开始时观察到的任务表现进行仔细的比较（图 9-17），并引导治疗师和患者计划下一个治疗的阶段，分析治疗结果是否达到以及为什么达到，识别哪些损害将被认为可以进一步改善活动，选择下一个干预治疗的功能任务和环境，识别在治疗之间需要做什么以使患者继续改善，并探索辅助设备或技术是否有增强结果的作用。治疗师和患者制订一个计划，该计划概述如何将在本次治疗中取得的积极变化延续到下一

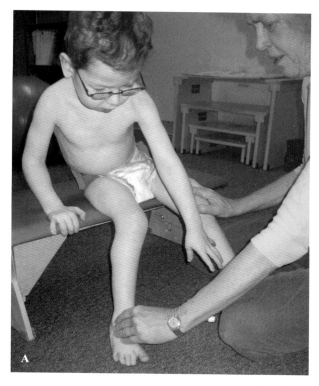
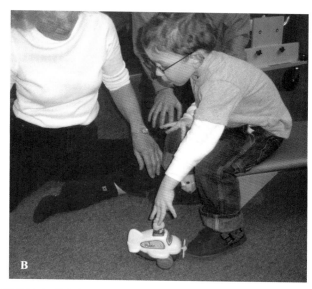

▲ 图 9-17　功能结果的治疗后测试

A. 在治疗开始时，C 试图伸手拿地板上的玩具；B. 在治疗结束时的同一活动，显示骨盆 / 躯干对线变化，手臂和手部动作更自由，能够在较窄的支撑面上控制平衡的能力（注意：凳子与大腿上的手）和额状面上对称性的提高。这些技能将使得穿着和站立时更加独立

次治疗，包括通过家庭计划，以及在本次治疗中遇到的问题如何在下次治疗中避免。

（二）通向下一个疗程的桥梁——实现治疗结果的成功或失败

实现或未能实现的治疗结果为患者和治疗师提供了丰富的学习机会。分析成功或失败的因素可以丰富学习的认知、心理和情感领域。对于治疗师来说，确定并分析导致成功实现疗程结果的因素是很重要的。运气不会创造成功。了解哪些因素最直接地促成了治疗的结果，将有助于指导未来治疗的规划过程。如果结果实现了，是不是太容易了？挑战还可以更难些吗？

同样，未能取得成果也是评估未取得成就的原因的一个机会。对患者和治疗师这对合作伙伴来说，重要的是他们一起分析导致失败的因素，并把失败作为一种学习体验。是否选择了错误的子任务来专门匹配并解决个人的缺陷？环境和任务工具的设置不理想吗？挑战是太小了还是太大了？徒手治

疗选择是错误的吗？

（三）干预期内和干预期之间的附加职责

1. 患者及其家庭的教育

所有作业治疗师、物理治疗师和言语语言治疗师的职业角色之一是教育患者及其家人和护理人员。作为专业从业者，我们重视知识的力量，它有助于患者理解和决定他们的健康和保健。使用 NDT 的专业人员需重视从最初的信息收集到医疗的整个过程。当我们开始与患者和家人对话时，就存在教育的机会。

每一个疗程都提供了机会，通过教育来增强患者和家属的相关知识以及治疗师对患者的了解，这是一种双向交流。而患者家庭成员被鼓励在每次治疗中发挥积极作用。从临床医生见到患者和家属的那一刻起，就鼓励这种积极的角色，要求他们描述他们为什么参与受到限制，什么活动受到限制，以及哪些损伤会干扰患者的功能。

临床医生向患者和家属提供评估信息，随着临

床医生对患者的熟悉程度提高，所评估的信息也变得更加具体。由临床医生无偏见的方式共享信息，患者和家属更有可能与临床医生建立信任。信任使信息相互交流，既而教育。每个干预期都允许教育开始、继续、根据需要重复和修改。因此，在 NDT 框架内工作的临床医生重视并鼓励家庭和护理人员在整个干预过程中的参与。每个疗程都有以下教育机会。

- 讨论健康状况本身——病理生理学、参与、活动和功能障碍的预期变化、预后。
- 探索健康的各个领域如何相互作用——身体结构和功能、活动、参与。
- 证明干预的目的是获得和（或）保留个人患者特有的参与和活动，并讨论这一目的为何重要。
- 共同探索家庭、学校、工作和休闲环境的变化，辅助技术选项，推荐给其他团队成员，并说明这些推荐的理由，以及用于期望结果的场景的替代选项或是适应。

例如，在第五篇（A6）中关于 Dennis 的病例报告中，他和他的妻子与一个使用 NDT 实践模型的物理治疗师一起参与了初始信息收集、检查和评估。干预前的教育始于 3 个人之间的信息交流。Dennis 和他的妻子在这次互动中了解到的科学信息的一部分是，物理治疗师相信脑卒中后数月的患者有可能获得功能性结果。当他们在 5 年的医疗期内一起工作中，Dennis 和他的妻子了解到 Dennis 确实可以取得新的成果。他们了解到，物理治疗师重点关注 Dennis 的参与和参与限制，干预的目的是解决这些限制。他们学会了关注 Dennis 每天在家里和社区里能做什么，并被教导产生他们自己的假设，即什么影响了他的能力，因此他们更多地了解姿势、运动和环境因素是如何影响功能的。这对夫妇了解到，物理治疗师想知道在家里的某些功能的成功、失败或变化，因为这是她决定下一步治疗需要做什么的方式。这一教育过程向患者和家庭传授咨询技能，并在每次治疗期间展示 NDT 是如何作为解决问题的过程，即提出解决方案来解决参与限制、活动限制和身体系统的功能障碍。

在检查和干预期间，Dennis 的物理治疗师教育他如何运动，并要求他将注意力和感觉意识集中在运动上，以学习如何区分有效运动和无效运动。她教育 Dennis 过度牵伸肌肉的负面影响，并纠正他的姿势和他在向物理治疗师展示他在家做的事情时所犯的任何错误。这种教育直接使 Dennis 和他的妻子在治疗之外对 Dennis 的功能管理的增加，进而随着时间的推移，治疗的次数可以减少。

在第五篇（B5）中关于 Jamie 的案例报告中，一个患有脑性瘫痪的 10 岁儿童，他的物理治疗师教育他：他在治疗中的任务与他和他的家人设定的参与结果相关。因为他理解这种关系，所以即使任务很困难，他也有动力努力完成。这种教育很可能有助于干预的成功。

在关于第五篇（B6）中的 Jagraj 的病例报告中，1 名有经口进食障碍的婴儿，言语 - 语言病理学家首先收集信息，以便意识到他的家庭因其养育婴儿的角色被打乱而遭受的痛苦。当她检查和评估 Jagraj 的与经口进食相关的功能障碍时，她制订了一个医疗计划。她对家属保护婴儿免受痛苦和不适的愿望非常敏感。通过让他的家参与决策和干预，言 - 语语言病理学家教会了他们为什么 Jagraj 在口服喂养方面受到限制，如何处理和支持他进行干预，以及如何以安全、舒适和治疗的方式向他提供食物和液体。反之，言语 - 语言病理学家被告知 Jagraj 的家人如何看待他的需求，并从她给他们的建议中了解什么是可以接受的，什么是不可以接受的。随着家庭和 Jagraj 与言语 - 语言病理学家建立起信任关系，教育和共同解决问题可能会影响 Jagraj 在每次干预期间的经口进食技能的功能效果。

通过患者和家庭教育以及对所有相关人员（包括治疗师）的学习，临床医生可以修改预期的治疗结果或为未来的治疗创建新的治疗结果。

2. 治疗设备

所用于治疗期的设备可供作业治疗师、物理治疗师和言语 - 语言病理学家使用。在 NDT 实践模型中，治疗设备为临床医生提供了可能有助于干预策略的选择。治疗设备和辅助技术，如部分体重支撑的行走设备、辅助和替代通信（augmentative and alternative communication，AAC）设备、夹板和矫形器，它们不是"NDT 设备"。这些设备用于包含问题解决的 NDT 治疗中，并被视为环境促进因素。

　　设备用于协助临床医生解决单系统和多系统损伤，同时努力达到治疗结果。它可以是商业制造并经销，也可以由临床医生设计和制造，例如通过用厚毛毯和包装袋制成支撑垫。设备可以由普通物体改装，如使用具有声音、移动灯光和振动的玩具，以增强功能伸手和抓握、对家庭成员的声音的注意和响应，或为孩子的从床到坐的辅助转移做准备，以锻炼头部和躯干的运动方向为结果的感官觉醒和注意力。

　　例如，在第五篇（B4）有关 Makayla 的病例报告中，物理治疗师使用治疗设备来解决人体系统的功能障碍并促进有效的姿势和运动。她选择了可以调节高度的长凳，这样 Makayla 就可以坐直将足平放在地板上。长凳可让 Makayla 的物理治疗师在坐着的时候自由活动双手，也可以让物理治疗师从任何方向和平面靠近 Makayla 的身体。可以根据物理治疗师解决 Makayla 的姿势和运动需求以及着手的任务的问题来改变其在长凳的长边或短边上的高度、倾斜度和 Makayla 的位置。选择长凳也是因为它的感官特性。它是平坦和坚实的，因此，当物理治疗师提供帮助 Makayla 坐直的实际操作策略时，她能够感觉到凳子靠在她的臀部和大腿上，从而激发肌肉的反应活动。Makayla 的物理治疗师还使用球作为治疗设备，以提供可在所有 3 个平面上牢固但可移动的坐位平面。她利用这些特性来增强座椅表面的感觉意识，增强直立的姿势控制并引导运动。根据物理治疗师想要引导的特定姿势和运动来选择球的大小和硬度。

　　在有关第五篇（A1）中 Mark 的病例报告中，物理治疗师选择了一根长木杆为上肢运动提供"桥梁"，以重新获得高尔夫挥杆并将手伸向头部以戴上高尔夫球帽所需的上肢运动。杆提供了一个平面，使得手和手臂可以在调整后的链条设置中激活和组织（有关修改后的链条设置的讨论，请参阅本章的最后一节）。最初，Mark 因肩胛带和肱骨周围肌肉无力而无法有效地处理这两项任务所需的抗重力的开链运动。杆子提供了一个平面，支撑着他的部分手臂重量，为他提供了完成任务所需的运动感觉反馈，并且可以倾斜以适应伸手的距离的变化。

杆的底部提供了稳定性，但是杆可以从这个稳定的基底部加入多个活动自由度，以允许他的治疗师选择性地挑战肩胛带和肱骨关节的各个范围活动，并且可以移动以模拟他的高尔夫挥杆。Mark 的手可以稳定在杆子上的一个位置，而根据高尔夫挥杆的需要，他可以将杆子移动到不同的范围，或者他的手可以沿着杆子上下滑动，就如同戴上或脱下他的高尔夫球帽。图 9-18 中的系列照片展示了 Mark 在重返高尔夫球场时使用的杆子。

3. 辅助技术

　　上一章关于评估和医疗计划部分将辅助技术定义为参与、活动和身体系统损伤（body system impairments）的辅助工具（facilitator）。它的使用能够增加在生活中的独立性。临床医生需要了解辅助技术的操作特点，包括它与患者的互动、它的安全性，以及在患者和家属生活中的角色。有些指令只是一节课培训的一部分，例如，教一个人使用拐杖在平面上行走或使用圆弧餐刀切肉。但是，向患者传授辅助技术的使用方法和自定义功能需要进行多次培训，并且需要定期调整和升级（有时是终生的）。临床医生的技能包括辅助技术特定领域的专门知识，例如轮椅处方、AAC 设备以及对计算机访问的适应（adaptations for computer access）。

　　正如 ICF 所描述的那样，辅助技术可以作为NDT 实践模型的辅助工具。临床医生谨记，无论技术含量水平高低，只要对疗程（session）、短期和长期结果具有帮助，就很有用。因此，结果并不是Baker 夫人得到手动轮椅，也不是 Hannah 的 AAC设备需要升级，而是衡量了辅助技术对促进参与和活动的效果。

　　例如，Baker 夫人的轮椅一旦配置合适，就可以满足家庭社区活动的需要。Baker 夫人现在有了轮椅，可以驱动轮椅去医生的办公室、杂货店，以及在家人的帮助下参加孙子八年级毕业典礼。以她的家庭和社区活动能力来衡量结果。临床医生可以告诉该家庭电动轮椅和手动轮椅的利弊，与设备提供者一起为 Baker 夫人安装轮椅，并教会 Baker 夫人及其家人保养轮椅，如何折叠和打开，帮助她正确定位故障和排除故障。他们共同努力上、下路缘石以及不平坦的人行道。但是，临床医生在 Baker

夫人的训练中花费时间，进行姿势控制，包括从坐姿到站姿、下蹲、向前和向后迈步以及在室内光滑地面行走，就像她在公寓里一样。与使用手动轮椅有关的训练结果如下。

- Baker 夫人在丈夫和女儿的帮助下从手动轮椅转移到卫生间。Baker 夫人仅在口头提示下，从座椅深部向前移动到椅子的前 1/3。
- Baker 夫人在丈夫或女儿的协助下，从手动轮椅转移到女儿汽车的前排座椅。她将移动到椅子的前缘（与之前的一样），并在家人要求她站起来时将体重转移到足上。

这些训练帮助 Baker 夫人在使用手动轮椅情况下扩大了家庭和社区的出行选择。辅助技术改善训练结果。获得轮椅不是结果，Baker 夫人和她的家人使用轮椅才是结果。因此，训练可以围绕轮椅学习来设计，以便在参与和活动中使用辅助技术。

在病例报告 B8 中，辅助技术已进入到全面的医疗计划中，并在 ICF 的所有领域中发挥作用，是重要的背景因素。Brandon 是一个脑性瘫痪的孩子，经常癫痫发作，这影响了他的基本生活功能，如他

的唤醒水平或觉醒状态，心血管和呼吸调节，以及他的神经肌肉和肌肉骨骼系统。他的物理治疗师和母亲选择了几种辅助技术（适应设备），目的是增加 Brandon 的家庭和社区参与程度。

Brandon 的家人通过与物理治疗师协商获得了多件设备，包括轮椅、活动椅和站立架。物理治疗师指导 Brandon 的家人如何将 Brandon 放到设备中，调整其适合度，并根据不断变化的医疗状况以及他的损伤表现经常做出调整。该家庭能够有效地管理设备中癫痫发作的 Brandon 是非常重要。他的血氧监测仪不间断地提供了他的心率、血压和氧合水平信息。他的家人也定期观察反流或胃肠道不适的迹象。使用部分承重站立的目的是解决下肢骨密度降低的问题，并协助维持髋关节和膝关节伸展的全部活动范围。这只是站立架和部分承重装置服务于家庭参与结果的一小部分。他可以在站立时更好地摇铃（play his bells），他可以在治疗时使用部分承重装置步行，因为他的站立架就在家里，因此他也可以像家庭中的其他男孩一样。

他的物理治疗师要求 Brandon 的家人不断提供

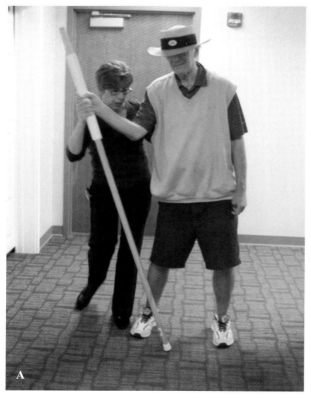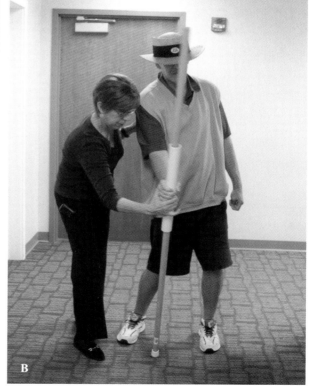

▲ 图 9-18　**Mark** 在练习高尔夫挥杆时，用一根杆子作为治疗工具

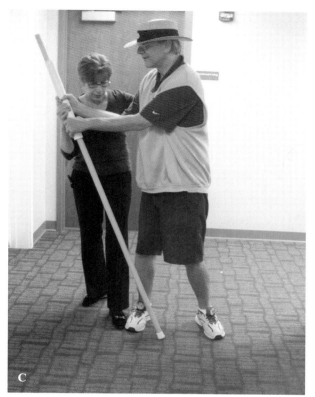

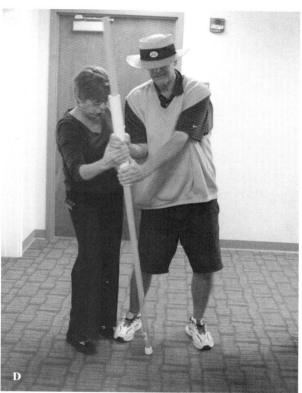

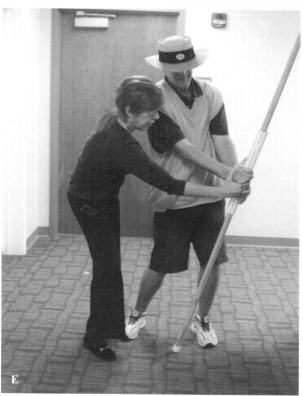

▲ 图 9-18（续） **Mark** 在练习高尔夫挥杆时，用一根杆子作为治疗工具

反馈，不仅是关于他的舒适度、他调节警觉状态的能力、心血管和呼吸系统的功能，还包括使用辅助技术而产生的参与能力。轮椅或家里的活动椅子（activity chair），有许多与轮椅相同的配件，使他有机会参加家庭活动，如吃饭和看电影、独立与其他的兄弟玩耍、向他的老师学习等。轮椅还是Brandon 的交通工具，连接他与房子和社区周围的所有医疗设备和用品。最后，物理治疗师在干预期中还使用了 Brandon 的适应性设备，以调整身体力线，辅助唤醒和注意，并监测心率和呼吸，同时提供徒手治疗以实现训练结果。

4. 家庭课程（home programming）

临床医生在最初的信息收集过程中询问患者的日常生活细节，原因之一是指导家庭课程的选择。正如上一章关于评估和制订医疗计划所指出的那样，接受 NDT 教育的临床医生知道患者日常生活的细节，将能够定制符合患者需求的家庭课程。在干预期中，临床医生就已经开始解决他或她与患者互动的许多方面问题，如本章前面所指。总之，临床医生认为如下。

- 训练结果的哪些部分是安全和可靠的，让患者和患者家属可以在家中练习就能达到运动学习目的？什么样的实践和指导最适合患者正在学习的技能？
- 如果需要，谁应该负责监督、监测或帮助训练（患者、配偶、父母、祖父母、兄弟姐妹、学校职工、其他照顾者）？临床医生直接针对每个人的技能水平和角色责任设计家庭课程，他们都有可能帮助患者开展家庭课程。
- 如果患者能够在日常生活中成功地练习部分或全部训练，那么下一步训练患者需要准备什么？
- 患者每天练习次数和（或）时长的合理期望是多少？投入到家庭课程的时间是一个因素，临床医生会详细询问患者典型日常生活相关的问题。
- 家庭课程如何才能尽可能使患者及其照顾者免受压力？家庭课程能变得愉快和有趣吗？

当患者及其家人和朋友参加一个干预期时，临床医生也会考虑在训练中什么时候讨论家庭计划，

是否写下来，什么时候展示出来并与照顾者训练。合乎逻辑的是，这项工作是在训练结束时完成的，以避免干扰患者和治疗师之间的互动。有时候，这个顺序进展顺利。然而有些时候，等到训练结束可能会造成意想不到的困难。以下情况可以改变决定，这一决定是关于疗程中什么时机是最适合讨论家庭课程的。

- 在一次干预训练结束后，许多患者在身体和情感上出现疲劳。他们的表现可能不太理想，如果患者家属或照顾者参与其中，患者表现不佳可能被视为不努力或不合作。当患者和照顾者练习一种新技能时，治疗师应该要求他们示范该练习，并在疲劳成为一个因素之前以及治疗之外谈论练习。在患者表现良好的训练部分中，停止部分练习或将相关任务作为家庭课程可能比等到某些患者训练表现下降之前更好。
- 患者和患者家属可能会在治疗过程中记得该做什么及如何做，而不是等到治疗结束时需治疗师说"还记得 30min 前你能轻易地用勺子把苹果酱舀起来吗？这就是我想让你在家里训练的"。此时，患者和患者家属可能不记得这种表现是如何完成或为什么能够表现很好。
- 指导患者和患者家属的时机，以及决定最佳的方法来记住该做什么和怎么去做因患者而异，也因家庭而异。与所有人一样，每个患者和家庭都有不同的学习风格。有些人喜欢身体指导，记住遇到这种类型的训练时要怎么做。因此，治疗师可以在干预过程中多次与患者或照顾者展示和练习。或者另外一个家庭喜欢观看和使用自己的语言记录这些指令。有些可能喜欢拍摄照片或录像，帮助他们记住该做什么和怎么去做。当在疗程中解释、演示和记录家庭课程时，每个变量都可能发生变化。

对于使用 NDT 实践模型的临床医生来说，家庭课程包括所描述的学习机会。家庭课程是精心设计的实践课程，旨在帮助运动表现成为每个患者的日常生活中的运动学习。通常，家庭计划不超过

1～3 个关键的实践策略。

还必须记住家庭课程"不是"。

- 家庭课程不是预先打印好的训练清单。通用训练不能满足每个患者的个性化要求，它对个体来说无助于其练习时的参与和活动技能。它们很少提供运动学习所需的动力。

- 家庭课程不是试图模仿治疗师完成的干预训练，治疗师会在整个训练期间不断做出专业的决定。家庭课程不是干预训练或替代训练。

- 家庭课程不给照顾者增加家庭作业，以使他们每天有一定的治疗时间。家庭课程不是治疗师希望照顾者提高手法技能、复杂的徒手治疗策略和感觉调节策略或尝试新的技能（而这些是需要不断的专业监测，以确保安全性和有效性）的机会。

- 例如，家庭成员被动牵伸患者紧张的腘绳肌往往是不安全的；如果家庭成员不正确地牵伸，这可能对患者来说是非常痛苦和危险。治疗师必须认识到，腘绳肌牵伸不是普通的家庭成员或学校 / 工作助手的任务。然而，在辅助转移到厕所和转移处厕所的过程中，使患者保持尽可能直立是这些照顾者的任务。提供如何帮助患者保持最佳站立姿势的安全指导，每天几次，有助于腘绳肌的伸展，才是家庭课程的正确任务。

- 例如，一个不能充分咀嚼食物的孩子在操场上奔跑和大笑时，照顾者喂他含有八种不同纹理的快餐汉堡是不安全的。治疗师和孩子家人都希望孩子能够在操场上玩得开心，同时在照顾者的照顾下和她的兄弟姐妹一起吃零食。这种情况下，治疗师和孩子家人需要细心计划提供什么零食，并决定去操场玩之前观看几次照顾者喂孩子。

使用 NDT 的临床医生致力于在下一次干预训练之前询问家庭课程的情况。患者根据信任程度和自我检查情况，诚实地报告。如果家庭课程太困难或太长，和（或）患者不愿意练习或有能力做更多的练习，治疗师将随时间推移决定是否改变。有时，家庭课程的执行没有一致性或全身投入，但患者确实顺利完成干预。治疗师需要考虑，治疗中的

全身投入是一项重要的投入，也许这是患者和患者家属在这个时候能处理的程度。

在任何情况下，无论是否开展家庭课程以及它是否有效，治疗师都需要了解它，以便未来的训练结果、未来的家庭课程、日程安排、治疗频率和持续时间、医疗计划可以相应改变。

在第五篇案例报告 A2 中，JW 能够帮助她的治疗师解决家庭课程建议的问题。JW 按照治疗师的建议，将在家里日常练习的姿势和动作做了一些修改。干预初期的一个修改发生在厨房和计算机桌旁的家具和稳定的支撑面上，她的左臂可以在功能活动期间各种运动平面中调整姿势和运动时主动支撑身体。这项每周调整的家庭课程，使 JW 能够最大限度地利用每次干预训练中使用治疗策略。

在第五篇案例报告 A5 中，为 PW 提供了在家执行的活动。够物和视觉运动是独立进行的，或是在家人监护下进行的，直接应用于日常生活。由于 PW 的治疗师不确定增加 PW 技能的机会是否应用到各种环境中，他们安排了一次正式见面来确立课程随访（follow through）的重要性和承诺。家庭成员致力于社区外出，但无法随访。据报道，缺乏随访是决定 PW 与其他家庭成员住在一起的主要因素。

关于第五篇的双胞胎 Mya 和 Madison 的报告（病例报告 B1），他们需要可控的环境以及能提供最佳喂养姿势的辅助设备。在双胞胎在进餐时，他们母亲把时间都花在安全和营养的需求上，并且还有一个 3 岁的兄弟姐妹也要进行照料，因此家庭课程必须考虑如何协助母亲管理，尽可能给所有人减轻压力。早期管理包括设计典型的婴儿座椅设备，以便一个婴儿可以维持在最佳位置后，而喂养另一个婴儿。环境改造需要包含在喂养计划里，以协助每个患儿积极参与。除非一个人需要管理 3 个 3 岁以下的孩子，其中两个孩子在吃饭时需要额外的帮助，否则很难理解喂养计划可能会消耗掉母亲的大部分时间。具有运动发育、偏离典型发育以及系统损伤的背景知识，具有高风险残疾婴儿喂养技巧的经验，倾听家人在这种情况下的担忧，治疗师可能会建议家庭课程满足婴儿的特殊需要，同时简化日常护理，以最大限度地减少母亲的工作量。在随后的干预过程中，Mya 和 Maddison 的治疗师倾听母亲

对日常喂养的描述，并不断努力满足家庭中每个人的需求。

最后，临床医生和照顾者可以决定，最好是照顾者不在场的情况下进行特定或多个干预训练。由于照顾者不在场，家庭课程可能会改变范围，并将在训练结束后进行讨论和展示。在一个或多个训练中决定照顾者在不在场的做法可能不是一贯不变的，但可以认为照顾者不在场是某些疗程的最佳选择或必要选择。这一决定的理由如下。

- 照顾者可能身心疲惫。决定不参加训练而选择休息，或许是当天帮助照顾者的最佳方式。治疗师使照顾者对这一选择安心。

- 患者可能在没有照顾者的情况下表现更好。这并不仅限于儿童。我们与身边人的关系很复杂，有时候，当这种关系在我们的思想中居于首位时，任何人的行为和表现可能都不理想。如果照顾者由于这一原因没有参加训练，患者教育和家庭课程将发生重大变化。如果生活的其他部分被认为更重要，临床医生可能会要求训练之后不尝试新的东西，事实上减少用于练习新技能的时间。或者，当照顾者在治疗结束后返回时，临床医生可以向照顾者展示一种实践想法（one idea for practice）。

二、总结

每个疗程中包括本章概述的许多部分。治疗师必须确定如何组织所有的部分，以及如何通过它们来进步。各个方面将会相互连通，而不是一个线性进展的过程，重点会根据需要不断变化。帮助患者实现可持续的有意义、功能性的结果是 NDT 实践治疗过程的最终目标。NDT 实践模型指导临床医生在训练期和训练间歇期持续地进行评估，以便为干预和医疗计划做出最佳选择。"如果你知道你要去哪里，有一条合乎逻辑的路可以带你去那里。"

三、干预策略和框架集合

以下框架是作为干预期间使用的指南和示例，它们不是一成不变的条例，也不需要按照教条和顺序使用。每个人都是独一无二的，因此每个人都有一个独特的干预计划。这里提供这些干预策略和框架只是为了给临床医生抛砖引玉以及一些有关进展和挑战的想法。在一个单一的干预会议和随着时间的推移，临床推理和问题解决仍然必须是成功的干预计划的基石。其中一部分框架适合成人患者，一部分适合儿童。届时，会在文中重点注明。

这些框架所载的想法是一系列策略，这些策略随着时间的推移进行制订和不断完善。在检查和评估中枢神经系统功能障碍患者时，Bobath 夫妇[7] 及其早期合作者进行了敏锐的观察。通过观察到这些个体异常的姿势和运动，他们发展了关于姿势和运动控制障碍原因的假设，然后从中发展了干预理论[7]。自 20 世纪 40 年代以来的几十年中，随着知识的不断积累，最初的理论范围被扩大了或被重新定义，它们刺激新的更成功的策略诞生。过去 80 年间使用 NDT 实践模型的指导者和临床医生都是这些思想的起源者。干预策略仍会向前发展，这是由于尚未完成的科学发现，临床医生不断更新我们的知识，更重要的是患者需要更快更好地回归他们的生活。

（一）获得性脑损伤后成人患者肢体控制进展的思考

Cathy M. Hazzard　著

闭链运动（closed kinetic chain，CC）→改良运动链（modified chain，MC）→开链运动（open chain，OC）

当近端躯干和肢体的神经肌肉和肌肉骨骼损伤时，则肢体的功能和控制会缺失或减少 [例如，近端肩胛带和手臂肌肉无法产生动作和（或）非常无力]。从闭链运动→改良运动链→开链运动的进展，需要一个逻辑顺序来支持功能的恢复。当近端手臂中的肌肉无法持续激活和产生足够的力量来支持手臂的重量以对抗重力时，希望回到抗重力、长杠杆、开链运动的控制是不合逻辑的。从闭链运动到改良运动链到开链运动的顺序可以用于下肢和上肢，但对上肢特别有帮助，因此大多数解释和示例都使用上肢。

1. 闭链运动

闭链运动是指当肢体的远端部分处于稳定状态，身体相对肢体产生运动。

肢体的远端，如手和足，保持与稳定物体接触，身体相对该肢体产生移动。

根据随后施加在其他身体部分上的特定控制和运动要求（尤其是支撑面之外的运动要求），可以促使闭链臂自动主动地辅助来作为支撑面的支撑部分。例子如下。

当一个人坐在稳定的厨房高脚凳的前缘时，无功能或功能低下的手打开并放在臀部一侧的桌子上，肘部稍微弯曲。在他使用功能低下的手向前向上够取一杯水时，临床医生要求他使用功能低下的足向前迈出一小步。该活动使功能低下的上肢肩胛骨稳定肌、降肌、肘伸肌作为支撑面的一部分产生自动支撑反应（即激活）。

当一个人面对柜台站立时，无功能的手打开并放在前面的柜台上，使肘部稍微弯曲，医生要求他用另一只手向上伸进橱柜。该活动可使肩胛骨稳定肌、下降肌、肘伸肌作为支撑面的一部分产生自动支撑反应（即激活）。

注意：在上述两个例子中，由于移除了支撑面的一部分作为动作肢体，支撑面的其余部分需要变得更活跃（以前馈方式产生）来维持动作的稳定性。因此，在第一个例子中，受累较重的腿在踏步过程中也可能变得更活跃，并且接触到受累较轻的肢体。在第二个例子中，双下肢都将变得更加活跃以维持稳定性。

- 在具有支持闭链的相似设置中，身体相对手臂的策略也可用于主动延长短缩的肌肉／组织。

如果一个人沿着躯干中线旋转并远离支撑臂，看向他身后墙上的时钟，这会导致肩胛内收运动和盂肱（glenohumeral，GH）关节外旋。在患者躯干旋转之前及该过程中，如果治疗师使用方法限制近端肩胛内收和盂肱关节外旋（即限制肩胛骨和肱骨的活动），可以使肩胛骨外展和肱骨内旋肌肉拉长（图 9–19）。

如果一个人受累较重的手打开并放在前面物体上，把他的体重转移到他的支撑面上（包括在这只手上），使用受累较轻的手向前够物，该转移过程导致手腕和手指伸展（图 9–20）。在患者向前移动时，如果治疗师使用方法保持其手张开并接触物体

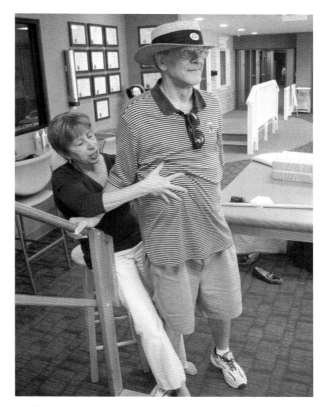

▲ 图 9–19　通过身体相对手臂的运动获得肱骨外旋活动度

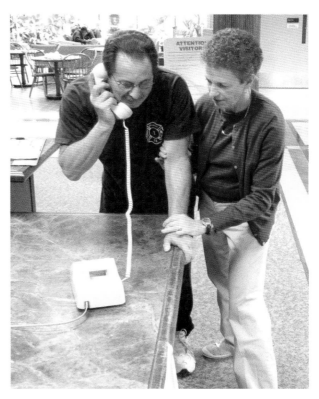

▲ 图 9–20　通过身体相对手臂的运动获得手腕和手指伸展活动度

表面，缩短的肌肉和软组织可能主动延长（指长屈肌和腕屈肌）。

2. 改良运动链

改良运动链可以定义为肢体的远端部分（如手）与物体保持接触，手在物体表面移动或手与物体一起移动（图 9-21 和图 9-22）。因此，该运动可以是身体相对肢体移动，也可以是肢体相对身体移动。手臂相对身体运动时，手臂在移动但身体是稳定不动的。

一些例子如下。

- 一边走一边推着手推车（图 9-2）。
- 双手提着洗衣篮走路。
- 站立时，手沿倾斜表面滑向橱柜。
- 站立时，开门或关门。
- 骑自行车或滑旱冰（下肢的改良运动链例子）

3. 在开链运动之前使用闭链运动和改良运动链的好处和理论

- 接触面可以支撑部分或全部肢体重量，即使接触面是倾斜或垂直的。

- 可以有选择地控制自由度。
- 通过接触点接收感觉信息，有助于组织整个手臂的活动。
- 远端需求促进近端活动，反之亦然[26]。
- 减轻重力的影响（开始时消除或最小化，然后重新逐渐增加）。
- 最重要的是，进行闭链运动和改良运动链的活动是我们在功能上使用肢体进行大量活动的方式。对于下肢（步态的支撑期），很容易想到此活动，但对于上肢，也是如此。我们上肢的手势和手在空中移动够取物品阶段是两个真正的开链活动，直到我们接触到目标物品。

4. 开链运动

开链或部分开链会增加对肢体的要求，因为它现在是有选择的和空间自由的移动。从神经肌肉和生物力学的角度来看，用开链活动的肢体更难控制运动。

可能存在以下条件。

- 对肌肉激活的需求增加（如果只是将肢体固定在适当位置，以及肢体在空间向心和离心

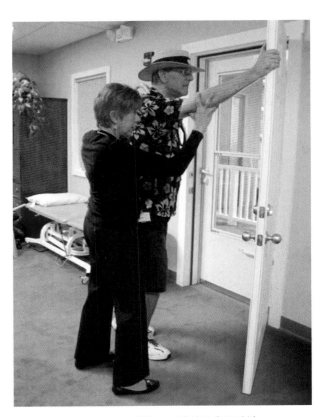

▲ 图 9-21　开门；上肢的改良运动链

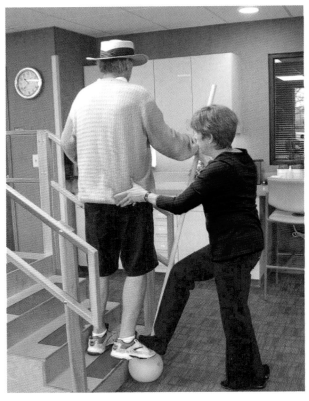

▲ 图 9-22　滚球；下肢的改良运动链

移动的角度看)。
- 增加对肌力和活动度的要求。
- 增加重力的要求。
- 增加对躯干控制的要求。

当首次在开链活动环境工作时，临床医生可以制订较容易的任务，起始时使用较短的杠杆臂，只打开部分上肢链。例如，在病例报告 A2 中，随着 JW 肩胛带活动度和力量的增加，治疗师让 JW 的手臂沿着物体表面滑动，并超过末端，这样她的前臂或肘部保持轻微接触作为远端稳定点（不会通过这种接触支撑），手腕和手可以离开物体表面去够取物品。这使手腕和手在上肢链中打开（一个短杠杆），而其余的肢体仍然得到支撑。在 JW 开始使用电脑键盘时，他们在 JW 手腕和前臂使用了类似的策略。

开链活动的其他要点如下。

- 开链活动开始应该在较小的范围内，并使用较小的杠杆。
- 根据任务和设置，在不同的上肢运动中，可以通过在肘部、前臂或手腕或手指关节处打开运动链，选择性地增加难度。
- 同样的原理和顺序可以用于摆动相障碍的下肢。例如，使用短杠杆选择性地打开运动链使膝盖屈曲，可以更注重腘绳肌的工作，而不必将整个腿的重量保持在空中。
- 在整个闭链运动、改良运动链和开链活动中，功能任务中早些让手部抓握物品会更有用。这项工作不仅解决近端损伤，同时也解决远端损伤。受累较重的手使用不同大小、不同形状、不同纹理的物体（特定任务中的物品），可以逐渐改善抓握，激活桡侧腕背伸，改善的手部皮质下感觉以及前臂的旋后和旋前运动。同时关注上肢近端和远端的损伤，因为有效的上肢功能需要近端和远端控制。

图 9-23 展示一个人从闭链活动到改良活动链再到开链活动的过程，这个人正在努力进行高尔夫恢复训练并计划进行一次越野运动。

（二）儿童肢体控制发育的注意事项

Jane Styer Acevedo　著

在一些情况下，儿科会有目的的使用闭链活动。首先是婴幼儿的发育。腹部离开地面，使用双手双膝爬行对于正常的发育是很有帮助的，有些人会说是必要的，加强肩胛带力量为手臂和手做准备，以用于在空间中使用和精细的运动。有些孩子会在没有爬行的前提下行走，在经典的发展领域内没有不良影响。然而，当儿童面临发育方面的挑战，如脑性瘫痪，四足支撑通常被用来加强肩胛带、手臂、手和核心，为自理和精细运动做准备。

当四点支撑因运动范围、力量或姿势性张力限制不能实现时，或当不能正确发育，寻找另一种促进肩部和手臂的闭链运动将会有帮助。它可以是调整过的垂直位置，可以是体重通过手臂和手的坐姿，或者可以是俯卧或侧卧支撑体位。任务 / 活动选择和儿童表现将帮助治疗师推进闭链运动，获取活动范围、力量和功能性技巧。

（三）减轻重力需求

Cathy M. Hazzard　著

如本节 "（一）获得性脑损伤后成人患者肢体控制进展的思考" 所述，当近端躯干和肢体的神经肌肉和肌肉骨骼损伤时，肢体的功能和控制会缺失或减少 [例如，近端肩胛带和手臂肌肉无法产生动作和（或）非常无力]。当近端手臂中的肌肉无法持续激活和产生足够的力量来支持手臂的重量以对抗重力时，希望回到抗重力、长杠杆、开链运动的控制是不合逻辑的。因此，想办法减少或消除重力将有助于临床医生协助患者逐级增强肌肉力量。在上肢和下肢中，上肢主要作为一个杠杆对抗重力的。因此，将再次针对上肢描述以下解释和想法。以下所有点都在闭链活动或改良运动链设置中。

- 保持肢体竖直向下与重力线一致（例如，手臂竖直向下，手低于稍微屈曲的肘部）所需的力量 / 力矩比手臂保持在抗重力水平位要少。
- 当逐渐增加对肢体的重力需求时，首先使用倾斜的表面，然后使用肢体水平举同时手搭在垂直面上。当临床医生使用倾斜或垂直面时，肌肉可能需要回到闭链活动，使肢体肌肉产生等长收缩。增加重力的挑战，通常足以对抗不要求肌肉离心或向心收缩的初始系统。肘关节不允许完全伸展，应该保持在稍微弯曲至完全之间状态。

- 当手臂有足够的控制以等长收缩形式将手臂 / 手放在倾斜面或垂直面上时，如果手臂与重力垂直对齐，并且手高于头部，则对肢体的作用力要求会降低。也就是说，盂肱关节屈曲和（或）外展 130°～180°，而不是 70°～110°。

- 随着抗重力的手臂肌肉力量的增强，作用范围为盂肱关节屈曲或外展 70°～110°。

- 当上肢第一次进行开链运动时，最初使用短杠杆而不是完全扩展手臂（即肘关节稍微伸展）。见本节 "（一）获得性脑损伤后成人患者肢体控制进展的思考" 关于开链运动的讨论。这种选择有两个原因。

  - 手臂重量较轻，杠杆较短而不是长杠杆。
  - 在功能上，即使目标在前面与肩同高，正

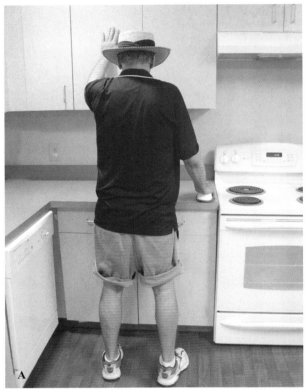
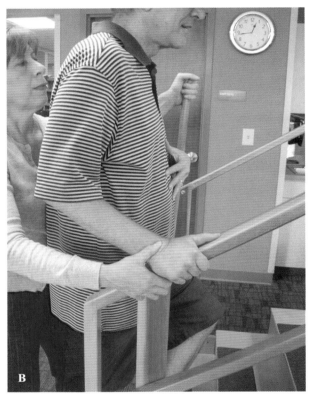
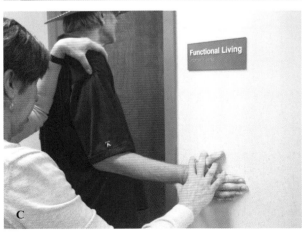
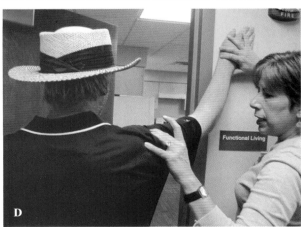

▲ 图 9-23　一个想要重新打高尔夫和计划跨国旅行的人，从闭链活动到改良活动链到开链活动的进展

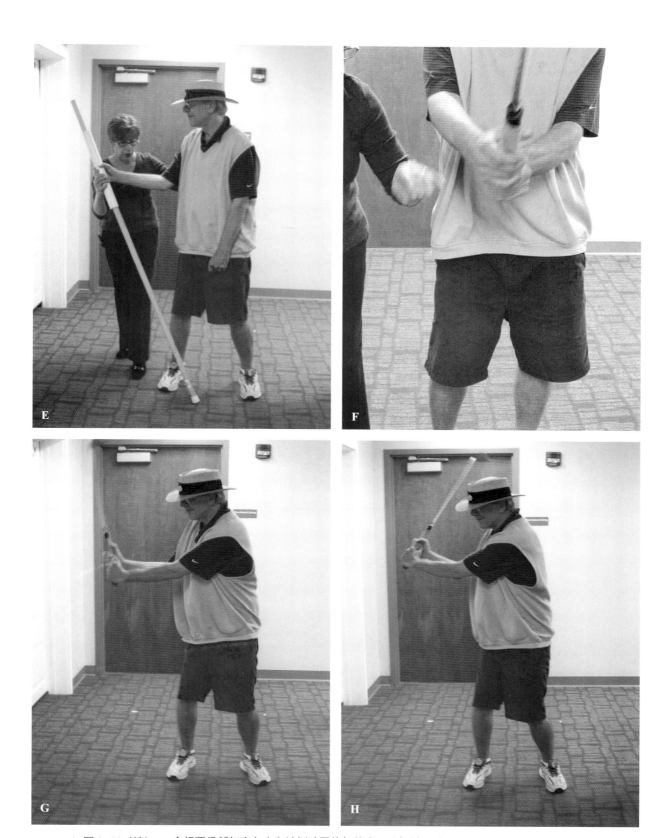

▲ 图 9-23（续）　一个想要重新打高尔夫和计划跨国旅行的人，从闭链活动到改良活动链到开链活动的进展

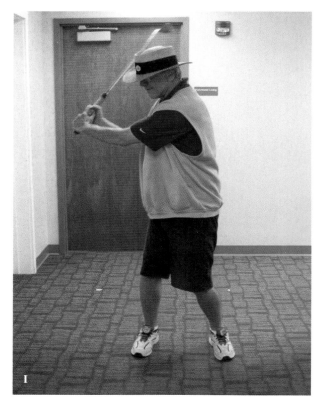
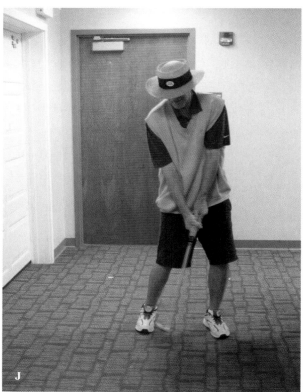

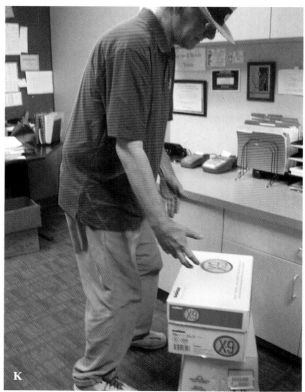

▲ 图 9-23（续） 一个想要重新打高尔夫和计划跨国旅行的人，从闭链活动到改良活动链到开链活动的进展

常伸展轨迹也需要先折叠臂才能将其延伸
到最终目的地。

（四）解决肌肉无力障碍的方法

Cathy M. Hazzard　著

神经肌肉和（或）肌肉骨骼系统损伤的无力患
者，需要干预策略来加强无力的肌肉和肌肉群。正
如本文所讨论的，肌肉无力可能以不同的方式表现
出来。临床医生需要策略来解决每种无力类型。每
种肌肉无力的策略略有不同。因此，如果使用以下
原理，将获得更大的成功。

- 无法开始肌肉活动：活动需要使肌肉自动收
  缩，以响应对它的大量需求（例如，作为支
  撑面的一部分，或由于物体倾倒，肢体需要
  将它抬起或拿开）。
- 无法维持肌肉活动：肌肉激活的持续时间应
  该更长。例如，当某人将受累较轻的足抬到
  高处时，腿部肌肉（和手臂／手，如果是支撑
  面的一部分）需要在另一条腿抬到高处或从高
  处放下期间维持激活，特别是如果移动的足
  只是接触高处而不是负重在高处上（图 9-24）。
- 肌肉无法在产生足够的力量：活动需要更大
  的重量（这可以是体重或物体重量，也可以
  是两者兼而有之）。

对于前面每种肌肉无力的类型，考虑那些无力
的运动平面及选择这些平面上的运动以获得更好的
结果也是很重要的。例如，如果无力的肌肉在冠状
面收缩和控制，那么干预活动应该偏向这个平面。
如果无力的肌肉在矢状面上，干预活动应在这一平
面上有所偏向等。通常肌肉收缩是多个平面上的控
制。然而，如果运动在矢状面上，髋伸肌无力的强
化策略将更成功，对于额状面和水平面的髋外展肌
也是如此。

正如本章前面所讨论的，肌肉收缩的类型：等
长、离心和向心，在干预过程必须考虑并选择性针
对。读者还可参考 Stockmeyer 在第 4 章概述姿势和
运动模型中的原则。

（五）调整和改变难度水平的维度

Cathy M. Hazzard　Jane Styer Acevedo　著

在一次疗程中有许多调整难度的方法。难度

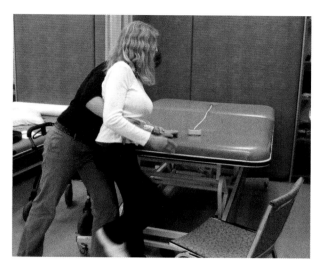

▲ 图 9-24　踩在较高的椅子上需要支撑腿肌肉长时间的激活

维度的选择取决于几个因素，包括但不限于患者个
人、损伤的处理以及活动中患者对任务的兴趣（即
任务特异性考虑）。以下项目并非详尽无遗，没有
特定的顺序使用，也不是单独使用。对儿童的具体
建议用斜体字表示。鼓励临床医生选择能够改变难
度水平的策略，这些难度能同时解决多个障碍，包
括多个身体部位及连接部位的运动和姿势控制。一
个维度上难度的增加，有必要降低另一个维度上的
难度。

- 姿势→转移（即高坐位→更高坐位→双手支
  撑抬起身体→下蹲）。

对于儿童，其他的转移方式也是合适的，包括
地板坐位 ↔ 四点支撑，地板坐位或四点支撑↔通
过熊爬姿势站立，蹲和爬行。在某些特定情况下，
如与患有共济失调的儿童一起训练，有必要避免过
多的静态姿势，并从多个转移开始以避免代偿。

- 低自由度难度→高自由度难度。
- 闭链运动→改良运动链→开链运动
- 重力辅助→抵消重力→对抗重力
- 大支撑面→小支撑面
- 稳定支撑面→不稳定支撑面
- 手部无要求→粗大抓握→精细抓握

在儿科，这一概念可以包括从粗大运动技能开
始，然后转向精细的运动控制。这一进展还可以包
括向更精细的口腔运动控制过渡。这种进展不是绝
对的。例如，有时孩子双手够物的驱动力可能会促

进坐姿下更近端或更粗大的运动控制。

- 短距离/短持续时间→长距离/长持续时间
- 短杆杠→长杆杠
- 熟悉的任务→新任务
- 无准确性要求→精准要求
- 安静、简单的环境→吵闹、复杂的环境
- 高容错度→低容错度
- 错误后果不严重→错误后果严重（例如，满杯的热水溢出）。
- 其他考虑因素，如物体/表面特性（摩擦力、形状、直径、大小、硬度）

在儿科，感觉刺激可以从身体不同部位的感受器转变为增强的身体意识或形成身体意象。形成身体意象和保护反应之后，活动可增加对感觉输入的辨别和调节。每个系统可以单独处理，然后与其他系统协同（例如有前庭觉和本体感觉的输入）以提高复杂的意识，例如空间中的身体和视觉移动。鼓励读者参阅关于作业治疗的第16章，以获得更多信息。

（六）通过改变支撑面增加挑战

Cathy M. Hazzard　Jane Styer Acevedo　著

1. 改变支撑面

a. 移动基底部不重要部分→基底部重要部分（影响较小的肢体）。

b. 在a情况下，训练从MC运动→OC运动。

c. a的移动最初是小的而不是大的。

d. 较多身体节段组成基底部→较少身体节段组成基底部。

e. 改变基底部一个部分→同时改变基底部多个部分（例如，同时移动影响较小的手臂和腿）。

f. 从稳定→不稳定→移动，改变受累较轻的肢体的接触面。

g. 受累较轻的肢体花费大量时间减少支撑，并且可以操纵物体（即需要肌肉来维持活动）。

2. 减少支撑面（即将重心移动到较小的空间上）

减少支撑面的例子如下。

高坐位
↓　　　　向前弯曲和双手支撑抬起身体
更高坐位
↓
蹲/站

早期发育的其他例子包括从盘腿坐→凳子坐→站立，或从四点支撑→跪→半跪→站立。

3. 增加体位转换/添加运动

例子如下。

- 坐到站。
- 站到坐。
- 蹲下站上。
- 站立时负重/站立姿势的重量转移。

其他儿科示例如下。

- 盘腿坐→板凳左→站立。
- 四点支撑→跪位→半跪→站立。
- 侧坐→四足支撑。
- 俯卧→俯卧撑。
- 俯卧到坐。
- 地板→拉起站立
- 爬行→越过空间朝物体前进
- 稳定站立→迈一步→独立迈步

4. 组合动作

例子如下。

- 迈步坐站转移。
- 拿着物品坐站转移。
- 步行和弯腰捡起物品。
- 步行和搬运物体。
- 步行和改变方向。
- 穿衣服并听随身听。

通过上述所有组合，合并任务并从挑战级别开始，在此级别，患者开始表现出损伤的姿势和运动控制。

（七）获得软组织长度

Cathy M. Hazzard　著

1. 观察和测量肌肉长度

当临床医生观察、测量或假设某些肌肉或肌肉节段发生短缩时，这些损伤需要首先得到解决，然后成功激活不活跃或无力拮抗肌。

首先必须评估患者是否需要通过以下方式进行牵伸。

- 在需要一定活动度的活动中，观察患者活动。
- 在需要一定活动度的活动中，要求患者活动。
- 在需要一定活动度的活动中，促进患者活动。
- 在活动中考虑个体化。

如果在这个顺序末尾，你已经观察到并感受到被动活动度/被动长度受损，那么可以进行主动牵伸。我们的肌肉或肌肉节段需要足够的运动范围，使我们能够在中间范围发挥更好功能。功能长时间维持在活动范围末端很难且疲劳。

2. 主动牵伸软组织的指导

尽可能尝试使主动牵伸。

- 患者处于主动的体位（相比仰卧）。
- 让患者主动进行运动，以帮助延长软组织[例如，为了延长肩部内旋肌，让患者身体旋转远离中线（闭链运动上的紧张上臂），通过激活拮抗肌和协同肌来拉长肌肉]。在患者牵伸肌肉时要注意身体对位对线。

一个儿科的例子是让孩子站在矮凳子前，在那里放置拼图的框架。把拼图块放在凳子周围的地板上，鼓励孩子伸手去拿拼图块，而治疗师辅助伸膝。这将牵伸腘绳肌，同时激活拮抗肌－股四头肌。

注意：由于患者控制着牵伸，因此这些策略也可适用于患有骨质疏松症或骨质减少的患者。压力较轻的一侧会经常出错，让患者反应（言语和肢体）引导您。

- 与促进运动时相比，牵伸软组织时选择一个稍微稳定的支撑面。例如，患者可能仍然处于较高坐位（臀部高于膝盖），但不是非常高，患者双足与髋同宽，相比患者准备站立状态，双足位置稍微向前。
- 尽可能稳定牵伸部位上下的身体部位。
- 在牵伸躯干时，请考虑支撑或减轻手臂的重量，因为手臂重量会拉动上部躯干弯曲。
- 治疗师尽可能牵伸肌肉/身体部位（考虑患者的舒适度），然后在患者进行主动运动时保持牵伸。
- 缓慢增加压力；如果压力增加太快，将遇到更多的主动阻力和产生身体对位对线的潜在负面影响。
- 目标是一次获得一个小范围（即每次训练）。重要的是训练中使用这个新范围来建立稳定性。
- 治疗师和患者都需要保持呼吸！
- 非常短的肌肉/肌肉节段可能需要在中间或内侧范围内（mid or inner ranges）拉长。这些肌肉在功能上是必要的，需要在不同的范围，姿势和活动中再次拉长（例如，当患者的主动运动和进步使牵伸变得必要且安全时，需要在手臂屈曲位牵伸背阔肌和其他肩内旋肌）。
- 在干预治疗中主动牵伸大约只需要5～10min。如果需要不同的活动范围，可以在训练中使用这些策略。

（八）儿童核心稳定性的概念

Jan McElroy 著

曾有过正确感觉运动和姿势经历的中枢神经系统儿童、青少年或成年人，会从干预训练中获益。出生或婴儿早期出现运动功能障碍的儿童（例如，患有脑性瘫痪、发育迟缓或遗传性疾病的儿童）从未经历过活动正确的姿势或躯干和四肢的姿势控制（核心稳定性）。他们没有运动或心理经验与任务中的表现作比较。因此，对这类儿童的干预应有更多的关注来帮助他们体验。在功能干预期间应用正确的躯干姿势或控制，创建动态核心稳定性。

1. 躯干的典型运动模式

功能活动中使用动态核心稳定的儿童典型发育是：在所有平面－矢状面、额状面和水平面内移动他们的躯干。展示如下。

- 躯干屈肌和伸肌需要在矢状面实现动态平衡。躯干屈肌和伸肌同时活动，但根据任务的姿势要求，其可能会略微偏向屈曲或伸展。在NDT框架内，被描述为躯干激活或躯干屈肌和伸肌之间的平衡。
- 冠状面运动需要同时激活同侧的躯干屈肌（腹斜肌）和躯干伸肌，而对侧的躯干屈肌和伸肌离心牵伸。在NDT框架内，这被描述为承重侧的牵伸。通过观察躯干可以识别出这一点：一侧骨盆至腋窝的距离比另一侧更长。这是承重一侧。躯干另一侧骨盆和腋窝的距离会变短，可以观察到皮肤皱纹。非承重侧距离缩短。

- 躯干的水平面运动是脊柱的旋转运动。在功能性活动中，水平面运动需要复杂的运动组合。在 NDT 框架内，功能性水平面运动被描述为带有重量转移的动态旋转。

躯干控制运动概述

- 矢状面：躯干屈肌和伸肌之间的动态平衡。
- 冠状面：躯干屈肌和伸肌从双侧向单侧转换激活的能力（如前面列表第二个点所述）。
- 水平面：激活脊柱的小旋转肌，增加一侧腹外斜肌的激活和另一侧腹内斜肌的激活。

2. 躯干的非典型运动模式

运动功能障碍儿童的躯干运动通常被描述为仅在矢状面运动、刻板运动和有限的共同运动。这些描述都表明缺乏变化和适当的动态核心稳定性。运动功能障碍的儿童很少表现出躯干屈肌和伸肌之间的动态平衡。当他们移动时，要么启动躯干屈肌（通常是腹直肌）关闭躯干伸肌，要么启动躯干伸肌关闭躯干屈肌。

在进行功能性活动时观察个人的姿势和运动，例如在坐着时仅使用腹直肌 [用屈曲代替旋转和（或）侧屈] 和躯干伸肌，可以提醒临床医生注意躯干控制障碍。

3. 非典型躯干运动的干预及处理

治疗师应该在前面描述的任务、环境、对线 /支撑面 / 重心和进展的背景下处理核心稳定性，确保孩子对任务感兴趣。关键点依据儿童个体有所不同，重点转向躯干。

在孩子开始任务之前，治疗师将做以下工作。

- 检查以确保环境和任务选择需要运动的正面和横向平面，除了矢状面。
- 检测并确保环境选择和任务选择除了在矢状面移动外还需要在冠状面和水平面移动。
- 检查并确保支撑面适合任务。基底部太宽太稳定了，不能移动了吗？基底部太狭窄，孩子在运动中会感到不稳定吗？
- 检查躯干对线。有时，躯干在适合任务中的对线将激活矢状面上屈肌和伸肌之间的平衡。
- 检查是否有适当的觉醒。
- 如果需要处理，请选择适合孩子的关键点。
- 在每项任务中，以下情况将以一个非常快的顺序发生（有时同时出现）。
- 矢状面：躯干屈肌和伸肌之间的动态平衡。
- 冠状面：开始重心转移（不一定是程度大的重心转移）。
- 水平面：开始旋转（不一定是程度大的旋转）。

重要的是要记住，没有躯干在冠状面的运动，躯干水平面的运动（伴有重心转移的旋转）就不能发生。因此，每一项运动任务都应该从激活躯干屈肌和伸肌的平衡开始。

躯干屈肌和伸肌之间的平衡可以通过各种方式被激活。以下是一些可单独或结合使用的方法。

- 适当任务的对位对线可以激活屈肌和伸肌之间的平衡。例如，如果任务要求单腿站立，则设置使非负重足抬得足够高的环境，保证骨盆在中立位置（相对于骨盆前倾），然后对位对线可能会偏向更活跃的躯干屈肌。足越低越可能偏向激活躯干伸肌。
- 当躯干对位对线良好，如果重心仍在支撑面重心前方，重心向后小幅度移动可以偏向激活躯干屈肌。如果重心在支撑面后方，重心向前移动可以偏向激活躯干伸肌。值得需要注意的是，这些激活不会发生在一个对位对线较差的躯干上。
- 如果处理意图的方向稍微向身体的中心，然后轻轻地向下指向支撑面的中心，则治疗师的手在孩子躯干侧面的肌肉进行关键点控制可能会激活屈肌和伸肌。

关注矢状位、冠状面、水平面的激活可以增加活动期间的核心稳定。这是在选定的任务中发生，而不是单独的活动，并尽可能多地重复此过程，让孩子尽可能地独立保持动态激活。

脑性瘫痪
Cerebral Palsy

Marcia Stamer　著

卢建亮　译　　黄凯荣　校

本章的主要内容是关于脑瘫患者的姿势和运动。NDT 指出人们参与和选择活动受到许多复杂且相互作用的因素影响，每个人都有独特的能力与残疾的组合，以及有效和无效的姿势与运动的组合。本章介绍了大部分的脑性瘫痪患者常见的姿势和运动，并提供了对其活动和参与进行检查和评估的相关知识。

学习目标

学完本章后，读者将会掌握以下能力。

- 根据 2004 年国际专家的共识来定义脑性瘫痪。
- 简述脑性瘫痪患者的三个主要分类，并描述辨别他们的功能障碍。
- 确定脑性瘫痪患者的三个主要分类的典型病变部位。
- 描述通常在以下儿童中出现的典型姿势和运动障碍。
    - 痉挛型四肢瘫痪。
    - 痉挛型双瘫。
    - 痉挛型偏瘫。
    - 不随意运动型肌张力障碍。
    - 不随意运动型手足徐动。
    - 不随意运动型舞蹈样动作。
    - 共济失调型。
    - 混合痉挛和肌张力失调型。
    - 混合共济失调和双瘫型。
- 描述成年脑性瘫痪患者可能出现的至少三种特有的功能障碍，并将这些功能障碍与终生护理宣传的必要性联系起来。

一、什么是脑性瘫痪

至少从 19 世纪开始，脑性瘫痪就被认为是一种中枢神经系统疾病[1, 2]。脑性瘫痪（cerebral palsy）简称脑瘫，中 "cerebral" 是指大脑，"palsy" 是指全身瘫痪。这些术语可能具有误导性，因为脑性瘫痪指的是自主姿势和运动控制受损，而不是肌肉活动完全丧失。为了更准确地描述这个名称，给脑性瘫痪定义的专家考虑过修改，但其他专家表示，这个名称在文学和文化中已经很成熟，因此建议不要更改这个名称[3, 4]。

在 20 世纪，文献资料中脑性瘫痪主要有两个定义。第一个是 Bax 定义的："由于未成熟大脑的缺陷或损伤而导致的运动和姿势的紊乱"（斜体字作为补充）[5]。另一个经常被使用的是 Mutch 等[6]定义的："一个总括性术语涵盖了一组非进行性、但经常变化的运动障碍综合征，这些症状继发于在发育早期出现的大脑损伤或异常"。最近，研究人员觉得有必要根据脑性瘫痪的复杂性和广度来更新这一定义。2004 年，在美国的马里兰州贝塞斯达举行的一次国际研讨会上，就脑性瘫痪的定义召开了一次执行委员会会议，会上撰写并修订了定义[3]。

脑瘫是由于胎儿或婴儿的大脑在发育过程中，发生的非进行性损伤所致的持续性运动和姿势发育异常、活动受限的一组综合征。脑性瘫痪常并发感觉、知觉、认知、交流、行为等障碍，伴有癫痫和继发性肌肉骨骼问题[3]。

这一定义强调了脑性瘫痪的许多重要方面。首先，脑性瘫痪是一组异质性的疾病。Blair 和 Watson 强调[7]，脑性瘫痪是一种描述，而不是诊断，而 Shevell 等[8] 将脑性瘫痪描述为一种 "综合征"，以表示可能存在广泛的表现、病因、损伤和功能影响。Palisano 等[9] 创建了 GMFCS，Eliasson 等[10] 创建了 MACS 和 Hidecker 等[11] 创建了 CFCS 对脑性瘫痪的功能和限制的范围进行分类，强调其不同的差异。根据活动对脑性瘫痪患者进行分类，而不是根据肌张力及肌张力在肢体上的分布情况分类，可能对于研究和流行病学的一致性更有效和可靠[8]。

这一新的定义继续强调所有脑性瘫痪儿童和成人的共同特征——姿势和运动障碍。这与临床医生使用 NDT 特别相关，因为 NDT 治疗模式强调对姿势和动作的认识和细致的分析和处理。

脑性瘫痪的定义还强调，虽然导致脑性瘫痪的异常和病灶不是进行性的，但对年轻和发育中大脑的影响会导致不断变化的姿势和运动障碍[8, 12]。这些影响持续整个生命周期，对于那些受累不重的人而言，这种影响近似典型的（时间）长度[13-19]。

（一）导致脑性瘫痪的病理类型和发病时间

研究人员感兴趣的是，在条件可能的情况下将大脑异常病理及损伤与特定类型脑性瘫痪的发生时间联系起来。研究人员指出，虽然磁共振成像（magnetic resonance imaging，MRI）显示超过 3/4 的脑性瘫痪患者存在病灶和异常，而且对病变时间的估计变得更加准确，但从病理学到脑性瘫痪类型之间的因果联系目前还很薄弱[2, 20-22]。随着更强大的诊断研究的出现，之后对于这方面的认识可能会有所改变。然而，我们应该开始研究这一信息并紧跟其发展。

神经影像学的发展使定义和鉴别导致脑性瘫痪的病理变化变得更加可能。在中枢神经系统中，许多发育中的结构和通路在不同的发育阶段更容易受到损伤。识别何时发生病变或结构变形是非常重要的[20]。病变或异常的影响也会受到其严重程度和持续时间的影响（例如，窒息的影响将比短暂的缺氧更为严重）。

一些研究人员质疑目前通过分布和姿势 / 运动对脑性瘫痪分类是否有用，因为导致脑性瘫痪的时机和类型会导致不同的临床表现。Rosenbloom 指出[23]，由于不同的病理原因，四肢瘫的儿童之间存在巨大差异（例如，广泛的脑白质损伤或缺血性梗死或广泛的神经元迁移异常）。他呼吁对脑性瘫痪的分类进行更好的临床描述，以发展适合的服务和预后。

先天性畸形通常会在孕前期，中枢神经系统发育受到损伤[20]。畸形通常是迁移神经元在形成皮质和突触连接层的发育过程中被打断的结果（图 10-1）。如果畸形导致的姿势和运动障碍被定义为脑性瘫痪，则将其归入这一诊断类别（与可能导致脊柱裂和无脑儿等疾病的神经管缺陷等畸形不同）[2]。

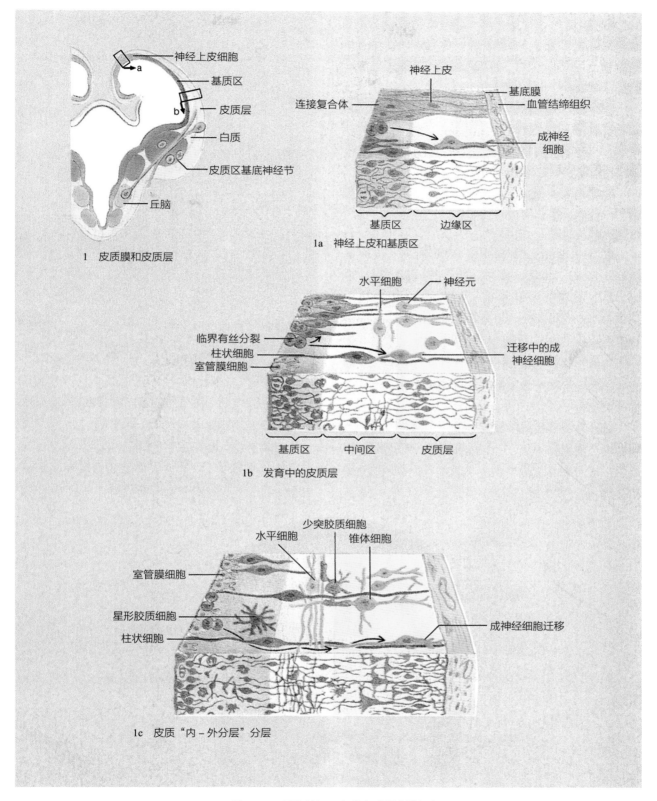

1　皮质膜和皮质层

1a　神经上皮和基质区

1b　发育中的皮质层

1c　皮质"内－外分层"分层

▲ 图 10-1　迁移神经元在发育过程中被打断

神经元迁移开始于妊娠第 5 周，并至少持续至妊娠第 5 个月 [24]。这幅图展示了中枢神经系统中神经元迁移的例子。神经元迁移的错误包括无脑畸形、异位、多小脑回和裂脑畸形 [24]

（引自 Drews, Color Atlas of Embryology, 4th edition © 1995. Thieme Publishers, Stuttgart.）

Kułak 等[25]指出先天性大脑异常是导致痉挛型四肢瘫的常见原因（其他原因分别是脑白质损伤和脑萎缩），而 Feys 等[26]发现畸形是引起偏瘫型脑性瘫痪的原因之一（图 10-2）。

在共济失调型脑性瘫痪中，幕上和幕下区域的局灶性畸形（图 10-3）和广泛的小脑畸形[27]都有牵连。一些共济失调患儿的口、手、足和躯干的轻微结构异常表明这些先天性畸形发生在产前早期[28]。

痉挛型脑性瘫痪患儿常出现原发性脑白质损伤[2]。胼胝体畸形是脑白质损伤的一种类型，另一种是髓鞘的异常。

不成熟的脑白质损伤是由妊娠 24—34 周的损伤引起的，常会导致早产[20, 29, 30]。Bax 等[31]指出，71% 的痉挛型双瘫患儿表现出不成熟的脑白质损伤，包括脑室周白质软化（periventricular leukomalacia，PVL）和脑室周出血（图 10-4）。PVL 可能由血管病变和代谢疾病共同引起[25]。一些痉挛型四肢瘫的儿童也表现出脑白质损伤（损伤程度大于双瘫）。

临近足月的局灶性病变常发生在大脑中动脉的范围内，常导致偏瘫[20]。Bax 等报道，在他们的研究中，有 27% 的偏瘫儿童患有脑卒中。部分偏瘫患儿出现 PVL 不对称[31]（图 10-5）。Feys 等[26]在对

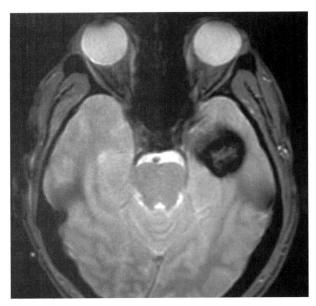

▲ 图 10-2　可导致局灶性神经损伤和癫痫发作的血管畸形——海绵状畸形
（引自 Tsiouas et al, *Case-Based Brain Imaging, 2nd edition* © 2013. Thieme Publishers, New York. ）

偏瘫型脑性瘫痪的研究中发现，许多儿童同时存在脑白质损伤和基底神经节 / 丘脑受累。Lin 等[32]的一项研究发现，有中度至重度脑白质损伤的早产儿的丘脑体积减小。当婴儿的大脑接近妊娠成熟时，灰质比白质对损伤更敏感，损伤往往与不同程度的

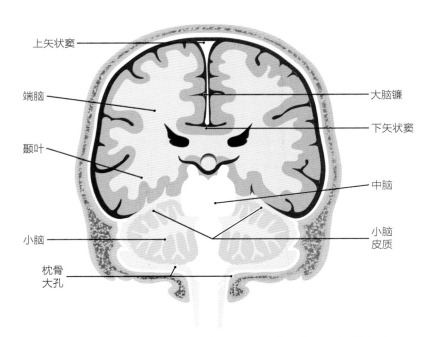

▲ 图 10-3　小脑硬膜覆盖的基底区畸形可导致共济失调型脑性瘫痪
（引自 Schuenke, Schulte, Schumacher, *Head, Neck, and Neuroanatomy, 2nd edition* © 2016. Thieme Publishers, New York. ）

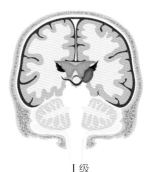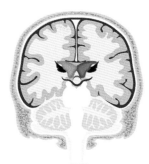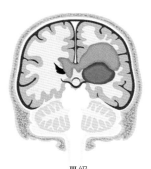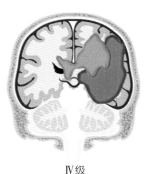

Ⅰ 级　　　　　　　　Ⅱ 级　　　　　　　　Ⅲ 级　　　　　　　　Ⅳ 级

▲ 图 10-4　脑室出血分级示意图
Ⅲ级和Ⅳ级脑室出血合并心室扩大是痉挛型四肢瘫患儿的常见症状[25]

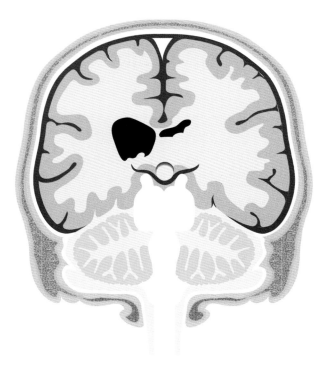

▲ 图 10-5　大脑皮质病变
大脑皮质单侧病变可引起偏瘫
（Modified from Schuenke, Schulte, Schumacher, *Head, Neck, and Neuroanatomy, 2nd edition* © 2016. Thieme Publishers, New York.）

低氧或缺氧有关[20]。灰质存在于大脑皮质和皮质下核，包括基底神经节和丘脑。

Koman 等[30] 注意到，基底神经节在妊娠 38—40 周时有特殊的代谢需求，这造成了选择性的易损性，可能导致此时的运动障碍和损伤（图 10-6）。Bax 等[3] 指出，许多患有肌张力障碍或手足徐动的脑性瘫痪儿童存在基底神经节病变，而 Towsley 等[33] 发现这种皮质下灰质病变常与严重的脑性瘫痪相关。

（二）按身体姿势和运动特征对脑性瘫痪的分类

将早期脑损伤和异常引起的不同的姿势和运动障碍归类于脑性瘫痪，目的是鼓励诊断、研究和流行病学研究使用更标准化的术语。Rosenbaum 等[3]、Cans 等[34]、欧洲脑性瘫痪监督管理机构[35]、Sanger 等[36, 37] 都曾根据肌张力、姿势和运动特征对脑性瘫痪进行分类。

研究人员如 Nashner 等[38]，Rose 和 McGill[39]，van der Heide 等[40]，van der Heide 和 Hadders-Algra[41]，Brogren 等[42]，van Roon 等[43]，Woollacott 和 Shumway-Cook[44]，Hadders-Algra 等[45] 和 de Graaf-Peters 等[46] 都把重点放在有或没有脑性瘫痪的姿势控制上。需要说明的是，在脑性瘫痪患者的分类中，关于姿势控制差异的具体细节的研究才刚刚开始，还需要做更多的研究来证实或质疑他们的发现。

研究人员如 Eliasson 等[47-49]，Yokochi 等[50]，Hadders-Algra 等[51]，Hallett 和 Alvarez[52]，O'Dwyer 和 Neilson[53]，Fowler 等[54, 55]，Fowler 和 Goldberg[56]，Stackhouse 等[57]，Tedroff 等[58]，Leonard 等[59] 和 Hirschfeld[60] 研究关注脑性瘫痪儿童运动障碍，这些研究对不同类型脑性瘫痪伴随的特殊运动障碍具有开创性的见解。

表 10-1 总结了脑性瘫痪患者的姿势和运动特点，图 10-7 是不同脑性瘫痪患者的类型、病理生理学、肌张力和运动特点。

（三）临床医生对脑性瘫痪的分类

虽然越来越多的研究成果在关于定义脑性瘫痪

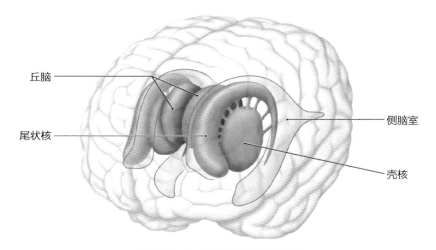

▲ 图 10-6　基底节区损伤示意图
足月出生的婴儿基底节区损伤被认为主要发生在壳核和尾状核。丘脑的损伤也可能导致肌张力失调型脑性瘫痪
（引自 Schuenke, Schulte, Schumacher, *Head, Neck, and Neuroanatomy, 2nd edition* © 2016. Thieme Publishers, New York. ）

表 10-1　根据身体部位和姿势、动作特点对脑性瘫痪进行分类

类　型	亚型或部位	身体状态	常见的姿势	常见的动作
痉挛型	四肢瘫（亦称四肢瘫痪或双侧瘫痪）	痉挛（对施加的外力产生速度依赖型阻力）肌张力增高上下肢反射亢进	在下肢站立时出现预期姿势；延迟终止的姿势；髋内收 / 内旋；马蹄足；严重的可能不会发展出针对干扰的特定方向的姿势调整—那些有特定方向的姿势调整的人通常表现出自上而下的恢复策略	
	双瘫	痉挛状态肌张力增高反射亢进下肢大于上肢	站立时下肢出现预期姿势；下肢姿势延迟终止；髋内收 / 内旋；马蹄足；经常表现出方向性的姿势调整，但可能采用自上而下恢复策略；难以根据任务需求进行微调；站立姿势摇摆时可能会出现过度的共同激活	远端肌肉产生的力降低，可能是由于运动单位募集减少和激活率降低所致；失去胫骨前肌最大收缩过程中相互抑制作用的调节；试图使胫骨前肌最大收缩时其踝关节的拮抗肌也同时过度激活；使用等距指尖抓握提升时握力过大
	偏瘫	痉挛状态肌张力增高反射亢进右或左肢体	偏瘫肢体；髋内收 / 内旋；偏瘫侧马蹄足；几乎总是发展方向特定的姿势摇摆控制，但不总是以满足特定的运动任务内的姿势调节活动；可能在站立姿势摇摆中采用自上而下恢复策略	远端肌肉产生的力降低，可能是由于运动单位募集减少和激活率降低所致；试图使胫骨前肌最大收缩（尽管少于双足）时，其踝关节的拮抗肌也同时过度激活；由于力量减少，运动单位的补充和时间减少以及拮抗肌的同时激活增加而导致的降低；使用等距指尖抓握提升时握力过大
不随意运动型	肌张力障碍	肌张力可高可低；对外部施加的被动阻力产生的阻力是变化的，但是非速度依赖型的	个体儿童特有的，通常由随意姿势和动作的尝试所触发；持续时间长短不一；牵引可以用于也可以不用于维持异常姿势；常见足内翻、腕尺侧偏、脊柱前凸	运动减少，非自主的持续或间断的肌肉收缩引起扭曲和重复的动作，但动作更少；有些肌张力障碍的人运动亢进，经常出现扭曲，重复运动

（续表）

类　型	亚型或部位	身体状态	常见的姿势	常见的动作
不随意运动型	手足徐动	肌张力低下	不断变化的；非持续的	运动亢进 – 缓慢，持续，重复，非自主的扭动，妨碍维持稳定的姿势；活动通过随意运动而恶化，但也可以在休息时发生；进入协同和拮抗肌肉的过度运动，通常在主动肌前有拮抗肌激活，或过度一同激活，有时随后出现过度主动肌活动；构音障碍似乎与肌肉活动的时空分布异常有关，而不是与不自主运动有关
	舞蹈样动作	肌张力低下	非持续的	运动从一个肌肉群随机到另一肌肉群，运动亢进 – 持续出现不连续的不自主运动或随意运动，并可能累及身体的任何部位；每个动作都是短暂而生硬的，却无法预测且持续不断；不能主动抑制
共济失调型		肌张力低下	站立姿势摆动时下肢肌肉的募集可能显示出正确的顺序，但肌肉的活动存在时间差	异常的力量、节奏、准确性；过高或不足；意向性震颤（随着接近目标，倾向会增加）

资料取自被引的研究 [3, 34-60]。信息的缺乏反映了缺乏针对特定分类的姿势和动作的研究

的分类中提供了观察到和评估到的损伤，但它并没有详细地描述姿势和运动。回顾在第 3 章关于 NDT 和 ICF，运用 NDT 解决问题的基础是病理损伤、姿势和运动损伤之间的关系假说，以及所有这些功能领域的相关活动和参与。假说的产生是困难的，特别是当临床医生对脑性瘫痪患者没有详细了解以及他们为什么会出现那样的姿势和动作。解释改善活动和参与结果的干预措施的有效性，详细描述和定义脑性瘫痪姿势和动作是必要的。由于脑性瘫痪是一组异质型的姿势和运动障碍，对一个脑性瘫痪患者有效的干预策略，而对另一个有着不同损伤、活动、参与以及所有这些相互作用的环境的患者可能是不合适的。临床医生可以用研究来指导和制订决策，但不能作为个人干预的处方。

使用 NDT 的临床医生必须始终记住，任何对脑性瘫痪的描述都是对常见观察和评估现象的描述。本章的知识只有在它使得临床医生改善观察技能和加深他们对姿势和动作的理解时才有用。使用 NDT 的临床医生可以培养的最重要的技能是观察和评估每个人的功能，然后创建关于可能的原因和产生的关系的假说。

（四）痉挛型脑性瘫痪患儿概述

1. 主要病理

登记在册的所有脑性瘫痪患者中痉挛型脑性瘫痪的儿童占 80%～86% [35, 61, 62]，引起痉挛型脑性瘫痪的病变位于大脑皮质和皮质下白质。这些病变可能是神经元迁移错误，氧不足 / 缺氧事件，大脑和脑血管出血进入脑室，脑萎缩和其他结构畸形造成的结果。局灶性或弥漫性的脑损害可能会导致一个人出现四肢瘫痪（全身受累）、双瘫（下半身受累多于上半身）或偏瘫（身体一侧受累）。在临床上，这种明显的肢体状态是罕见的。除了上述状态外，许多儿童表现为不对称，或有三肢受累，其中一肢相对完好（通常是上肢）。此外，最初损伤的程度将决定姿势和运动障碍的严重程度。例如，一个人可能四肢瘫痪但能达到运动的目标，如走路、说话和许多独立的日常生活活动，而其他人即使有良好的干预和照顾，可能根本无法实现这些技能。

引起痉挛的病变会损害皮质脊髓束和其他传导

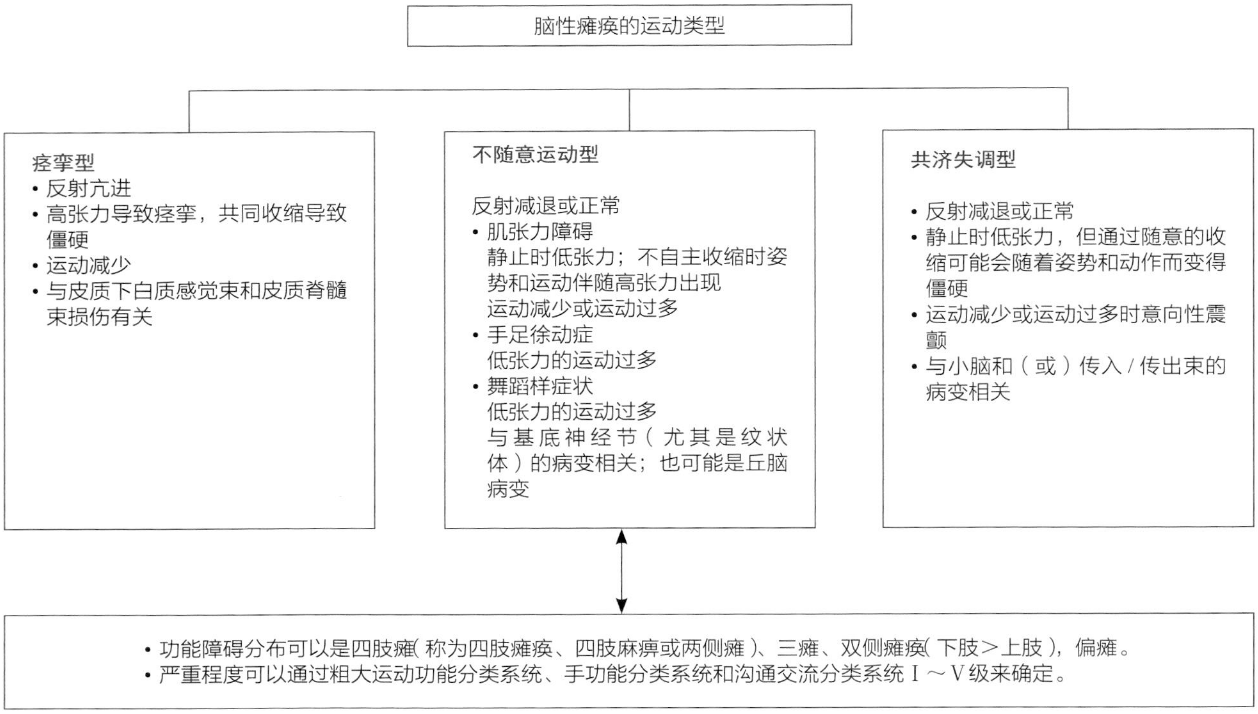

脑性瘫痪的运动类型

痉挛型
- 反射亢进
- 高张力导致痉挛，共同收缩导致僵硬
- 运动减少
- 与皮质下白质感觉束和皮质脊髓束损伤有关

不随意运动型

反射减退或正常
- 肌张力障碍
  静止时低张力；不自主收缩时姿势和运动伴随高张力出现
  运动减少或运动过多
- 手足徐动症
  低张力的运动过多
- 舞蹈样症状
  低张力的运动过多
  与基底神经节（尤其是纹状体）的病变相关；也可能是丘脑病变

共济失调型
- 反射减退或正常
- 静止时低张力，但通过随意的收缩可能会随着姿势和动作而变得僵硬
- 运动减少或运动过多时意向性震颤
- 与小脑和（或）传入 / 传出束的病变相关

- 功能障碍分布可以是四肢瘫（称为四肢瘫痪、四肢麻痹或两侧瘫）、三瘫、双侧瘫痪（下肢＞上肢），偏瘫。
- 严重程度可以通过粗大运动功能分类系统、手功能分类系统和沟通交流分类系统 I ～ V 级来确定。

▲ 图 10-7　脑性瘫痪的运动类型分类
本图是作者根据美国脑性瘫痪与发育医学学会发表的报道，经欧洲脑性瘫痪监督管理机构同意而绘制的

直接姿势和运动指令的下行传导束，这些指令从大脑皮质通过皮质下内囊，穿过延髓沿脊髓下行。皮质脊髓束是通过脊髓和有脊髓传入和传出的突触下行的最大的运动传导束，用于传导运动指令的信息。

脊髓水平的 α 运动神经元突触连接肌肉。痉挛的定义是由于上运动神经元的损伤导致肌肉对速度依赖性牵张的异常反应。

婴儿痉挛状态通常是不会立即显现的。婴儿日后典型的表现是全身性肌张力减退，随后表现出痉挛与其他损失表现[63]。肌张力减退可能是对损伤的全身反应，也可能是运动系统不成熟的表现。

在进行快速被动关节活动时，通过关节活动时的阻力来评估痉挛状态[36]。被动关节活动时速度的增加会引起肌肉的过度活跃，并增加关节活动的阻力，并且痉挛通常会导致运动的突然中止，这可能表明了牵张反射的阈值。腱反射是亢进的。人们对痉挛发生的机制仍然知之甚少；然而，缺乏皮质抑制和肌肉对牵拉的过度敏感，往往被认为是异常的速度依赖性反应的可能原因。椎管内病变也可能破

坏突触前抑制、相互抑制和反复抑制[64]。这些病变可能破坏兴奋和抑制途径的平衡。因此，痉挛可能不仅仅是一种现象，因为引起痉挛的原因可能不止一种。需要研究来解释痉挛是否以及如何影响随意运动。

上运动神经元损伤导致的阴性原发性损伤表现包括选择性运动控制的丧失，表现为肌肉收缩顺序和时间的错误运动单位协调能力的不足，运动单位募集能力的下降，以及难以停止肌肉的收缩（难以抑制运动单位的兴奋）[39]。其结果通常是肌肉的过度活跃（通常是浅表的双关节肌肉），但这并不是正常的运动所需要的（镜像和溢出是经常用来描述这种错误的术语），以及负责关节稳定性和姿势控制的肌肉活动募集不足。当外侧皮质脊髓束受累时，会导致上肢远端部分运动的丧失。

其他经常出现在痉挛患儿中的阴性原发性损伤，包括视神经束从视交叉向枕叶皮质传递过程中出现的视觉处理障碍，顶叶初级感觉带和相关区损伤引起的躯体感觉障碍，中央前庭损伤和意识本体感觉处理损伤障碍，大脑顶叶的接收、处理和传递

躯体感觉信息。

2.痉挛型脑性瘫痪患儿的早期发育

患有痉挛型脑性瘫痪的婴儿是否早产取决于病变的时间和原因，以及母亲的健康状况和外部环境条件。大部分患有痉挛型双瘫和皮质下白质损伤的儿童是早产儿，还有一些是足月出生的。

护理人员和专业人员通常注意到，全身性肌张力降低或偶尔出现肌张力增高并伴有运动障碍的婴儿以后会被诊断为脑性瘫痪[63]。详细检查可预测脑性瘫痪的发生，随着时间的推移可能会出现异常的全身运动，并且在 6 周至 4 个月的时间内，通常会出现烦躁不安的全身运动[65, 66]。随时间的推移可以使用全身运动评估（the general movements assessment，GMsA）来评估早产儿和足月婴儿的自发动作[67]。其他评估可进行量化和定性分析。

其中一项测试，即婴儿运动能力测试（the test of infant motor performance，TIMP）[68]，专门评估婴儿的姿势和动作。使用 TIMP 的研究表明，后来诊断为脑性瘫痪的婴儿在 7 天时就表现出延迟的姿势控制，包括头部控制、抗重力手臂运动和翻身[69]。另外，一些 TIMP 项目在记录姿势控制的早期恢复方面特别有效。在一组后来被诊断为脑性瘫痪的 10 名婴儿中，在新生儿重症监护病房出院时和 4 个月后进行纵向评估时，TIMP 在抗重力项目上的评分出现了倒退，如双侧髋关节和膝关节屈曲、交替踢腿和选择性控制踝关节运动。

对婴儿不同的评估有不同的作用。虽然 GMsA 被用来帮助确定哪些高风险婴儿有发展成为脑性瘫痪的可能，但其他评估，如 TIMP 和 Alberta 婴幼儿运动量表（the Alberta infant motor scales，AIMS），用于评估姿势和选择性运动[67]。TIMP 也可以用来评估介入治疗后的变化。

接受过 NDT 教育的临床医生选择不同的测试和评估，以识别、预测和评估脑性瘫痪患者一生中的功能表现，并对所选择的评估方法进行验证，以检验期望的临床结果。然后，能够在评估的结果范围内准确地解释评估结果。注意不要以测试意图之外的方式，去解读这一测试结果的意义。例如，婴儿发育的 Bayley 量表是标准的发育量表，可用于确定残疾儿童参加合格项目活动的资格[70]。Bayley 量表不是用来衡量治疗效果的，因此不能用来衡量干预的结果。

在 NDT 中，我们假设主要的阳性和阴性症状会立即影响姿势和动作，并且当婴儿试图克服重力移动并与照顾者和环境互动时相互影响。对感觉系统的损害，取决于哪些系统受到损害以及损害的严重程度，可能会影响婴儿对身体位置（本体感觉）、头部的稳定性和运动（视觉、前庭觉和本体感觉）以及对环境的感知（视觉、听觉、触觉、振动）。尽管痉挛是通过被动活动测试的，但会对主动产生的运动产生过度的阻力，从而限制关节的活动范围和肌肉的长度。痉挛也可能导致有关身体内部和外部事件的感觉反馈异常。负责抗重力和维持关节稳定的肌肉可能收缩困难，导致肌力和耐力下降，难以维持身体姿势。婴儿常常局限于矢状面上的肌肉收缩，可能同时依靠身体多个关节的弯曲或伸展来产生运动（缺乏选择性控制）。

以下原始姿势和动作是婴儿和由于各种障碍的相互作用造成的痉挛型脑性瘫痪儿童所特有的。

- 启动和维持抗重力姿势的功能障碍。回忆一下，在脑性瘫痪患者中，负责姿势和稳定性的肌肉很难控制收缩。对于全身受累或中度至重度双瘫的患者，最初会影响头部和躯干的抗重力姿势。由于不对称的肌肉活动，婴幼儿偏瘫很可能发展成不对称的姿势。感觉丧失和（或）异常的感觉处理通常会导致姿势管理的效率更低。

- 婴儿和儿童会尝试与照顾者和环境互动，尽管他们抗重力姿势的控制能力很差。这种互动意味着婴儿和儿童必须对无效的抗重力姿势进行代偿。代偿随着家庭环境和家庭动态，以及婴幼儿存在的姿势和运动障碍的程度、数量和严重程度而变化。患有痉挛的儿童可以通过共同运动或维持一个或多个浅表的肌肉收缩而使关节变得僵硬（主动僵硬），通常许多肌肉都参与了。异常的肌肉活动造成身体各部分的不协调，因为肌肉被用于缩短的位置，这通常是从婴儿时期保留下来的。肌肉骨骼系统通常由正常的肌力、正常的肌张力和主动和被动的关节稳定性组成，年龄较大的儿童与婴儿不同，不仅保留了婴儿的结构，而且由于长期的异常的肌肉活动会变形。因此，肌肉骨骼系统的继发性损伤甚至可以在幼儿中出现，而痉挛性脑性瘫痪患者在一生中很容易出现这些损伤。这种僵硬状态给临床医生带来的一个困难是，当孩子被抱着、穿衣服、吃东西和被帮助移动时，产生的阻力通常只被认为是痉挛造成的，而实际上可能是由于运动时的肌肉痉挛和代偿性随意收缩造成的。表面上，双关节肌肉是为大范围的运动而设计的，而不是痉挛性脑性瘫痪儿童在尝试开始和维持抗重力姿势时必须使用的方式。孩子们学习到，这种收缩必须是持续的，以防止跌倒，并尝试控制任何姿势和运动。正如第五篇（病理报告 B4）中关于 Makayla 的案例报告（图 10-8）所描述的，她双手紧握，四肢着地跪坐在地板上移动。她握拳时四肢着地的僵硬动作可能被错误地认为只是痉挛。然而，更有可能的是，某些特定肌肉的痉挛、随意收缩和过度持续的肌肉收缩之间的复杂相互作用，以及某些身体部分肌肉挛缩或关节活动度变小，导致了她所采用的姿势和动作。使用 NDT 的临床医生仔细检查和评估痉挛性脑性瘫痪患者并询问照顾者，孩子开始的姿势和动作，和对强加给他的姿势和动作做出反应，如何进行活动。临床医生开始提出假设解释孩子的特殊姿势和动作指令。通过观察、评估、协助姿势和

对比来观察孩子的反应，临床医生假设缺陷和补偿的相互作用，并预测这些会如何影响未来的姿势和动作。例如，当 Makayla 站在家具前，她会使用上肢和下巴支撑来增加她的支撑面（图 10-9）。关于为什么 Makayla 必须使用这种姿势，她的物理治疗师提出了以下假设。

- 她的躯干在伸展过程中没有得到控制。
- 她没有发展控制髋、膝关节伸展与足掌平直站立的能力。
- 她在站立中不能有效地启动和终止任何下肢肌肉群，以调整髋关节、膝关节和踝关节的位置。
- 她不能控制躯干和髋关节，膝关节和踝关节肌肉恢复平衡的能力或还没有发育，当她坐着或站着的时候，她的重心会向她的支撑物的背面移动。
- 痉挛型脑性瘫痪患儿的发育被肌肉骨骼系统所限制。临床医生一旦知道了主要的阳性和阴性病症以及早期发育中的继发性损伤，就理解了为什么会产生这些功能障碍。它们最初是对应婴儿的身体比例，因此临床医生必须记住，婴儿的头部与躯干和四肢的比例是大而重的。因此，脑性瘫痪患儿的发育遵循着他们的形态特征，并被任何身体系统的损伤所限制。

在没有神经损伤的足月出生的婴儿中，胸腔位于躯干长度的上 1/3 处，胸椎和腰椎处于屈曲状态。肩关节升高，肩胛骨上提并外展。尽管股骨本身沿

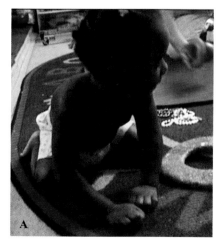
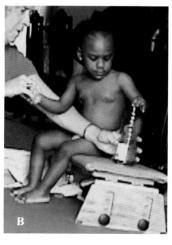

◀ **图 10-8 Makayla 表现出的原始姿势**
A.Makayla 用紧握的双手在地板上移动；B. 当 Makayla 在抗重力的姿势中感到安全并且对姿势控制的要求包括为脊柱、肋骨和骨盆的肌肉提供稳定性时，她可以轻松地张开手玩玩具，表示她紧握的双手并非仅是痉挛的结果，实际上可能根本不是由于痉挛

着长轴存在内旋，髋关节屈曲、外展和外旋，髋臼较浅。由于两个关节屈肌的软组织限制，婴儿的肘部和膝盖不能完全伸展，手指也无法握紧。全身运动中的手指和足趾伸展和外展（图 10-10）。请参阅第 14 章关于运动发育，以获得更详细的描述。

　　Makayla 可能保留了一些在婴儿身上看到的姿势特征，如果她不使用抗重力的姿势和动作，这些姿势和动作会改变身体结构，就像正常发育的儿童改变他们的身体结构一样。根据她常用的姿势和动作，她的身体结构也会发生非典型的变化（图 10-11）。

　　3. 痉挛型四肢瘫患儿的典型姿势及运动

　　对于痉挛型四肢瘫痪的患者，由于他们的残疾而受到的限制包括以下几点。

　　• 用于姿势控制和抗重力的关节稳定性的肌肉很难被身体使用（这种困难随着脑性瘫痪的

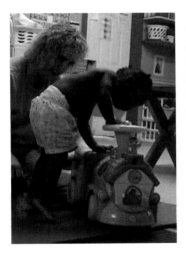

◀ 图 10-9　Makayla 站在家具前
当 Makayla 站立支撑时，她无法伸展躯干、髋关节和膝关节。她弯曲着身体，重心向前移动，踮起足尖

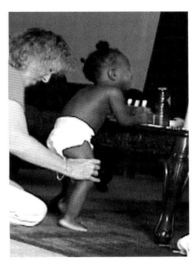

▲ 图 10-11　Makayla 的身体结构变化
Makayla 的肩关节几乎总是处于耸肩状态，类似于婴儿的状态。在没有神经肌肉损伤的儿童中，胸、腰部的深浅伸肌、腹肌和肩胛的固定肌的主动收缩维持着肩关节的复杂位置。Makayla 还不能建立这种神经肌肉控制，可能是积极利用耸肩，以协助她的抗重力姿势和运动。然而，使用这种策略时，她不能在支撑站立的情况下自由活动手臂

严重程度而变化）。

　　• 当肌肉收缩时，浅表的双关节肌肉可能首先收缩（有时是唯一的）和（或）没有姿势肌的稳定作用，而对没有神经功能障碍的人来说，姿势肌与双关节肌是协同工作的。肌肉收缩是不协调的，经常会有拮抗肌的过度兴奋[39, 71, 72]。因此，肌肉收缩不足和（或）过度的持续收缩增加了活动关节的难度。其结果是，双关节肌肉仅在小范围内活动，维持活动的时间长于功能需求，并最终缩短。

　　• 在人的一生中，在短期内持续的维持肌肉收缩往往会改变纤维类型的比例，改变细胞外结构，并可能被胶原蛋白浸润。因此，肌肉组织和周围的软组织在结构和功能上会发生缩短和变化。由于缺乏负重和运动，肌肉活跃程度的变化影响了其对骨骼的拉力。从而导致对骨关节的继发性损害及畸形。

　　• 自我感知和环境的改变，引起了身体对称的改变、被限制的抗重力姿势、缺乏运动，以及主要的感觉系统损伤，进而改变知觉的发育。
患有痉挛型四肢瘫的婴幼儿通常在肌肉收缩中

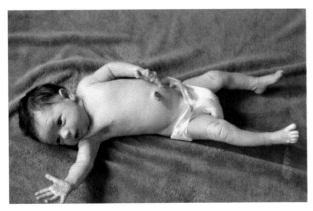

▲ 图 10-10　新生儿全身运动中的手指和足趾伸展和外展
这个出生 10 天的足月婴儿显示了文本中描述的身体比例和位置。其姿势特征限制了运动，如颈椎伸展伴屈曲，胸、腰、髋全面伸展，呼吸中的肋骨活动，手向中线移动

产生屈曲或伸展共同运动[45]。肌肉收缩通常从婴儿胸部固定，头部不对称的位置开始的。因为没有很好地发展稳定关节和身体抗重力的姿势活动，孩子会使用他所能控制的：维持双关节肌肉收缩，保持抗重力姿势的能力。这种策略在一些功能上是可以的。这孩子身体僵硬，活动范围很小。僵硬随着努力的运动而增加，经常被错误地解释为的痉挛增加（图 10-12）。

努力尝试抗重力姿势和运动的躯干肌肉，包括胸肌、背阔肌、肩胛提肌和竖脊肌（最有效的是颈部和腰部；在后凸和僵硬的胸椎，它们常被过度拉长而无力）。痉挛型四肢瘫患者需要憋气来增加躯干稳定性，这以发展有控制的呼气来发声和嗓音为代价。由于婴儿的胸椎仍然处于屈曲，并且胸腔处于高位，这限制了肺的扩张，所以呼吸是浅的。随着孩子的成熟，肋骨变得越来越坚硬，骨头取代了婴儿肋骨的软骨。通常情况下，胸腔会变成桶形，因此孩子必须努力锻炼表层肌肉以保持呼吸的稳定性（图 10-13）。

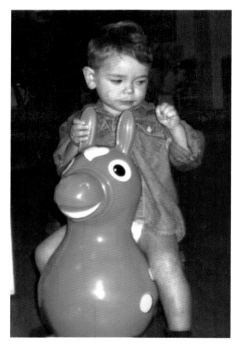

▲ 图 10-12　先天性左侧偏瘫患儿左上肢僵硬
这种僵硬完全是由痉挛引起的吗？还是神经肌肉系统中过度兴奋的神经和非神经损伤导致了他的僵硬？他的上肢是否能以这种姿势协助躯干伸展？因为他左右手臂之间的感觉接收或感觉处理是不同的，还是他的姿势保护了他的手臂？对于他的左上肢姿势也可能有其他的解释

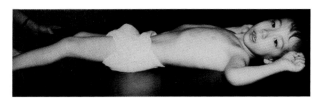

▲ 图 10-13　发育成桶状胸的脑性瘫痪儿童

由于孩子的躯干受到所描述的结构和功能的限制，孩子经常试图用四肢来代替躯干控制。上肢是抗重力控制的一部分，但在运动上臂时受到胸肌和背阔肌的限制。付出的代价是失去手臂的大多数功能：体重支撑、伸展、抓住、操纵和肢体语言。随着胸肌和背阔肌的持续活动，上肢倾向于增加其初始的婴儿肩复位和肩外伸的位置，而变得越来越内旋。因为上肢被用来尝试增强躯干的稳定性，任何试图把孩子的手臂从躯干移开的行为都会导致孩子试图反抗。孩子的反抗是有原因的，试图把手臂从躯干移开的人正在夺走孩子的抗重力控制系统。孩子的抵抗再次被误解为增加的痉挛，而实际上，增加主要是双关节肌肉的随意收缩，导致增加的僵硬或过度僵硬（图 10-14）。

同样地，臀部试图替代躯干缺乏的姿势控制。痉挛型四肢瘫患儿的髋部偏向于利用内侧腘绳肌（长而大的肌肉）进行屈、内收和内旋。当孩子尝试的功能活动时，需要躯干和臀部的肌肉进行姿势控制，或者他经常不能在躯干伸肌中产生足够的活动（包括小关节附近的深层伸肌），胸肌是水平内收肌、肋间肌和腹斜肌，还有臀肌。因此，孩子们最容易使用的肌肉是屈髋肌、内收肌和内侧腘绳肌。腓肠肌是一种大型的双关节肌肉，也被使用并维持在较短的范围内（图 10-15）。

4. 痉挛型双瘫患儿的典型姿势及运动

在截瘫的脑性瘫痪患者中，下半身比上半身的受损更严重。这种损伤通常是由于皮质和皮质下白质靠近大脑中线的病变。回想一下，控制下肢的中枢在大脑运动皮质和感觉皮质中都比上肢更靠近中线。大脑中线附近的病变影响到感觉区域和控制下半身运动区域的传导束功能。此外，视交叉和其他视觉通路位于中线附近。在截瘫患者中经常发现是下半身控制能力和视觉处理能力的障碍。此外，截瘫患者往往存在眼外展运动障碍。支配这些肌肉的

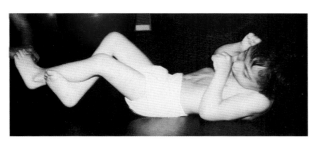

▲ 图 10-14　脑性瘫痪儿童努力翻身时身体大部分表层肌肉在收缩

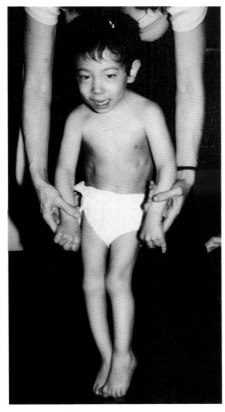

▲ 图 10-15　痉挛型脑性瘫痪患者典型的下肢姿势
注意下肢位置和骨盆位置的轻微不对称

颅神经起源于脑干，并向眼部运动。因此，如果病变影响所有这些通路，一个人可能在眼外展控制和视觉处理方面的障碍。

婴幼儿痉挛型截瘫很可能表现出痉挛型四肢瘫痪患儿所描述的大多数姿势和动作，特别是当它影响到下半身躯干和双下肢时。在截瘫中可见到广泛的损伤，初始损伤的严重程度与病理的严重程度相关。

最初，截瘫婴儿可能不会出现姿势和运动障碍，直到抗重力躯干控制和下肢姿势被确认为异常，才被诊断为脑性瘫痪。婴儿的头部、上半身躯干控制和上肢控制可以允许正常的或接近正常的姿势，是动作和开始运动的里程碑。通常从婴儿的下肢因髋内收或以内旋为主的姿势变得僵硬开始，照顾者才注意到障碍的存在。通常在婴儿 6—7 个月大能够独坐之前没有运动障碍，当照顾者开始练习让婴儿坐姿的时候，发现这样的姿势很难。婴儿直立时可能会表现出较强的站立力，但照顾者会注意到持续的僵硬感、跷二郎腿和足踝跖屈。此外，一些婴儿会坚持用手握的姿势，或者可能会表现出眼部肌肉的不平衡，这是照顾者注意到的一个或两个斜视（内斜视）或外斜视（一个或两个眼睛向外转）。更复杂的眼动障碍或视觉感知障碍可能在早期就被发现，也可能随着孩子的成长和尝试使用需要更复杂的视觉系统的技能而变得明显。

许多患有痉挛型截瘫的儿童无论是否有辅助装置，都能够坐、站和行走。照顾者和临床医生自然会关注影响功能表现的损伤，因为它们影响孩子生活中的活动和参与，使用 NDT 的临床医生将关注功能障碍的相互作用，记住孩子当前使用的姿势和动作将对未来产生影响。练习错误的姿势和动作，最终会损伤身体系统，最终导致活动和参与的减少。虽然不能完全消除损伤的影响，但临床医生在进行干预决策时，会考虑其对当前功能、与其他损伤的相互作用以及损伤的未来发展、活动限制和参与限制的影响。

此外，使用 NDT 的临床医生意识到患有痉挛型截瘫的儿童通常有复杂的视觉系统障碍，影响活动和参与选择。儿童还可能有更多的轻度损伤，直接影响上肢和上肢的活动和参与。下半身和视觉系统的损伤、代偿性的姿势和动作，以及继发性的损伤也会影响上半身。随着视觉和下半身姿势和动作对上半身的影响，上半身发展起来的技能很容易退化。

把所有这些信息放在一起，我们可以想象下面这个常见的例子。4 岁的截瘫儿童是独生子女，他参加了当地一家教会幼儿园，那里的孩子都没有残疾。该项目考虑到他没有接受过如厕训练。他善于社交，能够用年龄相当的表达性语言进行交流，他能够用与年龄相当的技能照顾自己，穿上身的衣服，用蜡笔上色，在地板上玩玩具。他喜欢玩汽车模型、卡车模型、建筑模型和一套玩具高尔夫球杆。他四肢着地在地板上走来走去，肢体动作不协调（蹦蹦跳跳）。他双腿呈 W 形坐（图 10-16）或当成年人告诉他不要呈 W 形坐时，他的双腿在他面前会出现髋关节内收 / 内部旋转和严重的躯干驼背（这样他就不能再用他的手臂来玩了，因为他们现在必须用这个姿势来支撑他了）。他可以从地板上移动到自己坐在幼儿园的椅子上。他可以依靠辅具站起来，戴着沉重又稳定的辅具步行。如果有成年人帮助，他可以坐着轮椅移动几步，但他只在治疗过程中使用。他 5 岁就开始训练上厕所。

他上幼儿园和小学一年级时，他的认知和语言能力使他能够接受正规教育。他的老师喜欢他外向的性格和勤奋的学习，但他们担心他不能很好地看到教室前面的智能黑板（智能技术）。他保持头部侧屈以稳定视线，同时也增加了胸侧屈和驼背。随着时间的推移，当他很努力看电脑屏幕和他的文件时，他的头部变得更加前伸。他患有脊柱侧弯，走路时头部前伸和侧屈。当他在学校和社区内短距离行走时，他过度使用双关节肌肉来控制他的下半身，导致髋关节、膝关节和踝关节的活动能力越来越差。他在成长，这增加了他已经耗能的步态和关节不能动的能量成本。他使用助行器步行时，头前伸增加的胸部弯曲、耸肩和肩部伸展。他走路时还用屏气来帮助躯干稳定。

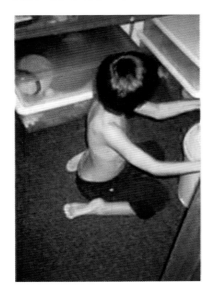

◀ 图 10-16 玩耍时呈 W 形的坐姿

他躯干的脊柱侧弯和后凸，以及他使用屏气步行，导致他说话变得更加吃力，（当他使用助行器步行时经常停下来，以缓解他的呼吸困难）。人们抱怨他讲话时听不见，而且语速太慢。他在同伴间的互动中越来越被忽视，因为他不能在大多数对话中足够快地开始讲话。

随着躯干姿势的恶化，他的精细运动技能也在恶化。他的打字速度变慢了，而且他必须花更多的时间做作业。青春期过后，他的身高和体重都大幅增加，他走路也非常吃力，除了在家里，他通常都选择坐轮椅。家庭成员发现他参与购物旅行、拜访亲戚朋友和度假更加困难，因此减少了他们的社区活动，来适应他们的孩子在汽车和面包车换乘、步行距离和上下楼梯方面的困难。

使用 NDT 的临床医生在它发生的前几年就能预料到这种情况的出现，因为他们了解损伤、代偿姿势和动作、相关活动和参与以及生长发育是如何相互作用的。尽管临床医生明白并不是所有的恶化都是可以预防的，但对损伤、生长发育、活动、参与以及每种损伤和环境的相互作用的了解，有助于在任何时候进行干预治疗。

使用 NDT 的临床医生会在这个孩子 4 岁的时候对他进行检查和评估，并在了解了上述自然生长发育的可能性后，实施针对他未来的干预措施。临床医生会特别地注意生长发育中确保尽可能最好的姿势控制，促进积极的运动，包括在所有 3 个层面上的运动控制，练习姿势，使用姿势肌肉运动，使用长而多关节的肌肉做全范围的运动（当时该人的全范围）。临床医生会处理儿童视觉系统的复杂需求，干预注视稳定性和注视转移，控制眼睛通过头部和躯干的稳定性和可控性支持，同时求助其他专业人员进行眼睛保健。在不断增加的运动转换和环境复杂性中，将控制讲话时间并延长讲话时间。

临床医生会评估姿势和动作对未来姿势和动作的影响。过去，一些临床医生在治疗社区作为一个整体将运动质量（例如特定肌肉的使用与时间、力量和顺序的协同作用）与功能活动本身分开，认为质量和功能是技能的不相关组成部分。事实是，质量影响当前功能活动的参数（例如速度、动力学、准确性、感知）和获得更高水平技能的可能性。双

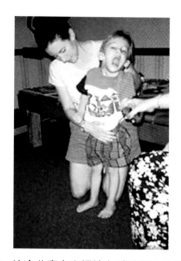

▲ 图 10-23　这个儿童在支撑站立时采取了肩关节上提和肘关节相对伸展的姿势。下颌张开和眼外展是另一种常见的动作，可以是非持续性、重复性的，也可以是自发性的。当孩子从这个位置停止自主运动时，他的头很可能会向前倾，这种运动的大部分活动在颈椎和胸椎的下段。他的运动很可能是一种全有或全无的现象；他要么用所有可以产生的伸展力来抬起头，要么一切似乎都立即终止，直到他的头颈伸肌长度允许他的头硬而快地落下，并因站立而倒下

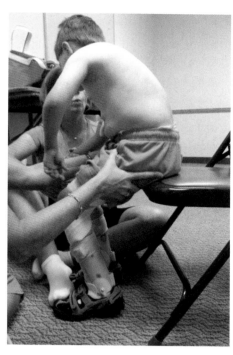

▲ 图 10-24　当 Sam 尝试移动时，他的四肢变得僵硬。他很难调动姿势肌肉活动来控制躯干的位置

在第五篇的病例报告 B9 中，Sam 是一个患有混合痉挛和肌张力障碍型脑性瘫痪的儿童，他的姿势肌肉活动减少，而他的一些浅表双关节肌肉持续活动（图 10-24）。他表现出过多的运动动作，增加了身体双下肢和左上肢的僵硬。作为一个 6 岁的孩子，他现在表现出了肌肉延展性的下降，姿势维持的肌肉被过度拉长，而无法有效地使用。当 Sam 经历生长高峰期时，这些缩短的软组织会发生什么变化？Sam 在生长高峰期身体的变化会如何影响他的肌肉力量和耐力？

Sam 的呼吸幅度减少，他已经忍受了很长时间的呼吸系统疾病，这使他不能长时间参加学校活动。Sam 使用增强式交流与训练有素的成人互动（图 10-25），这使他可以与特定的人沟通。他呼吸系统的障碍、手部使用的障碍以及抗重力安全姿势的障碍，会影响他一生中各种交流技能的发展吗？他的治疗师和家人现在可以强调些什么，以帮助其未来（从现在起 5 年和从现在起 20 年）成为最有效的沟通者？

Sam 对声音和触觉信息非常敏感，这可能会限制他的整个家庭在社区的参与。这些障碍是否影响

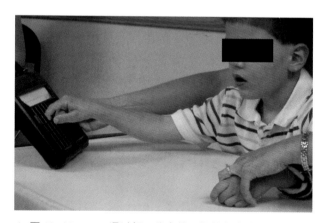

▲ 图 10-25　Sam 通过相互分离的手指控制来访问他的沟通交流设备

了山姆对游戏偏好的选择？它们是否影响了 Sam 和他整个家庭的社区参与？如果全家人都喜欢棒球，山姆能在棒球场享受一天吗？

Sam 的神经肌肉损伤不仅导致软组织的限制，还可能随生长而发生骨骼变化，而且还与活动受限有关。他只能在成年人的监督下使用辅助设备行走，他的家人将搬到一个方便使用轮椅的地方。对于他来说，只有少数的坐姿是安全的。随着他的年龄的增长和成熟，他的神经肌肉损伤将如何影响他

对最喜欢的书籍和音乐的偏好？有限的活动能力将如何影响他的家庭在学校、社区娱乐和度假方面的选择？关节不正常的对位和（或）异常的应力将如何影响骨骼和关节的生长和健康？他现在使用的姿势和动作，如果经过练习和重复，会限制更复杂的姿势和技能要求更高的动作的选择吗？

4. 手足徐动型患儿的典型姿势及运动

手足徐动是不随意运动型脑性瘫痪的另一个亚型，手足徐动这个词意味着"没有固定的姿势"[52]。手足徐动的动作缓慢、连续和扭动，妨碍保持稳定或固定的姿势[37]。在特定于个体的身体部位上，动作显得随机而重复。随着自发性的努力，往往增加随机运动的频率和强度，导致运动过度。

休息时，手足徐动患者出现颈部张力减退和颈椎旋转[50]。维持头部和躯干的抗重力姿势很困难，尝试移动通常会导致颈椎，腰椎突然爆发强力且不可持续的过伸，有时还会肘关节和膝关节伸展。在一项由 Hallett 和 Alvarez[52] 进行的研究中，患有混合性肌张力障碍和手足徐动型脑性瘫痪的成年人被要求快速弯曲他们的肘关节，同时肌电图记录肌肉活动。Hallett 和 Alvarez 指出，自愿活动增加了多余动作。此外，在这 14 个人试图屈肘时，记录了几种不同的肌电图模式。最常见的一种是在使用主动肌之前先使用拮抗肌；另一种是主动肌和拮抗肌的节律性交替。随着更大的努力而增加了拮抗兴奋性，过度的共同收缩是第三种模式。除了这些无效的模式外，研究人员还记录了一旦主动肌收缩，主动肌的持续放电时间会增加。

患有手足徐动的儿童，其下颌、面部和舌部肌肉经常表现出过度和持续的活动。他们经常使用强有力的重复不对称颈部伸展来尝试头部控制和控制手臂起始的运动（因此，眼睛／头部／手臂分离严重受损）。如果孩子被扶正，强烈的胸部屈曲和肩部内旋用来平衡颈部和腰部的伸展。

如果他们能够说话，呼吸和嗓音就能反映出手足徐动症在时间和顺序上的混乱，因此许多儿童有严重的构音障碍。当然，说话是一种运动功能，以及认知与语言是分离的。有手足徐动的儿童往往不能说话，但他们在认知能力上的损伤往往比痉挛的儿童要轻[62, 85]。通常首选高科技增强通信设备辅

助这些孩子。对于一些患有肌张力障碍的儿童也是如此，他们的认知过程和中枢神经系统的相关区域没有明显的损伤。

虽然许多有手足徐动的人有严重的活动障碍，如果没有外界的帮助和支持，他们就不能采取或维持抗重力的姿势，但有些有手足徐动的人是可以行走的，能够用语言进行交流，并能发展多种精细的运动技能。

一个上中学的青少年使用一个动力轮椅来移动，并使用一个增强的沟通交流设备来交流是手足徐动型脑性瘫痪的一个常见例子。她用每只手的中指来访问她的沟通交流系统的键盘，并通过连接在椅子左边扶手上的操纵杆来操作她的椅子。她喜欢和父亲在 Facebook 上交流、下载音乐、收集古董（他们经常去跳蚤市场和一起销售房地产）。

这个 13 岁的女孩在过去的一年里长高了 4 英寸，增重了 20 磅，并开始了她的月经期。她开始越来越难进食那些她一直喜欢吃的食物，她发现自己更频繁地哽咽，饭后还出现严重的胃灼热。这些困难导致她拒绝吃那些困扰她的食物，那些不太了解她的人认为，她可能试图通过不吃东西或节食来吸引注意力。在这一年里，她也开始在一些她已经掌握了好几年的技能上出现困难，包括安全地驾驶她的电动轮椅（对她自己和其他人来说都是安全的），以及用她的手指访问她的沟通交流系统。

生长发育和激素的变化会影响身体的完整性和损伤，影响姿势和动作的无效性和有效性。青少年可能会存在功能障碍，一旦他们稳定下来，可能会存在新的系统损伤，影响活动和参与，如这个青少年正在经历的消化障碍。也许消化道本身的生长，连同激素的变化和其他临床医生或研究文献尚未发现过的因素，结合起来造成了新的进食困难。

她的孩子很可能需要花费大量的时间和精力来提高自己的技能，比如使用增强功能的电脑设备和驾驶轮椅。患有手足徐动型脑性瘫痪的人分离头部、眼睛和手臂的动作尤其困难。在大脑运动控制理论中被解释为不对称紧张性颈反射的原始反射。对病变的时间和位置的可能原因和关系的理解的变化，对非对称头部施加伸展的限制运动发展，简单运动控制模式的练习，抗重力姿势的困难，以及对

限制运动模式的神经通路的偏好，可能会改变我们对头部 / 眼睛 / 手臂运动困难的原因的理解（见第 12、13 章，14 个关于运动控制、运动学习和运动发展）。接受过 NDT 教育的临床医生可能考虑这名青少年除了原始反射之外的其他可能导致她行动受限的原因，并对她进行了系统的治疗，使她的姿势和动作更加复杂和多样，从而使她能够使用她的电动轮椅和沟通交流系统。

在存在许多系统损伤的情况下实现的功能可能随着生长和成熟而恶化。对于经验丰富的 NDT 临床医生来说，这是一种众所周知的情况，它开始出现在关于脑性瘫痪患者的青少年和成人功能的文献中 [13, 16, 19, 86, 87]。这位青少年的临床医生将检查和评估单系统完整性和损伤的变化，以及姿态和动作完整性和损伤的变化，以帮助她恢复恶化的功能，调整结果措施，这也反映她当前的活动和参与需求。NDT 临床医生必须记录（ICF 模型的）所有领域的变化，以显示如何影响脑性瘫痪的寿命，倡导对青少年和成人进行干预。

5. 舞蹈样症状的描述和定义

舞蹈样症状是不随意运动型脑性瘫痪的另一个亚型。在持续时间和运动的连续性舞蹈样症状不同于手足徐动症。手足徐动症的特点是肌肉连续不断地收缩，而舞蹈样症状则表现为短暂的抽动 [37]。舞蹈样症状，意味着"跳舞"，不能主动抑制。舞蹈样症状的儿童在休息时也是张力低下的。他们的动作被归类为多动。在肌电图上，这些运动表现为活动的兴奋，而不是正常肌肉活动的起起伏伏 [51]。单纯的舞蹈样症状在脑性瘫痪中几乎从未见过 [34, 37]。通常，舞蹈样症状的诊断是一种不随意运动型脑性瘫痪的亚型，常伴有随机的动作和缺乏稳定的姿势。

（六）共济失调型脑性瘫痪患儿概述

1. 主要病理

共济失调型脑性瘫痪在脑性瘫痪患儿中占 5%～10%[27, 88, 89]。虽然传统上认为造成共济失调的病变与小脑损伤有关，但其原因似乎更为复杂和多样[27]。小脑病变，包括畸形和发育不全，已经在一些共济失调的儿童中被发现，但也有大脑皮质发育不良、神经元迁移错误和发育不良的报道，有些是在整个中枢神经系统 [89, 90]，有些是在后颅窝的局部 [27]。在一些先天性共济失调的儿童中，位于顶叶的主要感觉带的病变，以及处理视觉、前庭信息和空间感知的感觉关联区域，都与此有关。因此，这些儿童可能表现为感觉性共济失调而非小脑性共济失调 [91]。在一些病例中也已诊断出遗传性疾病 [88, 90]。

先天性小脑性共济失调患者表现出几种明显的运动控制障碍。经典的损伤包括协调能力的负性损伤，包括不正常的力量、节奏和运动的准确性 [34]。这种协调性的丧失表现为肌肉活动、辨距不良（不足或过度）和构音障碍的时间变化。震颤的正性障碍常表现为低频、缓慢的意念性震颤。Nashner 等 [38] 注意到，在那些能够对外界对姿态稳定性的干扰做出反应的共济失调儿童中，肌肉收缩的顺序是正常的。Nashner 等 [38] 注意到，在他们的研究中，在感官环境改变的情况下正常发育的儿童和痉挛型脑性瘫痪儿童相比，患有共济失调的儿童表现较差。他们的结论是，共济失调的儿童似乎在中枢感觉反馈机制方面存在缺陷。

在小脑损伤患儿中，运动指令前馈信息的丢失和（或）前庭 - 视觉反射通路的中断，可能导致部分共济失调患儿出现负性运动障碍和视知觉障碍 [92, 93]。脊髓小脑和三叉小脑束直接将无意识的本体感觉传导到小脑，因此小脑或三叉小脑束的损伤可能会改变从全身接收到的运动知觉信息，包括面部和头部 [94]。顶叶或额叶及其与小脑的连接受到损伤，可能会改变躯体感觉的接收和处理、某些认知功能和某些类型的记忆 [94, 95]。

2. 共济失调型脑性瘫痪患儿的早期发育

许多患上共济失调的脑性瘫痪儿童是足月出生的（这并不包括那些患上共济失调性截瘫的儿童，这将在本章后面讨论）[27, 88, 89]。后来被注意到患共济失调的脑性瘫痪婴儿通常有不同程度的低肌张力和运动障碍 [34, 89, 90]，特别是迟缓的行走，较差的精细运动技能和迟缓的说话 [90]。

3. 共济失调型脑性瘫痪患儿的典型姿势及运动

临床医生对患有小脑性共济失调的婴幼儿进行检查和评估时，常常会发现他们存在一定程度的肌张力降低，这种肌张力降低从轻微到严重不等。这些儿童经常使用全身全部的肌肉骨骼来支持他们的一些姿势，而不是通过控制姿势和运动的顺序来弥补启动和维持肌肉活动的能力不足。因此，在某些时候治疗师很可能看到婴儿和幼儿通过伸展颈椎来支撑他们的头直立，直到枕部位于较高和上胸椎周围。其他常见的替代肌肉骨骼的分级运动控制包括假设和移动在一个广泛的基础上的支持在任何位置，使用末端范围的关节位置来支撑体重（"锁定"肘关节和膝关节是常见的），拒绝重心转移，尽管运动能力很强（图 10-26）。

然而，患有共济失调症的儿童，在出生后的最初几年里，其姿势和运动障碍比肌张力减退更为复杂。姿势和运动障碍通常比由时间受损、力量产生受损、多关节协调能力受损、辨距不良和意向性震颤所引起的障碍更为复杂[96]。患有共济失调的儿童在处理来自一个或多个感觉系统的感觉信息，或通

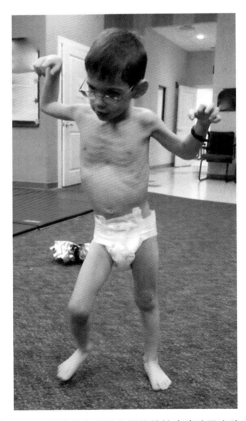

▲ 图 10-26 这个患有共济失调的脑性瘫痪孩子走路时步宽很宽，手臂僵硬地撑开，以帮助躯干伸展。他的躯干保持在胸部过屈的位置，在步行中他很少使用躯干和髋关节的横向平面运动（旋转）。他的障碍包括肌肉活动的时间顺序不协调，包括平衡反应时肌肉收缩的延迟，以及视觉障碍，包括视追踪能力差和眼球震颤

过感觉系统和一些认知/注意途径学习等方面的能力经常受到严重损害。

由于不能直接观察到感官处理，也不容易检测，因此本病很难评估（感官档案可能是一个很好的评估工具，因为它可以衡量行为[97-99]）。意识可能来自于无意识本体感觉的中断处理[100]。此外，儿童可能存在前庭和视觉处理障碍[101, 102]。

小脑性共济失调的儿童由于感觉处理障碍，会做出一些奇怪的行为，例如在其所处的环境中，对物体进行长时间地咀嚼、咬或舔；对玩具进行切割而不停下来观察或轻柔地触摸和旋转玩具；把食物吞进嘴里，把食物藏在牙齿和脸颊之间；他多次被困在家具下，不知道如何管理身体与环境的关系，以及过度跌倒。护理人员将其描述为要么过于谨慎，要么宁愿在所放置的任何位置保持不动，要么因其在没有分级控制的情况下在整个环境中移动而危险；也经常被照顾者描述为不能容忍日常生活的改变，不能忍受噪音或其他环境刺激，害怕开阔的空间，当照顾者改变他们的位置时，感到害怕，笨拙，不受疼痛的影响。在这些描述中，对于接受NDT教育的治疗师来说，他们对感官信息的处理能力很差，因此需要警惕地检查、评估和假设导致的损伤。临床医学家发现他们支持患有共济失调症的儿童，这些儿童由于不良的感官处理而表现出不受控制的行为，而不是其他原因。例如，他们可能学不会因为会伤害别人而不能咬人；他们必须明白，他们不允许咬人或咬动物，但可以咬一些适当的东西，如食物、口香糖或玩具。

我们来看看一个患有共济失调症的小女孩，她在小学的一间独立教室上课。她7岁了。她喜欢她的老师和上学，她的老师说她是她的同龄人和成年职员中的最爱，因为她友善和善于社交。她可以用反向轮式学步车在教室里走动，可以从地板或椅子上安全地上下步行者。她用的是幼儿园用的那种木椅，基底部用胶合板做得更大、更重。她的阅读能力只有幼儿园水平，但她的老师报告说，这是高度不一致的，有时她的阅读很流利，有时她不能识别简单的视觉词汇。

她在表现上的不一致性包括认知和运动技能。有时候，在放下沉重的辅具后，她可以独自站立；

有时候，她会从坐着的长凳上摔下来。有时她可以在午餐时自己用手进食食物，有时她会因为抓得太紧而把食物摔得粉碎。由于她的表现不稳定，写个人教育计划目标一直是她的老师和治疗师的一个挑战。

对于治疗中枢感觉处理障碍和运动障碍有经验的临床医生，他们明白引起肌肉活动时间不一致是常见的不一致的表现。似乎有些人处理感觉信息的能力随时间而变化（调节能力差），受过 NDT 教育的临床医生在治疗计划和提供干预时考虑到这一点。

临床医生认识到使孩子的世界尽可能一致的必要性，他们调整干预措施以应对这一挑战。并且干预措施比对没有感觉处理障碍和运动协调障碍的干预更为严格。NDT 临床医生认识到在平衡中玩耍和乐趣的需要，但也确保干预的一部分是一致性和重复。这通常意味着，当孩子学习新技能时，他们必须练习和重复完全相同的个人和环境，比其他没有感觉和运动障碍的孩子学习的时间要长得多。

因为肌肉活动时间不一致的障碍是这个孩子运动的一部分，而且因为对运动的恐惧增加了她的意向性震颤，她的治疗师有条不紊地和可预见地与她一起工作。与其他不同类型脑性瘫痪的儿童相比，这名儿童患中度至重度肌肉骨骼损伤的可能性要小得多，但她可能会使用有限的姿势和动作来获得安全感，这反过来又限制了她的活动和参与。

了解孩子的好恶，在学校的目标以及家人对活动和参与的偏爱，对于勤奋的训练是必不可少的，必须努力并反复努力，才能使其成为孩子新能力的一部分。NDT 临床医生了解感觉处理障碍和肌肉收缩不协调是如何影响孩子学习新的姿势和动作，并且了解如何在孩子不感到恐惧的情况下练习新的姿势和动作。临床医生通过简单的姿势和动作的协同作用，加上外部支持来改善儿童的姿势，缓慢而可预见地增加姿势和动作的复杂性。临床医生可以通过增强头部的稳定来增加视觉注视稳定性，通过视线转移或跟踪来训练视追踪，以及对运动的视觉纠正。通常情况下，孩子的视觉系统可以部分弥补学习熟练的姿势和动作所需的本体感受障碍（可能还有触觉和前庭神经）。

（七）混合型脑性瘫痪患儿

接受 NDT 教育的临床医生熟悉混合型脑性瘫痪儿童。然而，目前的共识定义、脑性瘫痪注册管理机构和专家小组提倡用初级分类类型进行诊断，而这种做法可能导致在流行病学报告[3, 35, 61, 103]中对运动障碍和共济失调的代表性不足，不能解决脑性瘫痪混合类型患者的独特特征和生命期需求。Lebiedowska 等[81]总结出大多数患儿是高肌张力的混合痉挛和肌张力障碍型。Gordon 等[104]发现，尽管参与他们研究的 13 名儿童中有 12 名被诊断为痉挛型，但许多儿童同时表现出痉挛型和肌张力障碍型。

作为临床医生，我们对损伤的关系及其对孩子的成长、活动和参与的影响的检查、评估和假设是建立在认真听、观察、触诊和解决团队问题上的。我们是根据临床发现，而不是根据关于脑性瘫痪患者喜欢什么或需要什么的先入为主的观念来观察、检查、评估和假设。相反，了解可能的损伤、未来的损伤以及损伤、活动和参与之间的相互作用有助于指导每一个脑性瘫痪患者的检查方向。

在有关脑性瘫痪的命名分类的文献中，很难找到对姿势和动作的描述。当治疗师试图了解混合型脑性瘫痪的儿童时，用文献来辅助描述是很少见的。本节简要介绍临床常见的两种混合型脑性瘫痪，描述临床经验中的观察结果，并尽可能将其与文献联系起来。请记住，混合脑性瘫痪可以表示任意两个或多个分类的组合。因此，混合痉挛和手足徐动型、混合肌张力障碍和共济失调型、混合偏瘫和肌张力障碍型，或本章讨论的脑性瘫痪类型的任何其他组合可能同时发生在脑性瘫痪患者身上。

1. 痉挛 / 肌张力障碍

儿童常见的是混合痉挛和肌张力障碍型脑性瘫痪[4, 36, 105]（图 10-27），这种结合有时被称为高肌张力混合型。痉挛和肌张力障碍是可以区分的，通过一个人表现出速度依赖性的对被动运动的抵抗、扭动和一些关节处于末端位置时重复的姿势。被动运动时的痉挛和早期伴随自主运动的收缩之间可能很难区分，但是，特别是在幼儿中，他们可能无法在没有帮助下对强加的运动请求做出反应，这是被动

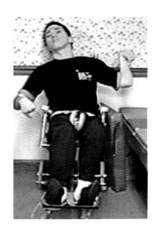

◄ 图 10-27　这名青少年患有混合痉挛和肌张力障碍型脑性瘫痪。他使用强烈的不对称轴向伸展来移动头部和说话。当他发出声音时，他的四肢变得非常僵硬。此外，他有被动运动时速度依赖性的抵抗和用力过度引起阵挛和疲劳。随着时间的推移，他的远端肢体开始收缩。注意他的足是背屈的。

运动测试所必需的[83]。

婴儿可能出现皮质和皮质脊髓束的病变，就跟基底节和丘脑的病变引起的痉挛一样。Ⅲ级和Ⅳ级脑室出血和其他脑室周围白质软化的原因会损伤所有这些区域，围产期缺氧和神经元迁移的弥漫性错误也会损伤这些区域[32, 106]。

痉挛型肌张力障碍的脑性瘫痪儿童通常会严重受累，可能缺乏特定于方向的基本姿势活动[45]。尽管如此严重，临床医生可能注意到这种混合型脑性瘫痪少了一些功能障碍。肌张力障碍的症状可能有助于减少严重痉挛患儿常见的严重关节挛缩和骨畸形的发展。更大的范围和更多的重复动作可能是这种情况发生的原因。另一方面，肌张力障碍患儿的痉挛状态可能会限制大范围的不受控制的运动，并支持基本的抗重力姿势，而不会突然失去姿势控制。

2. 共济失调／双瘫

随着早产儿，包括极早产儿（妊娠23—25周）存活率的增加，治疗专家发现，与那些典型的早产儿相比，一些痉挛型双瘫患儿会出现其他的障碍。有些患儿会出现下半身的痉挛，以及选择性运动控制能力障碍大于上半身障碍，通常伴有视觉和（或）视觉知觉障碍，与双瘫相一致。此外，有些孩子经常害怕运动，在肌肉变短和过长、虚弱和失去选择控制之前就寻求蹲姿。有些患儿还表现出与共济失调更一致的额外损伤：本体感觉差，学习一些新的运动和认知功能有困难，和（或）空间关系感知差。意向性震颤也会变得明显，影响大肌肉和精细肌肉运动功能和语言能力。呼吸以及发声的协调可能不佳，出现跳读以及可能出现语音的不清晰。

这种混合型的脑性瘫痪功能恢复可能是一个缓慢的过程。例如，这个孩子可能在出生不久出现腘绳肌挛缩，不仅是因为肌肉不平衡，而失去选择性控制，以及在站立和步态时用腘绳肌代偿其姿势性肌肉，这是因为强烈的随意收缩阻止了运动，而不得不努力弥补肌肉的不协调和运动知觉的缺乏所导致。因此，蹲姿步态可能很早就形成，导致活动和参与受限。

随着大脑成像技术的进步，研究人员直到最近才注意到早产对小脑发育的严重性影响[107-110]。小脑通常在妊娠28周至足月期间快速生长[107]。所有的研究都表明早产儿小脑发育不全的发生率很高。另外，当大脑病变伴小脑病变时，小脑生长更加受限，部分患儿后期诊断为混合型脑性瘫痪，包括痉挛型、肌张力障碍型、共济失调型等[107, 108]。

（八）各种类型脑性瘫痪神经发育疗法的实践

本章根据当前的类型，身体状态和累及的肢体情况，简要概述了改变脑性瘫痪患儿姿势和运动的病理和障碍。使用NDT的临床医生熟悉这些情况，以便与同事进行记录和交流。了解每种分类中导致有效的和无效的姿势和动作典型障碍，只是为观察和描述提供了一个起点。

治疗师还有一项非常重要的任务，那就是检查和评估每个孩子的智力和功能障碍，因为他们的互动会影响姿势和动作，最终影响活动和参与。到目前为止，NDT中最重要的技能是通过患者和家属的关注和观察，以及临床医生对病人功能的观察、检查、评估和假设。NDT不能提供干预计划或针对不同类型的脑性瘫痪患者的治疗计划。脑性瘫痪患者都是独特的，必须不断地倾听、检查和评估，以满足他们的需求。这就是我们在NDT实践中所做的。

在第五篇中，脑性瘫痪患者的病例报告说明了个性化的NDT干预。仔细阅读每一篇文章，注意临床医生如何检查和评估个体的整体性和功能障碍，假设这些影响姿势和运动的因素，并确定个人的环境因素如何影响姿势和运动，以及环境如何影响整体性和功能障碍。请注意如何根据所有这些因素为每个人设置个人结果。不选择干预，因为孩子落入一个特定的身体状态和肢体或严重程度分级；相反，选择干预措施时要不断评估所有领域和背景因素。

（九）脑性瘫痪的一生

患有脑性瘫痪的婴儿和儿童长大后会成为患有脑性瘫痪的成年人（图 10-28）。在美国，超过 60% 的脑性瘫痪患者年龄在 15 岁以上[87]，估计接近 50 万成年人[17]。然而，专门照顾患有脑性瘫痪的成年人基本上是不存在的[17]。脑性瘫痪是终身残疾，残疾需要管理，这并不意味着脑性瘫痪患者需要持续不断的干预，但确意味着所有脑性瘫痪患者在一生中都需要间断性的护理。虽然导致脑性瘫痪的病变被认为是不变的，但在一个人的一生中，损伤、损伤之间的相互作用以及环境（包括内部和外部）的变化不断以新的方式影响其功能。

最近，脑性瘫痪和其他残疾的青少年和成年人的独特需求已经引起了对终身医疗保健感兴趣的各种专业协会的关注[17, 111]。伴随这种兴趣而来的是，人们认识到患有脑性瘫痪的青少年和成年人经常会出现额外的或不断恶化的功能障碍[13, 87]。疲劳、疼痛、新的或正在变化的肌肉骨骼损伤[13, 18, 112, 113] 可能会导致行动能力的过早丧失[13]、工作场所和休闲活动受到限制[16, 86]，以及随着时间的推移，粗大运动功能评分[19] 的严重程度会增加。

患有脑性瘫痪的成年人可能比没有残疾的人更早出现与年龄相关的变化[87]。继发性损伤如软组织挛缩、疼痛、慢性疲劳、骨密度降低和胃食管反流等[13, 18, 112, 113]，可能是由于原发性损伤的相互作用，以及在各种不协调的姿势和动作环境中产生的影响导致。无效的姿势和动作最终会增加活动的能量消耗，并可能导致先前的功能能力的丧失[18, 114]。Thorpe 报告[87]，脑性瘫痪是导致美国活动受限的第五大主要原因。步行能力障碍只是其中需要考虑的一种活动，对成人脑性瘫痪的研究才刚刚开始[114]。

包括无效姿势和动作在内的功能障碍也会导致新的疾病。随着时间的推移，脑性瘫痪患者在青春期和成年期出现的常见病理是关节应力异常[18]、骨质疏松、畸形骨、腰椎峡部裂[13, 14, 18]、脊柱侧弯和颈椎狭窄。颈椎狭窄和退行性改变在成年脑性瘫痪中有很多文献记载，尤其是那些肌张力障碍或手足

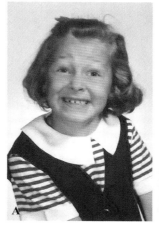
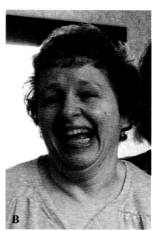

▲ 图 10-28　成人 CPNancy a . Jaekle，硕士毕业后从事记者工作 24 年。由于手足徐动的症状导致颈脊髓压迫的破坏性影响使她的功能从粗大运动功能分级系统 II 级变为 IV 级。她不再能够独立行走，日常生活中的大部分活动都有依赖。她还能说话，但需要别人把她的话抄写成书面文字。她所要求的身体协助生活的各种选择，也使她的才智和创造力受到严重限制

徐动的患者（最可能的原因是多年来使用的强有力的、持续的颈椎牵引）[14, 18, 115, 116]，症状包括新的痉挛、新的无力、感觉异常和尿失禁。进展的颈椎退行性变的结果可能是彻底的丧失功能。

治疗不同年龄段脑性瘫痪患者的临床医生必须了解与不同类型脑性瘫痪相关的终生变化。这在任何年龄脑性瘫痪患者的管理中都至关重要，是 NDT 教育的一部分。通过了解重复、有效和无效的姿势和动作的可能终身后果，临床医生为人的一生中任何时候的管理做了最好的准备。使用 NDT 实践模型的临床医生在评估和设定结果时考虑到了现在和未来。了解功能障碍是如何影响一个 40 岁的幼儿的，可以帮助临床医生在目前的干预和其他管理策略中确定重点。

让医疗政策制订者认识到终身残疾需要终生管理是临床医生必须愿意承担的另一项重大任务。正如 Tosi 等所说，"医学和研究界帮助了（脑性瘫痪患者）生存。现在我们的责任是帮助他们茁壮成长，过上有意义的生活，尽可能不受慢性疼痛和慢性脑性瘫痪相关的继发性疾病的影响"[13]。

第11章

运动功能障碍的神经发育疗法假设：脑卒中和成人偏瘫

Neuro-Developmental Treatment Assumptions of Motor Dysfunction: Stroke and Adult-Onset Hemiplegia

Cathy M. Hazzard　Karen Brunton　著

欧建林　译　　卢建亮　校

本章为脑卒中或颅脑损伤患者的检查、评估和干预计划提供核心知识，探讨脑卒中后常见的临床表现。本章讨论了导致这些临床表现潜在的单系统和多系统损伤，以及对 ICF 活动和功能参与领域的影响。

学习目标

完成本章后，读者将能够做到以下几点。
- 识别 4 种常见的临床表现和这些表现在脑卒中患者中经常出现的亚分类表现。
- 列出导致这些常见临床表现的原发性和继发性损害。
- 针对每个临床表现确定干预原则，以提高临床效果。

一、概述

在 NDT 实践模型中，普遍认为个体在其参与角色上是独一无二的，因此可以通过活动来实现个人和社会角色。这是因为背景因素（环境、文化、遗传等）相互作用的复杂性，导致脑卒中或颅脑损伤损伤后能力和残疾的独特组合。

为了协助临床医生，我们基于这些常见的临床表现进行分类。在每个分类中，对系统功能障碍的集合（即，减损分组）进行讨论。本章节亦简要讨论了有效管理这些功能障碍的干预策略，从而最终影响个体的活动和参与。

二、什么是脑卒中

脑卒中是导致加拿大和美国成年人残疾的主要原因。仅在 2014 年，就有 79.5 万美国人和 5 万的加拿大人发生脑卒中 [1-3]。数据显示，这些人中有20%～32% 会死于脑卒中，43% 的幸存者会留下某些永久性残疾 [1-3]。

流向大脑的血液中断引发的脑卒中，通常也会导致部分大脑功能受损。这种脑损伤可能导致身体某些部位瘫痪和（或）影响身体的结构和功能，例如，躯体感觉、视觉、认知、知觉和语言功能等方面的损伤。脑卒中有两种机制：缺血性脑梗死和脑出血。数据表明 70%～85% 的脑卒中来自缺血性脑梗死，10%～30% 的脑卒中来自脑出血 [2-4]。出血性脑卒中是由于受损或病变的血管破裂，导致血液渗入脑组织。出血性脑卒中通常发生在动脉瘤和动静脉畸形（ aneurysms and arteriovenous malformations， AVMs ）。脑卒中可能还有其他原因，如肿瘤或感染 [2,4]。

（一）脑卒中的分类

脑卒中通常根据发病机制（缺血性或出血性）和病变部位 [如右脑、左脑、皮质、小脑、丘脑、脑干、大脑中动脉（middle cerebral artery，MCA）受累等] 分类。本章目的不是为了重复神经病学课本中记载的详细内容。我们鼓励读者参考经过充分研究的文献和专家共识来获取这类信息。

在颅脑损伤人群中观察到的临床表现、多系统姿势和运动损伤以及单系统损伤，在许多方面与脑卒中后患者发病相似。获得性脑损伤更广泛的术语包括脑卒中和颅脑损伤。因此，本章对脑损伤的诊断和临床表现没有具体、单独的论述。

目前普遍认为大脑的某个区域受损可能会导致某些功能暂时性丧失。例如，额下回后部（Broca 区）受损的人经常表现出运动性失语 [4]。另一方面，大脑是一个高度整合的器官，其各部分（结构）与身体其他系统之间存在复杂的相互联系。以前关于大脑结构和功能的理念及知识使医疗专业人员和研究人员对临床表现的看法有些狭隘和局限，认为这是大脑特定区域受损的结果。目前认为，正如前面在 Broca 区和运动性失语症的例子中所描述的那样，所有在大脑同一区域受到损伤的个体，在临床上都会根据损伤的中枢神经系统部位表现出不同程度的功能障碍。然而，现在我们知道，大脑在其功能组织或对损伤的反应以及随后的恢复过程中并不是僵化的。

大脑的组织及其对损伤的反应（及其恢复能力）是可变的，其基于个人因素、背景因素、环境因素、年龄、损伤 / 损害程度等 [6]。正如第 12 章关于运动控制和第 15 章关于神经可塑性和恢复的讨论，每个人的大脑组织都是独一无二的。当临床医生仅根据大脑特定区域的损伤持有对个人临床表现的先入为主的看法时，这可能会限制其在评估和干预方面以及对脑卒中患者的预后方面的判断。

了解大脑的特定区域（右皮质、小脑、丘脑、脑干、大脑中动脉分布等）可能会发生什么损害是有好处的。这些知识为临床医生预测可能受损的系统提供了有用的信息。表 11-1 概述了不同大脑结构 / 区域的这些全局功能区域。然而，正如 Berta Bobath 所说，"重要的是看到你所看到的，而不是你以为你看到的" [7]。

脑卒中造成的损伤通常发生在大脑的局部区域——梗死区。即使在大多数颅脑损伤患者中，更大的损伤常发生在大脑的某一个区域。这种局灶性损伤解释为什么脑卒中后的个体通常会在身体的一侧出现更严重的损伤，导致姿势控制以及感觉和运动能力的不对称。然而，由于大脑是整体组织，例如，大脑右侧皮质区域的损伤将影响左侧躯干和肢体的功能表现，也会影响右侧身体和两侧躯干的功能表现。类似地，皮质、小脑和脑干其他区域的局灶性损伤会导致双侧肢体和两侧躯干的姿势和运动功能障碍。因此，脑卒中后最好考虑整体（躯干和四肢），而不是单纯考虑健侧或患侧。通常用来描述脑卒中后更严重的一侧的术语是偏瘫和轻偏瘫，分别表示一侧身体的完全瘫痪（即更严重）和一侧身体的无力（不太严重）[4]。

如表 11-1 所列，脑卒中可能造成的损害很多，对功能活动和社会参与有广泛影响。了解脑卒中造成的姿势和运动障碍对于从事 NDT 的治疗师特别重要。NDT 实践模型强调仔细检查所有的身体系统，系统在姿势和运动中的相互作用，以及这些系统和相互作用对中枢神经系统损伤后个体活动和参与领域的影响。基于对姿势和运动功能障碍的观察和分析，可以更好地识别、理解和预测影响个体活动和参与领域的特定系统损伤（原发性和继发性）。然后制订干预策略，以解决相关活动和环境中的具体损害。第五篇中的成人病例报告部分提供了该评估干预过程的具体临床示例。

NDT 实践模式为临床医生提供了一个框架，在该框架内可以检查、评估和制订针对中枢神经系统损伤患者的干预策略。特别是，在 ICF 的活动和参与领域，临床医生将重点了解神经肌肉、感觉、知觉、肌肉骨骼、心血管和呼吸系统在有效和无效姿势和运动中的作用。临床医生已使用 NDT 实践模式评估了许多脑卒中或有颅脑损伤的患者，通过观察得出了在脑卒中后和颅脑损伤患者中常见的四类临床表现。

- 力量产生缺失或减少：表现出整体性低张力水平的患者。
- 张力高或运动过度：表现出整体性高肌张力

表 11-1　与动脉供血和（或）脑结构损伤相关的临床表现

受累动脉	可能受累的脑组织	潜在的损害 / 影响
	右半球	• 左侧感觉运动障碍 • 视觉缺陷导致注意障碍 • 知觉（视觉、空间）障碍 • 运动坚持 • 认知障碍——记忆丧失 • 行为改变——快速、冲动的行为方式
	左半球	• 右侧感觉运动障碍 • 沟通障碍（言语和语言） • 失用（启动困难、排序、处理任务） • 认知障碍——记忆丧失 • 行为改变——缓慢，谨慎的行为风格
大脑前动脉	额叶和顶叶的上缘	• 与上肢相比，对侧感觉运动障碍更严重 • 言语 / 语言障碍 • 失用 • 忽视 / 注意力不集中 • 记忆和行为障碍 • 失禁
大脑中动脉	大脑半球表面、额叶和顶叶深部	• 对侧面部，上肢和下肢的感觉运动缺陷 • 语言障碍（Broca 失语或 Wernicke 失语） • 感知障碍（空间） • 视觉缺陷——同侧偏盲（homonymous hemianopsia，HH）
椎基底动脉	脑干和小脑颅神经	• 复视、眼球震颤、吞咽困难、构音障碍 • 共济失调 • 协调与平衡障碍 • 头痛 • 头晕
大脑后动脉	枕叶、颞叶、丘脑、上脑干	• 感觉丧失 • 丘脑疼痛综合征 • 视觉缺陷——同侧偏盲、视觉失认、皮质盲

本表为引用文献信息汇总表 [3-6]

水平的患者。

- 共济失调：个体的肌肉募集的顺序 / 收缩受到损害。
- 倾斜行为或对侧倾斜：个体表现出对侧倾斜行为。

Scheets 等 [8] 记录了运动系统诊断在管理脑卒中后神经肌肉疾病患者中的应用。作者认为，脑卒中的医学诊断有几种不同的临床表现，不足以指导治疗干预。Scheets 等 [9] 基于多年的临床观察得出了他们最初提出的运动诊断或分类。他们认为，在

损伤水平上的运动系统诊断可为治疗方案的选择提供合理的依据。因此同理，本章提出，列出的 4 种常见临床表现将为临床医生提供一个有用的分类，以评估和干预管理这些患者。

1. 力量产生减少或缺失

脑卒中和颅脑损伤后常见的临床表现是很少或没有肌肉活动。通常，在临床上可能被称为迟缓、低张力或无力。这些个体通常都有一组共同的损害。如果能确定并了解潜在的系统损伤，那么对于这种肌肉活动缺失或减少的临床表现的复杂性的处

理就会变得更容易。从这里，临床医生可以做出适当的干预选择。

这种临床表现可见于所有体位，当患者第一次坐在床边时，这种临床表现就变得特别明显。患者坐位时表现出整体躯干屈曲，额状面不对称，这可能会在被拉长或短缩受累较重的躯干之间摆动，具体取决于重心在哪里。受累较多的肢体处于对线状态，即重力的位置将决定髋关节 / 下肢的外展或内收和盂肱关节屈曲、内旋和内收（图 11-1）。

仰卧时，也可以观察到这种不对称，但由于仰卧位有很大的支撑基础，不对称对线并不总是像个体垂直于重力时那样明显。患者在所有垂直姿势中的平衡性都很差。这种不良姿势还可能伴随有头部控制能力缺失或障碍。许多损伤都可能导致这种不良姿势控制和活动水平，包括视觉、知觉和感觉损

伤。然而，研究表明，脑卒中后影响坐位和站立姿势控制能力的主要因素是躯干和患肢肌肉的募集、调节和控制能力降低。由于它们与姿势控制障碍和不稳定性有关，这些研究表明，脑卒中后的患者在坐位活动时，表现出较大范围的上肢运动，随之骨盆前倾较少[10]。

- 与受累较轻的一侧相比，瘫痪侧的力量产生减少以及躯干肌肉活动募集延迟[11]。
- 在力量、控制和肢体协调方面的功能障碍是脑卒中后主要的运动控制障碍[12-14]。
- 与健康人相比，其在伸展活动中缺乏腿部肌肉的激活来支撑和平衡[15, 16]。

从历史上看，NDT 教育已经强调了躯干运动控制和运动范围的重要性，以增强个人控制支撑面上的重心，并在这个稳定的基础上增加头部和肢体功能的能力[17, 18]。Di Monaco 等[19] 在 2010 年和 Hsieh 等[20] 在 2002 年证明了躯干和近端肢体控制和独立坐姿对日常生活活动和粗大运动功能表现的重要性。如前所述，许多人在脑卒中后会移动躯干上部（头部、颈部和胸椎），但躯干下部（腰椎和骨盆）的移动能力有限。对于中重度的脑卒中，其躯干运动（右侧和左侧）也可能是不对称。通过与个体相关的功能活动来检查患者的躯干和肢体控制，最初强调骨盆前倾伴腰椎伸展、骨盆后倾伴腰椎屈曲以及两侧的腰部侧屈。临床医生可以假设潜在的损害是运动单位募集问题，还是潜在的运动范围受限导致的运动效率低下。

其他继发性损伤可能随着时间的推移而发展，这取决于患者最初的临床表现和损伤、个人和背景因素以及梗死后接受的干预措施。例如，呼吸系统因胸腔 / 胸腔的运动范围受限和肌肉激活障碍，心血管耐力因不活动而受损，两侧身体会因为不活动而进一步无力，出现注意障碍，以及社会互动和刺激减少而嗜睡。

视觉、感觉、知觉和其他系统的功能障碍也很重要，这将影响脑卒中后患者的具体临床表现，但最重要的是要了解运动障碍在干扰姿势控制中的作用。

1982 年，Smidt 和 Rogers[21] 将力量定义为在肌肉中产生足够的张力以维持姿势和运动的能力。2005 年，Gracies[22] 将无力定义为下行运动传导通路的运动神经元受损导致不能招募或调节。因此，

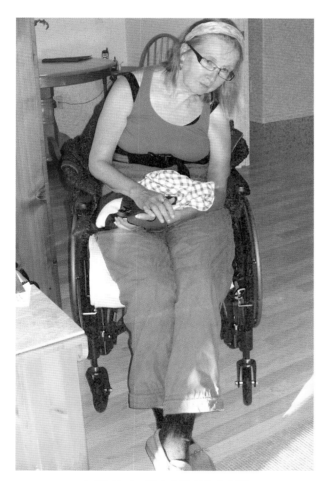

▲ 图 11-1　脑卒中患者临床表现

Carol，脑卒中，通过她的坐姿和肢体对线，展示了在力量缺乏或减少的患者中经常观察到的临床表现

肌肉中的力量产生可以同时受到肌肉骨骼和神经特性的影响。

影响力量产生的神经损伤方面与以下因素有关。

- 肌肉启动收缩和终止的延迟，这可能是由于损伤造成的，并导致运动处理和传出机制的损害[23]。
- 募集的运动单位数量，运动单位放电频率或这些因素的组合[24-26]。

影响肌力下降（无力）的肌肉骨骼损伤方面与以下方面有关。

- 募集运动单位的数量和类型、运动单位放电频率或这些因素的组合[24-26]。

无力可以进一步表现为：①无法启动肌肉收缩；②无法增加肌肉力量以满足任务的要求（力量）；或③无法在完成任务所需的时间内保持肌肉力量（耐力）。上运动神经元损伤所致无力的严重程度可能从麻痹到瘫痪不等。

肌肉萎缩（通常是由于失用所致）是指肌肉纤维变细。肌肉力量或肌肉产生力量的能力与肌肉的横截面积成正比[27]。

脑卒中后的肌肉会发生许多生理变化[6]。有些变化是脑卒中本身造成的，但也有一些变化是不活动和不使用以及自然的衰老过程造成的。这些变化发生在身体的双侧（受累程度越大的一侧），包括以下内容。

- 随着失用和老化的改变，由ⅡB型肌肉纤维（快速收缩、能量大和易疲劳）向ⅡA型肌肉纤维（中等速度、能量中等和抗疲劳）和Ⅰ型肌肉纤维（慢速收缩，不易疲劳）的转换[28,29]。
- 两种类型的纤维（Ⅰ型和Ⅱ型）在脑卒中后[24,30]以及随着年龄增长会减少[29,31]。
- 肌肉减少（肌少症）即是衰老（30%～40%）的结果，它对下肢肌肉的影响大于对上肢肌肉的影响[32,33]，也是脑卒中的结果[34]。
- 每周会因为废用而减少10%的力量（失用导致肌节丢失，而不仅仅是肌肉纤维），这被称为失用性萎缩[24,35-37]。
- 抗疲劳肌肉萎缩，导致耐力下降[31]。
- 当肌肉不需耗氧时，摄氧量也会减少，进而引起代谢活动减少[31,38]。

- 一些肌肉（主要是抗重力肌肉）比它们的拮抗肌萎缩的更严重。这种萎缩与糖酵解反应有关[38,39]。

因此，脑卒中后骨骼肌的变化和减少使用是由于以下原因。

- 肌纤维萎缩。
- 产生肌肉力量的能力下降。
- 快速到慢速肌肉纤维类型的转换。

脑卒中后肌肉生理学的变化与脑卒中的严重程度相关，也与脑卒中后上肢的Fugl-Meyer评估功能障碍程度相关。也就是说，脑卒中越严重，肌肉生理学的变化（损失）就越大，个体功能障碍就越大[12,24,25]。由于制动或缺乏负荷，结缔组织和骨骼也会发生类似的损失。这些症状包括粘连、组织紊乱和失用性骨质疏松症。失用性骨质疏松症在承重的骨骼中更为严重，如椎体和股骨[40,41]。

肌肉无力和萎缩、组织缩短和骨质脱钙可在制动数小时内发生。中重度脑卒中患者在最初几天通常不活动或活动较少。因此，继发性损伤（例如活动范围受限、失用性无力和肌肉萎缩）通常在患者首次临床检查时出现。如果患者在任何时间内都保持不动或活动较少，体重可能会增加，会使运动变得更加困难。在不动的情况下，患者的心血管和呼吸能力（耐力）会受到损害[42,43]。因此，脑卒中后，即使是在短期内，也会出现无力、组织缩短、体重增加的风险，以及心血管和呼吸耐力/能力下降，这些在整个自我延续周期中都可能会增加。当脑卒中和制动造成的原发性和继发性损伤且与衰老的影响相结合时，脑卒中个体（特别是那些40岁以上的人，此时肌肉开始出现与衰老相关的变化），面临着恢复其功能的艰巨挑战[44]。治疗师与患者在制订针对脑卒中本身的原发性和继发性损伤的干预计划的同时，还必须预防制动所致的继发性损害，在许多情况下，衰老会影响双侧身体的肌肉骨骼系统、心血管系统以及呼吸系统。对个体来说，从事脑卒中后治疗工作是具有挑战性的，去适应作用的影响使这项任务变得更加困难。

研究表明，即使是在高龄或脑卒中后数月或数年进行，有氧运动和抗阻运动也能有效地逆转其中许多变化[31,38,42,43,45-48]。研究还证实，脑卒中后越早开始运动，效果越好[49]。在一项荟萃分析中[49]（纳入 21 项研究），研究结果表明，在急性期（脑卒中后小于 6 个月）进行抗阻运动训练的患者，其力量和功能表现要大于在这一时期后开始运动的患者。然而，即使是慢性（脑卒中后大于 6 个月）的个体中，抗阻运动对于患者提高力量和功能表现是有益的。两组之间的差异被认为是由于慢性脑卒中幸存者（脑卒中后 6 个月以上）由于失用性无力导致的肌肉力量和运动单位活动的损失更大[50]。

许多脑卒中是由于心血管功能障碍引起的。这导致患者和治疗师都在犹豫是否要通过有氧运动来增加对心血管系统的需求。脑卒中后的传统物理疗法通常无法为患者提供足够的心血管挑战来应对功能失调的变化[51, 52]。研究表明，脑卒中后患者的运动能力与年龄和性别相匹配的久坐不动的正常人低约 40%[53]。必须找到一种平衡，既不给个体的心血管和呼吸系统带来过大的压力，又具有足够的挑战性，以确保去适应作用不会成为脑卒中后康复的限制因素。

当某人从心脏病发作中恢复（是心血管功能障碍的结果）时，标准护理应包括心脏康复 - 运动[54]。

如果我们认识到恢复心血管健康对于从心脏病发作中恢复是重要的，那么为什么我们对于脑卒中恢复却不这么认为呢？另一个令人信服的原因可能是最近的证据表明，有氧运动和抗阻运动被认为是可以创造一个积极促进大脑可塑性的环境，从而提高脑卒中后个体的活动水平[55-57]。运动能够改善脑血管灌注、新陈代谢和生长因子调节[57]。在 2007 年，Cotman 等[57] 回顾了运动对大脑功能许多方面有益影响的证据，包括学习、记忆、抑郁和神经发生。脑卒中后有氧运动和抗阻运动训练是一个重要的和新兴的实践领域，最近的出版物为卫生保健专业人员提供了当前的建议和指南[58, 59]。

（1）力量产生减少或缺失的患者在神经肌肉和肌肉骨骼系统中的典型原发性和继发性损害：身体双侧可出现以下损害，但受累较严重的一侧躯干和肢体损害更为严重。

- 无力（包括不能引起肌肉收缩，不能产生足够的肌肉力量，不能维持以下肌肉收缩）。
  - 躯干伸肌（腰、胸、颈）——早期明显。
  - 躯干屈肌（腹内斜肌和腹外斜肌、腹横肌、

腹直肌），当躯干伸肌得到改善，患者就能脱离整体的屈曲对线。
  - 躯干侧屈肌（腰方肌）。
  - 髋伸肌或外展肌（臀大肌和臀小肌，腘绳肌）。
  - 伸膝肌——早期明显。
  - 屈膝肌——当个人在步行和爬楼梯等活动中支撑体重时，其膝关节屈曲就会更加明显。
  - 踝关节背屈和外翻肌。
  - 肩胛稳定肌（前锯肌）、内收肌、下降肌和向上旋转肌。
  - 肩关节屈肌、伸肌、外旋肌和外展肌。
  - 肘伸肌。
  - 腕伸肌和手指伸肌。
- 组织过长
  - 腰部和胸部伸展肌。
  - 肩胛内收肌和下降肌。
- 组织短缩
  - 躯干侧屈肌。
  - 颈短伸肌。
  - 肩胛上提肌（上斜方肌和肩胛提肌）和外展肌。
  - 盂肱关节内收肌、屈肌和内旋肌。
  - 肘屈肌。
  - 腕长屈肌和指长屈肌。
  - 拇指屈肌和内收肌。
  - 髋屈肌和内收肌。
  - 屈膝肌。
  - 踝跖屈肌、趾屈肌。
- 关节限制
  - 胸椎关节伸展范围减少。

有这种临床表现的患者，经常会出现其他身体系统的损害。包括但不局限于以下示例。

- 轻触觉或本体感觉缺失或受损。
- 视力受损（如偏盲）。
- 视觉空间知觉障碍（例如注意障碍）。
- 认知功能受损（如近期或短期记忆受损）。

读者可以参考关于作业治疗的第 16 章，关于这些系统中的损伤有更详细的讨论。

上面的列表看起来很长，似乎列出了所有的肌肉群。但是，经过仔细地审查之后，读者可能会注意到，这一列表主要包括关节或肢体一侧的肌肉和肌群（例如，肩关节外旋肌无力与内旋肌无力、伸髋肌和髋外展肌无力、屈髋肌和髋内收肌无力）。但是每条规则总是有例外的，例如，临床医生会明智地预计，髋关节周围与拮抗肌相比，在肢体或关节的一侧无力会造成更大的损害。以髋关节为例，髋关节伸肌和外展肌无力比髋关节屈肌和内收肌无力更为常见，这种力量上的差异并不是说从运动单位募集的角度来看髋屈肌和内收肌是正常的（这种情况很少发生），而是如果髋关节伸肌和外展肌（以及列表中的其他肌肉）的运动单位募集损伤在早期就加以评估和干预，通常这些肌肉的拮抗肌损伤就不会那么显著（本例中的髋关节屈肌和内收肌）。在中重度的脑卒中个体中，躯干和身体两侧的几乎所有的肌肉群都会表现出募集力量的效率和有效性受损。然而，在这类力量产生缺失或减少的个体中，列出的肌肉群的损伤应该要被临床医生首要考虑。此外，当肌肉或肌肉群出现明显无力时，都会鼓励临床医生检查他们的拮抗肌是否有组织缩短现象。这些例子包括肩胛内旋肌、腕和手指屈肌、髋屈肌和内收肌以及踝跖屈肌。

NDT临床实践模型认为，每个人在其参与和功能活动领域都是独特的。这种独特性，加上脑卒中的严重程度不同以及每个人所具有的个人和环境因素不同，会对中枢神经系统损伤后的严重程度产生影响。然而，尽管有这种独特性，导致常见临床表现的损伤分组在脑卒中后个体中经常可见，会出现3种常见情况：即过伸的膝关节、半脱位的肩关节和手部水肿。我们将描述导致这些临床后遗症的原发性损害向继发性损害的演变和组合。在这3个描述中，我们将讨论在干预中确定潜在损害的重要性以实现有效管理这些临床症状。

①膝过伸：脑卒中和脑损伤患者在站立或行走时，躯干和髋部肌肉往往有不活动的倾向，尤其是胸椎伸肌、腹肌、髋伸肌和外展肌，站立时会出现轻微的髋部屈曲，也可能是相对髋关节内收。这种对线可能会导致骨盆向后和（或）侧边偏移，导致受累较重的一侧骨盆经常向后旋转和（或）向侧边

移位。这样的对线方式会改变通过下肢的地面反作用力。地面反作用力现在落在膝关节前部和（或）内侧，从而机械性地迫使膝关节过度伸展。随着胫骨近端被迫向后的情况下，踝关节将处于相对的跖屈和内翻状态（如果外侧臀部肌肉不能稳定骨盆）。这种生物力学对线的不良是由于患者在直立时和整个步态中，无法共同激活腹肌和伸髋肌或髋外展肌来维持骨盆稳定，通常导致膝关节过度伸展。如果不进行干预来解决这些近端肌肉的无力和组织缩短的问题，患者的步态几乎不会发生改变。

通常情况下，医生会为患者配备踝足支具来解决膝关节的过度伸展和足部跖屈的问题。然而，潜在的损害和地面反作用力分布仍没有得到改善。随着时间的推移，在关节活动范围内缺乏运动可能会导致肌肉（例如跖屈肌）的机械和弹性特性发生继发性改变，进一步导致膝关节过度伸展。在第五篇中（A3）Carol的病例报告中，患者的髋外展肌和髋伸肌以及左侧的胸伸肌和躯干侧屈肌有明显的无力。在脑卒中的早期和亚急性期，她站立的时间仅够在水平面之间进行快速的依赖性转移，而且躯干和下肢的对线往往不理想，其腓肠肌-比目鱼肌组明显缩短。这些损伤的联合结果使膝盖过度伸展，足和踝关节趋向于足底屈曲和内翻（图11-2）。

②肩关节半脱位：肩关节半脱位是脑卒中后常见的临床表现。许多作者包括O'Sullivan[6]、Neumann[60]、Donatelli[61]和Caillet[62]，提到关节囊和韧带结构、关节盂和盂唇以及三角肌和肩袖肌肉的活动（使肱骨头部位于肩胛窝）的重要性，是保证肩关节稳定的关键。2003年，Lo等[63]发现，肌肉张力降低和肌肉瘫痪会阻碍肩袖的动态控制和支持功能，是导致肩关节半脱位的重要因素。

Neumann[60]和Caillet[62]认为维持肩肱关节稳定性的机械因素有肩胛盂向前和向上的角度，肩胛骨在肋骨上的正确对线和肌肉支撑以及关节囊上部的支撑。Caillet[62]假设，在肌肉没有活动的情况下（如卒中后偏瘫），肩胛骨的对线和肩胛盂的方向很可能成为半脱位的重要因素。

Neumann[60]和Donatelli[61]在讨论肩关节的功能解剖学和力学时，都认为肩胛胸壁关节是肩关节稳定和活动的关键。Neumann[60]指出，肩胛骨长期向

下旋转可能与某些肌肉瘫痪或无力而引起的不良姿势有关。他说，不管是什么原因，向上旋转的位置障碍和重力都会将肱骨拉到关节盂表面。最终，盂肱关节变得不稳定，导致半脱位。

因此，脑卒中后患者出现肩部半脱位是生物力学对线异常和肌肉不活动的直接结果。此外，还需考虑到身体近端结构对肩部半脱位发展的作用，例如胸椎、腰椎、骨盆和下肢，它们是支撑肩胛带的重要基础。足够的躯干肌肉活动以支持肋骨的对线并影响肩胛骨的对线和关节盂的方向是至关重要的 [60, 64]。

如果患者由于感觉、运动、视觉或肌肉骨骼系统的损伤（单一或合并多种损伤）导致躯干不对称，可能会导致肩胛带结构对线不齐和半脱位。通常，腰椎和胸椎保持屈曲，骨盆处于向后旋转的位置。受累较重的一侧的肋骨也经常向后旋转。长时间坐

在轮椅上或在用受累较轻的下肢支持更多体重，就会保持这种姿势。典型的肩胛骨位于胸廓上，与弯曲的胸廓和不对称的肋骨对齐，肩胛骨多呈外展、抬高和向下旋转。从生物力学的角度来看，这些对线方式使得肱骨头没有受到支撑，因为肩胛盂不在其下方。当患者也不能独立地进入并维持胸廓伸展并向后伸展并收拢胸廓，并且不能使用肩胛骨稳定肌和肩袖肌肉的动态肌肉稳定系统将肱骨头保持在肩胛盂内时，盂肱关节的关节囊被牵伸而失效。随着时间的推移，这种生物力学对线、肌肉不活动以及韧带和肌肉的长时间牵伸会导致肩关节半脱位（图 11-3）。

同样，当患者在使用双下肢的能力上偏向不对称时，这种支撑面直到肩胛带的后果可能导致发生半脱位。例如，如果髋伸肌或外展肌群无力和（或）

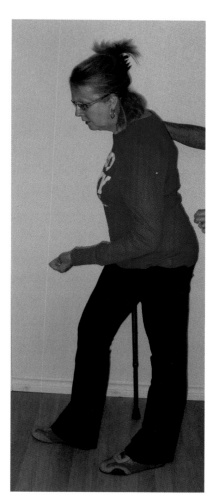

▲ 图 11-2　脑卒中后患者为了下肢力线对齐，经常导致膝关节过度伸展

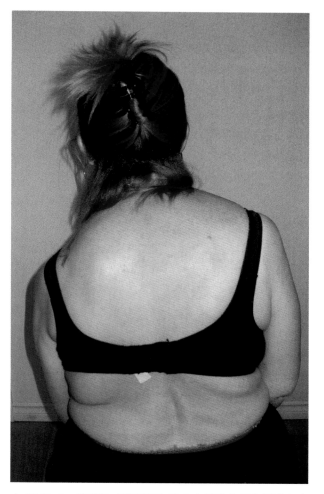

▲ 图 11-3　肩胛骨对线不齐和脑卒中后肌肉无力导致左肩半脱位

由于肌肉长度受损导致的踝关节背屈受限或紧张，如腓肠肌－比目鱼肌群的短缩，患者在站立时（在转换期间和站立／步态活动中）重心在双足上分布就会不均匀。如前所述，骨盆和髋部常在较受累一侧会发生侧移或后移，这种移位也会使在较受累一侧躯干的向后旋转。一个人经常坐着或站着的时候，身体的重心会移到身体不太受影响的一侧，这有助于身体上半部分的平衡（即Z形）。使用辅助设备，如拐杖，会进一步增加重量转移。结果是胸廓弯曲，有一个不对称的胸腔（更多的一侧在后方），出现前面描述的肩胛骨和肱骨对线方式。这种对线方式，如果持续一段时间，若合并有视觉、神经肌肉、肌肉骨骼和（或）感觉／知觉系统损伤，再一次构成了肩关节半脱位的条件。

③ 手和手指水肿：躯干和四肢肌肉力量严重不足的患者中经常会存在手部和手指的水肿[65-67]。如前所述，胸椎的整体和极度弯曲会缩小锁骨和上肋骨之间的空间，并损害了位于锁骨下空间的神经血管结构。这种空间的减少，加上手臂肌肉活动自然静脉泵作用的缺失，进一步加剧了这种情况。根据之前对肩部半脱位异常姿势的描述中，可以更好地理解造成手和手指水肿的情况。

(2) 患者力量产生缺失或减少的干预原则：下文列式了患者力量产生缺失或减少的干预原则。正如前文所讨论过的，每个患者在卒中前后都是不同的。然而，这些基本原则可能会为临床医生提供指导，指导他们选择干预策略，以便为有这种临床表现的患者实现最佳康复效果。这些原则是基于对导致该临床表现的潜在损伤集合的理解。它们不一定按此处列出的特定顺序使用，而是在任何安排的干预疗程内和整个疗程中组合使用。

- 强调对躯干的动态控制，最初以下躯干为主，强调骨盆前倾伴腰椎伸展、骨盆后倾伴腰椎屈曲、腰椎向两侧侧屈的运动。即使是头部和口腔运动控制不良的患者，随着躯干控制能力的改善，这些功能也开始改善，正如在第五篇（A4）中关于Ernie的病例报告所示。
- 以各种姿势和姿势转换方式从事功能性活动。

姿势：选择强调在多个平面上从患者整体屈曲位置（受到重力）到更直立伸展姿势（脱离重力）的姿势。在进行功能性康复的过程中，所采用的姿势和顺序如下。

- 高坐位（臀部高于膝盖）。
- 更高的坐着。
- 站立。
- 蹲（各种程度）。

一旦患者处于持续动态、协同的躯干对齐状态（躯干肌肉主要以等长收缩方式工作），在保持支撑面的情况下，让患者参与活动。即使是坐着（臀部高于膝盖），肢体肌肉的活动有助于保持这个姿势或参与这项任务。这些姿势活动的例子可以包括观察周围环境中的家庭成员，与治疗师交谈，用受累较轻的手去拿完成任务情境中的物体（高尔夫球、画笔、锤子、牙刷等），将用受累较轻的足滑向物体或朝向伸展方向滑动或跨步等。

转移：选择受累较重的躯干肌肉、肢体伸肌和外展肌的转移，以积极激活肌肉，并在转移中和整个转移过程中移动。转换通常需要更持续的激活躯干肌肉，四肢肌肉收缩叠加成离心收缩和向心收缩。在执行功能性任务时进行转移顺序示例如下。

- 侧向重心移动在高位和高坐位两个方向，但最初通过主动收缩将受累较轻的一侧偏倚向使用较多的躯干外侧肌和四肢伸肌来"驱动"侧向移位。
- 高坐位→离地。
- 向各个方向滑行，但最初朝向受累较轻的一侧，因此，受累较重的四肢更有可能主动收缩以将重心朝预定方向移动。
- 高坐位→站立。
- 沿两个方向在不同的表面上移动，但最初先转移到受累较轻的一侧。
- 受累较轻的下肢向各个方向行走、站立，但要根据最严重的损伤情况选择运动平面（下一段将进一步讨论）。
- 早期步态活动。

在姿势和转换中，患者需要在各个方向都获得控制，但是，最初要根据患者最严重的损伤情况来选择运动平面。例如，如果是伸髋肌无力在髋关节中最为明显，那么最初选择矢状面运动。如果髋外展肌无力在髋关节最显著，最初选择在额状面和水平面的运动。

- 在患者熟悉且有意义的环境中做功能性康复。功能任务和子任务的选择基于两个因素。
  - 对患者是有意义的，且他希望恢复这些活动。
  - 可以使患者的损伤得到解决的任务或子任务。

关于功能性活动的其他考虑包括如下。

  - 需要专门有意的选择运动 / 激活所需的任务和子任务。
  - 患者的环境设置（例如，患者是坐着还是站着，支撑面上哪只足在前哪只足在后，受累较少的肢体是否为支撑面的一部分），此外，还需要专门和有意的选择运动 / 激活所需的任务对象和工具的位置。

以下示例可以阐释上述选择。

  - 如果直立伸展姿势下的持续躯干伸展是所需的移动或对线方式，则要达到的物体必须足够高以要求躯干伸展，并且活动持续的时间需要确保实现肌肉持续激活。
  - 如果患者是裁缝，想要恢复这项活动，而他最严重的躯干损伤是无法维持胸部伸展活动，让她躯干屈曲地坐在普通高度的缝纫机上穿针引线，并不是一个明智的选择。如果选择以更高的坐姿伸手到更高的柜子里去缝纫图案或布料，可能会取得更大的成功。通常，治疗师会与这样的患者一起进行基本日常生活活动（basic activities of daily living，BADL）训练。他的基本日常生活活动可能有活动限制，但与从事子任务和缝纫任务相比，她可能对治疗中的这些活动不感兴趣，也没有动力去实施这些活动。限制这两种活动（基本日常生活活动和缝纫）的潜在障碍是相同的，因为是同一个患者。
  - 通过从事有意义且能激发患者积极性的任务和子任务，临床医生能够帮助患者改善他们在进行各种活动时的各种障碍，包括在急诊和门诊护理中评估的活动结果（基本日常生活活动、床上活动、轮椅和床之间的基本转移、轮椅和厕所等）。
- 在每个姿势和转换中，受累较重的肢体作为主动支撑面的一部分保持在闭链运动功能中。

（随着受累较重的一侧肢体运动功能的改善，它们可能会受到训练，从闭链运动到强化链运动，最后是开链运动。）

  - 较少使用的肢体通常被选为活动的动作肢体，并逐渐被淘汰出支撑面，首先是强化链运动→开链运动，小→大范围，短→长时间。

例如，站立时，当患者在阅读她最喜欢的饼干食谱时，最初双上肢可能都在一个稳定的表面上。这个姿势的进展可能是让她受累较轻的手滑过柜台（一个稳定的表面），去拿糖来做饼干。这两条腿仍然是狭窄支撑面的一部分。然后，患者需要举起一杯糖，并将其倒入碗中搅拌。接下来，患者需要将受累较轻的那只足移到一边，伸手去拿柜台上受累较轻一侧的面粉。这可以进展到受累较轻的腿做一个小的横向踏步，在柜台上进行下一种配料。

2. 高张力或运动过度

另一个常见的临床表现是患者在中枢神经系统损伤后出现肌肉高张力。2000 年 Kandel[68] 和他的同事，在 2000 年把正常的肌张力定义为健康肌肉的一种轻微持续的张力，当活动肢体时，它们只会对移位产生轻微的阻力。这种正常的肌肉张力受到肢体的物理惯性、肌肉和结缔组织的机械和弹性特性以及反射性肌肉收缩的影响（紧张性牵张反射）。中枢神经系统病变后，肢体的物理惯性没有改变，那么，我们在临床上看到的肌肉高张力或对被动运动时出现过度抵抗，一定是由机械和（或）神经学原因引起的。神经源性阻力可表现为肌肉痉挛、僵硬和（或）异常协同收缩。

关于痉挛的定义和评估仍然存在很多争议[69-72]。Lance[73] 在 1980 年将痉挛定义为是一种运动障碍，是由于紧张性牵张反射亢进所致的速度依赖性肌肉张力增高为特征，并伴有腱反射亢进。Young[74] 将痉挛定义为一种运动障碍，其特征是由于椎管内对初级传入信息处理异常而导致的以速度依赖性的紧张性牵张反射亢进。2005 年提出了一个较新的定义将痉挛描述为感觉运动控制障碍，由上运动神经元损伤引起，表现为间歇性或持续性的肌肉非自主激活[75]。因此，在医疗和康复专业人员中，术语"高张力"和"痉挛"的使用缺乏明确性。

人们认为引起高张力的机制多种多样，其中

一种是痉挛[69, 70, 76]。研究表明，脑卒中会导致运动神经元水平上的兴奋性和抑制性输入失衡，从而导致上运动神经元症状[71]。2009年的Sheean和McGuire[76]以及2012年的Ward[71]，撰写了关于高张力和痉挛的综述论文。Sheean和McGuire[76]指出，某些临床损伤在病变后立即出现，这些被称为负面特征包括无力和灵活性下降。在早先的一篇论文中，Sheean[77]描述了一段称为"非过激反射反应的过渡间歇期"的休克期。这段时间的无力或低张力的时间长短不一，从脑卒中后5天到1年以上不等[77-80]。这段时期的负面体征，包括无力和缺乏感觉输入，通常伴随着不活动状态（卧床休息或充其量是最少的活动）。这种活动减少或活动缺失进一步导致了失用性无力。正如本章前面所讨论的，由于失用而导致的肌肉缩短、肌纤维萎缩和肌纤维类型转换等继发性损伤可以在很短的时间内发生。

对于高张力的各个方面，包括痉挛及其原因、诱发因素、严重程度、位置、出现的时间或如何测量，研究人员仍未达成共识[70, 71, 76, 78]。然而，文献中一致认为，中枢神经系统损伤的直接原因是缺失，例如虚弱、感觉输入缺失和肌节长度缺失。因此，似乎这些缺失才是脑卒中的主要损害，而不是高张力和痉挛。Sheean和McGuire[76]在2009年写到"延迟的后果……上运动神经元（upper motor neuron，UMN）通路的损伤是某种形式运动过度的表现，包括痉挛"。"延迟"这个词可能暗示在高张力障碍（包括痉挛）的发展过程中，更多的是次要的作用，而不是主要的作用。这些损害也许应该被认为是脑卒中的继发性损害。

"过度僵硬"是用来描述偏瘫肌肉由于机械原因而抵抗力增加的术语[81]。它是肌肉和结缔组织的机械弹性特性改变的结果。发生的组织变化与制动有关（肌肉和关节缺乏运动），并可能导致以下结果。

- 肌肉结构成分重塑，如胶原蛋白、胶原蛋白与肌肉纤维的比例增加[82]。
- 在某些情况下，肌肉实际长度缩短是因为序列肌节的减少[数量减少和（或）在另一些情况下，静息肌节长度减少）[36, 82]。
- 其他组织，如关节囊和韧带的延展性降低。

Carey和Burghardt[83]还指出骨骼肌横桥结合的比例较高，从而导致这种异常僵硬。

肌肉无力是导致这些肌肉特性发生机械性改变的潜在损伤。这种无力导致患者产生足够力量在关节范围内移动他们的身体和四肢的能力降低，特别是他们的躯干和较多使用的肢体。当无力肌肉的拮抗肌也出现过度活跃（即高张力）时，无力/轻瘫肌肉克服这种抵抗力的挑战就更大了。

作为临床医生，我们在某些肌肉群中反复观察到高张力，我们过分简化了它的起源。我们将患者归类为"高张力屈曲的上肢或僵硬的高张力伸展的下肢"。高张力性和痉挛性常被认为是中枢神经系统损伤后的主要损害。然而，高张力是一个需要进一步研究的多系统实体，具有潜在的单系统损伤集群。文献假设下行指令的改变、对脊髓中间神经元和运动神经元的兴奋性或抑制性输入的改变是导致以下结果的机制。

- 肌肉收缩启动延迟[23, 84]。
- 肌肉激活减少[84, 85]。
- 肌肉活动终止的延迟，在文献中通常表现为肌肉的异常协同收缩[23, 85]。

再次，根据前文的要点，关于中枢神经系统损伤后可能发生的神经系统变化的描述是负面信号而不是正面信号减去启动延迟，肌肉激活减少，终止延迟。有没有可能负性体征是真正的原发性损伤，然后导致继发性的高张力和痉挛的正性体征？中枢神经系统受损的患者出现的高张力是否是整个身体肌肉信息传递缺失、减少或减慢的结果？中枢或外周起源的无力可在停用后数小时内发生。同样，组织缩短几乎可以立即发生。我们从研究中知道，肌肉本身的输入减少或缺乏可能是痉挛和随后的高张力的原因[76]。临床医生和研究人员是否常常不能充分认识到这些负面体征作为理解高张力和痉挛的关键所起的作用？

通过详细的临床检查通常会发现，这些问题在临床上表现为部分身体或肌肉较弱，通常在姿势和近端肢体肌肉中，而肢体远端肌肉出现过度募集。在选择干预策略之前，确定高张力的神经和机械成分是很重要的。无力或不活跃的肌肉可能是高张力肌的拮抗肌，或者是远离高张力肌的肌群的拮抗肌，高张力的肌肉通常提供稳定性。

(1) 高张力或运动过度患者神经肌肉和肌肉骨骼系统的典型原发性和继发性损害：身体两侧可出现以下损害，但在受累较重的一侧躯干和四肢更为严重。

- 无力（包括不能启动肌肉收缩，不能在肌肉中产生足够的力量，以及不能维持以下肌肉收缩）
  - 躯干伸肌（腰、胸、颈）——早期明显。
  - 躯干屈肌（腹内斜肌和腹外斜肌、腹横肌、腹直肌），一旦躯干伸肌得到改善，患者就能脱离整体的屈曲对线。
  - 躯干侧屈肌（腰方肌）。
  - 髋伸肌或外展肌（臀大肌和臀小肌、腘绳肌）。
  - 伸膝肌。
  - 屈膝肌——在患者进行活动时更加明显。
  - 踝关节背屈肌和外翻肌。
  - 肩胛稳定肌（前锯肌）、内收肌、下降肌和向上旋转肌。
  - 肩关节屈肌、伸肌、外旋肌和外展肌。
  - 肘伸肌。
  - 腕伸肌和手指伸肌。
- 组织短缩（包括那些继发于神经和机械因素的组织，如高度僵硬、高张力、痉挛）
  - 躯干侧屈肌。
  - 颈短伸肌。
  - 肩胛上提肌（上斜方肌和肩胛提肌）和外展肌。
  - 肩关节内收肌，屈肌和内旋肌。
  - 肘屈肌。
  - 腕长屈肌和指长屈肌。
  - 拇指屈肌和内收肌。
  - 髋屈肌和内收肌。
  - 屈膝肌。
  - 踝跖屈肌、趾屈肌。
- 关节限制
  - 腰椎和胸椎关节伸展范围缩小。
  - 由于关节囊和韧带的改变，上肢和下肢各关节的活动范围缩小（各关节的活动范围因个体而异）。
- 组织过长
  - 腰胸伸肌。
  - 肩胛骨内收肌和下降肌。

与临床表现为力量产生缺失或减少的患者一样，这些神经肌肉和肌肉骨骼系统的损害通常与其他身体系统的损害并存，具体如下。

- 轻触觉或本体感觉缺失或受损。
- 视力障碍（如偏盲）。
- 视觉空间知觉障碍（例如，注意障碍）。
- 认知功能障碍（如近期或短期记忆受损）。

如前所述，读者可以参考第 16 章关于 NDT 视角下的作业治疗，以便对这些系统中的损伤进行更深入的讨论。

这份损伤列表似乎与前面力量产生缺失或减少的患者列出的内容没有太大不同。然而，这种差异并不令人惊讶，因为之前的研究结果支持了以下假设：在中枢神经系统损伤后，高张力是继发于负面体征的结果。

与力量产生缺失或减少的患者一样，根据个人和背景因素、参与/限制、活动/限制以及身体结构和功能缺陷，高张力患者的确切临床表现将有所不同。然而，尽管存在这些个体差异，但随着时间的推移，常见的临床症状往往是由常见损伤的相互作用造成的。本文对这些常见的 5 种临床状况进行了讨论，讨论了导致姿势和运动功能障碍的可能损伤：坐位时受累较重的下肢伸肌张力增加，站立和行走活动中受累较重的上肢屈肌张力增加，肩关节半脱位，膝关节站立过度伸展，以及步态摆动阶段的腿部僵硬。这些常见的情况通常被归因于高张力。

① 坐位时受累较重侧下肢伸肌张力增加：在坐位无支撑的情况下，中枢神经系统病变的患者常表现为躯干屈曲、骨盆后倾，臀部相对伸展的状态，使得肩膀和重心落于髋关节之后。通常情况下，躯干和臀部肌肉骨骼的限制以及肌肉力量下降，都会影响患者获得理想坐姿的能力（图 11-4）。Landel 和 Fisher 等[86]人详细地描述了对这种姿势对线，认为保持这种姿势而产生的压力会对下肢造成影响，产生典型的异常下肢伸肌模式，即踝足部呈现马蹄足姿势（见第五篇病例报告 A4）。

对于神经系统完整的人，如果长时间保持这种身体姿势，也可能会采取类似的下肢对线方式，来试图保持平衡。不同的是，神经系统完整的人会有其他的运动选择，可以从这种对线和策略上移动，

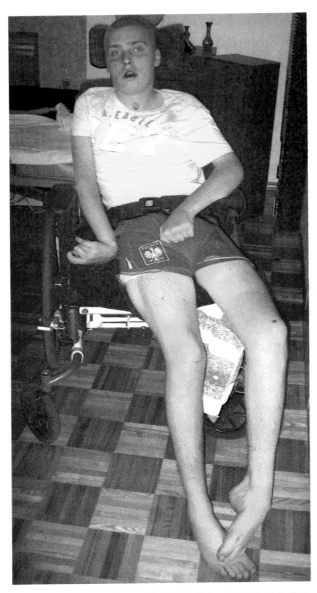

▲ 图 11-4　患者脑损伤后的坐姿和体态，将重心放在髋关节后面，导致下肢伸展（这是一种保持坐姿平衡的策略）

而神经系统损伤的患者则可能会被限制在下肢这样的位置，这种结果不是因为张力较高引起的，而是由于肌肉骨骼的限制和肌肉力量下降，阻碍患者获得更理想对线的能力。

例如，骨盆前倾和腰椎伸展的活动范围减少或腰椎和胸椎伸肌无力，都会影响患者获得更理想的对线。如果患者所具备的活动范围，可以实现骨盆前倾，腰部伸展、髋部相对屈曲，以及重心落于骨盆内，那么下肢（通常还有上肢）肌肉则不需要过度募集或变僵硬来维持平衡。当下肢不需要僵硬地

伸展来维持平衡时，足就可以放置地面，增加人体的整体稳定性。患者可以控制躯干和近端肢体的肌肉以及维持这种对线方式。

综上所述，在这个例子中，这种姿势障碍不是因为下肢伸肌张力高导致的。相反，这种肌肉的过度募集是对姿势对线不齐所产生的一种合理的平衡反应。如果躯干屈曲和骨盆后倾、髋关节伸展和重心后移的这种姿势保持一段时间，由于患者一直保持这种对线，下肢肌肉的机械弹性特性可能会发生进一步的继发性变化。

② 上肢运动过度，包括站立和行走活动：有些患者坐姿相当稳定，但在站立和行走的时候，上肢姿势常表现为肘关节、腕关节和手指屈曲，肱骨内收和内旋增加的姿势[76, 87]。当患者在空间位置不稳时，通过自主或非自主地激集可用肌肉保持过度僵硬来稳定姿势。上肢非自主屈曲的背后机制通常被认为是上肢屈肌的高张力或痉挛的原发性损害。然而，我们无法清楚地解释这种机制。Kamper 和Rymer[85] 提出，除了自主伸肌兴奋减少外，有利于屈曲的机械特性也包括如上肢屈肌有较大横截面积和较大的力矩臂，可以为常见的屈曲模式提供一种解释。Kline 等 [87] 通过肌电图记录发现，步行过程中肱二头肌、手腕和手指屈肌显著激活，而静态姿势（如躺着、坐着或安静地站着）肌电图记录到肌肉活动则较少，提示肢体间耦和：上肢和下肢肌肉之间的相互作用与主动运动任务相关，并导致上肢屈曲模式。

临床医生可能会仓促下定论：这只手臂应该进行注射 Botox（Allergan），以减少站立和行走过程中上肢的屈曲。进一步对患者的整体对线和运动倾向观察通常会发现，一个人总是坐着、站着时躯干不活动，而且在坐着和转移时，他可能会让受累较重的腿和足比使用较少的腿和足向前迈得更远。当患者弯腰站立时，肩部可能偏离中线，向受累较轻一侧倾斜，患者站时主要依靠受累较轻一侧的腿部和手臂的力量来承受身体的大部分重量。在努力站起来的过程中，患者主要是仅通过使用身体的一侧发力而导致站立不稳（通常是由于髋部肌肉麻痹造成的），进而导致患者用一条腿保持平衡。这种努力和不平衡可能会导致上肢屈肌的过度募集。为了

有效地解决肌肉过度募集的问题，专业人员必须检查并解决躯干和臀部肌肉无力的功能障碍。

③ 肩关节半脱位：在上一节关于力产生的缺失或减少的章节中，肩关节半脱位被认为是肌肉对线失调和肌肉活动不活跃导致的问题。同样，某些肌肉群盂肱关节外旋肌、伸肌、外展肌和伸肘肌）的不活跃或无力，以及患者的躯干和下肢采取了类似于前一个例子中描述的姿势和对线方式（上肢在站立和行走期间的过度运动），导致上肢采用主要的屈肩、内收和内旋姿势，同时屈肘，这再次为肩关节半脱位创造生物力学条件。此外，随着时间的推移，肱骨屈肌、内收肌和肱二头肌的过度激活，加上胸肌和其他内部旋转肌的短缩，可能会使肱骨失去对位，进一步导致上半脱位、前半脱位或下半脱位[88]。因此，应该检查患者的上斜方肌、肩胛提肌、胸大肌、背阔肌和大圆肌是否有继发性紧张和过度僵硬，因为这些肌肉通常会随着时间的推移而缩短。除了潜在的主要损伤，还必须治疗这些继发性损伤，例如近端（在肩胛骨和上象限周围）和远端（在下躯干和/或腿）的无力，同时需要解决软组织僵硬问题，以有效治疗可能导致前、下盂肱关节半脱位的对线不齐[64]。

④ 站立和步态支撑相的膝过伸：在力产生缺失或减少患者的临床表现中，还讨论了膝过伸的问题。本文介绍了对线的发展和作用于躯干、髋关节、膝关节和踝关节的作用力，以说明这些因素是如何导致这种临床情况的。在张力过高或运动过度的患者中，也可能发生相同的对线不齐和由此产生的关节反作用力。正如在本临床表现的损害中所列，这些人表现出某些肌肉群的缺点，并伴有其拮抗肌的过度活动。组织缩短和过度僵硬的继发性损伤通常会随着时间的推移而发展，正如前面所讨论的，可能会相对较快地发生，导致关节和身体节段对位效率低下。

例如，躯干外侧肌肉过度活跃且随后发生短缩，并伴有伸髋肌或外展肌无力，可能伴有髋内收肌过度募集，以及跖屈肌过度活跃和缩短，可能会导致患者站立时髋关节屈曲和内收。这种损伤和对位失调可能会导致骨盆向后方或侧方偏斜，还会导致患侧骨盆向后旋转。这种对位方式与对产力缺失或减少患者的描述是一样的，有发生膝关节过度伸展的风险，并会改变通过下肢的地面反作用力。胫骨近端被迫向后移动，使踝关节处于跖曲和内翻状态。这种肌肉无力、组织缩短和拮抗肌过度活动引起的站立和步态生物力学对线不齐的结果通常是膝过伸。高张力或运动过度活跃的患者的这种临床状况是由一系列损伤引起的，这些损伤与力产生的缺失或减少的患者的损伤明显相似（原发性肌肉募集不足），并伴有其他症状（高张力或痉挛）的增加，以及随后出现的继发性损害，如肌肉过度僵硬、肌肉缩短和关节受限。

⑤ 步态摆动相腿部僵硬：通常，由于原发性和继发性损伤，患者在站立时会表现出膝过伸状态，在摆动时会出现腿部僵硬步态。仔细检查通常会发现近端躯干和髋部肌肉的损伤 [胸椎伸肌、伸髋肌和（或）外展肌的不活动和（或）无力），步态周期中，受累较重的下肢不能实现站立中期的对线，还会导致受累较轻的下肢步幅短快。因此不能实现受累较重一侧的肢体在后的体位，这个体位是摆动的起始位置。

有效的正常步态需要躯干稳定并协同激活，包括在所有运动平面中相对稳定的骨盆[89]。在这里描述的临床场景中，在躯干和髋部无力的情况下，我们可以看到躯干和骨盆向后旋转，就像在临床表现中所描述的那样。当重量从受累较重的腿转移到受累较轻的腿上时，受累的髋关节经常处于外旋位置。这两个因素缺乏肢体和通过躯干和骨盆向后旋转，在生物力学上会对摆动的起始阶段造成了不利影响。髋关节和膝关节屈肌无力可能会进一步加重摆动相问题。然而，即使患者可以激活这些肌肉，患者在获得这种肌肉活动方面也处于不利地位，因为生物力学对线受损。由此产生的骨盆代偿模式，导致膝关节伸展而不是膝关节的屈曲，从而形成了摆动时僵硬的腿部步态模式。其次，我们看到肌肉不活跃或无力的主要损伤导致了这种整体表现，继发性软组织痉挛或过度僵硬的损害也可能发生在躯干外侧屈肌，特别是腰方肌、背阔肌及远端的跖屈肌，这是由于肢体偏向于这些范围而造成的。

神经损伤的患者确实存在更多的肌张力问题，但了解原发性肌肉募集不足如何导致运动选择缺失，并导致继发性损伤如对线问题，使临床医生能够将干预重点放在功能障碍的原因上（ZIG 与 ZAG）。如果最基本的原发性损伤没有得到认识和适当的解决，它们通常会导致更多的继发性损伤，包括高张力的形成。

（2）对高张力或肌肉过度活跃患者的干预原则：虽然患者在脑卒中前后的情况都是不同的，但这些基本原则可以为临床医生选择干预策略提供指导，从而帮助患者获得最佳结果。这些原则是基于导致该临床表现损害潜在集合的理解。这些原则并不需要按照所列的顺序连续使用，而是要在任何特定的干预内和整个干预期间综合使用。

- 这种临床表现的干预原则与力量产生缺失或减少的患者的干预原则相似，如肌肉无力（包括不能开始肌肉收缩，不能产生足够的力量和无法维持肌肉收缩）可能需要更多的原则，如下所述。
- 牵伸被缩短的软组织。

相对于由治疗师或护理人员进行的被动牵伸，个人主动牵伸能取得更好的结果。

如果身体各部分可以稳定和保持在一个闭链对齐的状态，通过自己积极牵伸并移动身体僵硬部分。例如，对于腓肠肌 – 比目鱼肌复合体紧张的患者，可以让患者坐在高低椅上，调节位置让足可以与地板接触。鼓励患者向前伸展和移位越过支撑面，起跳或向前移动，这些运动都会增加踝关节的背屈运动。治疗师会协助患者保持髋关节、膝关节和足保持对齐（自由或限制髋关节外展 / 内收、外 / 内旋转）的姿势。随着时间的推移，膝关节屈曲角度的增加，足会向后靠的更远。此外，踝关节背曲角度增加和（或）高低椅位置降低。使用此原理可以调整许多关节。

- 选择伸展的最佳位置或身体和四肢节段的对线方式。选择用于闭链对线的表面可能需要适应松紧度。第一选择应该是把部分身体控制在一个更理想的封闭链对线。例如，如果可能的话，手指和手腕应该伸展（小心保持手部的弓），并放置在一个坚实的平面上进行主动牵伸，即使在末端有轻微的阻力。
- 当范围限制了患者或治疗师以更理想的对线

进行闭链运动的能力时，应该找到替代的表面或对线。例如，当手腕和手指屈肌紧绷限制了患者或治疗师在手腕伸展时完全张开手并将其放在平面上的能力时，应该考虑一个坚固、光滑的表面来适应这种松紧度，而不是通过将手放在平坦的平面上来损伤关节和肌肉。

- 随着活动范围的扩大，努力使肌肉收缩具有更典型的生物力学对线和更有利的长度 – 张力关系。
- 在关节囊和韧带紧密的地方活动关节。
- 在活动范围受到严重限制的情况下，如挛缩，可以考虑辅助性治疗和会诊，如肉毒素注射或手术干预。

3. 共济失调

共济失调源于希腊语，意为"无序"，通常用于描述运动不协调[90]。与先前讨论的临床表现一样，共济失调是对临床表现的描述。要有效地治疗，必须首先确定潜在的损害或系统功能障碍。

共济失调在脑干或小脑病理中最常见。文献中提出了几种共济失调的分类系统，根据原因分可为遗传性（Friedreich 共济失调是其中之一）与非遗传性（或因脑卒中、多发性硬化症、肿瘤、代谢紊乱、药物或酒精摄入而获得）以及特发性共济失调[91]。

也许对临床医生最有帮助的分类是与病理、病变部位或系统使用有关的分类。感觉性共济失调、前庭共济失调、小脑共济失调或混合性共济失调的这种分类首先由 Morgan 提出[92]，由 Edwards[93] 进行扩展，并由深入研究共济失调机制的人继续详细阐述[90]。表 11–2 中给出了对这一信息的总结。

共济失调的机制尚不清楚，但研究正在提供更多关于导致运动不协调的潜在损害的过度运动、运动不足、意向性震颤和近端姿势不稳定，这些往往是脑卒中后共济失调或脑损伤患者的常见临床表现。

对共济失调患者进行单关节运动研究，发现主动肌的运动幅度减小，时间延长，随着运动的加速而造成障碍[94]。拮抗肌激活也延迟，导致减速后的障碍。这些障碍可以解释患者脑卒中后出现的一些问题，如控制运动的幅度、过度运动以及交替动作

表 11-2 共济失调 – 病变位置和临床表现

类　型	损伤部位	可能存在的影响 / 临床表现
感觉性共济失调	本体感受向中枢神经系统输入的中断（周围神经的传入部分、进入脊髓的后根、脊髓后柱、脑干内侧丘系、丘脑感觉接受区、顶叶皮质的任何病理改变）	• 步宽大、顿足步态 • 严重依赖视觉反馈 • 闭眼会增加姿势摇摆 • 黑暗中处于不利地位
前庭性共济失调	外周前庭疾病（迷路病理）或中枢性疾病（例如延髓脑卒中）	• 影响坐位和站立的平衡 • 步态蹒跚 • 支持面积大 • 头部和躯干活动减少 • 可能伴有眩晕和眼球震颤
小脑共济失调	**小脑或小脑的传入或传出连接处损伤** • 脊髓小脑背侧和腹侧通路 • 脑桥核 • 三个小脑足中的任何一个损伤	**中线结构损害会产生双侧症状** • 躯干性共济失调 • 头部震颤 • 步态和平衡异常 • 构音障碍和眼球震颤也可能出现。 **一侧损伤会引起** • 同侧肢体症状（例如运动障碍、协同障碍、运动障碍、震颤） • 平衡异常（例如姿势摆动增加，对干扰的反应过度或减弱，在身体其他部位运动时平衡控制不佳，躯干震颤） • 步态异常（足部位置不稳定，足部轨迹不正常，支撑点宽，运动路径改变，关节间协调模式异常）

的速度和节奏方面的缺陷，这些缺陷可以解释患者脑卒中后在控制运动幅度、过度运动以及在交替运动中速度和节奏出现的问题。

最近，对共济失调和多关节运动控制的研究有了实质性的进展，这些信息对临床医生很有意义[95-99]。我们的重点是修复功能性任务，这当然需要控制多个关节和多个自由度[95, 96]。

Bastian 和他的同事[96, 97]在两项研究中证明，一个关节上的运动产生相互作用的扭矩或力矩，会影响相邻关节的运动。这些力矩与速度和加速度有关，随着运动速度的增加而增大。肌肉总是会产生力矩，它可协助产生预期的运动，并对抗与预期运动相反的肌肉。共济失调患者，尤其是小脑共济失调患者，表现出多关节运动障碍。Bastian 及同事推测[97]，共济失调可能是由于无法利用或对抗这些肌肉间相互作用力矩。

Shumway-Cook 和 Woollacott[100] 指出，"协调的功能性运动需要根据任务的标准对力量进行评估或分级"。这一信息提供了原因，为什么共济失调患者有肌肉激活的困难，并因此产生运动不协调的问题。

除了主动肌和拮抗肌的肌肉活动逐渐控制（尤其是肢体）受损，共济失调患者还表现出姿势控制方面的问题[90, 101-103]。在对意外干扰的反应中，人们已经注意到了姿势反应过度、无法设置正确大小以及无法得到响应[102, 103]。Diener 等[103]也证实由于姿势肌肉活动与肢体运动不协调，姿势稳定性受到损害，小脑疾病患者会产生异常的准备性姿势肌肉活动。

对临床医生来说，共济失调的治疗是非常具有挑战性的，可能是因为我们更多关注的是临床症状，而不是潜在的损害。作为临床医生，我们很清楚，共济失调患者在激活肌肉很有潜力，尤其是四肢的肌肉。但是，正如文献表明，我们很难对这类患者的肌肉活动进行分级。此外，这类患者往往也有姿势控制方面的问题，包括预期的姿势控制，以及对姿势肌肉活动进行逐渐控制，使之与身体和肢体运动所需要的稳定性相适应。

(1) 共济失调的主要障碍

- 无法维持躯干的协同运动（腰肌和胸肌与腹肌）。
- 不能评定躯干肌肉与肢体运动协同激活的等级和时间（即，预期的姿势调整）。
- 不能对四肢的主动肌/拮抗肌的肌肉活动进行逐渐控制和定时。

感觉和调节系统的损伤，会进一步加重患者对肢体和身体在空间运动进行逐渐控制和调节的能力。这些损伤包括但不局限于触觉和本体感觉的丧失或损伤、视力损伤（如眼球震颤、复视）和前庭损伤，从而导致眩晕和恶心。运动不协调性在口腔和面部肌肉中也很明显，会导致言语障碍。在第16章和第18章关于作业治疗和言语－语言病理学中会进一步讨论这些损伤。

(2) 共济失调患者的干预原则：最近对小脑共济失调患者进行康复研究的系统综述揭示对这个领域的研究还很有限。大多数的干预研究是个案研究或个案系列[104-106]。许多临床医生会通过在四肢、中轴骨或辅助设备上施加重量来控制患者的共济失调运动。这种干预的有效性尚无定论，一些患者能得到改善，而另一些患者的功能却恶化[107-110]。显示出积极效果的干预措施如下。

- 通过积极矫正躯干肌力来解决躯干控制/稳定问题[101, 111-113]。
- 特定任务训练或功能性任务练习[112-114]。
- 通过在较小的支撑面上移动或减少对上肢的支撑和依赖，逐步挑战患者[111, 112, 115]。

本书为NDT实践模型的检查和干预提供了支持。躯干和肢体控制力下降的潜在损害（躯干的预期姿势控制力降低和对躯干的姿势控制力进行分级，以及对四肢肌肉活动能力降低进行分级）在功能任务中以一种逐渐具有挑战性的方式得到了解决。下面是对这些干预思想的总结。这些想法无须按以下列示的顺序使用，而是要在任何特定的干预阶段内和整个干预阶段综合使用。

- 谨慎使用言语暗示。共济失调患者可以自己激活肌肉。当进行口头指导时，他们会发起动作，但动作不协调，缺乏逐渐控制能力，而且由于缺乏姿势肌肉的预期激活，他们很

容易受到影响。

- 在各种功能活动中，促进躯干在各种姿势下的协同活动，以增强姿势控制/核心稳定性，同时肢体最初处于闭链运动功能中，但关节处于中部。因此，肢体不能用作被动支点。举例包括但不限于以下内容。

  - 上肢最初可能是支撑面的一部分，其表面高度应使肘部略微弯曲，而不会锁定在过度伸展状态。
  - 下肢可以在蹲姿下进行运动。然而，患者不仅要保持蹲姿，还要在这个姿势下做小幅度的移动，并且要改变重心，减轻一只足的重量（刚开始时，受影响较小），也许要向前或向侧边滑动，并向这些方向前进。以这种方式，通过在逐渐变小的运动面上运动，来挑战姿势控制，加强伸肌，并在支持体重的同时学习肌肉患者的募集。
  - 通过限制患者通过上肢的过度支持的来增加进一步的挑战。患者可以用一只手或两只手握住物体。利用物体在表面上滑动帮助移动，直到没有上肢支撑，然后再迈步并到达物体的放置处。活动的例子可能是装卸洗碗机或干衣机，或者伸手去拿较低的橱柜或工作台中的物品。
  - 进一步的进展可能不仅需要在这些中、小范围内进行有控制的运动，而且需要逐渐增加患者四肢和身体的运动范围。通过这种方式，对姿势控制的挑战通过叠加肢体和身体运动来不断进行，同时也通过对患者进行逐渐招募肌肉活动来挑战自己，这些肌肉活动需要通过更大范围的控制来移动。

- 受累较重的肢体逐渐从闭链活动到更大范围的活动，再到在开链运动之前的强化链运动。共济失调患者从强化链运动中的感觉反馈中获得巨大的好处，以量化和逐渐控制肌肉激活。例如，人可以将手沿着倾斜的表面滑动，将伸展的轨迹引导到橱柜或头顶的架子上。不要让受累较重的肢体与物体或物体表面失去接触，这有助于对运动的逐步控制和组织。

这个原则既适用于上肢，也适用于下肢。

当运动链第一次在上肢中打开时，请考虑将物体（如杯子）放在手中，以提供反馈以帮助移动。选择一个有结果的对象或任务可能会对此反馈有所帮助。例如，杯子可以是聚苯乙烯泡沫塑料杯子或装满水。

- 持续监测对线，尽量避免患者依赖骨骼和韧带结构来维持稳定。
- 将功能导向性的动态任务纳入治疗，对患者有意义且在日常生活中使用的任务。

牢记这些关键原则，NDT 框架内与其他中枢神经系统损害患者使用的许多干预策略也可以应用于共济失调患者。第五篇（A2）中来自 Guha 和 Rock 病例报告中的患者没有诊断为共济失调，但她的护理计划中使用的活动顺序显示了这一进行性挑战。

4. 倾斜行为——对侧倾斜

倾斜综合征最早在 1909 年被提及[116]，在 Davies[117]1985 年出版的《循序渐进（Steps To Follow）》一书中首次进行了临床描述。大多数学者引用脑卒中急性期其发生率大约 10%（5.3% 的全部脑卒中人群和 10% 接受康复治疗的卒中人群）[118, 119]。然而其他研究显示其发生率更高，2004 年 Danells 等[120] 显示发生率为 63%，2005 年 Lafosse 等[121] 研究显示为 40%～50%。Davies[117] 所说的脑卒中后患者倾斜现象被称为对侧倾斜、倾斜综合征、同侧倾斜或倾斜行为[120, 122, 123]。它被定义为"脑卒中患者主动偏离健侧，导致姿势失去平衡，向偏瘫侧倾斜"[124]。这些患者强烈抵制在额状面和矢状面对重力的被动矫正。如果矫正是突然进行的，或者没有任何功能或任务情境，这种矫正阻力尤其强烈。在其他类型的中枢神经系统损伤（如创伤或肿瘤）后，患者也会出现这种行为[125]。

脑卒中后表现出如上所述的倾斜行为时，不要与有斜视损伤和丘脑发育不全的患者相混淆，斜视损伤和丘脑发育不全的患者不会主动矫正[123]。相反，这些患者的一侧倾斜或倾向是由于他们缺乏运动控制或降低运动控制降低而失去平衡导致的[123]。

Karnath[123] 和其他人[120-122] 指出，如果只在仰卧状态下对患者进行评估，通常不会检测到倾斜。通常只有当患者坐着或站着时，倾斜才变得明显，

如图 11-5 所示。仰卧姿势本质上就是一个大而稳定的支撑平面。然而，即使在仰卧状态下，患者也有可能认为自己不稳定，在极少数但严重的情况下，可以在这种姿势下观察到倾斜的倾向。

Karnath 和多位同事[123, 124, 126-129] 一直在对这一人群进行广泛的研究，以确定倾斜综合征的原因，最近，他们还提出了管理和治疗策略。在 2000 年的一项研究中[128]，研究人员确定倾斜综合征与左侧或右侧后丘脑的单侧损伤有关。第二组研究人员发现，岛叶和中央后回的损伤也会导致倾斜综合征行为[130]，但这种情况发生的频率较低。这些区域的损伤被认为是导致这种"独特的姿势控制障

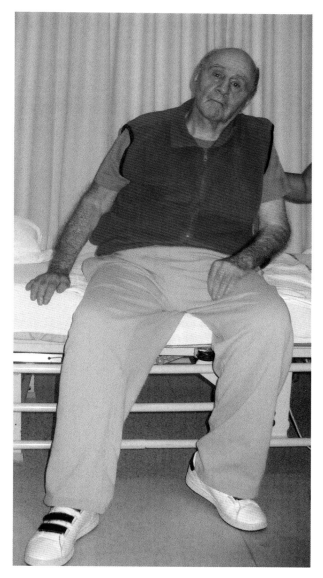

▲ 图 11-5　患者表现倾斜行为

碍的原因，导致对身体相对于重力的方位感知的改变"[126]。

Karnath 等[129] 在 2005 年确定导致倾斜综合征的脑卒中类型更有可能是出血性卒中而不是缺血性卒中。丘脑后部梗死也较少发生，一些研究人员认为，这种倾斜现象在右脑受损的患者中更为普遍（65%，而左脑受损的个体为 35%）[124]。而一些研究并没有显示任何差异[118, 120]。目前普遍认为，双侧半球病变都可能导致倾斜综合征[118, 123, 127, 128]。

Karnath 等[124] 在 2000 年的论文中将这种行为称为对侧倾斜。后来，人们通常把这种行为称之对侧倾斜[130-133]。在此之前，表现出这种行为的人被诊断为有倾斜综合征。然而，使用"综合征"一词表示存在其他体征和症状。

传统理论认为，空间忽略和其他神经心理损伤是导致倾斜行为的原因[117]。然而，进一步的研究已经确定，这些其他的现象与这种倾斜行为没有因果关系[118, 120, 123, 130]。然而，右脑损伤后倾斜行为与空间忽略之间存在很强的相关性。在 2002 年 Pérennou 等[122] 的研究和 2000 年 Karnath 等[124] 研究显示，右半球病变的患者 100% 表现空间忽略。在 Saj 等[134]2005 年的研究中，80% 的右半球病变患者表现空间忽略，Karnath 等[129]2005 年的研究有 67% 的患者表现出空间忽略，Danells 等[120]2004 年的论文中有 62% 的患者表现空间忽略，Pedersen 等的综述论文中有 40% 的患者表现空间忽略。左半球损伤后的倾斜行为与失语症也有很强的相关性（100%[126]、80%[121, 126, 130]、60%[129]、47.1%[118]），之所以会出现这些强相关性（空间忽略与右半球病变和失语症与左半球病变），是因为与这些功能相关的相关大脑结构彼此非常靠近，而不是因果关系[127]。

研究人员已经证明，这些患者的视觉和前庭系统似乎都是完整的[124]。然而，他们的主观垂直感知（subjective perceived vertical，SPV）约为同侧、非异常侧的 18%。也就是说，这些患者在重力方向的这一排列中感知自己是直立的（在与重力的关系中是直立的）。因此，这一领域的研究人员认为，倾斜行为是由于对身体方向相对于重力的感知发生了变化[123, 124, 129, 130]。因此，有证据表明，在重力状态下，存在第二种重力感受通道（与视觉／前庭重

力感受系统相分离，用于感知视觉世界）。有证据表明，这个第二重力感觉系统的外周感受器位于躯干，与头、颈或下肢相对，并位于或靠近肾脏，信息分别通过肾神经和膈神经或迷走神经从腹腔的大血管或内脏传递[135]。

在临床上，表现倾斜行为的患者会偏向患侧、偏瘫侧。然而，如上所述，研究已经明确证实，这些人的主观垂直感知实际上与患侧成约 18°[124]，到目前为止，研究人员还不能完全解释这种明显的矛盾，即主观垂直感知偏向健侧、受累较轻的一侧但患者却积极地向患侧、受累较重的一侧倾斜[122-124]。正在进行的研究可以确保我们能够解释临床表现和研究之间的差异。

研究人员之间存在一些争论，即应根据患侧（肢体和躯干）的运动恢复情况决定是否归类为倾斜者[118, 120, 124, 129, 132]。一些人认为，只有严重受累的情况下，包括在患侧基本上没有运动恢复，才算是倾斜者。如果患侧运动恢复相对良好，则不能归类为倾斜者，尽管他们积极地向患侧倾斜，并抵制纠正垂直中线[118, 120, 124, 129]。

Karnath 等开发了一个量表，即对侧倾斜量表（the clinical scale for contraversive pushing，SCP），用来确定脑卒中患者是否有倾斜，并对倾斜的程度进行分级。该量表有 3 个领域：①自发姿势的对称性；②用健侧肢体的通过伸展和外展增加倾斜的力；③对被动矫正姿势的抵抗。分别在坐位和站立位两种姿势下进行评价。最高分 6 分，分数越高，倾斜程度越大。如果在这三个域中的任何一个获得＞0 分，就会确定为倾斜者。

SCP 量表是最广泛用于识别倾斜行为的量表。然而，另外两个量表在确定倾斜行为也是可靠和有效的[136]，它们是伯克侧倾量表（the Burke lateropulsion scale，BLS）和改良对侧侧倾量表（the modified scale for contraversive pushing，MSCP）。BLS 量表可评价保持或改变位置的动作或反应的程度，是唯一评估仰卧翻身和行走时的倾斜行为量表。最近的一项研究表明，在站立和行走时，BLS 量表可能对检测轻微的倾斜行为更敏感[137]。

直到最近，所有与倾斜行为相关的研究大都是中度到重度对侧瘫痪的受试者[118, 120, 124, 126, 129]，

Danells 等 [120] 和其他人 [118, 124] 认为，倾斜行为的恢复与运动控制恢复并不是紧密相关的。倾斜行为通常在 3 个月（71%[120]）或 6 个月（100%[118, 126, 129]）时完全消失，但所有患者仍存在严重的运动障碍 / 轻瘫。2007 年，Santos-Pontelli 等发表了一项关于脑卒中后有轻微瘫痪患者的倾斜行为研究，他们的结果显示，随着倾斜行为减少，功能结果测量值增加（使用 Barthel 指数），而轻瘫水平没有统计学上的变化。这项研究支持了一个假设，即倾斜行为与运动控制的恢复并没有紧密的联系。

研究人员可以讨论并确定这些变化，以及哪种标准可将患者定义为倾斜行为。事实上本章的目的和临床医生相关，所有脑卒中后偏离他们受累较轻的一侧的患者（主要是额状面和矢状面）通常抵抗身体对垂直中线的矫正，他们都应该包括在倾斜行为的类别中，而不管身体受累较重一侧的运动恢复程度有多大。

有趣的是，临床经验表明，卒中后出现倾斜行为的人都有轻度到重度的瘫痪。轻度瘫痪的患者，其受累较重的一侧似乎能更快地克服倾斜行为。倾即使只有轻微到中度的瘫痪，斜行为越严重，患者在受累较重的一侧出现运动的可能性也就越小。这些患者在空间定向可能是紊乱的，以至于他们几乎在所有的姿势中都感到失去平衡（在最严重的情况下是仰卧）。这种紊乱可能会掩盖受累较重的一侧保留下来的运动。这些患者在寻找他们的垂直中线时，躯干外侧的肌肉活动以及肢体的伸展和外展活动如此强烈地倾斜，以至于使用较少的肢体和躯干肌肉活动被抑制或出现在屈肌撤退模式 / 运动的协同效应中。临床上，无论是否是脑卒中，当她感觉到自己向一侧倾斜时，她将积极地募集那一侧的抗重力肌肉活动。这种努力增多的肌肉活动通常会导致另一侧肢体的屈肌活动重新启动。非负重侧或负重较少的那侧的屈肌活动是平衡反应的一部分，也是努力积极募集使用较少侧肌肉活动的结果。因此，对于表现出倾斜行为的患者来说，如果他们通过倾斜来克服主观知觉垂直和主观视觉垂直（subjective visual vertical，SVV）之间的失衡，那么他们就会激活受累较轻一侧的反重力伸展和外展的肌肉活动，激活使用较多的一侧的屈肌活动。临

床医生经常将这种屈肌共同运动误解为是脑卒中引起的痉挛或高张力，而从逻辑上讲，尽管是存在功能障碍，这也可能是对个人感知所引起的平衡反应或肌肉募集。

Pedersen 等 [118] 在 1996 年在哥本哈根脑卒中研究中得出结论，"患侧倾斜不会影响功能结局，但会显著延缓康复过程"。在同一篇论文中，这些患者与没有倾斜行为的患者相比需要多出 3.6 周的康复期，才能达到相同的功能结果。2004 年，Danells 等 [120] 发现，与非倾斜者相比，表现出倾斜行为患者的住院时间（length of stay，LOS）需要增加 4.57 周才能达到相同的功能水平，其采用 Barthel 指数和 Fugl-Meyer 指数 [118, 120] 作为功能预后指标。尽管脑卒中后 3 个月和 6 个月持续存在严重的瘫痪，但随着这些患者倾斜行为的减少，功能会改善。

(1) 倾斜行为患者的神经肌肉和肌肉骨骼系统的典型原发性和继发性损害：正如本书前面所讨论的，为了让临床医生做出适当的干预选择，以最大化患者的功能结果，确定患者最严重的损伤是至关重要的。表现出对侧倾斜行为的患者在其使用较多一侧可能会有类似于非倾斜患者的损害分类。例如，无论患者是否出现倾斜行为，其神经肌肉、肌肉骨骼和感觉 / 感知系统的损伤都是相似的。然而，我们将两种独特的损伤归入具有倾斜行为的列表中。

• 身体相对于重力的方向的感知发生改变（即重力系统）。
• 患侧（一侧躯干和四肢）肌肉不适当过度募集，具体来说是手臂和腿部伸肌和外展肌以及躯干外侧屈肌的向心性活动。

从运动稳定的角度来看，表现出倾斜行为的人与没有倾斜行为的脑卒中患者正好相反。他们不接受受累较轻的一侧的身体重量。患侧上、下肢的伸肌和外展肌以及患侧躯干外侧屈肌在向心运动中强烈收缩，使得患者不允许身体这一侧支撑他们的体重（通过离心收缩和等长收缩）。

有些患者不会过度募集他们受累较少一侧（躯干和肢体）的肌肉，但他们这样做似乎是合乎逻辑的。他们知道受累较多一侧的功能并不完好，所以他们接受受累较少一侧的重量，并使用受累较少的肢体和同侧躯干肌肉来稳定两侧。考虑到他们有偏

瘫的损伤，过度募集肌肉似乎也是合乎逻辑且适当的。表现出对侧倾斜的人以不恰当的方式使用受累较少侧肢体和躯干的肌肉；倾斜行为不但不能帮助他们在直立姿势下保持平衡和对称，反而会导致失去平衡。

（2）具有对侧倾斜行为患者的干预原则：在恢复期应用策略帮助倾斜行为的患者尽早整合和解决倾斜倾向，可确保临床医生缩短倾斜周期，从而促进患者的功能独立，恢复到脑卒中后没有倾斜行为患者所能达到的功能水平。Karnath 和 Broetz[127] 建议，使用视觉系统纠正他们的身体垂直力线，可作为治疗倾斜行为的一种新的干预策略。他们承认，这需要训练，因为具有倾斜行为的患者似乎不能自发地使用这些视觉信息来保持直立。几十年来，临床医生一直在结合视觉反馈（例如环境中的物体）来帮助倾斜患者克服他们对主观垂直感知的感知姿势损伤。但这只是获得一定程度的成功，也许患者要完成正常的日常活动需要更多地关注任务，而不是环境中的视觉信息，除非它与执行任务有关。指导患者使用视觉信息作为一种代偿策略，而没有重新训练潜在的受损机制（例如躯干中的重力感受器），也可能干扰这些患者的神经恢复（通过神经可塑性机制）。临床医生需要采取干预策略来处理患者的倾斜行为，但最好是基于神经的可塑性发展而不是代偿性的策略。以下指南和干预策略是基于NDT 实践模型提出的，用于研究具有对侧倾斜行为的脑卒中患者。这些指导不打算按所列的顺序连续使用，而是要在任何特定的阶段和整个干预期间综合使用。

- 治疗双侧身体（当然还有躯干）。
  - 受累较少的一侧与受累较多一侧相比，肌肉不适当地过度活跃，表现出不同但同样显著的损伤。它被称为较少受累的一侧，以与本书中对所有脑卒中患者的术语的使用保持一致。然而，在这个分组中，受累较少和受累较多一侧的术语可能是用词不当。倾斜的、受累较少的一侧也同样麻烦。
  - 受累程度较少的一侧需要离心和等长地承受体重。

- 受累程度较多的一侧需要躯干外侧肌肉和腿部伸展肌肉来激活和维持活动（手臂也是如此，但最初，治疗师可能只能管理和处理躯干和腿部，因此需要确定优先顺序）。

- 从中线到受累程度较少一侧，回到中线，到受累程度较少一侧，再回到中线。受损的中线位于垂直的额状面和矢状面，其中额状面的损伤较大。

- 使受累较少的肢体不处于优势。
  - 使这些肢体更多地保持屈曲而不是伸展（特别是中间关节；膝关节和肘关节）。足 / 腿的例子是在一个台阶上，缩在一个狭窄的支撑面上，限制足可以接触或推动的地方。
  - 如果上肢倾斜过甚，使其无法保持在稳定的平面上，而又难以使其处于不利地位，那么就把它移出支撑面，或给它另一项工作，这项工作要么对个人有影响，要么会分散人的注意力。这样做的方法包括端起一杯水，或从桌子或椅子的另一端滑向某个特定的目标物。
  - 让受累较少的肢体参与活动 / 运动，这样肌肉就没有时间建立同心伸肌和外展肌力来倾斜

- 让更多的受累肢体处于闭链结构中（见干预的第 9 章），这需要伸肌和外展肌的激活。随着受累程度较多的一侧变得更加活跃，受累程度较少的一侧的过度活动就会减少。

- 让患者进行熟悉且有意义的现实生活中的功能性特定任务，帮助或组织运动，并分散对患者中线的错误认知。
  - 选择熟悉并能激发患者运动和认知能力的活动。
  - 让患者伸手、滑动、迈步，将真实的物体向较少累及的一侧，向上和向前推。
  - 当较少累及的肢体在改良闭链运动中执行伸展、滑动、步行和推动这些活动时，患者会做得更好（当与物体 / 表面接触时，有时，这个表面可能需要有点不稳定，防止被用作倾斜的支点）。

- 患者可能需要休息，使得他们可以打破倾斜的循环，让临床医生有时间考虑接下来的几项活动。更多示例包括以下内容。
  - 坐着的时候，身体靠在受累较少的肘部上。
  - 将整个身体伏在桌子上的枕头上进行休息，或者在站位时靠在前面的柱子上（通常为倾斜站立）。

注意：临床医生可能需要帮助患者摆成这些姿势，才能战胜躯干和较少受累的肢体的倾斜。

- 要注意的是，最好是分散患者注意力或诱导他进行体位转换，例如抬起身子坐↔站，而不是直接要求患者站起来。例如，让他向前伸手去推一把椅子，当他坐得很高的时候，把椅子向前推到受累较少的一侧。如果他推得足够远，就会在他没有意识到的情况下起身站起。若是直接要求他站起来或抬离地面，通常会引起不适当的肌肉过度活动，较少受累肢体的伸肌和外展肌向相反的方向倾斜。因此，这些转移模式对临床医生和个体来说是非常困难且低效。

- 以各种不同的姿势进行功能性活动，不要长时间保持同一种姿势。姿势转换是一个很好的选择；有关原理和一些想法，请参阅下一个要点。以下是从事功能性任务时的工作姿势示例。
  - 高位坐姿。
  - 更高位坐姿。
  - 蹲下（是这种人群中进行工作的好姿势）。
  - 站立和踏步（不要急于站立，站立时，受累较少侧的肢体保持的活动）。

- 多进行姿势转换，而不是持续保持同一姿势。运动可以在患者寻找中线时提供本体感觉信息。以下是从事功能性任务时要处理的姿势转换例子。
  - 快速移动——在鼓励人们快速移动到受累程度较高的一侧之前，大部分都是向前和向后移动，然后移动到受累程度较低一侧。向受累程度较高一侧会增加倾斜倾向。
  - 坐↔抬起。
  - 坐↔站。

- 在各种不同的平面进行姿势转换。
- 再说一次，在鼓励转换至受累程度较高的一侧之前，需要多向累及程度较低的一侧进行。
- 如果可能且安全，请选择稳定但又不是太稳定的表面。比如一把普通的厨房椅子，一把带轮子的办公椅，一把酒吧凳。
  - 行走，搬运或推动可移动的物体。
  - 爬楼梯，当上下移动太困难或不安全时，只在下面几个阶梯上进行。
  - 跑步，如果可能的话。
- 利用功能性运动的自动化，比如步行（如果可能的话，速度适中到正常）、跳舞、做饭、越野滑雪、挥舞高尔夫球杆和爬楼梯。
  - 刚开始的步行和爬楼梯可能与一般的步行或爬楼梯不太一样，而且需要助手的大量体力协助
  - 当治疗师利用这类患者非常熟悉的任务和正常动作的自动化时，他们更有可能组织自己的动作。
  - 功能性活动需要患者的注意力，这有助于减少倾斜行为。活动越刻意，越像锻炼，倾斜效果通常就越差。
- 在较高级别的挑战中工作有助于整合较低级别的姿势 / 转换时的倾斜行为。
  - 例如，如果目标是让患者坐得更好，就不要让患者坐着。在升空或滑行中工作，以减少坐着活动时的倾斜。
  - 继续练习更高水平的挑战，特别是在有足够的帮助来保证安全的情况下。
  - 参与更高层次的活动（比如散步和爬楼梯，即使患者的功能水平还很低）会帮助患者进步得更快。Krewer 等 [138] 在 2013 年在一项单次个案研究中指出，在运动过程中强制控制直立位置（使用机器人）显示出比传统疗法（即坐着活动）更有潜力减少倾斜行为。
  - 即使在较低级别的姿势和转换中感觉不受控制，如果有足够的设备来保证它的安全，也可以试着步行或爬楼梯。有时，更高层次活动的挑战和功能活动本身的自律性会

降低倾斜倾向。例如，在与患者进行站立或原地踏步训练时，临床医生看起来似乎没有设法去维持安全性；然而，如果一个人能够在足够的安全帮助下学会走路，那么每走一步，这种倾斜的发生就会减少。

(3) 对有倾斜行为患者进行干预的要点总结

• 使患者保持移动。

• 在具有真实对象的功能任务中工作。

• 做更多的转移动，而不是保持姿势。

• 在该特定患者熟悉的任务中工作。

• 尝试更高层次的挑战，包括让他们尽快站起来。

• 使受累较少的肢体 / 躯干不处于优势（屈曲或在支撑面之外）。

• 激活受累较多一侧 / 躯干（以及在闭链设置中）。

• 不要向倾斜方向推，这一策略只会增加倾斜行为。

三、总结

每个患者在 ICF 中的参与和活动领域都是不同的。这种独特性，再加上脑卒中严重程度以及患者所具有的个人与背景因素的不同，导致个人在中枢神经系统损伤后的影响以及一系列障碍的严重程度不同。有些人过去可能在健身和参加体育项目，而有的人可能在脑卒中前过着久坐不动的生活方式。

有些人可以获得许多支持和康复的资源（家庭支持、经济资源、与治疗中心的距离、内在动机等），而另一些人则没有。发病前的身体结构和功能的缺陷 / 损伤、活动 / 活动的限制、参与 / 参与的限制，以及卒中后有助于康复的资源的获得，可能导致患者的结果有显著的不同。

对患者进行彻底的检查，并考虑到他在家庭、工作、家庭和社区角色中所从事的特殊活动，这将指导医生识别造成患者功能损害的系统损伤。进行整体评估的每一个方面都是至关重要的。然而，临床医生必须确定详细而具体的潜在损伤，这些损伤限制了患者有效参与活动的能力。

来自美国和加拿大心脏和脑卒中基金会[1, 2]的统计数据表明，50% 的脑卒中后患者会遗留有偏瘫症状，有 30% 的人在没有帮助的情况下无法行走，19% 的人患有失语症，26% 的人需要机构护理，26% 的人需要基础和工具性日常生活活动的帮助。这些数字是巨大的，对脑卒中患者以及他们的家庭和照顾者、社会都是巨大的代价（情感上、心理上和经济上）。我们应该尽一切努力减少这些残疾，改善活动成果。作为临床医生，我们的评估不能仅局限于症状，而应该正确判断影响患者参与和活动能力的潜在损害，我们需要尽快做到这一点，以开发更有针对性和更有效的干预措施，帮助他们更快地恢复正常生活。

第三篇

神经发育疗法的理论框架

Janet M. Howle 著

丁 千 译 兰 月 校

本篇内容包括以下几个方面。

- 运动控制理论的演变。
- 姿势和运动系统的整合系统是如何组织以及协助运动控制。
- 如何学习、保留运动技能并将其运用在有意义的情境中。
- 在整个生命周期中，运动如何发展和变化。
- 神经重组的可塑性如何影响神经损伤的发展和恢复。
- 上述所有方面如何支持神经发育疗法实践。

运动控制、运动学习和运动发育理论：它们能给临床医生提供什么

科学理论是理解、解释和提出假设的工具，它们使临床医生可以对观察到的现象和变化做出预测。任何理论只有在应用到具体情况下的时候才有意义。NDT 实践模型描述了临床医生做什么以及怎么做。了解运动控制、运动学习和运动发育理论可以帮助解释为什么临床医生的治疗会有效果。

理论诠释是一种合理的逻辑模型，现有的最佳科学和临床研究是该模型的基础并能够帮助解释所有的现象。这意味着，尽管临床观察可能不会改变，但对其的理解和解释可能会改变。例如，患有神经病变患者的姿势、转移和选择性运动控制都有障碍。随着人们积累越来越多的知识和经验，理论解释发生了变化。由于理论的发展可以更好地解释和预测观察到的现象，在试图了解什么有效、什么无效时，对 NDT 的理论支持就会发生变化。各个领域的研究成果将推动理论继续发展。本篇介绍与 NDT 方法相关及公认的科学现状。该篇的 4 章内容回顾了运动控制、运动学习和运动发育理论，神经可塑性的影响，以及它们对 NDT 实践的意义。

运动控制
Motor Control

Janet M. Howle　著

张顺喜　译　丁　千　校

目前，NDT 实践大量运用动态系统（dynamic systems，DS）和神经元群选择（neuronal group selection，NGS）理论来解释典型运动的本质，即姿势和运动是如何组织的，以及姿势和运动如何因身体的各个系统损伤而改变。本章介绍了运动控制的定义，并着重阐述了大脑、躯体和环境之间动态相互作用的理论，这是 NDT 的基本原则。

学习目标

完成本章学习后，读者应当掌握以下内容。

- 将 NDT 理论的重要性与运动控制相关联。
- 描述运动控制理论的变化，包括反射 / 分层理论、运动程序、中央模式发生器、动态系统理论和神经元群选择理论，并将这些理论的原理与 NDT 实践联系起来。
- 定义神经元群选择理论的原理，包括发育性选择、初级库、次级库和全局图。
- 针对大脑和躯体系统、经验和环境的同时变化，将神经元群选择原则应用于 NDT 实践模型。
- 解释动态系统理论的原理，包括协调性的结构、自我组织、速率限制因素和状态转换。
- 将动态系统理论应用于 NDT 实践，特别是在制订干预策略时，重点关注躯体系统和环境情境的重要性

一、什么是运动控制

本章将运动控制（motor control，MC）定义为：中枢神经系统、环境和躯体系统如何相互作用及组织各个关节和肌肉以产生协调的功能运动。运动控制的理论来自各个研究领域，每个领域的人都试图理解运动的本质。理论的改变基于对典型和非典型运动行为的观察，以及对神经机制、肌肉生理学、认知、知觉、动机和目的的科学研究，所有这些可变因素都有助于运动的发起和执行。对于我们的目的，运动控制的定义还必须包括理解如何指导临床实践。

（一）运动控制理论的演变

1. 反射 / 分层理论

在 20 世纪 30 年代末和 40 年代，当 Bobath 夫妇试图解释他们的临床观察时，跟其他所有人一样，他们依赖当时广为接受的运动控制模型。他们引用了反射 / 分层理论（reflex/hierarchical theories，R/HT），这种理论来自 Jackson、Magnus 和 Sherrington 的假说，他们将运动的控制与大脑中特定的结构水平联系起来 [1]。这些理论假定大脑的结构是按层次组织和发育的，并且功能与结构之间存在固定的关系。每个更高层次的大脑结构都提供了更精确的运动整合。因此，随着这些结构的发育，功能也相应地发生了变化。

基本运动模式的最低水平是由感觉引起的反射，然后随着大脑高级中枢的发育而被整合到自发姿势反射机制中。这些无意识的运动，包括翻正和平衡反应，被认为是熟练的随意运动的基础。这些可预测的反射性运动会在各个神经水平上不断进行改良和完善，最后的结果是大量适应性的自发姿势反射相结合形成分离随意运动。因此，有理由认为，如果高级神经中枢发生病变，正常情况下被抑制的运动模式就会表现出来，这些运动模式将主导人的姿势和运动。

反射 / 分层理论帮助解释了神经病变患者中见到的刻板动作和姿势。直到 20 世纪 60 年代后期，这些神经控制模型还被人们所采用，尽管它们确实解释了脑瘫和脑卒中患者固有的运动模式，但是局限性在于他们没有考虑基于背景的运动变异性、个体化、新颖性和基于背景的行为。

2. 一般运动程序理论

在 20 世纪 60 年代及 70 年代，研究人员提出理论认为，运动行为的基础是大脑中存储的运动程序，而非反射，这使人们的思想发生了重大转变 [2, 3]。Keele 认为，运动程序是存在于中枢神经系统中的一组指令。该程序在没有感觉输入的情况下进行组合和启动，并且在没有外部反馈的情况下执行。这些运动程序后来被称为一般运动程序（generalized motor programs，GMP），包含运动的抽象表现，如运动命令、动作编码、运动顺序的一般特征，以及通过拮抗肌的调整来募集合适的主动肌、协同肌 [4]。例如，在人们需要运动之前，一些实现伸手够物和抓握的基本运动计划以及实现行走和说话的节律运动将提前形成，然后将简单的运动程序联系在一起，以产生复杂的动作，如走斜坡、爬楼梯、写论文、背诵诗歌或唱歌。GMP 的丰富性来自经验和学习。

随着这一理论的发展，GMP 理论（GMP theory，

GMPT）认识到运动既具有变异特征又具有不变特征，人们可以对变异特征进行改进，而不变特征很难改变。这是对神经损伤后看到的变化的解释，也是对缺乏变化的解释。通常 GMP 认为，熟练的运动需要中枢和外周机制的相互作用 [5]。GMPT 支持这样的思想，即一旦学会，个人的运动和姿势或多或少是"自动的"，不需要个人集中注意力去执行，而且这种执行是有效果、有效率的。这些程序化的动作充当了特定自发运动的意图要素的支持系统，就像姿势反射机制被视为反射 / 分层理论的支持系统一样。

3. 中枢模式发生器

运动程序是运动控制的基本单位，这一想法的出现再次激发了人们对中枢模式发生器（central pattern generators，CPG）概念的兴趣。即使与大脑和感觉系统隔断，脊髓神经网络也能产生节律性运动，研究人员对此很感兴趣。CPG 已经被证实是无脊椎动物、鱼类和猫特定节律性运动的基础 [6, 7]。越来越多的证据表明，脊椎动物的脑干和脊髓中存在着特殊的神经回路，脑干主要与呼吸、咀嚼以及吞咽相关，脊髓主要与移动功能相关 [8, 9]。然而，人类中存在 CPG 的证据仍然是间接的 [10]。上面提到，在没有脊髓以上中枢和感觉输入的情况下可以获得节律性运动，但这个事实不应解释为这些输入对于神经系统健全的人的运动模式形成并不重要，而是表明，如果可以在神经功能障碍的患者中诱发出步行的节律性运动，那么这也许可以成为发展更具适应性的运动行为的一种策略。

（二）这些理论怎么与临床实践相关联

部分承重步态训练是 CPGs 理论支持的一种干预措施。这是目前与 NDT 干预结合使用的一种方法，用于神经病变患者的步行训练或再训练。这种干预手段使用支撑绳索来提供身体对线，从而降低对独立平衡功能的需求，并消除了对跌倒的恐惧。减重训练特别是与跑步机训练相结合时，会改变环境的制约，使迈步变得更容易且更有节律性（图 12-1）。

许多研究人员和临床医生使用部分承重以及鼓励患者在跑步机上迈步的方法来治疗脊髓损伤、脑卒中和脑性瘫痪患者，他们使用 GMP（尤其是 CPG 理论）来解释以上患者行走模式中支撑和摆动

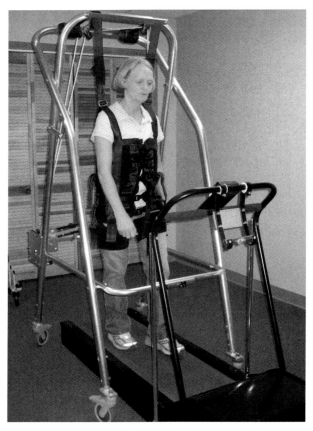

▲ 图 12-1　跑步机上的部分承重训练减少平衡的限制，且较好的身体对线使迈步更容易、更具节律性

节律的改善 [11-14]。在跑步机上交互性、节律性的迈步可能是由脊髓中的神经元网络组织的。然而，传入的躯体感觉输入已被证明是强大的提示，可以促使从支撑相到摆动相的转移，并促进神经可塑性 [14]。CPG 帮助我们理解行走的节律性，但这仅是临床工作者在研究部分承重干预时报道的一种变化。尽管结果有所不同，但步长、步幅、两足间距、重心转移、髋部和踝部运动学、速度、心血管健康状况和能量消耗的变化及儿童的粗大运动技能都有所改善 [13-15]。而这些发现与节律性运动并无关系。运动控制模型强调中枢神经系统和躯体系统之间的信息相互作用，而这些信息相互作用可能根据特定环境的需要而被塑形。这可能更加有助于理解这种干预策略的益处。

（三）强调大脑、躯体和环境之间动态相互作用的运动控制模型

　　越来越多的证据表明，典型或非典型的功能发展和变化与很多因素相关联，包括分布在整个神经系统中的神经网络，所有其他躯体系统的能力、情境、任务目标、功能性情境，以及所有这些元素的动态交互作用 [16,17]。

　　这些较新、基于系统的模型，包括动态系统理论和神经元群选择理论认识到，要了解运动的控制，了解所有神经和躯体系统的影响和相互关系、将运动成分组织起来的特定任务、动作发生的环境和社会文化背景同等重要。一个更广泛的定义着眼于单一躯体系统中可变因素的交互作用、神经系统与躯体系统之间的动态互补关系。这些系统的共同发展为适应性行为创造了约束和机会，也创造了这些系统及其环境情境之间的反馈 [18]。

　　目前，NDT 实践大量利用了分别由 Bernstein[19] 和 Edelman[20] 提出的动态系统和神经元群选择模型的原理。这些理论模型的原理已应用于婴儿、幼儿和成人的治疗干预项目中 [21-26]。动态系统和神经元群选择都强调过程（运动行为如何发生，以及多个系统如何被抑制以创建新的运动策略或从病症中恢复）。

　　这两个模型都假设没有任何单个内部系统或外部环境可决定结果。相反，功能（对个人有意义的功能，且有助于个人去实现有意义的生活角色的能力）是驱动力。这两种理论的主要区别在于对由遗传基因决定的神经发育过程的作用的重视。在神经元群选择中，遗传特征和经验起着同等重要的作用 [24]。这两个模型都强调了经验和环境相关性的重要性。一个系统相对于另一个系统的相对重要性，将取决于在任何特定时刻所需的结果，以使人能够继续参与不断变化着的环境。为了使个体成功地创造适当和灵活的行为，必须有完整的躯体系统和神经系统，以及相对应的支持环境，以便在躯体系统和环境之间提供反馈。这些理论支持运动控制中的 NDT 假设。

（四）运动控制的 NDT 假设

- 运动行为来自个体的多个内部系统之间持续的交互作用、任务的特征以及特定的环境背景。每个因素都对运动控制的不同方面产生了影响。
- 运动的神经控制分布在中枢神经系统的各个层级水平，所有这些都有助于最终的运动结果。任何特定的行为都不是由单个位点或单

个神经层级水平负责。

- 运动是围绕行为目标组织的，功能驱动着身体和神经要素的选择，以最大限度满足个人需求。
- 高效的人体运动功能的标志是个体具有选择和匹配潜在的无数运动组合的能力，这些运动组合可以根据重力、肌肉骨骼系统产生的力以及环境条件的限制进行调整。
- 无论有无神经病变，所有人都从一系列的运动中开始生命。这些运动通过经验和探索的反复选择和改良，构成了旨在满足整个生命周期中个体需求的运动组合的基础。
- 在身体系统最容易变化的时期，可以通过进入这些身体系统来影响其运动行为。

由于患者的中枢神经系统功能受损，因此下一部分将研究大脑和神经系统的作用，大脑和神经系统如何发育并促进适应性行为，以及神经病变如何破坏这一过程。动态系统理论最有助于解释经验的重要性和环境的相关性，而神经元群选择理论非常具体地概述了神经系统（作为适应行为的基础）的作用和发展。因此，下一部分将使用神经元群选择理论来解释神经系统在运动发育过程中的组织和作用。

（五）运动能力的发育

在实践中，NDT 强调选择与每个患者的兴趣、能力、力量相匹配的功能性活动和干预策略，同时解决导致患者功能受限的损伤。由 Gerald Edelman[20, 27] 提出的神经元群选择理论是支持上述 NDT 的理论之一。神经元群选择指出：①随着大脑结构的发育和组织化，它们可以确保个体对任何输入均产生多样性的变化反应；②可以从多种潜在可能性中选择神经元（由遗传编码和经验决定）以创造个体多样性。这些想法使这一理论基础与 NDT 的主要框架相一致；关注个体及其需求、能力和局限性。

（六）神经元群选择理论

神经元群选择理论的关键前提是选择的理念。根据 Edelman[20] 所说，选择首先是神经元群通过竞争以形成大脑解剖结构多样性的过程，也是确保大脑和身体在不断变化的环境中保持健康的过程。为此，大脑会立即"选择"适合外部条件的反应，并

且这是最适合每个个体的反应。

"选择"这个词语的内在含义是，对于个人的生存和发展，某些反应比其他反应更合适。神经元群选择重视大脑选择对个人有价值的行为的能力。这样，神经元群选择与动态系统的不同之处在于，神经元群选择并不认为特定的组织来自于随机的自我组织事件。相反，神经元群选择认为特定反应模式的选择是重复选择的结果，同时也是个人使用那些神经回路来建立有意义行为的结果（在胚胎和胎儿发育过程中，这发生在细胞和神经连接水平上。但是，我们将会假设在行为水平上也发生了同样的选择过程）。Edelman 同意其他理论家的观点，即大脑作为动态选择系统运行，这暗示着神经通路或行为反应的选择是在没有控制器的情况下发生的。但是，在神经元群选择理论中，行为对个体具有价值，因此人们认为神经系统是由行为组织起来的。由于当个体需要在整个生命周期内以及在各种环境中进行适应或变化时，这个过程会立即发生，因此这是一个动态的过程。

无疑，神经元群选择的最终结果是个体的多样性。它表明在一个人群中，所有个体都有共同的行为模式。例如我们拿铅笔的方式、问候朋友、应对压力、喜悦或悲伤、沿着湿滑的斜坡向下走。然而，因为遗传倾向、躯体差异、背景经验以及神经化学、神经网络结构和突触强度水平的巨大差异，我们每个人在如何执行这些行为有着各自差异[28, 29]。个体多样性使每个人都变得有趣并被识别为独立个体。另外，由于每个人都有不同的属性，例如身高、年龄、智力、协调、平衡、力量、情绪稳定性等，因此也会产生个体差异。

这些个体属性意味着个体在应对和适应环境或具体任务的方式有所不同。个体差异解释了为什么个人以不同的方式回应相同的输入、从经验中受益的方式的差异以及为什么拥有不同的兴趣和技能并寻求不同的活动。在神经元水平了解这些变异性有助于解释为什么脑性瘫痪或脑卒中的表现在不同患者之间存在巨大差异，不仅仅是损伤的位置、病变的大小或发生的年龄不同。这种个体多样性（包括其含义）的理念是 NDT 治疗师在遇到新患者、制订治疗计划以及评估任何特定干预策略成败时所考虑的基本思想。

（七）个体多样性的理念如何支持 NDT

这些观点支持了 NDT 实践的两个假说。

1. NDT 临床医生尊重每个患者的差异，针对特定系统损伤，在对人的生活有意义的活动和环境中制订干预策略。

2. 每个人的行为都取决于经验。NDT 干预成为生活经验的一部分。NDT 治疗师有机会增加人们选择有效解决运动问题的动作的可能性。治疗师通过执行以下操作来做到这一点．

- 使用解决问题的方法，并引入足够灵活的多种策略，以解决个人的特定系统缺陷。
- 练习并重复姿势和动作，以增强在患者需要时会产生特定行为的可能性。例如，在第五篇的病例报告 B6 中，Jagraj 的治疗师描述了旨在提高姿势稳定性和经口进食耐受性的干预措施。随着他在这两个方面的进步，他可以与家人在餐桌旁吃饭。
- 关注个人任务（或姿势和动作）的适当性和实用性，功能促使选择适当的反应。例如，在第五篇的病例报告 A1 中，描述了 1 名 51 岁脑卒中男性 Mark，治疗师利用他想打高尔夫球的愿望来实现功能性抓握和松手，提高力量和改善平衡以便在不平坦的地方行走。
- 采用细致方式进行手法引导，以建立或重建姿势控制和运动成分，从而提高技能所需的时间、空间和力量要求。
- 创造一个有利的环境，包括调动家庭或其他关键人物、选择能够强化的工具或玩具、以积极的方式利用治疗师与患者的关系。

了解个体多样性意味着可以期望患者采用各种方式来解决运动问题。临床医生的作用是确定如何调整干预措施以更好地利用人的特性，并使干预措施适合各个系统损伤，而这些系统损伤会妨碍患者功能受限的解决。

我们希望以前的经验会对个人产生影响，并且在制订干预策略时也认识到这一点的重要性。早产儿在 NICU 里住院 6 周，伴随着哔哔作响的监控设备、足跟被扎以及各种医疗程序的打扰，可能会更容易因明亮的灯光、突然的触碰或意外的大声噪音

激惹。干预策略可能包括抑制感觉输入，以使婴儿不会被无关的信息分散注意力，从而可以专注于重要提示以建立有意义的运动方式。

另一方面，先前经验的重要性可以使治疗师受益。例如，一个在脑卒中前有很多兴趣和技能的成年人，如病例报告 A2 所描述的 JW，当他们在计划各种干预时，允许她的治疗师利用以前她从事过的各种各样的活动，包括园艺、有氧运动、划独木舟、跑步、遛狗和进行赛龙舟。这利用了已经习得的、高效的运动记忆，利用了患者生活中重要的人员，并利用了支持性的环境。

多样性有助于解释为什么每个人对干预策略的反应不同。NDT 治疗师认识到，对一个人有效的方法可能对另一个人根本无效。治疗师需要探索各种方法来解决任何特定的问题，同时牢记所有涉及的系统和各种输入途径。为了做到这一点，使用 NDT 实践模型的治疗师通过观察和分析每个人的功能性技能和局限性来确定此人的最佳干预策略。干预是一种持续不断的解决问题的方法，可通过最大限度地减少障碍和预防继发性残疾来实现最佳的功能结果。治疗师希望每个患者积极参与干预，并在可能的情况下参与目标设定并提供有关各种干预策略有效性的反馈。成人通常可以提供言语反馈，但治疗师需要对婴儿、儿童和成人的言语和非言语反馈都保持敏感。

（八）神经元群选择的 3 个原则

Edelman[20, 30] 指出，神经元群选择中的三个基本原则描述了以下内容：

① 脑的解剖结构如何在发育过程中产生并形成，并产生结构变异性和初级神经元库。

② 经验如何通过其适应值（adaptive value）来增强和激活某些反应模式，从而产生最适合任何特定情况的次级神经元库。

③ 如何将生成的大脑图相互连接，并根据环境需求产生独特的个人行为特征。

综上所述，这些原则为 NDT 干预的许多假设提供了坚实的支持。因此，本章将对每个原则进行回顾。这些原则如图 12-2 所示。

1. 原则 1：发育选择和初级神经元库

Edelman[20] 提出，大脑的基本神经解剖结构的

P<small>ROPOSALS</small>

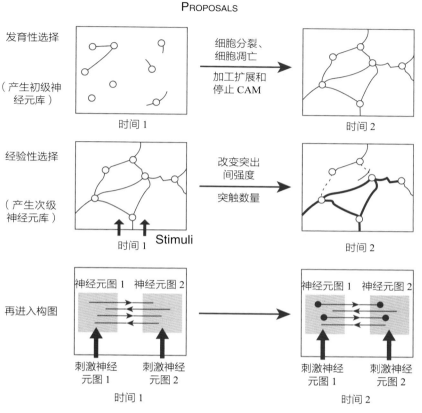

▲ 图 12-2 神经元群选择理论的原理

形成是由神经基元（细胞、树突、轴突及其神经递质）决定的。当它们竞争并连接到其他神经元时，它们有能力改变其接触的神经元的放电的时机、波幅和顺序。这些神经基元是由遗传决定的，并已经进化成既为物种服务，又对大脑结构的形成施加一系列限制。在神经元群选择模型中，大脑没有布线图。相反，神经结构是由神经基元之间的竞争决定的，以确保神经解剖结构的变化。神经元向不同的方向分岔、竞争产生巨大、可变和多样的神经回路。这种竞争包括神经细胞分裂、迁移、黏附、死亡以及突触的形成和回缩，这些突触选择性地加强了胎儿发育过程中的网络连接。这个竞争在大脑的基本解剖结构中构建了变异，并根据独有反应设定了不同阶段。

此外，当成千上万的相互连接的神经元回路充当结构/功能单元（称为神经元群）时，它们会提高其有效性。任何单个神经元都只能是促进的或抑制的，但是当神经元是神经元群的一部分时，因为神经元群可以改变其成员兴奋性，该群可以根据需

要选择促进或抑制。通过这种方式，单个神经元可以具有促进作用或抑制作用。这些结构单元一起工作时，会形成初级运动库。

初级运动库是具有可变性的运动，不与感觉输入或功能相关（Edelman 使用术语"初级神经元库"）。因为 NDT 临床医生的兴趣与运动功能有关，我们将这些库称为初级（和次级）运动库（有关这些领域的进一步讨论，请读者参阅 Edelman 的著作[20, 27, 30]）。

单靠神经发育并不能解释初级运动库中的多样性。在神经系统发育的同时，（能够检测和识别对婴儿有价值的运动的）感觉系统、肌肉骨骼系统和其他躯体系统也在发育，从而形成了物种特定而又具有独特行为的初级运动库。

这些相互连接的神经元群最初是通过遗传指令发育的，并不与具体处境或反馈有关。但是随着胎儿的发育，它们会受到来自身体的信号（子宫中的探索）的影响，最终会受到宫外环境发展的影响[26]。由此产生的初级运动库包含多种运动模式，这些运

动模式具有生存价值，并具有适应环境的能力，但是仍不能适应具体情况。这是为婴儿提供多种选择的基础。这种非常早期的神经可塑性支持以下假说：大脑是一个高度动态的器官，能够响应内部和外部压力而进行结构和功能的组织和发育[26, 29]。即使在出生时，也没有两个大脑是相同的，每个婴儿的大脑在不断地变化。可塑性的概念是 NDT 方法中的一个重要假设，因为它影响婴儿、儿童和成人。

这些主要运动库在足月产时出现以下行为。

- 使头和眼定向光源和声源。
- 俯卧时调整头部方向以使气道顺畅。
- 协调吮吸和吞咽。
- 将嘴靠近手。
- 用眼睛跟随移动物体。
- 将手臂伸向物体。
- 交互性踢腿。
- 感觉引起的反应（有时被称为原始反射，例如头和身体的调正反射、抓握反射、觅食反射、惊跳反射）。
- 一般运动。
- 对人脸的亲近。

最初，这些初级运动库的特征是速度、幅度、参与的身体部位和运动方向的变化程度都很大[26]。这些早期运动似乎与任何特定环境条件无关。尽管所有婴儿都有这些初级运动功能库，但表达方式却变化很大。有些婴儿看起来井井有条，但是别的婴儿却不是这样。对婴儿有价值的刺激和动作之间的最终组织和联系，通过一个称为发育选择的过程将这些初级库改变为次级库，这在原则 2 进行了讨论。

初级运动库是婴儿发育的基础，如果在这些方面（支持性的环境、周围的人，婴儿成功地实现了其需求）的支持下得到加强，则它们会产生更加丰富、有目的的次级反应库。婴儿及其周围环境之间的这些早期互动必须与成功相结合，以加强对一组特定行为的选择。这种成功使某些神经通路得以选择和加强，最终结果是婴儿以各种方式表达需求和欲望。

另一方面，如果看护者或环境未对婴儿的初级运动库进行强化（也许不是有意增强），并且降低了初级库的价值，那么神经通路的强度就会减弱，从而导致婴儿的运动库缺乏运动或产生较少的变异性[31]。Edelman[30] 假设，当大脑处于异常感觉状态时，大脑发育的活动就会发生改变。

例如，再想想 NICU 中的婴儿，如果受到大声或明亮的刺激就会进入自我防御状态，而这种刺激与婴儿可能的运动库无关。结果可能是婴儿无法将其运动反应与感觉输入联系起来，或者无法连续尝试随意运动以试图理解其感觉世界。早产或患病婴儿也会试图伸出手、将手放在嘴上、转向视觉或听觉刺激，但是可能太微弱，以至于看护人无法识别动作与意图之间的关系。这两种情况都会改变最初的运动反应，并阻止婴儿从经验中学习。Als[25] 报告说，接受个性化护理的早产儿比未接受的早产儿的皮质具有更成熟的纤维结构。

(1) 原则 1 如何支持 NDT 干预：首先，NDT 临床医生系统地观察和分析每个患者的能力和局限性，以确定该患者的最佳干预策略选择。尽管 NDT 干预针对的是单系统和多系统损伤，临床医生认为这会干扰患者的功能，但治疗师仍会认识并注重每个人的差异、以往经验对患者姿势和运动的影响以及对各种感觉输入的响应能力。NDT 治疗师使用"以解决问题为目的"的方法来计划干预策略，该策略足够灵活以适应每个患者的差异。第五篇的案例分析描述了这一过程。

其次，神经解剖发育是通过选择性竞争完成的，这种观点支持了以下假说：运动的可变性是典型运动发育的标志，是在大脑发育的同时建立的，我们应该期望看到新生儿和幼儿的多样性。另一方面，如果在胎儿发育过程中发生损伤，我们可以预期神经回路的减少，从而减少初级运动库的变化，甚至会丧失初级运动库。婴儿神经病变主要标志之一是运动异常，该运动没有可变性、复杂性和适应性[32, 33]。

治疗师也可以预测，神经病变突然发作的成年人很可能会表现出初级运动库的特征，因为这些是最早出现的，也是最原始的运动方式。这并不意味着它们表现出婴儿行为，而是当人再次尝试复杂的运动功能时，其运动在空间、时间、数量或质量方面都高度可变且混乱。在第五篇 Ernie 的病例报告 A4 中，这位 20 岁的颅脑外伤患者表现出头部、眼睛和嘴巴的姿势及动作紊乱，并通过干预得到了改善。

失稳的概念在动态系统理论中也被描述为一

个关键概念，被视为正常发育过程的一部分[19, 34]。Bernstein[19] 将其称为过渡状态，这是最有可能发生新运动的时期。过渡阶段的行为不太稳定，但它是影响变化的最佳时间，并提供了针对功能性任务、结构化环境以及处理限制运动的控制参数的经验[23, 35]。例如，当一个偏瘫儿童在 2 岁时经历了正常的生长突增，他可能显得笨拙，跌倒频率更高，站立时受累较轻的一侧支撑较多，而对侧（受累较重的一侧）在支撑期甚至没有将足跟放在地面上，这正是利用步态和平衡可变性增加干预强度的时候。

最后，NDT 治疗师认识到变异性虽然是初级运动库中固有的，但会干扰组织更有意义的行为。如果中枢神经系统功能障碍的患者对于有序库的训练较差，这将干扰对更多适应性反应的选择和组织。NDT 治疗师通过立即满足需求的方式，使用多种策略，这些策略可以帮助个人组织运动，并为人们提供更复杂的功能做好准备。

(2) 我们如何在干预中应用这些想法：我们认识到可变性是初级库的一部分，因此让患者在合理的范围内选择自己的方式来组织运动反应很重要。治疗干预包括协助患者在相关背景下组织动作库。人们练习运动库的组成部分来确保它们最终成为个体有效、自选、适应性反应的一部分。基于对姿势和运动系统的典型发育以及随着时间变化的深入了解，我们设置参数并指导运动，从而增加上述过程实现的可能性，如描述 Makayla 的第五篇案例报告 B4 所示。

总而言之，现在我们的婴儿拥有相似但高度个性化的大脑结构。通过竞争性神经元产生的这种结构变异性形成了初级运动库。初级库的特点是变化很大，允许婴儿在人类发展的神经生物学和人体测量学限制下探索所有运动的可能性。

据 Edelman[30] 称，一旦形成了初级库，就可以通过经验选择的方式进行发育，将初级库与外部经验和反馈结合起来。从初级库到次级库的过渡发生在特定功能的年龄[36]，第二阶段的产物称为次级神经库，其中包含对于特定情况下最佳解决方案的运动策略。

2. 原则 2：次级运动库的发育

神经元群选择理论的第二个原则指出，运动经验激活了感觉接收器感知环境中各种运动的影响的能力，最终增强或削弱了主要初级神经元库的功能。功能回路的次级库是由神经元群发育而来的，神经元群是已被证明对婴儿有价值行为的初级库的一部分。在神经元水平上，通路内突触强度或效率的增强会导致通过该通路传导的可能性更大，而突触强度的降低则减小了这种可能性[37, 38]。在运动水平上，婴儿越多地运用运动库，并从动作（价值）获得正面反馈，则动作发生的可能性就越大。如果动作没有价值，则动作会从婴儿的运动库中脱离。

例如，在 2 个月大的时候，将婴儿放在仰卧位头朝侧面时会表现出特定的运动模式（图 12-3）。这种相当可预测的运动通常被称为非对称性紧张性颈反射（asymmetric tonic neck reflex，ATNR）。

这种运动可以使婴儿获得新的肌肉骨骼肌体验，包括延长面向的那一侧的胸肌和肘部屈肌，使之远离在新生儿身上所见的生理性屈曲，以及体验一个上肢相对于另一个上肢的差异性运动的选项。此外，该库将手与眼睛联系起来，为发育中的婴儿提供了身体感知体验的开始。在某个时候，神经系统开始使用经验提供的传入信息来选择适合探索条件的运动行为。只要对婴儿有用，这种运动方式就会持续。正常情况下，到 4 个月大时，发育中的婴儿会在各个位置用眼睛探索手部（由于抗重力肌肉的发育，力量、经验的增加以及运动方式的增加）。尽管仍然可以观察到 ATNR 的姿势，但肢体展现出更多变化的运动，这些运动与头部运动无关。这开始了次级或适应性可变性的阶段。这种原始的不对称姿势可在任何年龄使用，并且在儿童或成人必须到达支撑面之外时可见。在做饼干时，一个 6 岁的女孩站在小台阶上去够案板（图 12-4）。当她到达支撑面以外装饰饼干时，她必须保持站立平衡。可预测的不对称姿势伴随着她头的转动和视觉注意力，从而协助她的稳定。

转移到次级库是基于个人独特的主动"尝试和出错"的经历。（我们还将看到，Bernstein[19] 将这种变化称为过渡或转移，这是动态系统理论中的重要概念。）

Edelman 的第二个原则有三个重要的变化[20]。首先，经验改变了神经通路及其突触的强度，因

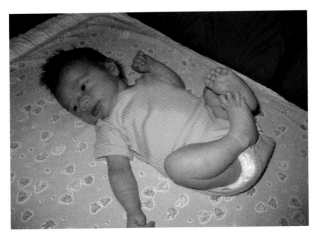

▲ 图 12-3　一个出生 10 天的婴儿在仰卧位下的非对称性紧张性颈反射

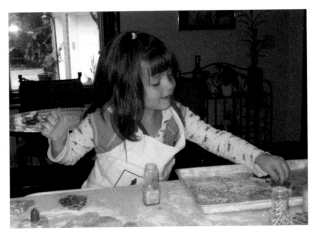

▲ 图 12-4　当这个小孩到达支撑面之外时出现功能性不对称姿势的一个例子

此，在某种情况下需要一种行为时，我们需要不断地经历这种特殊的行为使之更容易出现。其次，婴儿将姿势控制作为所有运动库的基本要素。最后，次级库将感觉功能与特定的运动行为联系起来。

Hadders-Algra[26] 指出，学习选择最合适的运动解决方案的过程是基于内隐式运动学习（implicit motor learning）而不是有意识的决策制订的。选择合适的运动解决方案的过程发生在神经组织的各个级别。将姿势控制与特定运动解决方案联系起来，取决于加强神经元群之间的突触连接，这些突触连接可以预判到肌肉激活所产生的力。在运动控制方面，选择是随着婴儿尝试各种运动策略而发生的：尝试与失败，尝试与成功，改变策略并再次尝试。

在学习过程中，可变性的数量和质量都会改变。例如，随着婴儿开始形成坐位或站立姿势的平衡，他们在姿势调整中表现出很大的差异。随着婴儿的成熟，这种可变性会根据情况进行微调，直到募集与任务要求适当相关的特定方向的姿势肌肉[36, 39]。最初，募集的肌肉数量超过了有效姿势控制所需，但随着婴儿的年龄增长以及坐姿的增加，姿势协同就只需要较少的特定方向的肌肉。当成年人学习技能时，针对特定任务的灵活的肌肉协同，以几乎相同的方式适应情况的需求[40, 41]。

从初级库到次级库的更改何时发生？研究表明，这种转变发生在特定功能的年龄。在小婴儿、早产儿和足月出生的婴儿中，从非特异性吮吸到营养性吮吸的变化在组织上有所不同。但是在所有情

况下，出生后不久都会出现正常的营养性吮吸模式[42, 43]。在生命的头 4 个月中，成功地够物及抓握的发育就出现了，而且能够从一种运动（在路径、速度和准确性各不相同，只是粗略的朝物体运动）向另一种运动（成熟的运动学参数，且涉及较少的运动单位）转化[44]。在婴儿出生时可以看到无定向的婴儿蹬足，其特征在于缺乏特定节段的运动，过度的肌肉共同收缩和多变的肌肉激活。在最初的 18 个月中，婴儿逐步向目标导向的独立行走转变。所有这些变化不仅是突触形成和神经回路的变化。次级库的发育还取决于肌肉骨骼系统、感知觉、经验的变化，以及敏捷性、适应性和做出复杂有序运动的能力的逐渐变化[26]。

对次级库的精确编辑在整个人的一生中都在不断进行，通过微调协同运动的各个方面，以应对身体生长、衰老、力量改变、环境等方面的变化。结果是产生有利的功能性协同，这种协同运动使运动成分与个人的精确需求相匹配。

发展有效的功能协同的过程需要从无数的可行解决方案中选择最佳解决方案。尽管个人最终会选择能够有效满足其所需技能要求的运动方式，但这些神经元群以及由此产生的运动库从来不是固定的。在正常情况下或有神经病变存在的情况下，神经系统具有瞬时变化的能力。

以这种方式思考 - 最常传送的（神经）通路是最直接的路径。如果保持良好的维修状态，神经冲动可能就会迅速通过而不会走弯路。但是，经常被

选择的可用的（神经）路线较少，因此如果神经损伤导致该"高速公路"不起作用，则可以选择需要通过多个城镇和红绿灯的并且路面较差的"后备道路"。出行会变慢，至少要等到人们熟悉新路线后，但它仍然为到达终点（功能性出行）提供了选择。

次级库的发育如何支持 NDT 的干预：次级库的发育涉及 NDT 实践的三个重要方面。首先，当感觉传入信息以有意义的方式与运动结果联系在一起时，便会形成次级库。NDT 干预在感觉输入和运动输出之间建立了一种有目的的关系，并认识到动作取决于感觉和运动过程与任务的感知需求的匹配。NDT 干预策略提供了非常具体的输入，可以对躯体感觉、视觉和听觉输入的强度、节奏和持续时间进行分级，同时允许患者参与任务的特定方面。

其次，次级库的一个关键方面是将姿势控制与运动顺序联系起来。如第 9 章所述，在设计干预策略时会使用有关姿势和运动系统差异方面的知识。干预总是包括姿势和运动，但治疗师认识到，在设置干预顺序以促进患者对功能的需求时，可能有必要先强调其中一个。

最后，通过实验和实践，更容易获得有效的运动解决方案。NDT 干预认为，重复是运动学习中的重要组成部分。结合特定任务、在整个变化的过程中重复进行、包含在家庭活动计划中的运动活动更有可能成为患者偏好的功能库的一部分。每位患者都必须有多次重复的尝试，包括在指导下实践和单独尝试，才能找到解决运动问题的最佳方案。无论是设计任务还是指导运动，我们都必须留出空间让患者体验错误并将自己的变化放在一般需求上。

3. 原则 3：链接神经元图——形成和连接全局图（global maps）

根据 Edelman[20, 30] 的观点，在发育过程中不断选择神经元群，并通过反复选择将神经元群结合在一起，形成神经元图。这些图通过平行、交互的纤维连接在一起，增强了大脑的不同区域在空间和时间上协同工作的可能性（图 12-2）。强大而灵活的连接是在各神经元图之间发信号的基础，这些图各不相同，往往来自神经系统的远处区域。这意味着可以根据内部或外部提示自动选择并激活多个图。当反复选择神经元图以产生有意义的行为时，它们将形成全局图。这些全局图可确保多个身体系统之间的整合，以形成复杂的功能和行为。Edelman[20, 30] 在神经层面上描述了这种现象，涉及神经回路、突触及其神经递质。

让我们设想在行为水平上也存在相同的现象，想象一下够物抓握的动作。这些包含视觉感知、认知、情感、记忆以及姿势和运动特征的不同的神经元图都通过平行和交互连接形成了有效的全局图。至少，一次抓握动作会将针对大脑主要运动感觉皮质的手部运动区域的选择与以下区域相连：接收视觉和触觉信息的图（图 12-2 中的神经元图 1），其他与头、颈部和肩膀姿势功能有关的图（图 12-2 中的神经元图 2），稳定的姿势可以确保产生视觉导向的抓握[44, 45]。将这些图连接在一起（以及许多其他图），可以确保个体在够物时进行即时姿势调整。

Edelman[20, 30] 指出，各图之间的这些平行和交互连接是神经元群选择中最重要的概念，因为它们解释了功能上分开的活动如何"交谈"，从而产生一致的输出。在神经元群选择理论中，这些互相关联的连接说明了如何限制神经肌肉系统的无限自由度，以产生有意义、有效的功能性技能。由于可以立即选择和更改全局图的成员（即神经元图），该概念还解释了如何学习新功能，以及如何在其他身体系统、任务参数和环境发生变化时重新学习旧功能。这是 NDT 方法的重要基础，因为它说明了如何促进恢复以及为什么我们期望在整个生命周期内发生功能变化。

因为可以立即选择这些神经元图并通过交互连接将它们关联起来，所以无论主要的触发信号是视觉、触觉、情感还是认知，个人都可以产生伸手抓握的动作，例如，无论是人感觉到视觉的差异或者感觉到鼻梁上接触点稍有不同，都可以自动伸手抬起眼镜。由于个体在神经元图上有很多不同，主要基于以下几点：①形成初级库神经回路的早期竞争；②产生次级库的个体经验；③独特的身体结构。因此个体表现出相似但独特的策略来实现伸手 – 抓握动作。在任务参数略有不同或重点稍有不同的情况下，更广泛的经验使各种神经图连接在一起[46]。

内部或外部的不同信号都可能刺激一组图的协同工作，在这个想法的前提下，认识到神经元图可以属于许多不同的全局图是很重要的。全局图不是静态的，它的形成与改变取决于重组和精确的适应，以能完成特定的行为。

为什么这些理念在NDT中重要：当神经病变使默认的神经通路（及其突触连接和回路）不可用时，将图连接到其他图的概念是使用各种输入获得特定运动输出的基础。例如，神经元图1包括躯干旋转，神经元图2包括视觉注意力，神经元图3包括下肢间的协调。通常，这3张图一起工作，以完成从侧坐到下跪的动作。但是，神经元图1的躯干旋转，以及神经元图2的视觉注意力，也与神经元图4的上肢负重相互作用，因此治疗师有可能通过如图12-5所示利用上肢的负重活动而不是在站立活动来促进躯干旋转。

无论是在治疗还是在自我训练方面，当儿童和成人在解决运动问题时，他们都将现有的发现（包括最稳定的运动轨迹、关节协调性、肌肉激活方式、偏爱的姿势和能量水平）与记忆及先前的经验相结合，以创造或增强自己的全局图。足够的经验和稍微变化的任务对于全局图的开发必不可少，从

而使神经元图对环境中的各种对象和事件做出不同的响应，并仍然产生能够解决问题的协同运动。

为了完善对运动控制的理解，治疗师应遵循NDT实践模型，仔细研究身体系统的作用、结构化任务的重要性以及情境来提高治疗效果。

（九）动态系统理论

尽管神经元群选择理论为NDT的实践提供了大量的理论支持，但是系统理论，尤其是动态系统理论为NDT的假设提供了支持，即有效的人体运动功能的标志是选择和匹配潜在无限运动组合的能力，这些运动组合会根据重力、肌肉收缩力以及各种环境条件的约束而调整[47]。动态系统评估了人体系统的生物力学以及构造任务和任务所处环境的重要性。Bernstein[19]将动态系统的原理应用于对人类运动行为的理解。他认为，生物系统与其他物理系统一样，是复杂的多维协作系统，其中，没有一个子系统具有组织系统行为的优先权。他的理念此后被Thelen[48,49]和Heriza[50]应用于婴儿运动发育以及神经病变患者的干预中[51,52]。动态系统就像神经元群选择的理论一样，动态系统理论坚持认为，系

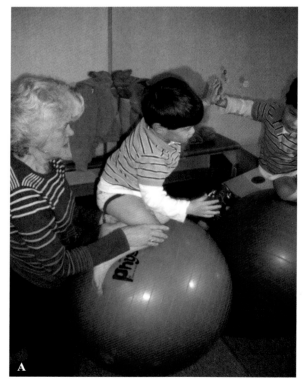
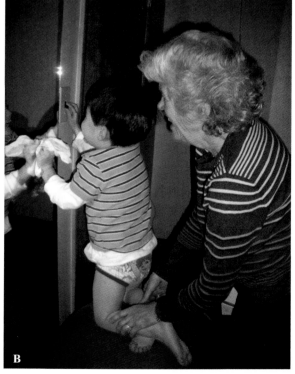

▲ 图 12-5　这个孩子通过左臂在镜子上负重支撑以便旋转身体到双膝跪位（清洁镜子时）

统各要素之间的相互作用产生了多种模式，这些模式在时间和空间上被组织，而且这种组织是在没有指令和控制器下完成[48]。两种理论都提出，探索各种可能的运动问题解决方案的人将增加他们的运动库，获得更大的成功，并且能用更少的时间满足日常生活中的个人需求。但是，动态系统的核心问题是，尽管运动可能性（或系统中的自由度）可能受到任何身体系统的限制，但它们主要的限制是肌肉骨骼系统的生物力学和人体测量学的特性。这种思维方式为 NDT 治疗师提供了对躯体系统工作原理的大量见解，并增加了在 NDT 实践模型框架内进行实践的临床医生所使用的知识。

Bernstein[19] 认为，在学习过程的开始，肌肉组合的选择、时空特性、力和肌肉组合数量是随机的。这些随机元素使人们可以尝试所有可能的运动方式，直到最有效的方式被连接在一起。这些连接是功能性的，可以随着人的学习、成长、发育、衰老而进行重组，并解决各种运动问题。通过反复与肌肉骨骼要素相结合，这些组成部分会自我组织，产生称为协调结构的运动单位，治疗师通常将其描述为协同运动[49, 53]。

以下用呼吸过程作为示例说明生物力学特性与肌肉骨骼结构功能之间的功能联系。当一个人吸气和呼气时，胸部、脊柱的肌肉和关节的机械特性会向前和向后推动和拉动脊柱，从而将肌肉动作的时机与呼吸功能联系起来[54]。头部和脊柱的生物运动关系决定了头本应该与脊椎一起移动，但是相反的是，头部在整个脊柱运动周期中都是稳定的。之所以会出现这种稳定性，是因为在吸气的时候，骨盆带和颈椎区域向前移动的程度与胸部被向后推动的程度相同，而不是响应生物运动学链，从而保持了头部的稳定性。颈椎—胸椎—骨盆群的肌肉之间似乎也存在功能联系。与吸气相关的肌肉在解剖学上与那些参与骨盆带运动的肌肉群是分离的，并且与那些上部脊柱运动所涉及的肌肉也是分离的。然而，它们在肌肉骨骼水平和神经水平上都相互关联，以产生有效的胸部运动并保持头部稳定。这是功能性连接的一个示例，表明肌肉不是单独控制的，而是与其他肌肉相连以形成任务指定的协同运动。根据动态系统理论，随着人的发育和年龄的增长，可通

过减少人体系统必须不断应对的各种因素来简化运动控制，从而建立肌肉群之间的功能联系。

根据这个例子，治疗师可以理解为什么髋部和骨盆的挛缩或肩胛骨和胸椎的制动对头部控制或呼吸有影响。我们还可以假设，旨在利用全局图（包含脊柱姿势、头部控制和呼吸）的干预策略可以增强这些功能中的任何一个。

动态系统还假设，随着学习的进行，协调性结构的灵活性也会发生变化[49]。当首次学习运动时序时，学习者试图通过一定程度上限制肌肉和关节的数量（为运动而选择）来控制自由度，这是 NDT 中一个熟悉的概念，导致了许多患者的动作变得僵硬。这种初始联系利用了正常的生物力学限制，但控制了超过实际需要的运动组合，从而导致动作僵化、精力和注意力消耗。随着学习的进行，当神经和肌肉骨骼的限制让步于灵活的功能组合时，更多的运动选项可用于适应任务要求的细微变化，从而实现更多的可变性和更高的成功率。值得注意的是，即使在正常情况下，成人和儿童也都以可共同激活的方式募集协同肌肉，以在不稳定时（例如在冰上、在很窄横梁上或在摇曳的桥上行走）提供稳定性。僵硬本身并不是异常的，但过度使用共同激活而无法使用更灵活、功能性的策略，对于神经病变的患者来说是个问题[47]。

现在我们更进一步地探讨这个问题。如果患有神经病变的个体开始就出现运动库（初级和次级）的减少、并被迫以控制自由度的方式来尝试获取姿势或运动技能，如果这样做的策略涉及过度偶合并且在学习的初期就偏向于功能，如果神经病变限制了开发灵活的全局图和协调结构的可能性，那么受约束的运动组合将变得越来越稳定，并阻止选择更灵活的分组。患者将显得僵硬、活动范围受限，从而进一步限制了在新情况下形成新运动解决方案的能力。这是 NDT 临床医生用来描述神经病变患者过度僵硬和有限的协同运动的一种解释。

动态系统理论原则

就像神经元群选择一样，动态系统的理论非常关注个体变异性及其在技能发育中扮演的角色。就这样，动态系统通过专注于身体系统的作用和运动发生的环境来补充神经元群选择的原则。在动态系

统理论中，可变性是人类运动的重要组成部分，但这并不是因为大脑有能力选择用于试验的可变库，而是根据人的需要对运动发生的背景细节的变化做出响应[50, 51, 53]。动态系统理论认为，任务、环境、个人史、经验和生物力学因素结合神经和遗传因素共同组织了动作和动作模式的变化。这些可能包括体重、肌肉力量、关节形态、姿势支持、神经激发、情绪、注意力和特定的环境条件（如惯性和重力）或任务目标（如进食、穿衣或洗澡）。这些系统元素之间的相互作用产生了自组织的运动，这是定义动态系统的三个关键原则之一。

（1）自组织：自组织意味着相互作用的系统，通过重复和实践，可以组织自身并从连续的活动中创造出运动库[34, 51, 55]。由于动态模式形成的特性，这些组成部分通过反复试验自发地采用特定的组织方式，并以略有不同的配置进行练习。该理论不强调通过指令或神经选择性来实现协调的动作，而是根据物理参数寻找解释。往往因为一个控制参数或可变因素达到某个临界值而发生变化，从而导致整个系统发生变化。例如，速度的变化可调节从步行到跑步的变化[49]。坡度的变化会改变幼儿的步频和步长[56]。这些表现上的变化反映了对发育中的肌肉骨骼系统生物力学特性变化或环境状况变化的适应。这是一个不同的观点，但类似于Eldelman[20]的建议，即通过在特定背景下的探索和经验来发展和加强次级库。

在成年人中也可以看到自组织。Wu等[57]报道，当将伸手和抓握的目标置于拥有真实物体的任务环境中时（例如伸手拿杯子喝水），脑卒中患者的运动学表现几乎正常（速度模式和运动时间减少）。自组织取决于先前的事件以及当前的实验，并支持以下假设：运动方案的自我探索对于完成有效的、目标导向的行为（NDT实践中的重要组成部分）是必要的。

（2）这个原则是怎么样支持NDT干预的：本章前面已经讨论了NDT治疗师认识到个体多样性的想法。自组织的概念遵循相同的思路，支持患者对运动解决方案的探索和尝试。NDT治疗师必须意识到这一点，即使效果不佳也要允许患者在个人需要撤回到"舒适区"（comfort zone）时使用以前学

到的模式。临床医生承认，重新学习运动模式最初并不容易，并且将不会流畅或有效。但是，治疗师可以确定哪些模式可以发展为更平顺、更灵活的模式，或者哪些模式可能会进一步限制功能性技能的发展。自组织意味着，鉴于当前对个人运动能力的限制，自发的运动策略将从许多子系统的贡献中以更有效的方式出现。Edelman[20]和Bernstein[19]都指出，频繁重复的特定动作会使它们变得更稳定。尽管对于拥有完整的感觉和运动系统的人来说，这不是一个问题，他们可以发展出个性化的多样性，但是这种通过紧密联系的模式增加的稳定性可能会导致可变性选择较少的个体由于受限和重复的姿势、运动而"卡住"，从而导致进一步的残疾。因此，NDT并不总是允许患者自己解决运动任务，而是指导患者选择灵活的解决方案。例如，在第五篇Makayla的病例报告B4中，物理治疗师描述了脱离手支撑在长椅上保持独立坐位的干预措施，从而使孩子可以开发不同的游戏选项，提高坐姿的灵活性。

（3）限速因素：动态系统理论的第二个重要方面是假设每个子系统以自己的速度发展，但实际上每个子系统都会受到躯体因素和环境因素的约束或支持。任何阻止成功完成一项功能性任务的组成部分都可能是限速因素。这表明临床医生可以识别限制功能改变的因素，并制订直接针对这些限速因素的干预策略。例如，在婴儿早期，相对于身体其他部位的大小，儿童头部的质量限制了头部抬高和视觉跟随的速度[21]。独立坐位的延迟发育会限制6个月大的婴儿手部活动的发育、母婴面对面的互动、够物行为的基础[58-60]。在患有脑性瘫痪的成年人中，中度无力、肌张力增加、骨骼和关节畸形以及姿势的进行性不对称，以上每个问题都可能导致日常生活活动能力（日常生活活动，如转移、站位平衡、行走）受限[61, 62]。在脑卒中后的患者中，坐到站转移和上台阶能力的恢复可能会受到以下因素的影响：平衡、膝关节伸展力量和动能[63]。

（4）如何理解限速支持NDT干预：这些示例支持NDT的假设，即可以识别出功能障碍，并可以设计干预措施来解决这些限速因素。例如，Arndt等[64]和Harbourne等[58]都描述了当使用特定的治疗师指

导的躯干方案来减少限制功能的因素时姿势控制的变化。接受限速关系可以解释为什么在对儿童进行 NDT 干预中，发育速度的变化不是明确的结果。在 ICF 模型中，达到特定的发育里程碑（例如坐）可能是功能或活动目标的一部分，但 NDT 治疗师在设计程序时要解决限速因素，以实现这些目标。

（5）过渡：动态系统理论的第三个原则是状态过渡的概念。特定的运动技能来自一系列的稳定性、不稳定性以及新状态变稳定的过程中的时相转移。鉴于子系统特征和环境的当前状态，这些变化是通过探索运动机会和实践来实现的，甚至行为的稳定方面也被"软软地"组合在一起，从而可以根据满足任务目标所需的特定要求来实现可变性。在发育过程中，随着发育系统的子系统变化，运动行为可能变得更加稳定或不稳定。这些不稳定时期称为"过渡状态"。在这些时期，最有可能发生新的运动形式。这些过渡的特征可能是干扰后恢复稳定状态的时间延迟增加，也可能是行为的可变性增加。各种关于够取的研究表明，在 4—6 个月大的婴儿中，够取方式的可变性增加 [65, 66]。在典型发育的婴儿和患有唐氏综合征的患儿中，在他们开始直立运动之前，他们就逐渐适应了能反映其独特的生物力学和神经生理学矛盾的策略，并且在他们身上都看到了肌肉激活模式的变化 [67]。尽管稳定的模式肯定会出现，但根据以往的经验，健康的个体会不断保持一系列可能的解决方案，这些解决方案可以根据不断变化的任务需求而提出 [68]。

另一方面，患有神经病变运动库受限的人可能缺乏变异性，很难破坏这些有限模式的稳定性。患者不断尝试在所有情况下使用有限的运动库，并且从一种状态过渡到另一种状态的难度越来越大，结果是导致刻板和僵硬的运动。Fetters[35, 69] 和 Heriza[50] 均提出，通过提供针对功能性目标或任务的经验、构建环境，以及提供引发和支持功能行为的个人和环境约束，识别过渡阶段为实现运动变化提供最佳时间。

NDT 治疗师利用观察和分析技能来确定患者何

时以及为什么出现"卡住"且动作受限，然后可以选择更改任何干预参数，包括频率、强度、时间和干预类型。最近的一次研究峰会描述了这些剂量—反应关系在确定干预效果和确定干预方案中的重要性 [70]。集中干预可能会对改变预后产生更大的影响。训练的特异性（使用正确的工具并在有意义的环境中从事实际的功能性任务）对于最大化神经运动控制和功能性结局至关重要 [69, 71]。这些概念在有关运动学习的第 13 章中进行了深入讨论。

（6）动态系统理论的这些原理如何支持 NDT 干预：动态系统支持 NDT 的假设，即身体结构和功能、任务和背景的特征对于新出现的运动策略至关重要，并且对这些背景因素的关注是 NDT 干预计划的关键部分。

动态系统理论直接支持 NDT 干预假设，即在具有高度可变性的时期内干预是最有效的。这通常是在患者使用有限的运动库，以至于限制了运动选择的可变性之前的一段时间，或者在成长、新经历（和环境）或神经损伤恢复期间（请参阅第五篇中的案例报告 B2，其中描述了颅脑损伤之后的 Russell）。NDT 认为在过渡时期，随着患者在日益复杂的环境中制订新的功能动作，干预可以促进和引导高效运动模式。

二、总结

随着研究深入，一些观点被验证，而另一些观点被否定，运动控制理论将继续发生变化。任何理论只有在对我们所做的事情提供更好的理解，并且经过测试证明我们所做的事情是有效的时候，它才有价值。当前，NDT 实践在强调神经系统和躯体系统之间的相互作用、强调任务目标和环境这一理论框架中被很好地理解，并提供灵活性的方法，对于不管是有或没有功能障碍的人，我们都可以将这些理念应用于他们生命周期中任何时间点。我们将继续寻求最佳资料，以支持我们的实践，运用有关运动控制、运动发育和运动学习的现有知识和研究，以形成计划干预和评估患者治疗效果的框架。

第13章

运动学习
Motor Learning

Janet M. Howle 著

陈 康 译　丁 千 校

　　运动学习来自于特定情境中的运动技能的体验和练习，此特定情境与功能和参与有关。本章定义了运动学习，并区分了运动学习和运动表现。NDT 考虑到典型和非典型学习者的特点，以及在有意义的情境中设定目标的重要性。NDT 还考虑到运用手法引导和口头指令及非言语指令以使学习者参与学习并获得支持，从而提供主动学习的机会。

学习目标

学完本章后，读者将能够获益如下。

- 将运动学习的假说应用于 NDT 的训练中。
- 识别并区分运动学习和运动表现的不同特征。
- 分析（与 NDT 实践和 ICF 有关的运动学习的各种原理的重要性，包括以下几个方面。
  - 有效的运动学习体验所需的准备。
  - 运动任务的特征。
  - 运动学习的指令。
  - 练习的重要性 – 训练安排、强度和频率。
  - 反馈。
  - 有效的学习环境。

一、什么是运动学习

　　运动学习（motor learning，ML）的定义是一系列与练习或体验直接相关的过程，这些过程导致运动技能相应地产生持久的变化[1]。对于那些有姿势障碍和运动障碍的成人及儿童患者，大多数治疗师在给他们做治疗的过程中都暗含运动学习的原理，包括识别运动任务的价值、设计以将疗效转移延伸，并举一反三为导向的主动练习、提供反馈、将学习与神经发育或恢复的阶段联系起来、关注环境及情境的重要性[2-6]。神经发育疗法认为：运动学习是在有意义的情境中执行特定运动任务时所需的所有身体系统之间进行动态的相互作用之结果。各个身体系统（神经运动、肌肉骨骼、感觉、调节等）都是必需的，但单个不足以推动运动功能的改变。在 NDT 中，运动学习策略是设计治疗计划时须遵循的基本原理，且运动学习具有信息性和激励性，故能增强概括和泛化的能力，能将运动技能的学习转移延伸、举一反三至治疗以外的情境中。

以前，运动学习理论假设的是如何通过练习或体验来获得运动技能。但在过去的这几十年中，这一理论发生了演变，并且在将运动学习的原理纳入 NDT 的过程中发生了平行变化：从以前的由治疗师决定患者的功能受限情况并主导治疗，发展为治疗师意识到在确定治疗目标的过程中患者自己做决定的重要性，以确保将患者功能上的变化所产生的后效延伸进日常生活。早期在 NDT 的训练中，患者作为被动接受者，接受结构化、控制得很好的治疗方案，这些治疗方案强调运动表现（motor performance，MP）的变化而忽视运动学习的变化。尽管在 Bobath[7] 夫妇的早期著作中包含了适合患者年龄的任务和环境因素上的考量，但因方法过于关注运动质量，使他们的治疗方法在这些方面失色不少。随着运动学习的动态理论的出现，NDT 的治疗师开始越来越重视言语反馈和非言语反馈、特定任务的训练、练习的变化性以及有意义的情境的重要性。

已被证实的是，在有意义的情境中进行运动技能训练，可使治疗方案和患者功能之间的鸿沟得以消弭，并能搭建起治疗与日常生活之间的明确联系 [8, 9]。我们对练习及其情境的重要性的认识上已经发生了巨大变化，且此变化增强了我们帮助患者实现将治疗的后效延伸进生活的能力。

运动学习的原理目前已被整合进评估及治疗中，且已作为本文前面所述的 NDT 训练模型的一部分而被接受。下面列出的运动学习和运动控制以及运动发育的设想，可帮助治疗师进行 NDT 治疗方案的组织和计划。

（一）运动学习中的神经发育疗法设想

- 运动学习来自于与功能和参与直接相关的特定情境中的运动技能体验和练习。
- NDT 的治疗措施旨在于适当的刺激和支持性的环境当中提供积极的学习机会。
- 基于对可塑性和恢复的理解，治疗的有效性随发育和恢复的阶段而变化。
- 每个患者的学习水平、风格和能力都有所不同，治疗师期望这些特征能在整个生命周期中都发生变化。
- 运动任务必须适当地激励、刺激患者，可以实现并且有意义，以确保运动学习。
- 构造治疗方案以激发患者的主动参与。
- NDT 治疗师使用身体、认知、口头和非言语的指令，并在恰当的时候提供口头反馈和非言语的反馈。
- 与患者建立积极的合作关系，给他设立具体、有意义、可实现、中等难度的目标和成果，这些对运动学习的影响最大。
- 由患者来制订解决运动问题的策略，实践 NDT 的临床医生应认识到个人会受过往经验、系统能力和局限性、动机、优先考虑的事、价值以及必要性的影响。
- 越来越有挑战性的训练，是运动学习的先决条件，并且会随着学习者所处的阶段而变化。
- 在练习中犯错反而会促进运动学习，治疗师可让患者在确保安全的同时在运动学习所需的误差范围内犯差错。
- 当患者在应用某一运动技能时，所面对的运动任务最接近特异性任务时，运动技能就会发生变化。
- 手法引导是重要的 NDT 互动策略之一，如果能被明智而审慎地使用则会影响运动学习。治疗性手法可被用作一种训练策略或非语言反馈形式。
- 注意力、身体、情绪、认知以及感觉运动系统等处于理想的准备状态，可以使患者做好运动准备。
- 让患者做好运动准备，包括支持性的医患关系，安全、舒适的环境，激发活动，考虑患者的对线和姿势，运动任务的挑战难度与患者的能力相匹配。
- 过往经验、实验、记忆以及回忆是增强运动学习的附加因素。
- 运动表现的改进（在练习后立即表现得更好的能力）不会自动等同于运动学习（表现能力的长期保留程度）。NDT 意识到运动学习需要将技能转移延伸、举一反三到日常生活环境中去。

（二）区分运动学习和运动表现

运动学习和运动表现是两个截然不同的概念，治疗目标大相径庭。对于医务人员来说，在为了增强运动学习而设计治疗方案时，重要的是要懂得运动学习和运动表现之间的区别。本章的重点是运动学习，运动学习指的是练习或体验的直接结果，它会影响人处理信息的能力，并导致技能行为相对永久的变化，这些变化可以保留、转移延伸或泛化[1, 10]。运动技能既是对运动目标的一以贯之的表现，也是用省力的方式达成目标。运动技能还是为了求得一个解决运动问题的方案来组织活动的结果。运动学习是当一个人在某些运动任务上通过练习变得娴熟时，他身上发生的一系列潜移默化的事件、发现或变化。研究表明，练习环境中的要求与实际环境中的要求越接近，运动技能的转移延伸就越好[11-13]。运动学习的程度可以通过以下3个方面来衡量：①患者表现出的能力的长期保留程度；②将运动技能转移到其他运动任务的程度；③将能力延伸到不同环境的程度[12, 14, 15]。

另一方面，运动表现是运动行为的变化，它是由练习期间和练习刚刚结束之后的各种暂时因素引起的[16]。表现的提升并不一定意味着学习已经发生，重要的是要区分运动表现的改善和运动学习的提高。事实上，促进能力长期保留所需的练习条件可能与立即改善运动表现所需的练习条件不同。为运动学习长期保留设置的练习条件实际上可能会降低即时运动表现的质量。练习中犯错可以促进学习。这意味着治疗师需要放心，让患者在确保安全的前提下，在学习所需的误差内犯差错。治疗师需要为患者提供纠正自身差错的机会，而无须立即提供纠正性的反馈[14, 15]。

（三）设计有效的运动学习体验

1. 任务要求

对于学习者来说，有效的运动任务要求以目标为导向、有意义、可被实现、难度适中[17, 18]。在运动学习的框架下，选择和排序运动任务需要考虑患者的特点，包括年龄、身体系统的完整性和损伤、功能性的能力和缺陷、社会参与和参与受限以及环境情境。

需要自我启动、自我控制并需要患者主动参与的运动任务是最理想的。这种运动任务对运动学习至关重要。以患者为中心的目标设定通常是成功实现运动学习的关键。Missiuna 和 Pollock[19] 发现，5岁的儿童就能设定作业治疗的目标和重点，并能识别哪些任务对他们而言最困难。然而治疗师们在目标的设定上却并不总是把"以患者为中心"纳入考量。研究表明，即使是对脑卒中后的成人患者，治疗师们通常也不会将"以患者为中心"的目标设定作为他们康复训练的常规部分[20, 21]。

2. 准备

一次运动学习体验的准备工作，涉及选取一个有利于个人学习能力和学习方式的整体情境。多情境治疗是指要求一个人将新学到的技能应用于多种情形，这种治疗方式在儿童和成人身上都获得了积极的反应[22]。在真实的情境中练习，可以在各种情形下激发出运动学习。例如，脑性瘫痪儿童在玩游戏时伸手去拿洋娃娃，相比没有适龄目标的情形下进行伸手，前者表现出更好的运动质量[23]。相对应地，Higgins 和 Spaeth[24] 提出，练习的情境越是单一，运动方案就越单一，运动方式就越固化或刻板。

运动是人解决运动问题的手段。运动包括大脑皮质和皮质下的对运动的运动动力学意识，以及各种使运动特征与运动任务完全匹配所需要的外力和内力的意识。此外，运动的组成结构可以是固化的（刻板的），也可以是多变的（非刻板的），具体要取决于问题和情境。

了解运动特征，可以提高在学习任务下设计课程流程的效率。不断变化的运动特征，例如流畅性、变化性，创造性、灵活性以及运动模式的细化，会提高问题解决能力和运动学习。运用几种不同的组织策略来解决那些相类似的运动问题的人，更有可能发展出永久性的运动技能变化，以及发展出更广泛的策略以用于未来各种情况下的运动[8]。

在训练之前设定目标和任务介绍是运动学习前准备工作的一部分。任务前的准备期对于信息处理、决策制订和反应程序很重要[25]。不同的研究者们发现，当学习者选择中等难度的特定运动目标时，运动表现和运动学习都受到了积极的影响，而当指导者选择了简单或模糊地向学习者陈述运动目标时，结果则相反[26-28]。尽管对指令的认知理解使运动学习更快，但是当学习者处理指令的能力受限（例如患有阿尔茨海默病、颅脑外伤或智力低下的患者）时，运动学习仍然会发生[27]。无论上述何种情况，都必须激发患者去学习运动任务，从而产生有意识的学习。Larin[6] 提出了 3 个激发学习的因素。

(1) 学习者必须意识到该技能是有意义的、有用的、令人向往的，并且具有个人价值和含义。例如，案例报告 A3 中的 Carol 是一名专业裁缝，在脑卒中前喜欢游泳锻炼，而病例报告 B9 中的 Sam 是一个 6 岁的男孩，他热爱音乐，唱歌和读书。在这两个案例中，治疗师都根据患者的兴趣来达到治疗干预的目的。

(2) 学习者必须从运动的执行中体验到满足感。自我启动和自我控制的运动是最令人满意的，因此对运动学习至关重要。儿童常常参与的运动对成年人来说似乎是漫无目的，对于新近学到的运动尤其如此。在这些运动中，孩子一遍又一遍地反复参与，成人通常将其称为游戏或练习。但这些变化其实是一些功能性行为，代表运动学习的重要组成部分，并有助于将运动与认知发展联系起来[29]。反复练习有助于提升多种实用功能，例如肌力增强、各种组织策略的尝试、姿势控制和平衡的测试，以及对原动肌收缩产生的人体反作用力的学习了解。

(3) 在执行运动任务后，学习者必须通过周围重要人物的反馈、自我监控或体验上的愉悦感的反馈，来寻求向更高的可实现目标挑战的激励。儿童常常玩"看我"的游戏，建立自己的反馈程序，这使得看他的人常常提议："你能爬得更高，跑得更快，跳得更远或游得更远吗？"如果看他的人的注意力移开了，孩子就会尝试取得更多成就，来重新吸引看他的人。成年人使用更隐蔽的手段来激发外界给自己的鼓励，并更多地设置自我奖励，例如："我这周将游泳四圈，先扫完地再停下来喝茶，或者每天晚饭后遛狗。"Wulf 等[30] 的研究发现，如果老年妇女在学习新的平衡任务时，跟她反馈说她的表现高于平均水平，则可对运动表现和运动学习产生积极影响。她们减少了与能力相关的担忧和紧张，从而提高了学习效率。McKay 等[31] 的研究发现，当告诉一个人说他很适合某项任务并必将表现

出色时，这个人在压力下的表现也真的会取得类似的结果。

3. 运动学习的指令

运动任务开始之前的指令，对于激励目的以及作为传达关于任务要求信息的前馈输入很重要[12]。指令包括对任务要求的描述，包括会发生什么以及何时发生，它取决于学习者的能力（神经肌肉和肌肉骨骼系统以及感知觉、认知和执行功能）。认知、行为和记忆障碍可能会降低患者处理指令并根据指令迅速采取行动的能力。这些障碍需要治疗师给患者一个机会去对指令做出反应，而又不会分散他们的注意力或提供额外指令。临床医生可能会考虑其他替代策略，以帮助患者了解任务要求，例如进行模仿、示范和想象。使用这些替代策略并不意味着运动学习不会发生，而可能意味着运动学习需要更长的时间。精心设计的预先指令可以增强一个人的选择性注意力，使学习者能够处理信息以完成任务，并培养其将任务的规则条件信息与非规则条件信息区分开的能力[32, 33]。

当治疗师在为运动学习设计指令时，环境特性应该总是被纳入考虑。调整性条件指的是为成功实现目标而进行的某种运动必须要去适应的那些环境特性，相反，非调整性条件指的是跟运动无关的背景信息。例如，将钥匙插入锁中时，钥匙的大小和重量以及锁的形状和位置（在门上或汽车上）是直接影响运动的调整性条件。而环境中其他人的存在、背景声以及钥匙的颜色与运动特性无关，因此它们是非调整性条件，即使它们可能影响任务表现。

指令可以是：①口头的或非语言的（演示、示范或模仿）；②包含①关于大致动作的内隐式信息（"看看您能不能这样做"，然后演示和示范，例如伸手拿杯），和（或）②有关运动目标的外显式信息（"保持肩膀下垂，伸直肘，将手伸向杯子，然后拿起杯子"）；③包含一种识别目标达成情况的方法（"一旦您拿到了杯子，就看看自己的肘伸得直不直"）。大多数治疗师都认为，功能性和相关性目标的训练会比非功能性目标引起更快、更流畅的运动。然而，Boyd 和 Winstein[34] 发现，当在训练之前提供有关任务和时序的外显式事实信息时，大脑中动脉卒中的患者并没有表现出更好的运动时序。这表明，

外显式信息可能比内隐式信息更有助于集中患者的注意力而非提供关于任务的信息。儿童从外显式信息中受益的能力可能与成人有所不同。根据儿童的年龄和能力，对儿童的指令可能需要更具体[35]。

（四）这些运动学习的理念如何影响运动发育疗法的训练

在进行检查或设计治疗干预之前，NDT 治疗师会考虑各种运动学习假设。首先，治疗师应认识到每个患者在学习水平、风格、能力和积极性上存在差异，因此要为眼前的患者计划灵活的方法。其次，治疗师应构建一个支持性的环境，并尽可能提供真实的情境、工具或玩具来增进运动学习。再次，治疗师应和患者一起设定对其有价值的目标，而不是独断专行。这一步通常是困难的，因为这意味着治疗师可能不得不抛弃自己的价值取向和优先事项，而要去关注患者所认为重要的优先事项。这并不意味着期望患者去独自设定目标——在许多情况下，治疗师可能需要去引导患者设定子目标或更改期望，从而使目标切合实际、可以实现并令人满意。最后，治疗师要尝试各种各样的指导策略，以查看哪些策略与患者的能力、注意力和积极性相匹配。

（五）运动学习中的训练（实践）

训练通常被认为是运动学习最重要的条件[1]。对任何一项运动任务，其可能的解决方案是远远多于实际用到的解决方案的。通过反复试验和训练，学习者将缩小可能方案的范围。训练应促进相关联、功能性、有目的的任务，并使用与学习者的准备状态相匹配的方案来应对任务上的困难[36]。学习的阶段不同，训练的效果则不同。在任务的早期学习阶段，训练可以使学习者从多种可能的方案中选取一种合理、有效的方案来达成目标[1]。在一项新任务的早期学习阶段，学习者的可变性是必要的，它使学习者能够对环境的变化做出反应，并根据情况做出不同的反应。一旦学习者确定了一项能完成运动任务的有效方案，练习就可以让学习者专注于技能表现，包括以省力和成功的活动为特征的有利方案。在不断变化的任务需求的驱使下，一个健康人拥有多变的解决方案。最终，这种变化性为人的行为建立了组织框架。在此期间，人了解到哪些环境条件是可控的，并计划初始运动模式，还有注重反馈从而组织后续的尝试。

对成人的早期学习阶段来说，言语引导、观察和注意都很重要[12]。对于学习者来说，早期学习是认知的阶段。因为学习者使用主动解决问题的方法，并高度关注任务目标和信息反馈，所以其表现和犯错上的变化性增加。在之后的学习中，练习将改变信息的处理和动作的组织。学习者应对任务约束将更加游刃有余。随着控制过程的精细化，运动变得更加高效、如一日流畅。这一阶段被认为是自动的，因为花费的注意力成本最低，使学习者无须考虑运动如何产生。因此，学习者可以抽身出来执行多任务，同时关注到外界的信息、人或环境中正在发生的事件，整合信息，以及为将来的运动时序做预设[1]。

早期和晚期学习中的这些差异可能并不适用于幼儿。Adolph 等[37]表明，为危险任务选择的第一个运动方案（例如，沿着陡峭的斜坡往下走）是针对目标的，但效率极低，并且没有考虑到环境因素。曾经尝试过爬着下坡的儿童，在学会站立后就试图直立着走下坡，即使当时这并不安全。他们并不比那些以前没有过斜坡经验的孩子在这项任务上更熟练。他们没有意识到环境中的哪些条件是可控的，或者说他们并不了解自己的运动能力。孩子们必须重新学习在每个地方的控制，而且先前对环境条件的体验并不能帮到他们。在发育过程中，在儿童注意到环境细节、力、所需时间，还有在他们为了完成眼下的任务而选择最安全、最省事的行动的结果之前，他们显然会探索各种各样突发奇想的运动方案[38, 39]。

训练可以封闭、连续或随机顺序进行。封闭排序训练是指钻研式重复训练，在此过程中，一个人在接另一项任务之前要先完成对手头任务的所有练习尝试。运动技能越复杂，封闭训练的有益时间可能越久。在早期学习阶段，封闭训练比随机练习在获得运动表现方面（也就是在至少建立了部分运动行为的大样之前）要稍微有效一些。

随机训练指的是各种任务的混合重复。在留存测验（retention tests）中进行测量时，由于随机训练涉及反复解决问题的能力，随机训练被证实比封闭排序训练更有益。随机训练需要更大量的试验，并且在训练期间，运动表现可能实际上会下降[1]。Wulf 和 Shea[40] 回顾了针对儿童的研究，发现由于需要注意力、记忆力和运动时序，随机训练对学习复杂技能的效果较差。他们发现，在这种人群中，封闭练习更为有效。

身体训练对运动学习至关重要；然而，精神练习或运动想象也是运动学习的有用方式[41]。心理意象是想象自己正在正确地执行一项运动任务，而身体却没有任何明显的活动。一个人可以在任务前、任务后或身体试验之间使用该策略，以提升运动表现和运动学习。有大量证据表明，运动想象训练对成人脑卒中后的运动表现和运动学习有积极作用。Malouin 和他的同事[41]，还有 García Carrasco 与 Aboitiz Cantalapiedra[42] 分别进行了回顾性研究，发现最大的进步发生在结合了身体和精神训练的治疗措施下。具体而言，研究人员展示的是步态参数和上肢功能的变化[43, 44] 对典型的发育中学龄儿童的研究，揭示了视觉想象结合身体训练的益处[45]。根据成人脑卒中的研究结果，学界正在研究将运动想象作为增强脑性瘫痪儿童运动学习的一种方法[46]。心理意象能点燃儿童的兴趣和积极性，并有可能导致运动时序的自发重复。

最近，NDT 治疗师使用了流行的任天堂 Wii 和 Wii Fit 视频游戏，这是一种结合了身体训练和意象练习元素的有趣方法。用视频游戏重复现实任务，正在被应用于患有神经肌肉损伤的儿童和成人。各种研究已经观察了注意力、动机、能量消耗、平衡、双手灵活性、姿势稳定性和上肢使用上的变化[47, 48]。Berg 及其同事[49] 报道了一项案例研究，该案例是一名 12 岁的唐氏综合征儿童，他在 8 周的干预期内自行选择了视频游戏。在他们的报道中，姿势稳定性、手灵活性、上肢协调、平衡和敏捷性方面都有积极的变化。此文献表明，需要身体活动和虚拟意象的视频游戏是促进变化的一种令人愉悦且有价值的手段。但是，当时有效性水平仍不确定[50]。

训练中的身体或语言引导可能是一种行之有效的方法，它可以限制任务执行过程中过多的动作错误，并通过姿势调整和完成任务所需的动作来帮助学习者。事实证明，在实践任务的尝试过程中，持续引导对运动表现有积极影响，但对运动学习无积极影响。特别的是，持续的身体引导可以改变任务的感觉，降低其特异性和转移延伸的潜力[51, 52]。试错法（trial-and-error）或"探索"法能有效地保留和转移运动表现。在试错、独立动作和引导动作之间进行交替时，如果治疗师将引导作为指令中的一种方法，同时允许患者尽可能地独立并在犯错和安全的界限内犯错，最大限度地减少恐惧，则患者会更有效地学习[1]。

NDT 的治疗干预包括身体引导[53]。当前的观点是，正确地使用身体引导或手法是增强运动表现和运动学习的适当策略。一些作者担心，NDT 中的身体引导或手法可能会将患者的注意力从适当的感觉提示上移开，转而增加对治疗师所施加的提示的依赖，并可能会干扰患者独立学习动作的能力[52]。但是，Harbourne 等[54] 发现，在技术精湛的治疗师的引导下做运动并接受感知－运动干预的一组婴儿，在坐着时显示出了更多的变化性和探索性的行为，而家庭训练组中的婴儿的变化性实际上降低了。在对典型的发育中的婴儿及其母亲的各种研究中，母亲的触摸增强了平衡、运动、抓握技巧以及注视和情感上的差别[53-58]。当人们从事多种活动时，运动表现中的各个组成部分将导致运动学习，NDT 将身体引导视作：允许患者将注意力分配到运动表现的这些组成部分上的一种方法。

NDT 的训练原理是如何应用的

NDT 的治疗干预，是让患者在训练有素的治疗师的指导下得到训练新的运动技能的机会。治疗师有机会帮助患者找到适合其学习、发育或恢复的最佳方案。治疗师要牢记，在早期阶段学习（或再学习）一项功能的原理与在后期学习中所遵循的那些训练原理之间的差异。例如，对刚开始走路的幼儿或在选择性背脊神经切断术（selective dorsal rhizotomy，SDR）后正在恢复走路的幼儿，治疗师可以使用跑步机上的部分承重训练，如图 13-1 所示。

根据早期学习的运动学习的研究，治疗师首先让孩子在悬带的支撑下尝试迈步。之后，一旦建立了合理的迈步模式，治疗师将引导孩子达到更长的步幅、均匀的摆动相－站立相节奏和跟－趾时序（heel-toe sequence），以及在地面上行走，以使孩子从减重迈步升级到完全负重的功能性步行，如图

13-2 所示。

跑步机上的部分承重训练是封闭型训练的一个例子，即进行钻研式重复练习，在此期间，孩子先完成所有尝试，然后再执行别的训练任务（请参阅"运动学习中的训练"部分的开头）。在这种情况下，练习尝试将一直持续直到孩子的"最佳运动模式"开始变差。当要休息的时候只需要按停跑步机，孩子在下一次练习尝试开始之前可以一直绑着悬带。

（六）训练的日程安排

安排训练日程是运动学习的一个要素，它会影响运动表现和运动学习。分散式训练描述的是这样一种模式，练习之间的休息或暂停时间大于或等于练习时间。这是儿科治疗师最常用的模式，对学习连续性运动任务的效果最好，而且可以使疗效获得更好的保留和转移延伸[59, 60]。应用了分散式训练的研究表明，患有偏瘫的成年人也表现出了上肢和手功能的改善[61, 62]。

在连续或复杂运动任务的学习上，分散式训练

成年人有积极的作用，因为这种任务需要更多的能量消耗，且休息时间变得越发重要。在运动学习中，安排训练和休息时间很重要，因为连续训练会导致肌肉疲劳。在肌肉功能障碍的成年人中，重复活动所导致的严重疲劳，会导致某些运动活动的进展速度降低，并且可能使人处于受伤的危险之中[63, 64]。NDT 治疗师试图使患者达到适当的挑战量，这是激励性的、困难的，但是可以达成的。训练需要付出一定的努力才能发生学习，但也需要付出适当努力而不会引起疲劳。

大运动量训练指的是这样一种模式，练习时间大于两次练习尝试之间的休息时间。这最适合离散型运动任务，此种任务中训练的目标是去提高那些已经学会了的任务的运动表现。Hubbard 和他的同事们[65] 提出，这种训练模式可用于特定任务的训练计划中，处理脑卒中后上肢的恢复。如前所述，通常将大运动量训练与高强度治疗计划结合在一起用于对成年人和儿童进行减重支撑的跑步机训练等

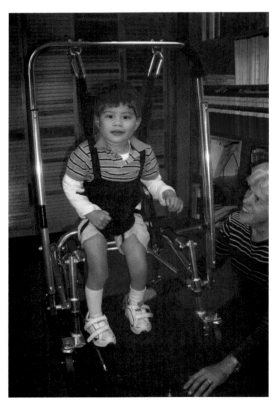

▲ 图 13-1　在选择性背脊神经切断术后的早期学习阶段，此幼儿正在跑步机上尝试迈步

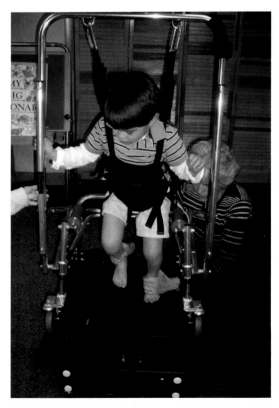

▲ 图 13-2　治疗师正在引导孩子去获得步行模式中的某些特定组成部分

移动训练中[66]。

　　另一个影响运动学习的因素是在一个训练时序中可变性的程度。在运动学习中将变化性纳入考量，主要有两个目的。①当某一项运动任务的练习有助于另一项同类任务的运动表现时，能增强概括推广、转移延伸或适应性。变化性是典型运动发育的标志，具体将在第 14 章中进行讨论。婴儿通过探索大量的运动体验以及他们发现的应对方案和后果来进行运动学习。如果我们假设神经受损的人天生就没有变化性这一选项，那么将变化性铸入我们的治疗计划，以使儿童和成人都参与这一过程，就很重要。②在整个运动序列中保持相同的基本模式，同时建立能力。尽管这看起来是自相矛盾的，但最终，一旦一个人尝试了多种方法来寻求运动方案，每个人都必须找到适用于他的身体系统并在当前情境下有效的稳定方案；但是人也要具备足够的灵活性，以随着发育、年龄的增长或目的改变而变化。总体而言，变化性低的训练可以转化为在已经训练过的任务上的更高运动表现，但会降低运动学习的收益。变化性高的训练在转移延伸到别的同类运动的任务时会产生更高的运动表现和更好的保留。例如，在一个治疗环境中，如果一个孩子在支撑下练习跨上各种高度的长凳（图 13-3），并且手拿着各种玩具时再跨上一个台阶，那么这种训练中获得的能力可以概括推广到现实情境中，比如跨上路沿，或是在一群孩子当中背着书包跨上校车。

　　在一项对治疗措施的长期效果进行评估的研究中，Horn 等[67]发现，脑性瘫痪儿童能够将他们从 NDT 治疗过程中获得技能的运动组成部分，概括推广到其他不相关的活动中。

（七）频率和强度

　　在过去的 10 年中，越来越多的证据表明，增加训练的频率和强度会影响 ICF 模型中所描述的各个方面的结果[68]。在对脑性瘫痪儿童和脑卒中后成人进行了一段时间的高强度训练之后，在他们身上观察到了单系统损伤和多系统损伤的改善，以及步态参数和平衡的改善[60, 66, 69]。临床研究显示，在运动表现和运动学习以及向非结构化环境（地面材质不均，结构及尺寸变化不规律不稳定）的转移延

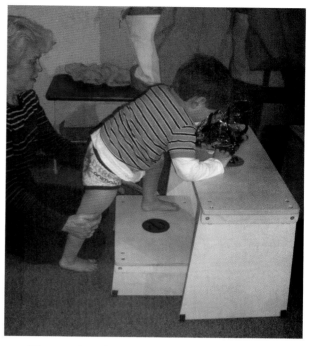

▲ 图 13-3　训练中的变化性转移延伸为灵活的功能方案

伸中，姿势和运动的各个方面均得到改善[70, 71]。有研究显示，对脑性瘫痪儿童和脑卒中后成人，随着治疗强度的增加，步行的变化包括力量、速度、对称性、关节运动和节奏都有改善[72-74]。另有研究显示，经历了特定运动任务下的高强度治疗干预的脑卒中患者，其迈步和步态效率均得到改善[66, 74, 75]。脑卒中患者在高强度治疗干预下，平衡也得到了改善[66, 76]。另有一些检查了上肢功能的研究表明，在接受了高强度的治疗方案后，患者获得了上肢功能和肌肉力量[77, 78]。

　　在大多数关于罹患了运动障碍的儿童或成人的跑步机步行效果的研究中，研究人员表明，进行高强度训练对步态特征的发育或改变具有积极作用[66, 79, 80]。另外一些研究测量了脑性瘫痪儿童的功能变化，并发现当通过总运动功能量表（gross motor function measure，GMFM）进行测量时，物理治疗的强度和频率与功能结局之间呈正相关[60, 70, 81]。

　　最后，有人分析了训练强度对社会参与方面的影响，发现脑性瘫痪儿童或脑卒中后成人在自我照料方面得到改善。Combs 及其同事[78]发现，通过 COPM 和卒中影响量表（stroke impact scale，SIS）的评估，脑卒中后慢性期的患者，与其个人目标相

关的活动有所改善，且治疗后效果保持了 5 个月。Sorsdahl 和同伴[82]发现，通过儿童残疾评定量表（pediatric evaluation of disability inventory，PEDI）的评估，参与了高强度、目标导向、聚焦于活动的治疗计划后，脑性瘫痪患儿的自我照料水平得到了改善，而对照料者的帮助需求减少了。治疗干预是在有父母参与的小组环境中进行的。该环境对儿童及其家庭的日常生活产生了积极影响。

高强度的 NDT 治疗干预：我们如何应用这些原理？

NDT 治疗师正在使用对脑性瘫痪儿童评估剂量参数的模式，尤其是评估治疗的频率和强度。Bierman[83]描述了对患有肌张力障碍和痉挛性四肢瘫痪 5 个月的儿童，用高强度的 NDT 进行治疗干预。结果发现，身体系统、功能性技能和社会参与度等方面的均有改善。由 NDT 讲师 Kliebhan 和 Alexander 创建的非营利性组织 Progress for Inc. 的合伙人将 NDT 的治疗干预措施应用于短期高强度治疗计划中。这些计划包括物理治疗、作业治疗和言语治疗。在书面记录中，Kliebhan 写到，Evans-Rogers 收集的 GAS 数据显示，参加了 2009 年和 2010 年的高强度治疗计划的儿童有所改善。然而不幸的是，增加治疗的频率和强度的决定，是由美国的第三方付款人做出的。

（八）反馈

反馈是运动学习的另一个重要变量。它具有提供信息的功能，且具有对学习产生积极影响的激励特性[12]。反馈可以在执行运动任务之前进行，形式可以是对先前的训练环节予以评价；也可以是在任务期间，作为口头或非语言信息进行；也可以是在任务之后马上进行；或是与任务执行有关的延迟进行。这些信息的形式、数量以及出现的时间，会影响运动表现和运动学习[14, 84]。

反馈包括两种类型：内部的和外部的。内部反馈是运动行为自然而然的结果，它与学习者在执行运动任务时所涉及的各种感觉通路有关。内部反馈的类型有两种。第一种是提供关于运动的组成部分、感知速度、方向、准确性、关节角度、肌肉力量等因素的信息。该反馈通常涉及前庭或躯体感受器，并且是一个开环，或前馈系统。

第二种内部反馈提供有关结果的信息，并通过视觉、听觉或成就感，提供关于达成目标的程度的提示。根据运动的持续时间，内部反馈通常允许学习者早在运动完成之前就评估运动是否成功。因为身体不会保留特定的感觉结果，所以会根据目标来组织关于结果的反馈。有理论家提出，将内部反馈，与在闭环或反馈性运动控制的框架中已学习到的正确的参照，进行比较。该参照与察错过程中的反馈共同起作用[1]。下图（图 13-4）提供了开环和闭环系统的示意图。

外部反馈是关于运动任务的外部信息，是对内部反馈的补充。外部反馈可以随着运动的发生而发生，例如每次足跟着地时患者鞋中的蜂鸣器都会发出声音，或者在运动后发生外部反馈，例如治疗师的评论。关于运动模式的性质的外部反馈，称为表现知识（knowledge of performance，KP）。提供环境中关于运动结果信息的外部反馈称为结果知识（knowledge of results，KR）[1]。

1. 表现知识

运动学反馈和动力学反馈是：与运动控制有问题的患者相关的两种表现知识反馈。运动学反馈包括涉及运动各方面的口头观察信息，如位置、时间、速度、加速度和协调模式。例如"您可以在膝不过伸的前提下将重心放在右腿上"或"您需要放慢速度才能安全地从路沿上走下来"。运动学反馈的一部分内容是向学习者告知运动模式中他可能无法感知的某些方面的情况，例如有关两个关节的相对时间差或速度上细微变化的信息。大多数研究人员认为，运动学反馈的有效性取决于任务目标的性质。例如，如果任务目标是改善重心向前转移到足上（一种从椅子上站起的必要模式），则口头的运动学反馈要描述出问题出在哪："您需要身体再往前屈一点，以便您在站起来之前将自己的身体重心放到足上。"由于反馈与任务目标相符，所以这些信息将是改善此运动模式的有效方法。并非所有患者都能从口头的运动学反馈中受益，因为它要求患者能够理解和吸收关于身体系统的信息。肌肉骨骼系统的这些细节，通常超出了儿童和许多成年人的理解力；然而，非语言的运动学反馈可以通过治疗手法来实现。

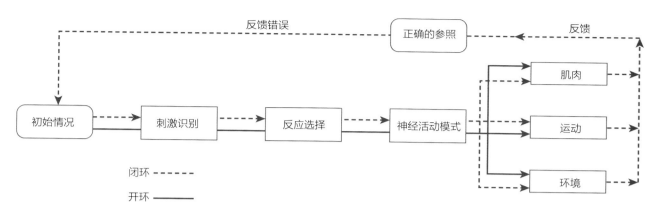

▲ 图 13-4 前馈（开环）和反馈（闭环）系统）在预测、调节和适应物理世界的动态变化方面是相互补充的（经神经发育疗法协会许可转载

（引自 Howle, J. *Neuro-Developmental Intervention Approach: Theoretical Foundations and Principles of Clinical Practice.* Laguna Beach, CA: NDTA; 2002.）

正如本章前面所述，身体引导或治疗手法是运动学习的训练中使用的主要治疗干预策略；但同时，这也是一种有效的非语言的反馈方式，可在运动发生时提供关于运动效果的反馈。尽管持续的引导可能会随着运动策略的展现而纠正和修改运动策略，从而对运动表现产生积极影响，但如果要实现运动学习和学习的转移延伸，患者需要感受自己为实现功能目标而产生的身体反应。作为运动学反馈，治疗手法通过治疗师双手的接触，来向学习者提示有效功能所需的时间选择、位置、速度和协调方式，并为纠正提供参照，以及作为口头运动学反馈的补充。但是，通过治疗手法进行的控制必须减少并逐渐停止，从而使患者最终能够独立移动，并在不同情境下启动和评估自己的移动是否成功。

动力学反馈提供了关于产生变量的力的信息，包括产生运动的肌肉力量及其持续时间，例如"喝水时手轻轻地握着纸杯"或"紧紧握住跳绳手柄"。尽管该领域的研究较少，但关于成功完成任务所需的力的反馈似乎会影响运动表现和运动学习[14]。

当表现知识精确地指定出对运动效率至关重要的信息时，它似乎对运动学习的影响最大。该信息在学习者身上促进那些主动、解决问题的活动时有用。例如，Thorpe 和 Valvano[85] 调查了 13 名脑性瘫痪患儿在练习新的运动技能时，表现知识的作用。他们发现，无论有无表现知识，所有儿童都可以从训练中受益，但是当使用表现知识并用认知策略对其进行增强时，儿童可以在学习新的运动技能方面获得更大的收益。

Van Vliet 和 Wulf[86] 发现，当关注的重点放在运动的效果上而不是运动所需的特定肌肉上时，脑卒中患者会从表现知识中受益。Freedman 和同事们[87] 发现，当一个人进行口部运动任务时，也产生了类似的结果。专注于运动效果，比专注于身体部位或肌肉，产生了更高的准确性和更少的变化性。

2. 结果知识

结果知识是外部反馈，它提供关于人在环境中运动的结果的信息[1, 16]。若无结果知识，则运动学习甚微[1, 16]。这种外部反馈的类型提供关于任务结果如何与实现目标的成功程度之间相比较的信息。在许多真实的学习情境中，任务的目标与特定的运动模式无关；相反，人可以通过不同的运动模式达到相同的结果。在从椅子上站起的例子中，患者可能会用双手向下推椅子扶手或座椅，或者根本不用手，但仍然可以成功地从椅子上站起。在这个例子中，目标不是去转移重心或使用某一特定的肌肉协同作用，而是以最节能或最快的方式从椅子上站起来。当目标是通过重视一个人独特的身体属性来获得最佳结果时，结果知识尤其有用。

对任务完成的准确性或差错的反馈，提供关于这个人下次用何种方式修正动作的信息，并制订了一种改善运动表现的方法。接受了结果知识作为参照的人，能够发现和重现最有效率的运动。结果知识的频率以及任务完成和结果知识之间的时间是促进运动学习的变量。在训练中更多的即时反馈有助于提高运动表现，但因产生依赖性而不利于运动学习。但是，通过允许患者评估自己完成运动任务的成功程度，完成一项任务后反馈的轻微延迟会引发运动学习[88]。总之，表现知识和结果知识都使任务显得更有趣，使学习者保持警觉，并促使学习者设定更高的表现目标。第五篇的许多病例报告，无论是儿童还是成人，都证明了这一原理。

（九）环境的重要性

NDT 认识到，任务的特征、特定的环境情境、神经系统和身体系统，这三者对确保运动学习的贡献同等重要。物理环境，包括其中的人，对有或没有神经病变的个人的运动都是强大的动力或阻力。例如，根据美国儿科学会的婴儿猝死综合征（sudden infant death syndrome，SIDS）的特别工作组的建议，以仰卧位睡觉的婴儿对比俯卧位睡觉的婴儿，前者在 4 个月大时翻身的可能性更小，而在 6 个月时发育得分要更低[89]。改变婴儿与环境的关系，以及因此而改变了练习从仰卧翻滚到俯卧的动作能力，似乎已经影响了运动发育的时机。但是，这一发现并不意味着治疗师和父母应该反对"安全睡觉"运动，因为所有的研究者均发现，发育分数的差异最终在正常发育的婴儿中消失了，而且他们都在正常的时间范围内学会了独立行走[89, 90]。建议白天有人从旁监护，以促进婴儿的整体发育。对家庭环境与婴儿运动发育之间关系的研究发现，更多的支持性和刺激性家庭环境与更高的婴儿运动发育得分相关[91-93]。在另一项研究中，如果脑性瘫痪患者的兄弟姐妹接受了脑性瘫痪教育并参与了家庭项目，这对其功能独立性有积极的影响[94]。

物理环境和周围人的支持，是影响脑卒中成人生活满意度的重要因素[95, 96]。Hartman-Maeir 及其同事[97]发现，活动受限和参与受限与脑卒中幸存者的生活不满密切相关。Bélanger 和同事[98]评估了环境对脑卒中成人的社会融合的影响的重要性，发现环境特征（包括孩子或其他亲属在家里的常规支持性存在）与脑卒中后习得的运动技能的保持呈正相关。

积极的学习环境的重要性，包括创建一个涵盖日常生活中常见挑战的环境，并匹配患者的表现水平进行组建—既不过度，也不缺乏刺激，也不让人分心。研究人员已经记录了通过诸如使用自适应设备等进行环境改变时，儿童及成人在姿势或功能上的变化。

有些研究认为，适当的座位是影响脑性瘫痪患儿上肢运动功能和随意控制的重要因素[99, 100]。有关"助行器的设计对脑性瘫痪患儿移动性的影响"的其他研究发现，与前置式助行器相比，后置式助行器的设计在步行过程中引发了更直立的姿势，站立时对线更加"正常"，并且改善了步态特征，包括步幅、步长和步速[101, 102]。

提供积极、支持性的学习环境而产生的效果，对 NDT 治疗师而言并不陌生。Larin[6] 描述了环境情境的特征，在这些情境中，在制订促进运动学习的策略时，任务是作为变量的。

（1）环境的抽象方面：可以适当激励、刺激和挑战患者的年龄水平、认知水平、情绪稳定性、注意力、感知觉处理以及运动能力的情境。考量患者的文化和社会背景，组建与患者的表现水平相匹配的环境。

（2）环境的物理方面：房间的大小和物体布局；家具的摆放和人员的位置；噪音、光线、颜色、温度和安全等级；舒适性因素，包括日常生活中的常见挑战。

（3）情境互动：支持性的、互信的导师与学习者之间的互动；由学习者促进启蒙；创造解决问题的条件；有效指导，共享决策控制权，并共同承担冒险任务；精神和运动方面的挑战；及时的响应式反馈，注重修正、推荐或扩展运动行为，而不是纠正性反馈。

（4）复杂情境：将新学到的技能应用于家庭、学校和社区等真实而复杂的情境中，从而在各种各样的条件下进行多种多样的训练，得以引发运动学习，这样做的目的是减少对导师或某一单一情境的依赖。

（5）情境的特定任务特征：驱动运动行为的特征；由学习者发起的有目的、有意义的任务；学习者已有了某些先验知识和经验的特定任务；包含能在其他环境和其他任务中通用的成分的任务；提供既能达到动作目标（"你能穿上外套吗？"）又能达到运动目标（"你能握拳，伸直肘并将手臂伸进那个袖子吗？"）的任务；具体、始终如一且可实现的任务；解决患者本身环境中各种运动问题的基本任务；利用学习者个体策略的任务。

Gentile[32] 提出的一种分类方法，描述了"封闭"和"开放"的环境条件。封闭的环境条件是指环境的关键特征（物体，他人和支撑面）静止不动。运动受环境的空间特征（如房间的长度和宽度、门的位置、照明、家具的摆放以及人的位置）的控制。学习者可以按照自己的节奏自由表现，决定何时开始，以及运动多长时间。这些条件虽然是可预设的和安全的，但几乎没有环境和任务上的变量，所以缺乏刺激、挑战和解决问题的可能性。有时候，这可能是适合学习新任务的环境情境，因为它减少了去适应各种变量的需要，并允许致力于任务。但是，这种可预测性减少了将技能转移延伸到功能性环境中去的机会。在此封闭式环境条件的最低端状况，只是坐定或站定，不产生肢体活动，例如坐在椅子上听故事、看电视。

在开放的环境条件下，空间和时间条件是可变的。环境中人和物体的运动会影响学习者的运动，而且条件会随着人不断的尝试而变化。这种环境可帮助患者提高运动表现的适应性，并积极寻找关键的环境线索，以确定成功完成任务。这种情境对运动的要求更高，因为学习者必须精通于开发和控制那些能适应环境变化的运动模式。开放式环境的一个例子是商场购物，人需要应对自己的位置的不断变化，这种变化可能是不规则的，并在适应其他购物者的速度变化的同时，解析外界不断变化着的视觉和听觉刺激。

那些支配着环境的自然法则会增强或限制运动。支撑面的性质、重力、摩擦力和惯性是影响人相对于支撑面的重心的变量。所有运动都涉及身体与支撑面之间关系的改变[103, 104]。与支撑面的有效接触，是人从该表面做运动的必要基础。增加表面摩擦力，会降低从该表面移开的难度，但会增加与该表面保持接触的姿势的稳定性。例如，有时像在座椅上放置防滑材料，比如 Dycem 材料（Dycem 公司产品），或更改座椅深度和靠背高度这样简单的操作，会增加与支撑面接触的身体面积，从而增加稳定性和身体对线。但是，如果目标是要在坐位下进行穿衣服，则没有靠背且表面低摩擦力的座椅，比如亮漆木椅，会增加重心转移和在坐位下的运动。

重力对于姿势和运动有根本性的影响，即使是在单独的情境中也很难想到这一点。重力是在高度互动、相互依存的大脑和身体及环境系统之间的一种一致性。在整个人生中，人类个体（无论有或没有神经病变）都必须调整并适应重力的恒定影响。万有引力以及各种力学和遗传编码，都会影响发育中儿童的骨骼结构、生长以及骨骼的最终形状[105]。新生儿必须组织对抗重力的运动，这对于发育迟缓或早产的婴儿而言尤其困难。新生儿托儿所正在越来越多地努力构建环境，以支持基于重力定位的基础上的行为的组织，并刺激弯曲的中线位置[106, 107]。第一年，身体各节段的重量和尺寸迅速变化，婴儿必须不停地应对重力与这些动态身体变化之间的相互作用。

重力的影响对成年人也很重要。重力通常会随着年龄的增长影响成年人的姿势、骨骼对线、平衡和力量。骨骼会随着外力（例如重力和人生中经历过的动态生物力学变化）而发育和变化。NDT 特别关注脊柱和四肢的对线和姿势，这些对线和姿势基于身体系统的损伤和典型的跟年龄相关的关节灵活性、肌肉伸展性和关节力学上的变化，这些变化会间接影响到平衡、运动模式和生活质量[108-111]。

二、总结

随着新信息的获得，运动学习的各种原理也在不断演变。NDT 的训练模型包括理解训练和反馈是如何影响到运动技能的永久变化的，以及理解环境和任务在设计治疗干预计划中所起到的关键作用。与患者一起规划治疗计划的重要性，确保所使用的目标和策略对患者既重要又能激励患者，这些已经从证据中得到了证实。

运动发育
Motor Development

Janet M. Howle **著**

陈松斌 **译** 丁 千 **校**

运动发育的过程改变了典型和非典型个体在其环境中进行操纵和互动的方式。本章节阐述了在生命的整个过程中的运动发育（motor development，MD）和姿势控制。运动发育是神经和躯体系统的变化所产生的一个动态的过程，而在不同的环境中，这种变化受探索、刺激和学习的影响。NDT 实践依赖于了解运动发育的变化和可预测性以及与各种感觉系统的联系，从而制订适合年龄且有意义的干预策略。

学习目标

完成本章之后，读者将能够掌握以下几点。

- 将 NDT 假设与当下的运动发育原则相联系。
- 将运动发育原理应用于正常人和神经运动功能障碍患者整个生命运动周期的运动变化。
- 描述运动发育的各个阶段和发展顺序。
- 描述姿势控制的发育及其对功能性运动技能的影响。
- 解释运动模式的可变性和模式间竞争在建立有意义的运动中的重要性。
- 解释感觉系统对发育中儿童运动功能的促进作用。
- 描述支持运动发育的肌肉骨骼系统的特征。
- 分析运动发育如何影响个人与环境之间的互动、体验以及学习。
- 列举出运动发育各方面对 NDT 影响的途径。

一、运动发育是一个终身的过程

正如 Campbell 说过的那样，"运动发育知识是小儿物理治疗实践的基础"[1]。运动发育知识对于从事儿童作业和言语的治疗师也同等重要，因为运动发育改变了儿童在环境中操作和进行互动的方式[2]。运动发育为以下这些方面提供了标准：①识别在发育中的躯体系统的能力和缺陷；②制订有效的康复计划；③把与年龄相对应的技能设定为作为功能结局目标；④制订促进学习和运动控制的干预策略；⑤选择日常生活和与其相关的游戏和活动，以促进参加现实生活环境。

成人治疗师知道，运动发育指标在人的一生都处于不断变化当中。这些变化影响着社交发展和生活质量，包括教育、就业和独立生活 [3]。对于老年人来说，随着身体的衰老，他们可能需要新的运动策略和代偿性技巧来适应僵硬的关节、萎弱的肌肉以及变差的视觉、听觉和平衡 [4-6]。

NDT 在运动发育方面一直都有具有坚实的理论基础支撑。自这个方法开始，Bobath 夫妇 [7] 就在书中写道，对姿势和运动发育的了解及其随时间的变化能够帮助我们辨别正常运动和异常运动。在 NDT 框架中，运动发育贯穿于所有人的一生当中。随着儿童的成长，他们的运动技能会经历发育、完善和适应，并对新环境的需求做出调整，并从中累积经验。

正常的衰老过程需要不同的运动来应对。老年人会缩短步长和步幅，使用拐杖上下楼梯，颈椎过度后伸来适应远近两用的老花镜，把头转向听力较好一侧。在一生中，特定环境中的经验和学习会增强某些运动行为，同时为运动行为的改变创造机会。因此，在 NDT 框架中，虽然在同一阶段的任何时刻都保持着大体相同的运动表现，运动发育仍被视为一个代表个体运动特征的终身过程。

运动发育观点的改变

随着时间的推移，研究学者对运动发育提出了不同的观点。从 20 世纪 20—40 年代，人们认为运动发育是神经成熟发育的过程；遗传指令被认为是驱动力 [8-11]。反射是运动的基础，随着中枢神经系统的成熟，运动发育是反射性运动发育为高度熟练运动的过程 [7]。反射性运动的抑制会引起姿势反应和动作指标有序地发育，这是每个儿童通向成年的必经之路。只要成年后，中枢神经系统就会固化了，无论采取何种干预措施，其功能均无法实现任何实质性的恢复 [10]。卫生健康从业者采取"观望"的态度。尽管这种做法持续了许多年，但 Bobath 等坚持认为，可以通过特定的干预策略来改变运动发育。

广泛的最初转变来源于强调婴儿与环境相互作用的行为理论。Skinner 和 Piaget 强调，环境机会以及学习和强化对运动行为是非常重要的 [12, 13]。这种转变同样发生在运动控制（第 12 章所述）的思维上。这对 NDT 方法产生了影响，使得大家的注意力焦点从促进运动改善转移到其他方面的关注上，其中包括探索性运动和能够激发动机的问题解决性活动，以及认为有利环境能够促进和塑造运动发育的观点。

思维的下一个转变是由 Bernstein 和 Edelman（参见第 12 章）在运动控制中提出动态理论，并由 Thelen [14, 15] 和 Hadders-Algra 等应用于 MD 理论的发展 [16-19]。这种新的观点广泛认为运动发育指标是复杂而多变模式的最终产物。如今，人们认为运动发育是在特定任务情境中，由许多子系统（内部和外部）的协作和动态交互所产生的。特定运动行为的发育取决于神经系统和躯体系统的平衡组合，这包括生物力学、运动学和人体测量学的改变，认知和知觉因素，以及个人遗传密码（自然）和提供经验与学习（培育）的情境。当前的 NDT 实践强调（儿童执行特定运动功能的方式的）可变性和（运动发育进展的）可预测性 [20-22]。这些概念成了运动发育中 NDT 假设的基础。

二、在运动发育中神经发育疗法假设

1. 运动发育是动态的过程，贯穿整个生命周期，而不单单是一个线性变化，它会改变个人与环境的互动方式。

2. 运动发育源于神经系统和躯体系统两者的协作与改变，这些变化在不同情境下受探索、刺激和学习的影响。

3. 不同的躯体系统以不同的速度发育，这可能增强或者限制了不同运动行为的发育。

4. 发育的方向性（如从头到尾和从近端到远端）只是一个大体框架，然而熟练的功能性运动则是姿势稳定和运动模式的综合，能够支持可观察到的运动功能。

5. 新生儿最开始的运动技能是复杂多变的，但这些技能必须与环境中的感觉输入和反馈相关联，从而产生有意义的动作。

6. 姿势和运动两者的发育取决于不同的肌肉生理和神经传导通路；高效的运动功能取决于运动行为这两个方面的整合。

7. 各种感觉系统——视觉、嗅觉、听觉、躯体感觉（触觉和本体感觉）和前庭觉，是运动发育的关键要素。

8. 运动发育标志看似不连续、离散的行为，但实际上是由连续的过程涉及所有发育中的身体系统。

9. 运动模式之间的可变性和竞争性是运动发育的基本组成部分。

10. 了解正常和异常运动模式，作为运动功能的基础，可以使人们识别患有中枢神经系统疾病的儿童和成年人的运动差异。

11. 运动发育提供指导方针，从而制订不同年龄的干预策略，促进运动变化并增强运动学习。

三、运动发育支持神经发育疗法实践的当代理论

（一）运动发育阶段

每个发育阶段都有可观察的运动技能，这些技能通常被称为运动发育标志。运动发育的目标是要在不断变化的环境中发展出直立姿势、活动能力、言语能力和灵活使用工具的能力。熟练这些技能能够发展出各种功能性活动，包括自我照顾、娱乐和社交互动。了解运动发育阶段相关的知识能够解决以下问题：我对不同年龄的婴儿有什么期望？这些答案为观察和识别正常和异常发育中的差异找到了一个出发点；是什么因素促使或限制特定儿童的运动发育？这需要对运动技能背后的发育过程进行深入分析。治疗师首先要检查那些可见的运动，并将个体、文化和经验因素考虑在内，从而辨别一个儿童的运动发育是否如期进行。不同的作者描述并说明了各个儿童运动里程碑时期的标志，包括开始能够控制头部稳定姿势、翻身、从俯卧到坐位转移和四点跪位、爬行、拉着站起、站立和行走、咿呀学语再到能够说话，伸手、抓握再到手部精细控制[23-26]。随着这些姿势或动作的掌握，进一步的运动发育需要在新的位置上完善姿势控制，并能够轻松地从一种姿势过渡到另一种姿势。如第一个假设所述，运动发育不是线性发展，而是动态过程，在这个过程中，尽管发育速度不同，其躯体结构和功能共同成熟，最终成就了每一个可见的运动发育标志。

从出生开始，婴儿的动作特征就是独特、复杂和具有物种特异性的。这些主要技能（在第 12 章中列出）可以维持生命并满足新生儿的日常基本需求。在这充满挑战的世界里，婴儿必须学会应变，将感觉输入与各种运动可能性联系起来，确定哪些运动在他们的生命中具有（或将具有）价值，并在抗重力下解决日益复杂的问题。此时，他们的身体也在悄悄地变化成长。

新生儿对重力是有依赖性的，当他们在无穷无尽的运动组合中发现那些稳定且适应性强的运动模式，他们会优先采取这些姿势，这时所谓的运动发育就开始发生了。在每个年龄段，婴儿必须具有足够的接受能力来应对新出现的运动行为，从而适应肌肉骨骼系统（和其他躯体系统）的变化且能够符合运动意图。另外即使躯体系统或意图在发生变化时，这些运动也要足够稳定，从而允许婴儿做其他特定运动。

（二）方向性

NDT 治疗师要知道观察运动发育阶段的演变仅仅是理解运动行为的一个起点。方向性（如从头到尾和从近端到远端）只是一种普通模式[23]。娴熟运动的获得是受很多因素的综合影响，且引导发育的方向取决于：①身体各个部分的协调，这些部分执行不同功能（如稳定性或运动能力）；②运动功能所处的环境的相互作用和反馈；③目的或者目标[27]。例如，从俯卧位抬头是正常发育的早期标准。抬头始于出生的第 1 个月，随着婴儿能够抬起并摆正头部，这其中涉及颈椎和颈部的肌肉。在激活颈部深处的姿势肌肉以抵抗重力来维持姿势之前，我们可以观察到气道的清除活动。在俯卧位下，头部的稳定性还需要下躯干、骨盆的生物力学同时改变（图 14-1）。在新生儿中，头部抬高受到腿的屈曲和脊柱后伸不足的限制。在俯卧下，新生儿能够转头来清理气道，这是维持生命的重要技能（有关主要能力的信息请参阅第 12 章）。最初，下肢的屈曲姿势使得骨盆抬到比肩膀还高的位置，因此重心朝前，婴儿的大部分体重都在肩膀，手臂和脸上。这种姿势再加上婴儿头部的巨大重量，此时头几乎不能抗重力抬起来。虽然脸部的重量可能会限制头部的抬起，但是婴儿在尝试转动或抬起头部的时候，嘴唇和脸颊与表面接触时会给他们提供

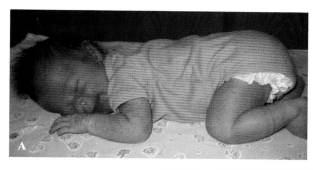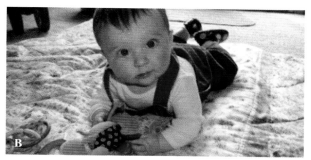

▲ 图 14-1　婴儿头部的稳定性与下躯干、骨盆的生物力学关系

A. 10 天大的婴儿俯卧。屈曲姿势，肩部和面部的前倾重量以及头部较大的重量限制了头部的抬高；B. 3 个月大时抬头的变化对应于躯干的伸展角度增加，承重往尾端转移，颈部和肩部力量的变化，好奇并用眼睛凝视，以及在刺激的环境中的训练

重要的感官体验。这种经验可以指导并组织今后的口腔运动[26]。到 3—4 个月大时，随着婴儿能够抵抗重力，臀部伸展，骨盆接触支撑面，并且用下肋骨、肘部和前臂负重。头部抬起包括头和上躯干后伸以及肩关节屈曲。这种运动模式使重心向躯体的末端转移并提供了一个稳定的支撑面，使婴儿能够自由轻松地抬起和转动头部。伴随着这种生物力学改变，承重表面从肩膀向下躯干和腿部转移，与此同时加强了肩胛带的肌力。

已经有文献描述由头到尾、由近到远顺序发育的例外，并表明许多方面的运动发育会经历同步发育。神经系统和躯体系统以不同的速度发育，共同控制运动行为，在一生中的不同阶段加强或限制特定的运动模式。限制发育速度的因素包括肌力和肌肉长度、姿势控制、感知能力、体形、经验、记忆以及物体探索和位置经验[28, 29]。例如，研究专家们表明，即使复杂、精准的手指运动和抓握手型早在 1 个月大的时候就能见到，但是只有大约在 4—5 个月大的时候婴儿的头部、躯干和肩带的稳定性得到一定发育，精准的抓握和放手才会用于功能性技能活动[30, 31]。这种关系表明，为了支持功能所需的远端控制，躯体近端的稳定性必须得到发育。

在前面所描述的抬头例子中，在俯卧位，头部控制随着支撑面逐渐向尾端移动而发育，从而减轻了面部和肩部的负重。这种向末端转移可以使肩胛带肌力增加和释放手臂，从而能够伸手够物和摸索。发育速度的限制因素包括儿童头部的大小（相对于身体）、花在俯卧上的时间，以及能够促进婴儿抬头的有趣的声音和视野。

在出生后的前 3 个月，运动机能的发育集中在头部的运动和姿势稳定性上。4—6 个月大的时候，婴儿的坐姿控制和平衡得到了发展，从而解放了双手来抓握和玩耍。7—9 个月大的婴儿可以控制下肢和骨盆并处于身体直立状态，此时不再需要手和手臂进行支撑。最后，10—12 个月大的婴儿能够进行直立姿势的控制和进一步独立探索整体姿势的控制。所有这些技巧的完善一直持续到学前时期，随着舞蹈、滑雪和其他运动环境和机会的出现，新的技能也会得到了发育。

下面的大纲中使用方向性原理来列举出可见的运动行为，因为它们与身体运动语言和精细运动技能有关。

1. 从出生到 3 个月——功能性头控的发育

(1) 获得稳定的垂直头部位置。

(2) 在俯卧位时抬起和转动头部。

(3) 参与有意义的视觉凝视。

(4) 发展社交性微笑。

(5) 随着运动而发声：开始叽叽咕咕学说话。

(6) 仰卧时挥手臂和手：开始以目标为导向的伸手够物。

2. 从 4—6 个月——上部躯干控制的发育

(1) 俯卧位的轴转运动。

(2) 从仰卧到俯卧和俯卧到仰卧的翻身。

(3) 仰卧下玩耍悬在空中的腿。

(4) 培养独立坐着的能力（但不能变换体位）。

(5) 在仰卧、俯卧和坐位下解放双手以便拿物体；用手指戳。

(6) 发出长而重复的声音序列，不同的音调、语调和音量。

（7）能够表达出高兴和不高兴。

（8）视觉协调手臂和手的控制。

3. 从 6—9 个月——下躯干的控制

（1）俯卧位的运动：匍匐爬行，手膝爬行。

（2）坐位下变换体位。

（3）站立时的弹跳，拉着站起来，漫无目的地游走。

（4）改善手臂和手的指向，精准放手，把东西从一只手拿到另一只手，用手指拿东西喂食。

（5）产生一长串由元音和辅音组成的声音——含糊不清的说话。

4. 9—12 个月——直立下的下肢控制

（1）以更快的速度爬行。

（2）在从坐、爬和行走的转移过程中活动双足。

（3）独立迈出走路的第一步。

（4）走路时用或不用胳膊保持平衡。

（5）根据对象的大小和形状，任务或目标的改变手型。

（6）握住并且玩弄两个不同的物体。

（7）说出第一个真正意义的单词。

（8）使用专门术语，能够和他人对答。

MD 是一种基于神经系统组织，感知并适应环境的需求，伴随生长的身体变化，以及各种躯体系统发育的相互作用和连续性而形成的复杂过程。发育的方向性是婴儿内部系统互动功能的探索所带来的结果，婴儿能够从环境的探索过程中受益。但问题仍然存在，是什么增强或限制了这种看似轻松而有序的进展？

（三）是什么支持运动发育的进展

从非目标导向性的运动向精准，熟练的运动发育由以下原理支持：①可变性；②运动模式的竞争；③姿势控制的发育；④运动和感觉系统的联系。以下各节研究了这些概念，并将它们与 NDT 实践联系起来。

1. 运动发育的可变性

可变性是将运动与意图联系起来，并从多种可能的运动解决方案中选出最适合特定情况的一种能力[32]。可变性是指可以区分每个正常发育婴儿的运动特征的广泛的运动行为。新生儿自发的手臂、腿部和头部的运动存在差异性[32, 33]（图 14-2），并已证明是早期坐[34]、伸手够物[35, 36]和独立走路[37]的特征。运动发育中可变性支持关注于运动发育的动态性质和系统交互作用的 NDT 理论假设。在 2010年，一些研究人员认为，姿势和运动的可变性是发育和运动学习的重要成分[20, 21, 38]。人们曾经认为可变性是发育的限制因素，它是一种驱动力，为婴儿和儿童探索环境、与人建立关系并制订一系列解决运动问题的策略提供了无限可能性。可变性反映了对不断增长的骨骼肌肉系统的生物力学特性的改变、神经系统的成熟、环境条件的改变，以及对任务要求越来越有效解决的适应性。通常，在婴儿

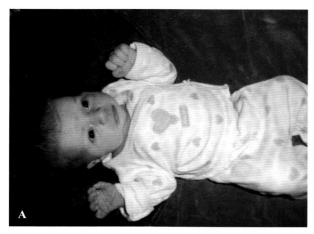
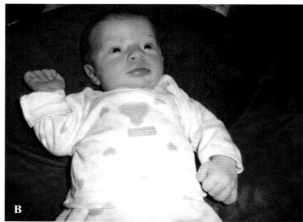

▲ 图 14-2　新生儿自发的手臂、腿部和头部的运动存在差异性

A. 新生儿在手臂和手的姿势上有差异。手臂对称而双手抓握不对称；B. 新生儿的双臂姿势不对称，双手握拳对称，也表现出可变性

发育过程中，可变性的数量和质量都会随时间不断变化。

Heineman 等 [21] 强调，在学习过程中，婴儿（以及儿童和成人）会选择最适合的动作变化，以适应日益复杂的运动技能。选择运动并将其与任务目标相匹配的能力说明人有适应变化的能力。

通常，在发育中的婴儿可变性的数量和质量都会改变。有些参数的可变性必须降低才能增加结局的一致性，而另外一些参数的可变性则需加强以增强其灵活性。例如，为了使儿童在直立姿势中保持稳定并能够做任务，准确地执行功能性活动（如说话和操纵物体）并在日常生活中使用这些功能，就需要减少姿势控制中的可变性。另一方面，手部运动可变性的增加可促进各种物体的手部操控的发育。抓握取决于正确的手部定向以及对力量和精度控制之间转换的能力。想一想当你桡侧手指拿起硬币的时候，同时用尺侧手指拿起额外硬币的能力。

VonHofsten 和 Rönnqvist[39] 提供的证据表明，新生儿自发的手臂运动表现出明显的时空组织模式，是一个具有加速和减速的过程，这与 5 个月大的婴儿伸手模式相似。然而，在新生儿中，他们两个手臂的运动在所有三个平面上都是紧密联系的，沿着身体纵轴一起运动，一起外展和内收，并且一起向前伸。到 4 个月大时，因为婴儿此时在尝试进行单独的手臂伸直，轨迹是不规则且碎片化的。为了使运动变得直接流畅，有目的地接触和操作至少

包括以下内容：姿势控制，手臂抗重力运动（运动学）控制的发育，眼 - 头和手之间的协调和双手之间的协调方面建立灵活的配合，手作为末端的塑形，外在感觉、本体感觉和视觉信号的解释，力量、速度、启动时间、制动时间和制动的发育，以及经验、学习和需求 [35, 39, 40]。

在多关节运动时，婴儿产生的抓握方式上具有复杂的可变性，但这必须改变，婴儿才能发展出具有无限组合的精细单关节活动。一般来说，手的形状取决于环境中的特定物体。手以本身的形变应万变。为此，手必须具有可伸缩性和可塑性，并且抓握模式必须足够多变，从而更好地变形来适应或大或小的实物。有时手必须刚强有力，有时则需要灵巧地抓握和操作。在这些情况下，手的功能取决于指长屈肌和伸肌之间的平衡、手腕和手之间的对线能力、腕骨和掌骨的灵活性以及手内肌的活动。这些生物力学的贡献，包括上肢的动力学和运动学，在伸手和抓握的发育中发挥重要作用。任何这些解剖结构或内在运动动力学的妥协都将限制手的运动轨迹、关节协调和肌肉激活。可变性增加是一种对事物探索、工具使用和任务特异性活动的信息来源 [38]（图 14-3）。

变异性如何影响 NDT 的介入：NDT 治疗师要重视个体在解决任务中的差异性，并能识别出当一个人正在获得（或重新获得）一项技能时，需要积极地尝试各种方案来解决问题，其中一些可能看起

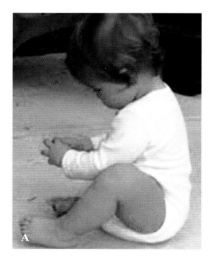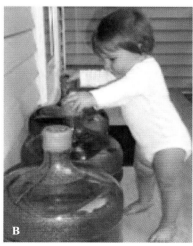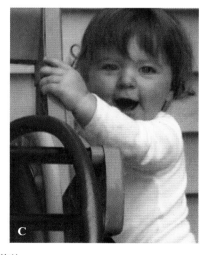

▲ 图 14-3 手的形状取决于环境中的特定物体

11 月大的小孩，手掌抓握方式不断地变化以适应不同的物体形状，从而操作不同大小的物体

来笨拙、不合适，甚至会对发育过程产生反作用。临床医生允许个人在肌肉骨骼和神经肌肉能力和限制范围内尝试，并发现什么对他们来说是最有效的。治疗师还认识到，随着新技能的发展，有一个随着组织、变异性和重组周期而变化的发展过程。随着变异性增加，较少的姿势肌肉活动被用来稳定人体抵抗重力时，就会有更多的肌群可以激活来创造精确的运动。因此，治疗师的职责是识别姿势和动作哪些组成部分是技能发育所需要的，并指导或限制个人尝试，使这一过程及时发生，以确保最佳发育或恢复。

在足月儿和早产儿中，缺乏变异性可能表明神经病理性改变[41-43]。可变性是人类行为所固有的，是探索和互动所必需的。然而治疗师需要认识到可变性何时会有助于儿童的成长以及何时会限制功能，以便他们可以根据当前儿童的需求调整干预策略。例如，患有手足徐动症的脑瘫儿童在尝试主动运动时具有过多的可变性。过度运动通常包括了那些正常用于姿势控制的肌肉，因此此时无法保持稳定的姿势。NDT 治疗师需要制订精力集中于小范围缓慢运动的干预策略，以使姿势肌肉可以在协同激活和功能性支持模式中发挥生理优势。（请参阅本章"二、在运动发育中神经发育疗法假设"的"假设 6、9 和 11"）

2. 运动模式间的竞争

与可变性原理密切相关的是运动模式间竞争的概念。Kong 和 Quinton 研制出了早期检测的方法，并描述了正常发育的婴儿和有神经病理学改变的婴儿各自运动模式竞争[44, 45]。正如可变性原理一样，

这一概念有运动控制理论和当前相关人类发育文献的支持[21, 38, 46, 47]。Quinton 描述了正常竞争模式中的三个特征。首先，某一种运动模式永远不会主导其他任何运动。例如，新生儿可能在某一瞬间表现出手臂的不对称，而在另一瞬间，则表现出对称性，如图 14-4 所示。

其次，竞争模式同时发展。例如，在 4—5 月大时，仰卧时婴儿表现出骨盆、髋关节和膝关节的屈曲，而俯卧时，婴儿表现出骨盆伸展以及髋关节和膝关节的伸展，如图 14-5 所示。

最后，每个新模式都与之前的模式竞争。新的动作是基于婴儿之前的动作模式的经验，以及将旧模式与某些新属性（例如姿势控制）结合起来的结果。旧的运动模式可能会暂时压制那些新出现且用比较少的模式，破坏动作组织的稳定性，然后将动作重组成更广泛的功能，比如在不同的表面上爬行，如图 14-6 所示。例如，当交替屈伸髋关节受限，小孩用手和膝盖爬行时，较早出现的爬行方式是腹部与支撑面接触，这是比较常见的，也不需要对髋关节的屈伸进行精准协调。

我们可以看到发育正常的婴儿通常具有可以无限组合的动作。通过不断的尝试，这些运动技能与感觉输入联系在一起，形成有意义的功能。在功能活动的出现过程中，既存在竞争又存在可变性，这是正常发育中的关键要素。无论任何时候，一种运动模式都不会支配其他任何模式[21, 45]。在反复的经验指导下，那些发育正常的婴儿会偏好且重复使用最合适的特定形态姿势和运动方式发育身体系统，并渴望产生提高适应性的运动。

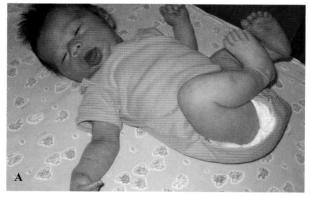
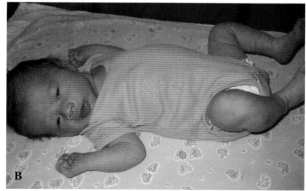

▲ 图 14-4　10 个月大的婴儿手臂的竞争姿势

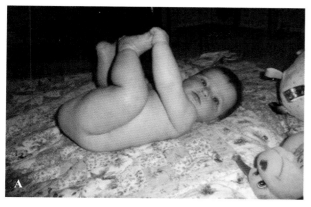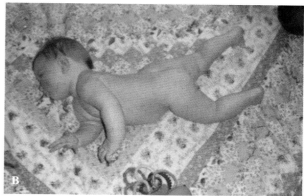

▲ 图 14-5　仰卧位婴儿
在仰卧位婴儿会表现出来屈曲模式的同时，同样她在俯卧位时会表现出来伸展模式的发育

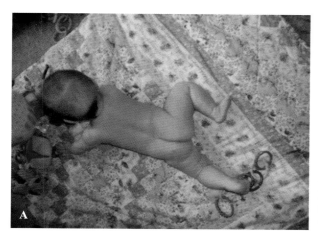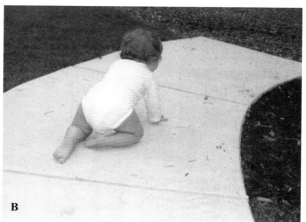

▲ 图 14-6　婴儿在不同的表面上爬行
A. 匍匐前行髋和膝关节过度屈曲；B. 通过有控制的髋和膝关节进行四点跪位爬行

　　如果婴儿有异常的运动模式会是怎样呢？大部分研究专家一致认为，脑损伤的早期表现是运动行为可变性和复杂性的减少 [21, 22, 32, 48, 49]。患有神经病理学改变的婴儿在出生时，其主要的运动技能可变性降低，神经系统对竞争性运动模式的管理能力也较弱。婴儿虽然能够练习这些有限的动作，但是这限制了其他动作的体验机会。例如，在仰卧位时婴儿头部偏向一侧的时间越长，肌肉骨骼系统就会越受重力的影响而塑形，并且接受这一"新常态"。保持头部转向一侧就会变得更加容易，而头保持在中线就会越难，发育手到嘴这个功能的机会就会减少。随后，对称性和非对称性之间没有交替，而是以非对称性为主，并且在仰卧位的运动可变性和体验也减少了。

　　一旦婴儿发育异常，继而以有限的运动技巧进行练习和体验，运动模式就会变得刻板，从而限制进一步运动的探索。运动可变性下降会伴随着姿势调整和适应特定情况能力受限，这迫使婴儿应对所有任务时都是用同一种策略且限制了探索新事物的能力 [50]。

　　总而言之，发育正常的婴儿表现出高度复杂的运动能力。当内部系统正常时，运动模式的竞争会使得适当、稳定、灵活的运动得到选择，这些运动以最优方式将姿势与运动结合起来，以解决日益复杂的运动问题。然而那些神经或躯体系统受损的婴儿能力受到限制，并且练习无效的运动策略，这限制了他们对运动的体验。神经系统调节不良的早产儿或者神经系统受损的患者无法从内隐的经验中受益。如本章中的"假设 11"所述，NDT 治疗师在运动发育知识引导下，制订干预策略，以帮助这些婴儿感知和体验运动的可能性，并引导他们发育出改善运动控制的策略[51, 52]。Jagraj 在病例报告 B6 中提供了应用这些理论知识的口腔运动控制和经口喂养的示例。

(1) NDT 实践中运动竞争的重要性：当 NDT 治疗师观察儿童的姿势和运动时，我们会看到婴儿和儿童更倾向于某一种姿势，或者一种运动模式胜过另一种运动模式，但是这不一定是异常发育的信号。家人可能会严格遵守"安全睡眠"计划的原则，而婴儿可能很少有机会和时间处在俯卧上，有可能婴儿房的装修使刺激来自一侧，也有可能婴儿在适应父母怀抱时的独特偏好。治疗师在分析姿势和动作的偏好和变化时，除了要考虑内部系统的损伤外，还要考虑外部约束因素。只要运动模式之间的正常竞争不会妨碍婴儿成功达到目标（例如翻身、把手放到嘴边、进食或发声），可变性对于寻求多种方式融入社会是很有价值的[32]。因此，NDT 治疗师要会从以下几个方面全面地观察婴儿的运动，以确定婴儿是否对姿势或运动有所偏好：①成熟的运动与新兴运动之间正常竞争的表现；②最大化探索新事物的机会；③儿童发育中躯体系统的功能；④异常发育的迹象。

(2) 姿势控制在运动发育中的作用：姿势控制是人体活动、熟练操作、行走、言语、定向和注意力发育的关键部分[21, 25, 34, 53]。姿势控制取决于视觉、前庭和本体感觉的输入，以及中枢神经系统对这些输入的解码能力。神经系统必须确保其他关节在运动时，及时激活活动关节周围的协同肌，同时将执行的动作和预期的动作比较[54]。姿势控制包含以下各项：①身体力线和负重；②具有前瞻性的姿势定位，可在特定任务的运动中预判身体各部分之间的正确关系；③姿势稳定或稳态平衡，这是一种能够将重心保持在支撑面内的一种能力；④姿势调整或平衡反应，这是一种对环境、自发运动或移动的支撑面的干扰所做出的灵活、可变的反应。

姿势控制的逐渐发育限制了需要身体进行控制以抵抗重力的发育标志，增强了使身体各部分相互定向并受到重力影响的运动技能。例如，随着仰卧姿势的发育，这个 4 月大的婴儿从开始像一个整体一样滚动转变成骨盆和肩带可分离的滚动，如图14-7 所示。

在另一个示例中，如图 14-8 所示，婴儿在 4 个月大时可以用大腿承受身体的全部重量，但要等到 11 月大的时候，站立下姿势控制发育后，才能在没有支撑的情况下独立站立。

姿势控制的发育需要整合感官信息，以评估身体的空间定位和运动，以及产生力量来控制身体稳定，为接下来运动的反作用力做好准备。一般而言，婴儿和小孩的姿势控制发育遵循从头到尾的原则，即头和颈部的控制先于躯干，而躯干的控制则先于髋和下肢。这种进展是由多个神经子系统的相互作用以及肌肉骨骼系统的生物力学的相互作用所导致，从而适应婴儿定向和保持平衡，并在支撑面上发展出最佳的方式调整身体[34]。

各种因素造就了婴儿能够在独立站立和行走时进行姿势控制，这些因素包括：①感觉子系统，包

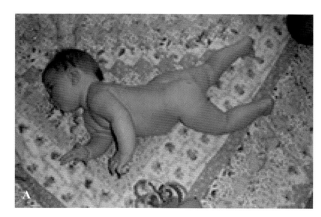
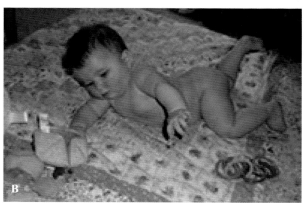

▲ 图 14-7　4 月大的婴儿滚动姿势控制
在 5 个月大滚动时，引导身体各部分运动以及受重力的影响婴儿需要进行姿势控制

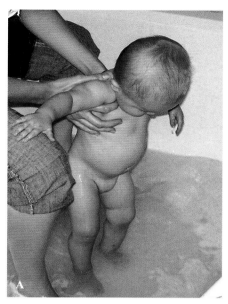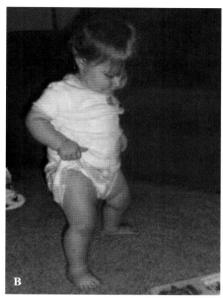

▲ 图 14-8　婴儿 4 个月大时可以站立

A. 4 个月大的时候是可以承重的，但是因为缺乏姿势控制婴儿不能独立站立；B. 在 11 个月大时，姿势控制为独立站立提供了条件

括视觉、前庭和本体感觉，这些是用来检测即将发生的（或有危险的）失衡；②运动机制，包括控制平衡的姿势张力和肌肉协同；③适应系统，用于调整感觉和运动系统以适应任务或环境的变化；④在身体对线和承重时，生物力学和运动学上的力量以及形态 [34, 54-56]。

有些研究学者 [57, 58] 研究了视觉对坐位和站位时姿势控制的影响。尽管结果不尽相同，但大多数研究一致认为，刚学会坐的婴儿很大程度上依赖于视觉输入来控制躯体摆动。经验的增加以及姿势肌肉协同效应的形成和控制越好，这种对视觉系统的依赖越低，如图 14-9 所示。随着婴儿逐渐成熟，他们不再依赖视觉，而更多地依赖于前庭和本体感觉之间的快速信息传递来控制姿势动作 [59]。当婴儿可以独立坐着时，姿势反应是定向的，主要由躯体感觉输入控制的，并与自发的目标导向运动行为相关 [60]。

在他们开始学会走路后，如果婴儿遇到相冲突的感官信息时，他们能够忽略误导性的视觉信息，并使用本体感觉信息来控制身体平衡 [61, 62]（图 14-10）。

直到学前阶段，为了控制平衡，儿童才会反应得跟大人一样小幅度地晃动。这些适应能力表明，儿童能够根据不断变化的任务和环境条件调整感官

信息并形成新的运动策略，即使这种能力要到 7 岁时才能得以完善 [62, 63]。

姿势控制的不稳定时期也可能是由于骨骼生长的改变以及儿童试图调整身体力线，以适应新的骨骼长度和身体各部分形态关系导致的。在出生后的前几年，婴儿骨骼肌肉变化迅速，并受内部肌肉和骨骼发育以及外部机械和重力的影响 [64]。

姿势控制需要力量的产生和协调，这些力能够有效地控制身体在空间的位置。Hedberg 等 [65] 报告指出，1 个月大的婴儿就能够对外界干扰做出基本的姿势调整。然而随着时间的推移，控制自主摆动来保持直立状态的精确肌肉协同作用继续发育。没有经验的婴儿在刚开始坐着时会表现出不规律和多种策略，随着时间的推移，慢慢地他们会对干扰产生一致的固化且合适的反应 [66]。随着神经肌肉反应越来越好，婴儿表现出摇晃速度下降，潜伏时间变短，肌肉反应及时且幅度减小，以及肌肉反应的可变性降低。例如，独立坐姿的出现，其特征是婴儿能够控制头部和躯干进行自发的摇晃，并伴有前后和左右的干扰。到婴儿可以独立坐立时，头部和躯干各段相关的姿势肌肉协同作用会自发激活，从而使婴儿保持稳定 [60]。

稳定的姿势会受到感觉和神经肌肉的发育因素

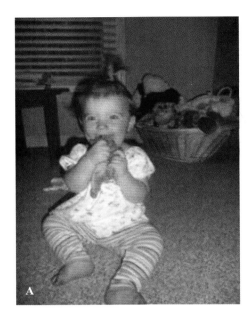 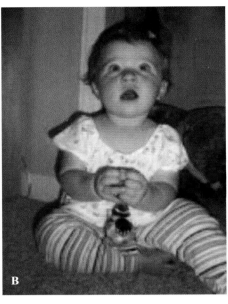

◀ 图 14-9 姿势肌肉协同效应的形成和控制越好，视觉系统的依赖越低

在 8 个月大的时候，坐位姿势控制取决于髋关节的体感输入。婴儿可以自由地将注意力集中在附近的玩具或者远处的人身上，并且不依赖于视觉来进行姿势反应

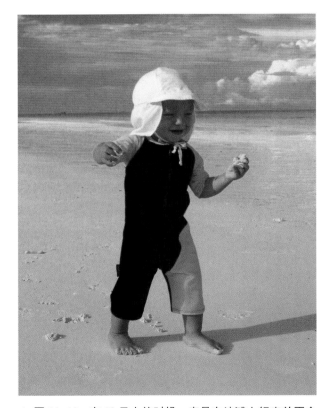

▲ 图 14-10　在 13 月大的时候，赤足在沙滩上行走并不会影响平衡

保持平衡。

　　姿势的预期组成部分将建立一个稳定的框架，以支持意向性运动。这种前馈系统发生在运动行为之前，当个体提前预测一项任务的姿势和运动要求并做出相应变化时。从最初的坐姿开始，婴儿在大多数伸手动作之前就表现出姿势的变化[66]。Van Balen 等[67] 发现，在 10—18 个月大的时候，伸手动作 100% 都伴随着特定方向的姿势调整。在儿童年龄更大的时候，站立的时候也会发生同样的激活关系。这些姿势的预期部分发生在婴儿能够在没有支撑的情况下坐或站之前，这表明以反馈和前馈方式激活姿势肌肉的这种能力是同步发育的[68]。姿势的前馈成分对于儿童来说是必不可少的，以使其能够启动姿势技能来抵抗重力。

　　(3) 姿势控制的发育如何影响 NDT 实践：每个系统（和子系统）的相对重要性似乎随着年龄和情境需求变化而变化。当婴儿获得一种新姿势时，他们必须学习在该姿势下特定问题的关键参数，并制订新的策略来应对不断变化的状况和新特征。因此，在俯卧位学习姿势控制并不能直接转化为站立姿势控制[35, 69]。由于发育中的每个姿势都包含着自己的一组参数，因此姿势控制必须随着孩子在每个姿势中进行体验和试验来学习。控制坐姿（或站姿）和改变坐姿（或站姿）必须在这些体位进行训练，以便孩子可以学会应对复杂体位和各种身体系统需

以及身体各部分力线排列的影响，这有助于保持直立姿势的稳定。对线是指身体各部分之间的相对排列以及相对于重力和支撑面的身体位置。在理想状态下的对线中，身体各部分能够以最少耗能的方式

求的策略。新的策略包括激活不同的肌群以保持平衡和摇摆，使用和关联视觉、前庭、本体感觉和其他感觉输入来建立感知 – 动作联系，以预测各种动作的姿势需求。随着时间的推移，儿童和成人都会使用各种各样的策略，并找到应对统一挑战的多种解决方案（图 14–11）。

虽然早期在其他发育体位上广泛成功的经验很重要，但治疗师不能期望缺乏站立姿势控制的儿童或成人通过在俯卧肘部支撑下练习重心转移和平衡来提高这一技能。这个概念对于因脑卒中或头部受伤而突发脑损伤的大龄儿童和成年人来说尤其重要，因此不鼓励采用传统的发育姿势顺序的治疗方法。例如，在 NDT 方法中，成年人在脑卒中后需要训练肩部和手臂功能性运动或保持稳定性，可以通过栏杆进行修正过的抓握负重训练（图 14–12）或当他站立在柜台边洗脸、梳头或拿餐具时。在图 14–13 中，那个正在洗衣服的妇女用她的右手臂扶着以支撑她的身体。这些姿势是提高肩部稳定性更有效的方法，因为可以利用了有意义的功能，例如

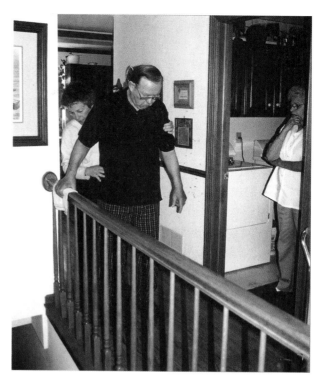

▲ 图 14–12　Ron 用一条小毛巾，这使得他在支撑并在栏杆上向前滑动手臂时摩擦力更小

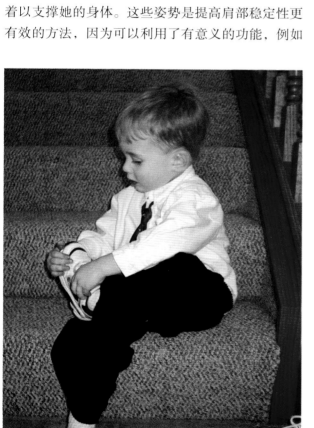

▲ 图 14–11　一位 2 岁大的男孩进行一系列独特的动作参数尝试，这包含很多新的特征

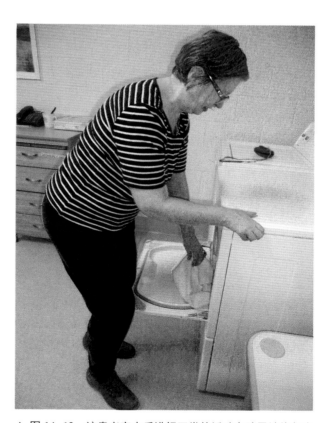

▲ 图 14–13　该患者卒中后进行正常的活动有助于她恢复肩部功能

自我照护、娱乐和作业。

随着年龄增长，姿势控制方面的变化也许并不那么明显。随着身体功能的变化，老年人在姿势控制方面面临挑战。许多因素导致老年人的姿势改变和平衡能力改变。各种研究都记录了感觉系统的损伤，包括视觉、本体感觉和前庭感觉的改变，以及神经肌肉和肌肉骨骼系统—躯体系统的改变，而这些都是我们所干预的一切的基础。每个任务都需要一个稳定的要素（以维持重心在支撑面上）与一个定向和预期要素（在特定的情况下保持身体各部分之间恰当的关系）来支持操作 [3-5, 70]。

随着新的环境和功能要求的不断提高，包括时间限制、能源需求和复杂的活动，对姿势控制的要求也在一生中不断变化。NDT 治疗师要认识到每个患者对姿势控制的需求，并制订包括姿势和运动两个要素的干预策略。由于主要用于姿势控制的肌肉和用于运动的肌肉在生理、脊髓传入和神经机制方面存在差异，治疗师必须意识到对不同肌群的需求。第 4 章讨论了控制姿势肌肉和运动肌肉的概念。

中枢神经系统功能障碍的患者中出现姿势控制的变化可能是正常的改变，其在发育和衰老过程中随着运动经验而发展，或者可能是由于神经病变的类型、位置和严重程度以及这种病理引起的原发性或继发性损伤所导致的。简而言之，姿势控制是一个多方面的问题，通常临床医生很难确定姿势控制与功能受限的具体关系。

3. 感觉系统对运动发育的贡献

所有的身体系统都有助于运动发育，但列举各种身体系统的所有贡献超出了本章的范围。本节只关注感觉（子）系统，这些系统将感知与动作联系起来。从出生开始，感觉反馈和前馈是运动发育的重要方面。子宫外环境包含重力、光线和声音，这对发育具有强大的第一作用。婴儿根据特定任务（如吮吸或抚慰）的反馈开始选择反应（并消除其他反应），这些反馈是在特定情境中进行的 [71, 72]。所有的感觉系统在出生时都是活跃的，但是不同的感觉系统会以不同的方式和在不同的时间段影响婴儿的运动发育。例如，视觉和听觉系统是婴儿与人和环境的第一纽带。

在婴幼儿中，无论是在反馈矫正还是在前馈预期姿势策略中，视觉都是调节姿势的最有力的感觉系统。Bertenthal 和 von Hofsten[58] 报道称，刚出生 60h 的婴儿在头部和躯干得到支撑时，就能将头部朝着视觉刺激源的方向进行定位。但是，如前所述，由于未成熟的肌肉骨骼系统而导致力量不足，以及头部的重量限制了姿势反应，因此婴儿无法保持头部的稳定和对线，如图 14-14 所示。

视觉还与婴儿期获得语言和言语表达能力有关。Lewkowicz 和 Hansen-Tift[73] 追踪了 4 名学英语的婴儿，给他们听了用英语和西班牙语朗诵的单词语音。在 4—8 个月大的时候，无论说哪种语言，婴儿都将注意力从眼睛转移到了嘴巴上，然后又转

◀ 图 14-14　2 个月时用视觉输入定位头部

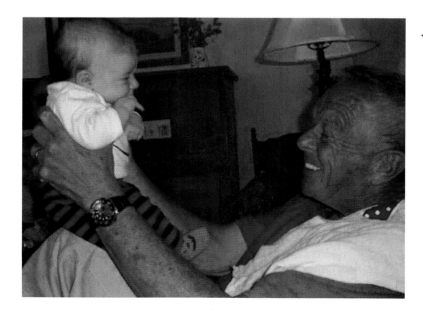

移到了说话者的眼睛上，但是到了 12 个月，他们只有说英语时才会保持眼神交流。研究人员提出，幼儿在识别和学习语言时会转移视线，以使用多余的视听提示，而对母语比较熟悉且大一点的婴儿则会将注意力集中在说话者的眼睛上，以获取社交提示。Nyström[74] 报道，当 6 个月大的婴儿观察到目标导向的行为时，他们具有理解语言（和社交）提示的能力。

视觉也与感知和模仿之间的联系有关。婴儿能够模仿他们看到的面部表情。这种能力将视觉系统与大脑中的镜像神经元系统联系起来，并支持社交互动中使用的行为以及婴儿与重要的人建立交流的动机[75]。

从身体探索开始，触觉系统对于自我感知就很重要。如本章前面所述，新生儿面部与支撑表面的接触是脸颊和嘴唇的触觉输入的重要组成部分。视觉和触觉系统的结合在婴儿达到的发育中发挥作用[76]。本体感觉系统与新生儿的睡眠状态、应激反应和自我调节有关[77]。本体感觉和前庭系统用于预测姿势障碍。知觉、视觉和触觉系统对于精细运动和操作技能的发展具有重要意义。这种感觉 – 知觉 – 运动 – 感觉的联系是由一个支持性环境和人在环境中的适当应对所形成的[78, 79]。运动在两个控制系统（反馈和前馈）中使用了感官信息，这在第 13 章中进行了描述和说明。

4. 肌肉骨骼系统的变化：对运动发育至关重要

肌肉骨骼系统的变化与正常发育儿童的神经肌肉系统密切相关。肌肉骨骼系统的损伤会影响患有神经病理改变的儿童和成人的姿势和运动。由于这些原因，本书将针对成年人单独讨论该系统。

新生婴儿的肌肉骨骼系统不成熟，骨骼未完全骨化，承重关节也没有完全形成。肌肉骨骼系统很容易受到体位的影响，特别是在早产儿或神经病理学改变且不动或变异性有限的婴儿中。通常，如图 14-15 所示，婴儿在仰卧位和俯卧位均表现出明显的屈曲姿势，这是婴儿在子宫内体位和屈肌短缩的生理特征。

即使早期剧烈的踢足和活跃的上肢主动活动也不能显示出关节的完全伸展。这些动作是随机、无组织的，但确实包含了用于爬行、行走或伸手的更复杂动作元素。这些早期的动作成为运动技能的一部分，用于与物体或人进行互动时，自我安慰并改变姿势。从肌肉骨骼和生物力学的角度来看，它们起到激活伸肌和拉长屈肌的作用。

新生儿没有完整的关节活动度（range of motion，ROM），也没有足够的肌力来抵抗重力。系统的组织是由自发的运动探索和来自环境的物理定律下的这些动作的感官反馈驱动的[33, 80]。婴儿在利用肌肉对抗重力的协同作用之前，会延长肌肉长度。在为神经病理改变的患者制订有效的治疗方案时，NDT 治疗师应遵循相同的肌骨系统发育顺序。

肌力是抵抗重力、保持直立姿势以及预知和应对干扰所需姿势发育的重要因素。但是为了增强力量，婴儿必须增加肌肉长度。直到 4 个月大的时候，脊柱伸展、髋关节伸展、髋关节内旋和肩关节屈曲的主动活动受限，限制了交互踢足、踏步和伸展的动作模式的协调[40, 81]。婴儿通过在矢状面、冠状面和水平面上进行各种运动，逐渐增加每个关节的关节活动度，如图 14-16 所示。他们尝试在仰卧位中进行主动屈曲和伸展；在俯卧位进行伸展后屈曲；在仰卧、俯卧、坐位和站位进行承重的侧向转移，以及在转移这些体位时进行轴向旋转[25, 45]。

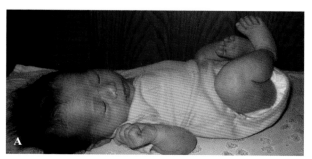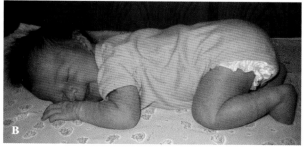

▲ 图 14-15　一个 10 天大的婴儿在仰卧位和俯卧位屈曲姿势

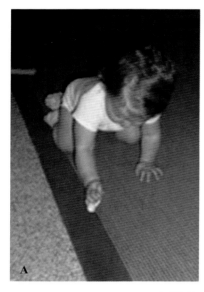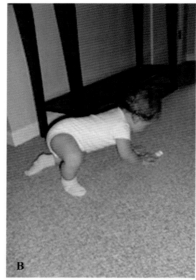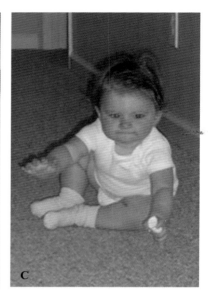

▲ 图 14-16 在 8 个月大的时候从爬到坐时的身体轴线旋转

屈曲和伸展发生在矢状面，外展和内收的侧向运动发生在冠状面，而旋转发生在水平面。随着关节活动范围和肌力的受限变得更加宽松，运动控制中涉及的肌肉激活模式也随之改变。正常运动的特征是有序分阶段的激活肌肉，具有相似生物力学功能的姿势协同肌激活，以达到一定的速度和活动范围 [82-84]。运动特征的改变与肌骨系统所承受的应力以及在不同体位的活动和实践的机会有关 [47]。那些健康且热衷运动的婴儿会向更多有趣的活动发起挑战。

肌骨系统的损伤如何影响 NDT 实践：许多有神经病理学改变的患者会出现广泛的肌骨病损，包括髋关节脱位、脊柱侧弯、挛缩、过度使用综合征、虚弱和关节炎。特别是在成年人中，这些继发性肌骨损伤会对个人执行日常生活活动的能力产生重大影响，并严重影响社会参与 [85, 86]。NDT 治疗师应该意识到继发性病损对他们所治疗的婴儿和成人有影响，并制订干预策略。在制订策略时，既要考虑到现有肌骨病损，又要减少潜在的继发性影响。

患有中枢神经系统病理改变的婴儿仅能够维持少数体位，并不能在这些体位之间相互转变。即使在一个体位时，运动可变性的受限会导致一般运动能力的受限 [21, 43]。这些婴儿难以激活并伸展他们

的肌肉。因此，他们可能永远不会体验到全范围关节活动度且容易出现肌肉挛缩和骨骼畸形 [64, 86]。患有脑瘫的儿童会在应对任务需求时，因为准确地激活协同肌的能力受损，他们往往表现出运动速度减慢，异常的肌肉交替激活模式，或者过度的协同激活 [87, 88]。NDT 治疗师要根据任务和环境需求，针对适当的肌肉协同作用为目标制订干预策略。NDT 治疗师要意识到所有运动都需要姿势和动作。然而，在一次单一的干预过程中，在不同时间里，临床工作者会从有选择性地处理姿势控制的协同激活或者速度和精确性所需的运动成分的策略转变为产生有意义的功能性技能，正如第二篇第 9 章所述。

患有脑卒中的成年人在姿势和动作上也会受到肌肉骨骼病损的限制 [54]。因为整个身体都是支撑面，且四肢又长又重，所以在仰卧或俯卧位的运动很难执行，因此，在这些位置上的任何活动都必须抵抗摩擦力和重力。介入治疗通常从患者在椅子上坐直开始，以提供给一个更加容易（和熟悉的）姿势 [89]。肌肉骨骼病损，例如脊柱活动度降低或髋关节、膝关节、踝关节的关节活动度减少，都可能会限制患者从坐到站的能力，因此治疗师选择治疗方案的时候应该把这些同时存在的肌肉骨骼病损考虑在内。

四、总结

从 NDT 认识到，运动行为的发育不是线性发展的，而是基于一个动态的过程，该过程包括：①身体内部系统的持续发育、组合和相互作用；②适应环境需求并从中学习；③伴随成熟和衰老的内部变化；④在成长过程中不断改变任务目标。即使婴儿最早的运动协同效应本质上也是复杂多变的，旨在从他们的世界中获取信息和刺激[90]。它们不断地重组并形成新的姿势和运动组合，以适应且完成与身体能力和需求相适应的任务。生命的不同阶段是由不断变化的运动行为所区分开来的，这些运动行为专门为不同时期的有效功能提供支持。婴儿和儿童会在不同的体位下，在抵抗重力的同时，会同时发展出许多运动行为，最终会倾向于其中的一些来完成运动任务。同样的现象也存在与老年人身上，他们必须适应身体系统和环境的变化。

NDT 治疗师不仅要了解运动阶段和所涉及系统的进展，而且要了解使运动标志性动作出现显得如此轻松背后潜在的复杂性。了解正常儿童发育并将其应用于整个成年期的运动变化，这有助于治疗师能够认识到异常发育对神经病理改变的患者的影响，并量身定制出适当的干预策略。

<table>
<tr><td>第
15
章</td><td>神经可塑性与恢复性
Neuroplasticity and Recovery

Gay L. Girolami　Takako Shiratori　著
陈俊辉 译　丁 千 校</td></tr>
</table>

本章对神经可塑性的研究进行了综述，旨在解释大脑的结构和功能是如何在正常人和有神经病理改变的患者中发生变化的。这部分研究表明，大脑可以根据经验、训练和环境需求进行重组。当训练和特定任务导向的活动结合在一个有意义的环境中时，大脑中的神经性变化可能会得到优化。研究发现，大脑发育成熟的成年人与发育中的婴儿和儿童在神经可塑性方面有所不同。但这项研究同时指出，尽管方式不同，在神经恢复模型，如 NDT，在关键的恢复期干预的时机和强度可以影响任何年龄的大脑。

各种研究表明，治疗干预会影响神经组织的重组。强制性使用运动疗法（constraint-induced movement therapy，CIMT）是一种用于显示特定干预策略和强度与神经可塑性之间联系的方案。本章列举了这部分文献中的例子。然而，这些研究的信息支持了许多假设。这些假设是 NDT 的基础，目前是 NDT 实践模型的一部分。具体来说，正确的定向、精确和适时的干预策略可以在大脑中产生永久性的变化，这些变化反映在功能的变化上。作者指出，治疗师需要熟悉神经可塑性研究，以便在为患者计划干预策略时考虑如何增强或限制可塑性。鉴于这一点，当考虑 NDT 干预的新方向时，请读者参考第五篇中的病例报告，以将这项研究与当前的 NDT 实践模型联系起来。

学习目标

完成本章后，读者将能够做到以下几点。
- 描述神经可塑性如何与大脑发育和整个生命周期的变化联系在一起。
- 区分大脑发育成熟的成人和大脑正在发育的婴幼儿的神经可塑性概念。
- 描述可增强神经可塑性的因素（例如重复、强度和环境），以及如何将其纳入成人和儿童的 NDT 干预中。
- 描述神经可塑性的概念如何影响 NDT 干预的设计。

一、概述

大脑可塑性和恢复性的研究是过去几十年来最令人兴奋的研究课题之一。可塑性是指中枢神经系统在整个生命过程中重组其结构、连接和功能以及对内在或外部刺激的反应的能力[1]。因此，大脑及其功能随着经验、实践和环境的变化而动态变化。

有关神经可塑性的新研究对脑损伤的婴儿、儿童和成人的康复有着巨大的影响。运动障碍是成人和儿童神经病变的主要结果[2, 3]。正如 ICF 模型所述，运动障碍会影响到一个人执行功能性活动和充分参与家庭、学校、社区和工作场所的能力[4]。此外，还有与脑卒中和脑瘫等疾病相关的直接和间接费用[5-8]，随着医疗水平的提高，因长期神经后遗症的而存活的婴儿、儿童和成人的人数也在增加。因此，符合逻辑的是，神经损伤患者应选择合适的康复训练和康复方案（包括物理治疗、作业治疗和语言治疗），来解决损伤带来的问题，帮助患者过上正常的生活。

在提供治疗干预的过程中，医生操作的差异性可能会对神经可塑性产生积极和消极的影响，并会影响神经疾病患者的功能提高[1, 9]。然而，治疗干预措施是多样化的，在不同的国家和地区是不同的。在过去，治疗的思路要么是代偿，要么是神经功能恢复[10, 11]。

在代偿性干预的方法中，治疗师最小限度地将患侧融入功能活动中，教导患者依靠受影响较小的肢体来维持功能。由此，发展代偿性运动以取代受损的功能。比如可以用来教导患有偏瘫的成人或儿童如何使用受累较小的肢体进食。

在神经功能恢复模型（如 NDT）中，指导患者使用患侧肢体作为运动的一部分，并恢复或重新学习由于受伤而中断或丢失的动作。

目前，我们对分子、细胞、突触和神经网络可塑性的理解相对于动物模型有了更深入的认识。然而，我们的研究还处于决定性的阶段，即确定导致人脑神经性改变的机制，并将这一知识应用于患有脑损伤或脑外伤的成人和儿童的干预中[12, 13]。例如，神经恢复模型已被纳入基于活动的干预措施中，如 CIMT 和跑步机训练，这些干预措施是专门为增强特定身体部位的功能而设计的。在前后脑成像数据的支持下，这些强化干预措施显示出初步的积极结果。随着对大脑可塑性的理解日益加深，我们将获得更多的知识来改进和创造干预措施的基本原理。在不久的将来，使用药理学、康复、经验和环境的范式来加强脑损伤后神经修复并最大限度发挥功能是可能的[9]。

我们对发育中的大脑以及疾病或损伤影响下的大脑恢复、适应和（或）代偿的可能机制的理解，支持并为有神经疾病的患者制订 NDT 干预措施提供了依据。

二、可塑性是如何研究的

有许多技术可用于促进成人和儿童大脑可塑性和恢复的研究。显示大脑结构或脑损伤程度的金标准是结构 MRI。在婴儿中，这最常在髓鞘完全发育之前使用，到了 18—24 个月，此时髓鞘完全形成，大脑结构完全可见。当与弥漫张量成像（diffusion tensor imaging，DTI）结合使用时，可以更好地显示白质的完整性或损伤[14]。

其他用于研究大脑的技术包括功能磁共振成像（functional MRI，fMRI），它通过测量血流的变化、检测和监视功能任务（例如运动、语言和体感刺激）和经颅磁刺激（transcranial magnetic stimulation，TMS）以及诱发电位（evoked potentials，EPs）期间的大脑激活情况，以量化皮质对体感或视觉刺激的反应。然而，由于需要主动积极的配合，这些技术不能用于新生儿及婴幼儿[15]。

三、可塑性：适应性和发育

由于可塑性与通常使用 NDT 治疗的神经疾病密切相关，因此在讨论与可塑性相关的前沿研究之前，描述与成人和儿童恢复相关的可塑性模型是很重要的。这些信息将有助于理解大脑对损伤做出反应的关键机制。为了探讨这一主题的广泛性，我们将本章分为两个神经可塑性范畴——适应可塑性和发育可塑性。

（一）适应可塑性

适应可塑性是神经可塑性研究的一个领域，主要研究中枢神经系统如何最大限度地发挥脑损伤后的剩余功能并弥补脑损伤后丧失的功能。适应可塑性的研究在成人脑卒中方面是最先进的，现就对此作一综述。最近，对适应可塑性的研究拓宽了对成人脊髓损伤[16, 17]、截肢[18, 19]和慢性疼痛患者神经可塑性这一过程的理解[20]。

神经恢复与神经可塑性过程：脑卒中后

脑卒中是由血管闭塞或脑出血引起的，导致脑组织缺血（更多信息请参阅第二篇中关于脑卒中的第11章）。缺血在脑损伤后2min内引发一连串的生化反应，导致炎症过程和（或）细胞死亡和支撑结构解体[21]。卒中后，治疗的目标是神经保护，以减少病灶大小、神经存活率、运动障碍，进而减少残疾[22]。

当大脑的神经结构受损时，大脑可能会显示出自发的恢复，主要是在没有干预的情况下恢复功能的能力。这类恢复主要发生在脑卒中发生后的前3个月[23]。脑卒中的自发恢复通常归因于脑卒中周围区域水肿的缓解和循环的恢复，称为缺血性半暗带。围绕主要脑损伤部位的脑组织，如果在一定时间窗内进行干预，恢复该区域的血流，则可得到补救[24]。此外，消除神经功能联系不能现象，即一种与损伤部位相连的远隔部位的血流和代谢受到抑制的现象，也被认为在自发恢复中起着一定的作用[25]。请参阅本节后面的"时间敏感临界期"，以讨论如何利用自发恢复期进行NDT干预。

恢复的另一个关键因素是神经重组，它发生在大脑的多个层面：生理的、解剖的和功能的。神经重组的例子包括残存细胞的兴奋性反应和有效性的改变，轴突出芽，树突分支和突触发生。这些机制中的任何一种都有可能在损伤部位附近或远离损伤部位的皮质区域形成新的连接，并改变和（或）揭示替代的神经通路。

神经组织的重组过程称为"替代"，它可能进入大脑的其他结构，以替代损伤区域的功能[26]。主要有以下几种替代模式：①功能图扩展至损伤邻近的区域，通过重组以取代损伤部位的部分功能；②功能相似的区域适应性变化使对侧半球来承担损伤部位的部分功能；③跨模态再分配，即利用以前专门用于处理特定感觉输入模式的系统来接受来自新感觉模式的输入。

这一过程反映在有视觉障碍的人身上，他们学会使用触觉信息学习阅读。人们普遍认为，与损伤区域相关的神经结构是脑组织重组和功能恢复的关键[27]。此外，人们认为，最佳的康复干预可以促进神经结构重组，改善功能结局[27, 28]。

（二）发育可塑性

在动物模型中进行的神经科学研究有助于我们理解脑损伤的后果以及人类脑损伤康复的可能机制。然而，我们也面临许多问题，并意识到，并非所有康复过程都能改善功能结局，特别是在发育中的大脑[9]。NDT治疗师承认，功能结局可以通过内部和外部（即环境、经验）动态改变，无论是好是坏。这些变化的动态就是为什么NDT策略是为患者量身定做的，而复查是NDT实践模型的一部分。

在发育中的大脑中，损伤可由缺氧、血管、创伤或其他原因引起，损伤的结果也受位置、年龄和严重程度的影响。几乎在每一种情况下，损伤都会导致神经网络损伤或紊乱，导致胶质细胞和神经元死亡，轴突通路受损，神经递质和血管系统破坏[29]。

对神经损伤的反应，以康复的形式，包括恢复和替代[30]。恢复指的是受损的大脑愈合和功能恢复。替代描述了通过将控制权转移或重组到大脑的健康区域来重组大脑。

关于成年人的康复问题，早些时候曾讨论过的一种病症——神经功能联系不能。它是在脑损伤之后迅速恢复的一段时间，它可以稳定未受损的区域，恢复尚未被破坏的功能。然而，也有一些创伤性的过程伴随着脑损伤，发育中的大脑可能无法很好地耐受这些过程。对围产期缺氧缺血性损伤动物模型的研究表明，细胞死亡可影响神经递质系统，扰乱发育中的大脑平衡。因此，发育中的大脑损伤可能比成熟的大脑发育恢复得更差，导致神经学家认为胎儿和婴儿的大脑结构更容易受到早期损伤[14, 29]。也就是说，早期的损伤可能不会产生与成年人同样的恢复过程，而大脑试图从损伤中恢复可能会造成进一步的损害。关于其他恢复过程，再生、出芽和其他机制，几乎没有证据支持这些过程对发育中的大脑造成影响。

关于进一步减少脑损伤的干预措施（即脑冷却和药物辅助），还需要进行额外的研究，以确定这些干预措施是否能成功地将早期脑损伤的影响最小化并支持改善脑可塑性[31]。在对 8 个随机对照试验的回顾中，研究结果支持新生儿发生缺氧缺血后冷却疗法的使用和有效性[32]。然而，还需要更多的研究来为该干预方案的使用制订具体的指南。

药理干预显示了几项有可能的选择，旨在尽量减少损伤对发育中的大脑的影响。例如，在早产期间使用产前硫酸镁被证明可以降低死亡率和长期神经后遗症，但结果并不一致。造成不同的结果可能与婴儿的胎龄、给药时间和（或）剂量有关[33]。在这种干预措施被认为有利于预防早期脑损伤的长期影响之前，还需要进一步的研究。最后，可塑性和康复也可能取决于诸如受损时的年龄和环境因素。

四、婴儿脑损伤的神经生理学

动物和人类的研究表明，神经可塑性存在于成人和婴儿的大脑中[15, 34]。对婴儿脑损伤的研究表明，结构病理学更多地取决于胎儿或婴儿的年龄和损伤时中枢神经系统的发育阶段，而不是损伤本身的确切性质[35, 36]。妊娠早期和中期发生的脑损伤会影响发育中的脑组织的神经元增殖、迁移和皮质组织，导致大脑结构的畸形；妊娠晚期（即妊娠 24—28 周后），大脑损伤会导致胶质细胞增生或脑囊性病变，主要表现为脑室周围白质和脑皮质、皮质下和深部灰质的损害[14]。

婴儿尤其容易在妊娠期 24—36 周期间受到白质损伤，而灰质损伤更多发生在妊娠 36 周后的妊娠晚期。在每一种类型的损伤中，其对功能的最终影响与大脑哪种结构受到破坏以及损伤的程度有关。

（一）发育中的运动系统的损伤——皮质脊髓投射

皮质脊髓投射在运动皮层中开始，并从大脑中移行，最终形成将大脑皮层与脑干和脊髓连接起来的通路。到妊娠 20 周时，皮质脊髓轴突到达颈髓节段，并通过突触发生与脊髓各平面的靶细胞连接，主要是 α 运动神经元[37]。

在皮质脊髓束（corticospinal tract，CST）发育过程中，每个大脑半球发出同侧和对侧皮质脊髓投射，以支配同侧和对侧脊髓节段的 α 运动神经元。随着发育的继续，这种竞争将会尘埃落定。对侧投射增强，而同侧投射减弱[38]，这一过程在怀孕最后 3 个月和出生后的第 1 年都将持续。

在大脑灰质受损的情况下，非损伤半球的同侧投射在损伤半球对侧脊髓运动神经元的支配中起一定作用，从而确保即使没有对侧半球的投射，也能实现皮质脊髓连接。这些同侧投射的存在可能在脑损伤后的重组过程中具有重要意义，尤其是在围产期和产前，这与同侧和对侧投射的发展相一致[39]。

MRI 可用于患有脑损伤的儿童，以评估非受累皮质半球是否存在同侧投射。成像期间的功能性手部运动可以揭示运动与损伤半球的活动或非损伤半球的活动有关。这一发现表明，儿童的双手共享同一半球的输入[15]。

当脑损伤对内囊造成严重的白质损伤（如脑室周围损伤）时，会产生另一种能显著破坏皮质脊髓束的机制。这可能会损坏来自运动皮层的交叉皮质脊髓投射，因为它们在到达脑干和脊髓的过程中穿过内囊。在这种情况下，MRI 经常检测到非损伤大脑半球的皮质脊髓束投射，可支配受累的脊髓。

关于手功能和来自非损伤大脑半球的同侧皮质脊髓束投射，许多儿童表现出对受累手和手指的轻微至中度控制，其 MRI 表现可追溯到同侧皮质脊髓束投射的运动能力。但是，目前还没有关于仅通过同侧皮质脊髓束投射就可以实现近乎正常的手部功能的报道[40]。

然而，也有同侧投射的儿童对受损的手没有功能性使用。这可能在一定程度上与受伤的年龄有关，似乎脑损伤越早，手的功能性使用就越多[41]。因此，尽管存在同侧投射，但如果大脑损伤发生在足月年龄或左右，将会有一些儿童不能发展手的功能使用。如果 NDT 治疗师可以获得这些信息，那么它对于治疗计划和设定实际的预后目标会有很大的帮助。

（二）躯体感觉系统的损伤

婴儿在大脑损伤时的年龄会影响婴儿接受传入

感觉信息（包括触觉和本体感觉信息）的能力。信号通过后柱－内侧丘系通路传输到丘脑，并通过丘脑皮质投射通过内囊与感觉运动皮层相连。这些丘脑皮质纤维在妊娠晚期（妊娠期28—40周）到达目的地。如果妊娠晚期开始或其前几周，持续的脑室周围损伤导致内囊损伤，则丘脑皮质投射可以绕过损伤区域，到达初级感觉运动皮层[42]。当内囊在妊娠晚期或围产期发生损伤时，通过内囊的丘脑皮质投射通路已经发育完成，这些神经元投射可能与内囊一起受损，从而干扰了它们到达感觉运动皮质的能力[43]。这种感觉运动系统的重组为妊娠早期损伤后的大脑结构重建提供了另一种假设[42, 43]。

这一信息对治疗师很重要，因为它意味着根据损伤的类型和年龄，可能会以不同的方式感知和处理感觉信息的传递。证据还表明，一些在妊娠晚期或围产期和产后期间遭受到大脑损伤的婴儿可能会对感觉系统造成严重损害，在计划干预时应考虑到这一点。治疗师可以考虑使用额外的感觉信息[如视觉和（或）语言暗示]来增强或取代通常通过触觉感觉输入获得的反馈。

另一种形式的感觉运动皮质重组已经在大脑中动脉损伤方面进行了研究，这些损伤影响到邻近的大脑皮质下区域，尤其是那些对感觉运动皮层所在的中央后回造成损害的损伤。到目前为止，尚无证据表明大脑中动脉受损导致的脑损伤后，这些区域的皮质会发生重组[42, 44]。

五、神经可塑性在成人和儿童中的应用

（一）神经可塑性在成人的应用

NDT实践模型的原则之一是提供治疗服务，引导患者获得最佳的功能结局。NDT模型将治疗环境视为一种引导患者（重新）学习活动的方式，以最大限度地参与并提高生活质量。

治疗师考虑到了设计治疗干预措施所需的知识，这些干预措施将促进神经可塑性的改变，从而支持患者最佳功能所必需的解剖／生理／行为重塑。遗憾的是，现有的证据难以应用，而且，我们还远未能理解证据与干预之间的关系。

这部分讨论了三个参数：①影响可塑性的非治疗相关的倾向因素；②已被证明支持神经可塑性改变和功能改善的治疗方法；③已被证明可优化与神经可塑性变化相关的功能结果的治疗技术或干预策略。

1. 影响神经可塑性的倾向因素

（1）年龄：正常的衰老与神经萎缩和退化有关[45]。可以合理地假设神经可塑性的改变和功能获得随着年龄的增长而减慢。动物模型的研究证实了这一假设，表明脑卒中后的神经修复会随着年龄的增长而延迟或减弱[46]。然而，老年人大脑结构的完整性与临床表现之间并不总是存在直接关联。尽管大脑会随着年龄的增长而自然退化，但随着年龄的增长，适应性的神经可塑性的改变可能是老年人能够像年轻人一样完成神经认知任务的原因[47]。因此，我们可以预见，学习在年轻人和老年人大脑中的反应方式，存在着质量和数量上的差异。

（2）与脑损伤相关的变量：尽管研究结果存在许多差异，但科学家们开始发现哪些脑损伤参数是功能治疗效果的良好预测指标。一些研究表明，特定下行传导束的完整性比梗死面积和基线临床评估更能预测治疗效果[48, 49]。这些研究可能会引导针对脑损伤的特点、损伤类型所需的康复类型，以及未来所需的神经重组来制订个性化的治疗。

2. 基于神经可塑性的治疗参数

Kleim和Jones[50]建议，动物模型中的神经可塑性研究证据不能直接应用于人类康复方案中，但可以为治疗师在制订治疗方案时提供指导。在本节中，我们提供这些基于研究的神经可塑性参数的总结，供治疗师在制订临床决策和计划干预时参考。

（1）时间敏感临界期：研究人员报道，损伤后可能有一个关键期，此时神经元结构对训练和运动的效果更为敏感（动物研究参见Biernaskie等[51]；临床研究参见Horn等[52]）。研究表明，太早或高强度的治疗训练会对诱发脑卒中的大鼠产生负面影响。在感觉运动皮层诱发脑卒中后的前7天内，强制使用受累的前肢会导致功能结局较自由使用双肢的对照组大鼠差[53, 54]。这种现象是脑损伤部位周围组织过度的兴奋毒性所致[55]。

同样，研究人员报道两组脑卒中的人类受试者的功能结局。在一组患者中，早期给予高强度干预（卒中后平均8～10天开始治疗）的功能结局低

于低强度干预组[56]。相反，治疗的延迟会促进自我的代偿行为，而且会干扰旨在恢复功能的康复训练[50]。

研究人员在比较脑卒中患者（卒中后 3～9 个月和 15～21 个月）CIMT 早期和延迟的启动时发现，两组患者在 CIMT 后的运动效果都有改善，但早期组的改善效果明显更好[57]。根据这些结果，我们应该考虑以适当的强度谨慎选择 NDT 策略介入的时机，并不断反复检验患者是否达到了结局目标。

综上所述，慢性脑卒中患者患侧的上肢和下肢均可观察到神经可塑性和功能增强；然而，干预临界期的精确界定[58]以及对哪种类型的卒中是最适合的最终共识，还需要进一步的研究[21]。

（2）全身有氧运动：动物研究表明，脑卒中后康复中的全身有氧运动可以增加大脑的代谢需求，促进对学习和记忆至关重要的血管生成和神经生成[59]。对健康老年人的研究表明，定期参加有氧运动可以促进神经可塑性变化，包括突触形成、血管生成、神经生成、内源性神经营养因子释放，而且还可以增强大脑网络功能。这些变化与提高认知能力、学习能力[60]有关。这可能会对运动学习和康复结局产生积极的影响。

（3）任务导向训练：康复中的任务导向训练是指有目标导向的训练和重复特定背景下的功能任务。在动物模型中，任务导向或技能的训练会引起神经结构的改变，包括出芽、突触发生、突触增强和树突分支[61]，所有这些都与运动增强（再）学习有关。

在人类中，针对上肢的任务导向训练已经证实了通过 fMRI 和 TMS[62]测量的大脑激活模式的变化。另一项研究表明，在一组健康受试者中，习得熟练的踝关节运动会导致皮质脊髓兴奋性的改变，而被要求进行非新颖主动踝关节运动或被动踝关节运动的那一组则没有改变[63]。因此神经编码很可能是从特定训练中所获得经验的结果。

（4）重复、强度和时间（大量练习）：值得注意的是，技能的习得本身并不足以诱发神经可塑性[64]。基于动物模型，假设随着时间的推移，重复新学到的任务对于促进持久的神经元变化是必要的，这些变化在缺乏训练的情况下是不会退化的[65]。在人类

中，一些康复案例中已经报道了治疗强度的水平和训练效果之间的正相关性。例如，Cherney 等[66]在一项 Meta 分析发现，在慢性脑卒中所致失语症患者中，中等程度的证据证明，采用高强度强制性诱导语言疗法可获得更好的疗效。NDT 干预将训练强度视为治疗方案规划中的一个关键因素（参见第五篇中关于 Sam 的病例报告 B9）。在成人中，干预强度与功能结局相关的数据是不一致的[56, 57]，治疗强度、功能结局和对神经可塑性的影响之间的相关性尚未在人类中明确建立。

（5）参与度 / 注意力 / 动力：在设计基于 NDT 的项目时，治疗师必须与患者一起设定目标，并以增强功能和参与为目的。治疗师精心组织每个疗程，以增加患者的积极参与、参与度、注意力和动力。这些是支持实现个性化目标的关键因素。

在动物模型中，这些概念常常通过环境 / 社会的丰富性来使用[67]。研究的目的是调查各种丰富的内容，从住房的大小、可用的设备、设备的复杂性和新颖性、设备的颜色 / 质地 / 气味，到房屋中动物的数量，以提供刺激某些感官、运动、认知和（或）社会体验的机会。在动物模型中，有越来越多的证据表明，这些环境 / 社会的丰富性会增强卒中后运动、感觉、认知和回归社会的能力[68]。实验也证明环境的丰富性可以减少梗死体积[69]以及其他神经化学和结构的改变，这提示了大脑损伤的修复和恢复[67]。

在人类中，正在进行一项研究，以测试丰富环境对脑卒中康复效果的影响[70]。随着运动学习任务的复杂性、挑战性和新颖性水平的提高，注意力也会随之增加[71]。这一概念已被应用于设计虚拟现实（virtual reality，VR）康复方案，其中任务参数可以根据每个人的损伤、表现和需求进行仔细调整。VR 康复技术已被用于卒中后患者的治疗项目中，最近的 Mata 分析表明这对改善运动、平衡和上肢功能有潜在的帮助[72]。另一种很少被列入注意力范畴的训练是心理疗法。这一主题将在下一节中提到。

3. 基于神经可塑性原理的治疗技术与训练方案

基于神经可塑性的理论基础和证据，涌现出了许多新兴的治疗干预措施。本文从脑卒中文献、非侵入性和侵入性脑刺激、心理训练和练习等方面综

述了最成熟的治疗方法。

（1）脑刺激：人类 fMRI 和正电子发射断层扫描（positron emission tomography，PET）研究表明，脑卒中后，健侧半球兴奋性增加，患侧半球兴奋性降低，从而造成两半球间兴奋性失衡[22]。也有越来越多的证据表明，脑卒中后恢复最佳的患者表现出同侧大脑半球兴奋性激活，恢复不太理想的患者表现出双侧皮质激活且肢体运动受影响较严重[21]。

为了使健康和受损大脑半球的兴奋性正常化并促进其恢复，经颅直流电刺激（transient direct current stimulation，tDCS）或 TMS 被用于抑制健侧半球的兴奋性或增强患侧半球的兴奋性。利用 tDCS，一个微弱的直流电被传送到位于脑损伤区域的两个表面电极下使神经组织极化，通常使用阳极（兴奋电极）来增加患侧半球的兴奋性，或用阴极来降低健侧大脑半球神经组织的兴奋性。阳极和阴极两种模式都被证明可以改善脑卒中后患者的运动功能。

在 TMS 中，在头皮上放置一个磁性线圈，使下面的神经组织超极化或去极化。重复高频刺激增加神经组织的兴奋性，重复低频刺激降低神经组织的兴奋性[73]，类似 tDCS、对患侧半球进行兴奋性刺激[74]或对健侧半球进行抑制性刺激[75]对脑卒中患者的运动功能均有促进作用。此外，在手臂进行功能性运动中，tDCS 可以与周围神经刺激配合使用，并已被证明优于单独使用每个治疗的康复效果[76]，但这些干预措施的长期效果尚未被研究[77]。

另外，健侧皮质兴奋对功能恢复的不利影响的观点仍在争论中[22]。例如，有人认为健侧大脑半球的贡献是患肢功能的重要代偿恢复机制，而不一定是负适应性可塑性的反映，特别是在卒中的慢性期[78]。

脑深部电刺激是通过将电极放置在大脑内来向神经组织提供电刺激。这种手术现在已经被广泛用于治疗帕金森病、震颤和慢性疼痛[79]。脑深部电刺激的作用表现为神经回路的正常化。这可能有助于缓解症状[80]。

脑深部电刺激对脑卒中后患者的疗效仍然是一个值得商榷的问题。强有力的证据表明，当这种干预应用于诱发脑卒中的动物模型时，改善了其上肢的功能性运动。不过，在一组接受脑深部电刺激模治疗方案以恢复上肢功能的患者，与另一组未接受脑深部电刺激治疗方案的患者相比，显示出相似的结果[81]。

（2）心理练习/训练：心理训练是指在认知上练习特定动作以提高运动表现的积极和重复的过程[82]。研究表明，对一项特定任务的心理训练可以激活支配足部、手部和手臂、行走等功能的大脑区域[83-85]。Page 和他的同事们[86]实施了两项为期6周、每周2次的物理治疗研究。在一组研究中，一组受试者参加了一组受试者参加了心理练习并结合了特定的物理疗法方案；在第二项研究中，在 30min 的治疗之后再进行心理疗法训练模式[87]。两项研究的结果显示，心理练习组的手功能比只接受物理治疗方案的对照组更好。

其他基于神经可塑性原理的治疗方法也正在兴起，如镜像疗法、动作观察疗法[88]、音乐治疗/疗法、虚拟现实疗法[89]等，同时结合康复训练提高觉醒和注意力的药物干预及其对神经可塑性的影响正在研究中。

4. 支持神经可塑性改变的治疗干预研究——成人

脑卒中后与 CIMT 相关的神经可塑性的变化是目前研究最多的治疗方案之一[90]，其目的是通过夹板或限制健侧上肢来改善患侧手的功能使用。CIMT 常常通过集中的大量练习并塑形，它是一种系统的治疗的方法，随着任务的改善而提高运动难度的水平，并根据其任务表现提供持续的鼓励性反馈[91]。

总体而言，这些研究结果表明，与常规治疗或没有接受治疗的患者相比，接受 CIMT 治疗的患者的治疗效果更好[92]。但是，CIMT 对手部功能的长期影响仍有待进一步研究[93]。

与 CIMT 相关的神经可塑性改变包括：患侧大脑半球皮质兴奋性增加[94]，患侧手部运动表现增加[95]，以及同侧和对侧大脑半球感觉和运动皮质区的体积增加[96]。也有人建议使用患侧上肢会增加同侧大脑半球的激活，但仍然存在争议（请参阅前面的"脑刺激"部分）。这些结果支持 CIMT 后大脑可塑性的变化是有希望的，且有必要继续 CIMT 的研究。

最后，这项研究似乎支持了强化、强制性诱导干预对功能和神经可塑性的积极影响。然而，该项目的持续时间、每天的时数和干预措施因研究而异 [90, 96, 97]。这些作者认为，这为基于第二篇第 5 章所述的当前实践模型强化的 NDT 干预方案的评估效果研究打开了大门。

（二）适用于婴儿和儿童的概念

支持神经可塑性改变的治疗干预研究——婴儿和儿童

支持儿童治疗与皮质重新映射之间正相关的证据正在增加 [98-100]。与成人一样，这种支持来自于对偏瘫儿童强化 CIMT 项目的研究。这些研究的结果与 NDT 治疗师有关，因为脑损伤的病因与通常使用 NDT 治疗的儿童病因相似。

在一个案研究中，一位偏瘫患者参加了为期 3 周的强化 CIMT 项目，Sutcliff 等 [99] 报道了基于儿童运动活动日志的手功能改善情况。此外，干预前和治疗后 6 个月的 fMRI 显示，偏侧指数从同侧转移到对侧（损伤侧）。

Cope 等 [98] 研究了 10 名偏瘫儿童。受试者参加了为期 2 周的强化 CIMT 方案，研究结果参差不齐。功能损害较轻的儿童的墨尔本单侧上肢功能评估表中有所改善。此外。测试前后功能变化之间存在中度相关性，其中 2 例儿童在 CIMT 后对侧皮层兴奋性增强。鉴于干预的时间范围和强度尚未完全确定，这项研究的结果为干预与大脑可塑性之间的相关性提供了一些支持。这些发现可能比所使用的特定的治疗方案更能支持干预的强度。

对 10 例大脑中动脉皮质或皮质下梗死引起的先天性偏瘫患者的第三项研究表明，经过 14 天的强化治疗后，手功能也得到了改善。在患手进行被动和主动运动时，fMRI 显示患侧大脑半球的初级感觉运动皮质激活增强。这些临床研究表明，基于神经恢复模型的治疗模式有助于改善脑损伤的功能结局和皮层重组。我们还不知道能够最有效地诱发功能和神经改变的精确剂量和特定治疗模式，但我们开始认识到，我们的治疗方法可能在多个层面对患有先天性和创伤性脑损伤的婴儿和儿童是有益的。

最近有人建议，CIMT 项目应将单侧和双侧任务都作为训练方案的一部分 [101, 102]。此外，有证据支持 CIMT 训练对改善脑瘫儿童生活质量的积极影响 [103]。为此，我们再次建议开展一项基于 NDT 的单侧和双侧 CIMT 治疗研究。这些作者认为，在同样强度的设定下应用 NDT 的临床研究将扩大这一研究范围，并有助于阐明大脑的变化是更多地取决于治疗干预的强度还是具体的治疗策略。

在减重平板步行训练训练 [104] 和使用电子游戏范例以改善偏瘫儿童上肢功能的 fMRI 研究中，报道了皮层地形图的扩大 [105, 106]。这些策略经常包括在 NDT 干预阶段中。在每一项研究中，功能预后的改善伴随着皮层激活的增加。尽管所有的研究人员都报道了在儿童中使用 fMRI 的困难，但他们都认为这项技术是有用的，因为它开拓了我们对大脑可塑性的理解。

掌握这些信息，所有的治疗师在为他们的患者制订治疗措施时，都要熟悉治疗和神经科学的证据。有关神经可塑性的知识，再加上从治疗研究中获得的见解，可以指导为患者采用最有效的治疗措施。此外，治疗师可以根据临床经验 / 专业知识、研究证据和关于大脑可塑性的最新信息来开发新的治疗措施。随着新的治疗措施的发展，临床案例研究可能会为神经科学研究人员提供创新的范式，以研究治疗对大脑可塑性的影响。

六、最后的想法：康复与代偿

康复和代偿一直是神经康复领域讨论的焦点。康复就是拥有与健康同龄人一样的正常运动。代偿就是适应和适应不良、替代与替代策略的使用。这场对话围绕着治疗师在康复的不同阶段应该针对的目标。

1. 致力于损伤水平的目标，即对每一项构成功能性任务的运动要素进行训练，以促进神经修复，从而在更广泛的任务范围中形成最低限度的代偿模式。

2. 致力于功能性和个体化的目标（即患者出院时可以安全独立地步行一定距离，安全地在房子里走动），较少关注为实现这些目标的运动质量。

目前在临床环境中，这两种策略都在不同程度地被使用。使用何种策略取决于多个因素和优先顺序，这些因素和优先顺序通常对于每个患者以及每个提供服务的治疗师都是特殊的。随着未来神经可塑性研究的进一步发展，可以根据患者的神经可塑性阶段提供康复和代偿康复策略。例如，根据脑损伤情况，大脑可能完全具有在结构和功能上愈合的能力，通常称为复原。如果这不可能，大脑则将通过将控制权转移到大脑的健康区域来替代或重组。在这两种情况下，治疗师可能会指导患者促进神经可塑性过程，并获得最理想的功能结局。虽然这些关系还没有在研究中建立起来，但要根据治疗师自己的专业经验和知识框架以及每个患者的个人需求，并在文献中寻找以下方法将神经可塑性概念应用到临床实践中。

1. 治疗师将需要某种类型的标记来确定进行强化治疗的关键时间段，以达到损伤水平的恢复。尽管已经确定了非灵长类动物良好控制病变的关键时期，但目前尚不明确人类卒中后的时间。如前所述，太早介入可能对白鼠和人类模型的结果有害或无用（见"时间敏感临界期"一节）。

2. 治疗师还需要建立治疗效果平台期的指标。表现水平的平台期可能并不能直接反映与学习相关的神经系统变化的平台期（参见本章"重复、强度和时间（大量练习）"）。这将允许治疗师决定何时启动可能更有利于进一步学习的不同疗法。

3. 治疗师应寻找和评估特定治疗干预措施和特定神经损伤和表现的结果预测因素。这种特殊性将使我们能够更好地与患者及其照顾者和卫生保健提供者进行教育与合作。

七、结论

对神经科学研究的综述表明，神经可塑性会受到各种不同条件的影响，它依赖于经验，对时间敏感，并且强烈依赖于我们激发和引导患者注意力的能力。因此，这些作者鼓励治疗师们继续学习关于神经可塑性的不断增长的知识；仔细考虑如何根据损伤的位置和损伤开始时的年龄来增强或限制可塑性。NDT 治疗师还必须考虑，当环境、实践和特定目标导向的干预相结合，以满足我们服务对象的康复需求时，大脑会如何改变。所有这些概念都是我们 NDT 教育的一部分，现在我们必须以更高的精准度和理解力来应用它们，为患者制订最好的循证干预措施。

第四篇

实践模型中的神经发育疗法：跨学科医疗

Cathy M. Hazzard 著

唐 敏 译 · 张佳玮 校

本篇描述了 NDT 的核心成员、作业疗法师、物理治疗师以及言语治疗师，在评估和干预中枢神经系统功能障碍患者中扮演的角色。以下章节将分别讨论这三类职业给 NDT 团队带来的专业知识，以及 NDT 实践模型给各学科提供的技能。

自创立之初起，NDT 实践模型就基于一个集成的团队：以患者为中心，为患者打造一个致力于优化其功能性结果的团队以提供服务（以 ICF 规定的活动和参与水平为标准）。广义的客户团队包括许多参与者：非正式的护理人员（包括家庭成员）和专业人员（如治疗师、医生、教师和矫形师）等。

NDT 核心团队的成员主要由三部分组成：作业治疗师、物理治疗师和言语 – 语言病理学家。每一类职业都能给 NDT 团队带来独一无二的专业技能。例如作业治疗师带来感觉和知觉系统以及任务分析方面的专业知识，物理治疗师带来运动分析以及身体系统的生物力学和运动功能学方面的技能，言语 – 语言病理学家则提供了进食、口腔运动和呼吸系统的复杂协调机制以及个体沟通机制方面的知识。

同时，NDT 实践模型为各个学科提供了一个更广阔的视角和知识库，以了解患者在活动和参与时，以及在 ICF 规定的身体功能和结构水平下姿势与动作如何相互影响。当治疗师能够理解一个人如何通过调整姿势和动作以有效地完成任务，治疗师的技能就会得以提升。这些知识提高了临床医生在患者有限的活动和参与水平下，得出治疗单一乃至多系统损伤的最佳干预策略的能力。

本篇的三章重点强调了作业治疗师、物理治疗师和言语 – 语言病理学家在 NDT 中的应用，以及 NDT 对该三类学科知识的提高。

第16章 从神经发育疗法角度看作业疗法的应用

The Practice of Occupational Therapy from a Neuro-Developmental Treatment Perspective

Kim Barthel　Chris Cayo　Kris Gellert　Beth Tarduno　著

唐　敏　译　　陶　亮　校

　　本章探讨了作业疗法的作用，帮助读者理解 NDT 实践模型如何看待日常生活里的感觉加工、觉醒和注意、游戏以及日常生活。另外，NDT 作为作业疗法的参考框架，强调对神经疾病患者的受损姿势、运动、身体结构以及功能的分析和理解。贯穿本章的临床案例展示了如何将作业疗法和 NDT 结合，从而增进神经疾病患者在活动和参与领域的表现。

学习目标

完成本章学习后，读者将能够做到以下几点。
- 定义作业治疗师在患者管理中的专业职责与功能性结果。
- 列出 NDT 系统可以提高最少三项作业治疗师的专业技能。
- 使用 NDT 实践模型分析作业疗法在患者特殊运动或自我选择的活动中的作用。

　　NDT 和作业疗法的结合是完美的。这样结合的核心是一系列互补的原则与共同的哲学，即两者都旨在优化人类的职业能力与功能。特别是 NDT 的专业基础知识扩展了作业治疗师的专业技能，从而优化了对目标患者的治疗手段。

一、作业疗法专业

　　WHO[1] 对作业疗法有如下定义：作业疗法是指通过仔细分析身体、环境、社会心理、精神、政治和文化因素以确定职业障碍。无论患者是成人还是儿童，治疗师通过针对其特定情况的直接干预、改变环境或改变任务要求的方式以提高其作业能力。

　　作业疗法作为一种职业始于 20 世纪初。该疗法最初是用来帮助一战中受伤的士兵。随后逐渐发展，至 20 世纪 40—60 年代在康复治疗中得以广泛应用。作业疗法不仅可以帮助受伤的军事人员进行组织和运行项目，还可以为离不开先进医疗的脊髓损伤、颅脑损伤和脑瘫患者提供治疗。

二、作业疗法与神经发育疗法

　　Bobath 夫妇于 20 世纪 60 年代首次提出作业疗法。20 世纪 60 年代作业治疗首次被应用在 Bobath 夫妇治疗中。在理论的早期阶段，Bobath 就认识到了跨学科的重要性。Bobath 夫妇的理念早已被世界各地的作业疗法界人士所接受。Schleichkorn 认为，"除了他们所提出的理论，Bobath 夫妇的主要贡献是帮助打破了长期人为存在于物理治疗、作业治疗和言语治疗学科之间的障碍"[2]。Karel 与 Berta Bobath 在 Eggers 所著《治疗成人偏瘫的作业疗法》一书的前言里写到,"这需要物理治疗师、言语治疗师和作业治疗师的紧密合作。我们对这本书期待已久,因为它结合了物理治疗与作业治疗,从而满足了全面管理领域的需要。这对于在各成员都遵循相同的概念和原则的医院里工作的作业治疗师来说具有特殊的价值"[3]。Eggers 继续写到,"这个概念原本是为理疗领域构建的,在我看来也可以很好地应用于作业治疗,因为它的目标是恢复正常的运动功能,而这一点是所有日常生活活动所必需的"。

Judy Murray 是一名居住在伦敦的美籍作业治疗师。她曾与 Bobath 夫妇交流,将日常生活能力、游戏、视觉、感觉、知觉与自适应设备的概念整合于 NDT 治疗方法。Mechthild Rast 是一名通过 NDTA 认证的作业治疗师,他通过结合儿童主要的上肢运动和玩耍,帮助形成了最初的理论。这些早期的作业治疗已经影响并将持续影响 NDT 理念,强调 NDT 干预中的整体团队方法。

儿童治疗师大多会检查他们玩耍、受教育、休息和睡眠、日常生活能力、工具性日常生活能力和社会参与时的作业。成年人的作业包括工作、带孩子和维持家庭、休闲、日常生活能力、工具性日常生活能力、社会参与,以及日常等一系列其他活动。每个作业都可以通过 NDT 镜头进行评估和处理,突出了每项功能的姿势和动作组成。

NDT 作为一种动态的人为干预实践模型,在全球范围内帮助作业治疗师评估与儿童和成人神经损伤的治疗。同时 NDT 作为以患者为中心的治疗方法,推动了对已知障碍的临床推理与分析的个性化问题解决框架。遵循 WHO 的 ICF,作业治疗师在 NDT 实践模型下将检查身体功能和结构以及活动和参与的范围,识别哪些任务个体还没有学会或者无法完成。随后对于运动和身体结构的特定损伤的检查将进一步加深,这些损伤可能包括影响社会和个人功能的神经运动、认知、感知和感觉系统。

观察、分析和功能干预是作业治疗的基本原则,这要求治疗师对患者行为进行假设,从而指导临床推理和治疗方案的确定。所不同的是,NDT 强调对某一特定运动及其在整个生命周期中发展的分

析,帮助 OT 得出神经疾病患者在某一活动和参与中表现变化原因的理论。

对特定运动的分析是 NDT 实践模型的重点,因为特定运动是组成更复杂运动模式的最有效的基础。如第 2 章和第 14 章所探讨,NDT 并不期望患者获得或恢复所有的特定运动,而是治疗师寻求在患者最小身体系统损伤和能力范围内开发更有效的运动模式。例如,常人的伸展动作中,动作开始时眼睛注视目标,手张开,手臂跟随手的运动方向,也可能坐位时涉及躯干和下肢,此时需要身体重心在支撑面上,并进行移动。脑卒中患者可通过肩胛骨抬高、肱骨外展和内旋,以及较少的手部控制来完成这一动作。此时骨盆将下降到骨盆后倾位置,如图 16-1 所示。

儿童神经损伤患者也可能展现出异常的动作模式。儿童患者可能试图侧弯躯干使手臂前伸,肩带抬高,内旋肩关节,肘关节过伸,在伸展手腕的同时旋转前臂,并在向目标物体伸出手的时候握拳,

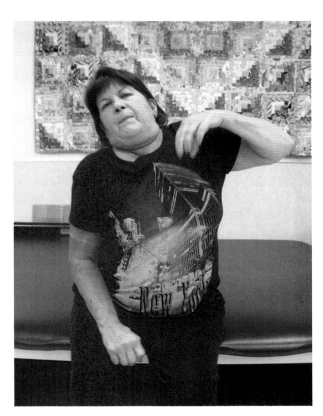

▲ 图 16-1 脑卒中后患者抬左臂的过程
为了能抬起左臂,将重心转移到左侧,伸展并向后旋转她左侧的躯干,同时旋转和伸展患者的脖子,肱骨水平外展并内旋

如图 16-2。如以上 2 个病例，此类异常身体结构的功能模式极大地改变了患者与前向空间的对象或环境交互的有效性。

NDT 参照系还加深了作业治疗师对由原发性和继发性病损引起的代偿性和非典型性运动模式的认识。无论是对有神经病损的儿童还是成人进行干预，作业治疗师都需要了解，在神经病理学指导下非典型运动模式是如何以及为什么发生。

当治疗师分析和观察动作序列、动作计划要求、环境要求，以及动作序列本身效果的各种重力和生物学力的影响时，损伤患者重复运动障碍凸显。例如，当一个患有偏瘫的儿童或成人从坐到站去接电话时，她可能会将重心转移到健侧，然后用健侧的手臂向上推动身体从而站起，却没有太注意她损伤一侧的参与。

使用 NDT 实践框架的作业治疗师可能会青睐最有效以及可能标准的从坐到站的运动过程，帮助治疗师制订干预治疗方案。治疗师可能会在患者从坐到站的运动序列之前或者之中选择徒手干预策略，以改变个体基于重力支撑面的身体对线，从而促进一个更有效的功能性运动模式。徒手干预可以减少由于稳定身体而过度使用肌肉的问题，同时也

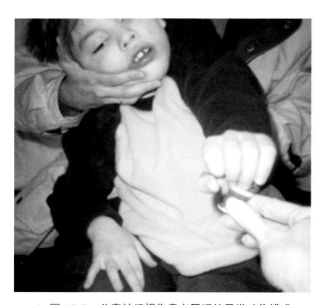

▲ **图 16-2　儿童神经损伤患者展现的异常动作模式**
患儿躯干侧弯使手臂前伸，肩带抬高，内旋肩关节，肘关节过伸，在伸展手腕的同时旋转前臂，并在向目标物体伸出手的时候握拳

可为个体对抗重力保持直立进行缓解[4]。当个体可以更加控制自己的运动，使用和调节自己的肌肉力量时，外界的治疗器材可以逐渐减少。

接受过 NDT 教育的作业治疗师可以通过改变环境或目标要求以影响姿势和运动。例如，让患者一开始从一个较高的平面开始站立，会降低运动控制的难度，从而增加成功的概率。此外，让患者将健侧的手向前或向上够取目标物体，可能会对之前的尝试降低干扰。

在评估作业时，使用 NDT 实践模型的作业治疗师强调，结合观察患者处于休息和活动状态时的运动、肌肉触诊和姿势性张力，从而分析患者的姿势和运动策略。在观察任务表现的同时，使用 NDT 实践模型的作业治疗师将评估患者的运动能力以及单个和多个系统的病损，同时特别关注姿势的调整和身体系统的相互作用。关节的活动范围、支撑平面的姿势控制，以及运动时动作的协同，都是评估作业任务姿势和运动的示例。NDT 参考框架下的干预为神经功能障碍患者提供了在其能力范围内体验或重新体验有效运动的机会。

徒手干预的巧妙应用是 NDT 一个强大而独特的核心工具。在具有 NDT 背景的治疗师提出的分等级接触和身体动作的外部指导下，神经病理个体接受模拟更有效的姿势和运动的感觉和体现的输入。在患者治疗中，NDT 治疗师感觉和感知患者对姿势和运动的变化的预期运动和身体反应，促进和扩展个人的姿势控制和运动策略，减少不利于作业表现的动作，并限制未来可能导致继发性损伤的动作。患者与治疗师的实时感觉反馈为临床推断提供依据，并对治疗师在运动处理分级、改变手的位置、方向提示，以及测量感觉输入强度时提供指导。检查和干预完美地结合，形成了 NDT 干预整体的一部分。在 NDT 治疗过程中，治疗师和神经病理学患者之间的交流决定了何时、为什么以及如何徒手干预。当患者的运动能力越来越强时，此方案可以逐渐减少最终全部撤去，从而减少对治疗师的依赖，如图 16-3 所示。这一根植于 NDT 的独特的处理方式和临床推理技能对有神经病损的患者的作业治疗是一种很好的补充。

（一）任务分析

在 NDT 背景下，我们不会期望神经疾病的患者反复运用他们现有的受损的姿势和运动策略来改

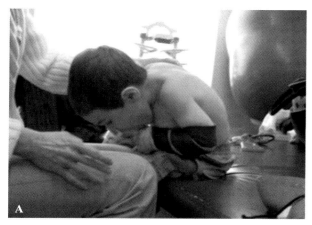

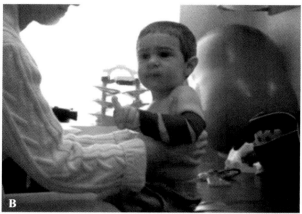

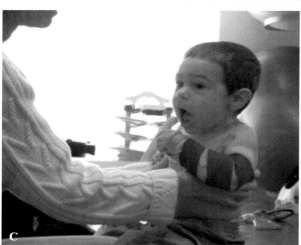

▲ 图 16-3　患儿完成吃到零食的过程

A. 患儿将嘴靠近自己的手从而吃到零食；B. 用手压住肋骨直到支撑面，以刺激髋伸肌；C. 用手压住肋骨直到支撑面，以刺激体位肌肉组织，从而患儿能将手放到嘴里吃到零食

善身体功能。具有神经病损的患者并不总是能够自主地选择或进行独立完成某任务所必需的运动。

历史上，作业治疗在卫生保健领域被认为是一门致力于提升在功能性任务或作业上独立性的学科。经过训练的作业治疗师能够将一项技能分解为若干项子技能并分析任务（作业）和环境的组成成分。随后，NDT 作业治疗师通过任务分析认真选择治疗活动和具体的活动子任务，避免过度可能导致的非典型和低效的姿势与运动策略，从而治疗患者的障碍。

例如，当治疗一个患有神经病损的患儿时，治疗师可能会诊断其主要损伤为核心肌肉群。选择一种治疗性活动，比如让患儿坐在移动的表面上，用剃须膏在镜子上画画，可以而在患儿控制上肢在空中运动的同时，激活和加强她的深部的姿势肌肉。

作业治疗师是任务分析的专家。根植于 NDT 框架的活动分析技能增强了作业治疗师审查任务中活动组成的能力。在 NDT 实践模型的知识下，作业治疗师能更好地选择合适的子任务，训练平面，支撑面，以及工具以帮助患者在运动中康复并治疗其特定障碍。例如，让孩子在垂直的镜子而不是水平面，如桌子上画画，活动的空间方向就不允许孩子保持低效率的躯干弯曲姿势。向运动的纵向平面伸手或在其之上画画，该模式的本质都是要求一种姿势控制策略，需要刺激相关运动肌肉以对抗重力。

使用 NDT 实践模型的作业治疗师在治疗神经损伤的成人时也运用了他们的作业分析技能。例如，在烘焙时，揉面团可能就是一项妨碍性子任务。因为这项任务需要标准的姿势和运动策略，而这正是由于患者腹斜肌受损造成。在深入分析成年患者必要的姿势和动作模式后，作业治疗师可以改变环境和作业组成，例如将生面团放在略微倾斜或较高的柜台上，并让患者站着。当患者参与一项任务时，治疗师对其姿势提供帮助，同时不断地改变环境与任务，从而促进或抑制肌肉的协同，以培养患者对运动自我控制能力。

尽管徒手干预治疗是 NDT 的重要组成，持续改变环境与任务确保患者能够从事难度合适的作业。有变化的重复锻炼与在家、学校、工作或玩耍

之中的训练一同帮助患者进步。

（二）感觉处理功能的检查、评估和干预

作业治疗师将感觉处理对姿势和动作的作用融入 NDT 实践模型。神经损伤患者通常不能正确地发现和识别感官信息，这就可能使得他们在运动控制上表现出明显缺陷。感觉数据经编码存储于神经系统中，为身体、空间以及身体在空间中的运动方式提供参考点或图[5]。

之前习得的动作和所有功能性技能被存储于运动记忆中，同时依赖于精准感觉处理系统进行未来的分析、比较以及运动。任何对单层次或多层次感觉信息的察觉、编码或解释的干扰可能导致适应不良的姿势或运动。当身体存储的对照信息受损或无法依此进行预测时，存在神经病损的患者将对自己身体在空间的位置，运用哪些肌肉，该用多少肌肉力量，如何协调肌肉共同运动，以及如何在环境中移动身体产生障碍[6]。

个体能够将之前从运动中获得的感觉叫作前馈能力。准备运动时的肌肉活动的神经脉冲帮助患者进行运动[7]。对感觉处理系统的干预可能不利于预期活动的姿势与动作，也不利于完成功能所必需动作的感觉反馈。

1.触觉、前庭和本体感觉的处理

触觉、本体感觉和前庭感觉在神经系统中需要进行多层处理。患者可能会对这些身体感觉过度敏感或缺失，这就导致感官知觉的过度放大或缩小[5]。例如，触觉过敏的儿童可能感觉某些材质、面料、轻触碰、或突然触碰疼痛或不舒服，并引起情感上的反应。颅脑损伤、神经疾病或中枢神经系统损伤的成人患者也可能存在触觉过敏，这将影响他们的功能和对新动作的学习。

在一个触觉过敏的实验中，自主神经系统中的颤抖—逃走—害怕通路可能被激发，进入高度威胁状态，个体不再能有安全感地以轻松舒适的方式探索或感知触觉[6]。当发觉触摸的不适后，个体可能减少对运动和环境的探索。

NDT 干预中的徒手干预部分可能会被触觉敏感者所拒绝或者抗拒，从而改变干预的全过程。治疗师必须密切关注过程中的触摸程度，最小化将改变

控制核心的速度和频率，同时观察患者对徒手干预的反馈。深压徒手治疗能够帮助患者降低对触摸的敏感程度，构建患者的觉醒的整体状态，使得他们不再害怕触摸[6, 8]。

采用 NDT 框架的作业治疗师将感觉处理技能融合于干预治疗方案中以缓解触觉处理问题。谨慎小心地深压触诊患者身体通常被认为是一种冷静并有组织性的刺激。深压作为一种优秀的感知工具很好地与 NDT 徒手干预治疗原则相结合。减少触觉敏感和增强触觉反馈是 NDT 实践模型的重点和并行过程[6]。

另外，有神经病损的人可能也会对触摸反应迟钝。没有感知到触觉刺激的人可能希望被触摸，从而更多地探索触摸环境。许多人对触碰嘴上的物体反应迟钝，寻找杂乱无章的游戏，通常喜欢强烈的感觉，比如振动。反应迟钝在神经损伤的儿童和成人身上都可能存在。比如在脑卒中之后，很多个体偏瘫一侧的感知会削弱或缺失，这将影响偏瘫部分在空间运动时肌肉的调度、启用、激活与运用。

对触觉和感觉要求较高的活动，比如玩剃胡膏（图 16-4）、用手指画画、玩沙子以及光足走路。这些动作可以增强触觉并提示大脑对此类感觉更加注意。类似的，对神经损伤成人的干预可能使触觉系统提高身体知觉以及对运动系统的反馈。在成人干预中的很多作业应在重点关注障碍手臂或作业本身的时候配合以双手或双侧的活动（图 16-5），或者作业将有后果，如果手 / 手臂没有将杯子端正，水将从杯中洒出。

本体感觉和前庭的处理也会经常被神经病理改变，从而影响运动控制[9]。前庭系统为重力、方向以及空间中运动的速度提供信息并将此类信息传递给控制相应活动的肌肉，同时应对平衡和均衡的干扰。

对前庭信息的过度反馈可能使个体感觉头晕，无着地感，方向感迷失，从而难以调控自身重力。此类过度反应，如果没有进行干预处理，可能会对 NDT 干预中对运动的学习和体验非常不利。作业治疗师通常会将这种感觉处理障碍命名为重力不安全症。重力不安全时，患者将感觉运动离开支撑面并感到害怕，尤其是向后运动时。患者可能会变得紧

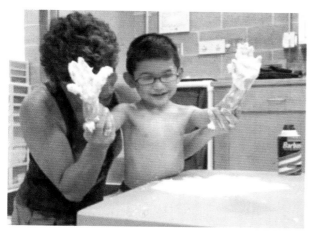

▲ 图 16-4　玩剃胡膏

玩剃胡膏可以带来触觉输入从而增强身体感知和娱乐性

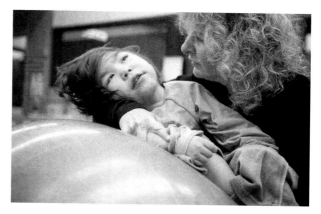

▲ 图 16-6　前庭信息的缓慢输入常用于影响兴奋和姿势

对于前庭受损的神经损伤成人患者而言，运动可能更加困难。由于患者害怕跌倒或者对中线的感觉发生改变，他们可能表现出不寻常的运动模式。某些脑卒中直接入侵前庭系统，引发中枢神经前庭系统异常。头部外伤、感染或迷路损伤也可能导致外围前庭系统的损伤。症状可能包括良性阵发性位置性眩晕（benign paroxysmal positional vertigo，BPPV）、头晕、晕动病以及眼球震颤，这将导致明显的功能障碍。有些前庭严重受损的患者在没有失能症状的情况下甚至不能在床上翻身。疲劳和焦虑与压力时常相伴，在开始应对治疗和运动之前亟待着重于前庭系统的干预治疗。

对成人患者而言，尤其是在康复的急性期，由于害怕向前摔倒，患者时常会展现出不寻常的运动模式，比如向一边倾斜或向后推动以找到中心感。这种寻找中心感的代偿策略可能导致患者体位偏向身体较无力的一侧，具体由脑卒中的损伤部位决定。

受过 NDT 教育的作业治疗师可能会将自身的重量压在患者身上帮助患者模拟身体前倾的重力变化感。较大面积的身体接触可以增加本体感觉 / 触觉上的身体感觉，使敏感的前庭系统有着地感。与身体多部位的直接接触帮助患者在治疗师改变力度的同时重新体验更典型的运动模式。治疗师也可以改变环境以保障安全。例如，在患者面前放一个桌子或者物体可以占据空间（以免患者摔倒），并引导有目的性的伸手触碰或是任务参与。让患者从事有意义的作业对协助前庭信息的整合有重要意义。

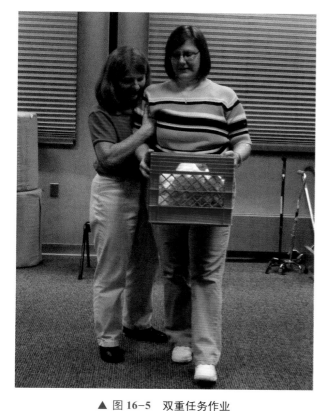

▲ 图 16-5　双重任务作业

双重任务，如搬运重物，可以提高患者的注意力并锻炼受累较重的一侧。这有助于增强感知、触觉和本体感觉意识

张，保持僵硬的自我保护姿势以减少坠落或失控的感觉。通过基于支撑面的或缓慢，或直线，或结合深压触诊的运动，治疗师为患者营造了重力不安全的场景，从而个体可以逐渐学会如何在空间运动时找到安全感（图 16-6）。

此外，很多存在神经病损的儿童和成人患者对前庭和本体感觉的感觉反应低下。对前庭或本体感觉的感觉阈值较高的患者会在参与运动时表现出昏昏欲睡、低兴奋，反应迟钝，或者积极寻求运动，或对兴奋、警示和动作引导反应活跃。前庭神经核可能接收不到足够的信息，导致从脊髓向下传递到延伸颈部、上肢、背部和下肢肌肉的信息缺乏。患者可能在坐立时抬头困难，或者在对抗重力的时候很容易疲劳[5]。

反应迟钝的患者的姿势系统需要更多来自前庭/本体感觉的数据以感知和响应空间的变化。通过对体位系统的仔细检查，受过 NDT 教育的作业治疗师可以安排患者进行不同速度、方向、负荷的运动，以及本体感觉输入从而增强神经系统感知能力，以引导患者的姿势和动作。治疗球、秋千、卷轴和其他平面的移动可以提供大量注重儿童前庭/本体感觉输入的感官机会（图 16-7）。

2. 视觉和听觉处理

躯体感觉系统的感觉输入与视觉和听觉信息在大脑的不同层次汇聚，增加整合和感知，为行为做好准备。视觉与听觉共同助力驱动运动系统，帮助绘制环境空间地图，并在空间中定位躯体。视觉系统和前庭系统信息在脑干中汇合，共同稳定视线，保持稳定的视野，将眼睛对准目标。最佳地调用眼部肌肉离不开准确接收前庭输入，这是在视觉跟踪

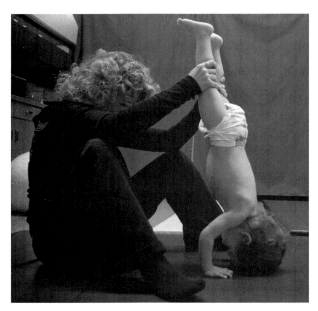

▲ **图 16-7** 提供前庭输入以改变姿势控制

和观察眼动时发现的。由于两者相互作用的整体性，前庭或视觉系统的局限性改变了他们的关系。

前庭系统的功能是解读头部和躯体所处的位置，帮助个体通过视觉系统恰当地适应所观察到的事物。当一个物体或环境在眼前移动时，大脑必须要知道移动的是物体、头部，还是整个身体[5]。

神经疾病患者的视觉处理通常受损。当个体患有神经系统疾病时，视觉系统的复杂性使其易被干扰。例如，存在神经病损的患儿可能很难从头部动作中分离出眼部动作。患儿的眼动和躯体控制同时进行，并且在缺少典型的姿势控制模式时，难以做到视觉流畅和扫视眼球运动[10]。

颈部本体感受器的头部控制和感觉输入帮助整合视觉和前庭信息，使得前庭眼球反射和眼动反射协同工作。此类视觉运动障碍将影响患者一生的诸多方面。受过 NDT 教育的作业治疗师知晓受限的姿势和动作如何影响视觉系统功能，视觉控制如何影响动作，以及动作如何影响视线。

作业治疗师需要理解并评估诸多视觉损伤。眼部视觉损伤（前视觉系统）、动眼神经损伤、视野缺损与皮质性视损伤（cortical visual impairment，CVI）（后视觉系统），为中枢神经系统功能障碍患者中所常见的不同种类的视觉系统异常[11]。

作业治疗师常以团队形式对视觉损伤确诊的患者进行康复治疗。这个团队通常包括神经眼科医师、眼科医师、验光师以及视觉治疗师。如果有可疑但还没有确诊的视觉问题，向眼科医生寻求恰当的医疗评估将至关重要。

视觉损伤患者的视觉功能各不相同，因此干预方式也不尽相同。NDT 治疗师对姿势和运动的了解对治疗皮质性视损伤非常重要，因为姿势系统是视觉的支柱。近端肌肉较弱的共活化能力可能进一步损伤视觉功能。加强核心和肩带肌肉组织的干预可以改善对视觉的支持。然而，我们也需要寻求改变姿势支撑机制与干预过程中为保证患者视觉的重力稳定所提供的足额体位支持之间的平衡。为了最优化康复效果，有选择性地对系统中各缺陷进行干预较为必要。明确患者的视觉强项并应用于干预过程是作业治疗师对 NDT 实践模型的重要贡献简化视觉环境，运用旋转木马削弱背景，或是用灯光盒和

反光玩具吸引眼睛对颜色或光线的注意，以及提供对比等，都是简单直接的辅助干预措施。

姿势控制较差的儿童和成人通常难以将眼部运动和头部运动分开。NDT 治疗师的专业技能可以帮助患者锻炼姿势控制和运动控制（图 16-8）。通过评估和治疗体位与运动系统，作业治疗师对神经运动障碍以及皮质视觉障碍患者进行的全身治疗，可以有效锻炼和康复患者的视觉功能。

视觉系统也是成人 NDT 干预的重要对象。脑卒中或脑损伤一类的病症可能影响整个视觉系统，对患者的功能性技能和整体参与产生重大影响。大部分脑卒中影响大脑的一侧，使得患者的部分视觉受到损伤（图 16-9）。例如，如果右枕叶受到损伤，

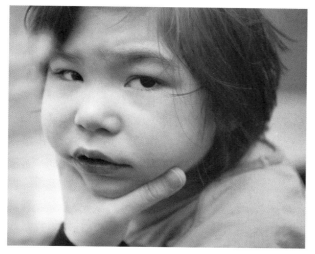

▲ 图 16-8　稳定头部以对线并分离眼部运动

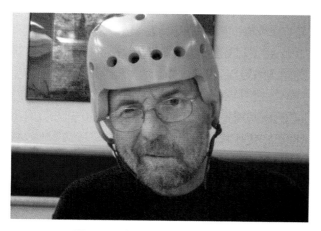

▲ 图 16-9　视觉损伤影响任务完成能力

视觉损伤可能包括视觉处理困难、视觉忽略症、视野缺口。这些都可能影响患者完成功能任务的能力

每只眼睛的左侧视野可能受到影响，同样左枕叶的损伤也可能影响双眼的右侧视野。

功能性周边视觉（周围环境视觉）帮助个体在无意识和自动的情况下感知接近自己的物体和人。当一辆运动的汽车经过时，我们在这个物体靠近的过程中就能感知并感觉到。偏盲患者的周边视觉（周围环境视觉）会发生改变，他们会突然地看见物体，以至于常常受到惊吓。患者可能会感到不安全，甚至被视觉信息淹没，时常在拥挤和有视觉刺激的环境中感到焦虑和恐慌。

脑卒中后视觉病损通常可以逐渐恢复。然而和其他病损一样，恢复需要时间，而且可能不能完全恢复。因此，作业治疗师的视力干预计划可能包括教会个体充分运用他们的现有视力完成功能性任务。

受过 NDT 教育的作业治疗师在对其他病损干预的功能任务中整合对视觉病损的干预，可以帮助患者达到最佳治疗效果。例如，让左视野受损患者运用左侧进行活动，如梳妆、穿衣服和吃饭，从中他们需要仔细观察环境从而找到需要的物体，因而可以在功能训练中练习视觉扫描。另外一个例子是在阅读的时候做标记，尤其是做红色的标记，这样可以在页面的边上提示眼睛需要看的文字的地方。当患者和家人理解了视觉系统的复杂性，以及视觉再训练和环境适应作为有效的策略，可以帮助完成功能性训练的时候，他们更愿意将这些策略纳入家庭康复中。

功能性任务的练习可以设计用来解决空间知觉障碍和视觉扫描障碍。例如，在烤曲奇的任务中，患者需要在环境的各个方向移动。要用到一些电器比如搅拌机或烤箱，参阅食谱，并且要转动头部进行视觉跟踪，扫视从而定位橱柜、抽屉和冰箱的物体以完成这项任务。

神经损伤患者的视觉空间忽略和身体忽略两者间有复杂的相互作用。受过 NDT 教育的作业治疗师认真制订干预计划以帮助患者掌握日常生活技能。最佳干预方案包括改变任务和环境。例如，在自主进食的任务中，作业治疗师可能会将患者受累较重的左上肢放到午餐盘边的桌子上，这样能提供一个视觉边界，提醒患者每次咬一口时都向左侧进

行视觉扫描，以查看盘子上的所有物品。治疗师一开始可能需要将盘子放在中线以右，然后逐步按计划将患者的注意力吸引到左侧。也可以有意识地让患者家属站在更偏向的一侧，这样家属的声音能够刺激视觉和姿势的定向。

在 NDT 实践模型中，对于功能性活动的某些徒手干预可以作为干预策略。这些处理需要通过髋关节和躯干来激活支撑面，或者以肩胛带作为头部和眼部的支撑面。如果眼部过于稳定，头部、颈部以及脊柱的运动帮助"解锁"眼睛，同时通过身体的运动带动眼部的运动有助于眼部运动和头部运动的分离。

老年人也可能会出现视力退化，使整体感觉处理图像更加困难。因此黄斑变性、青光眼、白内障和整体视力退化都是作业治疗师需要参考的因素。

视觉病损可能单独发生，也可能并发于多系统病损。受过 NDT 教育的作业治疗师将视觉病损的潜在功能性影响与视觉干预的关联性整合于康复治疗，成为姿势与运动系统干预的重要部分。

总而言之，使用 NDT 实践模型的作业治疗师将感觉处理的技能整合于治疗过程。方式是鼓励患者在任务中关注输入的感觉从而主动参与运动。通过治疗和运动，神经损伤的患者可以体会到能学习新动作的知觉。

（三）感觉系统和口部技能

作业治疗师和言语 – 语言病理学家通常会在口腔运动和进食问题上合作。接受 NDT 训练的作业治疗师和言语 – 语言病理学家理解感觉和口腔的功能，以及他们与典型的运动发育、姿势对线和控制、生物力学、身体系统的相互作用和病损之间的关系。

与感觉相关的进食障碍在神经损伤的儿童和成人患者之中很普遍。接受 NDT 训练的作业治疗师为进食问题的全面评估提供了独到的视角，为感觉处理和口腔运动在 NDT 实践模型中的知识交融做出了贡献。在身体上观察到的感觉处理的过度反应和反应不足在口腔中也可以清楚地观察到。例如，而儿童或者成人患者可能难以辨别食物的质地和味道，使得他们在呕吐和吞咽障碍。其原因可能是感觉不足或过度，因此需要对干预计划进行详细分析。

口部对质地和触感反应低下的患者可能不能觉察到食物在口腔中的位置，使得咀嚼和吞咽过程更加困难。例如，很多儿童患者从泥状食物改为幼儿食物后会感觉困难，特别是在温度和质地方面遇到问题。

干预策略可能包括进食前的整体镇静或唤醒策略，以帮助患者保持最佳兴奋状态；或是进行特定的口腔感觉干预，以调整口腔感觉处理过程，并为口腔运动的控制做好准备。对于全身的深压输入调整了兴奋水平，同时是一种为口腔干预进行准备的方法。食物、器具和环境都是评估和干预过程中的要素，他们都可以帮助患者进食。治疗师会结合感知情况会和对进食的运动组成的仔细分析开展干预。

神经疾病的成人患者总是缺少运动激活和感觉知觉，以自我纠正口腔感知与运动障碍。干预的主要目标通常是有效保证头部和躯干保持在同一平面以及安全有效进食下的警觉性和注意力。

受过 NDT 训练的言语 – 语言病理学家和作业治疗师在评估口腔和吞咽功能时也加以合作，因为这两项功能都与进食和吞咽相关。作业治疗师的整体方法包括在社交上让患者与家人和朋友共同进食，因为这样可以鼓励患者有足够的动力和意识管理自己的感知。由于口腔运动功能涉及参与，NDT 团队中各成员的合作，尤其是作业治疗师与言语 – 语言病理学家的合作，将为口腔运动功能提供一个全面的视角。

（四）多系统实践的检查、评估和干预

Ayres 是研究感觉处理与实践之间关系的首批研究者之一。动作计划或实践指的是能概念化、组织和引导一个不熟悉目的的行动的能力 [13, 14]。对于干预计划而言，能区分技能低下的原因是神经运动损伤导致运动执行下降还是动作计划难度过大引起很重要。

Smith–Roley 等 [12] 提到，在 20 世纪 70 年代，Ayres 将运用（praxis）等同于运动计划（motor planning）并交替使用这两个术语。在 1985 年，

Ayres[14] 引进了两个与运动计划 / 运用有关的两个内容：观念化或理论化以及执行。在这篇文章中，她将实践定义为"认知指导运动行为的神经过程，其中观念化指的是可能的物体与人体的交互以及在交互与运动计划中产生的想法。这些想法作为中介，连接观念化和动作执行"。以上为观念化和运动计划的运动学表述。

观念化是指产生想法的能力，且无论与环境的交互多少都可以产生[13]。观念化与认知能力紧密相关，而且是通过观察如儿童如何与新奇的玩具或治疗设备互动的方法加以评估的。对于脑瘫的患儿，可以通过让孩子将一个活动加以概念化来评估他的观念化能力。对于语言和运动障碍的患儿，观念化的能力难以衡量。

姿势反应、模式性的运动，以及习得的动作技能不需要患者很多注意力或是意志力；他们相对较为自动化，也不需要激活很多皮质。从另一方面而言，动作计划却需要患者的注意力和认知力，大脑才能安排好要传递给肌肉的信息以及传递顺序[6]。具有不同运动计划障碍的患者都对目标有概念，但是不能将他们的理解转换为实际动作。

运动计划的各阶段都需要对感觉进行充分整合。为了形成目标，个体必须注意并适应环境中的新事物，而且需要有探索的动力。如果环境过于刺激或危险，个体会倾向于逃避而不是探索环境。类似的，如果个体不能最优地处理从运动动作中获得的触觉和本体感受信息，他的身体将不能充分支持运动计划和运动技能的发展[16]。

执行是运用的最终表达[13,15]。脑瘫儿童难以执行动作；因此，甄别这一问题是单一脑瘫引发神经运动障碍所致还是其他锻炼不足所致十分重要[15]。

神经损伤的儿童和成人确实存在运用困难。成人失用症患者可能在基本生活技能上都有困难。观念性失用症和运动失用症都会阻碍患者学习和完成新的运动任务。因此，患者需要进行干预从而学会特定功能下的工具使用和运动模式。

意念性失用症并不是物体认知能力的损伤，而是工具使用能力的损伤。此类患者可能表现出动作较少，和（或）完成任务时运动顺序混乱，也可能展现出持续一致的运动模式却没有错误纠正。运动性失用时，身体所有部分都有可能受损。因此，肢体、口腔以及呼吸系统的失用可能并存。对成人和儿童而言，意念性失用症是一种概念障碍，而运动失用症是一种动作产生障碍[17]。

对失用症的干预要求作业治疗师在整个干预过程中保持警惕。为了让患者学会新运动模式或恢复之前的运动模式，重复更有效的运动模式是必要的。受 NDT 训练的作业治疗师明确知道动作序列的那些部分对患者来说可能比较难，并可以正确估测出提供多少辅助。随后，当辅助逐渐撤去，患者可以重新构建损伤前的习惯或是创建新的运动习惯。语言、视觉、触觉暗示，甚至模仿动作都可以帮助患者改变运动模式。按惯例，受 NDT 训练的作业治疗师设法逐渐减少感觉运动输入从而增加患者的自主性。通过控制自由度、速度、阻力、步骤数和工具或任务复杂性来对活动进行分级十分重要。在失用症的干预计划中，允许患者在安全情况下犯错十分重要，因为只有这样才能让患者认识并纠正错误。

（五）检查、评估和干预生理觉醒

觉醒是注意力、行为和学习的基础。神经生物学的典型组织方式是基础能量冲动，为适应环境唤起足够的兴奋。这种机制在神经损伤的儿童和成人患者身上经常发生改变。对于各类功能性参与而言，灵活和整体的自我调节有赖于一个最佳的兴奋水平[6]。

受过 NDT 教育的作业治疗师在观察、监测和处理个体相对于任务、运动需求和环境的觉醒水平方面非常熟练。

从睡眠到警觉，每个人的觉醒水平都是连续的，当情绪失控或害怕时将处于高度兴奋。为保证生存，大脑需要监控环境中的危险。当感觉系统功能异常时，一般的危险信号可能被误解、夸大或削弱。为了学习，大脑的健康部分必须处于放松状态，没有颤抖—逃走—害怕。调节兴奋和定向有困难的神经损伤患者在学习、集中注意力，以及控制姿势和动作上也会有障碍。

姿势和运动受损的婴儿可能会在治疗师意图干预其运动系统的整个治疗过程中哭个不停。该患儿很有可能兴奋过度，从而限制了他学习新动作模式的能力。对于无精打采的患者，尽管用高强度刺激其参与，他们参与意愿可能依然很弱而且也无法学习。

觉醒的调节异常对很多重要功能都会产生重大影响。对于神经损伤的儿童和成人来说，睡眠调节是一个常见的问题。作业治疗师在检查过程中关注患者的每个感觉系统如何支持或是干扰人入睡以及醒来后重新入睡的能力。此类评估帮助设计能培养自我调节和觉醒调节的干预方案。例如，有些患者可能需要安静地摇动或移动，但是有些人却需要一些感觉输入，比如音乐或者白噪音，从而进入睡眠状态。

兴奋相关的干预有赖于个体现在处于低兴奋还是高兴奋的状态。感官抚慰或镇静可以安抚焦虑的个体，也可以缓解感觉防御。平静的活动有助于放松神经系统而且可以缓解过高的兴奋状态。受过NDT教育的作业治疗师可以将以下方式融入NDT干预方案中，以镇静并组织个体的整体兴奋状态：深压触摸、依偎在睡袋里（或裹住年幼的孩子）、慢摇、慢摆、穿有弹性的氨纶衣服、吸吮以及减少噪音和光亮等。

另一方面，当个体需要提醒和组织的时候，加强活动的调节是有帮助的。明亮的灯光、新鲜或凉爽的空气、快速摆动、不可预测的动作，以及刺激视觉的物体和房间可以引起兴奋不足、被动、无精打采，或与脱离环境的个体的注意。直立的姿势会刺激网状激动系统，将个体的兴奋状态变为警觉和定向。感觉干预，比如大声或者警示性声音、明亮的颜色、有意义的物体和图片、熟悉的气味（如喜欢的食物，鲜花或香水），可以用来"唤醒"神经系统——在治疗上唤起和组织个人准备进行学习和运动。兴奋可以被有意义、鼓舞性的活动所影响，这些活动通常在直立位上进行。

受过NDT教育的作业治疗师非常了解自我调节和感官刺激。因此他们会通过嵌入在游戏、活动或运动中的感官体验，以影响患者神经系统的兴奋状态。此类感官体验可以使患者警觉或平静，为集中注意力和专注学习做好准备。治疗师可能会提供多感觉的机会使得治疗方式与患者的状态相统一。

觉醒失调对脑卒中或者脑损伤患者都有严重影响。神经损伤成人觉醒状态的受损情况可能由以下情形决定：梗死或脑损伤的大小和部位，受伤后的时间，以及可能的药物镇静作用。成人可能表现出过低或过高的觉醒状态，尤其是在康复的急性期。

急性期觉醒状态的下降是意料之中的。然而，长期难以醒来以及注意刺激困难可能会使患者预后较差。在康复过程中，患者不断恶化的觉醒状态提示医疗专业人员需要进一步观察。水肿或脑内以及全身感染的加剧可能改变觉醒状态并需要立即关注。

询问患者受损伤前的睡眠模式是很重要的，因为这与他当前的兴奋状态息息相关。例如，夜班工人可能就难以适应7:00—17:00的治疗安排。因此最好在每天晚些时候进行治疗，以增加患者的参与。与团队密切合作，了解何时发生药物变化、药物的不良反应和可能的药物相互作用，可以帮助OT理解导致低兴奋的原因。

过度兴奋患者可能难以均衡控制肌肉力量，表现出肌肉运动过猛。在大运动和精细运动中辅助患者分级力量控制可以提高个体在功能性活动中对动作成分分级的能力。用梳子引导患者缓慢温和地梳自己的头发可以使他们冷静。治疗师需要选择合适的活动帮助患者成功同时减少挫败感与过度兴奋，这存在一定的难度。

（六）使用注意力和更高的认知技巧的检查、评估和干预

兴奋和警觉是个体能够有认知参与的前提技能。一旦个体能够保持适度兴奋，他就更能够专注地学习。注意力被认为是所有行为的组织力，可以对其进行划分。Sohlberg 和 Mateer[18]认为，尽管注意力系统较为脆弱而且容易受到干扰，但它也可以接受干预。

Sohlberg 和 Mateer 描述了 5 个注意力层次。

1. 集中性注意力——秒。
2. 持续性注意力——分。
3. 选择性注意力——能够排除外部干扰并在嘈

杂的环境中也能集中注意力（例如，在喧闹的餐馆里也能够不受邻桌人的讲话的干扰）。

4. 转换性注意力——在两项任务之间切换（如先搅拌一锅汤，然后把衣服从烘干机里拿出来，然后继续搅拌汤）。

5. 分散性注意力——同时做两项任务（如边讲电话边切沙拉的蔬菜）。

Sohlberg 和 Mateer 认为，注意力是记忆、有意义的交流和执行功能的前提[19]。注意力是记忆形成的认知基础[19]。治疗师需要理解记忆的不同形式以及神经基质。临床医生理解过程性记忆和陈述性记忆之间的差异，有助于他们明白怎样锻炼可以在患者身上达到最好的效果，比如提升学习与再学习的技能，以及明确对动作和任务细节的语言暗示是否对学习过程很有帮助。此类方法对神经系统的语言中枢受损的患者尤为适用。

执行功能被定义为认知的首席执行官。执行功能包括开始、解决问题、决策、计划、组织、自我调节、时间管理和错误纠正。高阶认知也包括智力思维、预期思维、自我意识和自我反省。与其他团队的成员（如心理学家和特殊教育家）进行合作，受过 NDT 教育的作业治疗师帮助团队了解认知受限对以下活动的影响：运动的学习、运动的记忆、不同任务以及环境中运动的泛化等。由于难以想起运动模式和任务序列，以及难以完成家庭活动，认知受损影响并将持续影响功能。

颅脑损伤患者的认知受到严重损伤，这可能会损伤他的运动能力并限制他日常生活活动 / 工具性日常生活活动的各方面。在康复早期，认知损伤可能是临床医生治疗的最大难点。颅脑损伤患者的临床医生必须系统性研究患者的认知损伤，这与研究他的运动缺陷一样重要。正如治疗师在刚将患者处于直立状态的时候，不能获得其下肢范围的运动、力量以及合作的反馈结果，这个治疗师也不能在增加患者任务的认知要求之前指望患者注意力得以改善。这些任务通常是有意义、熟悉以及功能性的。

受过 NDT 教育的作业治疗师可以熟练专业地查明患者的功能活动和活动限制，这些活动与健全或受损的特定身体系统有关。治疗干预和结果的设计必须考虑到认知功能。通常来说，认知损伤会影响今后的功能，而不是一个可以进行针对性治疗的可变条件。

认知损伤患者在处理信息的时候速度和效率可能下降，反应时间也会增加。他们可能表现出注意力不集中，这就会影响到他们的记忆力与学习新知识的能力。他们可能会产生知觉障碍和沟通障碍，而且执行功能可能下降。通过综合全面的认知系统干预治疗，患者缓解、管理或应对上述障碍的能力将得以提升。

通过改变环境，一项任务可以变得轻松或困难。例如，在一个安静的厨房里找到做三明治所需的物品，和周末在喧闹的商店里查找自己购物清单上的商品是两件完全不同的任务。为保证活动具有合适的挑战性且能有好的治疗效果，治疗师可以对任务进行适度调整。例如，选择一个简单熟悉的任务，如梳头，将会比整个梳妆穿衣的任务，一开始来得容易。为认知损伤患者提供连贯的语言提示和徒手干预策略将有助于克服运动障碍和知觉障碍。

环境提示也帮助患者理解并从事活动。例如，如果意图让患者进行洗漱任务，治疗师将在合适的环境（浴室的镜子或者水槽前）合适的时间（早饭后的清晨）给他梳妆用品（牙刷）。一开始治疗师可能需要提供一些帮助，比如手把手提示患者把有牙膏的牙刷送到嘴里。当患者能够参与或者完全从事作业的时候，治疗师可以逐渐不再帮助。

对于有沟通或语言障碍的患者而言，手势提示可能会是一个不错的选择。有时为患者构建好环境就以足够，因为患者可以看见完成任务所必需的工具（视觉提示）。然而有时也需要给予一些声音提示，比如语言提醒"刷牙"，患者才能够开始、参与并完成任务。

忽略对注意力不集中的影响

忽略和注意力不集中是脑卒中患者面临的两大问题。单侧身体忽略和单侧空间忽略的区别值得关注。单侧身体忽略指的是对病损半球对侧身体的单侧刺激不能进行报告、反应或定位[19]。这可能是感觉处理或注意缺陷导致的，进而带来了四肢运用的忽略或损伤。Arndottir 认为，在操作上，单侧身体忽视表现为不穿衣、不洗澡、不刮胡子、不梳头或不注意身体受累较重的一侧。

单侧空间忽略的定义是"患者不能注意或会忽略来自病损半球对侧空间的体外刺激，这种障碍是由视觉感知缺陷或注意力受损所致"[19]。这可能与视觉缺陷或偏盲（等同于单侧视觉忽视）无关，在运动上表现为不能注意到视野受损一侧（通常是左侧）的物体。例如，患者可能会在运动的时候撞上视野受损侧的家具、门廊或墙。

常与单侧忽视相伴的是下顶叶、颞顶交界处和（或）上颞叶的梗死。大部分探究忽略本质的理论假设，忽略涉及右顶叶病理的功能失调的注意力机制，这会导致身体机制障碍，如单侧空间或单侧身体忽略[20]。顶叶负责处理来自多通道刺激的躯体感觉和复杂的感觉信息，从而形成身体内部的模式。

右半球负责调节注意力与主导意图，包括准备行动或准备回应。注意力对处理来自感官的信息十分重要，同时意向是行动的重要组成部分。因此可以明确得知，单侧空间忽略与单侧身体忽略源于感觉处理和认知能力的多层次损伤。受过 NDT 教育的作业治疗师非常了解两者功能之间的相互关系，因此可以很好地制订全面的检查过程与干预计划。

在 NDT 实践模型的范畴下，作业治疗师在任务中可能进行徒手干预、主动负重以及重心移动，以引起被忽略侧身体的注意。通过这些闭链运动，患者有机会活化全身同时增加忽略侧的躯体感觉。如病例报告 A3 第 5 章关于 Carol 的研究，治疗师为患者提供熟悉且有意义的环境。比如让她在缝纫室和花园从事作业，这样可以帮助她运用左边的主侧，这就包括她被忽略的左边肢体。将完成任务所需的物品（如线、缝纫工具、缝纫剪刀、修枝剪、盆栽土壤和泥刀）放在她的左边或是中间，这就需要 Carol 扫视环境找到物体，从而完成作业。

当对偏瘫儿童实施干预的时候，治疗师发现单侧空间忽略或单侧身体忽略在幼儿身上很难衡量。原因是他们的父母会帮他们穿衣服、洗澡以及喂食。当可以观察到儿童的运动策略时，对其单侧空间忽略的诊断会变得容易。如果疑似忽略症，受过 NDT 教育的作业治疗师会采用如前所述的治疗方案，并在任务的有效运动中强调忽略侧感觉运动的体验。人、物品、玩具和活动都会被故意拜访在被忽略侧。忽略症儿童通常可以主动用手抓住物品；但是他们可能会忘记东西还在他们手上。在还没有真正使用这个物品前，物品可能就会从手中滑落或者一直被抓着。在 NDT 实践模型下，闭链运动中的主动承重和重量转移活动也是治疗患儿的推荐方案。

外部辅助设备例如稳定压力输入矫形器（stabilizing pressure input orthosis，SPIO）、动态运动矫形器（dynamic movement orthosis，DMO）以及肌内效贴和电子模拟，可以改变感觉输入，给被忽略的一边带来更大的感觉和认知意识。另外，改良的 CIMT 可以潜在地增强被忽略侧身体和空间的视觉感知。

（七）用情感和社交技巧进行检查、评估和干预

身体或认知损伤的患者在建立人际关系时往往面临着真正的困难，有时甚至是自我强加的困难。对儿童而言，仅仅是交流困难、适应环境不良或者难以感觉被接纳，就可能会带来社交、情感甚至是身体发育的迟缓。情感、注意力以及行为上的障碍可能阻碍孩子学习成长与发育的能力。受过 NDT 教育的作业治疗师和其他成员一起，在考量患者日常活动参与的同时，对社交和情感障碍进行评估与干预。

依赖是孩子和护理者早期产生的感情，可以减少危险确保安全。当儿童发育障碍时，依赖策略可能并不安全。Quinn 和 Gordon[21] 评估了南非农村母亲早期依赖模式与脑瘫的关系。由于运动、感觉或认知缺陷，脑瘫患儿可能不能用传统的方式来表示身体上的亲近。基于适应和理解孩子交流信号的困难，这将会影响照顾者对儿童的依赖反馈[22]。

婴儿开始寻求亲近行为，例如哭、笑、胡说和打手势的时候，我们可以观察到他们的依赖行为。接收到孩子依赖信号的成年人会做出反应，如拥抱、交流、喂食或是做孩子想做的事情[23]。

根据 Quinn 和 Gordon[21]，感知安全使婴儿更有信心地探索世界。研究中有患者母亲指出，尽管她们已经给予孩子很多关爱，但脑性瘫痪患儿在情感和生理上仍有更多的需求。下面的这句话支持了这个观点。"最大的困难是我不知道他们怎么了。有时候他们好像是生病了，他们没有眼泪地哭泣，你就

知道他们不舒服，但是他们无法表达。我知道他们很难受，我也很难受。我不知道他们怎么了，他们没有办法告诉我。"[21] 不安全型依赖与焦虑、社交障碍，有时还与社交恐惧症相关[24]。

在 Vogtle 的一项研究中[25]，一个有关脑性瘫痪对社会参与和成人生活质量的长期影响的研究表明，有几种情况会导致社交和情感障碍。教育和就业是影响脑性瘫痪成人社会融入和参与的两个重要因素。脑性瘫痪会影响认知，从而影响教育成就和就业。Vogtle 的研究同时指出，一般而言，脑性瘫痪成人的亲密关系或自主性的能力不如正常人。社会认可也对脑性瘫痪患者建立亲密关系产生不利影响。

抑郁和焦虑是脑卒中后的常见症状。对残疾（如脑卒中导致的残疾）的情感反应，通常发生在患者对自己的处境、缺陷以及生活角色和参与的改变有了更多的认识之后。团队成员之间相互协作，进行药物治疗、认知行为干预以及让患者从事有意义并可以提高参与积极性的作业等的综合治疗。

（八）辨别日常生活活动及极限

功能独立是作业治疗的基础。在 NDT 干预过程中，患者或他们的家人可以列举一些会造成活动障碍的损伤，受过 NDT 教育的作业治疗师能够对这些损伤进行评估和干预。

例如，如果作业治疗师意图增强孩子穿衣服的能力，辅助的方法是将衣服拉过孩子的头顶，治疗师可以详细评估孩子激活核心肌群从而能将手臂举过头顶的能力。重复的姿势策略，如不能在坐位时转移重心，可能表示患者存在一个系统病损，会影响其坐立时体位控制所需的稳定支撑。

评估成年人脑卒中或其他脑损伤的程度时，治疗师会发现患者穿衣服的困难可能来源于各种复杂因素的相互作用，例如无法维持躯干协同活动，胸肌萎缩限制了肩关节外旋的范围，肱屈肌无力，手部内在肌群无力，视觉感知困难，以及运动计划困难。

穿衣、梳妆、洗澡和自主进食作为每天都要重复的日常技能，是独立生活能力的一部分。如果患者的日常生活技能都是采取非典型运动策略的话，

重复这些作业会强化非典型运动策略，潜在地造成继发性损伤。继发性损伤可能包括肌肉的长度 – 张力损伤、被动关节运动的缺陷和损伤以及紧绷或过度拉伸的韧带。所有这些都会导致疼痛和肿胀。

例如，如果神经疾病的成人患者通过坐着利用躯干压住下部身体的方式穿上和脱掉上衣，这将增加脊柱屈曲的进程。在需要脊柱伸展和侧屈控制的活动中，重复上述动作，会对患者活化支撑面以及体位控制肌群的能力造成不利影响。随后，缺乏运动和对线不良会影响头部和颈部对线和控制，潜在地改变了控制和分离眼睛与头部运动的能力，这些能力是为了探索环境与有效的眼神交流。所以说如颈伸肌的逐渐萎缩等的继发性损伤，可能导致个体用头前伸的方式代偿视觉，这会进一步损伤其在全部视野范围内激活颈部肌肉组织的能力，这也会降低视觉效率。

如果在治疗儿童和成人患者时以及知晓了其日常生活活动或者工具性日常生活活动的结果，那么治疗师就需要对治疗他们的系统性损伤进行相应准备。例如，在锻炼穿衣服能力上，准备就包括拉伸肌肉与肩胛带周围的软组织以及促进手臂的主动支持。模拟可能包括治疗师安排需要更多典型肌肉活化模式的活动，这些活动需要与正常活动具有相同的运动组成和位控制。例如，让患者在头上戴项链、圆环或袖子可以模拟出患者将衬衫从头部穿入的动作。通过运用与玩耍有关的物体，治疗师可以以一种有趣的方式锻炼运动的必要组成部分。模拟可能也包括先用受累较轻一侧的上肢去够、抓、放物品，如果可以，再用受累较重一侧的上肢去做同样的运动。

例如，将物体从腰部移动到肩膀和躯干后面可以模拟出穿衣服的动作。通过模拟，涉及日常生活活动技能的作业可以在治疗环境和自然环境下都得以锻炼。

在整个干预过程中，徒手干预总是会结合一些辅助物，这样才可以帮助身体对线、改善运动模式以及最终达到功能任务的独立。日常生活活动与工具性日常生活活动的自适应设备有很多辅助治疗器械，如夹板、矫正器、压力衣、肌内效贴以及个性化的座椅系统。

训练需要手部参与的功能性技能时（如用叉子吃饭），受过 NDT 教育的作业治疗师不仅需要评估这项活动里的诸多子项目，如手的姿势和运动方式，而且还要评估髋关节在股骨上的运动能力，以判断个体是否可以向前转移重量，从而拿到面前的叉子或是食物；也要评估个体活化特定躯干肌肉以及下肢肌肉的能力，这些肌肉是用于运动、支撑以及保持姿势的。手部需要肩胛带力量将叉子尖靠近食物，然后刺穿食物。激活头颈屈曲并向下转移视线从而定位盘中食物，这也是完成活动的必备技能，治疗师会对其进行评估与干预。个体全部的作业以及子作业都可以得到评估并进行观察、环境操控以及干预。NDT 干预框架巧妙地整合了所有运动组成的评估和干预，整体上强调了任务的姿势和动作。

（九）专门探讨玩耍、工作和休闲

玩耍常被喻为孩子的工作，但是提到玩耍，成年人会联想到放松和有趣的情景。游戏、工作和休闲都是作业治疗师评估和治疗的方面，目的在于促进患者的探索和参与。

玩耍影响了儿童成长的方方面面。玩耍培养了儿童的创造力以及解决问题的能力。玩耍可以提高个体的力量与协调能力以及心理健康。玩耍中躯体的参与帮助建立小脑和运动前皮质之间的联系，这一联系可以增强儿童的学习能力。Brown 和Vaughn[27] 提出最大玩耍期与小脑的生长速度和大小有关。经发现，小脑及其连接负责处理关键认知功能，例如注意力、语言处理、感知音乐节奏等[26]。

人类对玩耍普遍且有趣的规律就是对物体操控的好奇心 [27]。患神经疾病的儿童，由于初次损伤或继发性损伤，时常对物体操控存在困难，这就会影响他们玩耍的生理模式。受过 NDT 教育的作业治疗师将玩耍的过程和玩耍的乐趣融入 NDT 实践模型之中。将玩耍融入治疗过程已成为学习和练习姿势与动作的新模式。治疗师需要谨慎选择玩耍活动以针对患者的障碍进行治疗。治疗师选择活动基于两个原则：①能激发患者兴趣的活动；②能改善患者功能障碍的活动。例如，保持姿势的肌肉如果遭受损伤，可以让其进行能在空间中反复运动的玩

耍活动。比如击中悬空目标，或将剃须膏涂抹在竖立在空间中的镜子上。以加强姿势系统为重点（图16-10），支持上肢和视觉系统的分离运动所需的控制得以增强，扩展了患儿参与任务的能力。

受过 NDT 教育的作业治疗师可以改装玩具从而方便孩子玩耍。在 NDT 实践模型的各分支中都需要以下内容：改变任务要求，改变环境，以及在游戏过程中运用恰当的动作。终极目标是多参与能提高学习、自尊和综合能力的玩耍。

就像儿童康复需要玩耍，受过 NDT 教育的作业治疗师也为成年患者分析与改编娱乐活动并鼓励他们参加。神经疾病的患者，可能无法参与之前的休闲活动。在 NDT 实践模型中，作业治疗师会评估患者各方面的功能，包括他们在社会和家庭中承担责任的能力。参与休闲活动允许个体自我表达并重新发现他们的个性和潜力。休闲活动包括阅读、烹饪、园艺、参加读书俱乐部、运动、骑马、和家人一起散步等。参与休闲活动有助于患者回归社会

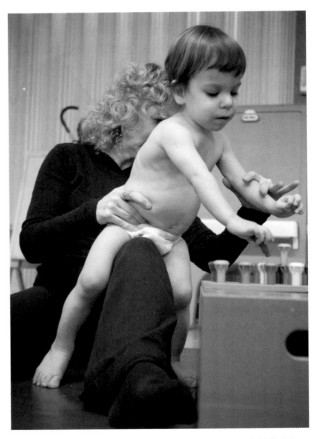

▲ 图 16-10　在精准运动任务中增强旋转的姿势控制

功能，这有助于提高自我价值感和享受感，并通过提升个人满意度提高生活质量。研究表明，进行休闲的能力毫无疑问是有意义的，可以提高生活质量[25]。

神经疾病患者最大的愿望就是重返工作岗位。工作是个人在心理和经济上体现自我价值的一种方式，并且可以预防孤独，恢复生活质量。Vestling 等[27]认为脑卒中之后重新工作的患者比普通人拥有更强的主观幸福感。

一个人能否重返工作岗位往往取决于脑卒中的严重程度以及由此造成的单系统和多系统病损。根据 Black-Schaffer[28]的一项研究，脑卒中患者重返工作岗位的可能性与其入院时的 Barthel 评分呈正相关。失语症患者的数量人数和无法重返工作岗位的人数之间也存在相关性。除了功能性病损，脑卒中引发的抑郁也会影响患者重返工作的意愿[28]。

重返工作岗位涉及一个人的性格、支持系统、工作所需的技能和脑卒中缺陷等的复杂相互关系。Hartke 等[29]最近的研究表明，"内心或心理、人际和组织上的问题"是脑卒中幸存者在重返工作岗位时遇到的挑战，并且"很明显，重返工作岗位的过程涉及诸多因素，而不仅仅是脑卒中的病损"[29]。

尽管康复治疗在继续，可能阻碍重返工作岗位的因素仍包括身体、视觉、感知、认知和语言障碍。此外，抑郁、独居和缺乏交通工具也被认为是重返工作岗位的影响因素[30]。受过 NDT 教育的作业治疗师在患者恢复工作的康复中，需要对影响他们工作的一级障碍和二级障碍有全面的了解并能有针对性地治疗，帮助患者获得工作相关技能。工作模拟和工作地点评估有助于确定对患者而言可能的困难。在作业目标的要求下，纠正姿势和动作组成被纳入干预机制[31]。帮助患者解决可能存在的适应、技术和环境变化的问题非常重要。在第五篇中有关 JW 的病例报告 A2 中，患者作为一名信息技术教师很想重返大学。她的治疗师需要了解她的工作活动和工作环境，这样才能确定她能够顺利恢复工作所需的运动组成。基于对她作业任务及环境的分析和理解，治疗师能够选择正确的干预活动对损伤进行治疗，从而帮助她重返工作岗位。治疗师和患者会在治疗房进行模拟，并在患者的办公室和大学校园开展有组织的训练，从而增强患者的自信与技能。JW 的作业治疗师与她工作所在社区的作业治疗师也进行合作。改变办公室环境（可以是暂时也可以是长期的）能够帮助患者重返工作岗位。比如改变电话和电脑的配置以及下列场景中如何放置她的公文包和夹克，如从一个办公室去到另一个办公室，从教室门口到教室里面，从楼上到楼下和在校园的人群中。

受过 NDT 教育的作业治疗师全面评估患者重返工作岗位时的状态，并与职业康复服务、职业顾问、雇用者、家庭和整个医疗保健团队合作，帮助患者重返工作岗位。方案可能包括制订灵活的时间表，兼职，交替工作职责，改变工作 / 环境，以及如果有条件，选择在家工作。

以 NDT 模型工作的作业治疗师需要评估影响患者重返工作能力的所有因素，并与社区合作，帮助患者最大限度地重获患病前开展功能性活动的能力，包括工作。

三、结论

通过对 NDT 的学习，以及从中掌握的知识和处理技能，作业治疗得以大幅进步、提升与发展。作业治疗师与 NDT 相结合，使得作业治疗师成为神经受损患者的康复团队中不可或缺的一部分。

第17章

从神经发育疗法的角度看物理治疗

The Practice of Physical Therapy from a Neuro-Developmental Treatment Perspective

Cathy M. Hazzard Marcia Stamer 著

宫 双 译 陶 亮 校

本章首先介绍了物理治疗的历史，为读者提供了继续影响当今该行业的重点。接下来是 NDT 实践模型的应用及其对物理治疗的影响，以及物理治疗师日常使用和参与的解决问题和做出决策的具体示例。

学习目标

完成本章后，读者将做到以下几点。

- 基于患者管理中的专业职责和功能结果，说明物理治疗师（理疗师）的定义。
- 列出至少三种 NDT 培训可以提高物理治疗师的专业技能。
- 读者自己练习使用 NDT 的实践模型，通过患者特定参与或活动来分析物理治疗的结果。

一、物理治疗（理疗）的定义

物理治疗师或理疗师是医疗保健专业人员，他们诊断和治疗从新生儿到老人各个年龄层的人，这些人有疾病问题或其他与健康有关的疾病，限制了他们在日常生活中活动和活动的能力[1]。物理治疗作为一种专业提供临床服务，旨在获得、完善、恢复、维护、康复身体功能[2]。这些服务包括运动功能障碍的诊断和管理、促进身体健康、适应以及预防伤害和残疾。

物理治疗师通过检查、评估、诊断、预判以及使用治疗措施干预这一过程来管理其患者，以实现功能性身体结局。他们管理患者以减轻疼痛，防止因伤害或疾病引起的损伤、活动受限和参与限制的发生或发展，并恢复、维持、促进整体健康和最佳

生活质量[3]。尽管该专业一直与医学专业紧密结合，但目前许多国家或部分国家或地区的初级教育和执照允许自主实践或经营。

二、物理治疗的简史和神经发育疗法的起源

物理治疗的正式起源可以追溯到 1813 年皇家中央体操学院成立时的 Per Henrik Ling。Ling 被称为瑞典体操之父。该研究所的成立是为了进行按摩、手法治疗和锻炼。通过 Ling 在英国、德国和法国的经历，以及与一个教他武术的中国人的经验，他意识到应用体育锻炼对他人健康的重要性[4]。

然而，物理治疗专业的起源可能早得多，有证据表明中国早在公元前 3000 年就开始进行按摩。还有希波克拉底（公元前 460—前 377 年）的摩擦

按摩 [5]。许多文化的历史和口述故事描述常见的医疗中的实际操作、有益健康的运动、水疗、瘫痪后和轻瘫的治疗方案，以及在公元前的治疗性按摩 [5-8]。因此，使用物理治疗和康复已经发展了数千年 [9]。

19 世纪末期、20 世纪初，发生了两次重大历史事件，导致物理治疗的实践发生了根本性的调整 [9, 10]。第一次世界大战期间，治疗和重建在战斗中受伤后身体功能时，为一组妇女创造了一个团结的组织，称为重建助手。在美国，这组具有体育教育背景的女性在被送往国际医院之前完成了解剖学、生理学、截肢、骨折和神经障碍患者护理方面的课程 [10]。

由于脊髓灰质炎流行，第二类患者需要该小组的服务 [11]。对呼吸和神经肌肉骨骼系统康复的高度关注最终从脊髓灰质炎患者扩展到了其他肺部疾病患者和脑卒中或脑性瘫痪患者 [11]。

随着物理治疗从服务受伤的士兵和脊髓灰质炎患者扩展到寻求身体健康投资和康复，各类人士、教育工作者、临床医生和研究人员开始对各种患者群体产生兴趣。脑卒中后和脑性瘫痪患者的独特姿势和运动障碍以及这两类人的功能结果需求，促使专家进一步了解每种情况。因此，物理治疗师开始更侧重于身体功能的两个领域：运动功能的发展和脑损伤后运动功能的恢复。

20 世纪 40、50 年代，由于对这两组患者仅使用矫形外科手术和支架作为康复模式的不满，治疗师研究了中枢神经系统工作方式，以更有效地治疗脑卒中后和脑性瘫痪患者，根据 Gordon[12]、Cohen 和 Reed[13] 的历史总结，神经生理学（或神经疗法）方法产生并发展，其中包括 Kabat 和 Knott（本体感觉神经肌肉促进）、Rood、Brunnstrom 以及 Bobath 夫妇。

所有的神经生理学方法，包括后来由 Bobath 夫妇命名为 NDT 的 Bobath 技术，都根据临床观察和干预结果以及在基础科学中持续获得的知识而不断发展。

三、物理治疗师对神经发育疗法实践的专长和贡献

正如在《物理治疗简史》中所指出的，这一

职业最初是以医学为导向的，着重于解剖学和生理学。在世界范围内，现在物理治疗教育需掌握所有人体系统的解剖学和生理学、生物力学和运动学、运动生理学（包括姿势和运动）和运动处方的学习 [14]。在许多国家，针对物理治疗师的初级教育具有悠久的历史，即单系统和多系统的姿势和运动分析，包括有效、无效、代偿性姿势和运动分析。物理治疗师和物理治疗师助理（physical therapist assistant，PTA）教育的重点是将人体运动的生物力学原理贯穿解剖学和运动学课程。物理治疗师作为医疗团队的运动分析专家，将所有这些专业知识带入了 NDT 实践模型。

物理治疗师对神经肌肉骨骼解剖学和生理学有深入的了解，在分析人体系统的机械稳定性和不稳定性、肌肉协同作用、神经肌肉骨骼健康和疾病 / 残疾方面有很强的知识。姿势和运动是物理治疗中常见的术语。初级教育为物理治疗师和物理治疗师助理（在接受物理治疗师助理培训的国家或地区）高等教育做好准备，以评估接收和处理多种身体系统（包括神经肌肉、肌肉骨骼、呼吸系统和感觉系统）的完整性和损伤。

从按摩、手法技术和运动的专业根源到最新的手法治疗专业实践发展，长期以来，物理治疗一直被认为是医疗团队中提供徒手手法操作技能专业知识的学科。物理治疗师将这项技能带入了 NDT 的实践中，在 NDT 中，徒手操作是其标志之一。

在当今的专业实践中，物理治疗师们结合了几个世纪以来使用手法治疗和体育锻炼的知识和技能基础，以及支持受损神经组织恢复的证据，来治疗中枢神经系统功能障碍的患者。NDT 实践模式通过训练物理治疗师对身体姿势和运动系统在产生有效运动中作用，理解和整合来进一步增强此技能，使个人能够在 ICF 的"活动"和"参与"领域中发挥作用。

四、神经发育疗法对物理治疗的贡献

NDT 的应用范围从针对物理治疗师的初级教育扩展到物理治疗师将知识应用于以下方面的结构化实践模型中。

1. 关注个体化、特定的功能结果。

2. 对过去、现在以及未来潜在的姿势和动作进

行详细的生物力学和运动学分析。

3. 影响全身功能、姿势和运动的干预。

4. 当前的功能、姿势和运动对未来的功能和人体系统的影响有一个宏观的认识。

物理治疗师接受的教育是对身体系统功能和病损进行详细和彻底的评估、分析和干预。这个过程是该专业的优势之一。NDT 会培养物理治疗师掌握，单系统病损如何影响个体在 ICF 活动和参与领域的功能的情况下使用综合练习模型这一技能。

Bobath[15] 在 1977 年指出："（治疗师）必须对正常的协调能力和最基本的'基本模式'有透彻的了解，这些是治疗技巧的基础和理论依据。只有这样，才能对功能性技能进行系统的准备"。在同一篇文章中，Bobath[15] 建议与脑卒中患者一起工作的治疗师注意姿势性肌张力的变化、姿势和运动的协调、正常运动模式的丧失、感觉的丧失和力量的丧失。她早在整个物理治疗师行业开始这样做之前就已经分析了人体系统的结构和功能。

Bobath 对成人和儿童患者的徒手干预与评估和治疗是同时进行的。她说，徒手干预可以作为身体部分支持，指导和协助姿势和运动以及感觉输入。她说，如果患者能够控制和协调姿势和动作，需要系统的减少徒手干预[16]。她要求物理治疗师能够在整个干预过程中不断观察并不断回应患者。她坚持要求物理治疗师观察并治疗整个身体。她认为物理治疗师可以改变卒中后和脑性瘫痪患者的愈后[17]。现在，这种思维方式似乎已成为物理治疗师实践标准的一部分，但我们可能不知道它是如何产生的。

目前 NDT 教育的核心课程包括仔细观察和处理，以评估每个患者的姿势和动作策略，确定它们在功能上是否有效。该分析包括基于患者当前技能的长期姿势和运动的预测。有效的姿势和动作增加了患者功能恢复的可能性。

对无效的和代偿性的姿势和动作进行仔细分析并权衡，因为它们具有既可发挥当前功能，又可以辅助或阻碍远期功能的潜力。它们既不是不可避免的，也不是完全不可接受的。在 NDT 教育中，研究无效的和代偿性的姿势和动作，探讨它们在协助功能和限制功能方面的潜力。ICF 模型有助于理解无效和代偿性姿势和动作对当前和将来的活动和参与的影响。物理治疗师利用这些信息成为更专业的从业者，他将深度的持续观察、患者的持续反应、姿势和运动的详细分析以及全身和整个生命周期的观点应用于继续初级教育之外的教育。

（一）物理治疗师采用神经发育疗法实践模型解决问题：1 位脑性瘫痪患儿

以 NDT 实践模型为例，说明了 NDT 培训是如何提高物理治疗师解决问题的能力的。患脑性瘫痪的儿童经常将 W 形坐姿作为一种实用的方式坐在地板上（图 17–1）。这种坐姿可以在髋关节活动受限（特别是髋关节外展和外旋范围）和肌肉长度有限的（特别是屈髋肌、内侧绳肌和髋关节内收肌的长度）情况下实现坐姿平衡和控制。在这种活动和肌肉长度受限的范围内，W 形坐姿为患儿提供了很大的支撑面，为患儿的躯干提供了结构稳定性，同时这在抗重力控制和活动方面也可能受到限制。髋关节屈曲、内旋，不同程度的外展 / 内收的位置，以及两髋关节之间躯干的位置，限制了直立姿势时必须全矢状面、额状面和水平面控制的必要性，从而提供骨骼稳定性，使患儿的手臂可以自由活动以供

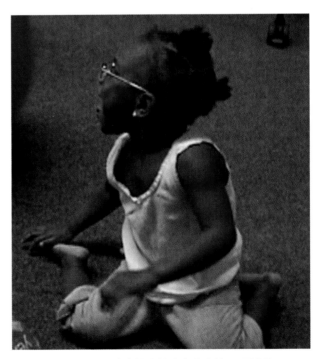

▲ 图 17–1　痉挛性脑性瘫痪患儿的 W 形坐姿

此姿势下她可以在下肢出现姿势和运动障碍的情况下使用上肢进行玩耍

游戏。当然，这种游戏是患儿的功能性需求，他不关心姿势和动作必须如何实现。

然而，出于多种原因，物理治疗师和父母担心孩子的坐姿。

1. 如果长时间练习该姿势，则不能促进关节活动度和肌肉长度变化，尤其是在躯干和下肢。它在增强神经肌肉、肌肉骨骼和感觉功能方面是无效的，也不能阻止各种活动和参与所需的更有效的姿势控制的发展。

2. 长时间的姿势可能会导致骨骼畸形（例如脊柱屈曲增加、股骨旋前和前倾、髋关节发育不良、胫骨外旋）和持续的肌肉长度缩短。这些继发性病损可能最终导致当前活动和参与的丧失。孩子可能会失去坐在餐桌旁椅子上的能力，这是因为腘绳肌变短，以至于短时坐着也会受到影响，或者随着时间的推移胸椎后凸的增加会影响孩子进食和饮水的安全。

3. W 形坐姿所用的脊柱和下肢姿势可能在其他姿势中占主导地位，尤其是站立和行走时，这会导致较高的能量消耗和潜在的关节损伤。因此，身体节段调整和肌肉活动的限制性选择现在会干扰所有活动，不仅仅是坐姿。

4. 随着时间的推移，高能量消耗、关节损伤和发展更复杂的姿势和动作的机会有限，从而限制了诸如社区步行、跑步和爬楼梯等功能，以及使用这些活动的参与。

但是，受 NDT 培训的物理治疗师知道解决方案并不简单。简单地告诉患儿和家属，不允许患儿那样坐着，可能会导致患儿没有其他的选择。物理治疗师知道，如果她建议患儿在自发的功能性地板游戏中不再使用 W 形坐姿，那么为了让建议容易被接受，就必须有一种易于进出地板并允许使用手臂进行游戏的解决方案。遗憾的是，这样的解决方案很少是现成可用的。在为 W 形坐姿提供可能的替代方案时，物理治疗师必须权衡许多考虑因素。它们包括但不限于以下内容。

1. 让患儿切换坐姿的难易程度？

2. 替代方案是否会让患儿像 W 形坐姿一样轻松、安全地玩耍？

3. 替代解决方案是否会引起另一组姿势和运动，从而引起功能问题？

物理治疗师、家庭，可能还有患儿自己，必须以一种包含家庭独特功能的方式来讨论和解决这种情况。患儿可以坐在桌旁或助推椅上玩耍（这需要成人帮助），以促进躯干直立姿势控制，并使重心从一侧髋关节转移另一侧吗？物理治疗师是否可以将姿势和运动干预策略纳入当前的康复计划中，以实现患儿能够有效地自发地或在父母一定程度的帮助下维持的替代坐姿？如果患儿不能实现另一个坐姿，长期参与限制可能是什么？这些限制是否足够重要，以至于即使患儿可能不愿意接受此解决方案，也有必要采取措施消除儿童游戏中的坐姿？

（二）物理治疗师使用神经发育疗法实践模型解决问题：成人卒中

成年人脑卒中后往往从使用健侧开始生活和发挥功能。他们学习坐、在姿势之间转换、站立和行走，而这一切都很大程度上依赖于健侧的上肢和下肢。治疗方法可以指导患者通过反复功能性训练、强调对健侧肢体的依赖来强化这些策略。这些策略可能包括在上下床、上下坐厕、进出轮椅、全部强化健侧或在双杠内进行步行练习，以及在楼梯上练习"用健侧腿上楼，用患侧腿下楼"。通常情况下，医生会给患者指定一些器械，如半自动助行器、四脚和单脚拐杖、床边和浴室中用于转移的扶手杆，以及适合日常生活活动的工具，如摇臂刀、把手和其他单手浴室和厨房设备，以促进他们的独立性。（Velcro 的出现，在生活的许多领域都非常用，也有助于弥补这一缺陷。）

但是，物理治疗师们可能会主张一种倾向，即强化仍在工作的部分，而牺牲那些没有工作或在患侧（包括躯干）有病损却仍在起作用的部分。可以为这些人制订一个与前文 W 形坐姿儿童的例子中所述的类似列表，列出存在的问题和继发性病损。

随着时间的推移，在躯干以及患侧上下肢中过度使用和依赖的肌肉、关节和韧带可能会导致疼痛、疲劳和骨骼畸形（图 17-2）。例如，慢性肩关节半脱位可导致关节囊过度拉伸，颈部和肩胛肌肉过度伸展，肩部肌腱和关节囊受到撞击、疼痛。慢性膝关节过度伸展可导致膝关节后面的韧带过长，

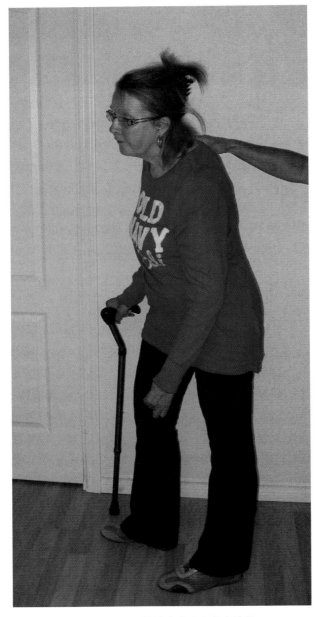

▲ 图 17-2　1 位脑卒中患者站立姿势

Carol，一位脑卒中后的女性，其病例报告（第五篇，A3）显示站立姿势不正确，这导致平衡功能差、空间中运动无效

心转移到支撑面上，从而导致患者在活动中的功能受损，如在室内和室外行走、进出汽车、挥动高尔夫球杆和穿着工作服。

无论从短期还是长期来看，患者、物理治疗师及其家属都必须探索其他运动方案的可能性，以促进患者的独立性，同时帮助中枢神经系统从脑卒中损伤和由脑卒中造成的随后的身体系统损伤中恢复过来。

显然，对于上述例子中的患者来说，物理治疗师必须关注患者做出或可能做出的每一个无效或代偿性姿势和动作。物理治疗师可与患者和家人决定接受部分代偿（全部或部分），不接受其他代偿（在其控制范围内）。要理解每一位脑性瘫痪或卒中后患者使用或可能使用的过去、现在和未来的姿势和动作，需要对身体系统发育和功能的有效、无效和代偿性、生物力学、运动学以及姿势和动作的重复性对功能的影响有深入了解。

（三）练习和实践

接受过 NDT 培训的物理治疗师将活动和参与视为脑卒中、颅脑外伤、脑性瘫痪和相关神经功能障碍患者的预期结果。从最初的信息收集和检查到干预、家庭 / 学校 / 工作 / 休闲计划的建议，这种观点影响着他们的整个实践。由于脑卒中、颅脑损伤、脑性瘫痪和神经功能障碍对产生功能的所有姿势和运动要求的能力存在不利影响，因此，使用单一肌肉活动进行的重复、开链运动通常不足以满足活动和参与要求。NDT 培训的物理治疗师重点关注患者选择作为结果的特定功能任务中的姿势和运动要求。然而，在初级大学教育中学习到的训练原则有助于通过以下方式进行干预。

1. 当患者参与、活动和（或）重复功能性姿势和动作时，物理治疗师适当地调整重力的影响，控制身体和节段位置的影响，提供身体节段性和整体的支持，并监测对所有身体系统（即神经肌肉、肌肉骨骼、感觉、知觉、心血管和呼吸系统）的需求。

2. 物理治疗师逐步进行训练，从简单的姿势和动作让患者进行控制和协调，直至更复杂的姿势和动作。

3. 物理治疗包括练习和重复练习，包括以最有

关节表面磨损，腓肠肌 - 比目鱼肌群缩短。这些一系列的影响可能会导致肩关节进一步向内旋和内收，从而导致肩撞击综合征；髋关节屈曲和内收以及踝关节跖屈和内翻，从而在这些关节处产生进一步的压力，而躯干则向胸椎屈曲，同时出现侧向短缩。所有这些变化都会导致个体的重心转移到较小、更不具动态性的支撑面上。这种姿势可能会导致平衡受损，在坐姿、站立姿势和动作中难以将重

效的姿势和动作进行参与和活动的运动学习，以及通过适当提高每个人的难度水平或间歇休息来增强身体系统的耐力。

4. 物理治疗师监测患者对机体运动所需的生理反应。

例如，1 名 6 岁患有脑性瘫痪（痉挛性双瘫）的儿童在接受治疗时，物理治疗师会设定一个阶段性结果，让该儿童踏上 7.62～12.7cm 高的路缘或使用前臂拐杖行走。物理治疗师知道每当这个孩子尝试一项需要更复杂的力量和平衡的新技能时（在这种情况下，害怕以新的方式使用拐杖），在对自己的表现有信心之前，使用更多的是他的首选姿势，包括增加上胸椎屈曲，用手通过拐杖增加负重，增加肩部内旋，屏气，以及增加下肢强直、髋关节内收和内旋。

增强能力和使用拐杖是初级教育阶段的物理治疗师和助教学习的技能，教师指导和测试确保学生监控每一项技能的安全性、正确的程序和正确的排列。对于这位患儿来说，运动的结果需要的不仅仅是加强髋关节、膝关节和踝关节伸展的力量，集中地把他的重心转移到路缘上，也不仅仅是安全、正确地放置拐杖。按照物理治疗师的康复计划，物理治疗师和物理治疗师助理从 NDT 实践模型添加了有关以下方面的详细说明和程序知识。

1. 确保在路缘前的初始姿势（一只足放在路缘上）和结束姿势中，患儿所有身体部位的最佳调整。

2. 确保正确的方向和重量转移，首先要释放一侧下肢的重量，将其抬起并放置在路缘台阶上，将重心转移到该下肢上，然后向前移动另一侧下肢和拐杖。

3. 协调患儿的姿势和运动与呼吸，并协助姿势和运动，在踏上路缘的整个过程中确保有效的、持续的呼吸。对于这位患儿，这种协调将包括通过主动或主动辅助的胸廓旋转促进躯干直立姿势，以及协助肩关节姿势、避免过度内旋。

4. 包括逐步增加任务难度的练习环节，同时兼顾所有的身体系统（即不是简单地迈上一个更高的台阶，而是建立一个环境来减少恐惧，如果需要，拐杖的放置从一个大的空间到一个更窄的空间，控制任务的视觉感知需求，并根据需要改变语言和身体暗示）。

5. 确保练习更有效的姿势和动作来完成任务，同时让这个 6 岁的儿童参加与其年龄、认知和注意力需求相称的活动。

6. 向患儿的家庭成员提供信息，让他们在日常生活和患儿的活动中安全、容易地完成任务（要求他们在家庭成员的角色范围内提供口头和身体暗示，而不是"进行治疗"）。

一种可能的情况是，物理治疗师设置一个环境，让患儿先走上 12.9～19.3cm（5.08～7.62 英寸）高的台阶，然后根据需要在身体辅助下走上 19.3～32.3cm（7.62～12.7 英寸）高的台阶，以正确和安全地转移重心。然后，在必要时物理治疗师会提供身体辅助使下肢对线，以便当他踏上大面积平台时，以最有效的姿势使用伸肌向心收缩。同时，物理治疗师确保了视觉上整洁的环境，并通过标记来吸引视觉注意力，例如将彩色胶带放在他的足应踩到的平台顶部（图 17-3）。

物理治疗师根据患儿喜欢玩水创建了一个游戏，将塑料小动物放在他的口袋里，然后他走上台

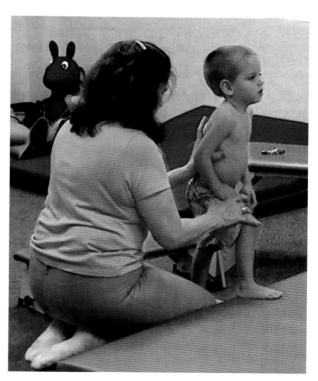

▲ 图 17-3 物理治疗师帮助孩子上台阶
她的处理帮助躯干姿势控制和前下肢调整

阶，将动物放在"浴缸"中。他走下台阶，收集更多的动物。这种上下台阶的游戏对孩子来说是有吸引力的，可以重复进行。进行家庭实践活动时，母亲将手放在儿子的肩膀上提供接触保护，每次家庭驾车旅行回来，当孩子拄着拐杖走上车库和厨房之间的门槛台阶时，母亲要引导正确的重心转移。

本示例强调，虽然为了达到迈上一步或迈过一个门槛的结果而进行的干预需要特定的姿势和动作的重复，也可能需要加强特定肌肉的锻炼，但所有的主要肌肉活动都是以闭链和整个身体的运动进行的。另外，缺乏肌肉力量不一定是孩子唯一的病损或功能障碍。

感觉反馈和前馈的要求，与姿势变化和运动相协调的呼吸，儿童对安全和恐惧的感知、关节活动能力以及肌肉可伸展性都是该功能的一部分。因此，尽管"锻炼"这一词汇人们已经使用了几个世纪，并且广泛应用和理解，但我们从运动科学领域获得的最新知识有助于我们理解一些概念的相关性和重要性。诸如基于任务的运动、任务的特性，以及在功能范围内发挥作用的重要性。在不断监测所有身体系统情况下练习全部或部分的任务要求，有助于该任务的姿势和运动，将锻炼纳入一个更大的视野。出于这个原因，使用"实践（practice）"这一词汇来表示患者在干预中需要执行的操作（作为在疗程内和疗程之间、家庭活动计划的一部分）比使用这个"任务锻炼（work exercise）"更准确、更合适。

卒中后的成年人可能会受益于下肢伸肌和外展肌力量的改善，足跖屈肌的更大延展性致踝背屈的增加，以及躯干肌肉的持续动态姿势控制的改善，但她就这些从患者本人和多系统优势中受益的原因，提出了关于"然后会怎样"的因素。为什么以及什么时候这个人需要更大的伸肌力量或改善背伸范围？有 NDT 知识框架的物理治疗师都清楚，这些单系统病损中的每一个都可能单独或联合造成多种活动受限，如从坐到站以便穿衣服、走路时保持平衡和控制、爬楼梯等。在这个特殊患者感兴趣且有必要的各种功能活动中，建立练习/实践来补救这些病损，将有助于更大程度地转入功能结果。让一个人躺下进行髋关节外展强化训练，以帮助他更

好地行走，这种方法可能收效有限。对臀部外展肌功能最大的要求是当足与地面接触时，人体的重心放在这条腿上，例如，从坐到站的时候，最常见的是在步行的中期。在这些功能中，肢体是闭链的，一半或更多的体重被施加在下肢，腿部的其他抗重力肌肉也在收缩，躯干的深层肌肉活跃以进行姿势控制，并且人体处于垂直姿势[18]。上面列出的条件是步行，从坐到站，爬楼梯以及其他许多任务的一部分。在仰卧或侧卧并在空间中滑动或抬起腿的情况下，没有或很少出现这些情况。仅基于特定功能的概念，几乎不能实现期望。

受 NDT 培训的物理治疗师可能让患者坐在高处，这意味着表面高度使得他的髋关节明显高于膝关节，几乎是站立姿势。他双足之间的距离不超过髋关节，并蜷缩在膝关节下，以建立一个狭窄的支撑面。在这个人的前面是一个画架，上面有用于绘画的画布以及一盘颜料和画笔。他选择画笔，然后在创建场景时在颜料托盘和画布之间进行多次重复移动。逐渐可以将健侧足放在较高的台阶凳子上，降低其支撑大部分体重的能力，或者可以提高坐面的高度以要求通过双腿积极支撑更多的体重。随着时间推移，可以在类似挑战的下站立练习这项任务。物理治疗师会用自己的手和身体来限制使用健侧下肢作为支撑面的一部分，并鼓励使用患侧下肢主动支撑，而鼓励使用患侧上肢作为绘画任务的支撑臂或动作臂，这取决于其功能。对于家庭练习，应鼓励患者在早上刮胡子的时候要么坐在高脚凳上，要么站在浴室的水池前。第五篇中的病例报告为读者提供了许多使用子任务和任务实践形式的练习的例子，以解决患者特定的系统病损。

如前所述，物理疗法的优势之一是运动锻炼中的教育。这门科学包括对人体心血管和呼吸系统的结构和功能以及运动生理学的了解。有了这些知识，物理治疗师们就能彻底了解久坐的生活方式对个人参与生活中最简单任务（呼吸、饮食、穿衣、在房间里走动等）的能力的影响。当我们考虑到活动水平，或者更准确地说其实是"不活动"，是由脑性瘫痪或脑卒中后的神经损伤所造成的继发性病损，同时随着时间出现失用性无力，物理治疗师们知道这些患者很难参与治疗实践。

最近的证据强调从心血管、呼吸和耐力 / 健康状况的整体角度来看待不活动对脑卒中后和颅脑损伤患者的影响 [19-21]。简而言之，这些人在脑卒中后的短时间内活动受限或缺乏身体活动时会严重瘫痪。他们经常无法进行足够的重复练习，也无法将功能练习的活动维持在学习和体能发生改变所必需的水平上。

众所周知，脑性瘫痪患者与无残疾的同龄人相比，身体健康水平降低 [22, 23]。有氧和无氧代谢都可能受到影响，并被认为是多系统病损的结果 [22-24]。例如，研究人员假设高张力会降低运动时的静脉回流，促进早期肌肉疲劳并抑制乳酸清除，而与无残疾者相比，脑性瘫痪患者肌肉中 I 型纤维的百分比较高可能会降低无氧能力 [22, 24]。胸壁变形和呼吸肌过度活动可能降低最大摄氧量峰值 [22]。在粗大运动功能分类系统的 I ～ Ⅳ 级别上的跑台训练表明，与其他有氧运动形式一样，提高有氧运动能力和功能技能的潜力也很大 [23-26]。

物理治疗师们和物理治疗师助理们从基础教育中掌握了如何帮助患者改善心血管和呼吸系统功能的知识。在 NDT 框架中物理治疗师和物理治疗师助理在将这些知识与患者和家庭在功能性活动中的耐力训练相结合。患者正在努力的各种功能结局中都考虑了心血管和呼吸系统功能。这些结果可能就像通过姿势或姿势变化去呼吸一样简单，例如当脑性瘫痪患儿使用全身伸展努力进行交流，或在一场足球比赛中奔跑并向队友大喊大叫时。

例如，在关于 Carol 的病例报告 A3 中，患者因脑卒中而病倒，需要在治疗期间频繁休息。脑卒中之前，她喜欢游泳和在健身房锻炼身体。她的物理治疗包括每周骑 3～4 次卧式自行车（在丈夫的帮助下），这是她家庭活动计划的一部分。训练还包括每周在社区游泳池进行的训练，部分训练集中在耐力活动，如游泳和踩水（图 17-4）。

在关于 Brandon 的病例报告 B8 中，一位脑性瘫痪患儿，其功能处于粗大运动功能分类水平 V 级，其心血管和呼吸系统严重影响活动和参与功能。他的心血管和呼吸系统损伤反映出基本功能的调节不佳。Brandon 心率和氧气饱和度水平的不稳定性与健康状况不佳相关。由于这些系统功能在他

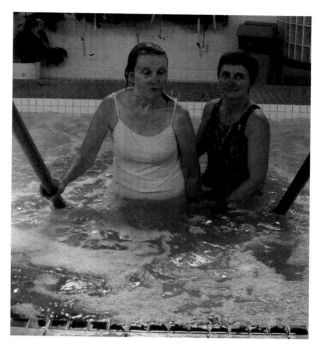

▲ 图 17-4　Carol 在社区游泳池中

的 10 年生命中不断恶化，因此他的参与受到了更大的限制。因为经历过住院治疗，他无法继续上学，并且经常无法参加家庭生活。

Brandon 的物理治疗师专注的结果是能让他尽可能多地与参与家庭生活。在任何时候，徒手干预、姿势和设备选择、家庭计划和未来计划都要考虑心血管和呼吸功能以及其他身体系统的功能，因为它们支持基本的生理健康。例如，Brandon 的物理治疗师可以通过心率、呼吸频率和氧监测仪，在治疗期间持续评估呼吸和心血管状态。可以根据此信息流更改体位。设备的选择始终包括体位和支持，既要最大限度地发挥呼吸功能，又要注意姿势。对他的躯干和支撑面进行了仔细和持续的评估，以确保其调整可以使呼吸最轻松，并保持一致且可接受的氧气饱和度。Brandon 的物理治疗师不满意仅仅购买一件设备或将他置于支撑坐位状态。因为 Brandon 通过设备或支持参加了直立姿势的训练，所以她不断努力以确保心血管和呼吸功能满足他的生理需要。

（四）徒手干预

物理治疗师们和物理治疗师助理们接受培训，帮助其患者进行身体锻炼。他们学习安全有效的人

体力学，协助患者进行姿势和动作，并经常教其他护理人员如何安全地将患者从床、椅子、汽车、厕所、浴缸等处转移。他们接受过培训：在参与限制、活动限制和身体系统受损的情况下，带领康复团队促进患者的能动性，并倡导这种能动性。他们被教会如何物理处理各种姿势和动作障碍的患者以及如何确保他们的安全。在培训早期，他们了解到，物理治疗师和物理治疗师助理至少在部分干预训练中需要为许多患者提供徒手干预帮助。

除了帮助患者进行空间转移和一般活动的徒手协助外，许多物理治疗师还专门从事针对特定患者群体的手法治疗干预或环境干预。他们的继续教育通常包括学习高技能的徒手检查和干预。例如增加关节活动度，改变肌肉活动，影响呼吸和咳嗽的手法策略。NDT 教育包括学习高技能水平的徒手操作策略，以进行检查，并对有复杂姿势和运动障碍的患者进行干预。由于物理治疗师熟悉对患者的徒手干预，所以他们将经验和知识带给了患者的康复治疗团队。

在最初发展 NDT 时，Bobath 说："在治疗儿童时，治疗师必须仔细观察儿童对她的徒手操作的反应。她必须能够意识到肌肉张力的变化，并不断调整自己的处理方式以适应它们……随着治疗进展，治疗师的指导和控制必须逐步系统地撤回。"[16]

例如，物理治疗师治疗一个脑性瘫痪患儿，当患儿准备从轮椅上站立转移到教室椅子上时，物理治疗师将手放在他的胸廓和胸椎两侧的肌肉组织上，触诊并记录肌肉的体积、张力和主动收缩情况。然后，当看护人让患儿在髋关节屈曲状态下向前、向上伸展时，物理治疗师将双手围绕放在胸中部区域周围，确定肌肉群是否收缩以及何时收缩。通过此手法检查，物理治疗师会确定患儿的上胸廓伸肌在他的手臂抬高到大约 90° 时开始并保持收缩，但是胸段中部的伸肌和周围的肌肉组织没有活动，她手下感到柔软。在这一身体部分中只有一些表面的多关节肌肉活动，如背阔肌、使肩关节内旋的胸肌和肩胛提肌。此信息有助于患儿的物理治疗师计划干预策略，促进胸中部和胸廓肌肉组织中的等长肌肉活动和后来的向心肌肉活动，从而增加站立旋转转移中患儿的活动。

在干预期内，物理治疗师通过徒手操作使患儿的躯干伸展与旋转保持一致，同时伸手触及并视觉注视这些动作，以开始躯干浅、深伸肌（腹斜肌、肋间肌、菱形肌、中斜方肌和下斜方肌以及前锯肌）的等长收缩。在等长活动之后，应在躯干伸展时协助主动旋转，同时引导其躯干以旋转而不是横向屈曲的方式进行伸展运动（图 17-5）。

在这种情况下，使用徒手操作来评估患者有目的的肌肉活动，协调和支撑身体各部分，以促进共同工作的肌肉的等长收缩，在进行向心肌肉收缩时指导运动的方向和平面，增强对运动的感觉意识，并将实践和重复性运动考虑在内，以促进特定的肌肉活动发挥功能。

在有关 Mark 的病例报告 A1 中，治疗师将一只手放在患者的右肩胛骨和肱骨头上，另一只手放在患者的左侧躯干和髋关节，然后让他把手伸向上面的橱柜拿杯子。她用双手感觉患者肩带复合体最初

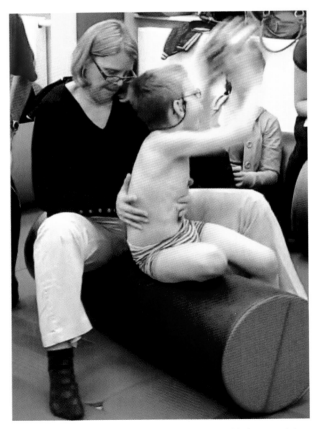

▲ 图 17-5　物理治疗师指导躯干位置，以进行躯干、腹部深部和浅表伸肌、菱形肌、斜方肌、肋间肌和前锯肌的等长运动，同时让患儿在篮球游戏中积极地伸手并进行视觉跟踪

的调整和肌肉活动，以及他的下肢和躯干运动来支撑这个活动。这为她提供了有关哪些肌肉活跃，肌肉以什么顺序、何种程度活跃的信息。她能够确定患者的肩胛骨位于外展、抬高状态，肩胛骨在胸部呈翼状，肱骨头在关节窝内旋内收。当他开始触及头顶上的橱柜时，他将重心转移到健侧（靠拐杖支撑）上，并使用上躯干屈曲并向左旋转，同时髋关节屈曲方式帮助右臂伸展。他的右上肢运动开始于肩胛骨抬高和肱骨外展，内旋，屈曲至 30° 左右。接受过 NDT 培训的物理治疗师可以在干预过程中选择将手和身体放在哪里来完成两个关键的姿势和动作。

1. 停止（抑制）他上肢开始伸展运动的趋势，重心在支撑面上侧移，躯干上部旋转、侧屈，肩胛骨抬高，肱骨外展和内旋。

2. 在屈肱肌向心收缩、开始将肱骨抬升至目标之前，要促进重心前移（双腿上方），增强肩胛稳定肌（主要是前锯肌和斜方肌），降肌和内收肌的等长收缩，以保持稳定性。

从这次检查和其他活动的徒手操作中获得的信息，可以指导物理治疗师开始对右上肢伸展活动进行干预，这种伸展活动是肱骨屈曲范围在 30°～100° 之间的，低平面上的闭链运动。患者感兴趣的物体（高尔夫球、高尔夫球座、可移动的盒子等）放在前面，最初放置在较低的表面上，最后放置在地板上。他右足向前成交错步态站立。这种姿势调整和环境设置要求在他的重心转移时，躯干姿势控制肌和右髋关节、膝关节、踝关节伸肌保持动态活动。当他的左手向前伸向物体时，重力对右上肢的影响被消除。右手处于闭链状态也可以稳定上躯干，从而最大限度地减少了他使用该身体部分来协助右手主动运动的趋势（图 17-6）。

使用右上肢作为支撑点，要求肩胛骨稳定肌、降肌和内收肌（前锯肌、下斜方肌和菱形肌）、肱骨屈肌主要在患者向上伸展运动效率低下的范围内保持稳定的等长收缩。他双足对齐放置，物体在支撑平面的下方和前方，这也偏向他的运动，当他向前和向地板方向伸展时，右下肢伸肌需要离心收缩心，当他回到起始位置时，则需要向心收缩。

由于肱骨屈曲范围需要这样的运动，物理治疗

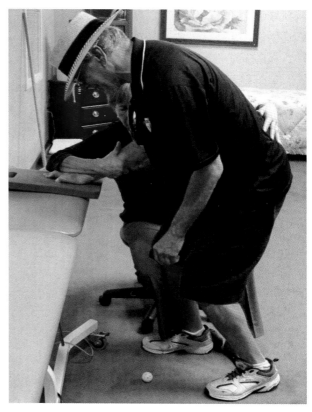

▲ 图 17-6　Mark 的物理治疗师在他蹲下准备打高尔夫球时，通过徒手干预来优化他的上肢和身体姿势

师使用徒手操作调整并保持右肩胛骨下降和内收，并引导其向上旋转。因此，当物理治疗师感觉到肩胛提肌、肱骨外展肌和内旋肌开始活动时，就像他的倾向一样，她协助进行了更有效的肌肉活动。她还协助患者在双侧交错的支撑基础上向前和向后重心转移，同时限制了患者重心向下肢横向转移的趋势。

在治疗过程中应用合理徒手干预，可以成为指导患者实践更有效姿势和动作的有效组成部分。如前几章所述，在每个干预训练中以及一段时间内的训练中，为了患者获得独立性，必须撤去徒手干预。运用 NDT 实践模型工作的物理治疗师善于将徒手干预作为运动再学习的关键组成部分。

五、物理治疗的功能结果

（一）移动和进入多种环境的途径

需要姿势控制获得活动技能的这种功能是物理治疗师们传统上注重体能训练和康复的领域之一。

这些技能的例子包括步行、跑步、爬楼梯、从各种座位平面上下移动、坐在各种平面上、从地板上起来、在床上翻身和移动等活动。

有证据表明，通过提供物理治疗服务，可以改善脑性瘫痪儿童和成人卒中后的姿势控制[27-31]。物理治疗师使用 NDT 实践模型来改善活动或参与中的姿势控制。因此，在 NDT 指导下物理治疗师设计了围绕该功能的治疗方案，然后分析了该功能的姿势需求。最后，物理治疗师确定了无效的姿势控制，这些姿势控制会导致活动受限或参与受限，从而去制订康复计划。

例如，物理治疗师正在治疗一个早产的婴儿，无论是按时间顺序还是按调整后的早产年龄计算这个婴儿的年龄都不到 1 岁。在关于这双胞胎的病案报告 B1 中，Mya 不能独立坐着，她的物理治疗师猜测她的无效姿势包括缺乏有效的坐姿肌肉协同作用的组织和缺乏预期的平衡。此外，她假设这种无效的姿势组织包括 Mya 整合来自调节、神经肌肉和感觉系统的信息的能力损害或无效的决策。评估包括对 Mya 独立坐立所需的姿势控制的认识，包括有效的肌肉协同收缩、肌肉收缩的有效时间、某些关节的关节活动度的进展情况、有效的感觉反馈和最终的前馈。基于这种详细的姿势控制分析，对 Mya

的干预计划是高度个性化的。Mya 对坐姿的控制开始生效（图 17-7）。

接受 NDT 培训的物理治疗师不仅训练 Mya 的坐姿。她还详细分析了 Mya 使用坐姿玩耍的背景以及坐姿的要求。她评估了 Mya 坐姿缺少的姿势需求，并制订了干预计划来解决这些需求，同时鼓励 Mya 积极进行坐姿转换以及坐位活动。

病例报告 A4 中的年轻人 Ernie 由于颅脑损伤而导致姿势控制不佳。他完全依赖，并且所有活动任务需要完全帮助，包括所有转移。即使使用定制座位系统的轮椅，他坐得也很差（图 17-8）。他推测与姿势控制有关的肌肉骨骼、神经运动系统损伤，包括躯干和颈伸肌过长导致的躯干和近端肢体肌肉无力，无法维持这些姿势肌肉的活动。物理治疗师在 NDT 框架内进行治疗，将患者的兴趣集中在摩托车上，并执行与该兴趣相关的功能子任务，这些任务要求他视觉跟踪，坐着向前和向上，身体腾空，站立伸手以及步行，挑战这些影响其姿势控制稳定性的障碍。物理治疗师还进行各种姿势和姿势的转换，以解决他的姿势控制障碍。姿势控制是皮质下的稳定系统，在没有意识的情况下完全自动地运作，从而使个人能够以过渡和姿势的功能形式叠加有效的运动。人类能够同时执行多个任务，并在

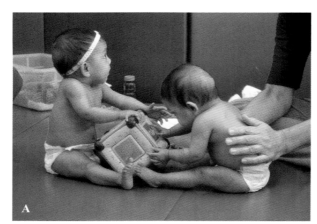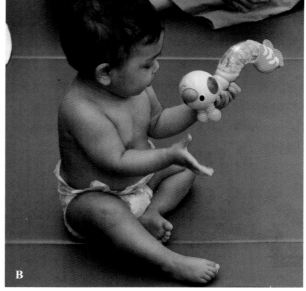

▲ 图 17-7　Mya 对坐姿的控制
A 和 B. Mya 在坐姿控制方面的进步。Mya 在图 A 中的右侧

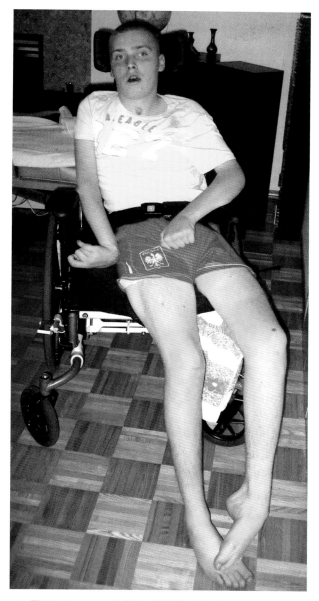

▲ 图 17-8　Ernie 的坐姿（脑损伤后）表明姿势控制不佳

地板上的物体，伸到头顶，并在位置之间移动时改变方向。初级培训让学生有时间学习许多人在常见的过渡和转移中使用的一般姿势和动作。

过渡和转移可以被认为是达到目的地的一种手段。一个人需要从轮椅上转移到床上睡觉，或者需要从坐到站开始行走。如果一个人在脑卒中早期治疗是坐着，然后物理治疗师想要下一个任务是站立，那么物理治疗师可能会认为这两种姿势之间的过渡是需要发生的事情，但看不到过渡本身的治疗价值。因此，这种过渡可以在临床医生或护理人员的必要协助外以代偿方式使用。同样的，如果孩子坐在轮椅上，而物理治疗师想让他坐在地板或垫子上开始治疗，可以儿童抱到下一个表面，这样治疗就可以开始了。

与简单地保持姿势所需的控制相比，过渡和转移需要多个身体系统更高水平的活动和控制，即使以该姿势执行任务也是如此。例如，与坐下用餐时对相同身体系统的要求相比，坐和站之间移动需要：通过在三个运动平面上维持躯干屈肌和伸肌的动态分级增加躯干的姿势控制活动，通过等长、离心和向心收缩的协同作用增强双下肢的肌肉力量，增加下肢关节所需的运动范围。

受 NDT 教育的物理治疗师非常详细地研究了所有过渡和转移，分析并评估了有效和无效姿势和运动的显著特征，同时假设了身体系统在这些过渡和转移中对姿势和运动的帮助。此外，受 NDT 训练的物理治疗师设想了身体系统、环境、任务要求和个人因素如何相互作用，产生个人在过渡和转移中表现出的姿势和动作。

过渡和转移并不总是达到目的地的一种手段。它们也是需要有效控制和自我稳定的任务的运动基础的一部分。如果要优化患者的功能结果，那么在治疗师的检查和运动分析中，这些运动成分不可忽视，并且必须将其包括在干预计划中。

在有关 Ernie 的病例报告 A4 中，如果没有他的两名家庭成员的最大帮助，患者无法在任何平面上来回转移。接受过 NDT 培训的物理治疗师必须首先了解在这些活动中，从过渡、转移到独立的相关性，其次，检查和猜测导致这些活动首先的损伤。她之所以能够解决问题，是因为她对过渡和转移的

不需要考虑姿势控制要求的情况下将注意力集中在必要的任务细节上。

（二）选定的移动和出行活动

以下活动是物理治疗师治疗患者时常见的粗大运动技能。成人脑卒中后和脑性瘫痪患者的例子表明，NDT 培训增加了物理治疗师解决问题的技能。

1. 过渡和转移

物理治疗师和物理治疗师助理在初级培训中花费时间分析姿势和体位之间的选定运动，例如从坐着站到站立，起床，坐在地板上站起来，弯腰捡起

不变姿势和运动需求（例如，一只或两只足在地面上，在支撑面上向前的重心转移以及下肢抗重力伸肌的活动将身体的重心从一个表面向上移动到空中）。理解了这些运动中肌肉骨骼、神经运动、感觉 / 知觉和其他系统要求，使她能够在干预过程中做出选择，以增加其改善的可能性。正如该病例报告中详细介绍的那样，在 NDT 方面受过培训的物理治疗师完成高坐姿、站立姿势以及诸如起身、向前和向后移动、从坐到站过渡的功能任务。她最初并没有专门研究轮椅上下的转移（任务本身），而是选择了姿势和转移中的实践活动，这些活动明确地集中在限制他转移功能的根本的损伤。所选择的活动在运动范围需求、协同肌需求、以垂直姿势激活他的姿势控制系统的需求等方面相似，但是他们增加了患者在认知上关注治疗中执行的任务（与他对摩托车的爱好有关的任务），而不是关注运动本身这一方面。

在过渡和转移过程中，独立有效地移动的能力应该不需要对移动本身有太多的关注；相反，重点可以而且应该放在过渡 / 转移的最终目标上，例如，站起来穿上摩托车夹克。该患者的物理治疗师帮助他学习如何在不同的条件、环境和任务中，以较少的帮助和更有效的方式在各表面之间转移和姿势之间转换，而不是重复练习单一的转移和过渡本身。

病例报告 B5 中治疗 10 岁的 Jamie 的物理治疗师（图 17-9）分析了为什么他不能独立地从轮椅转移到另一个座位表面（其他椅子、沙发、床和马桶）。这些转移活动是根据家人期望他成年后参与独立来选择的。

尽管他的物理治疗师知道从轮椅转移到另一坐面所需的基本重心转移和运动方向，但她必须检查并评估导致该患儿无法独立转移的具体有效和无效姿势和动作。通过先确定这位患儿和家人想要的参与方式，然后围绕转移设计检查和评估，在患儿尝试转移时她能够确定具体的无效姿势和动作。她设想身体系统、环境和个人因素相互作用导致他无法转移。这项分析需要详细了解脑性瘫痪类型的病理生理学及其在患者一生中可能产生的影响；详细了解患者身体系统的完整性和病损，并具有猜想每

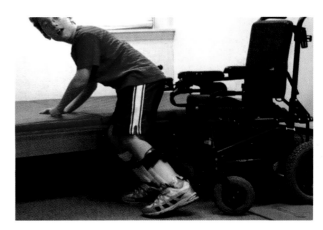

▲ 图 17-9　Jamie 尝试转移时，由于不知道如何或无法进行矢状面以外的运动而被遇到困难

个系统现在和未来如何影响所有其他系统的能力。

在儿童还没有完全长大的时候进行这种独立的转移训练，并将这种转移融入日常生活中，随着身高和体重增加他的转移能力很可能仍然是他继续拥有的一种技能，而不是他在成年后太重无法移动时必须努力学习的一种技能。等到护理人员难以掌握主动转移技能时再去教，充其量只能使该技能很难学习。但是，在这些年来的成长和身体结构变化中，如果没有利用肌肉活动、运动范围、重心转移感知，则会出现继发性损害，例如肌肉萎缩，关节活动度下降，对重心转移需求的感知差以及恐惧，通常会加重原发性病损，使转移难以开始。

2. 步态

步态是描述步行的一种方式。步行通常是患者寻求物理治疗师技能而引用的一项活动。物理治疗师们具有详细的步态分析技能，包括有关动力学、运动学和能量消耗的知识。受 NDT 培训的物理治疗师认为步行促使广泛的参与，参与包括在各种社区、家庭、休闲、学校和娱乐活动中的步行。物理治疗师还将直立姿势的功能视为这些参与因素的一部分。因此，在音乐会上站着鼓掌、弯腰从地上捡起笔、在电梯里向后退几步或向一边走几步，以便给其他人留出进入的空间，都是步态功能的例子。步态不是简单地在不同的空间表面向前走几步，应该从更广泛的角度考虑它。功能性步态包括在所有方向上移动双足的能力（包括改变方向）；行走并

搬运物品；根据任务和环境要求改变速度；在多种表面上行走，包括沙滩和结冰的人行道；在人群中行走，同时进行对话；扫视环境以在步行时找到朋友。NDT 培训的物理治疗师研究了在直立姿势下步态的所有变化

例如，在病例报告 B9 中，一个患有混合型脑性瘫痪的 6 岁儿童 Sam，他在家中和教室里，在一个成年人的帮助下，用前臂支撑后助行器行走。必须在助行器的监督下控制速度和引导方向。他的母亲希望 Sam 学会用四脚手杖走路，因为她觉得这样不那么麻烦。

Sam 的步态特征是整个步态周期中髋关节、膝关节和踝关节过度屈曲（蹲下步态），这是一种耗费能量，并且可能损伤下肢的关节的步态。Sam 的物理治疗师将躯干伸展和旋转纳入他的干预，以更长的步幅进行髋关节、膝关节伸展和步行训练，同时步态中加入躯干和髋关节的伸展和旋转（图 17-10）。

当 Sam 用四脚手杖练习站立时（图 17-11），他的物理治疗师通过重心转移、扫视和口头指令继续保持姿势活跃。随着 Sam 使用四脚手杖变得独立和安全，他将能够更容易地在更大范围的社区环境

中运动，从而增加他的参与度。确保他的步态尽可能地节能和协调，有助于他将步行作为日常活动长期使用，并增加他的参与选择。

病例报告 A2 中，JW 是一所大型大学的信息技术教育者。她一年四季都可以从她的办公室步行到教室和会议、管理楼梯、开门、在人群中行走、按照时间表快速行走，并携带公文包和教材。最初，JW 依靠轮椅实现社区活动，依靠步行器实现室内活动。具有 NDT 知识的治疗师需要在针对她步态功能的干预措施中加入多种挑战，以解决她躯干和患侧肢体的多种肌肉骨骼和神经运动障碍。当 JW 的下肢和躯干损伤得到改善后，她对足的平衡和稳定性有了信心，并且能够先过渡到使用助行器，然后过渡到使用直的拐杖，再过渡到没有辅助装置进行社区活动，从而为其他目的解放了手臂（图 17-12）。

正如本节步态介绍中所述，许多患者寻求物理治疗是为了"更好地行走"，Sam 和 JW 的介绍说明了"走得更好"不仅仅是在空间中前进，还包括用足走路时对参与的角色和执行的活动的检查和理解。在 NDT 框架内工作的物理治疗师应当考虑到每个人步行的所有参与和活动方面，确定干扰患者

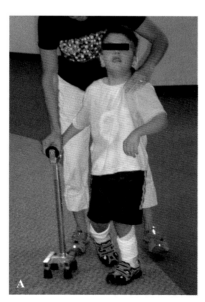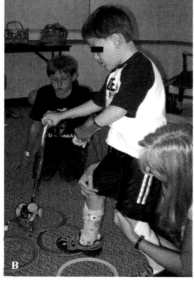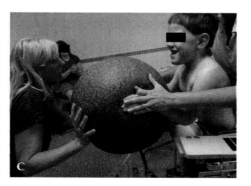

▲ 图 17-10　根据 Sam 的步态特征进行的干预

A. 当 Sam 学习使用手杖时，Sam 的物理治疗师可保证安全，辅助躯干伸展、旋转，协助手杖稳定；B.Sam 练习拉长步幅，同时他的物理治疗师用手帮助协调下肢和运动，用肩膀帮助伸展髋关节。躯干和髋关节的旋转需要步幅的延长以及整体姿势的伸展；C.Sam 的治疗师帮助胸椎主动伸展和旋转

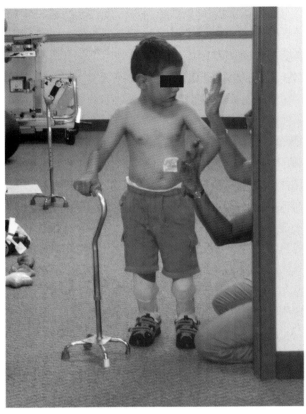

▲ 图 17-11 Sam 的物理治疗师在 Sam 练习直立站立练习活动时撤除了她手上的帮助

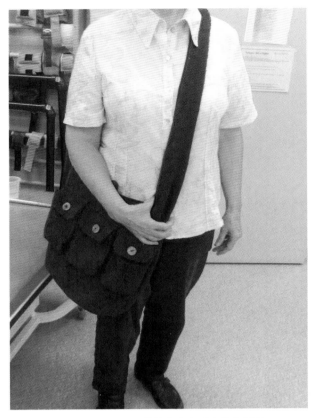

▲ 图 17-12 JW 背着公文包准备恢复工作

有效行走能力的潜在损伤，并将策略纳入干预措施（徒手操作、要进行的活动、环境和背景挑战），以帮助患者"更好地前进"。

3. 高水平的移动技能

对于我们的许多患者来说，为扩大活动和参与选择范围，更高水平的移动技能是可能实现的，也是必要的，NDT 教育有助于详细了解许多活动技能所需的姿势和动作，这些技能需要姿势的微妙和频繁变化，以及比基本活动技能更精确的肌肉活动时间。

更高水平的移动技能包括上、下楼梯、看台、山丘和坡道；慢跑、跑步；骑自行车、骑马；攀爬游乐场设施、搭建脚手架；参加快速运动的团体运动，例如足球；上、下自动扶梯；还有很多。如第 14 章有关运动发育的讨论，为我们的患者提供必要的挑战，以帮助他们在较低水平的活动中取得成果，例如以正常速度行走，站在镜子前化妆以及坐着用餐，这些活动对我们的患者都是有效的成果。

例如，脑性瘫痪患儿可以独立行走，但是当她走到午餐室、体育馆或在课间玩耍时，自己选择的速度无法赶上同龄人。物理治疗师在患儿体育课上经常玩的一种踢皮球游戏中设定了跑垒的结果。为了取得结果，她的物理治疗师专注于增加足跖屈肌的力量，以便在站立后期以及躯干和髋关节旋转中推开足底。当孩子们在每次干预课程结束练习这项技能时，她很高兴能在跑垒时击败前 1 周的时间。物理治疗师还收集有关患儿自行选择的步行速度的数据，并指出在此护理期间该数据有所增加。患儿的老师说，现在孩子走到午餐室和体育馆时，通常能跟上同学们的步伐。

物理治疗师正在与一个十几岁的少年一起双足交替一步一步下楼梯。这项活动将进一步完善，以实现两个参与成果：在她的社区大学里走过一个水泥路障，在她家中下楼梯。物理治疗师找出以下姿势和运动能力，这些能力将有助于她下楼梯。

（1）任务的动机和对任务的理解。

（2）足够的关节活动度以最小的代偿运动来执行这项技能（她的足踝缺少几度背屈范围，并且她的足塌陷为内旋）。

（3）髋、膝、踝的伸肌有足够的向心和离心力量，可以安全地完成这项技能。

（4）足够的视觉感知能力，在熟悉的环境中越过台阶。

（5）充分的肌肉收缩时间和有效的肌肉协同作用完成技能。

物理治疗师为此技能进行了以下与姿势和运动有关的临床观察。

（1）有时，她无法完全站直，因此在下楼梯开始重心转移时要略微蜷缩（图 17-13）。

（2）在下楼梯过程中，她在迈每一侧下肢时难以使用水平面躯干运动。

（3）她试图通过替代髋关节周围的水平面运动（可能还对膝、踝关节韧带施加压力），来代偿从足跟到足尖穿过负重足的困难，从而在闭链运动中使得她的双足在水平面"扭转"而不是在矢状面运动（图 17-14）。

然后，物理治疗师假设损伤与这些临床观察有关。在干预过程中，物理治疗师在整个治疗期间促进她的躯干和下肢伸展，这是所有重心转移活动的先决条件（图 17-15）。这之后是胸椎旋转。首先，在更稳定的坐姿中进行单一旋转（图 17-16），因为该运动很难开始。在随后的直立站立和下楼梯阶段合并胸椎伸展。练习下楼梯时，物理治疗师促进她矢状面上从足跟到足尖的跨步移动；当她身体超过足尖时强调跖趾的伸展（图 17-17）。在课程结束时，这名少年可以独自练习，物理治疗师偶尔给予的口头提醒（图 17-18）。

由 NDT 培训的物理治疗师治疗的一位成年患者，她在脑卒中前是一名跑步爱好者，物理治疗师明白，尽管以正常速度行走这是一个理想的结果，但对这个人来说还不够好。物理治疗师必须了解该功能对姿势、运动以及对身体系统的要求，然后进行干预，以在这种更高水平活动技能范围内修复她的损伤。对于这个患者来说，不仅期望她能够再次跑步是合理的，而且在治疗过程中以及她的家庭实

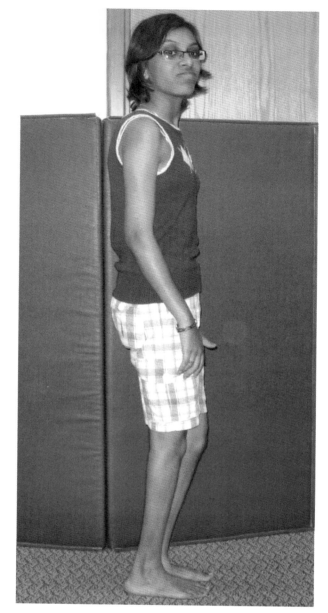

▲ 图 17-13　这名少年站立时髋关节、膝关节、踝关节过度屈曲，呈现略微蜷缩的姿势

践活动中练习高速，具有挑战性的干预策略，也将有助于改善此人的其他活动。例如，能够在拥挤的购物中心里迅速走出危险的道路，或者在雨天跳过泥坑，这些都是她安全、高效活动所必需的技能。

六、将物理治疗方法和设备与神经发育疗法结合应用

物理治疗师会学习在实践中如何以及何时使用许多不同的干预措施，包括方法和设备。这些可以

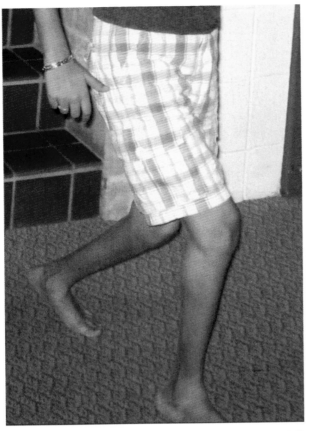

▲ 图 17-14　当她下台阶时，她会在水平面上移动自己的足踝。这一动作可能发生在躯干、髋关节、膝关节和（或）踝关节或足

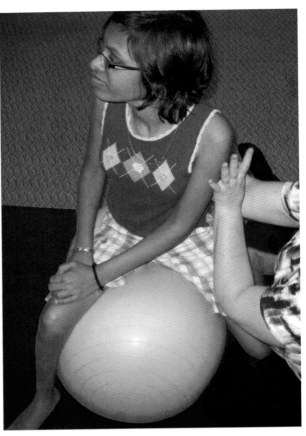

▲ 图 17-16　这位少年进行胸椎伸展并旋转，以辅助部分爬楼梯、下楼梯，并分离下肢位置

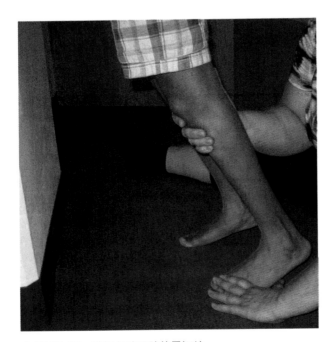

▲ 图 17-15　进行主动下肢伸展训练

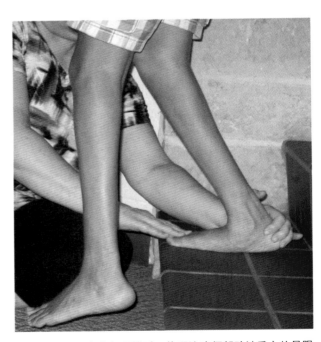

▲ 图 17-17　当少年下楼时，物理治疗师帮助她重心从足跟转移到足趾

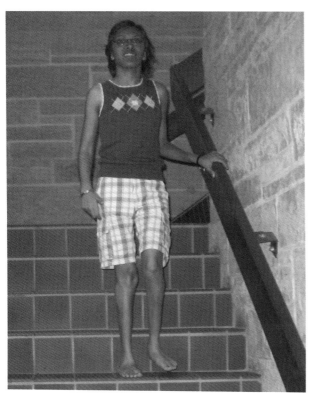

▲ 图 17-18　疗程结束时，少年独立练习下楼梯

包括但不限于肌肉电刺激、绑带、超声波、支架、各种步行设备，例如助行器、减重跑台、球、垫枕等。在 NDT 框架内工作的物理治疗师和物理治疗师助理可以在患者的康复计划中加入这些模式或设备中的任何一种，其中的每一种或任何一种都将基于对患者的评估，并且确定此组成部分将有助于获得更好的结果。从 ICF 模型的角度来看，模式是作为康复计划的一部分而选择的干预策略，以实现结果，而设备是辅助技术，可促进结果。

七、总结

所有物理治疗师在治疗因神经系统疾病导致神经肌肉，存在肌肉骨骼、感觉系统、心血管、呼吸系统和皮肤系统病损的患者时，必须了解这些系统的病损，包括多系统姿势和运动障碍，如何影响患者在 ICF 的参与和活动领域发挥作用的能力。这些知识与 NDT 实践模型的知识相结合，增强了临床医生帮助患者优化功能结果的能力。

第18章 从神经发育疗法角度看言语－语言病理学

The Practice of Speech–Language Pathology from a Neuro–Developmental Treatment Perspective

Rona Alexander **著**

顾梦笔 **译** 葛飞飞 **校**

本章概述了言语－语言病理学是何时以及如何成为 NDT 团队不可或缺的成员的历史。介绍了两者之间的信息交互和技能交流，特别是在进食和吞咽、言语／发声以及语言、认知和交流方面。NDT 实践模型中言语－语言病理学实践的临床实例论证了如何解决问题和做出决策，这些将用于帮助患者处理在 ICF 中的活动和参与领域。

学习目标

完成本章后，读者将可以完成以下内容。
- 根据患者管理中涉及的专业技能和职能研究成果来确定谁是言语－语言病理学家。
- 在言语－语言病理学家的专业技能中列举出至少 3 种通过 NDT 教育可以提高的技能。
- 通过使用 NDT 实践模型，根据患者在其自身实践中特定的参与或活动来分析言语治疗的结果。

一、言语－语言病理学在神经发育疗法中的历史

在 20 世纪 60 年代中期开始对 Bobath 博士和 Bobath 夫人的工作内容产生兴趣。曾在瑞士的一家脑性瘫痪儿童学校担任言语－语言病理学家的 Helen Mueller，在伦敦向 Bobath 夫妇他们学习，她在确定 NDT 中言语－语言病理学起到了重要的作用。她开发的基础 NDT 言语课程，在 1968 年被纳入 NDT／Bobath 方法（Helen Mueller，2001 年 5 月 获得 NDTA 杰出贡献奖）。该核心课程包括了脑性瘫痪儿童中口腔运动的发育和治疗、进食和吞咽的发育和治疗、呼吸发声的发育和治疗、早期声音／言语产生的发育、语前和认知发育及它们互相间的关系。

Suzanne Evans Morris 1964 年在伦敦成为了美国第一位顺利完成 NDT 初级儿科课程的言语－语言病理学家。从那时起，Morris 博士对在 NDT 课程中讲授的言语治疗课程及 NDT 课程在美国的使用产生了重大影响。她通过大量的著作和研讨会的演讲，在促进 NDT 理论和实践以及言语治疗对患有神经运动障碍儿童的检查和干预的认识方面发挥了重要作用（Suzanne Evans Morris 博士，个人通讯，2010 年 3 月）。

NDT 与言语－语言病理学之间，从早期开始且持续的联系有助于巩固 NDT 认识到团队合作的重要性以及对存在中枢神经系统损伤（病理生理问题）的儿童和成人进行全面检查和干预的关注。此外，NDT 与言语－语言病理学之间的这种关系在加强

言语 - 语言病理学家积极参与服务方面也发挥了作用，特别是在进食和吞咽功能、口腔运动和口腔感觉功能、呼吸 - 发声功能方面以及语前和早期认知功能，因为它们与患有神经运动问题的婴儿和儿童有关。

根据 2007 年美国言语 - 语言听力协会（American Speech-Language- Hearing Association，ASHA）的"言语 - 语言病理学实践范围"政策文件，"言语 - 语言病理学是一门动态的且不断发展的专业"[1]。他在教育环境和医疗环境中都有很强的影响力。"言语 - 语言病理学服务的总体目标是优化患者的交流和吞咽能力，从而改善生活质量。"[1] 如今，"言语 - 语言病理学家解决了典型和非典型的交流和吞咽问题"[1] 在语音产生的领域（即发音、言语失用、构音障碍、共济失调、运动障碍），共振（即鼻音亢进、鼻音减退），声音（即发声质量、音调、响度、呼吸），流利性，语言（即语音学、语用学、形态学、句法、语义、语前交流），认知（即注意力、记忆力、排序、解决问题、执行功能），以及进食和吞咽（即口腔、咽、喉、食管）。这些代表了 20 世纪 60 年代后期自从我们包括进食和吞咽等领域内容时到今天，言语 - 语言病理学的传统研究领域的扩展，而 NDT 长期以来一直将其视为言语 - 语言病理学家的重点。

当言语 - 语言病理学家开始进行 NDT 教育时，他们将从构成言语 - 语言病理学实践的领域的一般基础知识入手。然而，这并不意味着他们可以在患有神经肌肉功能障碍的儿童和成人的言语治疗的所有领域进行实践。他们"只能根据他们的教育、培训和经验，在自己能胜任的领域（即个人的能力范围）进行实践。"[1]

通过 NDT 教育，言语 - 语言病理学家学会分析和理解姿势对线、姿势控制、身体力学、运动生理特征、典型运动发育、非典型和代偿性运动模式，以及身体系统的相互作用对与交流、进食和吞咽有关的所有功能性活动的影响。他们对有关进食和吞咽问题、口腔感觉和口腔运动问题、呼吸协调问题、声音和共振问题、语言和认知问题，以及具有神经病理生理学的患者可能遇到的姿势和运动问题之间的关系有了新的见解 [2, 3]。治疗性徒手操作

（即由治疗师提供的分级运动促进和 NDT 实践模式中干预的一个核心要素）为言语 - 语言病理学家提供了更广泛的策略基础知识，并将这些策略纳入指导学习新的运动体验的干预中，从而影响患者的交流、进食和吞咽功能 [3-5]。简单来说，NDT 帮助言语 - 语言病理学家让他们在为有神经运动功能问题的患者提供服务时变得更有能力。他们将每个人视为一个整体，在其每天参加的各种功能活动中，将其交流、喂养和吞咽功能与该人的姿势和动作的所有其他方面联系起来。

从 NDT 的角度来看，检查过程需要对功能性任务的执行情况以及患者在这些任务中使用的姿势和运动行为，进行广泛的观察和分析。受过 NDT 教育的言语 - 语言病理学家会根据 ICF 描述患者参加特定生活状况（社会功能领域），并积极执行任务（个人功能领域）的能力和限制，这是他们检查过程的一部分。进一步的评估将确定特定身体结构和功能完整性以及各个身体系统（包括肌肉骨骼、神经肌肉、感觉、胃肠道、心血管、呼吸系统和感觉 / 认知系统）的损伤情况，还必须确定可能影响患者活动、身体结构和功能以及参与的环境因素和个人因素。此外，受过 NDT 教育的言语 - 语言病理学家还将收集有关影响儿童或成人的交流，进食和吞咽功能的有效姿势、无效姿势和运动行为（例如头部控制、躯干控制、协调、平衡、对线）的信息。然后，可以通过分析这些信息来制订干预计划，这些干预计划同时要反映患者个人及其家庭的需求。

受 NDT 教育的言语 - 语言病理学家为检查和干预在典型的发育特点以及随着时间推移身体生物力学和运动学的变化方面奠定了坚实的基础。当言语 - 语言病理学家在面对具有中枢神经系统病损的患者时，光了解口腔、咽部和呼吸功能的典型发育以及与它们相关的进食和吞咽、言语 / 发声、语言和认知和交流能力的发育是不够的。为了充分了解这些领域是如何随时间发展和变化的，言语 - 语言病理学家必须将其发育与全身运动活动，肩带和上肢功能以及骨盆 / 臀部和下肢功能以及发展和整合中发生的变化相关 [2, 6]。通过对典型发育、正常生物力学和运动功能学更全面的了解，受过 NDT 教

育的言语－语言病理学家认识到姿势和运动行为的变化可能对进食和吞咽功能以及交流产生重大影响。

通过 NDT 框架，言语－语言病理学家获得了有关非典型发育、衰老带来的影响以及由于身体系统受损而出现的代偿性运动模式的更多知识。无论是在为患有中枢神经系统障碍的儿童还是成人提供干预服务时，言语－语言病理学家都必须要了解非典型／代偿性运动模式发展的过程以及可能影响个体使用非典型／代偿性运动模式的各种因素（例如生物力学、环境、个人、身体、感觉、意识）[4, 7]。

例如，当从杯子里饮水时，患有神经肌肉系统障碍的脸颊和嘴唇后缩的儿童或成人可能会让头颈部过度伸展同时伴随肩带抬高。受过 NDT 教育的言语－语言病理学家会利用他们对典型和非典型运动的了解，针对改变患者的饮水方式来制订干预计划并实施适当的干预策略。最初，言语－语言病理学家会在饮水以外的活动中观察患者，以确定在其他功能活动中是否会明显出现脸颊／嘴唇后缩和头／颈过度伸展以及肩带抬高的现象。选定的处理策略将致力于改善坐位时身体在支撑面上的对线情况，鼓励中立位下的头弯曲，颈部伸长和肩胛带下降[8]，将提供拉长脸颊／嘴唇肌肉组织的同时配合感官输入以准备激活脸颊／嘴唇的策略[9]。在用杯子进行饮水活动之前，会指导鼓励患者进行在不饮水情况下的主动性闭唇、嘴唇突出和张开的活动。在进行口腔活动和饮水时言语－语言病理学家会适当地帮助促进头，颈部和肩带的对位对线。随着患者脸颊／嘴唇活动的增加及头、颈和肩带内部控制的改善，言语－语言病理学家将会逐渐减少任务期间的干预的使用。

由于言语－语言病理学家有潜力解决许多领域，因此与 NDT 长期保持联系的领域接下来会被更具体地用于讨论 NDT 对患有神经运动障碍的儿童和成人的言语病理学干预带来了什么。下面我们将探讨的言语病理学领域包括进食和吞咽、言语／发声以及语言、认知和交流。

（一）喂食和吞咽

作为言语－语言病理学家大学课程的要求，当

今的言语－语言病理学家已经掌握了吞咽和吞咽障碍（如吞咽困难）领域的基本知识。这些大学课程的大部分重点是成人的吞咽和吞咽障碍，而儿童方面的信息有限。为了在成人或儿童的进食和吞咽方面都能胜任工作，言语－语言病理学家应针对他们打算服务的特定年龄组在该领域获得广泛的理论和实践经验。此外，他们应该参加各种高级继续教育研讨会／课程，以更全面地了解影响个体进食和吞咽功能的所有影响因素（例如胃肠道、呼吸道／呼吸道、口腔感觉和口腔运动、咽部感觉以及咽部运动、神经运动、肌肉骨骼、行为），以及如何将这些知识纳入他们所提供的检查和干预服务中。这些服务通常关注影响进食和吞咽的口腔、咽部和呼吸道的协调问题。

具有成人或儿童 NDT 知识的言语－语言病理学家扩展了他们的知识和经验，以更好地了解活动受限、身体结构和功能的完整性与损伤情况，以及患有中枢神经系统障碍、存在进食和吞咽问题对个体可能会遇到的姿势和运动的影响。无效的姿势和运动行为会影响进食和吞咽的所有领域，如果要取得进展，则必须由言语－语言病理学家解决。

言语－语言病理学家对口腔和咽部机制的结构和功能有特殊的了解。受过 NDT 教育的言语－语言病理学家还应了解口腔和咽部功能，因为它们与典型的运动发育、姿势调整、姿势控制、生物力学以及身体系统的相互作用和损伤有关。以这种 NDT 的观点为基础，可以在进食和吞咽方面对患者的功能能力和局限性进行更全面的评估。此外，它为理解姿势和运动提供了基础，扩大了必须将干预策略作为个人干预计划的一部分的领域，在饮食，饮水和唾液管理过程中改善口腔、咽和呼吸功能。

例如，1 个 2 岁男孩，被初步诊断为脑性瘫痪，手足徐动型四肢瘫痪。吃饭时，因为妈妈不认为他坐在高脚椅上时也会吃得很好，所以他被妈妈抱成60° 角以便喝奶和汤匙喂食。整个脸颊／嘴唇后缩、轮廓粗大的舌头向前／向后的吮吸运动，以及不稳定、越来越差的下颌运动在喝奶和汤匙喂食的过程中都很明显。这个男孩通常很难将头保持在中线，并且在处理食物或嘴里的奶嘴时经常将头向右转。他喜欢以更伸展的姿势保持身体，在进食和其他功

能性活动（例如穿衣服和脱衣服、尿布、啃咬）时，肩带和肋骨保持明显抬高。在母亲的大腿上做深弹跳，有助于他在进餐时以及在其他活动中，当他变得烦躁时，能有逐渐平静下来。

以 NDT 为基础的言语－语言病理学家将进一步分析该男孩在一般运动活动以及上肢活动期间的口腔/咽部和呼吸活动之间的关系，并将这些活动与进食和吞咽任务中看到的活动进行比较。作为干预措施，将采用治疗方法，努力改变孩子的姿势和身体动作，从而为改变口腔、咽部和呼吸协调功能提供更好的基础。徒手干预策略旨在增加胸廓的活动性，激活腹部肌肉，在坐姿的支撑面上激活臀部肌肉，稳定胸廓上的肩胛带复合体，以及由于儿童姿势控制和运动的活跃基础的增加，而使肩带下降从而增加颈部的伸展，这些将为刺激口腔和咽部功能的改变提供基础[10]。

当患儿表现出更加积极的对称姿势控制和运动时，这些更有效的姿势和运动可以被整合起来，为就餐时的饮食任务建立更支持，更稳定的姿势基础。可以通过对设备进行调整，让患儿以用最少的精力来保持更适当的姿势对准，从而使重点可以放在改善口腔和咽部活动以改善营养摄入[11]。干预措施将继续被用于各种活动（包括进食和吞咽任务）期间，将姿势控制和运动方面的进步与口腔和咽部功能方面的进步相结合。进餐时间也是一个整合和练习口腔和咽部技能的时间，以改善营养摄入和水合作用，而这些技能是在干预中获得的。随着更积极地进行姿势控制和运动，以及更积极地进行口腔和咽部控制和运动，患儿将在嘴唇、脸、下颌、舌头前后活动的使用方面有所进步，从而促进进食和饮水[12]。

当一个成年人因卒中而出现进食和吞咽问题时，典型的做法是立即实施代偿策略以帮助患者应对口腔和咽部功能障碍。但受过 NDT 教育的言语－语言病理学家会直接针对潜在的身体系统病损和系统交互作用（即神经肌肉、肌肉骨骼、感觉、知觉/认知、胃肠道），以及会导致患者活动受限的姿势和运动行为进行干预。

J 先生是一位 72 岁的男子，脑卒中导致他左侧受累。他在脑卒中之前是完全独立的，退休后仍非常活跃，每周在健身房锻炼 3 次。J 先生的左侧偏瘫导致了他的左侧忽略，身体向左侧偏斜，以及头部、颈部和躯干的不对称。当他保持坐位时，他的髋关节没有保持对称的负重，表现骨盆后倾以及右臂和右腿向伸展的推力增加。

J 先生的左侧面部下垂整个脸部中部的肌肉都出现了松弛感。他能够激活下颌的咬肌，但是左侧会比右侧弱。当他的嘴唇接近闭合时，他发现左侧的嘴唇有明显的下垂和闭合不全。他的左侧嘴巴不能处理唾液和食物。他舌头左侧的侧边界很厚、很弱，无法向上弯曲，这使他无法在舌头表面上保持食物。由舌头右侧边缘引导的伸舌模式进行食团的转移以进行吞咽。严重的口腔不对称和部分口腔感觉丧失使得控制整个口腔中的食团变得非常困难。

由于 J 先生的口咽感觉以及肌肉活动不良，因此刚开始我们会建议他食用糊状食物，将液体增稠至蜂蜜的稠度。尽管 J 先生不喜欢糊状食物和浓稠的液体，但他理解有必要实施这些程序来帮助他更好地控制食物和液体的摄入。

J 先生与一名受过 NDT 教育的言语－语言病理学家一起配合进行治疗，言语－语言病理学家知道，无法单独解决 J 先生的口腔运动和口腔感觉障碍对他的进食技能的影响。首先有必要将注意力集中在 J 先生的头、颈部和躯干的不对称性以及他对左侧身体的忽略上。最初的目标要强调实现并保持一个中立、对称的骨盆和躯干。物理治疗、作业治疗和言语治疗紧密配合，以增加他对中线偏左侧的视觉刺激以及左侧的触觉输入和肌肉系统激活的接受度。鼓励他通过使用刷牙和侧重于适合年龄的口腔刺激的任务来改善咬合活动和左侧舌缘的活动。随着他头颈部对位、面部肌肉活动和口腔控制得到改善，下一步可以将更多针对特定口腔运动、进食和饮水的训练内容整合纳入到干预和功能活动中。在进行所有的口腔运动和进食/吞咽活动之前，应先结合治疗性徒手操作策略，重点是增强主动躯干控制，改善头颈部控制以及整个身体的肌肉活化程度，从而为持续性对称活动和感觉敏感以及口腔和咽部区域的组织提供基础。在进食和饮水的过程中，J 先生逐渐开始表现出更好的舌头、下巴和嘴唇的控制能力，从而可以改变食物和液体的摄入量。

所有为中枢神经系统障碍的儿童和成人提供进食和吞咽服务的言语－语言病理学家，必须解决姿势调整控制与在进食和饮水期间使用的口腔和咽部运动之间的紧密关系。有过 NDT 培训经验的言语－语言病理学家要分析这种关系，并针对特定学科的喂养和吞咽功能结果的提供相应的干预措施。他们执行的策略旨在为了改善口腔和咽部功能所必需的姿势基础，以及直接影响舌、下颌骨、颊／唇和咽部感觉和运动活动的姿势基础。这些解决问题的分析和干预策略可使患者在许多不同的环境中以及在不同的条件下学会控制饮食过程中口腔和咽部的综合活动。

（二）言语／发声

婴儿从第一次啼哭就开始发声。婴儿的身体运动有助于产生呼吸肌的活动以及口腔和喉部活动的变化，通常会导致婴儿产生声音。随着婴幼儿姿势和运动行为的发育，他们逐渐增强了协调呼吸功能的能力，并出现了更为复杂的口腔和咽部活动。这种协调体现在他们产生的声音持续时间更长，响度和语调也有变化，而且能更有效地产生更多种类的声音，这些声音随后将被组织成可理解的单词和短语 [3, 10]。

言语－语言病理学家了解声音／语音发展的进程以及影响发音和语音清晰度的口腔运动因素。然而，当面对有神经肌肉、肌肉骨骼和感觉系统病损的患者时，将姿势和运动、呼吸和感觉因素如何影响声音和语音能力的理解也纳入检查和干预是至关重要的 [13]。受过 NDT 良好教育的言语－语言病理学家将认识到姿势与运动、呼吸和声音／语音产生之间的关系。他们将策略整合到他们的干预计划中的技能，这些策略反映出身体运动、姿势调整、结构和运动学变化、呼吸变化，以及口腔和咽部运动和感觉影响对患者言语／声音产生的重要影响。

例如，一名被诊断为中度至重度痉挛型四肢瘫痪的 3 岁男孩，在他试图说话时能发出的声音种类有限。他通过使用头／颈部过度伸展并增加张力来发出声音。他的声音较轻，持续时间短且具有鼻音。在他的整个身体中，他通常会表现出不对称性，左侧不对称性更大，肩部上提并内旋，胸廓抬高胸腔前部轮廓平坦后部轮廓圆润，下部胸廓张开且肋骨活动变小，骨盆后倾，髋关节内收内旋。他的胳膊和腿会随着活跃的身体运动而僵硬，这一点在他试图发出声音时很明显。在口腔方面，他表现出唇活动受限，部分舌回缩，舌轮廓持续增厚，左侧不对称性的下颌运动分级不良。

接受过 NDT 教育的言语－语言病理学家认为要改善这个男孩的发声，必须实施一些策略，包括增加肋骨的活动度，拉长胸壁肌肉组织以增加胸腔空间，结合身体运动、姿势变化，使运动和呼吸协调。使头／颈部、肩胛带、肋骨、躯干和骨盆／髋关节运动相协调，可以鼓励和刺激声音的产生。当腹肌变得活跃，稳定下肋骨；肩胛带下降，稳定上肋骨；主动颈部伸长，头部中立位前屈，鼓励做颊／唇、舌和下颌的运动；使新颖的口腔运动、姿势改善和呼吸运动控制相配合，将促进声音的产生而不会增加过度伸展和僵硬，并且会产生持续时间更长，质量更高的声音。

构音障碍和言语障碍是影响儿童和成人的运动性言语障碍。它们可能是由脑卒中、脑性瘫痪、颅脑外伤、进行性神经系统疾病或中枢神经系统病理生理学病变导致的其他症状引起的。构音障碍者的口腔、面部和呼吸系统的肌肉组织无力。言语可能很柔和，速度慢或快，鼻漏音、沙哑或呼吸困难。舌、唇和下颌的运动受到限制，并且与呼吸的协调性不佳 [14]。

言语失用的特征是发音困难，以及音节和单词的发音计划和排序困难。"有言语失用的人知道他们想说什么，但他们的大脑很难使这些肌肉协调运动并说出这些词。" [15] 患者可能会同时患有构音障碍和言语失用，这对他们进行有效清晰的语言沟通带来很大影响。

一般来说，对构音障碍的患者的言语病理学干预主要集中在改善呼吸支持，增加口腔活动，改善发音，调整语速和增强口腔肌力。对言语失用患者的干预强调了声音、音节、单词和句子的重复练习，同时"改善了言语产生的肌肉运动的计划、顺序和协调" [16]。在最严重的情况下，可能需要采用替代性和增强性交流系统 [17]。此外，受过 NDT 教育的言语－语言病理学家还会分析姿势、动作和感觉因素对构音障碍或言语失用的影响，并将这些策略纳入干预措施，以解决这些障碍对患者言语／声音产生的影响。

1 名 8 岁的女童被诊断为有中度的手足徐动型四肢瘫痪、肌张力障碍和构音障碍，她想要在课堂上用语言与朋友交流，而不是使用她的增强性交流系统。熟悉她的人可能会听懂某些单词或两个单词的短语，但是如果她尝试说更长的短语或句子，那么她常常会被误解。她的舌运动缓慢且活动受限，她的下颌运动等级很低。她似乎在用轻微的颊／唇后缩为舌头和下颌的运动，以及每次说话时通过内旋抬高肩带提供了一些稳定性。当她坐在轮椅上说话时，她的下肢会伸展，变得更加僵硬。她是一个聪明的女孩，努力让人理解她。但是，很明显，她越努力地说话，别人就越听不懂。

给这位女童治疗的是一个接受过 NDT 教育的言语－语言病理学家，他意识到有几个问题需要解决。首先，看看她在教室里使用的轮椅和其他设备，确保它们适合她，这是很重要的。她的轮椅需要调整，为她提供更好的骨盆／髋关节和下肢／足的对线和本体感觉输入，从而使她的下肢有稳定的基础以更好地支撑她的言语和呼吸。因为她已经长大了，她原来合适的轮椅也需要修改，以满足她目前的需要。轮椅上的托盘也需要抬高，以提供更好的躯干和上肢支持。

在干预中，接受过 NDT 教育的言语－语言病理学家专注于帮助患儿在说话时如何更有效地使用胸腔和膈肌来维持呼吸支持和呼吸协调的策略。在每次治疗开始时，就采取了针对性的治疗性徒手操作，旨在改善肋骨的对线和增加腹部肌肉组织的活动性，并在坐和站立姿势的骨盆和髋关节更稳定的基础上积极地控制上半身。在上半身和下半身更好的主动控制基础上，延长声音的持续时间（如唱歌）的任务被纳入到策略中，同时还结合了口腔感觉和运动活动，如咬不同大小和口味的咬棒，将有助于增加口腔肌肉组织活动、力量和控制，尤其是舌和下颌在中立位时头前屈、颈部伸长、肩胛带下降、躯干伸长、坐位下骨盆中立位或稍前倾、髋关节屈曲以及中立旋转和外展。鼓励在不同的单词和短语中使用特定的声音组合，同时保持积极的姿势调整

和控制，以改善口腔和咽部肌肉组织活动。

这位言语－语言病理学家安排了与她的兄弟姐妹和其他同龄孩子一起进行的小组任务，以便在不同的环境条件下进行讲话的活动，获得更多自发讲话的经验。这些活动的进行为提高语音清晰度奠定了基础，在压力和兴奋感显著增加时，鼓励她使用增强性交流系统，以确保她尽可能地被理解，使她与朋友的交谈更加成功。

第二个病例是脑卒中导致左侧偏瘫的 Z 女士。尽管任何情况下（除非在拥挤的礼堂中有很多干扰），她说话都能让别人听懂，但是她说话经常被描述为含糊不清的"嘟囔"。检查她的口腔功能发现她的舌头左侧边缘活动受限。在进食时，这种控制力差导致她的左颊积聚食物。说话时，还会导致"马虎"的元音发音，舌后部抬高发出特殊的声音，说话速度变慢。Z 女士通常抬起头，上颈椎过伸，下颌向右轻微旋转。

干预过程中，受过 NDT 教育的言语－语言病理学家专注于最初帮助 Z 女士的坐位支撑面上变得更稳定的策略，以便她可以更有效地将重心转移到左右两侧，同时保持更合适的姿势对线。当她坐位下的躯干中获得更好的动态控制时，她的头部和下颌骨向两侧的横向运动开始改善。鼓励她保持头部轻微弯曲，同时控制左右头部和下颌运动。头部和下颌运动的协调以及在其支撑基础上的重量转移的控制，有助于促进左侧茎突舌肌（舌外肌之一）的更大的激活。这些都进一步改善了 Z 女士的头部和口腔控制，并提高了语音清晰度。

第三个病例是 X 先生，他在脑卒中后表现出理解和表达均障碍的失语，并伴有严重的构音障碍。他不能模仿或发出任何音素或做任何精细的运动。他不会用手势语或文字。口腔对食物和液体的控制很差，右侧的障碍更明显，导致右侧的面部和嘴唇下垂。他的康复计划要求采用传统的失语症治疗，使用增强性交流系统，以及使用蜂蜜样浓稠的液体饮料和浓稠的糊状食物。

1 周的住院康复治疗期间，X 先生在接受传统言语－语言干预策略计划后，在语言理解方面取得了一些进步。进一步的检查显示，阻碍他进步的一个关键是他对空间运动的极度恐惧。能听到他发出

的唯一声音是呻吟或哭泣，以表达对这种活动的恐惧。因此，对 X 先生的言语－语言病理学干预计划进行了修改，包括与呼吸和发声策略相协调的治疗处理策略（例如吸气/呼气练习，需要不同元音持续时间的活动）。

功能性运动中，如从卧到坐、从坐到站、指点活动和站立活动，鼓励自愿发音/发声，X 先生逐渐开始按照发音和动作的顺序来呼气。同时纳入了协助 X 先生改变口腔运动以及通过发声进行这项活动的策略。通过反复练习，他能够实现音调的变化以及发出一些近似口语上近似的词汇。不到 6 个月，X 先生就能用简短的短语和句子与他人交流，表现出良好的语言接受能力，并能定期进食和安全饮用稀液体。

对于患有中枢神经系统疾病的儿童和成人，他们活跃的身体运动、胸腔和呼吸系统的肌肉活动，以及姿势的控制和对线，都直接影响声音/语音的产生[18]。接受过 NDT 教育的言语－语言病理学家意识到，当语音和声音的产生存在问题时，使用治疗性徒手操作来影响患者的姿势和运动、呼吸支持以及口腔和咽喉功能的重要性。言语是一个多系统的活动，必须在每个人的康复计划和为改善言语/声音产生而实施的干预策略中得到反映。

（三）语言、认知和沟通

在言语－语言病理学专业中，关于沟通技能发展的研究，一直稳步追溯到生命周期中的婴儿早期，以及婴儿与父母之间的依恋和早期互动对后来的沟通和社交技能以及游戏技能的影响。如今，除了学龄儿童的语言发育这一传统的领域外，语言专业的学生在大学课程中接触到这一新的知识和研究领域。这项有关早期沟通发展的研究，游戏技巧发展的研究已包括在内，现在已成为言语－语言病理学家在早期干预计划的基础。言语－语言病理学家在家庭和家庭环境中与幼儿和家庭合作，促进了早期语言发展的游戏技能的发展，并促进了儿童与家庭之间的早期交流互动。

接受过 NDT 教育的言语－语言病理学家意识到，姿势稳定性和运动技能的早期发展是这些早期沟通行为和游戏技能的重要基础[19]。后来的语言发育是基于早期的游戏体验来学习事物概念的。这些游戏体验是基于婴儿不断增长的移动、探索空间和操纵空间内物体的能力。在 NDT 框架下工作的言语－语言病理学家能够评估幼儿的早期的沟通技能，包括姿势稳定和运动技巧、早期手势和发声，以及这些不同发展领域的结果所引起的早期社会意识和互动。

除了掌握姿势控制、运动技能、呼吸支持的知识外，受过 NDT 教育的言语－语言病理学家还有团队成员，包括物理治疗师、作业治疗师和早期教育工作者。在这个团队中，患儿被视为一个整体，家庭成员被视为团队的一员。

例如，一名 18 个月大的女婴被诊断为坏死性小肠结肠炎、BPD 和早产后发育迟缓引起的短肠综合征。她有姿势性肌张力低下且不对称的基础，左侧较活跃，不能越过中线。她不能独立地坐，也不能探索放在她手里以外的玩具。她的高脚座椅稍微倾斜，这样她就可以让她的头往后靠而不需要费力抬起头来。她没有眼神凝视和交流能力，但她会用声音回应和她说话的人。当把她放在地板上时，她没有主动的动作。

接受过 NDT 教育的言语－语言病理学家在评估儿童的早期沟通和游戏技能时，会考虑他们的姿势性肌张力低下、姿势不对称以及不能越过中线的问题。她会在患儿运动时探索他们的游戏技能，在提供足够的稳定和支持下，尽可能在更高的水平上引出游戏和交流行为。在家里，如果可能的话，物理治疗师、作业治疗师和受过 NDT 教育的言语－语言病理学家将一起评估合适的座椅设备，如高脚椅或加高座椅，关注姿势稳定并根据需要及时调整，以最大限度地发挥患儿的功能性游戏和沟通能力。言语－语言病理学家可能会建议这位患儿坐得更直，这样她就可以看到托盘上的玩具，并鼓励她向前触摸并探索它们。这种体位可能需要在高椅上增加泡沫块，为姿势稳定提供侧向躯干支持。

家庭干预期间，言语－语言病理学家会在地板的毛毯上与患儿一起玩耍，并使用治疗策略来鼓励患儿更积极地参与到家庭成员的互动中。在增加姿势对线和稳定性下，鼓励患儿离开中线去够物体，通过一只手积极支撑体重，而另一只手则伸手去够。言语 – 语言病理学家会意识到动作的节奏，这样患儿也可以使自己的眼睛与动作协调一致，保持与对象或所关注的人的目光接触。言语 – 语言病理学家用手支撑着肋骨，促进运动，这也将影响胸腔的活动和呼吸功能，不仅增加耐力，还能提高孩子发出声音进行交流的能力。随着患儿整体活动的增加，她对玩耍机会的关注会越多，而她的沟通伙伴将使她的沟通能力取得更大的成功，从而激发更多的积极尝试，使交流更加顺畅。

这种干预方法要求言语 – 语言病理学家不仅要了解早期沟通和认知的发展，还要了解沟通和认知所基于的整个基础。受过 NDT 教育的言语 – 语言病理学家拥有这一广博的知识，包括姿势稳定性和运动的重要性，这是发展早期认知和沟通技巧的基础，对检查有可疑或确诊的婴幼儿进行语言、认知和沟通领域的干预。

无论是为婴儿、儿童还是青少年和成年人提供服务，言语 – 语言病理学家都必须意识到语言、认知和交流之间在发展和功能方面的密切关系和相互作用。其中任何一个受损都会对另一个的功能产生负面影响。当神经肌肉和肌肉骨骼系统也存在病损时，患者整合语言、认知和交流方面的变化的能力就会受到更大的挑战。

语言障碍的特征是理解障碍和（或）口语表达、书写或其他符号系统的障碍，可能涉及语言的形式（即语音、形态、语法），语言的内容（即语义）和（或）语言在交流中的功能（即语用学）[20]。患者可能在理解和回答问题、遵循指令、找到他们想说的话、重复或生成句子、阅读理解或书写单词 / 句子方面存在困难。

认知障碍反映了认知过程和系统的障碍，包括注意力、感知、记忆、问题解决、组织和执行功能 [21]。"行为自律、社会交往、日常生活活动、学习和学业表现、职业表现"[22] 等功能领域都可能受到认知障碍的影响。

沟通可以是言语的或非言语的，也可以是有意的或无意的。它可以由常规或非常规形式组成。根据语言的形式、内容和功能，它包括但不限于听、说、指、读、写 [22, 23]。

过去的 30 多年里，随着 AAC 领域的增长，为语言、认知和（或）沟通功能有缺陷的个人提供的服务也在不断扩大。如果要考虑所有的因素的话，AAC 需要一个多学科团队的参与，包括 AAC 的用户、专业人员、家庭成员和其他护理人员，这些因素会发展出"一套程序和过程，通过这些程序和过程，患者的沟通技能（即沟通能力）可以最大限度地发挥功能和进行有效的沟通"[24]。受过 NDT 教育的言语 – 语言病理学家认识到，这种团队提供服务的方式对个人干预的进展至关重要，尤其是存在语言、认知、沟通障碍的情况下。

例如，Joey 是一个 8 岁的男孩，患有严重的痉挛型四肢瘫痪，他的认知能力被描述为低于正常值。他从婴儿时期就开始接受物理治疗、作业治疗和语言治疗，并继续通过私立学校以及通过他的学校获得这些服务。他的私人言语 – 语言病理学家接受过 NDT 教育。Joey 的私人言语 – 语言病理学家通过干预为他确立了功能结果，反映他的语言、认知和沟通的需要，以及他的进食和吞咽的需要。

所有功能活动期间，神经肌肉系统、肌肉骨骼系统和感觉系统的病损都会严重影响他的姿势调整和控制。他目前使用的是经过改装的电动椅，并在右侧放有一个操纵杆。他使用右上肢控制操纵杆以及访问安装在电动椅上的动态显示增强通信系统。他的私人治疗师和父母都参与了他的座位、站立和移动设备的选择，同时牢记他的增强性沟通、进食 / 吞咽、姿势调整和移动需求。

受过 NDT 教育的 Joey 的私人言语 – 语言病理学家在他的家里治疗他，而不在他的电动轮椅上，以帮助他获得更大的姿势控制和上肢控制，以增强交流能力。最初使用在表面移动和身体运动的经验，如弹跳、摆动、摇摆来干预和唤醒感觉组织。结合了治疗性徒手操作策略，以鼓励他的躯干和上身进行更积极的姿势工作，因为他的下半身在俯卧、坐位、站位的支撑更为活跃。引入活动来刺激他的右上肢活动和他的左上肢来进行主动稳定。由于 Joey 的自主运动主要在矢状面，所以治疗性处理策略来促进额状面（即侧向运动）和横向（即旋转运动）平面中的姿势活动。当 Joey 表现出更强的主动姿势控制和调整能力时，他面临着坐在桌子前的长凳上使用他的增强交流系统的挑战。鼓励他回答问题时至少使用语法正确的 3 个单词的短语 / 句子，并要求他把新单词编入他的扩充设备中，这样他就可以把在学校学到的新单词放到最新的词汇表中。

干预的最初工作为 Joey 提供了更好的姿势控制和上肢活动结合起来的机会，使他准备好在使用 40 个位置的增强型通信设备屏幕与键盘锁时更好、更准确地使用右臂和食指。当他瞄准时，可以更准确地在额状面（包括越过中线）上转移重心，同时保持姿势上更稳定的调整。如果在这些方面没有坚持不懈的练习，随着年龄的增长、身高的增加，他在使用增强性交流系统时会有更多的困难，他必须更加努力地工作，以保持他需要使用上肢进行系统访问的姿势基础。

成年患者脑卒中后经常出现语言和认知方面的问题。有这样的一位患者，他是一位 64 岁的男性高管，在抵达一家住院医院康复部门后接受了全面的语言能力评估。在正式和非正式测试中，他的平均正确率为 75%～90%，因此不建议行特定的语言干预服务。不到 1 周后，他的物理治疗师和作业治疗师意识到，他们对他有限的认知能力、不良的安全意识和组织能力有受挫感。

经过一位受过 NDT 教育的言语 - 语言病理学家的重新评估，发现他可以在安静的环境中坐着处理和组织信息。然而，他不知道自己的身体在空间中的位置，当他站立和移动时，在组织和处理信息方面表现出明显的问题。由于他被要求在使用助行器和其他适应性设备时遵守特定的口头指示和安全指示，他在遵守和执行所给他的指示方面遇到困难。这种无法听从口头指示的问题并不是他的环境分散注意力的问题。相反，这是他在移动时处理内部或外部语言（即多任务）能力的问题。

干预的策略侧重于更高层次的问题解决和数学计算，并在站立状态下进行。在每一次干预开始时，都会进行一些强调通过上肢和下肢进行深层本体感觉和触觉输入的活动，如伸开双臂推墙或原地踏步。鼓励他在活动中描述自己身体的位置。描述他的环境中的运动障碍和他走路时存在的挑战，帮助他提高安全意识和组织能力。通过整合认知、感觉和运动任务，患者能够在运动活动中显著提高他的认知能力。

姿势控制和空间移动能力直接影响一个人在语言、认知和交流能力。儿童们在活动以及探索周围环境的方方面面时，可以提高他们的语言，认知和沟通技巧。随着年龄的增长，他们学会使用自己的语言和认知技能在各种环境中进行交流，无论他们是坐、站、走路还是跑步。当语言、认知和沟通出现障碍时，干预计划必须反映出姿势控制和身体运动对个人在这些重要功能领域取得成功和进步的影响。

二、总结

为存在神经肌肉系统、肌肉骨骼几天和感觉系统病损的患者提供评估和干预服务的所有治疗师，必须了解姿势和运动如何影响其患者的功能和活动限制。与患有中枢神经系统疾病的儿童或成人一起工作的言语 - 语言病理学家必须具备将适当策略纳入干预措施中所需的特殊技能，以解决姿势和运动对特定学科功能目标的影响，尤其是在进食和吞咽、言语 / 发声和语言、认知和沟通。受过 NDT 教育的言语 - 语言病理学家具有处理如此复杂的人群时所需的丰富知识和经验。

第五篇

病例报告

Mary Rose Franjoine 著

张春达 杨 奕 译 郭江舟 校

第五篇为读者提供了正在进行的应用 NDT 原理进行功能恢复的临床病例。本篇的病例报告由临床医生撰写，并且提供了关于 NDT 实践模式是如何在日常训练中起到决定性作用的真实病例。本篇的文本内容有 15 个这样的真实病例。其他基于视频的病例可在 Thieme MediaCenter 上获得。为了便于阅读，本篇分成两个部分：成人发病病例报告和儿童发病病例报告。NDT 实践模式是本篇各部分组成的结构框架。每个病例报告中所强调的 NDT 实践模式的内容，作为各部分病例报告排序的依据。

什么是病例报告

病例报告是对临床实践的描述，通常提供有关患者或客户个人的独一无二的详细信息。病例报告可以提高我们对患者临床表现的理解，描述一个新的临床情景；提供干预策略的示例；探索使用新的创新的或创造性的干预措施；探讨临床实践理论的应用；以及作为未来科学和临床研究的跳板。从病例报告中得出的结论不应推广到所有人群，但是，从病例报告中获得的临床见解可以扩展我们对临床实践多样性的认知和理解，即个体化医疗的独特性。在本文中，病例报告可以提供一个患者的详细情况，说明他独特的临床表现，也可以详细说明患者和临床医生遇到的挑战。这些病例报告可以说明如何应用当代实践原则来满足特定个人的独特需要。这些病例还可以为临床决策提供有价值的见解，深入探索临床专家使用的过程。

本文中介绍的病例报告提供了与临床问题相关的详细和明确的信息，有些病例报告说明并记录了临床医生或患者在选择评估方法或康复治疗干预措施时的偏好。最终，病例报告可以激发临床医生的思维，提供对旧问题的新见解，并提出新的临床思路以供参考。像这些病例报告或其收集，可以作为今后研究的方法学基础。

病例报告在循证医学领域的应用

病例报告是临床医生对专业文献的独特贡献[1-3]。Rothstein[3]、McEwen[1, 2]等多年来一直主张在物理治疗文献中发表病例报告。临床医生为本专业撰写的病例报告被认为是有价值的教学工具，并据报道称病例报告对青年医学专业人员的培训和临床实践的推进有积极的影响[4]。病例报告可以作为一种临床依据。与随机、对照、双盲临床试验相比，病例报告在科学上不够严谨。

随机对照试验（randomized, controlled trial，RCT）通常样本量大，调查范围窄；因此，研究人员很难全面描述一组复杂的临床状况。相比之下，病例报告的样本量非常小，往往只有一个主题，因此，作者有机会深入探讨和分析众多可能影响患者诊断、预后、护理计划的变量。RCT 的研究结果发表时，通常是由研究团队撰写的，但他们日常与临床实践的接触可能有限。病例报告通常由直接与病例报告中所描述的患者相关的执业医生撰写。通常，病例报告的作者是全职临床医生，他们能够理解临床实践快速发展的情况下而出现的挑战[2]。一组研究人员可能需要数年时间来开发和完善研究问题、设计研究方案，以获得审查机构委员会对人类受试者的研究、获得资助、受试者招募、数据收集、数据分析及发布研究结果的批准。病例报告一般为回顾性设计，因此，研究结果通常在患者—治疗师交流经历后的几个月内提交发表。

病例报告在循证医学实践（evidence-based practice，EBP）模式中占有一席之地。Sackett 在 1996 年提出了一个被广泛接受的 EBP 的定义。他说，EBP 是"在为患者的治疗做决策时，能够认真、明确和合法地使用的当前最佳证据提供参考"[5]。实施 EBP 需要将临床医生个人的专业知识、患者的价值观和从此前系统研究中获得的最佳临床证据，整合运用到个人健康的治疗决策中。临床医生的专业知识包括治疗师的教育背景、临床经验和临床技能。患者会提出与治疗相关的独特需求、渴望、价值观和期望。最佳证据的识别和分析可能由患者和治疗师共同进行。

在 2000 年，Sackett 和他的同事提出了 5 个证据等级和一套方法来指导从业人员的证据审查[6]（表 V –1）。本文不再对 EBP 和研究方法进行详细讨论。

表 V –1　Sackett 证据分级

证据分级	研究方式
1A	随机对照试验的系统评价
1B	窄置信区间的随机对照试验
1C	全或无病案研究
2A	队列研究的系统评价
2B	队列研究，低质量的随机对照试验
2C	实效研究
3A	病例对照研究的系统评价
3B	病例对照研究
4	病例系列，病例报告，不良队列病例对照研究
5	专家意见

病例报告作为最佳实践的基础

本篇后面的两节中呈现的病例报告，为读者提供了 NDT 实际应用的具体案例。每个病例报告都始于临床问题，且该问题指引关键的调查方向和病例报告的设计框架。每份病例报告的侧重点各不相同，原因是每份病例报告都探讨了不同患者特定的需求、愿望和期望。所有治疗师都使用 NDT 实践模型和 ICF 框架来指导他们的临床决策和临床实践。每个治疗师的教育背景不同，他们有不同的临床经验、专业知识和不同的临床技术。正如人们所预料的那样，基于上述患者和治疗师之间的差异，在病例报告中，信息收集、检查、评估、制订护理计划和干预的过程也有所不同。每份病例报告都说明了基于 NDT 实践的一个方面，当从整体上看，病例报告开始将 NDT 适用的范围作为一种实践理论。

病例报告的作者包含接受过 NDT 实践的正规培训，并且通过 NDT 认证的作业治疗师、物理治疗师和言语 – 语言病理学家。病例报告阐明了在各种环境下的实践，例如患者的家庭、学校和社区环境，包括基础医疗设施。病例报告中涉及的患者，年龄范围从婴儿期到成年期不等，残疾严重程度和残疾开始时间也因人而异。病例报告描述了丰富多样的临床实践，将 NDT 实践模型应用于具有不同需求和期望的不同群体，说明了 NDT 作为临床实践框架的稳健性。

NDT 实践的适用范围对想要调查 NDT 有效性的研究者来说是一个挑战。对有效性的关键性的探究和调查，必须从离散、有重点的问题开始，进而细化研究问题和确定被调查人群。病例报告作为证据的一种形式，有助于理清研究问题，明确目标人群。在本篇接下来的两个部分中，病例报告的明确目的是说明实践中 NDT 的深度和广度。

成人发病病例报告

本篇第一部分的 6 个成人发病病例报告向读者阐明了 NDT 实践模型在日常临床实践中的应用。该部分病例报告的独特之处在于，患者的病理生理学病因和发病时间各不相同，他们具有各种各样的能力和挑战，在一系列临床实践环境中寻求治疗服务，并且其目标、愿望和梦想也各不相同。本节中的病例报告探讨了门诊治疗过程中功能性运动障碍的检查、评估和诊断过程。

病例报告 A1 的主人公是 Mark，他在 51 岁时患有左脑卒中（右侧肢体受累），随后进行了为期 12 周的门诊物理治疗和作业治疗。本病例报告阐述了以 NDT 为基础的临床决策制订过程，探讨了功能性运动分析在鉴定障碍、设定目标／结果和干预计划中的应用。

病例报告 A2 讲的是 JW，她也是在 51 岁的时候患有右脑卒中（表现为左侧肢体受累）。读者在门诊治疗中遇到了 JW，并追踪了 8 个月的物理治疗和作业治疗以及她过渡到重返工作岗位的进展。此病例报告通过对功能性运动的系统分析与统合，为应用 NDT 解决问题的过程提供了细致的见解，也为整个干预计划的过程和干预策略的选择提供了见解。

病例报告 A5 是 PW 的病例报告，是从作业治疗师的角度书写的，这份报告重点介绍了物理治疗师与言语 – 语言病理学家协同治疗的过程。PW 是一名 65 岁的女性，右脑卒中（表现为左侧肢体受累），有明显的认知障碍和肩关节疼痛。本病例报告详述了 PW 4 个月的门诊治疗过程，并提供了一些功能性姿势和活动的牵伸策略与力量训练策略。

当这 3 个病例报告放在一起看时，提高了读者对 NDT 治疗的协作过程，以及在门诊环境中提供的治疗的范围的理解。

另外 2 个病例报告的实践环境是在寻求治疗服务的患者家中。病例报告 A3 中，Carol 呈现出抵触治疗的行为。当 Carol 右脑卒中（多表现为左侧肢体受累）的时候，她已经 62 岁了。本病例报告记录了长达 14 个月治疗过程，引导读者了解残损鉴定、治疗的优先次序、治疗计划的制订，以及干预策略的系统实施和进展的过程。

病例报告 A4 主人公是 Ernie，一个 20 岁的男性，因摩托车事故继而造成了严重的脑外伤。读者跟随 Ernie 进行了 21 个月的居家物理治疗。Ernie 表现为双侧肢体受累，右侧肢体受累较左侧重。除了明显的神经肌肉系统损伤症状外，在他的下肢还表现出明显的肌肉骨骼系统损伤的症状。Ernie 干预计划的重点是通过主动、直立的牵伸运动（即功能性姿势和日常活动）以及更好的躯干和头部控制，来改善踝足活动度和对线的调整能力。Ernie 的家人积极参与了他的治疗计划，并执行了所有家庭计划的建议。

Carol 和 Ernie 的病例报告，让读者去了解居家治疗中功能恢复的潜力和面对的挑战。读者可以深入了解正在进行的检查、评估和以 NDT 为基础的治疗计划的进展。

门诊是本节最后一个病例报告的实践环境。病例报告 A6 的主角是 62 岁的 Dennis，他脑卒中时 57 岁。临床上，他表现为右脑卒中（多表现为左侧肢体受累）。本病例报告追踪了 Dennis 5 年多的时间，为卒中后患者的长期管理需求提供了专业见解。本病例报告还提供了随时间推移障碍分析及其与干预策略关系的详细示例。

当单独查看这 6 例成人发病病例报告时，为读者提供了基于 NDT 的治疗方面的专业见解。当整体地看这些病例报告时，会扩展读者对潜力的理解。为了进一步提高读者对 NDT 实践模型理解的深度和广度，每个病例报告后面都有一个不同于前文的思考。这个思考是简短的、集中的，从不同的学科或实践环境的角度提供了一种可供替代的观点。在 Thieme MediaCenter 上，读者可以找到更多的照片和视频来扩充和扩展病例报告的内容，丰富读者对基于 NDT 的治疗本质的理解，为 NDT 的应用提供参考框架。

儿童发病病例报告

正文中列出了 9 例儿童发病报告，另有 2 例以视频为基础的病例呈现在 Thieme MediaCenter 上。每个病例报告都探索了基于 NDT 实践的一个方面。本篇的这一部分将从病例报告 B1 开始，这是关于 Mya 和 Maddison 的病例报告，她们是在母亲妊娠 26 周时出生的同卵双胞胎。每个婴儿都面临着自己独特的挑战，也有自己独特的优势。本病例报告从 NDT 团队的角度阐述了信息收集、检查、评估，治疗计划形成和干预的个性化过程，该团队包括双胞胎的母亲以及作业治疗师、物理治疗师和言语 - 语言病理学家。通过使用 NDT 实践模型，读者将深入了解作业治疗师、物理治疗师和言语 - 语言病理学家在制订基于 NDT 的治疗计划中的具体角色，以及在使用 NDT 团队方法提供治疗时，对干预过程的协作性有更进一步的了解。本病例提供了基于 NDT 的干预计划、介入治疗和居家治疗计划的具体例子。在 Thieme MediaCenter 上，读者可以找到视频，记录了每个婴儿的检查和干预过程，比较和对比了每个婴儿的需求，以及 Mya 和 Maddison 的专属治疗计划的进展。

病例报告 B2 的主人公是 Russell，患有开放性头部外伤，被安排在儿童康复医院住院。受伤时，Russell 只有 14 岁，过着与其他青少年相同生活。本病例报告还探讨了团队的概念、信息收集过程和提供治疗的检查 - 评估阶段。这个病例是从言语 - 语言病理学家的角度写的，探索使用基于 NDT 的理念和治疗性徒手治疗技术来指导她的日常临床实践，使她能够进行临床决策。本病例报告追踪了 Russell 在这 9 周住院康复的情况，记录了他的康复进展，并强调了用于其言语治疗计划的评估过程，包括吞咽和言语功能的恢复。为了帮助读者理解子弹造成的开放性头部外伤，在 Thieme MediaCenter 提供了损伤后立即进行的脑部诊断影像。此外，Russell 在住院康复期间的吞咽研究结果也可供查看。

本篇接下来提出的 3 个病例报告从物理治疗师的角度探讨了基于 NDT 的干预治疗过程，强调了基于 NDT 的治疗计划在治疗周期内和治疗周期之间的治疗决策的过程。在病例报告 B3 中，读者们将见到 9 个月大的 Perry，并且他已经开始了新一阶段的治疗。此病例报告描述了使用 NDT 实践模型和 ICF 框架对一名偏瘫儿童进行检查、评估和制订物理治疗计划的过程。读者将跟随 Perry 进行大约 2 年的物理治疗，深入了解其正在进行的检查，分析、综合和干预方案的规划过程。此病例报告还说明了考虑一个患有偏瘫的儿童独特的感觉运动功能和情感需求的重要性。在 Thieme MediaCenter 上，读者将找到一段说明，这个说明是基于 NDT 的干预策略的视频。

接下来 Makayla 的病例报告（B4）遵循基于 NDT 物理治疗干预计划的规划和实施过程并为读者提供了一些额外的见解。在病例报告开始时，Makayla 只有 23 个月大，正在学习坐，并逐渐过渡到坐在儿童椅上和她的双胞胎妹妹一起玩耍。病例探讨了具体的基于 NDT 的干预处理策略，并为样本的筛选和修改提供了理论依据。Thieme MediaCenter 上的照片和视频提供了具体的例子，重点强调基于 NDT 的治疗方法和单一变量的处理方式。

病例报告 B5 关注的是儿童坐姿转换的能力。在此报告中，读者将会遇到 Jamie，一个患有痉挛性四肢瘫痪的 10 岁脑性瘫痪儿童，并跟随他进行为期 10 周的物理治疗。这一病例报告记录了 Jamie 从轮椅上转移的技能和对该活动的信心增长的过程。读者将获得提高特定任务功能的检查和评估的观点，探索特定基于 NDT 干预策略的选择和顺序。Thieme MediaCenter 提供了一个多变量的计划以及描述干预策略的图片结果。

以 Perry、Makayla 和 Jamie 为代表的 3 份病例报告提供了大量 NDT 实际应用的例子，向读者介绍了基于 NDT 的物理治疗干预的关键概念，这两个概念分别在关于物理治疗的章节和关于干预的第 9 章中介绍。这些病例报告探讨了它们在不同年龄和功能的儿童中的具体应用。

Jagraj（B6）的病例报告还关注基于 NDT 的干预计划的检查 – 评估部分和治疗计划。当读者第一次见到 Jagraj 的时候，他已经 5 个月大了，刚从医院出院，还在先天性心脏缺陷所必须的胸外科手术术后康复中，通常情况下，Jagraj 的康复过程很复杂，他无法经口进食。与病例报告 B2 中的 Russell 一样，读者将会关注 Jagraj 在言语治疗方面的进展。概述和相关的视频可以使读者追踪 Jagraj 他在经口进食和交流技能方面的进展。此外，Jagraj 进入了一个反馈小组，读者将有机会在 Jagraj 4 岁时与其重新联系。读者将从言语 – 语言病理学家的角度深入了解基于 NDT 的临床决策过程，该决策过程推动了干预的发展和进步。该病例报告附带的视频提供了有关定位、基于 NDT 的治疗性徒手治疗技术和口腔运动干预策略的具体示例。

本篇第二部分的 2 个病例报告探讨了 NDT 实践原则、NDT 实践模型和 ICF 框架以增强参与，最大限度地减少参与限制，并提高脑性瘫痪儿童和其家庭的生活质量方面的应用。以 Patty Grace 为主角的病例报告 B7，探讨了 NDT 临床医生作为顾问的作用。当读者第一次见到 Patty Grace 时，她 9 岁，已经掌握了在维尔山滑雪的技巧。可能对许多人来说，这一成就可能显得微不足道，因为她们生活在滑雪地区，并且家人都很热爱滑雪。但是当知道她的家人搬到科罗拉多州的维尔时她 4 岁，并且她的主要出行工具是轮椅时，都认为是非常了不起的了。Patty Grace 被诊断为共济失调型脑性瘫痪，在她学习站立滑雪的 4 年里，她学会了走路，可以独立的在社区活动。这个病例报告描述了解决问题的过程，以及滑雪教练为培养 Patty Grace 的体能和站立滑雪的信心而做出的滑雪设备的选择和调整。

后面的病例报告（B8）在其范围和关注点上有很大的不同，包含了生活和家庭活动的包容和参与精神。这个病例报告向读者介绍了 Brandon 和他的家人。Brandon 有多种复杂的医疗需求，参与受限、活动障碍、在运动发育过程中所有部分的障碍，交流和认知被认为是极其严重的残疾，并且医学上也没有好的治疗方法。本病例报告从提高 Brandon 参与生活能力的角度探讨了干预过程，也探索了直接治疗和辅助技术的相互关系，主要集中于坐位支撑和站立位支撑训练上，提高了 Brandon 和他的家人的生活质量。读者将会了解到一个从 2 岁开始并持续一生，有多种复杂医疗需求的儿童基于 NDT 治疗的发展过程。Thieme Media Center 通过 Brandon 的照片和视频，介绍了 Brandon 在家中和社区内通过使用各种辅助技术与家人一起活动的场景。

以 Patty Grace 和 Brandon 为代表的病例报告之所以被选入应用 NDT，是因为它们包含 NDT 的基本概念，并希望通过它们，使临床医生能够超越传统治疗模式和结局的限制进行思考，看到可能性，不要只看到诊断和预后，使儿童和他们的家人能够拥有更好的生活。

本节的最后一个病例报告（B9）向读者提出了对服务提供模式和干预模式的质疑，并探索了替代的治疗方法。本病例报告的主角是 Sam，6 岁，医学诊断为痉挛型四肢瘫、脑性瘫痪和肌张力障碍。报告探讨设计和实施了为期 2 周的强化治疗。Thieme MediaCenter 提供了一段作业和物理治疗干预的视频，展示了 Sam 在为期 2 周的强化治疗期间身体能力方面的提升。

综上所述，这 15 个病例报告和 Thieme MediaCenter 上的 2 个视频案例，说明了在某一个时间对一个人的某一方面的照护。如果个体年龄不同，年轻的或年长的，并发症不同，生活地理区域不同，需求不同，欲望和梦想不同，那么提供的治疗服务就会不同。病例报告是 NDT 实践模型应用的例子；它们的预想不是提供治疗处方或成功秘诀，是希望病例报告的收集可以启发未来的研究，澄清那些被质疑和被系统调查的临床问题。对临床治疗师来说，希望病例报告能激励所有从业者跳出传统的治疗框架，反思信息收集的过程、检查的方法、评估的过程，以及考虑干预的重点去制订治疗计划的过程；最终提出"如何""什么""何时""哪里"和"为什么"的问题。使用 NDT 实践模型如何增强治疗效果？学习 NDT 实践理论可以学到哪些知识和技能？什么时候应该使用 NDT 实践模型？在连续的护理过程中，在何处使用 NDT 决策框架是合适的？为什么不使用 NDT 呢？

成人病例报告
Adult Onset Case Reports

Shirley A. Stockmeyer　著

第19章

病例报告 A1：脑卒中患者姿势和运动分析及其对精准评估、干预和功能预后的作用

Marie Simeo　著

郭江舟　申　岩　译　罗丽华　校

一、概述

准确的检查和评估对于识别影响患者社会活动参与的神经系统疾病，以及识别导致活动受限的系统损伤至关重要。必须将系统损伤与活动受限联系起来，以建立反映损伤程度变化的功能改善表现标准。

临床医生通过最大限度地减少残疾、优化活动和重新调节系统损伤来改善患者的生活质量。干预计划的制订和实施反映了功能目标是如何实现的，系统损伤对患者的损害是如何减少的。临床医生考虑患者的意愿、客观的检查，以及来自神经运动学、运动生理学和循证医学的经验，以指导临床决策过程。临床结果评估用于确定患者能力的变化和干预的效果[1]。

检查从评估患者的功能活动和活动受限开始，评估患者的功能与运动控制的动力学方法是一致的[2]。患者在神经损伤之后的总体功能如何，通过各个系统，例如肌肉骨骼系统、神经肌肉系统、视觉感知系统和认知系统等综合评价的结果反映出来。

虽然患者功能状态可以体现患者个人活动和活动受限的总体情况，但在功能性任务中分析姿势和动作以识别特定的系统损伤是非常重要的[3-5]。应该对比分析患者与健康个体完成功能任务运动策略的异同，将神经损伤与活动受限相互联系，确定影响所有功能的最严重的损伤部位，并制订反映患者期望的功能恢复和神经恢复的目标，制订专门针对限制患者活动的损伤的干预措施。

物理治疗师被期望具备基本的观察步态以及步态分析的能力，而 NDT 实践模式的临床应用将这一期望扩展到在观察姿势和功能性任务动作分析方面的临床能力。对于作业治疗师来说，姿势和动作分析是任务分析的重要延伸。

由于功能任务很复杂，因此，首先确定功能任务的组成部分或子任务（任务分析），然后确定高效、成功地完成每个子任务所需的姿势和动作分析，有助于更具体地确定标准功能水平与患者当前功能水平之间的差异[6]。当将任务简化为子任务时，临床医生应考虑这些子任务是否是一个被随意定义的连续动作，如步态分期，或者这些子任务是否具有一个单独的开始和结束。区分单独和连续的任务将影响到如何教授运动技能以最大限度地提高学习

效果[7]。

当临床医生观察和分析用于完成功能任务的运动策略时，他们可以开始假设或区分可能使患者活动受限的系统损伤[8, 9]。临床医生要寻找以下问题的答案：患者的运动策略与健康人群的运动策略有何不同？患者的差异是否在健康人群中观察到的个体之间的正常变化范围内？如果差异超出了正常变化的范围，为什么患者的活动受到限制？

要将患者的运动策略与健康成人的运动策略进行比较，临床医生必须了解各种功能任务的重要组成部分。研究人员已经在健康的成年人群中确定了基本功能任务中的单独动作标准。这些被认为是典型的，并被用作坐到站、步态、爬楼梯和上肢功能等活动的标准或规范[10-17]。

虽然这些功能性任务中的恒定事件被认为是正常的基础，但在健康人群中，相同年龄的个体之间以及同一个体重复执行相同任务时存在显著的差异[18-20]。这些差异可能是由一些因素造成的，例如运动分析所使用的方法、进行运动分析的个体的内在特征、外在的环境条件和执行任务的整个过程。

遗憾的是，对于大范围的功能活动来说没有一种办法可以确定出恒定量或功能标准。临床医生必须从各种资源中整合各种信息，如运动分析研究、应用运动功能学和生物力学，以及人体运动学、运动学习原理和运动控制理论，以期开发功能标准。

下面的病例报告演示了 NDT 实践模型的临床应用。它侧重于姿势和动作分析在检查和评估病人，包括建立功能结局、制订干预计划和实施干预策略中的关键作用，同时还说明了在 NDT 问题解决的框架下对神经和运动科学以及运动学习原则应用的信息整合。

二、病例描述

Mark，51 岁，白人男性，既往史：未控制的 2 型糖尿病；2006 年做了冠状动脉粥样硬化性心脏病支架手术；高血压。2010 年 5 月 27 日于急诊科就诊，主诉右侧身体无力。

（一）健康状况 / 诊断

急性左额顶叶缺血性脑卒中导致右侧肢体瘫痪。

（二）治疗过程

- 入院神经内科，急症护理 1 周。
- 重症康复中心：接受物理治疗、作业治疗和言语治疗，每周 5 天，共 3 周。
- 专业护理机构（skilled nursing facility，SNF）：接受物理治疗和作业治疗，每周 5 天，共 8 周。
- 门诊治疗（outpatient therapy，OP therapy）：接受物理治疗和作业治疗，每周 3 天，共 12 周。

（三）社会史

Mark 在脑卒中之前没有工作。他拥有金融学位，曾在金融领域工作过，目前正在为一家金融企业开发一个网站。

在脑卒中之前，Mark 和他的祖母住在一起，并从专业护理机构出院后回到了祖母的家 —— 一个在一层并且易于出入的地方。Mark 十分喜爱打高尔夫，并且在脑卒中之前经常参赛。他计划在接受完手术治疗后的 12 周内搬到德克萨斯州，暂时和父母住在一起并继续进行康复治疗。

（四）个人目标

Mark 的主要活动目标是可以重新开始打高尔夫，可以像他在脑卒中之前那样用双手拿着球杆。当被问及其他目标时，Mark 回答说："我想如果我能重新开始打高尔夫，那么我就能做其他大部分的事情了。"

（五）检查和评估

在最初的评估中，对 Mark 功能活动和活动障碍的一般描述使我们对其功能状态有了整体的印象。通过观察得到的姿势和运动的分析，来描述 Mark 在最初的评估中被要求完成的 3 个功能任务。这些描述更具体反映出他当前的表现水平，并帮助识别他的系统障碍。这 3 个任务分别是：①在没有辅助装置的情况下行走；②用右手打开厨房上层橱柜的柜门；③抓住和放开一个圆柱形容器。

1. **活动**

- 使用一个支撑面积大的四支点手杖在室内的

低绒地毯上独立行走，常因右下肢肌肉劳累而停止，并且难以完成足廓清，呈现出摆至步态。

- 独立上 3～4 个台阶。先把四支点手杖立到上一级台阶上，接着健侧左下肢跟上，最后把右下肢放到同一级台阶上。
- 独立扶着左边的扶手下楼梯。先下患侧右下肢，同时把身体重量移到左下肢直到将右足放置于下一层楼梯；再用左上肢支撑身体，把左下肢下到和右侧同一层台阶上。这时还需要另一个人帮助 Mark 把手杖拿到台阶下面。
- 独立将高尔夫球杆放置于患侧右手。用健侧左手被动展开右手手指，使右侧的拇指外展、腕屈曲、尺偏。当球杆放置在右手中时，手指会不由自主地围绕着球杆的手柄弯曲，拇指内收，手腕保持屈曲及尺偏。

2. 活动受限

(1) 活动一：在没有辅助设备和密切监督的情况下，Mark 无法在室内低绒地毯上移动（距离 > 18.3m）。

Mark 的步态是在没有辅助设备的情况下进行评定的，因为使用手杖会让他的运动出现代偿，以至于使步态产生偏差。这些代偿会让我们很难去准确地识别系统障碍，以及这些障碍对 Mark 的移动功能的限制程度。

任务 1：当前的功能状态

任务：在没有辅助装置的情况下行走一小段距离。步态的每个功能性阶段（参考右下肢）如下。

- 支撑相早期：首次触地及承重反应。
  - 躯干上部向前屈曲，向右侧屈及向右侧旋转。
  - 躯干下部，骨盆向右侧旋转。
  - 右侧髋、膝关节轻微屈曲。
  - 右侧肩胛骨抬高，胸廓展开。
  - 右侧上肢置于髋前，肩关节旋内，肘关节屈曲，前臂旋前，腕关节屈曲，尺侧偏斜，拇指及其余四指完全屈曲。
  - 首次触地时，足外侧及足掌着地。
  - 地面承受体重后，躯干上段向右侧屈增加，

体重转移向右，右侧髋关节、膝关节屈曲增加。

- 单腿支撑（single limb support，SLS）：支撑中期（midstance，MST）及支撑末期（terminal stance，TST）。
  - 躯干上部及骨盆向右旋转，右侧髋关节上提。不负重的左下肢膝关节屈曲并且快速前进迈至右足。
  - 躯干上部侧屈并向右移。
  - 髋关节及膝关节小范围地来回屈曲伸展。
- 摆动相（swing limb advancement，SLA）：摆动前期（preswing，PS）、摆动相初期（initial swing，IS）、摆动相中期（midswing, MS）、摆动相末期（terminal swing，TS）。
  - 身体重心向前方和侧方移动到左下肢上（侧方大于前方），躯干上部向左移动，向前旋转。
  - 右上部躯干和骨盆进一步向右侧旋转。
  - 右侧髋关节外旋、内收，右下肢向前，右膝关节轻微屈曲。踝关节背屈以有助于足廓清，踝关节轻微内翻，右足在离左足稍后一些或者与左足并列放到地面。

(2) 活动二：当他站在柜子前时，无法用右上肢打开上层橱柜的柜门。

任务 2：当前的功能状态

任务：用右手打开头顶上的橱柜。

- 起始对线。
- 两足之间的距离大于肩宽；右足较左足稍后；骨盆向右转；右膝关节轻微弯曲。
- 左手拿着手杖，躯干上部向左侧移动，胸部向前屈曲。
- 右侧翼状肩胛，肩胛骨外展，抬高，右肩关节内收，内旋，肘关节屈曲 20°，前臂旋前，腕关节屈曲、尺偏，第 4、5 指的掌指关节和指间关节屈曲，第 1、2 指关节屈曲，拇指对掌屈曲，掌指关节及指间关节轻微屈曲。
- 运动策略：够物转移过程。
- 重量转移到左下肢。
- 躯干上部向左侧屈曲，左侧躯干上部向前

旋转。

- 右侧肩胛骨抬高，右侧躯干上部向后旋转。

- 肩关节内旋并屈曲30°，肘关节保持屈曲，前臂旋前，腕关节和手指保持原样。

- 躯干右上部向前旋转，使右侧髋关节的屈曲角度大于左侧，使患者的右手离橱柜把手更近。

- 反复前后移动右上侧躯干，使拇指和食指的指间关节伸展，直到用拇指和食指抓住柜门把手。

- 打开柜门。

- 躯干上部从向左侧屈的状态移向右侧，右上侧躯干向后旋转，把重心移向左下肢。

- 把右手从柜门上松开：躯干转回右侧，伸展拇指指间关节，拇指和食指的指间关节伸展，松开柜门把手。

(3) 活动三：当他站在厨房操作台前时，无法用右手抓住并放开要去移动的圆柱形容器。

任务3：当前的功能状态

任务：用他的右手抓住并放开一个圆形容器。

- 起始对线。

- 左侧肢体支撑体重（左侧支撑多于右侧）。躯干上部向左侧移，向前旋转；右侧躯干上部及骨盆稍向右后侧旋转。

- 把左上肢放到厨房操作台的台面上。

- 右上肢放在身体的一侧，肩胛骨及上肢的位置与上文中第二个活动受限的位置相同。

- 运动策略。

- 抬高右侧肩胛骨，躯干右上部向后旋转，前臂由旋前的状态后旋（但未达到正中位置），腕关节和手指保持屈曲。

- 用左手把物体放到右手里。

- 左手拿住圆柱体，将圆柱体在右手的食指和拇指之间来回推。

- 通过向右屈曲以及前后旋转躯干上部来放开右手的物体。前臂旋后，肘关节、腕关节和手指保持屈曲。但如果没有左手的帮助，Mark不能松开杯子。

3. 对观察到的姿态和运动的分析的解释

对Mark的第二个任务进行运动分析，即用他

的右手打开厨房上层柜门的动作，并与我们通常用来完成这个动作的标准或典型方式进行对比。这种标准方式基于的是肩胛带复合体的运动学、生物力学、由环境决定的肌骨的需求以及接触时的神经生理学。

可能在向前够取时情况都是相同的，但有时在完成相同任务的运动策略中，也存在显著的差异。比如在Mark的案例中，他的身高、离碗柜的距离、门把手的类型及门摆动的方向等因素，都是临床医生在试图明确打开碗柜门这一动作的标准方式时要考虑的变量。

为了将受限的活动与系统障碍联系起来，临床医生将Mark把手放在柜门把手上的运动方式与标准的方式进行了比较。他使用上肢近端的方式与标准方式存在以下不同：Mark的胸廓是屈曲而不是伸展的，他的躯干上部向左侧移而且右侧的肩胛骨已经外展得很严重，并且处在了肩胛骨可以抬高的最高点，盂肱关节在没有伴随肘关节屈曲和前臂内旋的情况下外展和内旋。

Mark最近使右上肢前屈的运动策略提示了在他胸廓、肩胛骨和（或）盂肱关节处存在关节活动度受限或者无力。为了区别在前屈够物时的活动受限是由肌骨还是神经的原因导致的，我们提出了要对躯干和肩胛带复合体更明确的评估。由于肩胛带复合体并不是单独起作用，我们对其进一步的评估考虑了所有相关的身体节段，特别支撑面。在Mark的案例中，他前屈够物去打开橱柜时，左侧肢体就是他的支撑面。

从严格的解剖学角度来看，肩胛带复合体和身体其他部位之间的相互关系十分明确，并且有相关运动学研究支持[21-23]。肌肉把骨盆、腰椎、胸椎、颈椎及胸腔和肩关节复合体连接到了一起。这些身体部位的强度、排列和活动范围都会影响到上肢的功能。对于Mark躯干和左侧肢体更精确的评估将会更利于我们确定是什么损伤导致了他上肢的活动受限。

4. 确定以患者为中心的目标

在确定功能结局时，我们首先要考虑的是这些活动对于患者来说是重要且有意义的。在运动技能的学习过程中，患者的动机和主动参与才是本

质[24]。在 Mark 的案例当中，在他的最初评估中的个人目标是可以重新开始打高尔夫。Mark 的想法是，如果他具备了打高尔夫的能力，那他就几乎可以做任何事情。他认为可以打高尔夫将意味着他会具备右手抓握和放开物体的功能，需要充分地做精细活动的力量和协调功能，使右上肢的每个关节都可以全范围活动，右下肢需要充足的力量和平衡来驾驭球，同时也需要力量和平衡在草地和不平坦的道路上行走。

Mark 的个人目标在干预治疗中确立，然而，由于活动的复杂性、子任务的数量和训练的针对性，另一个目标将会作为功能改善的参考。在搬到得克萨斯州的准备过程中，Mark 想帮忙整理他办公室里的东西。下面的例子说明了通过抬起箱子这个任务和运动分析来明确出标准模式，以及当 Mark 目前尝试完成这个动作当前表现水平。

5. 功能活动分析

这个确定出的动作是：弯腰用双手从地面捡起一个轻便的盒子，搬着它到附近的工作台，并放到工作台面上。表 19-1 列出了 Mark 的表现与标准模式的区别。

通过将 Mark 的表现与该活动的标准模式进行比较以及之前描述的活动，很明显地显示出 Mark 在使用运动策略上的多样性是有限的。每一项任务都有不同的要求，但是在每项任务中，Mark 始终在站立时使用相同的支撑面，始终在上肢前屈时使用相同的运动策略。或者就像在这个例子中，他在这个需要用双手的任务中并未使用到他患侧那只手。我们在此分析的基础上，通过对他高尔夫挥杆动作的分析，在整个评估过程中观察到的其他功能任务的表现，以及对单个系统的更具体的评估，Mark 的系统障碍很明确。除非另有说明，这个障碍列表指的是 Mark 的右侧肢体。

6. 系统功能障碍

(1) 肌肉骨骼系统

• 腰椎屈曲的被动运动范围减少。

• 胸廓伸展的被动运动范围末端范围减少。

• 肌肉长度缩短。

　－肩胛骨上提肌；肩胛外展肌。

　－肩内旋肌，尤其是 > 90° 屈曲时。

• 继发以下情况伸腕被动活动范围将下降（0°～30°）。

　－腕屈肌、指长屈肌的肌肉长度缩短。

　－腕弓近端活动度降低。

　－桡尺远端关节旋前的活动度降低。

　－腕关节活动度降低 – 近端桡偏；远端尺偏。

(2) 神经肌肉系统：请注意，肌无力的定义是在肌肉中无法产生足够的张力以达到姿势和运动的目的[25]。

• 右上躯干力量降低（所有肌群）；无法增加/维持肌力。

• 肩胛降肌、肩胛内收肌、肩胛稳定肌的起始肌力下降。

• 肩外旋肌的起始肌力降低。

表 19-1　功能表现与标准比较

合格的表现标准	Mark 的表现
子任务 1：向下弯腰同时手伸向箱子，将手放在箱子的两侧。	
运动分析	运动分析
弯腰 • 建立支撑面；两足分开 • 躯干稳定，随着躯干屈曲，伸肌离心舒张 • 下肢前侧——髋部肌肉力量（主要是离心）以支撑体重，通过增大活动度向地板上的箱子处弯腰 • 下肢后侧——取决于步幅的宽度；较窄的步宽可以支撑体重；较宽的步宽用于辅助平衡	**弯腰** • 在同一平面上，足平行，间距大于肩宽；体重更多转移到下肢；骨盆向左旋转；回到右边 • 躯干对线：增加腰椎伸展度；胸椎屈曲；上躯干向右后旋转；再向左前旋转 • 右肩胛骨抬高并外展；稍向下回旋

（续表）

合格的表现标准	Mark 的表现
弯腰时向前伸手 • 肩胛骨靠近胸廓；离心外展，同时躯干弯曲 • 肩部开始屈曲，随着身体向伸手方向移动，肘部伸展（重量向前移至下肢前侧上，躯干屈曲；肩胛骨外展有助于向前伸展；因此将手放在箱子上，需要较少的主动肩部屈曲参与完成） • 前臂从内旋转到中立位 • 手腕和手指伸展，手张开，准备放在箱子的侧面	**弯腰时向前伸手** • 右上肢对线：盂肱关节内旋；肘部轻微屈曲；腕部弯曲并尺偏 • 手指弯曲；第 4、5 指＞第 2、3 指；拇指向手掌屈曲 • 在左下肢上进一步增加重量；屈曲髋部和膝部左＞右；旋转左侧骨盆、躯干上部前倾 • 当他躯干、髋部和膝部屈曲向前时，右上肢向前移动并越过他的身体使盂肱关节内收 • 当肩关节内旋时，尝试通过继续向前屈曲躯干，抬高肩胛骨并向前旋转右上躯干，将右手靠近箱子 • 无法将前臂从旋前位移动到中立位，无法伸腕，伸指或拇指使手张开 • 在躯干，髋部和膝部屈曲的 1/3。当无法打开右手时，停止进一步向前移动，将右手放在箱子上 • 由于箱子很大，需要放在双手之间才能抬起和搬运它，所以患者不能用左手去拿箱子，返回到直立姿势。未完成任务
子任务 2：回到站立拿着箱子的状态	
运动分析 • 躯干产生逐渐增加的稳定等长收缩，双上肢在举起重物时起作用 • 接下来使用躯干向心伸展，左下肢髋部伸展，膝部伸展来克服重力运动；髋关节外展可横向稳定 • 向心跖屈可帮助膝关节继续活动，同时踝背屈可帮助站立 • 肩胛骨靠近，内收；肩后伸，肘屈曲，使箱子靠近身体	**运动分析** • 无法执行 • 回到站立状态，移动右上躯干，从向前旋转和屈曲，向躯干伸展向右旋转，同时伸展髋部和膝盖（左＞右） • 最终对线：将重心转移到左下肢＞右下肢，上躯干和骨盆向左旋转；左下肢髋部和膝部微屈
子任务 3：携带箱子行走	
运动分析 • 增加躯干稳定性；上肢肌肉持续等长收缩，使箱子稳定地靠近身体	**运动分析** • 无法行走，双手之间不能携带任何大小的物体
功能标准 • 正常步态生物力学中的双下肢（支撑和摆动）	**功能标准** • 如前所述的步态生物力学，手中没有物体
子任务 4：将箱子放在台面上	
• 走向相反方向：重量转移到下肢前侧，肩关节屈曲 0°～30°，肱二头肌离心释放，手放置于低于箱子上表面；肩胛肌主要起稳定的作用（主要是等长的） • 盂肱关节外展和外旋，伸展手指和手腕，以将手离开箱子 • 肩部伸展；肱二头肌离心收缩使手降低；手腕和手指放松	• 无法完成任务

- 肩部屈曲和外展肌力降低。
- 减少选择性活动右上肢（上肢 Fugl–Meyer 22/66）。
- 右腕屈肌肌张力增加；第 3、4 指蚓状肌；对掌肌。
- 髋关节后伸和外展肌力降低：在步态的单支撑相时，不能增加 / 维持以支持体重。
- 髋关节屈曲强度降低 > 抗重力 10° 进行起始摆动。
- 在 30°～60° 之间抗重力活动时腘绳肌力量降低。
- 足外翻力量降低。
- 踝关节跖屈肌力量降低。
- 右下肢选择性活动减少（下肢 Fugl–Meyer 20/34）。
- 在右上肢、右下肢和躯干无法同时承受足够的肌肉力量，以使右上肢参与站立和步行的功能性活动。

(3) 感觉系统

- 右上肢和下肢本体感觉减弱。

(4) 心血管系统

- 缺乏维持活动所需的心肺耐力。

(5) 功能障碍的优先排序：鉴于具体的系统功能障碍的列表，确定对 Mark 的功能活动各个方面产生最大影响的损伤很重要。也就是说，如果 Mark 对干预做出反应，其功能的改善最为显著。在 Mark 的病例中，导致其活动受限最严重的障碍是其右髋无力。Mark 的髋部肌肉无力限制了他从坐到站、提高步速、以跨步的方式上下楼梯、弯腰从地上捡起物体的能力、产生足够的力量进行挥杆的能力，以及使用右上肢支撑，保持平衡或站立位的功能活动。

Mark 在右髋部和躯干处产生并维持肌肉力量的能力，对于实现和维持右上肢功能所必需的姿势控制至关重要。上肢功能的前提是姿势控制 [26]。

站立时，稳定的下肢具有足够的力量来支持自身体重，有助于姿势控制，允许上肢进行功能性活动而不会使身体移位。

这种关系对于临床医生促进站立患者的上肢康复具有重要意义。在 Mark 的病例中，在右上肢

成功发挥功能之前，无论如何临床医生都必须解决右髋部肌肉无力的问题。在实现上肢恢复的可能之前，必须建立适当的姿势控制。虽然髋部力量是站立时使用上肢的前提条件，独立、有序地处理，或排除其他系统损伤来单独解决。这种控制将在干预一节中更详细地说明。

第二个严重影响 Mark 活动的损伤是他的右肩胛肌无力，特别是内旋、下沉和内收肌力薄弱。肩胛肌无力改变了肩胛带复合体的肌肉长度 – 张力关系，限制了使用上肢来支撑、平衡和够取东西的能力 [27]。肩胛肌无力也影响了 Mark 站立时支撑躯干和髋部伸展的能力，因为不受支撑的右上肢重量造成了上躯干向前和向右的侧屈以及髋部的前屈。

发现最严重的损伤并不能减少 Mark 的其他损伤对其活动限制的影响。对损伤进行轻重区分排序可以使临床医生根据特定的功能标准确定有意义的功能结果，并制订出始终针对 Mark 的主要损伤的干预策略。

7. 建立功能结局

以下是为 Mark 建立的一个长期和几个短期功能结局的示例，以测量前述活动中第一个子任务的完成情况。确定这些结果的功能标准，可作为判断干预期间主要损伤的参考框架。在确定功能标准时，还应考虑影响 Mark 康复潜力的其他变量，例如病灶的部位和程度、并发症、系统损伤的类型和程度、他的动机以及学习能力。

由于目标是达到预期的功能改善，并通过恢复系统损伤来促进神经恢复，因此功能结果包括任务执行的定量和定性两个部分。纳入定性标准可以区分由于神经恢复或者代偿而导致的功能改善 [28]。具体的功能标准反映了为达到结果所必需的损伤程度的预期变化。

应用适应性训练的运动学习原理来确定短期结局 [29]。短期结局是功能活动的改变 / 适应。它们的结构要求运动方案类似于那些长期的结果，挑战 Mark 的能力，需要修复系统损伤以成功实现目标。物理治疗和作业治疗的 3 个短期结局中的每个结局都会通过控制变量来逐步挑战 Mark 的能力，这些变量使这项活动更难以执行。

按顺序为每个专业特定结果确定变量。

（1）功能活动：功能活动包括弯腰用双上肢从地上拾起一个轻便的盒子，将其搬到附近的工作台面，并放在台面上。

① 子任务 1：弯腰去拾盒子时，将手放在盒子的两侧。

② 长期结局：Mark 站立时，右足在左足前一大步，在双上肢同时伸向地面取物时，将重量从左下肢转移到右下肢，将手张开并平放在盒子的两侧。

③ 关键表现标准

- 背侧和腹侧的躯干肌持续活动；躯干伸肌的逐渐离心舒张。
- 激活右髋部后伸和膝部伸展的肌肉，离心收缩抵抗重力；激活髋关节外展肌力量以保持侧向稳定；激活髋关节外旋肌力以使双下肢对齐。
- 肩胛骨贴近胸廓；肘部伸展时，以肩胛骨中立位旋转使肩屈曲 0°～45°；前臂从旋前位移至中立位；手腕伸过中立位；手指和拇指伸展。

④ 首个短期结局

物理治疗：Mark 将半蹲在一个比较低的高度（距地面 50% 的距离），前后足近距离迈步站位（在冠状面上），右足在左足前。当重心向前移动到右下肢时，保持右髋关节后伸和外展肌肉离心收缩对抗重力，通过使用上肢来维持在平面的稳定，在辅助下，维持右手也在平面上。

作业治疗：Mark 将使用右上肢支撑于桌面上，肩部高度与桌面同高，肩胛骨辅助靠近桌面；等长的肩关节外旋、肩关节屈曲、肘伸直；向前后迈步时右髋关节稳定，左下肢和右上肢支撑平衡。

⑤ 第二次短期结局

物理治疗：Mark 下蹲位，双足分开，在矢状面保持 13～15cm 宽的跨步姿势，右足在左足前面，在辅助下右髋关节伸展，外展肌群维持发力，他的体重转移到右下肢，并开始下蹲，在保持平衡的情况下，左上肢移开并自然下垂，右上肢在辅助状态下保持支撑。

控制变量包括增加跨步姿势的宽度；增加右下肢体重转移的活动度；增加对右下肢的用力；通过平行移动左上肢以减小支撑面。

作业治疗：Mark 的右上肢在水平桌面上支撑，以辅助肩胛骨相互靠近；肩外旋、肩屈肌群和肘伸肌群离心控制；右髋稳定，同时弯腰（保持与地面一半的高度），左上肢下垂，保持平衡；在右肩和肘辅助下向心伸展来抵抗重力。

控制变量包括改变右上肢肌肉收缩的方式：等长收缩到离心收缩；肌肉向心性收缩启动运动；增加身体移动幅度；对右上肢位置进行调整。

⑥ 第三次短期结局

物理治疗：Mark 下蹲位，双足分开，在矢状面保持 20～25cm 宽的跨步姿势，右足在左足前面，右髋独立保持伸展，外展肌群维持发力，重心逐渐向前转移到右上肢，在右上肢的支撑下，左手将地面上的高尔夫球捡起（图 19-1）。

控制变量包括增加跨步姿势的宽度；增加下肢体重转移的活动度；增加右下肢的用力；左手移开支撑面以减小支撑面。

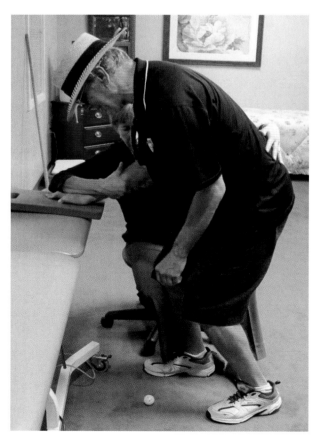

▲ 图 19-1 准备弯腰捡起高尔夫球

作业治疗：Mark 的右上肢独立支撑在水平桌面上，当他伸出左手去捡地上的高尔夫球时，右肩屈肌群和肘伸肌群离心控制。捡起后，右肩关节和肘关节伸展，腕屈肌和腕伸肌保持平衡，手指伸展放于台面，以辅助髋关节的稳定。

控制变量包括较少治疗师手法反馈；逐渐实现控制的自由度；增加右腕部和手部的神经运动。

通过以上的功能活动解决了 Mark 最严重的问题——右髋无力。此外还解决了以下功能障碍：维持躯干稳定性的能力下降；右前锯肌、肩胛内收肌群、肩胛降肌无力；肩外旋肌群、屈肌群和外展肌群无力。

短期功能结局是为了解决身体多方面的功能障碍，强调围绕功能活动的需求来加强身体多个部分之间的相互配合和协调关系。虽然物理治疗师和作业治疗师一起工作，但它们的目标是专科性的。如前所述，在弯腰和伸手够物的活动中，在作业治疗中将右上肢作为支撑面的一部分，但更主要的是解决躯干和右下肢的问题。在同样的活动中，物理治疗师强调了躯干和右下肢发挥了作用，但必须将右上肢作为支撑面的一部分。上肢的位置和力量影响躯干的稳定性和右下肢的发力。

（六）康复介入

主要目标是对患者进行有意义的功能活动，并通过减少系统损伤来促进神经恢复[28, 30]。神经可塑性的证据和临床医生对患者生活质量的积极影响，这些目标是一致的[31-33]。治疗师可以控制干预变量，以提高患者运动技能和神经可塑性[34, 35]。

循证医学的应用和结果测量的使用来确定干预的有效性是必要的。然而，在行业里，证据可能是相互矛盾的，有时难以达成共识。就像在医学的其他领域，现有的临床指南不一定是临床决策。循证医学实践最好将临床证据与临床医生的经验、教育和技能，以及患者个人期望和价值观相结合[36]。最后，临床医生有责任从多个来源获取信息，基于每个患者评估，制订并实施干预计划。

为 Mark 制订的治疗计划，与评定一样，信息的整合来自神经和运动科学，以及在 NDT 问题解决框架内运动学习原理的应用。如前所述，在评定过程中，姿势和运动分析在制订和实施有效的治疗

计划中发挥关键作用。

NDT 实践模式倡导教会患者用正常的运动模式来完成功能性活动。目的是促进中枢神经系统可塑性和运动功能的恢复[28]。与此同时，代偿运动，即通过异常的运动模式来执行某一项任务，正常的运动模式会受到抑制或丧失，因为代偿会影响恢复[37-39]。

起初，Mark 用右上肢向前够东西时，因为右上肢无力和选择性活动受限使他通过躯干和肩胛骨代偿来完成[23, 39]。他的头伸展，躯干上部向左侧屈曲，肩胛骨抬高和外展，肩关节内旋和外展，肩胛骨周围肌群稳定性不足，导致肩胛骨上回旋和肱骨头下沉来完成抬手臂动作。因此，治疗计划针对的是加强薄弱肌群肌力，降低其损伤程度，以便 Mark 能够在不造成继发性损伤的情况下实现目标。

在加强肩胛骨下压和内收肌群肌力之前，要先延长缩短的拮抗肌，即肩胛骨上提和外展肌群。此外，当肩胛骨内收于胸廓时，肩内旋肌群延展以保持肱骨头在关节盂内。如果肱骨头不在关节盂内而肩胛骨内收，前关节囊就会过度延展，导致肩关节半脱位和外旋肌群伸展无力。

Mark 的手被平放在一个坚固的水平面上，处于闭链状态来限制右上肢缩短的肌肉被拉长时右上肢的自由度。右上肢稳定支撑后，Mark 向左旋转躯干，此时治疗师提供手法反馈来帮助肩胛骨内收、下压和肩外旋，来牵伸缩短的肌群（图 19-1）。

当肩胛骨内收、下压和肩外旋时，维持此姿势所需的肌肉得到加强，以对抗缩短的拮抗肌力量。当无力的肩胛带肌肉处于最佳的长度–张力关系时，则肌肉等长收缩使肌力增强。

前面所描述的治疗场景中，治疗师提供手法反馈以加强无力的肩胛带肌群，同时防止代偿运动出现。治疗师使用手法反馈来帮助加强薄弱肌群和防止代偿运动出现，其中抑制前伸的代偿运动方法可以提高上肢选择性活动，已被证明有效[37, 38]。

NDT 实践理念侧重于身体多个部分参与完成功能任务。身体各部分之间的相互关系不但在解剖学角度上是明显的，而且在姿势控制、上肢活动度和步态方面也有充分的文献记载[22, 23, 40]。因此，在治疗期间，个体的各个部分或损伤并不是孤立的。在功能协同作用下，治疗干预应加强身体多个部分的

肌肉在活动中参与。

例如，为完成弯腰捡起一个盒子或高尔夫球任务，Mark 的右髋关节、膝关节和踝关节周围肌群产生肌肉力量，当他把重心降低到地板上时，主要由右下肢作为支撑。此外，他的躯干保持伸展，肩胛骨保持稳定的前提下，肩前屈和肘伸展。期间活动设计成在功能环境中激活身体各部分使肌肉协同作用，以满足任务的姿势要求。

为了达到同样的目的，一种更高级的干预活动以达到同样的目标，要求 Mark 的胸廓在伸展、肩胛骨稳定的前提下，通过募集右上肢深浅层肌肉来保持肩屈曲和肘伸展。Mark 移动沙发使身体多个部分协调，产生和维持肌肉活动。Mark 在潜移默化中学习如何使身体多个部位发力，从而达到目标，而不是对他提供具体的动作指示 [41]（图 19-2）。

由物理治疗师或作业治疗师为 Mark 选择的治疗活动是针对他的主要问题，让他的右髋周围的关键肌可以产生和维持肌肉力量。作业治疗师让 Mark 在站立活动时强化右下肢肌力，因此 Mark 最主要的问题是右髋无力，同时也作为治疗目标。在站立时建立足够的右髋肌群力量，躯干持续性伸展有助于稳定肩胛骨，这是上肢活动的前提。虽然我们对结构的损伤的考虑很重要，但活动的目的是恢复骨

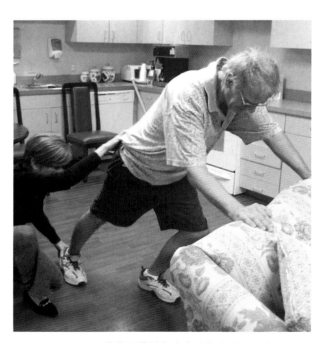

▲ 图 19-2　募集和维持多个身体部位的肌肉力量

骼肌肉、神经肌肉、其他肌肉群和（或）身体的感觉障碍。

运动策略是围绕任务进行的；因此，我们根据 Mark 的兴趣和损伤程度来确定和开展任务。Mark 的个人目标是重返高尔夫球场。这一目标是预期完成的结果，并指导选择治疗过程中的活动。由于 Mark 从事高尔夫相关的活动，这对他有激励作用，所以选择了那些具有相似功能性的任务活动。最初的治疗目的是获得运动基础，而不是某一特定任务。

例如，在草地捡起高尔夫球的动作与 Mark 捡起钥匙的动作相似。动作不变的是足迈开的支撑面，右下肢主要负重和保持平衡，躯干、髋关节和膝关节屈曲，以及在地板上捡起物体手的灵活性。Mark 将他所学到的捡起高尔夫球动作运用到类似的任务中。

一个特定的治疗阶段要针对不同的问题治疗，如活动度的要求、力量的要求，以及肌肉激活的时间和顺序，这须在特定活动中练习。每一项运动策略都是特定于所执行的任务和环境的。这种类型的实践符合动作学习任务特异性原则 [24]。例如，Mark 的高尔夫球的后挥杆、下挥杆和后续跟进的上肢动作是高尔夫球独有的。伸手到碗柜里、洗头、戴帽子和脱帽子的动作也需要练习，因为动作的细节与高尔夫不一样（图 19-3）。

为了解决身体多个节段的功能障碍，需要将患侧的上肢、下肢和躯干纳入治疗活动中。功能活动中受影响的上肢的整合和在特定任务的使用是通过 CIMT、改良 CIMT 来实现，运动力学研究表明上肢的功能活动与身体其他部分有关 [21-23, 42-46]。

在 Mark 的病例中，他将受累更重的右上肢整合到所有的功能活动中来促进功能的恢复，但不要忽略左侧肢体，即受影响较少的左上肢。

在 Mark 的早期干预过程中，无论 Mark 的上肢是主动还是被动的活动，他的右上肢始终被放置于不同的平面上，并在某一特定的位置时优化肌肉 - 张力关系，从而满足对肌肉活动的需求。它被放置在哪里，是如何对线的，这影响了动力链中身体的其他部分。例如，在休息位，Mark 的肩胛骨是上提、外展，胸椎屈曲时向下旋转。把 Mark 的

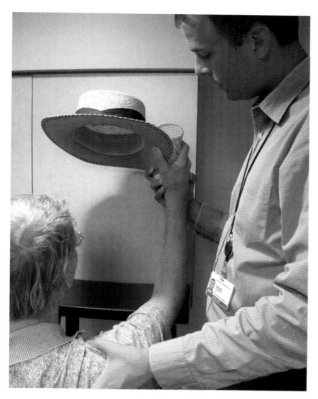

▲ 图 19-3　便于戴上帽子的抓握力

右上肢放在轻微外展和外旋的位置，使胸腔伸和肩胛骨内收和内旋。此外，缩短过度伸展的胸伸肌群、肩胛骨内收肌群和下降肌群使这些肌肉处于最佳的长度 – 张力关系，从而增加了这些肌肉活动的潜力。

　　当上肢处于闭链状态，用手接触一个支撑面从而处于承重状态。用手而不是前臂与表面接触，肘部稍微弯曲，上肢更稳定的移动身体以调整肘部的肌肉活动。闭链的位置限制了自由度，Mark 调整等长、向心和离心肌肉收缩之间的平衡来控制和提升稳定性，同时增加了本体感觉反馈。治疗师调整干预活动以促进肌肉募集，使其成为原动肌、协同肌和稳定肌，或在功能协同模式中作为拮抗肌。

　　当 Mark 在相对稳定的状态下移动上肢和身体时，加强和调整盂肱关节以及胸腔和肩胛骨的联合运动都是闭链状态。治疗师调整活动，确定与上肢运动的方向和强度关系，以训练特定的肌群，诱发所需的肌肉收缩类型（等长、离心、向心），并激活功能协同作用下的肌肉。

　　在之前的描述中，远端肢体以及近端肢体（肘部、前臂、手腕和手指）的力量及协调性正在逐步加强。肌肉活动的变化和肌肉收缩的类型在上肢部分中都是不同的，这取决于上肢所提供的支撑、运动开始的位置以及身体相对于手臂的运动方向。

　　当手向物体移动时，在伸肘的过程中，姿势控制和近端的上肢力量及协调性是必不可少的 [47]。将手从闭链状态转换为开链状态以放置或操纵物体，这会极大地改变上肢近端和远端的需求。为了逐步提高多个关节额外肌肉力量的协调性和选择性运动的要求，我们对几个干预变量进行了修改，以不断提高 Mark 的能力。根据他的肌肉恢复能力和能够控制越来越多自由度的能力，对手在接触面上的接触面积，表面接触的类型（稳定或可移动）以及活动中上肢所需的支持程度进行了分级。

　　起初，Mark 的手是张开的，放在一个结实的平面上，用他的手腕、第 1 和第 5 掌骨拇指外侧、指尖接触表面。随着 Mark 的上肢姿势做了必要的调整，在逐渐减少的治疗师的反馈的情况下，产生活动去控制逐渐增加的关节自由度，来使他的上肢支撑更少的身体重量。

　　手与坚实、平坦的表面保持接触，但随着前臂的位置由内旋变为外旋，处于承重位置逐渐变为手的尺侧缘而不是手掌表面。保持手掌接触表面来稳固是很重要的，Mark 没有足够的掌伸肌的力量来对抗屈肌的阻力。在减少平面上的接触支撑的过程中，维持尺侧的稳定性，为抓握和张开做准备。

　　近期，进行加强肩胛骨降肌群、内收肌群、肩外旋肌群、肱骨头下降肌群和肘关节伸展肌群的运动处方，用来对抗较强的不随意运动拮抗肌的力量。对于 Mark 在开链状态手前伸够物这一功能，维持肩胛带周围肌群平衡状态是必要的。Mark 的上肢是在闭链状态练习肩前屈而不是直接训练。然后采用肌肉等长收缩来维持上肢的高度，然后调整角度降低手臂的位置，同时依然维持在墙面上。

　　在肩前屈 0°～60° 时，Mark 用尽全力将手在开链状态下向前伸够物。尽管 Mark 在用手接触表面的情况下使出足够的力量使得胳膊在超过 60° 位置，但他无法在开链的情况下使用前锯肌、中下斜方肌来平衡肩胛骨上回旋与肱骨头向前的力量。

　　加强上肢的力量和近端远端节段的选择性运动

存在重叠。在加强近端肌肉力量和协调性的同时，有意地降低了对手部力量和选择性运动的需求。同样的，当远端手功能在干预时，对上肢近端的需求较少。

例如，当进行远端选择性运动时，Mark 坐在一个高凳子上，与站立时所需的肌肉力量相比，减少了他需要在右侧髋关节的力量。Mark 的前臂也轻轻地支撑在一个表面上以提供稳定性，因为从一开始，他不能同时控制近端和远端节段的自由度。

这与 Mark 在家里独立完成的功能活动相符合。例如，Mark 坐着的时候，从财务记录中撕下几页，然后扫描到电脑中。当他用左手撕下那一页的时候，他能够用右手稳定地拿住那本杂志，但要将右手放在书页上，需要肘部伸直，前臂内旋和外旋，手腕和手指伸直，以保持书页的位置。在这项活动中，对上肢近端的需求并不显著。

进行功能性抓握的必要条件是增强他的手指张开和拇指伸展的能力。抓握物体的屈曲度分级对 Mark 来说是比较困难的，如果手指屈肌产生了太多的力量，他就不能用较无力的腕部伸肌来对抗屈肌，以维持手腕的稳定。没有稳定的手腕，手指伸肌就会在一个无意识的屈曲状态去分开手指张开手。

开始抓握一个较大的圆柱形物体时需要 Mark 的手呈斜弓状，这可以逐步发展手指屈曲和伸展之间的平衡协调能力。这是一种抓握需求的类型，虽然在开始干预的时候给予更大的物体，Mark 也需要用两只手握着高尔夫球杆。从一个手指呈伸展的位置开始，通过一个有限的范围内逐步弯曲，然后进行相应的手指伸展。随着 Mark 能力的提高，其右手抓握和张开的能力被纳入功能活动中后，逐渐对

其抓握和松开物体表面的大小进行了调整。

如 Mark 的干预顺序所示，受累的身体部分（例如躯干、右下肢和右上肢）之间的力量发展和选择性运动存在显著重叠，如受累的右上肢和右下肢之间，以及在左右下肢和左右上肢之间。所选择的活动类型、如何组织、何时修改，这些都是临床医生根据患者的恢复目标、活动限制、损伤类型和程度及他对干预的反应而决定的。这里有一个适当的干预计划，但是 Mark 对干预的反应最终决定了它下一步的顺序。

（七）结果

在干预过程中定期进行客观测量和标准化检测以记录数值的减少和活动的改善。初始数据和变化数据记录于表 19-2、表 19-3。

三、讨论

NDT 实践模型不排除干预方式，如电刺激、抗阻训练、夹板固定或下肢矫形器，这个是为所有患者在过程中方便管理而选择的一部分工具。在 Mark 的病例中，他的早期门诊治疗使用了电刺激来增强腕部伸肌的力量，并克服腕部和手指屈肌痉挛。电刺激也用于后来的干预过程中，以协助激活拇指伸展和手张开的肌群。电刺激被用作直接干预的辅助手段，因此在 Mark 预定的物理治疗或作业治疗中都提供电刺激的使用。

在干预过程的早期，Mark 白天手上戴着一只夹板，以协助维持腕关节背伸和桡侧偏时所实现的被动活动范围。夹板的设计是为了增加第 1 和第 5 掌骨之间的距离，限制屈曲，维持手腕伸展的位置，在手腕和前臂移动后轻微伸展，并使关节活动度在

表 19-2 测量结果

初　始	干预后
Orpington 量表 = 2.4 轻度脑卒中	
Fugl-Meyer 下肢 = 20/34	Fugl-Meyer 下肢 = 26/34
Fugl-Meyer 上肢 = 22/66	Fugl-Meyer 上肢 = 39/66
Berg 平衡量表 = 40/56	Berg 平衡量表 = 49/56
10 m 步行实验 = 0.26 m／s 家庭步行	10 m 步行实验 = 0.60 m／s 受限制下的社区步行

表 19-3　脑卒中影响量表的合理范围

干预前后影响脑卒中分数的差异[48]
强度 37.5[a]
手 30.0[a]
可移动性 11.1[a]
日常生活能力 10.0[a]

a. 显示出重要的临床差异

这些方向上相等。当 Mark 的手腕伸肌力量有所增强以至于可以平衡手腕和手指屈肌时，就停止使用夹板。

抗阻训练对 Mark 的恢复也起到一定作用。然而，由于 Mark 在干预治疗之外无法获得强化训练设备，所以他家庭计划的建立是为了在功能范围内增强关键肌群的力量。在干预治疗期间，Mark 使用椭圆训练器协助平衡，增加他的右下肢力量，特别是臀部和伸膝和踝背曲肌力。将右足置于合适的运动链中，使 Mark 在不影响踝关节潜在不稳定性的情况下，提高相应的下肢移动模式的速度，同时快速移动，这是步态中从最后的摆动到最初的足跟接触地所必需进行的。如果 Mark 在治疗之外使用这种设备，可能会在他的康复中起到更重要的作用。

在 Mark 的干预进展的描述中，没有强调治疗性徒手治疗的临床技能，而是在提高运动恢复，减少运动补偿策略，以及如何帮助他在功能环境中调动更有效的方式，这方面的重要性是不可低估的。正如骨科治疗师的手法治疗对于评估和治疗特定的骨科疾病至关重要一样，治疗神经损伤患者也同样重要。临床医生运用手法反馈来获得预期的反应，并在患者移动时监测肌肉活动的变化，这是影响患者功能结局的一个变量。

总之，像评估一样，为 Mark 制订的康复治疗计划中，阐明了神经和运动科学信息的整合，以及在 NDT 实践模型中运动再学习原则的应用。NDT 不是一系列的技术或方法步骤；相反，它是一个思维分析方式，以使用临床技能的姿势和动作分析为基础，促进神经恢复，通过减少神经系统损伤，以

实现功能恢复的结果。请参阅 Thieme MediaCenter，以获得 Mark 干预的广泛照片集。

四、交替反射

Kris Gellert　著

在这个病例中，Mark 没有发现可能妨碍他完成各种任务的认知障碍，例如举箱子或挥动高尔夫球杆。想象一下，如果认知能力是 Mark 的一个重要缺陷，那么他的评定和康复干预项目会有哪些。

认知在一个人的能力中扮演着重要的角色，这些能力包括专注细节、听从指令、对功能障碍的判断，以及制订和执行活动计划。认知也可以在一个人重新获得和重新学习运动技能的能力中发挥作用，特别是在个人如何使用陈述性信息以及如何建立安排练习环境。

对于神经系统损伤后出现认知功能障碍的患者，临床医生需要考虑几个因素，例如需要安全、监督和（或）口头或环境的暗示才能获得最佳表现。认知障碍常常会使临床医生制订一个干预计划，这个计划可能持续时间较长，也可能需要护理员的积极配合，与单纯的运动障碍患者的康复是不同的。

Mark 为自己的康复设定了目标——他想重新打高尔夫。他也可以思考当他准备打包搬到德克萨斯州时，高尔夫所需的技能将帮助他完成一些其他的功能性活动。Mark 能够通过处理相当复杂的信息来解决问题。对于一个有严重认知障碍的人来说，这一水平的处理过程可能是具有挑战性的。

Mark 还能利用一些抽象的信息来帮助自己康复。他能与康复团队配合，学习必要的基本技能，这将帮助他实现重返高尔夫球场并独立转机到德克萨斯州的目标。这些活动包括安全地提起一个箱子，从碗柜和壁橱里装东西，或者挥动他的高尔夫球杆等。他可以总结概括在临床环境中使用的技能和活动，并在功能性任务中应用这些技能。因此，他的治疗方案允许运动类活动以及功能类任务的干预。

如果一个人有明显的认知障碍，他的概括能力就会减弱。对于这个人来说，在熟悉的功能任务、环境中进行实践是至关重要的。如果 Mark 患

有严重的认知障碍，他很可能无法将类似运动的活动概括为现实世界的表现，也无法处理有关他表现的大量口头信息。例如，在 Mark 打高尔夫的目标中，临床医生需要将工具（手套、球杆、球等）以及打高尔夫时子任务所需的运动基础练习，结合到每次治疗中的各种运动和任务中。Mark 仍将训练的内容包括挥高尔夫球杆、弯曲捡起他的高尔夫球球座、走路和去往他的高尔夫俱乐部等，而不是所需髋关节与近端肩胛骨的稳定和核心或较远的时间方面的问题。每个任务 / 子任务所需的运动基础将有助于标记几个功能情况，而重复的挥杆练习只影响挥杆。Mark 在没有意义的任务环境中，花时间孤立地练习动作基础，不如在熟悉、激发性的活动中练习有效。

临床医生在进行脑卒中后的康复时，需要进行全面的检查和评估，以确定患者是否存在认知障碍。了解认知障碍及其特异性，有助于制订个性化的康复方案。

病例报告 A2：以重返工作为目标，提高受累较重一侧的功能恢复

Karen Guha，Sherry Rock　著

于洪侠　黄羽诗　侯光鑫　译　　申　岩　校

一、概述

脑卒中是成年人致残的主要原因之一。最近关于神经可塑性的证据使我们重新认识到，尽管发病后存在神经损伤，但脑卒中后神经仍有很大的恢复潜力。过去几十年的数据提供了重要的证据支持，大脑不断地改变神经回路来重塑新的传导通路，促使神经发生改变[1, 2]。这项研究已经在健康的大脑[3-5]中得到证实，并已扩展到在损伤的大脑中证明神经的可塑性[6, 7]。无论健康的大脑还是损伤的大脑，研究表明，当为学习创造最佳环境时，大脑会进行功能重建。有证据表明，健康的大脑与受伤的大脑在学习方式上存在差异[8]。要促进功能康复，就必须要促进损伤的大脑进行学习。

理解支持最佳经验依赖性的神经可塑性原理，将指导临床医生对脑损伤患者进行康复。其中还包括要促进患肢使用的概念。研究表明，当患者功能受限的上肢进行康复训练时，受损大脑中的运动皮质被激活，肢体功能得到了改善[9-13]。有一些迹象表明，如果身体继续进行代偿，较少使用患侧肢体，那么神经重塑就会往负面发展[14]。长此以往，神经回路不再参与工作，而是开始退化[8]。改善受累肢体功能的康复测量能提高神经可塑性。

大量证据表明，如果患者能专注于有意义的功能性训练，那么就能够增强神经重塑，从而促进患者康复[15, 16]。Richards 等指出："许多临床报告和与运动学习相关的研究表明，学习一项活动的最佳方式是实践该活动，这意味着特定目标的训练[17]。CIMT 的研究表明，脑卒中后患者的上肢功能在接受强化治疗时可以得到改善，这些训练对患者来说是具有挑战性的，并且与现实生活场景相关。"[18]

在 Lennon 和 Ashburn 的研究中[19]，治疗师认识到，在一项功能性任务中，关注运动组成部分是很重要的，如对线、重量转移和骨盆倾斜。许多功能性任务都需要这些运动组成部分。为了在功能性任务中与遭受神经损伤的患者一起体会，我们需要了解特定功能任务的动作组成部分。我们需要确定是什么阻碍了任务的高效执行。

Dean 和 Shepherd 证明[20]，练习过坐姿伸展的人在脑卒中后手的够取能力有所提高，并且在练习中患足也需要负重，腿部肌肉的活动也得到增强。Dean 等[21] 还发现，这些进步会延续到站立时。他们得出的结论是，这是因为在手臂够物与站立动作之中存在着相似的生物力学机制。

Wu 等[22] 指出，当患者参与有目标导向行为

的活动时，所用到的上肢，不管是运动的质量、准确性和效率都有所提高。因此，在上述所有研究中，特别是在功能性任务中，肢体在有特定任务时的表现有所改善，此外所涉及的上肢和下肢的活动增强。

在 Ling 和 Fisher[23] 的病例报告中，患者需要在社区自助洗衣店洗衣服。为了达到这个目标，患者需要提着洗衣篮走路，还要上下楼梯。基于这个目标，他们分析了患者的动作，明确了患者实现这个目标的功能障碍。干预的方法是在康复训练中，将整体的动作分解成较小的子任务模块。选择训练特定的子任务是为了解决阻碍患者实现目标的特定因素。医生运用了运动分析方面的知识总结出患者的感觉和运动需求。通过做特定动作的训练，治疗师能够帮助患者获得功能上的改善，并实现患者的生活需求。尽管训练中不可能完全模拟出目标及环境，因为一些目标或肢体动作都是在生活中随机产生的，但对于很少或完全没有使用过患侧上肢的患者，还是有一些方法可以帮助其进行训练的。

正如 Ling、Fisher[23] 和 Davis[16] 所展示的那样，现实生活中的大任务可以分解为多个小的子任务。康复策略是通过选择并结合相同或相似的运动模式 / 组成来进行训练，并且以某种方式为患者设置目标和环境，并选择要实施的最合适的功能性子任务，尽可能紧密地贴近所设置的任务，这样就可以解决特定的功能障碍，促进受损的上肢和下肢运动能力改善和躯干控制改善[16, 23]。因此，在功能性任务中评估患者脑卒中后的情况，以确定导致患者活动受限和参与活动中受限的具体系统缺陷，也是非常重要的。

有些过度用力才能完成的动作，常常会导致肌肉过度募集和低效的运动模式改变[16]。要确保每个患者都有稳定的基础能力，以及运动协调性来配合进行有效的功能动作，这对于促进上肢和下肢恢复至关重要[16, 20]。此外，近端稳定性会影响上肢和下肢的运动能力[20, 23]。

在这些基础上，可以根据肢体运动能力来设定具体的训练任务、子任务，也可以适当增加训练难度，这样可以帮助上肢运动能力改善[16]。使用闭链或改良闭链训练（参见第 9 章关于干预方式的进一步讨论，闭链、改良闭链和开链训练）可以缓解重力的影响，对肢体运动能力进行补充。举个例子，当一只手伸到碗柜里拿杯子时，另一只患侧手稳定住碗柜，这就是闭链运动应用的场景。用一只手拿一块布擦拭桌面，或者用一只手拿杯子，让杯子在斜板上由低往高移动，这些都是改良闭链训练的例子。

这些概念也被 Ling 和 Fisher[23] 来训练患者使用闭链和改良闭链的动作来达到改善近端控制的目的。本次研究中的受试者在近端和远端控制方面均有改善。所以此研究也证实了训练近端控制能力，可以促进上肢远端运动功能的改善。

研究表明，脑卒中患者需要练习甚至反复练习或重新学习肢体功能的使用。目前尚不清楚患者需要多长时间反复练习来提高肢体功能。在 Wolf 等[18] 人的研究中，CIMT 治疗组的患者在 14 天的时间里，每天接受 6h 的物理治疗，结果显示上肢的运动能力有显著提高。Taub 等[24] 认为，如果连续 10 天每天进行 6 小时的物理治疗，上肢功能的恢复状况与 CIMT 治疗组相似。我们可以总结，一些处在亚急性期和恢复期的脑卒中患者，如果每天进行多个小时的物理治疗，可以有助于改善运动能力。

我们的医保系统并不能保障每位脑卒中患者每天 6 小时的物理治疗。那么在治疗时间之外或自我练习对于恢复运动功能是至关重要的[19]。患者需要考虑如何在治疗时间之外进行练习，以实现长期的功能性改变。对脑卒中的患者进行康复时，有许多康复策略需要考虑，包括运动强度，将更多参与的肢体纳入功能，神经可塑性潜力以及针对特定损伤有意义的任务 / 子任务练习。所有这些康复策略都可以应用于患者已经确定的功能目标以及完成目标选择的任务。

通常在研究和临床实践中，要使用标准化的评估量表来评价功能变化。这些量表包括功能独立性量表（functional independence measure，FIM）、Barthel 指数、Chedoke McMaster 脑卒中评估量表（Chedoke McMaster stroke assessment，CMSA）、Fugl-Meyer 量表、Berg 平衡量表、握力测试、被动和主动的关节活动度。使用标准化的评定量表在科研和临床治疗中非常重要，但使用标准化量表并不一定能让临床医生和科研人员捕获对每个人都具有功能和意义的任务的变化。正如 Ling 和 Fisher[23] 所证明的那样，标准化量表并不总是能测试出功能变化，目前也没有评估量表考虑脑卒中后患者运动的质量和效率。

在进行功能训练时，人们常常忽略动作质量的重要性，其对有效生物力学功能的贡献及其对所涉及的上肢和下肢的功能恢复的贡献的大小[23]。在 Ling 和 Fisher[23] 的研究中，例如 Fugl-Meyer 量表对患者上肢运动能力或握力方面进行评估，发现没有任何变化，但是该患者表现出四肢以及手功能的变化，并且达到了期望的功能。使用运动分析作为测试前和测试后的一种评定方式，以及用来评定功能随时间而发生变化的程度，可以证明功能的改变。

该病例报告描述了如何将 NDT 实践模型与脑卒中患者结合应用，作为指导患者进行物理治疗与作业治疗康复干预的临床方法，这些干预措施通过将更多的肢体参与纳入功能任务的执行中，帮助患者恢复参与角色，从而促进更多参与侧肢体的功能使用和恢复。

二、病例介绍

JW 是一位 51 岁的女性，她在 2009 年 9 月 21 日出现大脑右侧顶叶脑实质内出血，占位效应，导致左侧偏瘫症状。JW 有心脏病既往史，2004 年进行过二尖瓣置换术，她 23 岁起出现心房颤动、心内膜炎、二叶主动脉瓣。除此之外，患者没有其他已知的风险因素，过往生活状态积极。

JW 的在急性期住院时，因患有心内膜炎，所以治疗变得相对复杂，因此，她在急症病房待了 6 周。JW 于 11 月 2 日转到普通病房，并于 2009 年 12 月 10 日出院。在脑卒中发病之前，JW 曾在加拿大一所大学做全职信息技术（information technology，IT）培训和协调员。她每周至少有 5 天保持 30min 以上的中等强度运动。她的兴趣爱好包括园艺和庭院活动，参加普拉提课程、有氧运动、皮划艇、划龙舟、跑步、定期遛狗。JW 自述有脊柱侧弯的病史，但没有造成与此次病情相关的身体症状。

JW 已婚，与丈夫和他们的狗一起住在一处多层住宅中。在她接受门诊治疗的时候，她正使用带滑轮的助行器在家里独立行走，并依靠轮椅进行户外活动。她扶着右边的扶手和通过台阶上楼梯，然后倒退着下楼梯。JW 可以独立的生活，完成日常所需的生活动作，但不使用她的左上肢。JW 最初使用手持的淋浴喷头，然后步行走入淋浴间，坐在椅子上淋浴。脑卒中之前，她可以在浴缸中洗澡，但在患病后无法安全地走入浴缸。JW 可以在坐位姿势下自己穿着打扮，但需要他人协助来系鞋带和系纽扣。因此，她避免穿带纽扣的裤子和衬衫。需要双上肢同时进行的活动（例如做饭、洗衣服和家务）需推给她的丈夫和保姆来做。JW 现在无法工作或开车，需要被他人送到外面进行开会、买菜和娱乐活动。

JW 的明确目标是改善左上肢的功能性活动，例如左手可以控制、稳定住食物，以便将食物切碎烹饪，可以使用左手协助叠衣物和穿衣服，以及无须依靠助行器或轮椅在室内和室外行走。她想尽快回到大学并完成她的特定工作。为了实现这个最后的目标，JW 需要在较快的时间内，步行至校园的室内和室外，以便在各个地点开会。在工作中，她还需要多次上下楼梯才能到达办公室和其他校园建筑。JW 在白天会经常开会，这需要她多次穿/脱夹克，尤其是在秋季和冬季。她的工作要求她同时使用计算机和电话执行多项任务，为学校职工/学生解决 IT 问题。

JW 因脑卒中影响了左上肢的功能，虽然左上肢不是她的惯用手，但至少需要左上肢积极地支持，以便让她能履行工作职责，最终希望能使用左手进行打字。从 2009 年 12 月开始，JW 在我们的康复门诊进行物理治疗和作业治疗，每周 2 次。此病例描述了她从 2009 年 12 月至 2010 年 9 月的康复治疗情况。

（一）检查和评估

JW 在生活中占比最大的就是她的工作。她在大学工作了 20 多年，并在 IT 部门担任高级主管，她在该部门监督了几名员工。她的工作要求她走路，在校园步行至其他建筑物进行教学任务，上下楼梯，打字，在演讲时携带教学设备，进行演讲并同时进行演示，为教职员工 / 学生提供各种信息的帮助，包括回复信息、邮件和电话，解决计算机问题并指导教职员工 / 学生使用计算机软件。在受伤之前，她每周工作 60h 以上。JW 表示她对自己的职业充满热情，热爱自己职位上的挑战、责任感和快节奏的工作环境。重返大学工作岗位是她最大的心愿。因此，本次干预的重点是帮助 JW 尽快回到自己的工作岗位，但要尽量减少工作上的调整。她坚持认为，只有在不损害已取得的进步以及可能促进她的功能进步的情况下，她才能重返工作岗位。

1. 促进—积极因素

有许多积极因素帮助她顺利地过渡到工作环境。首先 JW 在康复治疗过程中非常积极主动。其次她不断地向她的家庭和社区环境提出建议。尽管她的左侧肢体有明显的触觉和本体感觉障碍，但她很乐意在所有的功能任务中更多的使用肢体。JW 有一个人际支持网，包括她的丈夫、家人、朋友、同事和她的上司。她没有认知或视觉功能障碍。她的心脏状况和脊柱侧弯并不影响她进行康复治疗。

关于她的环境，JW 能够使用无障碍的交通工具去治疗，见家人或朋友。她能够使用辅具独立在家庭环境中生活。JW 在工作环境中可以灵活地来设置她的空间，以确保受累更多的肢体参与进来。她的上司愿意帮助她重返工作岗位。

2. 障碍

主要的环境障碍是在她的社区内。她上下楼梯时需要右手扶杆。JW 需要辅助工具的帮助来进入社区内除了路缘和门之外的各个地方。她使用带滑轮的助行器走得很慢，同时发现在拥挤的环境中行走很困难。JW 还需要经常站立或坐着休息来消除走路带来的疲劳。她只能连续走 10min。但她工作的大学校园很大，很多学生都赶着去上课；因此，大家担心她在这种环境下能否安全的独立行走。

3. 活动限制和身体功能障碍

在进行初期评估时，JW 提出了以下功能障碍和活动限制，如表 19-4 所示。

4. 结果和结果测量

使用下列客观量表作为基准评定和结果评定，以提示功能发生的变化；还与 JW 的功能障碍相关，为她确定了功能目标。

(1) 标准化评定

① Berg 平衡量表：Berg 平衡量表的目的是让患有平衡功能障碍的老年人进行各种运动，根据运动表现来评估他们的运动和平衡能力[25]。表 19-5 列出了 JW 的 Berg 平衡量表评分。

② CMSA 量表：该量表是对运动恢复进行评定的量表，满分 7 分。其内容是对脑卒中患者功能障碍的严重程度进行分类。分为 6 个部分，得分越少表示运动功能越差[26, 27]，表 19-6 列出了 JW 的 CMSA 分数。

③ 握力 / 捏测试：握力和捏的测定使用 Jamar 液压手持测力计（Patterson Medical Holdings，Inc.）测量。参考表 19-7 JW 的 Jamar 测力计记录。

④ 2min 步行测试：该测试在我们康复医院治疗区的走廊上进行并计时。每过 33 m，JW 就必须转身 180° 并朝相反的方向行走。表 19-8 包含 JW 的 2min 步行测试结果。

(2) 自我参照和正常参照的客观功能测试：使用自我参照、标准参照以及运动分析的方法来证实一些功能变化，这些变化能让 JW 实现重返工作目标。

(3) 观测运动分析描述：这些动作任务在 3 次时间内被拍照或录像。下面的 6 张表列出了具体的测试方法，同时还叙述了患者进行四项任务时的运动分析。

(4) 穿外套（表 19-9）

2009 年 12 月 9 日：以下内容描述了 JW 如何完成穿外套的动作。她坐在治疗床上完成了这个动作，以股骨一半长度坐在床上，双足与骨盆同宽。

JW 的开始时动作描述如下。

- 坐在治疗床的前缘；以股骨一半的长度坐在垫子上。
- 双足放置的位置与骨盆同宽。
- 髋关节略高于膝关节。
- 躯干保持轻微的腰椎伸展。
- 她的左上肢肩关节轻微外展，并伴有轻微的内旋。
- 右手抓住外套的衣领，将衣服拿到左上肢前。

表 19-4　JW 最重要的系统功能障碍和活动限制

系统功能障碍	活动限制
无法维持上腹部的活动	无法用左上肢按住蔬菜来让右手切菜
左髋伸肌无力（主要是臀大肌）	准备饭菜时无法使用左上肢端碗碟
左膝伸肌无力（主要是股四头肌）	无法扫地，擦地板，清洁柜子表面
左膝屈肌无力（腘绳肌）	无法将头发扎成马尾辫或使用发夹
左踝背屈无力（胫前肌）	无法驾驶（包括操纵方向盘，使用转向灯控制装置，使用雨刷器）
肩部内旋肌（主要是胸大肌）的紧张	无法从杂物袋和钱包中取出物品
无法维持左侧肩胛骨近端（前锯肌）的活动	无法使用左手打字
无法维持左侧肩胛内收（菱形肌）的活动	无法通话的同时做笔记
左肩胛骨外旋无力（上 / 下斜方肌和前锯肌）	无法推 / 拉独轮车进行园艺工作
左肩部外旋无力	无法使用桨划船
无法维持左肘伸展（肱三头肌）的活动	无法携带洗衣篮
腕屈肌和拇长屈肌紧张	无法遛狗
左侧腕伸肌无力	无法进行普拉提或有氧运动
左手指伸肌无力	无法打开容器
无法进行左踝关节外翻的活动	无法跑步和徒步旅行
左侧有触觉和本体感觉障碍	无法在一定时间内走过社区
心肺耐力降低	无法跟上朋友、家人和同伴的步伐
	无法在不平的地面上行走

表 19-5　JW 的 Berg 平衡量表得分

日　期	分　数
2009 年 12 月 9 日	41/56
2010 年 3 月 23 日	52/56
2010 年 9 月 30 日	54/56

表 19-6　Chedoke McMaster 脑卒中评估量表评分

日　期	姿势控制	腿	足	肩	臂	手
2009 年 12 月 9 日	5/7	5/7	3/7	6/7	3/7	2/7
2010 年 3 月 23 日	5/7	6/7	3/7	6/7	4/7	2/7
2010 年 9 月 30 日	5/7	6/7	3/7	6/7	5/7	4/7

表 19-7　**JW 的 Jamar 测力计记录（kg）**

日　期	握	握	捏	捏
	右（平均）	左（平均）	右（平均）	左（平均）
2009 年 12 月 9 日	39.3	6（右手协助握住测力计）	5.6	无法测量（0）
2010 年 9 月 30 日	31.3	8.3（右手协助握住测力计）	4.8	0.5

表 19-8　**JW 两分钟步行测试**

日　期	步行距离	步行辅助
2009 年 12 月 9 日	58m	单手拐杖
2010 年 3 月 23 日	80m	单手拐杖
2010 年 9 月 30 日	99m	没用拐杖

表 19-9　**穿上大衣计时（s）**

日　期	时间（拉链前）	时间（拉链后）
2009 年 12 月 9 日	40	100
2010 年 3 月 23 日	34	59
2010 年 9 月 30 日	13	32

JW 穿左袖。
- 左足在右足前。
- 重量更多的向右转移。
- 腰椎伸展并伴胸椎屈曲，颈椎屈曲看向袖子。
- 右手将左边的袖子带到左臂，让左手伸入袖子，然后用右上肢将袖子滑到肩部。
- 当袖子向上滑到左上肢肩部时，JW 向右侧降低身躯，并使用右下肢发力辅助。
- 左上肢肩外展 30°，内旋，肩胛骨外展。

JW 穿右袖。
- 躯干旋转至右侧，胸、颈部屈曲，并移动骨盆向后倾斜。
- 身体重心偏向于右侧。
- 左足在右足前。
- 右上肢出现肩关节伸展、内收，肩胛内收，向下旋转，手背后抓住右侧袖子。
- 抓住袖子后，右上肢随后出现肩关节外展、外旋和肘部伸展，以使手臂滑过袖子。
- 躯干旋转回到中线位置，骨盆后倾，增加胸椎屈曲。
- 左上肢在这一阶段的位置如下。
  - 肩胛骨外展伴随轻微上提。
  - 肩关节外展 30°。
  - 肩关节屈曲 20°。
  - 肩关节内旋。
  - 肘关节屈曲 110°。
  - 腕关节屈曲 20°，手指微屈。

JW 拉上拉链。
- 颈椎前屈，躯干向左侧屈，胸椎前屈和骨盆后倾。
- 左足向前，右下肢负重。
- 左臂靠腹部保持稳定，左手腕和手指屈曲抓拉链。
- 开始拉拉链，左前臂置于身体前侧，前臂旋前，腕屈曲尺偏和手指屈曲稳定外套。
- 颈部伸展和胸部部分伸展使躯干向左屈曲，观察右手拉拉链。
- 右足外侧负重。

2010 年 3 月 23 日：JW 完成了站立位的任务。双足与肩同宽，左足在右足前完成整个活动。双侧足尖朝外：左侧＞右侧，体重：右下肢＞左下肢。

JW 开始时描述如下。

- 躯干，腰椎轻度过伸和胸椎中立位伸展。
- 右手抓住外套的衣领拿到左上肢。
- 左上肢，肩轻微外展，肘轻微屈曲，手腕、手指轻微屈曲。

JW 穿上左袖。

- 右手将袖子引向左手。
- 左肘伸展左上肢穿到衣服中。
- 右上肢将袖子拉到左肩。
- 左上肢肩关节外展、内旋，肩胛骨外展、下回旋，手腕中立位，手指轻微屈曲。

JW 穿上右袖（图 19-4）。

- 为了够到右侧袖子：躯干向右旋转，胸椎屈曲，颈椎屈曲。
- JW 髋部屈曲，右膝轻度屈曲，左膝过伸，来增加左足外侧接触面。
- 右上肢肩关节伸展内旋内收，伴随着肩胛骨内收、下回旋，背手抓住右袖。
- 袖子被抓住后，右上肢肩外展外旋，肘伸展，肩胛骨内收、上回旋，使右上肢进入袖套里。

左上肢此时动作如下。

- 左肩胛骨相对外展和上提。
- 盂肱关节外展 30° 伴内旋。
- 左肘关节屈曲 70°。
- 屈腕 10°~20°，手指屈曲。

JW 拉上拉链。

- 躯干保持一定的胸屈曲和颈屈曲，看着手，向上拉拉链。
- 髋关节移向后伸，但仍轻微屈曲。
- 左上肢肩外展 20° 伴内旋，肘关节屈曲 80°，腕屈曲 45°，前臂旋后，抓住拉链底部，侧捏（包括所有手指）固定拉链。
- 左侧肘关节屈曲，腕屈曲 45° 和前臂旋前稳定外套，右手拉拉链。
- 当 JW 拉起拉链，髋中立位伸展，胸椎和颈椎伸展。

2010 年 9 月 30 日：JW 完成了站立位的任

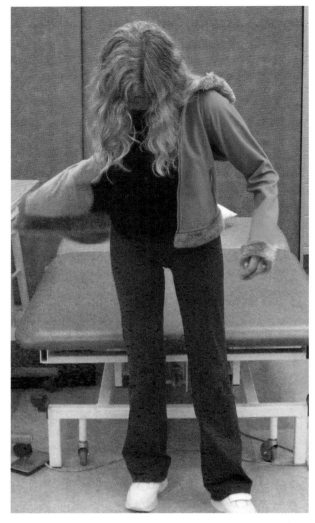

▲ 图 19-4　2010 年 3 月：JW 伸出右上肢够取夹克的袖子

务，双足与肩同宽，左足较右足略向前，双侧足尖略向外。在整个活动过程中，右下肢负重比左下肢好。

JW 开始时描述如下。

- 躯干、腰中立位和胸椎后伸。
- 髋关节轻微屈曲。
- 右膝关节伸展至中立位，左膝关节轻微屈曲。
- 右手握衣领，将袖子套进左上肢。
- 左上肢肩关节轻微屈曲、外展，肘部伸直，手腕和手指轻微弯曲。

JW 穿上左袖。

- 胸椎屈曲和颈椎屈曲看着袖子。
- 右手握住左袖，左肘屈曲进入袖子，然后肩胛骨外展，肩屈曲内旋将左上肢套进袖子中；

手腕保持屈腕 35°，掌指关节屈曲 5°～10° 和近端指间关节屈曲 45°。

- 当左上肢穿进衣袖时，右上肢将衣袖拉至肩部。

JW 穿上右袖。

- 躯干向右旋转来够到右袖。
- 和开始时比较，髋屈曲、胸椎屈曲和颈椎屈曲活动度增加，但比 2010 年 3 月够到右袖时减少。
- 右上肢肩伸展内旋内收伴随着肩胛骨内收下回旋，背手够到右袖。
- 右袖被抓住后，右上肢肩外展外旋，肩胛骨内上回旋，肘伸展，使手臂穿进袖子。
- 此时左上肢位置如下。
  - 左肩胛骨相对内收。
  - 肩关节后伸 5°，外展至 10°～20°，轻度内旋（小于 2010 年 3 月测量值）。
  - 左肘屈曲 80°。
  - 左腕屈曲 20°，手指轻微屈曲。

JW 拉上拉链。

- 髋关节屈曲、胸椎前屈和颈椎屈曲角度增加，看着双手拉拉链。
- 左上肢肩中立位旋转和 0° 外展辅助稳定手握住拉链。
- 左肘屈曲 45°，腕屈曲 10°，前臂旋前，抓住拉链底，侧捏（包括所有手指）使拉链稳定。
- 左腕屈曲 10°，尺侧偏移 10°～20°，前臂旋前保持抓握。
- 右手拉上拉链时左上肢紧靠身体，肱骨几乎没有内旋，肘伸展 80° 来稳定外套。
- 当拉链拉起时，JW 髋关节中立位伸展，伴胸、颈伸展。

(5) 用左手在电脑键盘上打字（表 19-10）

2009 年 12 月 9 日：JW 无法执行这项任务。

2010 年 3 月 23 日：JW 坐在带轮子的办公椅上完成了这项任务。

JW 的开始时动作描述如下。

- JW 坐着腰椎过伸伴颈椎屈曲。
- 躯干轻微向左旋转。
- 左肘屈曲 90°～100° 伴肩内旋。

JW 左手手指放在键盘上，用右手辅助左手完成以下任务。

- 左肘保持屈曲 90°。
- 手腕保持在相对中立伸展位。
- 左掌指关节处于中立伸展位。
- 指挥左手 / 第二指放在键盘相应的位置。

左手操作如下。

- 掌指关节屈曲 20°。
- 近端指间关节屈曲 90°，伴第二指轻微伸展至 80° 触碰按键。
- 第二至第四指间有部分远端指间关节（distal interphalangeal，DIP）屈曲，使得第二指难以触碰按键。

躯干和颈部位置与开始时相似。

2010 年 9 月 30 日：JW 坐在带轮子的办公椅上完成任务。

JW 的初始对线与 2010 年 3 月 23 日相似。

- 躯干处于腰过伸和颈椎屈曲。
- 躯干轻微向左旋转。
- 与 2010 年 3 月 23 日进行比较，左肘屈曲 90°～100° 伴肩轻微内旋。

左手的手指放在键盘上。

右手的功能如下。

- 协助把左手放在键盘上方。

左手操作如下。

- 肘屈曲维持 90°～100° 之间，帮助手指离开

表 19-10　左手打字计时和准确度

日　　期	左手打 "A CAT" 时间	字母输入
2009 年 12 月 9 日	无法执行	
2010 年 3 月 23 日	27s	XXCZArrrrrrrrrrrrrrrrrrrrrt4
2010 年 9 月 30 日	20s	AVCZZCSAT

键盘。

- 有时候肱骨内外旋来指导第二指触碰按键。
- 手腕在 30°～45° 之间活动。
- 掌指关节从中立伸展位活动至轻微过伸位（5°），以帮助手指离开键盘。
- 当第二指尝试敲键盘时，第二、三、四近端指间关节屈曲 40°～90° 敲击了几个键。
- 第二至第五至远端指间关节轻度屈曲。
- 当触摸键盘时，第二指近端指间关节屈曲 80°～90°。

躯干和颈部对线与开始时相似。

(6) 行走：以下结果收集使用 GAITRite 垫（CIR 系统）。GAITRite 系统是一个一个分级、压力敏感性的步行垫[28]。在自主步行速度的试验中，JW 被要求按照自己的速度行走。在快节奏步行的实验中，她被要求尽可能快而安全地走。在认知干扰实验中，JW 被要求倒数数从 100 到 3，计数之前，开始步行，并一直走到离开垫子，在离开垫子之后继续走几步。在自主步行测速和快节奏步行测速的试验中，在垫子上走 2～3 次，他们收集了 18 个步数的数据。在认知干扰实验中，只收集了一次走垫子的步数。

行走速度以 m/min 为单位进行测定。摆动时间比是测量 JW 在每条腿摆动期的时间的比值，需测量出每一侧下肢的摆动期的时间，左侧摆动处于较长的时段时，相应时间段右腿处于单腿支撑时间段（站姿），反之亦然。如果两侧腿摆动期时间的比例为 1，表示每条腿摆动的时间相等。步宽以 cm 为单位，测量一只足的足跟到另一只足的足跟的距

离。步长以 cm 为单位。超出规定范围的步长对称比表明步长是不对称的[29]。表 19-11 至表 19-13 所示为在干预期间采取了 3 次步态测量结果。

2009 年 12 月 9 日：JW 走在她家使用助行器，在室外使用的是轮椅。她在接受治疗时没有携带任何设备进行短距离行走。她的步态特征如下。

- 左侧首次触地：足前外侧接触，膝伸展。
- 左侧支撑中期：左下肢承重致膝过伸。在支撑中，左髋部保持屈曲、膝过伸、踝跖屈的姿势。
- 左侧摆动期：骨盆、髋上提伴膝过伸、踝跖屈来使左下肢向前摆动。
- 各阶段躯干姿势：腰过伸，上胸段向左侧侧屈。
- 各阶段左上肢姿势：肩外展至 40° 伴内旋，肘和腕屈曲。

2010 年 3 月 23 日：JW 在社区行走时使用的是带轮助行器，在家和接受治疗时不使用任何设备。她的步态特征如下。

- 左侧首次触地：足前外侧接触，膝伸直。
- 左侧支撑中期：膝稍微屈曲，在支撑期达到髋中立位和膝伸展位并不协调一致。步行几分钟后，左髋屈曲，膝过伸。
- 左侧摆动期：膝轻微屈曲、髋屈曲伴轻微旋转，使左足向前。
- 各阶段躯干对线：腰过伸，上胸段向左侧侧屈。
- 各阶段左上肢：肩外展至 40° 伴内旋，肘和腕屈曲。

表 19-11　步态测量 2009 年 12 月 9 日

项　目	步长(cm)	速度（m/min）	摆动时间比 标准（1～1.06 s）[26]	步长对称比 标准（1～1.08 cm）[26]
自主步行测速（无设备）	19.47	23.52	1.64（0.63/0.38：左/右）[a]	0.812（29.49/36.30：左/右）
快步测速（无设备）	20.85	29.22	1.06（0.51/0.48：左/右）[a]	0.913（29.49/36.30：左/右）
认知测速	22.81	23.52	1.77（0.66/0.38：左/右）[a]	0.905（28.48/31.48：左/右）

a. JW 左下肢在摆动期用了更多的时间，因此右下肢支撑用了更多的时间

2010 年 9 月 30 日：JW 在家里走路时没有使用任何设备，所有的室外活动都使用标准的拐杖。

她反映 5 月中旬在社区里散步时左足扭伤。在她的下一个疗程，她的左足有疼痛和肿胀并伴随着疼痛进行负重。她外踝似乎有损伤，我们立即处理。JW 在长距离行走方面能力有限，因此避免在不平整的地面上行走。JW 回到了使用助行器行走来减轻左足踝负重，期间大约 2 周。然后，她慢慢恢复到可以用手杖短距离行走，最终在不用任何设备的情况下可以室内。2010 年 5 月，医生还给她制作一个 AirSport 踝关节支具（Aircast, DJO Global）来支撑她的踝关节。从 5—7 月，她都戴着支具，然后开始逐渐脱离支具。

2010 年 9 月，JW 继续穿着 AirSport 支具在社区外面散步，但在家里不戴了。2010 年 9 月 30 日，当她在 GAITRite 垫子上重新评估她的行走时，行走之前取下了足踝支具。JW 觉得在这次试验中，她走路的情况更糟了。

在我们看来，观测和测量到 JW 从 3—9 月的步态改善没有那么显著，可能是因为足踝受伤所导致的结果。她的步态特征如下。

- 左侧首次触地：在左足中后外侧边缘接触，膝伸直。
- 左侧支撑中期：膝稍微屈曲，在支撑期达到髋中立位和膝伸展位协调一致。
- 左侧摆动期：膝大约屈曲 40°、髋屈曲，使左足向前。
- 各阶段躯干对线：腰过伸，上胸段向左侧侧屈。
- 各阶段左上肢：肩中立位外旋，肘屈曲，前臂旋后，手腕中立伸展位，手指稍屈曲。

(7) 上下楼梯（表 19-14）

2010 年 12 月 9 日：以下是 JW 在监督下上下楼梯的描述。

握住右扶手上楼梯如下。

- 右腿迈出第一步。
- 左下肢支撑期：髋屈曲，膝过伸。
- 左下肢摆动期：重心依靠在右扶手，左骨

表 19-12　步态测量 2010 年 3 月 23 日

项　目	步长（cm）	速度（m/min）	摆动时间比	步长对称比
			标准（1～1.06s）[26]	标准（1～1.08cm）[26]
自主步行测速（无设备）	20.05	54.48	1.15（0.47/0.41：左/右）[a]	0.92（49.12/53.69：左/右）
快步测速（无设备）	17.90	61.14	1.21（0.48/0.40：左/右）[a]	0.85（51.86/61.03：左/右）
认知测速	21.10	44.34	1.26（0.49/0.39：左/右）[a]	0.85（41.02/48.08：左/右）

a. JW 左下肢在摆动期用了更多的时间，因此右下肢支撑用了更多的时间

表 19-13　步态测量 2010 年 9 月 30 日

项　目	步长（cm）	速度（m/min）	摆动时间比	步长对称比
			Norm（1～1.06s）[26]	Norm（1～1.08cm）[26]
自主步行测速（无设备）	17.42	47.7	1.42（0.62/0.44：左/右）[a]	0.94（52.61/55.75：左/右）
快步测速（无设备）	16.33	62.82	1.87（0.74/0.39：左/右）[a]	0.94（58.40/61.86：左/右）
认知测速	18.15	49.56	1.39（0.61/0.44：左/右）[a]	0.89（50.69/57.07：左/右）

a. JW 左下肢在摆动期用了更多的时间，因此右下肢支撑用了更多的时间

表 19-14　上下楼梯完成情况

日　期	楼梯编号	完成情况	完成时间（s）
2009 年 12 月 9 日	8	需辅助，右腿主导上下楼梯，右腿上则上，右腿下则下	51
2010 年 3 月 23 日	8	右扶手辅助下独立，右腿主导上下楼梯，右腿上则上，右腿下则下	34
2010 年 9 月 30 日	8	右扶手辅助下独立，左右腿交互上下楼梯	20

盆上提、髋旋转使左腿迈到和右腿相同的位置上。

- 躯干对线：在支撑期和摆动期，腰过伸，上胸段向左侧侧屈。
- 左上肢：肩外展，肘屈曲 90°，手腕和手指屈曲。

握住右扶手下楼梯如下。

- 右腿迈下楼梯。
- 左下肢支撑期：髋屈曲，膝轻微屈曲。
- 左下肢摆动期：躯干向左旋转，髋屈曲伴旋转，膝轻微屈曲使左腿迈到和右腿相同的位置上。
- 躯干对线：在支撑期和摆动期时，腰过伸，上胸段向左侧侧屈。
- 左上肢：肩外展，肘屈曲 90°，手腕和手指屈曲。

2010 年 3 月 23 日：以下是对 JW 如何独立上下楼梯的描述。

握住右扶手上楼梯如下。

- 右腿迈出第一步。
- 左下肢支撑期：髋屈曲，膝中立位伸展。
- 左下肢摆动期：髋旋转伴轻微屈曲，膝屈曲使左腿迈到和右腿相同的位置上。
- 躯干对线腰过伸，上胸段向左侧侧屈。
- 左上肢：肩轻微外展，肘屈曲 30°，手腕和手指在中立位伸展。

握住右扶手下楼梯如下。

- 右腿迈下楼梯。
- 左下肢支撑期：髋、膝屈曲。
- 左下肢摆动期：膝关节快速伸直，踝跖屈内翻。
- 躯干对线：在支撑期和摆动期时，腰过伸，上胸段向左侧侧屈。

- 左上肢：肩轻微外展，肘屈曲 30°，手腕和手指在中立位伸展。

2010 年 9 月 30 日：以下是 JW 如何独立上下楼梯的描述。JW 左手拿着她的标准手杖上下楼梯。轻轻握住右扶手，以交替模式上楼梯。

- 右腿迈出第一步。
- 左下肢支撑期：髋、膝中立位伸展，伴随着右足迈上下一级台阶。
- 左下肢摆动期：髋 > 膝关节屈曲。左足迈上台阶过程中，被卡在八级台阶中的第六级。
- 躯干姿势：在支撑期和摆动期时，腰轻微过伸。
- 左上肢姿势：肩胛骨紧贴处于抑制状态，相对内收和上回旋。肩外旋至中立位，屈曲 / 外展至 20°，肘屈曲至 90°，前臂在中立位 / 旋前，左手独立握着手杖。

握住右扶手，交替地下楼梯。

- 右腿迈下楼梯。
- 左下肢支撑期：髋在八级台阶中的两级过伸，其余的均保持中立位，膝屈曲。
- 左下肢摆动期：先屈髋后屈膝，一开始晃动，膝稳定伸直，踝中立位迈下一级台阶。
- 躯干姿势：在支撑期和摆动期时，腰轻微过伸。当手放置于扶手时间过长时，八步中三步躯干向右旋转。
- 左上肢姿势：肩胛骨紧贴处于抑制状态，相对内收和上回旋。肩外旋，屈曲 / 外展至 20°，肘屈曲至 90°，前臂中立位，左手独立握着手杖。

（二）干预

JW 在加拿大一家康复医院的神经门诊接受物

理治疗和作业治疗。从 2009 年中旬至 2010 年 9 月，她每周参加 2～3 次各 45min 的康复训练。我们进行了初步评估，包括分析 JW 返回工作岗位所需要完成的任务的要求，以及考虑到她的功能障碍，然后针对她的目标制订了康复计划。

起初，她的主要问题与左肩胛骨、躯干和髋关节近端稳定性降低有关。因此，我们的重点是通过徒手治疗和环境设置与操作来改善近端稳定性，同时让她参与针对她有意义的任务实践中 [30]。我们的干预进展如下。

1. 2009 年 12 月至 2010 年 3 月

起初，物理治疗和作业治疗主要通过闭链训练来治疗 JW 的左上肢，保持上肢在平面上的主动支撑，以让肩胛骨紧贴胸壁，肘关节处于伸展位。（参考第 9 章关于闭链、改良闭链、开链运动的实践定义与详尽方法。）患者左上肢支撑，我们使用身体控制她紧绷的肩内旋肌群（图 19-5）。在她的治疗过程中，JW 的大部分时间是站立位和蹲位，强调左腿站立位活动和对线，以使得患侧负重时更加主动控制。她需要治疗师的帮助来完成这些更具挑战性的姿势，并确保她在活动中四肢完成更多的动作。我们选择的姿势，使她的腹肌、腹斜肌和左髋伸肌在活动中能发挥作用。在每个单独的治疗过程中，我们通过以下步骤来逐渐增加难度。

- 调整功能任务的各个方面。
- 变换姿势（从高处蹲到高处站）。
- 改变支撑方式（用受累较轻的腿，踩到稳定到较不稳定的表面）。
- 改变运动方向来完成右侧肢体活动或行走。

举例：站在柜台前，她的左上肢支撑在柜台上，同时右腿向前行走和右上肢把她的工作手册放在肩膀以上的柜子里。然后蹲着，她的左上肢在低、平稳的平面支撑，右上肢将鞋子放进较低的鞋架上。

在这些例子中，JW 躯干需要在屈曲、伸展和旋转不同活动范围中维持活动，这要求她的左上肢和下肢等距支撑或小范围内的运动。我们根据需要处理（远端或近端）腹肌、肘部伸肌、肩胛带稳定肌、肩外旋肌和髋伸肌群。环境的设置和任务的选择是为了确保 JW 充分接受更多挑战，正如

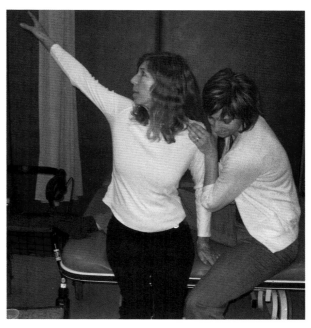

▲ 图 19-5　2010 年 2 月练习
JW 的左上肢主动支撑，用右手向上够来拉起窗帘；作业治疗师促进肩胛骨紧贴胸壁和肱三头肌的支撑作用

Howle[30] 所述，让躯干和肢体参与到更多的活动。

随着她左上、下肢近端控制能力的改善，我们调整闭链活动任务。起初，JW 需要辅助来完成这些活动。以下是一些例子。

- 她身后拉着手推车走过大厅。
- 双手提着洗衣篮走路。
- 站立位，她拿着杯子，将手臂沿斜面向碗柜移动。
- 站立位，左手臂开启和关闭液压机阀门。

在倾斜度的设置中，我们首要关注的是肢体间的协调。例如 JW 用右下肢负重时或躯干向右旋转，她的左上肢在一个稳定的桌子上以不同的倾斜度支撑。如前所述，我们将此称为上肢稳定身体活动，在上肢保持稳定的姿势时身体活动。

闭链训练的调整，我们的任务进展为上肢支撑转移，接着要求肢体间协调。我们要求 JW 在身体移动中，手臂沿着斜面向下滑动。当 JW 需要从橱柜中拿一个杯子并把它放到柜台上时，就需要这种支撑转移控制。为了在同样的功能任务中进一步挑战，让她把杯子放回橱柜里，要求肘伸肌和肩屈肌协同运动使手臂沿斜面向上滑动。

身体稳定上肢活动，发生手臂在移动但身体处

于稳定的状态时。这些相同的原则适用于下肢。例如她在爬楼梯时，右足迈第一步，紧接着左足跟上，然后右腿迈下。当她的右腿迈下时，用这样的方法训练到左腿的伸肌（髋、膝和踝）。为了训练左腿伸肌的转移控制，让 JW 右腿迈到左足上方的台阶上。为了训练她左腿屈肌（髋、膝和踝）的转移控制，让她左腿迈上下一级台阶。起初，JW 需要辅助完成大量改良的闭链功能活动，但随着功能的不断改善，我们逐渐减少辅助让她最终能够在没有治疗师的帮助下完成这些活动。

在整个过程中，我们与 JW 一起完成对她有意义的各种任务。其中一些例子包括最初用右手握扶手上下楼梯，但后来只用左手扶杆，这样她可以在社区里爬楼梯，走路时提着洗衣篮和推着手推车（图 19-6），坐着的时候用桨做划水的动作。我们帮助 JW 一起完成这些活动，但不断减少对她的帮助，让她最大化发挥自己的能力。

我们接下来开展的是关于双手和越来越有挑战性的任务，目的是让她回归社会，走路时提着工作包，开门和穿过门，右臂提着教学用品上下楼梯。这些活动对躯干、左上肢和左下肢的功能提高了要求。我们继续关注的是 JW 的手功能，不仅仅解决近端的问题，还要解决远端的问题。她的手有一些远端控制，但仍然需要帮助抓握。她需要完成特定任务，即左手使用不同大小、形状和纹理的物体，我们的目标是改善她手部的抓握、腕部桡偏伸展、前臂旋前旋后之间的运动功能和皮下感觉。她的上肢近端、远端活动非常重要，因为有效的上肢功能需要近端和远端控制。

除了定期参加常规的康复治疗外，还有日常生活活动。每周，我们都会和 JW 一起解决一些问题，例如她如何在没有任何帮助的情况下，将更复杂的肢体动作运用到日常生活中。这包括帮助 JW 改善她的家庭环境，这样可以优化躯干和更多复杂的肢体活动。例如 JW 左上肢在稳定平面支撑，同时右上肢进行日常生活活动，如做饭、叠衣服。当她坐着，用右手操作电脑、看电视和阅读时，她的左臂和手保持支撑。这些活动都是在家进行，逐渐地她开始在厨房里用左臂帮着提锅，协助稳定食物与日常生活活动相关的物品。用左手固定外套的拉链并拉起。

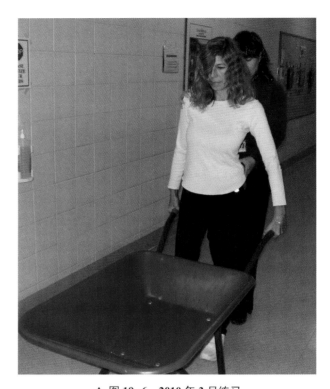

▲ 图 19-6　2010 年 3 月练习
工作功能：JW 走路推手推车，结合左上肢的活动，为实现园艺目标做准备；物理治疗师通过远端提示促进左髋伸肌和腹肌活动

她还被鼓励尽可能多走路，并多花一些时间练习用纠正后的方式走路。例如，最初的方法是让她的左髋保持"向前，这样髋部是保持水平的"，这意味着她的左髋处于中立伸展位，这样可减少膝过伸。

2. 2010 年 3 月至 2010 年 9 月

我们继续使用一些已经描述过的干预方法。在这个阶段，主要进行的是改良的闭链任务活动，但我们也开始进行肢体开链活动。当我们增加对肢体的难度时，JW 需要治疗师的辅助。一如既往，我们逐步减少对她的辅助。

开链运动控制比较困难。开链运动中，我们最初让她使用上肢部分较短的力臂来完成。例如，因为 JW 的肩带周围有更多的活动范围和力量，我们让她把胳膊滑向一个斜面，这样她的肘部或前臂可作为一个支撑点，同时手腕和手离开斜面，去够她的独木舟桨。这使手腕和手是开放的（一个短的力臂），而肢体的其余部分用来支撑。

一开始，开链运动要求在小范围内使用短力臂。根据任务和设置，我们通过肘部、前臂、手腕或手指有选择地设计上肢不同的开链运动。

同样的原则和干预策略也适用于她的左下肢，以治疗步态摆动期的功能障碍。我们可以选择开链短力臂改善膝关节屈曲控制能力。我们把治疗球放在她的左膝前面，膝在球上作一个支撑点，同时用远端腿进行开链运动。

我们的徒手治疗取得了进展，从近端控制的改善到更远端的关键点。起初，我们大部分直接针对的是她的腹肌、肩胛稳定肌群、肘关节伸肌群和伸髋肌群。随着进展，我们可以涉及更多的远端关键点。例如，在前面所描述的伸展练习中，在开链活动时，我们主要针对远端的前臂和腕关节，同时还要维持躯干和肩胛骨稳定。

对于左下肢，我们通过对髋伸肌的评定，了解到上躯干的远端对髋站立位支撑中期的影响。我们通过纠正活动姿势来解决问题。在治疗过程中，随着时间的推移，我们不断地评估和监督 JW 的躯干对线／姿势控制，并减少我们的反馈（口头伴徒手治疗），直到最后很少或没有反馈。我们的辅助和口头暗示从直接总结到分散提示。

我们还允许 JW 犯错，但不允许过多犯错，以便让 JW 能够识别错误并开始自我纠正。一段时间后，我们停止对她的反馈，在允许犯一定错误的前提下，JW 找出问题和解决问题。我们对她增加自我学习和改善的机会。这种策略确保了一个更优的学习环境。

在作业治疗恢复期中，JW 的肩胛骨、肩、躯干和髋部的近端存在问题，但这些问题已得到显著改善，因此她目前更多的是左侧肢体远端存在的问题。这些问题包括指长屈肌群紧张；桡侧腕伸肌群无力、指伸肌群无力、拇指伸肌群外展肌群无力；膝关节屈肌群和踝关节背屈肌群无力；踝关节不能主动外翻；腕和手的屈伸肌分离活动受限。鉴于 JW 近端问题的改善，我们更明确地针对肢体远端功能的选择性活动，包括手腕和手的功能以及对她左足踝的远端控制。例如，随着 JW 返回工作日期的将近，我们的目标开始关注她的打字。我们从她的前臂和掌跟与桌面接触开始，用改良的闭链运动来使手指分离运动。JW 会屈曲、伸展、外展和内收掌指关节使手指来接触桌面。然后我们将她的手指近端指间关节进行滑动改善伸展功能，使其可以屈伸。接下来，我们继续以类似的方式改善手指远端指间关节，使其可以在键盘上伸展。

她的左下肢，为了提高她的步行质量，我们主要关注了步态摆动期的问题。我们采用了加强膝关节屈肌群、踝关节足底屈肌群和外翻肌群的方法，即在开始进行联合运动之前（如膝关节屈曲／伸展伴踝关节背屈），先让每个关节进行可选择性分离活动，这是步态摆动期所必需的。例如，JW 右腿朝前迈步站着。她试着把重心转移到右腿上，让左腿的膝关节放松，然后左腿跟上迈过圆筒。后来，JW 膝屈曲、踝背屈跨过了地板上的各种物品（如书籍和杆子），还有在斜坡上下行走。我们再次采用增加关节运动范围并逐步进行短力臂的开链运动的原则。例如，在 JW 完全跨过圆筒之前，我们采用各种方法针对性加强左膝屈肌群。在早期，让 JW 坐在一个高座椅上，左足放在一个滑板上，让她把滑板滑到椅子下，这样她就可以集中精力屈曲左膝。我们还研究了站立位姿势和右腿模拟左腿开始着地时向前迈步不一致的步态。我们在她的左膝前放了一个弹力球，让她膝关节一直在球上支撑，屈曲左膝的同时保持髋中立位伸展，此时小腿和脚处于开链状态。然后在保持原状态基础上增加髋屈曲活动度。这样改良闭链运动使 JW 先专注于屈膝然后是髋膝同时屈曲。

2010 年 5 月，JW 计划 7 月中旬重返工作岗位。我们帮助她改善了家庭办公环境，她可以通过左手打字来练习。尽管困难重重，她还是尝试用左手敲键盘。我们建议 JW 在家里为她的办公桌留出空间，让她的前臂就能得到支撑，这样她在打字时手指能更容易地进行分离活动。JW 在这个阶段不能以她工作所需的速度或效率来打字。因此，我们帮她设置了办公空间，让她的左上肢在一个柔软的圆状物体上支撑，同时她用右手打字和接电话。JW 的手腕和指长屈肌群很紧张，很难保持她的手在桌面上，手腕也很难一直处于伸展位支撑。柔软的圆状物体支撑着掌指关节，JW 利用手支撑来进行一些腕伸展、牵伸短缩的指长屈肌群活动。我们推荐了一位社区作业治疗师来协助她重返工作岗位，使她在工作中更好地使用必要的设备。

随着返回工作日期的临近，JW 还想要以更快的速度步行，以便到达校园内各个地点。此时，膝和足踝的问题仍然限制了她更快速更安全地行走。我们让 JW 在没有辅助的情况下行走，包括向前和向后行走、改变方向和速度、跑步、跳跃、蹲下行走和侧移等，不断调整难度。在室外各种场合行走时不使用助行器，包括草地、山、上下路缘、有左右扶手或没有扶手的上下楼梯，这样她可以爬上社区里所有的楼梯。她仍然需要康复治疗来帮助其完成这些具有挑战性的活动。

之前提到，5 月中旬 JW 在社区行走时左足踝受伤。在接下来的 8 周，她的左足踝负重时出现了肿胀和疼痛。鉴于受伤，我们建议她戴上 AirSport 支具，以维持踝关节的稳定性。这次受伤是她恢复过程中的一个小挫折，因此她更不愿意把体重转移到左腿上。为了促进她的踝外翻肌群的活动，并减少肿胀，我们在 2 个月的时间里每次治疗增加 15min 的电刺激。一旦她能够持续地启动踝外翻肌群，就停止电刺激。

（三）结果

JW 从 2009 年 12 月至 2010 年 9 月取得了明显的功能改善。2010 年 9 月，她完全独立进行所有的日常生活活动，她的左上肢作为辅助手，穿衣、洗澡、洗头、伸手、做饭和搬运。JW 现在可在浴缸里洗澡，独立地进出，以及在洗澡时站着，只在刮腿毛时坐在淋浴椅上。

JW 的左上肢可融入所有的活动中，尽管她的精细运动控制和灵活性仍有限。她能完成所有的家务活，包括做饭以及准备宴会大餐。她可以独立地洗衣服，在杂货店和市场购物，以及执行其他社区任务，但花费时间比受伤前要多。JW 继续聘请保姆，因为家政不是她实现的目标。

她在室内独立行走，在室外行走时仍使用拐杖。她的耐力和步行速度都有了提高，所以她可以和朋友们出去玩一天，不需要休息就能跟上他们的步伐。JW 能够在有扶手或没有扶手的情况下上下楼梯，而且她能够独立地上下楼梯。她在 9 月拿到了驾照，但在冬季不太愿意开车，因此在这个季节需要乘坐交通工具。她买了一辆自动挡的车，但之前开的是手动挡。JW 可以自由独立进行社区活动，包括购物、看电影、与朋友社交以及举办晚宴。

JW 的心脏病史影响了她的血液循环。起初，她的左上肢和左下肢循环都很差，手臂和腿的近端变色，远端更严重，她的左足和左手都是紫色的。这种变色在右边没有出现。在正式的评估中，起初 JW 的左半身轻触觉和本体感觉缺失。随着运动功能的改善，她的感觉和血液循环也得到了改善。到 2010 年 9 月，她左侧肢体的颜色几乎与右侧肢体一样。JW 开始注重到肢体近远端感觉的改善。经过 9 个月治疗，她左足有了轻触觉和本体感觉，但较右足弱。她手的感觉仍然比腿的感觉差。JW 觉得在没有视觉反馈的情况下，使用手的能力有限。

7 月，JW 重返大学的职位。起初，她每天工作 4h，然后在 6 周的时间里逐渐恢复到每天正常工作。她的上司非常支持她重返工作岗位。JW 让一位社区作业治疗师对工作现场进行评估。对她的工作环境和设备进行了改善，使她能够高效率地工作。因为用左手打字速度不够快、不够准确，她用语音识别软件和蓝牙设备来协助她的工作，包括使用电脑和手机。因此，改善了她的工作环境，以便她的左上肢在支撑下活动。

当 JW 第一次回到工作岗位时，在校园里散步和室内活动时均使用拐杖，在办公室里不使用。起初，JW 试图在离办公室很近的地方预约交通工具，这样她不用在高峰期步行穿过整个校园。如果预约地点太远，或者天气恶劣，她会使用大学里的交通服务。由于她用拐杖行走，无法携带教学用品，所以她用背包或公文包来装东西，左手放在口袋里或包的带子上。她可以没有困难的使用扶手或拐杖上下楼梯。

到 2010 年 9 月，JW 已经达到了她的目标。她全职工作，她在康复治疗中取得的成果没有退步。她仍在进步，使她能够在所有功能活动中更多地独自参与。

请参阅 JW 在 Thieme 中的干预视频 MediaCenter。

三、讨论

这个病例报告描述了 JW 是如何执行功能任务

并回归生活，重返工作岗位。我们的评估和干预采用了 NDT 原则。我们对她进行了任务分析、动作分析，并对她存在问题及执行功能活动和日常生活能力进行了持续的评估。我们制订各方面的治疗计划来帮助她回归生活重返社会。小而具体的功能任务和左侧肢体积极支撑改善她的问题并达到重返工作岗位的目标，在治疗过程中，我们让她体现更积极挑战一面。我们最初更多地关注于近端控制（躯干、肩胛骨、髋），随着近端控制的改善，我们开始对远端功能（手腕、手、足）关注。这些理念对帮助她重返工作岗位至关重要。

2010 年 5 月中旬，JW 的左足踝扭伤，这是她恢复过程中的一个小挫折，考虑到她的左足踝不稳定，让她穿 AirSport 支具直到 2010 年 9 月。在最后一次收集 GAITRite 数据时，她在走路之前取下了左踝上的支具，因为她必须适应在没有支具的情况下行走。我们想知道踝扭伤是否导致她在这次测试中的表现下降，为了验证这一假设，将没有 AirSport 的踝关节支具行走的 GAITRite 结果与 2010 年 3 月 23 日的测试结果比较。

JW 在她的治疗过程中是一个积极的参与者，我们帮助她将更多肢体功能融入家庭和社区活动中。我们考虑了她的家庭和工作环境，并帮助她改善这些环境，与她的肢体能够更有效地结合。举个例子，当她走过校园的时候，她会用她的工作包来辅助她的左上肢；当她在工作的时候，她会用一个柔软的圆状物体来辅助她的左上肢。她不断地反馈恢复情况，我们通过此不断地调整干预、家庭项目和环境，使其功能参与水平达到最佳。

在这个病例报告中，我们使用了一些标准化的评定方法以及自我参照的评定方法（例如步态速度、步长和运动分析描述）。JW 在大多数标准评定中都有改进。然而在 CMSA 中，JW 在满分 7 分的量表上的改善不超过 2 分，但是她在上肢和下肢运动取得了功能上的改善。标准化评定是我们评估的一个重要部分，但它们并没有反映她的功能改善程度。在对自我参照评定中，我们清楚地看到 JW 的问题得到了改善，这有助于她使用更有效的运动模式，有效的运动模式使 JW 以最少代偿恢复功能活动和提高参与水平。

在未来的治疗中（2010 年 9 月以后），我们让 JW 参与到具有挑战性的复杂活动。其中一些复杂的任务包括提着洗衣篮爬楼梯，在各种各样的户外地面上行走（比如徒步），划船，打字，用左手拿杯子、盘子、教学用具等任务。我们了解分析后，进一步解决了她存在的问题，使她能够更轻松、更高效地完成日常任务。我们让她进行一些活动，比如在不平整的表面和斜坡上行走，像独木舟一样坐在不太稳定的平面上，使用桨，走路携带各种物品，速度越来越快，改变方向，走路时推或拉的动作来模拟遛狗。逐渐地，JW 需要较少的辅助，直到我们主要提供口头反馈。JW 后来多次出现心脏并发症，多次进行心脏复苏和药物治疗等医疗干预。这些因素不时地影响我们的治疗计划。在这段时间里，她无法以更快的速度或更长距离行走和跑步，她需要更频繁的休息。但 JW 仍然在治疗期间和治疗之外积极配合，于 2012 年 1 月出院。

这个病例报告突出了以下几点的重要性。
- 找到影响患者功能活动的关键问题。
- 肢体运动逻辑顺序为从闭链→改良闭链→开链运动。
- 设计与患者相关且重要的任务。
- 在完成各种各样功能性任务时，针对患者的相关部位，进行持续性多样化的练习。

我们展示了患者如何在 NDT 框架下进行康复，使 JW 许多功能活动（如洗衣、做饭、按按钮，在社区中以社区速度行走和携带物品，如她的公文包和外套）从需要帮助完成到独立完成。由于那些活动限制，JW 起初有许多参与限制（如无法工作，无法与社区的朋友交往或在家里招待朋友），但随着治疗的进展，JW 能够回归到这些角色。通过使用 NDT 原则来指导我们的决策，我们向 JW 提出挑战，并帮助她实现了重返工作岗位的目标。

四、致谢

我们要感谢心脏和卒中基金会、卒中康复中心，特别是麦迪逊·马丁研究助理的帮助。

五、反馈

来自患者 JW

2009 年 9 月 21 日，星期一，我的生活改变了。我从一个 50 岁、能完成各种任务、身体活跃的人，变成了左半边没有知觉不能活动的人。我无法让我失去知觉的那部分身体动起来，我逐渐意识到，我是多么希望身体恢复。

起初我的左侧身体处于瘫痪状态，在我慢慢恢复从小磨炼的"天生"技能之前，我以为只是时间问题。如果让我自己康复，或者让那些缺乏专业技能的治疗师去做，会让我形成异常的肌肉模式，无法完成技能和无法让萎缩的肌肉发挥作用，我会用粗大的动作来完成每天的任务，而不是正确使用肌

肉并增强肌肉力量，而形成异常模式。

我的物理治疗师和作业理疗师一起制订了康复计划，要求我进行闭链、改良闭链运动来锻炼更小的肌肉群（尤其重要的是，我的左手和足感觉缺失）。每个星期，我都要做家庭作业，而且在很多情况下，我还会得到一个道具（比如一个小泡沫球），来做一些小的动作和力量练习。在治疗团队中，我的治疗师把作业训练和运动训练结合起来，我将需要多次同时处理多项任务，为我重返工作岗位做好准备。我仍进行治疗师为我准备的活动，我知道我的成功跟时间、付出和 NDT 卒中康复方法有关。

病例报告 A3：对倾斜障碍的认识和干预

Cathy M. Hazzard　著

石　岩　李赛男　译　　黄羽诗　校

一、概述

1985 年，Davies[1] 在其著作 *Steps to Follow* 中首次对倾斜综合征进行了临床描述。对侧倾斜也称为倾斜综合征、倾斜行为或患侧倾斜，是指脑卒中患者受到健侧推力，导致身体失去平衡并向患侧倾斜[2]。临床上，这些患者强烈对抗额状面和矢状面上、向中线的被动矫正，尤其是突然进行的纠正，或没有任何功能背景或任务背景的情况下。

大多数研究者引用了患侧倾斜的发生率约占急性脑卒中患者的 10%（占整个脑卒中患者的 5.3%，占接受康复治疗的脑卒中患者的 10%）[3, 4]。然而，其他研究报告了更高的发生率，2004 年 Danells 等[5] 的研究中患侧倾斜占脑卒中人数的 63%，2005 年 Lafosse 等[6] 的研究中占脑卒中患者的 40%～50%。最初，患侧倾斜被认为是只有右脑损伤的人会发生[1]。然而，现在人们普遍认为任何一半脑的损伤都会出现患侧倾斜现象[2, 3, 7]。

Karnath 和他的同事[2, 7-11] 与各种研究者对这一人群进行了广泛的研究，以确定倾斜综合征的来

源，并为其治疗制订康复方向和技术。这项研究已经确定，患侧倾斜与左侧或右侧后外侧或丘脑的单侧病变有关，并导致身体对重力方向的感知改变[2, 7-11]。

Karnath 等[2] 在 2000 年的研究中确定这些有患侧倾斜人的视觉和前庭系统都是完好无损的。另外，这些研究员还确定，这些患侧倾斜患者认为身体正中线偏向健侧 18°，而不是向患侧倾斜。这一发现促使研究人员描述了在重力作用下运动产生的第二条路径（与视觉感知的途径不同），他们把这称为重力感受系统。

空间忽略和其他神经心理的障碍被认为是这种倾斜综合征的原因，但经调查已经排除了这些原因[3, 9, 11]。然而，在右半球病变后，患侧倾斜与空间忽略之间有很强的相关性（发生率为 100%[2, 12]、80%[13]、67%[10]、62%[5]、40%[3]），在左半球病变后患侧倾斜与失语之间也有很强的相关性（发生率为 100%[9]、80%[6, 14]、60%[10]、47.1%[3]）。这些情况（空间忽视与右半球病变和失语症与左半球病变）

的发生，是因为相关的大脑结构与这些功能是密切相关的[7]。

研究人员之间存在着一些争论，即根据身体中参与更多的一侧（四肢和躯干）的运动恢复，哪一组人应该被归类为倾斜综合征[5, 9, 10, 15]。有人认为存在两种不同种类。第一类，如果严重受累，或受累较重的一侧基本上没有运动恢复，那他们会被认定为是患侧倾斜者[3, 5, 9, 10]。第二类，如果患侧有较好的运动恢复，即使他们也不能找到身体的中线而偏向健侧，在调整过程中很积极地向患侧倾斜，那他们也不会被认定为是患侧倾斜者。

Danells 等[5]和其他人[2, 3]认为倾斜的改善与动作控制的改善相关性并不大。倾斜问题可以在 3 个月内解决（2004 年，Danells 等[5]的研究有 71% 的患者中）或 6 个月（分别在 2002 年和 2005 Karnath 等[9, 10]的试验中以及 1996 年 Pedersen 等[3]的研究中，有 100% 的患者）明显恢复，但他们仍会存在严重的运动障碍 / 瘫痪。

在 2007 年，Santos-Pontelli 等[15]发表了一份病例报告，研究了脑卒中后患者的倾斜行为现象，但仅有轻微的瘫痪。他们的结果表明随着倾斜行为情况的减少，功能性结果测量数值增加（使用 Barthel 指数评定），但偏瘫水平没有统计学的改变。因此，倾斜行为的解决似乎与功能结果的改善有关，但是不伴偏瘫程度上的问题解决。

从运动稳定性的角度看，有倾斜行为的患者与脑卒中后没有倾斜行为的患者的表现正相反。在哥本哈根脑卒中研究中，Pederson 等[3]得出结论，"同侧推压不影响功能预后，但显著减慢了恢复过程"。在同一份报告中，受试者需要延长约 3.6 周的时间才能达到相同的功能结果[3]。2004 年，Danells 等[5]发现，有患侧倾斜反向推压行为的患者比没有患侧倾斜反向推压行为的患者在达到相同功能水平方面的停留时间要长 4.57 周。目前，在西方国家，由于住院时间的缩短和医疗保健系统的压力，要求患者尽快地接受连续的治疗。这就意味着有向患侧倾斜的患者可能不再有机会实现相同功能结果，因为他们需要更多的康复治疗时间。另外，正如我们已经讨论过的，考虑到他们的偏瘫会更严重，他们需要更多的徒手治疗和（或）用机械升降机进行转移和

治疗。因此，他们更有可能从急症护理转到长期护理科室，而不考虑其他项目，如慢性康复。在急性护理时，他们也有可能像没有表现患侧综合征患者一样，没有进行站和转移的训练。

理解和运用康复治疗技术来帮助那些有倾斜综合征的患者，尽早在恢复期康复，临床医生能够帮助患者缩短康复周期，从而促进功能独立，将功能水平恢复跟没有倾斜综合征的患者一样。

康复治疗教学里，倾斜综合征及其管理并没有得到一致的描述和教导。如果经验缺乏的治疗师对评估的知识或实践方法有限或没有很好的掌握，在他们第一次遇到表现出患侧倾斜的患者时，通常要请教更有经验的同事。

下面的病例报告展示了 NDT 实践模型在严重患侧倾斜患者中的临床应用。研究还表明，确定患侧倾斜的潜在系统缺陷，对于确定倾斜综合征患者的功能结果和制订干预策略至关重要。关于脑卒中后患者倾斜综合征的更广泛的讨论可以在第 11 章中找到。

二、病例介绍

Carol R. 是一位 62 岁的女性，她在 2008 年 11 月 17 日出现大面积的右额叶缺血性梗死，并导致左侧偏瘫。据 Carol 和她的丈夫描述，她的既往史有甲状腺功能减退（但是一直药物控制良好），曾得过一次脑卒中（20～25 年前），但没有后遗症。

Carol 在住院期间经历了几次并发症。2009 年 2 月 4 日，她在医院接受了一次治疗，包括肺栓塞、肺炎，为了维持营养，并于 2009 年 2 月 4 日插入经皮肠胃管（percutaneous enterogastric tube，PEG）。在她同意后，肠胃管取代了原来位置上的鼻胃管。她在脑卒中后 2 周被转到康复科，直到 2009 年 3 月 4 日出院回家。康复小组建议 Carol 的丈夫 Bob 不要带她回家，要去做专业的康复治疗，但是 Bob 拒绝了。

出院时，她转到家庭和社区医院，只有短暂的作业治疗、物理治疗和家庭支持（每天两次的个人护理）。那里没办法提供门诊康复治疗；康复小组预测 Carol 进一步康复结果会微乎其微。在出院回家后，Carol 吞咽能力逐渐改善，在 2009 年 5 月（出

院后2个月）她的 PEG 就被移除了。Carol 于 2009 年 4 月开始接受私人康复治疗。

（一）个人目标

Carol（和 Bob）的目标是"完全恢复她的功能，这样她可以缝纫、散步，在健身房锻炼、旅行和开车"。Carol 希望"恢复正常，重新回归到自己的生活中"。

（二）检查与评估

1. 社会、环境和背景因素

Carol 在脑卒中前是健康开朗的。她嫁给 Bob 并有三个成年的孩子和两个孙子。他们的子孙住在不同地方。她的孩子只能在精神上支持她，但却无法为她提供任何身体上的照顾。

Carol 的丈夫 Bob 很支持她，并决定把她留在家里。他愿意以任何方式帮助她进步，包括鼓励她做更多她能自己做到的事。

Carol 和 Bob 住在不列颠哥伦比亚省一个小镇上，房子是平房。从外面进屋有两节阶梯。房子位于室内一层，并在一个铺有人行道和大片绿地的小区里。他们的院子里种满了果树和鲜花，还有一个小的草药园。

2. 参与和参与限制

在 Carol 脑卒中的时候，她已经退休了。她拥有一家专门为儿童服装和布娃娃做缝纫的公司，这家公司是她很早就经营的。Carol 还在当护士的时候就开始做针线活。她在当地的零售商店、工艺品销售点和集市上出售这些物品。她的爱好包括阅读、游泳、健身、跑步和徒步旅行去看望她的孩子和孙子以及整理院子。她和丈夫一起做饭，但不打扫卫生（她很乐意把这个工作留给她的丈夫）。

脑卒中后 Carol 没有认知缺陷，她能够和丈夫参与房子、家庭、财务等方面的决定。她健谈并且爱交际。目前，她不能参加自己的职业和社会活动，如在健身房锻炼，与朋友或配偶散步或徒步旅行，不能从事缝纫业务的任何方面，不能开车去她销售产品的服装店和参加手工艺品展，也不能协助园艺和修草坪，不能去杂货店购物或独自乘飞机去看望她的儿孙。

3. 活动和活动限制

以下是 Carol 的活动和活动限制的一般性描述来评估 Carol 最初功能状态。

Carol 在所有的日常生活中完全依赖，仅能做以下几个活动。

在厨房的餐桌上用右手吃饭，戴着围嘴（坐在轮椅上）。

当她躺在床上或坐在轮椅上时，用右手拿布擦去嘴边的口水。

她在床上或坐在轮椅上看电视和看书。

观察姿势、活动分析用于建立和记录 Carol 在最初评定期间的功能状态水平，相同的活动一定时间后重新评定，评定的结果将在本病例报告的后面显示。

自 2009 年 4 月起功能性评估如下。

- 坐位转移（轮椅 ⇋ 床、仰卧位 ⇋ 坐位、轮椅 ⇋ 马桶、轮椅 ⇋ 汽车）

① 需要一人最大辅助。

② 辅助者（她的丈夫 Bob）所做的工作包括以下几个方面。

  a. 执行所有轮椅设置，包括（刹车、脚架、扶手和她的足的定位）。

  b. 抵住她的足并使用传送带绕住躯干将她拉起到站立，使她能从轮椅转移到床。

③ Carol 功能状态见图 19-7。

  a. 在转移过程中，身体向后和左侧倒，上肢比下肢移动得明显。

  b. 右足试图将身体重心往右前方移动。

  c. 躯干明显的前屈，左侧躯干缩短并旋转，头部向左侧屈曲，面向右侧。

  d. 左上肢下沉，肩关节半脱位，可触及三指宽。

注意：家庭和社区护理家庭支助人员（护理助理）不允许 Carol 独自进行坐位转移，因为对于她来说，她的转移太困难，无法完成。为了保证她的安全，当护理员进行转移时，她需要一个辅助器械。

- 坐 – 站转移时拉起裤子

① 准备动作如上所述。

② 当站起来时，Carol 抓住梳妆台，或者自己

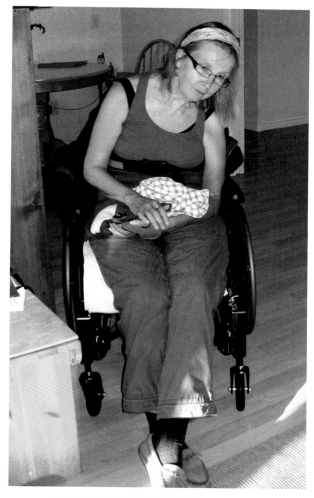

▲ 图 19-7　初次检查与评估时 Carol 的坐姿

靠在墙上，这样 Bob 可以用他的一只手把 Carol 的裤子拉起来。

• 坐位 – 右侧卧位

① 准备动作如上所述。

② 如果坐位时无支撑，就会向后向左倒。

③ 尝试用右臂支撑让自己从坐到侧躺，这样的成功率只有 20%，需要不断的言语和触觉提示，才能有效使用右臂。

④ 护理员将双腿从地板抬到床上，并重新摆放双腿使其舒适。

⑤ 当仰卧时，护理员辅助摆正上半身。

• 室内转移

① 准备动作如上所述。

② 偶尔只能用右手和右足向前或向后在光滑、水平的表面上短距离挪动轮椅 2～3m。

③ 坐在轮椅上无法转弯或在地毯、坡道挪动。

注：Carol 报告，她在住院康复期间只站了一次。

• 如厕

① 在丈夫和护理人员的帮助下，Carol 使用床旁边的座椅式便桶如厕（不进入浴室）。

② 完全辅助，如上所示。

③ 坐在马桶上时，需要另一个人辅助来保持平衡。

• 化妆

① 坐在轮椅上对着镜子，右手用毛巾擦脸、化妆。

② 躯干位置如上所示。

• 其他活动

① 胃管取出后，Carol 在辅助下开始每周使用一次浴缸，利用机械升降机使她进出浴缸。家庭护理人员帮她洗澡。

② 坐着的时候，Carol 每 2～3min 用右手拿布擦口水。

4. 设备

Bob 建了一个坡道来使 Carol 的轮椅进出。他们在床垫的右侧（Carol 的一侧）下安装了一个床栏，并购买了一个带有可调节的软垫（ROHO，Inc.）和靠背（Invacare Corp.）的轻便轮椅。Carol 和 Bob 还买了马桶椅为方便如厕，因为浴室都太小以至于不方便安全转移。

5. Carol 最严重的功能障碍

(1) 神经肌肉系统：右侧躯干屈肌和肢体伸肌不当的过度募集（上肢＞下肢），特别是向心运动的肌肉。当离心收缩＞等长收缩，右侧肢体不能承受重量。（这是表现出对侧倾斜的患者的特有功能障碍。）

① 无法维持脊柱伸肌的活动（胸段＞左腰段＞右腰段）。

② 左髋关节外展肌、伸肌和股四头肌肌力弱。

③ 左侧躯干肌肉力弱。

④ 整个左上肢无活动能力，包括所有肩周肌肉。

⑤ 除髋关节外展肌、伸肌和股四头肌之外，所有左下肢肌肉均无活动能力。

(2) 感觉 / 知觉系统：额状面方向比矢状面方向弱（这是表现出对侧倾斜的患者的特有功能障碍）。

(3) 骨骼肌肉系统：紧张可见以下。

① 侧屈、旋转和在长轴后伸的颈肌（左侧大于右侧）。

② 足跖屈肌群；左侧大于右侧，比目鱼肌大于腓肠肌。

③ 左侧躯干肌（包括旋转肌）。

④ 左肩胛骨内旋肌以及内收肌。

⑤ 左掌指和近端指间（proximal interphalangeal，PIP）伸肌（特别是第四指）。

(4) 心脑血管系统

整体性心血管失调：对侧倾斜评分的临床分值为 5.5 分（对照对侧倾斜量表详见第 11 章）。

表现出倾斜行为的脑卒中后患者的系统功能障碍与那些没有倾斜问题的脑卒中后患者相似。这些障碍包括神经肌肉系统的损伤，例如无法启动或维持身体患侧的（躯干和肢体）活动和肌肉力量；肌肉骨骼系统，如肌肉和其他软组织的缩短，通常是在身体较受累的一侧（躯干和四肢）；感觉/知觉系统，如本体感觉、触觉和中轴线方向的感知觉丧失或减弱；心肺耐力下降。然而，正如在第 11 章中所讨论的，那些表现出对侧倾斜的脑卒中患者存在一系列与倾斜行为专门相关的功能障碍。在 Carol 的案例中，与她的患侧综合征相关的障碍是右侧躯干和肢体伸肌活动不恰当地过伸（上肢＞下肢）。具体来说，这些肌肉的向心活动（她躯干和肢体右侧不能承受重量），肌肉离心收缩大于等长收缩，额状面方向的感觉比矢状面方向弱。

（三）干预措施

从 2009 年 4 月 10 日起到 2010 年秋天，Carol 开始进行家庭康复治疗，大约每周 2 次。此后到 2011 年春季，频率约为每周 1 次。本病例报告的时间截止到 2010 年 5 月底。Carol 的治疗继续进行（2011 年春天之后），她继续稳步、缓慢地取得进展。在这个病例报告的最后包括了 2010 年春季之后 Carol 的进展的一个附录。

表现出倾斜行为的人与那些表现出更典型的脑卒中后损伤的人有相似的系统损伤，另外还有一部分与倾斜相关的损伤。那些表现出对侧倾斜行为的患者，需要进一步收集干预策略和想法，以解决他们的具体的功能问题。这些策略更详细的解决方案可以在第 11 章中找到。

Carol 在她的治疗过程中使用的干预活动的例子如下。在整个治疗过程中，治疗师试图在可能的情况下保持 Carol 的左手/手臂处于闭链状态；在中后期，躯干和腿部需要治疗师辅助支持减少。

治疗期会在她的厨房、缝纫间、室外的院子和花园（天气允许时）、她的卧室、她的两个浴室和社区游泳池进行。活动形式多样，以保持她对治疗的兴趣。她的丈夫在所有治疗期间都在场（除了在泳池的时候——他利用这段时间休息）。Bob 不仅在需要的时候提供帮助，而且还从治疗期间所做的事情中学习，这样他就可以在治疗期间继续实践。图 19-8 显示了一个在厨房活动站起和蹲下的姿势。

干预活动分为三个阶段：早期、中期和后期，来显示一些干预进展，Carol 随着力量和功能的改善，她的倾斜趋势状态有所改善。

Carol 的干预策略

(1) Carol 早期策略的干预策略（2009 年 4—8 月）

• 从坐到站，包括：①轮椅；②厨房的椅子；③沙发上的扶手。

当她站起来的时候，她正伸手去拿东西。①站

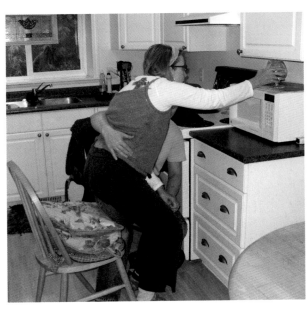

▲ 图 19-8　在厨房完成站起、蹲下功能任务

在地板上（保持右腿伸肌保持屈曲做离心运动）；②身体前倾，肩抬高的高度不变（即从坐姿开始的肩高）。

- 半蹲时小距离上升和下降。
- 向前移动和低重心向右移动（仅在初期向右移动），包括：①轮椅 ⇆ 厨房椅的转移；②轮椅 ⇆ 马桶椅的转移；③轮椅 ⇆ 床的转移；④轮椅 ⇆ 缝纫机凳子的转移。
- 在她用一根笔直的拐杖或一个改装过的两轮步行器（图 19-9）在房子周围行走时，需要一人完全协助。她的左足踝上戴着 AirSport 的足踝护具（Aircast，DJO Global），鞋底有一个卷边滑块。卷边滑块是一种硬塑料制品，可以在冰上运动使用，附着在鞋底上以减少摩擦。助手需要做的其中一项任务是全程摆动和帮助移动她的左足。

(2) 本阶段的家居实践策略

- 2009 年夏末，Carol 和 Bob 从邻居那里借来了一辆卧式自行车，以解决她的失用问题。她的右足需要绑在踏板上，Bob 经常需要帮助她做这件事。她每隔一天骑 10～15min。
- 坐在轮椅上时，她的手伸向轮椅右前轮。
- 在她的房子周围贴满了便利贴，提示她朝中间走。这些东西被放在她平时坐着的地方的墙上或物体上，比如她对面厨房的墙上、餐桌上和电视架子上。

(3) 中期策略（2009 年 9—12 月）

- Carol 继续进行早期活动，并添加了以下活动。
- 每周在社区游泳池游泳一次，Carol 在脑卒中之前经常游泳，她想回到游泳池、进行步行练习、锻炼身体和享受热水浴缸。使用了社区娱乐中心的儿童游泳池。这里有温水，一个倾斜的入口，最深处只有 3 英尺，在更深的一端有长凳。池子里还有其他的喷射器可以产生波浪。热水浴缸里也有长凳。在池中的活动包括以下内容。
① 仰卧漂浮于水面，踢腿训练（屈 / 伸 / 外展 / 内收）。
② 尝试侧身游泳动作。

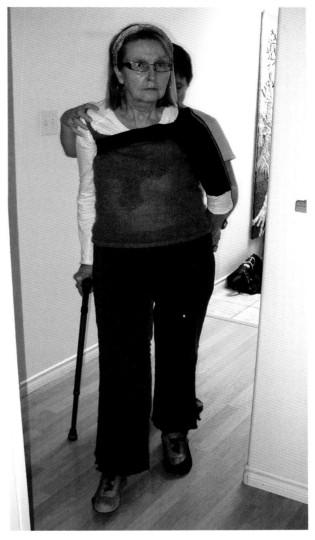

▲ 图 19-9　患者用一根笔直的拐杖或一个改装过的两轮步行器

她用一根直拐杖在家里行走，AirSport 足踝护具（Aircast，DJO Global）可提高足踝的稳定性，半卷边鞋底可以减少摆动时的辅助。使用灵活的足踝支撑件可在站立、转移和步行活动中提供稳定性，例如 AirSport 足踝护具与康复初期使用刚性或关节式踝足矫形器相比，可以在不限制活动性的情况下恢复运动。半卷边鞋底可以减少摆动时的辅助（可以更好的帮助手完成她的行走）

③ 漂浮的姿势从趴着到站起来。
④ 水池里的长凳上坐 – 站。
⑤ 下蹲和蹲着行走。
⑥ 躯干伸展。
⑦ 腿蹬游泳池的侧壁→仰卧漂浮。
⑧ 手臂伸展推泳池的侧壁→俯卧漂浮。
⑨ 以不同的速度行走和转弯。

注意：泳池内所有活动需一两人协助，在游泳池的早期阶段，她需要一个人最大程度的协助（有时需要第二个人的协助）才能进出游泳池，进行站立和步行活动，以及淋浴和穿衣。在这一阶段的淋浴期间，她坐在长凳或椅子上，用水轮椅从更衣室进出游泳池和热水浴缸。

每次治疗的最后 15min 都是在热水浴缸里度过的。早些时候，Carol 从水轮椅转移到热水浴缸的边缘，需要一两个人来帮助她进出热水浴缸。

- 高坐 ⇆ 站，同时伸手向上和稍微向右够物体。
- 站起来蹲低，同时伸手向下和稍微向右够物体。

对于上述最后两个活动，她的右臂经常在开链活动中碰触其他物体，比如用一块布掸去家具上的灰尘，或者用手沿着门或门框滑动。

右腿站立、轻踩/踏步；同样右臂/手通常做一项任务，例如伸手或拿着一个与环境有关的物体。

- 在卫生间里，坐 ⇆ 站马桶。如前所述，Carol 的轮椅不适合她的浴室，但她能够在治疗师的帮助下走进浴室，练习厕所内外的转移以及淋浴。
- 在她家里散步。在这一阶段增加了一些在草地和人行道上散步的户外活动。她主要使用的是直拐杖，而不是改良的两轮步行器，因为室内空间狭小，院子的路面不平。她继续戴着 AirSport 足踝支撑和卷形滑块。现在大约有 20% 的训练时间里，她的左腿可以摆动大约一半的摆动距离。
- 阶梯训练——她尝试两级台阶到房子入口和从人行道踏一级台阶到院子里的桌子前，但 Carol 会惊慌失措，她的重心不稳会增加不安全的程度。

注意：治疗师想要和 Carol 一起上楼梯，因为这些活动对她很有用，并且是一项有帮助的活动，可以通过挑战双腿来减少倾斜倾向，尤其是相互协调这些活动。然而，在楼梯上练习，即使是两小步，对 Carol 来说压力都太大了，所以决定推迟这项训练。

这一阶段的家庭实践战略包括早期阶段所描述的如下活动。

- 饭前和饭后，在厨房桌子前重复坐站几次（每天 10 次以上）。

(4) 后期策略（2010 年 1—5 月）

- Carol 继续进行中期一些活动并添加了以下内容。
- 逐渐降低高度坐 ⇆ 站。

① 较低的沙发中（先把枕头垫高一些，然后慢慢挪开，直到她坐到矮沙发的正常高度）。

② 一般的马桶座。

③ 内置座椅在套间淋浴。

- 进出浴缸（在一个浴室）和淋浴室（在他们的套间浴室）。
- 轮椅 ⇆ 汽车转移，通过站和迈上跨下台阶转移到车座。
- 游泳池的进展——Carol 现在可以从游泳池走到热水浴缸的边缘，坐在凸起的墙上，在一个人的协助下，快速越过墙到泳池进入水中。她用台阶（边缘上下）离开热水浴缸。这是 Carol 第一次能够而且不惊慌地爬上楼梯。当她被激励着要去泡热水澡时，爬楼梯是达到目的的方法。Carol 也很容易分心；游泳池甲板上的活动和其他游泳者一起，分散了她对楼梯的恐惧。

注意：在这一阶段，泳池内的活动只需要一人协助。大多数时候，她会从轮椅上走到游泳池甲板的入口，进入游泳池（沿着坡道），从游泳池走到热水浴缸，从热水浴缸走到更衣室。她通常在洗澡和穿衣的时候站着。助手完成所有的淋浴和穿衣任务，而 Carol 右手扶着墙的扶手来保持身体平衡。她会坐在轮椅上对着镜子梳头发，然后用右手化妆。

- 楼梯

① 进出社区游泳池的热水浴缸（图 19-10）。

② 从车库到他们家的两级台阶。

③ 她在后院的人行道上走到甲板上。

当 Carol 意识到她在热水浴缸楼梯上是安全的，她能够克服她的恐惧，并完成上下楼梯进入他们的家和院子。

- 散步，天气好的时候，Carol 可以出去走走，

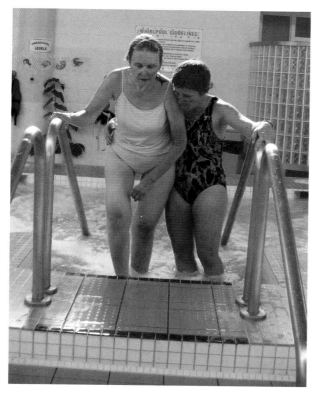

▲ 图 19-10　社区游泳池练习——患者脑卒中前的一项定期活动

在院子里的草地上、人行道上、车道上以及通往邻居家的人行道上走更远的路。走路时都是使用手杖。她继续穿着矫形鞋，现在能够通过偶尔的辅助来摆动她的左腿来完成精确迈步，大约有 50% 的时间是在光滑的室内表面进行的。

这一阶段的家庭实践策略包括早期和中期的活动以及下列活动。

- Bob 每天带 Carol 在家里散步 1~2 次。

在某些日子里，Carol 的感知觉发生了明显的变化，她会感到身体左侧可以进行很多运动。她经常发汗，有时几乎会昏厥，而且常常呕吐。这种情况在干预的早期和中期每月发生 1~2 次。这种反应的频率随着时间的推移而减少，只是偶尔发生，通常是休息一段时间后可再进行康复治疗。

（四）结局

观察姿势和运动分析是在干预过程中定期进行的，以记录 Carol 功能的改善和减少她的损伤。

Carol 截至 2010 年 5 月的功能改善程度列于表 19-15。将 Carol 2009 年 4 月的基本功能活动与 2010 年 5 月的表 19-15 所列活动进行比较，最重要的是，截至 2010 年 5 月，她有以下改善。

- 在所有的工作中，需要她的丈夫和护理人员少量帮助，特别是在转移、穿衣、上厕所和洗澡方面。
- 她能够在丈夫的帮助下走进他们的浴室，并使用马桶来上厕所，而不是仅仅依靠床边的马桶椅。
- 在一个人的帮助下，她能够在室内和短距离的社区散步（在最初的评估时，她是不能完成的）。
- 在帮助下，重新开始她的缝纫爱好。
- 经常利用社区游泳池康复锻炼。
- 不再流口水了。

（五）关于 2010 年 5 月后进一步的功能改善

（1）在 Bob 的帮助下，每周在家洗澡一次。Carol 走进淋浴室，坐在内置的淋浴椅上。Bob 提供最大的协助，以转移进出。一旦坐下，Carol 在协助下使用手持淋浴。

（2）在轮椅上进行坐站转移时，先做好准备（放置好左足和手的位置），密切监督，只需有口头提示。

（3）当护理人去拿东西时，可以在浴室无支撑站立一小段时间（即右手不放在扶手杆上）。

（4）在游泳池和热水浴缸里，即使有喷流和波浪袭来，她也可以独立坐在长凳上。

（5）Carol 能够主动地屈伸左膝和背屈左足，可活动范围大约是全范围的一半——这是持续的运动恢复的例子。

三、讨论

在当今的医疗环境中，急诊医疗机构的临床医生就要做出建议和决定是否出院或转移脑卒中患者。这些任务通常需要在脑卒中事件发生后数小时到数天内完成。临床医生要求决定哪些患者应该转移到家里，哪些患者应该转移到住院康复中心，哪些患者应该被转移到社区康复，或者哪些患者应该被转移到很少进行积极康复的养老院。表现出对侧倾斜倾向的人通常会出现严重的偏瘫，从身体角度来看，这对他们来说很有挑战性。结果可能是积极的而且是可达到预期的，但事实往往相反。

当临床医生不了解表现为倾斜综合征的个体损伤时，他们可能难以做出有效率和有效果的干预选择。正如本病例报告导论部分所讨论的，甚至伴有持续性偏瘫，接受治疗的这一人群的功能结果有望得到改善。对这些人来说，患侧倾斜减轻或解决得越快，他们获得显著功能性改善的机会就越大。根据 Carol 的情况，延迟 5 个月后才开始康复，来具体解决和调解她的倾斜行为功能障碍。然而，如表 19-15 所示，有意义的功能性改善已持续发生。这个病例报告增加了临床医生的检查和干预倾斜综合征患者的准确率。

表 19-15　2010 年 5 月患者的功能评估

活　动	功能评估
1. 转移（轮椅到厨房椅子，轮椅到床）	• 需要一个人的协助，需要口头暗示 　– 运动 / 顺序的需要 　– 调整左足位置并保持左髋 / 大腿对线 　– 在左胸外侧提供轻接触，以保持重心向前移动和向右移动 • 仅向右移动（干预策略） • 右臂放在轮椅扶手或椅子 / 床座上 • 在辅助下，间歇性地通过左臂，放置和保持在适当的位置 • 表面高度相似 • 通常需要增加 2～3 个步骤才能完成转移
2. 从坐到站，提裤子	• 需要一个人的协助，以进行频繁的言语提示 　– 运动 / 顺序的需要 　– 调整左足的位置，保持左髋中立位 　– 在左胸外侧提供轻接触，以保持重心向前移动 • 在提裤子时，站起来时需要密切的监督和频繁的轻辅助来保持平衡（在整个过程中需要 2～3 次） • 只用右手执行任务；左手 / 臂被动地悬挂在一边 • 站立时，左髋偏侧伴左膝关节过度伸展 10/10 次 • 花了 10min 完成整个任务
3. 坐到卧位	• 独立地坐在床边，根据口头提示把上半身降到床垫上 • 能够将腿抬到床上 • 自己把右腿带到床上，但需要一个人的协助才能把左腿抬到床垫边缘，并把腿放进被子里 • 完全不用左臂；悬挂在一边
4. 步行（室内）	• 身体左侧需要一人辅助，使在步行 50% 时间内左腿摆动，提供口头协助和右肩上的轻触觉提示，以调整躯干直立稳定 • 左髋外展无触觉提示，左髋偏侧，左膝过伸 • 通常使用单点手杖、卷边矫正鞋和 AirSport AnkleBrace（Aircast，DJOGlobal）左足支具 • 室内步行距离 – 在房子周围行走 30～40min，如果中间穿插蹲、伸手和站立活动，则不休息 • 右侧步长 30cm，左侧步长 28cm（护理人员有一半时间帮忙放置左足）。支撑宽度为 78cm（左足到拐杖距离）
5. 步行（户外、公共场所、地点）	• 在社区游泳池的更衣室、游泳池和游泳池上的热水浴缸之间行走（每个距离 15m） • 开始在草地、铺好的车道上和社区人行道上进行户外短距离的行走

（续表）

活　动	功能评估
6. 坐在马桶上，有一个坐垫将马桶高度增高了 15cm	• 需要频繁的言语暗示，使她在臀部向前并垂直向下移动，来降低重心，并倚靠着马桶水箱 • 后胸区需要一个辅助，以保持臀部和膝盖前伸，使重心在足的前方而不是后侧 • 在距离马桶 90cm 高时，不能控制身体重心，直接坐到马桶上 • 在右侧使用壁挂式抓杆，需要频繁的语言提示才能将右手放置于扶手上
7. 在社区游泳池洗澡	• 沐浴期间用上肢支撑站立（墙上扶手），护理人员完成所有任务，如脱下泳衣，穿衣服，使用洗发水和护发素，用毛巾把她擦干净。当 Carol 坐着的时候，她的鞋袜由护理人员穿上 • 在密切的监督和语言提示下，右手能够在短时间内放开扶手，以协助头发的清洗，右臂还可以穿进上衣的袖子中 • 整个任务花了 10～15min
8. 缝纫的任务（缝线、穿线针、钉扎、裁剪花纹料）	• 机器缝纫 　– 在轮椅上，只用右手可以打开机器引缝线，但不能穿针 • 固定材料和裁剪材料 • 坐在高凳上，能够将材料摆放在桌子上并裁剪 • 要求一个人拿着材料，当她用针把纸样别在材料上，然后用右手把材料剪出来 • 左臂挂在旁边，除非助手将手放在桌子上并保持不动 • 当左臂放在桌子上，偶尔主动协助支撑 / 平衡
其他	• 自 2009 年 10 月以来，她就没有使用过自己的"口水布"，尽管她经常需要它，只是为了以防万一

所有活动中躯干保持前屈（胸椎前屈＞腰椎前屈）

四、交替反射

Bonnie Jenkins–Close（物理治疗师早期介入）

在这种情况下，如果在 Carol 的急性康复治疗期间，她得到了多种站立的机会，结果可能会有所不同，可合理的构造她的空间环境，为完成站立提供帮助。这种设置起初可能很困难，但在随后的活动中会变得容易。临床上有许多可供选择的方法来执行"不能站起"的训练，当与 NDT 实践模式一起使用时，它们可以对更复杂、依赖性更强的患者有利，包括表现对侧倾斜的患者。步行轨道上，使用吊索，在站立过程中可以提供部分身体重量的支持。除了为直立带来帮助，也让患者在辅助支撑基础上掌握向前移动的能力。这种缺乏向前移动的能力往往导致胫骨在距骨上移动的能力有限，导致后足后仰，重心后移，增加摔倒的风险。胫骨不能在距骨上移动会导致小腿肌肉的软组织缩短，进一步影响踝关节被动和主动的背屈能力。

随着踝关节灵活性强化，Carol 对向前走的恐惧减少，有助于她从不同的高度进行坐站转移。当胫骨不能向前移动时，导致无法稳定髋外展肌和伸展肌，所以增加大腿外侧的肌力是必要的，这也有助于足踝的稳定。

无论是否有支撑系统，Carol 可以用右腿来练习向前移动，右臂从前上到后上，来增加胸部伸展，增加左髋的稳定性来进行转移。

如果 Carol 在康复的早期阶段曾有过稳定站立及保持双足一致向前移动的经历，那么她所表现出的许多障碍（如腓肠肌缩短、髋外展肌和伸肌无力，无法维持胸廓伸肌的活动），也不会发展得这么严重。Carol 和她的治疗师也不用付出更多的努力就可以更快地恢复功能活动。

病例报告 A4：1例20岁颅脑外伤患者原发性和继发性损伤的康复

Teresa Siebold　著

丛丽娜　孔得宇　罗丽华　译　　李赛男　校

一、概述

严重的颅脑外伤可能导致原发性损伤，包括肌肉活动减少（或缺失）、运动神经执行障碍以及痉挛[1]。根据急性和亚急性恢复期的严重程度和条件，可能会导致数年的行动不便和疾病，并可能导致严重的继发性损伤。完全和部分制动在临床治疗中是需要的，往往是受伤后急性和亚急性阶段为了以后能够移动而采取的辅助措施，制动措施的选择也是急性期和亚急性期所面临的一个问题。然而，固定部分身体的部分关节所带来的影响是不断发展的，比如足和足踝或手和腕关节被固定所产生的影响。遗憾的是，多数善意的治疗师经常通过夹板、支架和定位装置来进行固定[2,3]。

原发性损伤和在之后所采取的固定措施，其产生的继发后果包括关节畸形、肌肉萎缩、软组织组成改变，进一步造成感觉改变和心肺功能损害[4]。物理治疗师和作业治疗师知道制动对人体各系统的影响，但从业者经常单独地干预这些系统，一次只能关注一个问题。

该病例报告回顾了患有严重颅脑损伤患者的康复情况，强调了肌肉骨骼系统与神经系统之间的重要关系。

二、肌肉骨骼系统与神经系统的临床关系

足踝和足附近的肌肉和关节通常受到痉挛、过度募集或过度活动、不良的姿势和固定的影响。在这些区域中保持正常的协调和活动能力对于减震、平衡反应、有效的负重和感觉反馈至关重要[5]。此外，踝足复合体影响着动力学链上其他关节和肌肉的生物力学，因为成年人大部分时间都以直立姿势（坐、站立和步行活动）进行活动。NDT 原理可以与骨科学、形态学知识等多学科结合使用，不仅解决颅脑损伤造成的主要损伤，还可以解决与减少、缺失或异常运动模式相关的继发性关节和软组织问题。

三、病例介绍

Ernie 是一名20岁的男子，他因摩托车事故遭受了颅脑损伤的折磨。事故发生时他17岁，在受伤前他是一个健康、活跃的高中生，他喜欢历史、政治和滑雪。摩托车事故让他双额叶脑挫裂伤、弥漫性轴索损伤和一个大蛛网膜囊肿。此外，他左腕骨折和多处脊柱骨折，所幸无脊髓损伤。他的家人因此被告知 Ernie 在认知方面和身体的功能方面预后很差。尽管 Ernie 的家人了解他的预后，但他们选择全心全意的支持、尽力帮助他进行相关的康复治疗以获得最大的功能恢复。因此，在摩托车事故15个月后，一家人联系了 NDT 认证的物理治疗师。

该案例研究在 Ernie 的家开始，此前他已经接受了神经病学科相关的治疗，也进行了短暂的住院期的康复治疗以及门诊康复治疗。这次的康复治疗在他的家中进行，每周1次，持续8个月，此后每月1次，持续5个月，然后每隔几个月进行一次，从我们第一次见面开始总共经历了21个月。这种以家庭为基础的功能性物理治疗，结合 Ernie 的家人和家庭护理人员的付出，按照提供的康复方法进行锻炼，保证康复的持续性，从而确保了他的功能恢复，并在这个过程中获得成功。

（一）检查

1.患者及其家庭的目标

Ernie 和他的家人的明确目标是减少转移和运动所需的辅助，并提高他的活动耐力并改善他的生活质量（站立和步行活动）。

2.基本功能表现

Ernie 和他的母亲，父亲和哥哥住在家里。一家

人将他家主楼的电视室改成了一间卧室。自他颅脑损伤开始之前，他还没有上过 12 级楼梯到他以前的卧室。由于电视室的出入口是下陷的，一家人为 Ernie 建造了坡道。该坡道可以移到厨房的台阶上，也可以移到浴室的台阶上。Ernie 日常生活中的所有活动（穿衣、洗澡、上厕所、进食）和行动需完全依赖他人。自事故以来，他一直依赖轮椅（图 19-11）。

以下各段描述了 Ernie 的两项功能性活动，以证明其在初次评估时的能力：从轮椅转移到床上并站起来穿衣。

(1) 轮椅到床的转移：Ernie 的母亲首先将他放置在靠近床边的位置。Ernie 尝试在这个过程中也做一些活动来配合母亲，主要是将头和颈部向前，并将其左上肢伸向前，但是他的左侧上肢表现出内收

和内旋的姿势。坐着时，他保持骨盆后倾，腰背和胸椎明显呈圆弧形，结果就是，他的头前屈、后侧脖颈被拉伸，头向左下垂一直到胸部。

Ernie 的家人和护理人员试图将他的小腿弯曲，将双足收回，为转移做准备，但是，由于双足都有足内翻，他无法将双足平放于地面上进行负重（图 19-12）。他的承重面主要是第 4、5 跖骨的侧边之跖骨头，由足外侧边界进行着地负重。左足踝背屈（重新调整和施压后）约为 8°，右侧约为 10°。

一个人在 Ernie 的面前，将他前移，使他的身体重量压他的足上，并帮助他将臀部抬离床。第二个协助转移的人在 Ernie 的身后，他将臀部抬起并引导至椅子/轮椅上。转移很快完成，运动中 Ernie 不能动。在整个转移过程中，他的整个躯干都处于

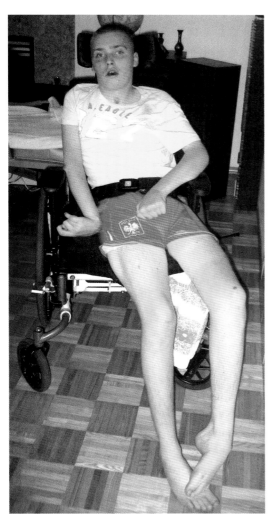

▲ 图 19-11　早期干预方案中 Ernie 坐在普通轮椅上

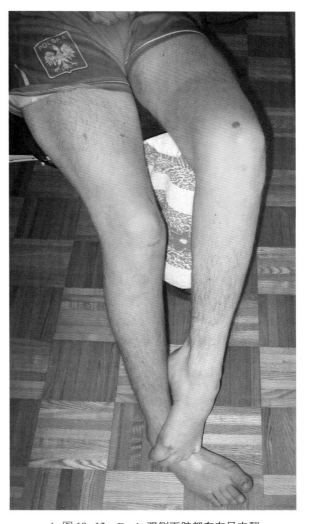

▲ 图 19-12　Ernie 双侧下肢都存在足内翻

屈曲状态，包括颈椎、胸椎和腰椎区域。他的足踝从未达到中立对线（背屈 / 足底屈曲或内翻 / 外翻）。

（2）站立换衣服 / 固定裤子：Ernie 的站立需要三个人支撑。一个人在 Ernie 的右下肢处，以确保他的膝盖既不过度伸展也不屈曲。第二个人需要在他左腿处，他的承重面主要是第 4、5 跖骨的侧边之跖骨头，这个过度活动将导致他向右倾倒。需要重新调整足的位置，以确保足能够进行部分负重，并防止 Ernie 的足踝受伤。这样一来，他的足就倾向于分开放置（髋外展）和足趾伸出位置（髋外旋），从第三步开始，从每只足的第三个足趾开始测量，他的支撑面的宽度增加到 35cm（13.75 英寸）。

第三个人在 Ernie 后面高高地跪在床上，并通过他的胸部和肩膀支撑着 Ernie，同时还协助 Ernie 保持臀部伸展。之后，用一面墙支撑 Ernie 的躯干进行站立，然后第三个人可以走到他面前，与他交谈以进行头颈部的定位和控制。Ernie 的对线是躯干和髋关节都在支撑面的外面，且偏右（图 19-13）。

表 19-16 描述了初次评估时 Ernie 在 ICF 框架内的功能级别。值得注意的是，这项评定在他以后的康复过程中以及指导他进行康复锻炼并取得进步是很重要的。

- 动机。
- 身体意识。
- 有家人和朋友的全力支持。
- 知识丰富且敬业的家庭护理人员。

3. 神经系统和肌肉骨骼系统最严重的单系统损伤概述

（1）躯干
- 躯干伸肌过度拉长。
- 躯干肌肉无力；伸肌＞屈肌。
- 无法维持躯干伸肌和屈肌活动，无法协调收缩共同保持躯干的稳定（译者注：即协调伸肌屈肌的向心收缩和离心收缩以保持躯干的稳定）。
- 椎间节段紧密但不稳定。

（2）头部
- 颈肌无力；伸肌＞屈肌。
- 无法维持颈椎伸肌的活动；颈伸肌伸长的稳定性大于颈伸肌缩短时的稳定性，即在保持

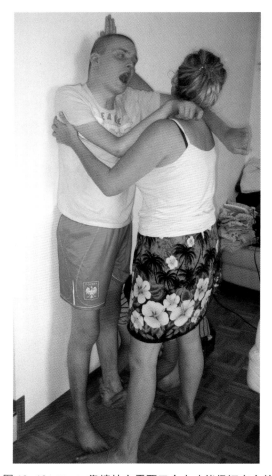

▲ 图 19-13　Ernie 靠墙站立需要三个人才能保证安全并保持平衡（摄影师协助拍摄右足和足踝）。请注意，Ernie 的足是足趾向外且外展，并且离墙壁 18cm（7 英寸），以适应足内翻的限制

颈椎稳定时，长肌肉比短肌肉更稳定。
- 右颈侧屈肌缩短（斜角肌和胸锁乳突肌）。

（3）口腔动力
- 口腔运动肌肉无力。
- 无法维持口腔运动肌肉的活动。

（4）左上肢
- 以共同收缩的方式募集大多数肌肉（主动肌和拮抗肌同时收缩）。
- 无法分离和分级主动肌和拮抗肌之间的肌肉活动，也无法协同作用。
- 左上肢所有肌群无力，无法维持活动。
- 指长屈肌紧张。

（5）右上肢
- 肱二头肌和胸大肌无力，仅观察到不自主的

表 19-16　国际功能、残疾与健康分类临床评估的表现

参与 / 限制	功能活动 / 局限性	观察姿势和运动
家庭和社区中的所有移动都需依赖他人，包括移动和转移。妈妈推手动轮椅	• 没有一个人的协助就无法维持坐位平衡 • 需要高靠背的轮椅支撑背部 • 需要两人的全力帮助来进行低支点转移（译者注：指不涉及重心高低变换的平行转移，如轮椅至床边的转移） • 需要三人一起全力协助才能站立（两边各有一名，后方一名）	• 坐直或站立时出现躯干屈曲，有骨盆后倾斜和枕下延伸 • 自觉疼痛乏力 • 站立时左膝过度伸展 • 过度激活左腿肌肉而使右大腿肌肉伸展和变弱 • 左侧骨盆后旋，髋关节在支撑面的后部 • 站立时左足和足踝呈足内翻模式（足跖屈、内翻、距骨外展） • 坐着时，左跟骨倒置，距骨外展，踝关节屈曲 • 在轮椅上或准备转移时，能够主动部分地摆脱调整内翻姿势以获得更好的姿势 • 左踝关节被动背屈至中立，膝关节屈曲，且膝关节明显压力过大
谈话期间无法与家人、朋友或治疗师进行眼神交流	• 无法调整头在身体上的位置 • 需要一个人的协助才能抬起头 • 无法查看他的周围环境	• 当一个人支撑头部时，颈部被拉伸，使颈部过度伸展 • 没有支撑时，头向左下垂至胸部
无法与家人和朋友外出就餐	• 无法处理口腔分泌物 • 当家人和朋友用抹布抹去口水时感到沮丧 • 需要一个人协助管理口腔护理 • 无法单独咬或咀嚼食物 • 需要一个人的协助准备适当质地和口感的饮食来喂 Ernie	• 嘴巴一直张开，下颌下垂，当兴奋或沮丧时，嘴张得更大 • 下颌难以闭合 • 流口水
无法用语言沟通自己想要或需要的——增加沟通的时间和效率	• 面部无表情 • 要求一个人提出具体的特定的单句问题 • 用左手拇指伸展表示"是"信息，用小拇指伸展表示"否"信息 • 抬起左臂（至头高）的手势表示"你好"	• 无法用右上肢进行正确的手势 • 能够用左手伸手击掌
日常生活的所有基本活动都需依赖他人	• 无法使用左上肢进行功能活动（例如食用食物、喝饮料或梳洗） • 无法抓住或操纵物体（即打开罐子上的盖子，使用钢笔，拿住图片） • 无法使用右上肢进行功能活动 • 无法使用右上肢进行双侧活动	• 能够部分放松右上肢肌张力，以改善姿势和舒适度 • 上臂置于明显的内旋位置，伴随前臂旋前、腕、指屈曲 • 肘关节经常伸展
无法参加必要的交流活动	• 无法安全地使用（例如有足踝或膝盖受伤的危险）右下肢进行双边承重活动，例如站立转移、站立活动或步行 • 护理人员担心他在转移或站立活动期间可能会扭伤足踝	• 站立时，锁住右膝盖或膝盖屈位 • 通过右下肢的最小主动负重 • 站立时臀部在支撑面后面 • 右脚踝长时间以马蹄内翻姿势休息 • 不能主动调动右侧背前肌进行定位或功能准备 • 被动右背屈 -10° 膝盖弯曲，明显起压

震颤。

• 指长屈肌缩短。

• 无法在右上肢其他肌肉中启动活动。

（6）左下肢

• 腓肠肌 / 比目鱼肌以及足和踝关节周围的软

组织缩短。

• 左膝屈肌、伸髋肌和髋外展肌以及踝伸肌和背屈肌无力。

• 无法选择性地募集和分级在左腿的肌肉（在屈肌和伸肌之间、外展肌和内收肌之间）

(7) 右下肢

- 腓肠肌 / 比目鱼肌复合体以及所有足和踝关节周围的其他软组织缩短。
- 所有右下肢伸肌和屈肌无力。
- 无法维持所有下肢肌肉的活动。

（二）评估和医疗计划

有限的治疗时间（需要接受 NDT 培训的治疗师每周 1h）、环境（他的家）和康复阶段（颅脑损伤后 15 个月）要求对 Ernie 的护理计划进行优先考虑并以功能为基础。希望家庭和家庭护理工作者将能够持续进行康复锻炼，并确保 Ernie 保持积极性并参与活动。为了达到这两个标准，应用 NDT 的原理，即在主动参与、抗重力位（直立位）、负重（承重）的姿势下，同时在有意义的任务中纳入受累更重的肢体。

但是，要实现这些直立的负重位置，需要下肢的对位对线。存在异常对线的情况下，不能产生正常的运动 [6]。因此，应优先考虑使用骨科手法治疗策略及功能性姿势和活动来拉伸、调动和重新调整 Ernie 的足和踝，这些姿势和活动可利用他的体重辅助下肢伸展，同时进行功能性活动。

据推测，Ernie 的足和踝对线不良主要是由于肌肉和软组织长度的变化所致。他的关节和肌腱存在粘连；但是，没有固定的挛缩或异位骨化区域（坚硬的或骨端的质感）。足底屈肌和内翻肌的过度募集，导致他的足踝和足在一天的大部分时间内都处于足内翻位置。这种长时间的不良姿势导致足部固有的屈肌、足跖屈肌（腓肠肌 – 比目鱼肌复合体）和内翻肌（胫后肌）缩短，背屈肌（胫前肌）和外翻肌（腓骨肌）过长，从而使后两个肌群的募集变得困难。

足内翻导致整个下肢、躯干和上肢的肌肉对线不良及功能障碍。Ernie 直立时，膝关节过度伸直，左骨盆 / 髋关节向后旋转。他有对侧倾斜的趋势，并倾斜向左足的外侧缘和足趾。因此，为了稳定身体，他的躯干向右和向后转动。但是，右腿无法支撑体重，他要么过度伸展右膝关节以保持稳定，要么由于无力而变成屈曲状。当与地面接触时，右足的负重表面主要是足趾（第 3～5 趾）和足的外侧边缘。

由于这种不稳定的支撑面，不对称的对线和不平等的承重，Ernie 感到不安全或要摔倒。这导致他的左下肢伸肌和足跖屈肌进一步过度活动，进而导致不对称的用力状态，并导致家人和看护者需要向他提供很多的支持。每个人，特别是 Ernie，都感到沮丧和疲劳。

（三）干预

尽管重点是重新调整足和踝，但其他损伤并没有被遗忘。NDT 实践模型提倡解决生物力学和运动学原理，以实现最佳的身体对线方式和合理的肌肉用力活动。治疗从闭链运动开始练起，选择的运动方式要有意义且具有功能性，闭链运动可以通过关节压迫和机械感受器的刺激来增加感觉反馈。在牵伸或活动他的足或足踝时，要刺激引导 Ernie 的下肢肌群产生协同性收缩，这一点是很重要的。主动的闭链的位置可以平衡主动肌与拮抗肌之间的活动，而且可以利用人体的重量来给肢体施加压力，并且使肢体的肌肉产生离心性或向心性收缩 [7]。另外，垂直方向刺激了网状激活系统，这样可以提高 Ernie 的精气神，使得他有更多的主动反应。

表 19-17 列出了为了使足和踝关节达到正确的对位对线而选择的治疗措施及其进展，而且这种正确的对位对线姿势可以使 Ernie 在主动运动、直立姿势以及负重姿势下，进行安全地转移，并减少辅助帮忙。大多数任务都是赤足执行的，以使家属和治疗师能直接接触他的足和踝，以进行安全的对线和帮助（包括松解关节和软组织）（图 19-14 和图 19-15）。尝试从距骨中立的位置进行所有动作和活动。然后将足放在地板上，同时维持这一对线。一定的踝跖屈角度也是需要的 [8]，然而，由于肌张力过高和跖屈肌变短使得踝关节变形导致力线不正确。

在我们的治疗过程中会用到以上所描述的活动。因为他的家人急于帮助 Ernie，希望他的功能有所改善和进步，他们和家庭护理人员也帮助他每天在床上做一些功能锻炼，也会在坐位进行一些锻炼。这些练习包括俯卧屈膝（辅助主动）、桥式运动、四点跪和上肢练习。这些练习能够帮助 Ernie

表 19-17　在治疗程中进行的活动，包括调整和处理

位　置	活动表现	徒手操作 / 提供的辅助
坐在床边，把上肢放在 Ernie 前面椅子的椅背上。将他的上肢放在水平面上可以增加他的躯干活动和稳定性。为了确保稳定的坐姿，将 1 英寸的实木放在床垫顶部，让 Ernie 可以坐下 • 赤足	让他看他自己、他的家人和朋友的照片。放置照片的位置要确保重心向前移动至抬起点（抬起骨盆 / 臀部离开床上以使足和足踝负重） • 保持足够的时间（坚持 15s） • 改变膝关节屈曲的角度（即抬多高）、保持的时间以及提起和放下的速度。这种多样性的变化确保可以调节肌肉收缩的类型（向心、离心或等长收缩），并且可以改变足踝和足部的关节活动度需求	• 一个人来协助体重向上肢转移并抬高 • 左右足各有一个人，以确保随着体重转移到足上（足跟保持在地板上）而增加背屈，同时提供跟骨和舟骨旋前的启动 / 保持
俯身站立（图 19-14）：在最高位置使用按摩床，将 Ernie 的躯干和上肢放在按摩床上时，在 Ernie 的胸部下方放两个枕头。考虑到上肢在负重的同时，减轻俯身站立时对躯干和上肢的需求。因此，也减少了与平衡或安全有关的问题以及助手所需的工作量 • 赤足	• 站立时略微屈膝，时间以耐受为度（长时间拉伸踝关节屈肌，特别是比目鱼肌，内翻肌和其他软组织） • 首先在改良闭链运动中，然后在开链活动中，他受累较轻的左下肢逐渐处于不利地位。例如，包括轻拍左足跟（不敲足趾），扭动左足向外 / 向内，左足向外 / 向内踩，左足向前 / 向后踩。这减少了来自左侧下肢的推动活动量，同时增加了较弱的右侧下肢的需求和主动负重活动	• Ernie 的头部和躯干需要一个人来确保舒适和安全（颈部位置、呼吸、吞咽和上肢位置） • 在以下情况下，左右足各留一个人，以确保足跟背屈（保持足后跟在地板上） 　– 治疗师提供了跟骨和舟骨旋前的关节松动术 / 维持旋前的治疗（图 19-15） 　– 对左下肢进行身体上的提示，以确保产生正确的运动反应（在迈步时，限制左下肢多余的运动）
18 周时靠墙站立 • 鞋跟距离墙壁约 1 英寸，每只足与支撑面的负重点在第三个足趾上，两负重点之间的距离为 35cm（13.75 英寸），膝关节屈曲约 20° • 赤足	让他看他自己、他的家人、朋友和摩托车的照片（事故发生前后）。与之交谈时让他看着兄弟、父亲或母亲 • 在右下肢和左下肢之间进行重心转移，让 Ernie 在左下肢倾斜的情况下感觉右下肢失去平衡，然后找到中线和平衡点进行对齐 • 沿着墙壁滑行 / 下蹲至膝关节屈曲 20°～45°，保持不同的时间长度；重复多次，这种改变促使不同类型的肌肉收缩 • 在敲打左足后跟，扭动左足进 / 出时，促进右下肢负荷增大。这也有助于减少左下肢伸肌的过度活动（如俯身站立时所做的那样）	• 提供外在的言语反馈，以提高他对偏离中线的意识，并提高他对中线的矫正意识（即他经常通过躯干向左倾斜，但骨盆向右倾斜的姿势进行过度矫正） • 向右臀中肌发出向下和稍微向内侧的身体上的提示，增加并维持髋外展肌的活动（以防止向右侧塌陷） • 前方的人进行躯干和头部对线，并向左下肢提供一些提示（骨盆的近端提示以保持中线对齐，股四头肌向下将重量压到足上），以减少伸髋肌和伸膝肌活动，并减少踝 / 足跖屈的倾斜 • 左右足各有一个人，以确保维持踝背屈（保持后跟在地面上），同时进行跟骨和舟骨旋前的启动 / 保持（图 19-15）
站立，没有墙壁支撑。大约 22 周后，他开始可以在不依靠墙的情况下站立 • 赤足	让他看着家人、朋友和他的摩托车的照片，以鼓励他扶正身体。将图片移至左侧、右侧和中间的各个位置，以进一步加强平衡的调整和躯干的控制 • 骨盆移位，然后肩部和头部向前并短时间离开墙壁 • 在允许范围内保持全身重心垂线对线（15～30s）	• 需要一个人支撑躯干（通过肩胛骨和胸椎），并协助他抬起头（口头和身体上的提示，以让他看向家人，例如父亲或兄弟或照片） • 左右足各有一个人，以确保维持足踝背屈（保持足后跟在地板上），同时进行跟骨和舟骨旋前的启动 / 保持（图 19-15）

（续表）

位　　置	活动表现	徒手操作／提供的辅助
在 14 周时开始行走，但由于需要四个人协助而常常难以执行 • 最初的 6~7 个月内穿袜子，左足踝支具和鞋子 • 在距本病例报告结束前约 7 个月时，赤足或脱鞋（无支撑）	• 辅助重心向前移动到右下肢重心支撑点作为终点姿势，左足踏出。重心向前移动到左下肢重心支撑点作为终点姿势，右足迈出。从住宅的前门到厨房，在硬木地板上重复约 15 英尺	• 一人在 Ernie 前方支撑躯干，并在髋部后方进行重心前移，以达到并保持髋部在中心位置。（译者注：重心在支撑面内稍前方，一个稳定并具有前倾趋势的姿势）然后协助保持该姿势 • 每个下肢都需要有一个人辅助，以确保在站立时足部和踝部稳定对线及摆动过程中合理的步长；尽可能在足放平的位置开始负重；根据需要在膝关节上提供支撑（右膝比左膝需要更多的力量，以确保膝关节在负重过程中不会屈曲，并且在站立时可以顺利伸展） • 为了安全起见，请第四个人推着轮椅跟在后面
加强训练 大约 8 个月后开始 • 赤足	从下沉式起居区到浴室 • 重心向前移动到右下肢实现站立中期位置，并抬高左腿（左侧先开始，并增加右侧下肢的主动负荷反应） • 保持右下肢的中立姿势（译者注：负重状态），而不将重量转移到左下肢上，并再次将左足踏回到地板上（继续抑制左下肢的过度异常活动）。重复进行（可进行 5 次） • 重心向前移动到左下肢重心支撑点作为终点姿势，向右上肢上移 • 保持左下肢的中立姿势（负重），不要将重量转移到右下肢上，而将右足踏回到地板上。重复进行（可以重复 10 次）	• 一人在 Ernie 前方支撑躯干，帮助向前重心移动，并帮助将轻微的重心向前转移到中间姿势（译者注：重心在支撑面内稍前方，一个稳定又有前倾趋势的姿势），然后协助保持该姿势 • 双上肢围绕在前面助手的腰部或肩膀 • 每个下肢都有一个人，以确保支撑肢体的足和足踝稳定；根据需要在膝关节上提供支撑（右膝比左膝需要更多的力量）；加强训练过程中有适当的髋关节和膝关节屈曲。Ernie 能够使左下肢摆动，但需要适度的帮助以防止髋关节抬高，并确保有足够的膝关节屈曲角度，以把他的足趾从台阶上挪开为宜。Ernie 可以通过放松膝关节来启动右侧摆动相，但是由于严重的力弱，需要最大的帮助才能抬起右下肢来加快步伐
治疗 9 个月后进行了上下楼梯训练 • 穿着袜子和鞋子 • 佩戴左足踝支具	上楼梯 • 体重向前移动到对线右下肢站立中期的位置，左足迈出（15cm） • 体重向前移动到左下肢，先将右足后跟抬起，然后屈髋屈膝，同时抬起右足到同一步 • 重复以上步骤递增至 12 步，也就是说左下肢领先，右下肢后迈步，以利于右膝能够放松下来，能够在迈步过程中，充分发挥作用（译者注：如在迈步过程中进行摆动、迈出）	上楼梯 • 一人在 Ernie 前方支撑躯干，帮助他向前体重移动，并帮助将重心稍微向前转移到中间姿势，然后协助保持该姿势 • 一个人在右下肢的右髋和膝关节伸肌上提供帮助，以确保姿势的稳定性，踝和足尽可能保持中立，在摆动时有足够的屈髋屈膝角度 • 一个人在左下肢处帮助髋关节和膝关节屈曲，右足上楼梯时，使足踝和足对齐确保负重时的安全
	下楼梯 • 后退下楼梯 • 使用一种迈步模式，即左下肢向下，然后右下肢作为负重工作的肢体，需要主动控制下楼的动作 • 执行 12 阶楼梯	• Ernie 前面的一个人为躯干和头部提供支撑，并提示向后的重量转移到稳定下肢的中心位，并协助维持中心位姿势 • 一个人在右髋和膝关节伸肌处提供帮助，以帮助其支撑相股四头肌离心收缩和髋关节伸肌控制，并在进行下一步摆动相充分协助 • 左下肢的一个人帮助髋和膝关节屈曲（Ernie 能够启动），然后进行髋关节伸展（以防止髋关节抬高）和踝跖屈去够下一级台阶，然后摆动到下级台阶

注意：此表中的时间是家庭疗法干预开始后的时间，而不是从他的颅脑外伤开始后的时间。

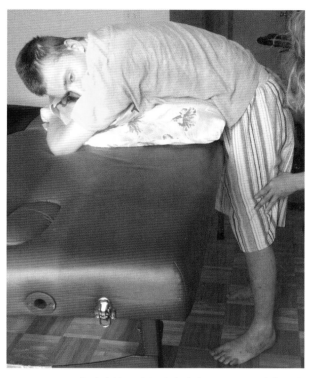

▲ 图 19-14　主动牵伸下肢训练方式之一，Ernie 俯身趴在治疗床上

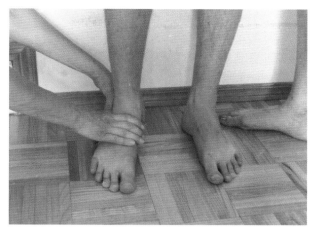

▲ 图 19-15　在稳定跟骨的同时，提供舟骨旋前，以获得适当的站立姿势，并使得足踝主动负荷拉伸

去过自己的房间。经过很多艰苦的工作和准备，在 3 个人的协助下，Ernie 得以爬上了 12 级楼梯，直达他的卧室。他和他的母亲花了一些时间浏览他的照片、书籍和海报。Ernie 对自己身体方面的进步感到兴奋，并进一步激励自己去完成更多的事情。在治疗结束时，Ernie 的新目标是仅由一个人（他的母亲）的帮助下能够爬楼梯，这样他就可以去波兰探望他的祖父母了。

每天都能够进行一定的功能锻炼，康复是持续性的，这对于他来说很重要。转移和体位转换（如翻身、翻身坐起转换）的功能活动也定期进行回顾和调整。这些转移和体位变换是有作用的，既有助于增加 Ernie 的主动活动，也有助于减少护理人员的数量并减少辅助。

（四）结果

表 19-18 显示了 Ernie 训练的结果，图 19-15 至图 19-19 显示了他坐着和站着时的身体姿势。尽管表 19-18 显示 Ernie 在进行功能锻炼时，比较主动，并取得了一定的进步，也减少了护理人员对他的辅助和帮忙，而且在没有进行评估的功能方面也有一定的改善。

最重大的变化之一是 Ernie 的专注力。与他人交谈时，他会抬起头来看着别人，这是有变化的，对话期间他的注意力也得到了改善。此外，发现 Ernie 闭嘴和处理口腔分泌物的能力也要好了很多。在整个治疗过程中，意义最深刻的一件事就是，他能够爬楼梯到卧室里。自从事故那天起，他就没有

四、讨论

Ernie 脑部损伤的严重程度以及由此影响到的多个系统 [神经、肌肉骨骼、认知（注意力和觉醒）、感觉 / 知觉和口腔运动]，也使得在后续的康复中，会采取多种治疗措施。然而我们选择直立姿势来处理他的觉醒和注意水平，并在进行熟悉的功能性活动时使用 NDT 原理进行恢复。

实施的一些最有效的措施包括俯身站立和坐位站起。这些姿势既可以帮助改善踝关节的异常运动（通过利用他的体重来增加对软组织和关节的拉伸），又促进了他下肢肌群的向心和离心收缩，提高了运动控制。由于他充分利用了人体的生物力学原理，Ernie 能够在一个姿势下更有效地激活肌肉群，以维持他的肌肉活动。

在俯卧站立位姿势和坐站转移姿势中，可以将身体各部分最有效的对线结合起来，因为这些姿势可以使足和踝关节达到充分的关节活动度（利用身体重量使得软组织得到充分的牵伸），而且运动

表 19-18　干预期间的功能障碍和功能改变

损伤变化和功能	初步评估	8 个月时的重新评估	15 个月后的随访
头部控制：在谈话期间或在车内	无法独立抬头	头可以抬起并保持 15～20s 的时间来观察家人	能够在有人与他交谈时保持 4～5min；经常自我纠正
左踝背屈的活动度	将膝关节从中立位置被动活动至屈曲位，主动控制膝关节屈曲至 8°	被动屈曲至 5°；主动回归至中立，口头提示时，将足重新放置在轮椅脚踏板上	屈膝时可至 5°；从坐位到站立时可以达到 10°
右踝背屈的活动范围	被动屈曲膝关节至 10°，无主动活动	将膝关节从中立位置被动活动至屈曲位，踝关节震颤	被动至中立，膝盖接近伸直（站立和接受测试）；1 级以上活跃
进行的转移类型	低支点	站立位（需辅助）	步行
转移所需的帮助量	两人协助（全力协助）	一个人（全力协助）	一人操作，调整 Ernie 和轮椅，固定轮椅，放置好 Ernie 的下肢，然后用合适的姿势帮助 Ernie 调整，进行重心转移，并维持平衡
站立所需的帮助人数：在穿衣、在看家人或看照片时	3 个人	2 个人	1～2 个人
站立最多的持续时间：用于穿衣，看家人或看照片	大约 3min	大约 10min	最多 45min（倚靠墙壁时）；在一个人的协助下，没有墙壁时 5min
散步：与家人一起在家中坐轮椅或按摩床	不能	3 人辅助，室内短距离	2 人协助，室内短距离
上下楼梯去他在二楼的卧室	不能	在 2 个人的协助下上一级台阶	能够在 3 个人的协助下上下 12 级楼梯

控制训练可以有效地激活肌肉进行离心和向心性收缩，为了能够使他的身体形成充分而有效的对位对线，这些姿势的锻炼是很重要的，这些姿势可以激活左侧下肢的肌群，并提高左侧下肢肌群的肌肉活性。坐位到起身的活动对于 Ernie 来说是具有挑战性的，因为要维持好特定关节的关节活动度，比如髋关节、膝关节、踝关节等，需要将关节之间的运动协调起来，达到关节之间运动的稳定性，因而，Ernie 需要在维持躯干稳定性的同时，将各个肌群的用力程度进行分级管理。这突出了一个事实，许多功能活动会影响到肌肉骨骼系统和神经系统的损伤以及它们之间的关系。

遗憾的是，尽管俯身站立和坐位站起活动改善了他对下肢的控制和力线的调整，但他有时觉得这些动作很无聊、没有意思，并且有时拒绝做这两个动作。由于当时 Ernie 缺乏头部控制，很难使俯身姿势变得有趣味性或者让他能够对此产生兴趣，这样一来，他会感到沮丧，过度使用较强的左侧肢体，使右侧肢体更无力。

在从坐位到站起的过渡运动中，很难控制所有的运动部位和身体部分，所以对于 Ernie 来说，要让这个动作成为功能性活动或者让他能够喜欢练这个动作也是很难的。尽管这些功能锻炼是解决这些功能障碍的有效疗法，但由于 Ernie 缺乏充分参与的积极能动性，因此在练这些动作的时候也是很困难的。Ernie 向他的治疗师提出诉求，要求他继续在

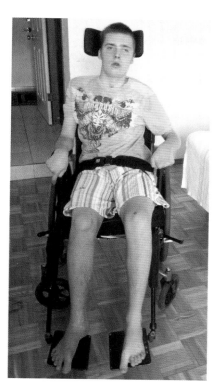

▲ 图 19-16　经过 19 个月的治疗，Ernie 的姿势得到一定的矫正使他可以更好地坐在轮椅上，并能够维持较稳定的姿势

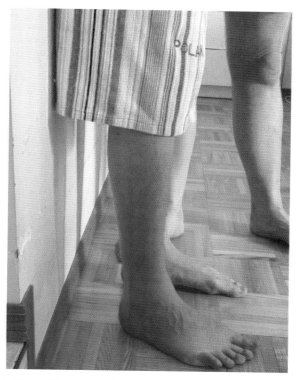

▲ 图 19-17　经过 19 个月的治疗，Ernie 通常能够与一位家庭成员站在一起，其支撑基础在 20～24cm（8～9.5 英寸）之间（有时，需要第二个人来重新调整其右足和足踝的位置）

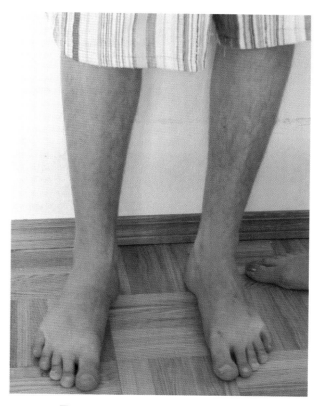

▲ 图 19-18　站立活动时足踝和足部接近正常

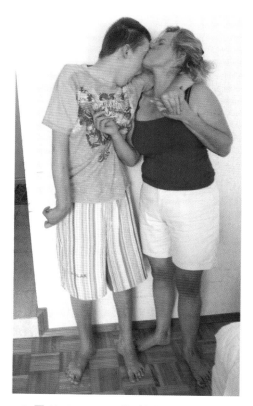

▲ 图 19-19　Ernie 得到妈妈的拥抱和亲吻

功能性姿势和功能性活动中为他进行功能锻炼，以尽可能更快地解决他的功能障碍问题。

Ernie 喜欢靠在墙上的姿势和活动，当他拒绝前两项活动时，经常会在靠墙的位置进行锻炼。背靠墙站立可以使 Ernie 进行直立活动，并能控制下肢进行离心性和向心性收缩运动。在每只足和足踝处有一个人的协助下，使得双足都可以充分负重，利用身体的重量以改善踝关节的运动范围，并减轻他双下肢负重不平衡的情况。此外，这种姿势使 Ernie 可以在交谈过程中看着家人（所需的头部控制辅助逐渐减少）并可以看自己、朋友和家人的照片。

墙体还为 Ernie 提供了躯干稳定性，因此他可以有充足的时间进行下肢的控制和对线，因为对他而言最大的困难之一是他无法维持躯干肌肉的活动，从而减少了躯干的稳定性。为了避免他过度依赖这个姿势，需要让他逐渐离开墙体，在不靠墙的情况下进行站立，进一步提高对躯干肌的控制，以及在坐位时，采取高坐姿的姿势，都可以有效地锻炼躯干肌。后续锻炼中，鼓励 Ernie 和他的家人要经常采取远离墙体支撑的姿势进行站立功能锻炼，要选择高坐位或者上肢的支撑下的前坐位的姿势进行锻炼，以增加他对躯干屈肌和伸肌活动的控制。

其他一些功能锻炼方法，如推动或拉动活动等，都可能会用到以促进躯干激活。Ernie 可以坐得很高，倚靠轮椅的靠背（有人在轮椅上提供阻力），把轮椅推离自己，然后拉向自己，然后，该活动可以发展到有墙支撑的站立，然后没有墙支撑的站立。倾斜椅子或凳子看照片或其他收藏品，或者举起或放下各种物品，如刷子、他穿之前的衬衫，或他淋浴后的毛巾，都可以有效地锻炼躯干的稳定性。让他看自行车杂志或自行车零件，面对这些将增强 Ernie 的动力，提高他的主观能动性，使他积极参与到功能锻炼中，并为治疗提供多种活动选择。

随着 Ernie 动作和控制能力的增强，他也许可以尝试新的途径来获得更进一步的治疗效果。建议使用温水疗法进行站立和坐卧活动。他可能可以玩体感游戏来进行头颈部控制训练，以及增强上肢的协调性和躯干控制。Ernie 和他的家人进行转移锻炼或独立用餐对于促进功能的独立性也很重要。

五、总结

Ernie 取得这样的进步，而且还会有更多的功能恢复，是因为他坚持进行康复锻炼，而且目标很明确、有动力，再加上家人也致力于帮助他，这些因素在他的康复过程中是很重要的。除了与物理治疗师合作外，他还得到了按摩治疗师、脊椎医生和颅骶治疗师的帮助，以协助他进行功能的恢复锻炼。同样，治疗师将其转诊至门诊诊所，在该诊所接受物理治疗，作业治疗和言语治疗约 8 周。Ernie 和他的家人对任何有益于 Ernie 功能恢复的方法持开放的态度，都会选择信任和接受，而且非常认可 NDT 的治疗方法，并且将 NDT 的治疗指导融入日常的康复锻炼中。

该病例报告记录了将近 2 年的时间，从康复开始就持续了 15 个月。目前，他的治疗师每隔几个月才会见到 Ernie，但是他的康复并没有停止，治疗师会设计一些更难的动作让他在家里进行锻炼，而且需要家里人的辅助，这些更难的动作也会帮助 Ernie 取得更多的进步。

越来越多的证据支持特定的康复活动后的神经可塑性变化 [9, 10]。然而，需要更多的研究来支持对患有严重颅脑损伤的个体进行长期持续的康复治疗的益处。与在受伤后早期采取此类康复计划的患者相比，对于那些从受伤之日起就无法恢复的患者来说，与在受伤后早期进行这样的康复锻炼相比，强化康复项目对患者的功能恢复可能是一个优势。医护人员需要继续提供适当的临床医疗和护理，并在损伤后早期尽可能地保持肌肉长度的同时，保护关节的完整性。然而，在受伤数月（或数年）后提供一段时期的强化康复治疗，可以让患者有足够的时间从重大医疗问题中恢复，同时为家庭提供所需的支持，以确保他们可以取得持续不断地功能恢复。

六、交替反射

Marybeth Trapani-Hanasewych　著

Ernie 的病例报告说明了建立稳定的支撑面对于改善流口水管理和食物咀嚼等精细运动技能的重要性。一旦他能够获得并维持这种稳定的支撑面，他就可以开始口腔运动技能的相关活动。受 NDT 训练的言语 – 语言病理学家可通过主动收缩，以在颞下颌关节中提供最佳的对线，从而帮助这些技能的发展。正如他得益于足部更合理的力线和有效承重一样，他也会从颞下颌关节中受益。口腔运动干预活动最好在他的物理治疗后立即提供。在他的躯干和下肢对线稳定后，他就能够进一步控制他的口腔部的肌群，以获得口腔运动技能的改进，以管理他的分泌物和咀嚼食物。如果有受过 NDT 教育的言语 – 语言病理学家治疗可以在 Ernie 的治疗中进行应用，这些口腔功能可能会更快被引出。其他活动如从勺子侧面进食，并积极向前移动嘴唇、协调吮吸、吞咽和呼吸，几方面运动同步进行。Ernie 身体各部分在结构和功能上相互影响，以保持力线对准和活动状态。使用呼吸控制来帮助他保持进行任务和专注力可能有助于治疗。言语 – 语言病理学家训练通过使用膈肌 / 腹部呼吸进行，并在他从事与摩托车爱好相关的任务时与他交谈，也有助于口腔肌

群的恢复。可以从叹气开始练发声，然后添加带有辅音的简单元音。这可以使他获得发出声音以寻求帮助的能力。下一个重点将是提高他的沟通能力。仅用拇指向上或向下表示"是"或"否"是比较局限的。增强型通信设备来加强沟通能力可能是一种可行的选择，可以进行进一步的研究，以使 Ernie 能够更好地与家人和朋友进行交流。

言语 – 语言病理学家可能已经开展了语言活动（例如确定其他动机和兴趣），这些活动会鼓励他在联合治疗期间的坐姿和站立姿中保持主动的姿势，保持头部抬高。言语 – 语言病理学家还可要求需要 Ernie 计划和执行的认知活动，例如邀请朋友在家中看电影。从姿势控制的角度来看，他可能有动力保持注意力，也可帮助他积极主动地保持正确的姿势。

这个年轻人还有很长时间来获得交流能力，并且有进一步提高自己的潜力。尽管 Ernie 受伤后过去很久，但仍将从言语 – 语言病理学家服务中受益。

病例报告 A5：脑卒中认知障碍患者的检查、评估和干预

Katy Kerris　著

白雪竹　朱文静　译　　张晓敏　校

一、概述

脑卒中后伴有认知障碍的发生率比较高，一项对 645 名脑卒中后患者的研究发现，38% 的患者在脑卒中后 3 个月出现认知功能障碍[1]。另一项研究发现脑卒中后 3 个月认知功能障碍发生率为 39%，1 年为 35%，2 年为 30%，3 年为 32%（n=163）[2]。研究人员使用 17 个衡量认知功能的评分量表，发现脑卒中后 35% 的患者（n=227）存在认知障碍，而对照组只有 3% 的患者（n=240）存在认知障碍[3]。最近，一项关于脑卒中后生活满意度的研究发现，32% 的脑卒中幸存者（n=94）存在记忆缺陷[4]。

认知障碍给脑卒中后幸存者和他们的护理人员都带来了困难，增加了护理人员的负担。照顾伴有认知功能障碍的脑卒中后患者的护理人员，他们

的生活满意度评分要比照顾无认知功能障碍的患者的护理人员要低[4]。认知功能完整的人能够独立生活，或者在家的日常生活活动需要较少的辅助和监督[5]。

脑卒中后认知功能康复训练的有效性尚未得到很好的研究。最近一项对医学数据库的研究发现，只有 10 项关于这个主题的研究[6]。尽管如此，在进行认知功能障碍程度评定后，仍然对脑卒中后认知功能障碍患者的康复治疗干预方案的制订有很大的指导意义。干预策略包括在遇到问题时采取更有效的解决办法，在与他人工作交流中采取更有意义的相关性活动，而且能够进行合理的任务选择和环境选择以达到一个更好的结果。例如，在脑卒中后或颅脑损伤患者的干预措施包括治疗师的徒手治疗

策略，而这些方法不需要与患者进行详细讨论和描述。但是这些治疗方法的完成需要患者具有高度的注意力、专注力和对语言的理解能力，然而这些认知功能障碍都是脑卒中后常见的功能障碍。

真正有效的治疗方法并不需要患者与治疗师之间有过多的语言交流。接受过 NDT 培训的治疗师，往往会使用熟悉、相关性比较高的活动并且在特定环境设置一些功能活动，来刺激大脑相关的皮质层，引导患者产生更有效的运动反应，让患者能够进行空间辨别，不需要较强的语言和认知能力，就能够自主地使用患侧肢体。缺乏意识和错误的认知行为是这类患者常见的问题，可以让他们多去经历这些正常的运动反应，并在运动过程中集中注意力以积累经验。

在护理过程中，家庭成员和护理人员的有效合作是患者能够回归家庭甚至回归工作岗位上的关键。CIMT 的研究也证明了强化练习对脑卒中后恢复的重要性[7-10]。牢记这一强化练习，在进行功能训练和家庭锻炼时，指导和帮助家庭成员和护理人员以发挥他们的作用，使患者达到更好的功能恢复，这也是患者在后期功能恢复中的关键所在。

以下描述了如何进行康复评定、制订和实施康复治疗方案的病例报告，这个方案的主人公是一名脑卒中的老妇人，这位妇人在脑卒中后表现出明显的认知功能障碍，特别是注意力和判断力。她的康复计划集中在她的门诊进行，通过设计一些家庭功能性的任务（home activity program，HAP），这些活动对于她来说是比较重要的，而且是与她息息相关的家庭性功能活动，在康复过程中不需要较多的言语和认知功能方面的刺激量。这个病例报告还描述了让丈夫和家人参与她的康复计划的策略，以及在这个过程中所遇到的挑战。

二、病例介绍

PW 是一名 65 岁的女性，既往病史包括面瘫、糖尿病、高血压、血脂异常、慢性焦虑和循环问题。2010 年 10 月 2 日，她患有右前交通动脉（anterior communicating artery，ACA）梗死导致的脑卒中。本病例报告概述了 PW 在门诊治疗 4 个月期间的康复治疗细节。

（一）治疗分期

住院康复 5 周。

家庭医疗服务约 2 个月，门诊治疗约 4 个月。

（二）社会史

PW，右利手，已婚，和丈夫住在两层的复式公寓里。生病之前职业是小学五年级教师，能够完全独立生活，不需要帮助。她可以完成管理家务，为丈夫做饭、洗碗等日常活动，而且健康状况良好。

（三）个人目标

她的目标是在 2011 年 3 月中旬能够重返教学岗位。

（四）检查和评估

PW 于 2011 年 1 月 6 日入住康复中心，接受治疗 4 个月。以下家庭医疗服务的记录列出了她在接受门诊治疗时的功能和活动状态。

- 在最小辅助下完成坐位平衡。
- 坐站转移需要适度的辅助（丈夫提供最大的协助，PW 需要把住他的脖子才能站起来）。
- 使用带有前轮的助行器行走，适当的辅助下行走 20m，在步行过程中需要提醒 PW 进行膝关节控制、足的位置和躯干的姿势调整等。

她在门诊治疗过程中，于 2011 年 2 月 21 日在家摔倒，在医院里住了一个晚上，做了相关的检查，包括左肩肩锁关节的 X 片，显示轻度退行性改变，MRI 扫描显示陈旧性右侧前交通动脉脑梗死与脑组织软化和脑萎缩，以及在左额叶沟和左大脑侧裂有蛛网膜下腔出血。在这次摔倒后，进行了一段时间的康复后，她出院了，和家人一起住在城外。从 2011 年 3 月 21 日开始，她回到门诊进行重新评估和继续康复治疗。这个时候她的功能状态和损伤与最初的评估基本一致。以下是她 2011 年 1 月的检查结果。

（五）社会、环境、和背景因素

PW 的丈夫对她缺乏独立性和没有什么进步表示比较失望，认为她没有努力改善。他似乎对她的功能障碍状况了解不太全面，尤其是对她的认知功能障碍的认识不够明确。PW 的姐姐就住在附近，她很支持 PW 并和 PW 一起，帮助 PW 接受治疗，并试图把 PW 在家里接受治疗时学到的知识结合起来。姐姐对 PW 的生活状况表示很关心，也比较关心 PW 其他的生活状况，但是由于 PW 的生活条件、她的家庭以及经济上的限制，目前还没有一个有效的解决办法。

（六）参与和参与受限

如前所述，PW 是一名小学五年级的老师，在学生中很受欢迎。她在教室里很活跃，她和丈夫也在女儿工作的时候帮助她照顾孩子。脑卒中后，她无法重返工作岗位，无法照顾外孙女，也无法在没有帮助的情况下参加教会活动。

她以前没有表现出任何明显的视觉或交流问题，她的讲话也很清楚。她能讲电话，用右手写字写得也很清楚，可以看文件资料、杂志、比较长的文章等，视力不受影响，不戴眼镜。现在她也不能开车了，只有在别人的帮助下才能进入小区。在家时，她时时刻刻需要有人照顾和帮助，不能够独立进行生活起居活动。

（七）活动/活动受限

除了标准测试外，还使用了观察姿势和运动分析的方法来评估患者的基本功能状态。她在 2010 年 1 月的基本功能状态如下。

观察日常生活活动与动作分析

(1) 穿衣
- PW 需要最小的帮助穿上她的衣服，在较小辅助下穿上矫形鞋和她的左鞋。
- 她在穿衣时，注意力偏向左侧。
- 除非有指示，否则她只用右手完成任务。她可以用左手抓住、放下和捡起小物件（比如她的内衣），只要这些东西正好放在她的前面，这样她就不需要屈曲/外展肩关节超过 45°。
- 她抱怨说，她的左肩在外展或后伸，以及任何前屈超过 45° 的动作，都会非常的疼痛。评定后，她手臂的疼痛程度为 8/10（VAS 评分），休息时和运动时都会疼痛。

(2) 洗澡
- PW 需要最小的协助来安全地完成整个洗澡任务，尤其是清洗她的下肢和臀部。

(3) 室内、室外活动
- PW 使用轮椅作为她主要的移动工具。
- 除了浴室和厨房，整座房子都铺着厚厚的地毯；她说自己在独立推动轮椅方面有困难。
- PW 身材矮小，在自己操作轮椅进行前进或停止以及进行调整轮椅位置时比较困难。
- 坐在半高轮椅上，她的足不能接触到地面。
- 她常常向前坐着，右下肢在左下肢下弯着，用右下肢来推动轮椅，而不用她的左下肢来推动轮椅前进。
- 她无法用左臂完成这项工作。
- 在接受治疗之前，她接受了一些使用带有前轮的助行器的训练，但她没有按照这样的方法去做，因为她的丈夫觉得，帮助她走路比让他推轮椅更费时间。

(4) 步行
- PW 使用一个前轮助行器，并需要一个人辅助其在室内短距离进行步行。
- 她可以用左手拿着助行器（她的手不会滑落）。
- 在支撑相，她的左髋保持髋部屈曲，在膝关节伸展的最后 20°，她的右膝不是过度屈曲就是过度伸展。在整个支撑相和摆动相，她的躯干向右倾斜，左肩胛骨明显升高。
- 在穿了矫形鞋走路时，左足背屈活动有一定的提高；穿袜子或赤足站立和行走的模式相似，但左足背屈角度较小。

(5) 上下楼梯
- PW 的两层复式公寓的大部分居住空间都在二楼。
- 借助右侧的扶手和右下肢，她只需极少的帮助就能上下 14 级台阶。

(6) 上下床
- PW 需要辅助来上下床。
- PW 经常需要帮助才能在床上躺好合适的位置。他们用法兰绒床单和尿失禁垫使得她的床垫很软。这些条件造成了太多的摩擦，使她无法很好地调整自己的位置。建议她不要穿睡衣和（或）使用不同的床单和羽绒被风格的被子，这样她在床上更容易移动。

- 在门诊，她能够在最少的帮助下在垫子上快速移动。除非有提示，否则她不使用左侧肢体。
- 由于肩关节疼痛，她需要适当的帮助才能从左侧坐起。
- PW 经常抱怨从仰卧到坐起时会有头晕。

（八）身体结构和功能的标准化测试

- Berg 平衡量表得分 =37/56。
- 下肢徒手肌肉测试：左髋屈肌 3+/5；伸膝肌群 3+/5；踝背屈肌群 0/5；踇屈肌 1/5。
- 阅读理解、听觉注意力和视觉注意力在失语症的阅读理解测试（the reading comprehension battery for aphasia，RCBA-2）中都＞85%。
- 重复性成套神经心理状态测验显示如下。
  - 短时记忆：73%（平均）。
  - 视觉空间技能：1%（极低）。
  - 语言：16%（平均水平低）。
  - 注意力：16%。
  - 延迟记忆：50%。
- 无运动视觉感知测试分数：32/36（在正常范围内）。
  - 处理每件物品的平均时间为 7.8s，大大高于正常水平。
  - 视觉跟踪功能。
  - 视场测试功能显示中线向右偏移。

（九）姿势和运动观察

在检查过程中，当一个人正在进行或试图进行活动时，临床医生观察其所表现的姿势和采取的运动策略是很重要的。通过这种观察，临床医生能够确定个人身体系统的完整性和缺陷。在临床询问和检查过程中，临床医生能够通过无效的策略和患者无法执行的任务来假设造成系统缺陷的潜在因素。下面的列表描述了在 PW 初次检查时所观察到的姿势和动作。

1. 对线

- PW 左腿负重差；在转身过程中，左足经常离开地面。
- 站立位时，通过两个地秤测量，她的左下肢负重为 10% 的体重。

- 如果帮助放置、维持她的左下肢负重，她的躯干会向右倾斜。
- 左肩胛骨向下旋转，锁骨旋转受限。她的头稍微向右偏。

2. 平衡和重心的转移

- PW 需要口头提示，以保持身体垂直、直立和对线的姿势，使重量分布更均匀，双侧下肢负重均匀。

3. 其他观察

- PW 要求在所有涉及站立的任务中均给予提示和身体上的帮助，比如拉她左侧的裤子，这个暗示提示她要把重量放在左下肢上，因为左下肢没有得到充分的利用，以至于只有足趾碰到了地面，影响了她的平衡。
- 除非得到口头提示，否则她经常忽略自己的左下肢。

（十）身体系统功能障碍

根据这些观察，确定了以下身体系统损伤。

1. 认知和视觉系统损伤

- 对判断是否安全的认知意识下降。
- 处理问题的速度变慢，不能够很好地适应环境的变化。
- 视野偏向右侧。

2. 感觉 / 知觉系统

- 视觉空间辨别能力严重受损，视野偏向右侧。
- 降低对任务的注意力，如在诊所中所进行的功能运动，不能够集中注意力完成。
- 坐位和站位中线意识下降，尤其是在冠状面上。
- 左下肢和左手的轻触觉减弱。
- 左足关节本体感觉减弱。

3. 神经肌肉和肌肉骨骼系统

- 无法启动左侧腓骨肌。
- 左侧股四头肌、胫骨前肌和臀中肌无力。
- 躯干肌肉耐力下降，特别是在直立姿势中的伸肌群和腹肌。
- 左侧股四头肌和腘绳肌的活动能力降低，尤其是在膝关节伸展的末端。
- 右侧肩胛骨过度上提。

- 左侧盂肱关节关节囊紧张。
- 左胸大肌和肩胛下肌缩短。
- 右斜角肌和上斜方肌缩短。
- 左侧中足关节活动度缩小。
- 左侧髂腰肌缩短。

(十一) 评估总结

1. 患者肌力

(1) 从左向右转的能力中等偏上。

(2) 有明确的目标，想要回到家中生活，想要回学校继续教学，并且她有动力去实现这些目标。

(3) 从最初的住院到现在，所有功能都有改善。

2. 背景因素

(1) 她的家庭环境以及 PW 一直需要有人照看，这些因素可能会影响她在家中的康复效果。

(2) 因为她认知功能有轻度障碍，不能够灵活地进行转移，这也会影响她的安全。

PW 的主要功能障碍表现已经列出，现就患者的这些功能障碍表现对其后期的功能恢复结果的影响进行一定的讨论。

(1) 她左足的本体感觉障碍和她对中线的意识下降是最严重的障碍表现。她需要改进这些方面，使其在行动和功能上更加独立和安全。

(2) 视觉空间障碍影响了她很多的方面，包括需要注意力和感知能力的任务，如阅读、自我认知、做决策以及行动能力等。如果这些障碍没有得到改善，那么 PW 在没有监督的情况下，在路上行走是不安全的，并且将永远不能开车或作为教师返回工作岗位。

(3) 关节活动受限、肌肉延展性不足和疼痛限制了她左上肢的活动，并削弱了她在执行功能任务时用手触摸事物和定位左手位置的能力。

(4) 左下肢肌肉控制的不平衡影响了她在直立姿势、站立和步行时的安全感。她需要加强左下肢的使用和改善感知意识，来提高功能活动的灵活性。

(十二) 功能结果

如果 PW 重返工作岗位，帮助她的丈夫照顾他们的孙女，并恢复她的教会活动，她需要能够独立完成 ICF 中的许多任务，包括能够在室内、室外、甚至是繁忙的环境中独立行走，穿着不同场合和不同角色的衣服（如教师、教徒），去洗手间和淋浴时花费合理的时间，带着她的教学用品去教室，在黑板上写字等。每一项活动都是复杂的，需要多个步骤，她需要具有运动计划的能力，每一项任务或者活动都能够分清主次，协调身体各个部分和系统，有条不紊的完成。

当一个人有严重的功能障碍时，如案例中的 PW，像她这样复杂的情况，如果想要达到一个好的功能恢复的结果，是很难的。在康复治疗过程中的每一项任务可以进一步分解为很多个子任务。这种进一步分解的好处是可以建立合理的并且可实现的短期目标，最终实现长期的康复目标。短期和长期目标选择的标准是根据患者个人情况而定的，包括患者系统缺陷的类型、严重程度、并发症、运动能力、支持系统（包括家庭和非专业的照护者）、专业的治疗、财务支持等，当然还有许多其他的变量。在 PW 这个病例中，她的治疗师权衡了这些因素，并制订了以下短期康复目标（2 个月后达到）。

1. PW 在站立位时能够将重心保持在中线上。

(1) 在较少辅助下，用右手在白板上写一个句子，左右上肢同时参与，并且不失去平衡。

(2) 独立地站在厨房里准备鸡蛋和吐司，同时使用双侧上肢。她将在完成任务后把盘子放进洗碗机。

2. PW 能独立地使用助行架和手拐转移到卫生间、浴室和浴室的浴缸或淋浴间内。

3. PW 会独立地将左上肢和手上举过头部去拿食橱里的东西。

4. PW 能准确地完成一些功能性任务，如完成阅读任务、辅导任务和视觉反应任务等，并且完成这些任务的成功率越来越高。

5. PW 能使用右边的楼梯扶手完成一段上下楼梯，并使用相应的上下楼梯的步行模式。

6. PW 能使用辅助器具，如使用带有前轮的助行器，独立地在水平地面进行步行转移（如去厕所、进浴缸等）。

(十三) 干预措施

PW 接受了每周 3 次，连续 4 个月的物理治疗、作业康复治疗和言语功能康复训练。在整个过程中，都会给 PW 一定的反馈和提示，如提醒患者集中注意力在现有的任务上、提示患者哪里在用力以及应采取何种方法来解决问题等。在整个康复过程中，都应给患者一定的反馈和刺激，让患者能够更好地掌握各项功能。

康复训练方法如下。

- 步行前功能训练，包括步态的支撑相和迈步相两部分，结合环境因素，增加左上肢和左下肢的使用，如用右下肢踩上踏板并且右上肢不予以支撑等，这些活动被用于物理治疗和作业康复训练中，以提高左下肢和上肢的力量、协调、感觉和运动功能，在这个姿势的前提下，让她的左手扶一个相对高一点的支撑平面，这个平面应在左侧的前方或者后方，以帮助患者能够将臀部保持在向前的位置而不后缩。
- 功能性活动和步行训练，包括爬楼梯，在不平整的地面上行走。在这些活动中，PW 的足踝需要使用踝足矫形器进行辅助固定，在支具的帮助下，她的踝关节能够处于一个相对背屈的位置而不拖地。
- 使用带座椅的四轮助行器的步行训练，她在家里的环境是在诊所里模拟出来的（如空间、地面、障碍物等）。随着时间的推移，步态训练逐渐过渡到使用带座椅的四轮助行器来进行社区型步行训练。
- 使用助行器在椅子、沙发、厕所、床和浴缸座椅之间进行转移训练。对她来说，因为她有失禁问题，所以去厕所是一项重要的活动。PW 的丈夫不愿意让她一个人在家里走路和上厕所，害怕她摔倒。

床上活动练习，尤其是当她试图起床时跌倒之后。

- 由于肩处于外旋和屈曲状态，应将其肩胛骨和肩关节放置在伸展位。在可以耐受的范围内，上肢进行一定的关节松动，使得盂肱关节的关节囊得到一定的放松，并调节肩胛骨的位置，然后再让患者前屈肩关节，做一些辅助功能运动，在做肩关节前屈动作时，注意保持头部立直，同时健侧及患侧躯体不要出现代偿动作。做这些运动时要根据盂肱关节的骨性关节特征进行，需时刻注意姿势的调整。
- 利用左上肢达到直立姿势的训练。这种做法通常是在厨房里，当站在工作台上的时候，比如把碗碟放进洗碗机、重新摆放厨具、烹饪食物等，厨房中的物品摆放应尽量摆在患者的左侧，这样设置可以更好地鼓励患者使用她的左上肢。

为了了解她的家庭环境进行了一次家访。在家访期间，观察她丈夫能做什么和不能做什么，这些可能会影响她在家中的康复效果。例如，他把她的轮椅和助行器放在 PW 对面的房间里，这样她就必须要在他的帮助下才能去厕所。给 PW 制订了一些家庭康复计划，锻炼她独立完成任务的能力，当然有一些活动是在丈夫或姐姐的帮下完成的。她的家庭性活动康复计划包括如下内容。

- 左上肢任务强化训练计划，包括握力和伸展活动。这个项目将在家庭成员的监督下进行。具体包括伸手去拿鞋子进行穿脱，每顿饭后擦桌子，看电视时利用橡皮筋锻炼手部的肌肉等。
- 视觉感知任务，包括给她的孙子、孙女读书，和他们一起玩拼图。

当康复治疗工作进展到第 10 周时，进行了一次治疗会议。因为她的家庭成员发生了变化，而这个变化与患者的恢复有很大的关系。出席会议的有她的丈夫、姐姐、哥哥和一个女儿，鼓励家庭成员更多地参与到她的康复训练中来。把她带出家门，并帮助她尽快康复，这些活动包括带她去社区购物、拜访朋友和去学校。每个家庭成员都承诺每周带她 1 天。然而，在她进行康复治疗 4 个月后，家庭的变化干扰了这个计划，最终 PW 将搬家与她的儿子和他的家人住在一起。

（十四）结果

PW 在 4 个月的门诊治疗中，功能得到了明显的改善。用观察姿势、运动分析和标准化测试来记录她的功能障碍和功能表现的改善。表 19-19 详细

表 19-19　PW 的干预结果

活　动	功能表现
步行	• 独立使用带轮的助行器进行家庭性步行 • 在社区内进行较短距离的步行，如进入教堂或治疗诊所时，使用四轮助行器 • 在不使用辅助器具时，显示步态和姿势异常，如在站立位时髋关节过度屈曲，踝关节内翻
上下楼梯	• 使用一步一个台阶的非交替的模式来上下台阶 • 继续表现出髋关节、膝关节和踝关节控制方面的问题
上厕所和洗澡	• 独立使用之前使用过的设备，如衣服、尿布、盥洗用品等 • 她每天仍有膀胱失禁的问题
穿衣	• 需要协助取回衣服 • 独立穿衣，但不能独立穿戴踝足矫形器 • 花费较长的时间独立地用双手系鞋带
洗澡 / 沐浴	由于一直存在认知决策障碍和判断错误的问题，在完成洗澡任务的安全方面，需要一定的帮助
做饭	• 可以进行一定的厨房工作，如清空洗碗机和准备简单的饭菜，需要使用助行器以确保安全 • 提高了承受重量的能力 • 左手在辅助下能举过头，去拿高处橱柜里的食物 • 独立用左手打开冰箱 • 能够用左手操作和处理小物品
阅读	能够阅读和讨论新闻故事以及小说

标准化措施
1. 慢速步行，在 6min 步行测试中测量约 25 ft/min（常模为 275 ft/min）
2. Berg 平衡测试 = 41/56（在"有摔倒危险"的范围内）
3. 无运动视觉感知测试成绩，处理时间在正常范围内
4. 疼痛等级报告的左肩疼痛水平为 3/10，在休息和活动范围内

列出了这些结果。

在她结束门诊康复治疗搬去与她儿子住的时候，PW 除了上下楼梯和洗澡的任务外，所有的室内活动都使用前轮步行器进行。能够独立上厕所是她在康复治疗期间最期望达到的目标。她能够在厨房完成大部分活动，并使用四轮助行器从她的教会活动地返回到家里，能够去学校进行参观。

由于认知能力和行动能力的障碍 PW 无法重返教师岗位，具体因为缺乏对功能障碍肢体的认识，自我监控能力受损。管理整个班级的孩子是一个认知上的挑战，而且她康复出院时所具备的步行能力不足以支持她返回学校继续教学。PW 和她的家人希望她能成为一名儿童家庭教师，因为这种工作在认知要求上不那么复杂，需要的流动性也更小。这是她搬到新家后的康复目标。

三、讨论

本病例报告描述了 PW 如何提高躯体运动能力和认知能力，并成了独立或较少依赖他人能够完成一定家庭活动和休闲活动的人。然而，尽管她的视觉和认知功能有所改善，但她的认知障碍仍然存在，这妨碍了她重返学校进行教学工作。这一结果与本病例报告介绍部分所讨论的研究结果相一致：改善了个人的功能水平，减轻了家庭的负担，但是在社会职能方面，如重返工作岗位上获得的成果并不是

很大，因为管理整个教室的孩子对认知水平的要求比较高，除了对她自己之外，对他人，尤其是未成年人的监督和安全的任务超出了 PW 的认知能力。对于脑卒中后仍有认知障碍的人来说，从事与以前类似的活动，但不用为自己和他人的安全负最终责任，也不期望获得经济报酬，可以为他们提供进一步的身体方面和认知方面的实践的机会。在 PW 的案例中，在教室里做志愿者或者在安静、不会让人分心的环境中提供一对一的辅导都是很好的活动。

在任何一个康复治疗工作中，特别是当患者伴有认知障碍，而且其康复治疗受到社会因素和（或）环境因素所影响的时候，一个跨学科的团队是很重要的。随着康复患者越来越多，康复医生的精力有限，我们争取合作的机会就很重要。在 PW 参加的康复治疗训练中，正式康复评价会议较少，但是在治疗过程中非正式会议经常进行，以讨论什么方法对患者的康复有效，什么方法是无效的。每个团队成员要对患者进行准确的康复评估，然后使用 ICF 模型制订针对功能改变的干预计划。然而，每个患者都拥有一套功能障碍评估和一个相同的康复目标，却忽略了他或她是在哪个领域工作，所以与临床医生的合作至关重要，这样可以使患者取得更好的康复效果。

PW 的案例中，在 NDT 训练框架的指导下，可以让康复治疗团队将注意力集中在解决患者最严重的功能障碍，而且这些功能障碍影响了患者日常生活活动和社会参与能力，并且指导康复团队针对这些功能障碍，选择最佳的干预策略。

在 PW 的案例中，团队合作也有利于问题的解决，如在解决家庭变化对 PW 康复的影响的问题中，充分发挥了团队协作的作用。PW 的丈夫和姐姐在如何看待她的需求以及怎样最好地帮助她方面，存在着很大差异。有时，内部团队需要参与这些家庭讨论，帮助和指导决策。团队进行了很多讨论，讨论出最终应该采取何种方法来解决患者及其家庭所遇到的这种困难。在门诊治疗过程中，家访和康复评价会议安排得比较少，但在 PW 的这种情况下，我们两者都做了。尽管对她来说不得不离开家搬到她儿子的家的结果不太令人满意，但是我们觉得家访和康复评价会议对 PW 的康复还是有帮助的。

四、回顾

Jason Knox **著**

她渴望在 3 月中旬回到教室，继续教学是 PW 唯一提到的目标，基于这个社会角色的特点和功能要求，有很多限制其回到教室岗位的因素。教室本身的设置（或类似的设置）是一个丰富的环境，这个环境会干扰 PW 的注意力、空间认知能力等。用记号笔写字、擦黑板，甚至拉下投影屏幕都会引发她的上肢疼痛。站着授课、转身、踱步，甚至坐在桌子边上都会对她的躯干和下肢造成损伤。此外，在白板上写数学题对她的视觉空间、注意力和认知障碍方面要求也很高。她也可能教其他的科目（地理、历史、科学等），也可以做其他老师可以做的任务（收集任务，在她的办公桌做工作、电脑工作、大声朗读等）。其他各种环境因素（员工房间、卫生间、体育馆、轮式/稳定的椅子、楼梯等），都要求一个人需要具备较高的功能。

传统上，物理治疗干预主要集中在运动上，而且往往不考虑功能。然而，使 PW 获得最佳的功能恢复，在这些功能活动中进行康复评估是至关重要的；此外，对课堂环境的评估，课堂环境是影响其回归教师岗位的因素，针对这些因素和功能要求，设计相应的康复治疗方案，而这项工作是极具挑战性的，并且需要最大程度激发 PW 的能力，改善她的认知缺陷。限制她使用辅助设备和支具（如果可以），将确认她的功能障碍、手臂/躯干/腿部的功能障碍之间的联系以及可能掩盖她真实功能障碍情况的代偿动作。

病例报告 A6：神经发育疗法有效促进慢性脑卒中患者功能恢复

Minica Diamond　著

张晓敏　申钰涵　胡　萍　译　　白雪竹　校

一、概述

（一）慢性脑卒中患者的康复治疗

研究表明，脑卒中患者的康复有望在发病很长一段时间后取得一定的进展[1, 2]。然而，治疗成年脑卒中患者的治疗师会面临一个挑战，因为这样的患者在医院进行康复治疗，时间是比较短的，他们在治疗师的工作环境内（如急性期医疗机构、住院康复、亚急性医疗机构、家庭医疗或门诊治疗机构等）做了一些治疗后，因为各种原因，可能功能还没有完全恢复，就要回到家中。即便患者是在同一机构，患者会接受不同的治疗，而每一项治疗都有特定的治疗师负责，治疗时间也比较短暂。

最近的研究试图确定脑卒中后早期患者的最有效的康复环境（康复机构、家庭等）[3]。除此之外，研究开始调查发病多达 1 年后的慢性脑卒中阶段的康复效果[4, 5]。但是缺乏针对发病 5 年或者以上的患者的治疗、康复、效果的相关信息[6]。

由于个体医疗照护的需求和医疗系统的性质会发生不断的变化，患者的治疗团队成员很可能在整个康复过程中发生变化。从患者的角度看，这种变化将挑战康复的连续性，这使得治疗师很难完全知道患者预期的进展或康复潜能（例如，一个人在发病时，能力有多少限制，或者他在发病 3 年、4 年或 5 年后的能力和功能会有多好。）

（二）增加对病例研究的接受度

由于很多的原因，调查慢性脑卒中患者的功能改变是很难的。一个原因是很难找到病情状态相同的脑卒中患者群体进行比较，对照组中的干预项是有一定标准的，对干预措施进行研究的 RCT 都有标准的固定的干预措施以及可以标准化的离散干预措施[5, 7]。

然而，在许多日常变化的系统中，有功能障碍患者的康复，需要治疗师制订并实施一个不断变化的计划来满足这些需求，而不是应用一套标准的程序。

为了调查一种方法有效性的研究，通常将这种方法缩小到几个特定的活动或技术，这样可以减少许多正在解决的问题和修改工作，而这些工作本身就是这个方法的一部分。此外，试图表明一种方法优于另一种方法的研究，一般只显示出微小的差别或没有差别。在对这些研究进行解释时，我们必须谨慎，因为两种方法不同并不意味着无效。两种方法都可能有效，只是可能尚不明确哪个更好[8-10]。

虽然病例研究最近获得了合法性，作为一种补充途径，以指导临床医生成功地进行干预，医生可能没有时间或者资源去证实。应用一份病例报告，仔细衡量用于制订和修改干预措施的客观结果和问题解决过程的描述，可以增加治疗师对治疗计划有效性的认识，它还可以指导其他患者的干预[11, 12]。

（三）功能性结局测量的需求和适当性

临床医生可以通过几个重要的方法来衡量康复治疗的方法是否成功。Sackett 等[13]提醒我们必须考虑到现有的证据以及被治疗患者的主观偏好，与患者相关的功能改变的客观测量以及患者的主观意见，将会决定康复评定数据的有效性，并将在适当时指导进一步的干预。

大多数研究都是检验患有慢性脑卒中患者发病后 1 年左右的进展和结果。此外，因为脑卒中通常被认为是衰老的问题，研究并没有强调脑卒中患者的长期以来的进展和（或）生活的问题。通过人口研究来确定不同年龄脑卒中的原因，提高了对这些慢性脑卒中幸存者及其身体、情感和职业需求的认识[14, 15]。

虽然越来越多的人意识到慢性脑卒中幸存者是可以进行相关的生活活动的，但对 5 年期间的干预措施的研究一般都集中在一种特定的干预措施上，即这种干预措施是否有效，对谁有效[5]。一般来说，研究的目的并不是确定如何选择最佳的干预措施或特定个体的最佳干预措施的时间范围、频率或持续时间。正如 Mant[16] 所说：临床试验的矛盾所在，就是它是评估康复是否有效的最好方法，但也可以说是评估谁将从中受益的最差方法[16]。

（四）决策制订过程研究

随着人们对基础干预研究的兴趣和重视程度的提高，人们对定义和描述临床决策过程的能力也越来越感兴趣。我们接触到的一些临床专家，因为他们的经验比较丰富，所以在面对患者的一些问题时，可以凭临床经验做出一些判断和决策[17]。在不断的经验积累下，也形成了一些处理策略的流程和模式，这些模式也指导我们进行相关的决策。应用这些启用/禁用型的模式，可以指导我们建立一定的康复临床路径，形成一定的数据和经验。当前病例详细地描述了检查和评估的过程[18-21]。

人们正在探索活动受限与特定损伤部位之间的联系[19, 22]。NDT 给治疗师提供了方法了解和确定功能活动受限和最主要的特定损伤之间的关系[23, 24]。首先，NDT 指导治疗师应该从多个视角去分析任务，如转移、姿势的控制要点，并且要很详细地明确潜在的多系统损害以及与所呈现的姿势和动作的问题之间的联系[25]。在此基础上，治疗师确定并以最相关特定活动限制的单一系统缺陷为优先[26]。除此之外，NDT 可以指导治疗师在进行康复治疗时，应考虑患者功能障碍的各个方面，尤其是那些特别难以区分的神经运动系统损伤所导致的功能障碍（例如，在进行某种活动时，肌肉活动的类型和持续时间，在进行某一运动时，运动起始位置是怎样的等）。通过这种方式，使用 NDT 的治疗师更愿意在进行康复治疗时，采取最高效、最有效的评估和治疗方法来解决患者的主要功能障碍问题，在进行康复治疗时，在 NDT 的指导下，采取相应的康复治疗方法，改善患者的功能，以达到预期的康复目标。

（五）目的

这个病例报告描述了在康复治疗过程中，如何解决患者的问题并针对患者的情况做相应的决策，

这名患者叫 Dennis，62 岁，主要解决两方面的问题：①针对他的活动障碍和参与受限问题进行相应的康复评估和治疗；②神经系统的损伤导致活动障碍和参与受限，要对相关的系统损伤进行临床治疗。这个报告里包括相关功能的具体的康复评估，记录了他的功能恢复的情况和结果，在康复过程中采取了很多的方法，也做了很多的调整，针对这些，也进行了相关的讨论，以充分说明 Dennis 在这5 年内的康复进展。

二、信息收集

（一）患者信息

Dennis 曾接受过急诊和住院康复治疗，2006年 3 月当他被转诊去做门诊物理治疗评估时，接受了一些门诊干预。他的最重要的目标是提高移动能力，尤其是步行能力，以使他能够回到他以前的活动，如散步、骑自行车、旅行。2005 年 7 月，57岁时，右侧额叶脑出血（intracerebral hemorrhage，ICH）之前，他一直比较健康，也很活跃。

在最初的信息收集过程中，Dennis 的物理治疗师完成了客观的检查和背景因素评估，与他沟通以了解对他来说最重要的是什么，并分析了有哪些因素对他的恢复是有益的，哪些因素限制他功能恢复。Dennis 的大部分时间都在院外进行康复治疗，所以他的治疗师需要了解 Dennis 的生活方式、主观能动性和家庭环境，以帮助他实现功能上的改变。Dennis 的妻子 Marilyn 一直陪伴着他，当他记不住康复过程中的细节时，Marilyn 会帮助他。他住院的医疗记录提供了很多与他病史有关的细节。

（二）病史

1. 诊断

除了脑出血，Dennis 的其他医学诊断还包括高血压、高胆固醇血症、轻度听力丧失和轻度抑郁症。脑出血后，他在急诊住了 10 天，急诊治疗病情稳定后，住院期间，做了 5 周的康复治疗。在发病 8 个月后，门诊进行了相关的康复评估，他在门诊进行了物理治疗、作业治疗、言语治疗，在这期间，他的作业治疗和言语治疗曾停止过。Dennis 的肢体肌张力比较高，偶尔还会出现痉挛，尤其是远

端肌张力更高，他和他的妻子想得到更多的治疗建议，以缓解肌张力。

2. 社会背景

Dennis 和他的妻子有 3 个成年孩子和 3 个孙子，他们可以提供很多的帮助。Dennis 和他的妻子都是退休的学校管理人员，在发病之前，Dennis 一直在做兼职。患脑卒中之前，Dennis 喜欢散步、骑自行车、读书和看电影，他和 Marilyn 计划在退休后去旅行，花更多的时间和孙子、孙女们在一起。

三、检查

检查和评估过程中四个重要的问题：是什么？怎么做？为什么？然后是什么样？这 4 个问题可以引导整个评估流程的进展，在 NDT 实践模型的指导下，物理治疗师进行检查和评估，为制订康复计划提供依据。

活动和活动限制

因为 Dennis 是一个功能相对较好的患者，所以他的治疗师将观察、实际评估和患者的自述结合，收集了有关活动的数据。为了进行深入的评估，她观察 Dennis 的姿势和动作，让他回答特定的问题。随着治疗师对他的机动性、生活方式和康复目标了解得越来越多，问题也变得更加具体和有针对性。

为了收集关于 Dennis 的功能以及活动状态的数据，物理治疗师最初问了"是什么"的问题，比如，"你能做什么？""哪些活动对你来说是困难或不可能完成的？"Dennis 的回答，指导治疗师应该采取什么样的功能评定量表，以准确地评定他目前的功能状态，并对他的功能恢复做出一个初步的判断（表 19-20）。

当治疗师问完这些"是什么"的问题之后，对患者的功能状态有了一定的了解，然后她就开始下一步，问他"怎么做"。她问："从坐到站的过程，他是如何将他的重心向前移动的？""他走路时是如何移动重心的？""没有支撑的时候，他是如何调整的？""每次活动时，他的左侧和右侧肢体各负重多少？"这些问题的答案描述了 Dennis 的姿势和动作特征。这些关于 Dennis 如何进行移动的描述（例如左膝过度伸展、躯干右旋）说明他有多个系统的问题，收集相关的数据，为以后的评估和后续康复治

表 19-20　Dennis 在活动领域的状态初始评估 [a]

活动——"你能做什么？"	活动限制——"什么事对你来说是困难的或不可能的？"
• 独立的床上活动 • 在家里独立行走 • 与妻子一起进行短暂的社区郊游 • 在监督下完成车辆的转移	• 在床上的移动速度很慢 • 从椅子上站起来很困难，通常需要几次尝试，由于左踝关节严重内翻和下垂，没有足踝矫形器是无法安全完成的 • 走路很慢，需要使用踝足矫形器 • 在社区行走需要拐杖和密切的监督 • 无法进行长时间的步行 • 自述最近有一次摔倒（在沙发上） • 洗澡时需要帮助以确保安全（足是扭曲的，很难将下肢伸到浴缸边缘） • 进行楼层转移时需要家具的支持和监督 • 在上下楼梯时，需要扶辅助器具，需要监督 • 不开车
附加信息： • 是左利手——基本上能用左手做他需要做的事情 • 书写能力提高	附加信息： • 自述有阅读问题 • 自述有短期记忆问题

a. 回答了什么问题

疗提供参考。确定这些姿势和运动障碍有助于找到导致 Dennis 目前的功能障碍和活动限制的潜在的原因，并将功能障碍和这些系统损伤联系起来。

虽然观察提供了一些基本的信息，NDT 的标志之一就是使用徒手评估，这提高了回答怎样做这些问题的能力，这些问题的假设是：单系统功能障碍如何导致 Dennis 的功能受限，以及哪些是最显著的功能障碍。比如，当他从坐到站的时候，身体向右转，能否感觉到他左下肢远端紧张而用力蹬地产生的推力使他向右转，还是能感觉到他是因为不对称性地重心转移，使得上半身前倾导致的？或者能感觉到他强壮的右上肢在用力支撑椅子而使得身子向右倾？这些都能够协助做出更准确的评估。

利用 NDT 原理，Dennis 的物理治疗师不断寻找与其相关联的有利因素，以利用这些来加强干预并促进其整体进步。

在为 Dennis 评估的过程中，使用观察和徒手评估可以得出更准确的判断，在观察 Dennis 的动作时，会得出一些初步的判断并得出一些假设，在徒手评估后，可以进一步验证这些假设并得出更准确的结论。例如，在观察步态时，Dennis 的上半身略微前倾，随着骨盆向后旋转，左髋（患侧）略微屈曲，在整个步行过程中都是这种姿势。最初，治疗师猜测导致这种模式的原因可能是左髋后伸力量不足或左髋后伸活动范围受限。通过详细的徒手评估来感受患者运动过程中肌肉激活的顺序和用力状态，治疗师可以感觉到 Dennis 在步行开始时的姿势就是错误的，试图通过上身前倾将身体拉向前。在步行过程中，他的身体运动启动的顺序和发力方式是不对的，他是通过上半身的前倾，使身体向前进，而不是通过他的左侧下肢蹬地的力量来推动身体向前进。上半身前倾，打破了 Dennis 的平衡状态，为了维持平衡，他会采取左髋屈曲、向后旋转的异常姿势。当治疗师试图帮助 Dennis 进行充分的伸髋时，他并没有感觉到他的髋关节伸展的活动范围是受限的，而觉得是上半身前倾阻碍了他髋关节伸展。虽然治疗师感到他的髋关节活动度也是受限的，但是最先应该解决的问题是在动作启动时，他身体前倾使身体向前进的错误的动作模式。

表 19-21 描述了 Dennis 在最初评估时观察到和感觉到的其他多系统姿势和运动缺陷。当他的治疗师对干预计划的不同位置和活动进行评估和提供干预时，他继续修订和更新这张多系统缺陷列表，将观察到的情况与他通过亲身评估感受到的情况进行比较。

四、评估

一旦 Dennis 的治疗师收集了关于他的多系统缺陷的信息（如表 19-21 所述），现在应该问"为什么"，来明确哪个具体系统以及每个系统中哪些可能存在的具体功能障碍是造成他的功能问题的主要原因。例如，在坐 - 站转移过程中可观察并感受到左下肢负重的减少，多系统损害可能是由于肌肉骨骼系统损伤、神经运动系统损伤或感觉系统损伤，也可能是好几个系统损伤造成的。

我们通过观察和处理获得的关于 Dennis 的信息，并继续比较、关联和连接到不同的数据片段，就像在拼图游戏中一样，以确定它们之间的关系。继续探究"为什么"会优先导致这样的结果，并且进一步测试来假设一个系统损伤是导致他活动受限的主要原因。这种检查和评估的思维过程贯穿于 Dennis 的整个治疗过程，并为最初的报告、每月的治疗计划、每日的记录以及与医生和保险公司的联系提供了依据。解释这个思维过程是治疗师证明 Dennis 需要有技巧的物理治疗干预的一个重要方法。

评估部分是收集关于多系统和单系统缺陷的信息，然后对这些信息进行优先排序，以便制订专门针对单系统缺陷的干预策略，单系统缺陷是 Dennis 功能中最重要和最有限的。解决"方法"（例如，只是促进一个更对称的重心转移）不会像确定潜在原因那样快（解决不对称的原因），然后运动再学习使用一个更对称的功能运动模式。用以治疗单一和多系统缺陷的策略将彼此联系起来，形成一个有效的计划，以实现 Dennis 和其治疗师一致同意的活动和参与目标。

正如所预料的那样，Dennis 在神经运动系统中表现出有损伤，但在感觉和肌肉骨骼系统中也有损伤（表 19-22）。

在评估过程中，对 Dennis 的肌肉骨骼和感觉

表 19–21　Dennis 的一些多系统姿势和运动的完整性和功能障碍

多系统姿势和运动完整性	姿势和运动障碍
• 在不需要支撑的情况下，坐站转移时将体重转移到患侧 • 在站立和行走时，左下肢能够完全负重 • 躯干相对匀称直立；身体两侧都能感觉到肌肉的活动 • 应用左下肢进行多任务的主动活动 • 在大多数活动中，头部处于中立位 • 主动活动左下肢远端的关节 • 在没有手支撑的情况下完成双手任务时，身体保持平衡 • 在坐站的初期将上半身向前移动 • 可以控制大部分从站立到坐下的动作 • 站立时双下肢的对齐相对较好，但是近端要比远端好 • 左下肢远端从坐到站和从站到走的时肌肉处于激活状态	**从坐到站：** • 需要观察才能重心前移到站立；有时需要多次尝试才能达到站立的姿势 • 体重的转移是不对称的，体重更多的是在右边；向前移动是不对称的，通过屈髋，身体右侧更有效地向前移动 • Dennis 尝试使用动力，包括上肢的动力，来帮助实现前向重心转移（当不使用上肢推动地面以帮助运动时） • 在向前体重转移和屈髋时左侧肢体远端外展和外旋 • 在从坐到站的最初阶段，胫骨不能随着踝背屈向前平移；左下肢的移动小于右下肢 • Dennis 开始站立时，可以感觉到他的上半身越来越向右倾斜；当他用右臂撑起时，这种倾斜更加显著了 • 当帮助保持更对称的姿势时，将感受到左髋屈曲时的阻力，当他从坐转移到站时，将感受到左下肢主动地将其体重推向右侧，而非向前 • 在坐站过程中，治疗师在踝关节和足部提供简易辅助时，左踝关节明显内翻，无法在转换过程中保持正确的位置 • 当在站起时治疗师调整 Dennis 的左足和踝关节的位置，当重心转移被正确地向前推进时，左髋屈曲会产生被动阻力，感觉"受阻"；如果允许髋部外展、踝关节内翻，那么在重心向前转移时，髋部可以有更多的屈曲幅度，但左下肢远端则不能主动或安全地接受站立时的重量控制 / 支撑 **步态：** • 左下肢远端显得僵硬，在摆动时髋和膝关节屈曲不够（张力增加） • 节奏不均匀，左侧支撑时间比右侧短 • 左边的步长更长 • 躯干和肩带是不对称的，左肩较低，左臂在站立时比右臂略向前倾 • 躯干外侧向左屈曲，左侧骨盆向后旋转；重心转移不对称，向右大于向左 • 左足趾阻力大约每 5 步出现 1 次 • 支撑面宽，与左踝关节内翻有关；踝关节内翻随着体重向右移动而加重 • 在步态周期和预期的髋部屈伸的时间及顺序模式中，可观察到腰部过度屈伸；髋关节的活动低于预期 • 当左侧髋部的伸展在步态后期得到促进时，可以感觉到对"肩向后，髋向前"模式的积极抵抗；在这些重新调整躯干的尝试中，上半身比骨盆 / 臀部更抗拒重新调整 • 当上半身在开始时被阻止，可以促进更有效的髋部伸展，并在步行过程中使肩和髋部与每只足有更好的对线 **附加信息：** • 坐位时骨盆与腰椎不对称，右侧腰椎更多伸展；左侧骨盆稍微向后旋转，向左后倾斜 • Dennis 的脊柱和胸廓左侧屈，胸廓上部前屈向左，肩胛骨前倾并旋转向下 • 左下肢远端痉挛非常强烈，到晚上可以缓解

系统的评定进行了筛选，而不是进行详细的测试和测量，因为专注于这些细节的时间会减少其他评估的信息量。为了确定他的进步，有必要在检查早期获得所需的客观措施，以建立客观标准。在随后部分，根据需要对他的特定问题领域进行了详细的评估。

"然后是什么样？"这一问题涉及参与领域或者涉及患者生活中有意义的事情。因为 Dennis 的认知能力相对较好，他的妻子和他在一起，而且他住在家里（不是住院），所以讨论有意义的短期和长期功能结果相对容易。这一讨论也有助于阐明可能影响 Dennis 恢复的个人因素和环境背景因素（表 19–23）。

个别的环境因素可能在某些方面是积极的，而

表 19-22　Dennis 已知的和假设的单个系统的完整性和功能障碍

系　　统	单系统的完整性	单系统的功能障碍
神经运动	• 能够激活身体两侧的肌肉 • 左上肢中相对较好的分离动作 • 右侧身体控制良好	• 大多数活动中过度的共同激活；共同激活在许多方面限制了移动 • 对于运动或任务过强的激活，即肌肉过度放电 • 特定关节的肌肉活动不平衡（左下肢大于左上肢），例如，踝跖屈发生，但伴随内翻；髋外旋和外展，但伴随髋屈曲；髋部内旋和内收发生，但伴随髋部伸展 • 从坐到站、移动和其他动作时错误的时序和肌肉模式
肌肉骨骼	• 能较有效地在左上肢和左下肢中产生阻力 • 强壮的右臂和右腿 • 关节无明显松弛 • 整体关节灵活性和肌肉长度相对较好 • 右上肢和右下肢关节对线相对较好；无关节炎或其他关节疾病史	• 力的产生是变化的，随着位置的变化而变化，并且与正常状态相比更不对称。内收肌比外展肌产生更多的力量，跖屈肌比背屈肌产生更多的力量 • 腘绳肌短缩（左边比右边更受限；内侧比外侧更受限） • 肌肉紧张限制左髋关节屈曲超过 90°（如果能使髋外旋和外展，可提供更大范围） • 肌肉紧张，限制左髋关节的伸展和左侧外展 • 外旋胫骨的肌肉在闭链位置中紧张 / 缩短（例如内侧腘绳肌、踝关节跖屈肌和跟骨的内翻，如胫骨后和前足内收），导致关节活动度受限和休息位时的胫骨外旋，踝关节跖屈，跟骨内翻，前足内收 • 左胸大肌和胸小肌紧张 / 短缩；左侧肩胛带对线不良 • 轻度受限和不对称胸外阔，左边比右边更受限
感觉	• 虽然有一定感觉障碍，但他能大概感觉到身体两侧	• 起初中度听力缺失 • 左下肢感觉缺失（触觉、压力、本体感觉）
认知	• 能够理解并遵循指示	• 轻度记忆缺失 • 在解决复杂问题等活动中持续存在轻度认知缺陷
心血管	• 身体健康 • 没有显著的耐力的限制	

在另一些方面是消极的。消极的环境因素有时候也可以作为有意义的功能目标的来源。例如，Dennis 和他的妻子住在一个楼梯较陡的两层楼的房子里。当 Dennis 最初接受评估时，他的妻子十分担心 Dennis 上下楼梯；过程中她一直辅助。这项具有挑战性的任务随后成为 Dennis 的机会和目标。他逐渐进步，在只有监督的情况下，他能够使用扶手爬楼梯，后来一只手固定在扶手上，这样他最终能够在上下楼梯时用一只手拿东西，后来为两只手。

在最初的评估中，回答提出的问题"然后是什么样？"。在美国，Dennis 表示有兴趣回到以前的家庭和院子活动，更积极地与他的孙子互动，恢复旅行，恢复更积极的日常锻炼和活动计划。了解 Dennis 的情况，家庭的帮助是有意义的，兴趣和以前的生活方式帮助 Dennis 和 Marilyn 制订了有意义的目标和激励。

五、干预：目标、结果、干预计划、执行和进展

在初始评估阶段结束时，确定目标和结果，制订干预计划，设计初始干预策略。由于本病例报告的重点是对一位患者 5 年的管理，因此对门诊干预的讨论分为 2 个阶段。

• 脑卒中后 8～16 个月的早期阶段。

• 脑卒中后 16 个月到 5 年的后期阶段。

（一）干预概述

从 2006 年 3 月至 2011 年 3 月期间，Dennis 在门诊接受物理治疗，一直到脑卒中后 8 个月。干预

表 19-23　与 Dennis 恢复相关的个人和环境背景因素

背景因素	促　进	障　碍
个　人	· 积极性 · 受过良好教育 · 在工作期间是否有过倾听、谈判的经历 · 退休 · 以前是否有过步行、骑自行车等运动的经历 · 以前做过庭院整理和一些家务，愿意考虑执行这些任务作为治疗作业的一部分 · 有较好的解决问题的能力 · 表现出良好的跟进能力 · 根据需要使用补偿策略（做笔记，记下要告诉治疗师的事情）	· 不耐烦 · "多多益善"的态度 · 倾向于过度努力 · 轻度抑郁症病史 · 倾向于关注那些"该做什么"的指导，而不关注预防"不该做什么"。 · 运动史；倾向于拉伸活动而不是运动/控制活动
环　境	· 良好的家庭支持，妻子也退休了，如果需要帮助，可以提供帮助 · 足够的财力	· 与居住有关，美国北部变幻多端的天气和气候对他来讲是一个挑战 · 家中通往二楼的通道是较陡的楼梯 · 其间会必然进行庭院工作和除雪

频率为每周 2 次，共 6 个月，然后每 1～4 周 1 次，共 3 个月。在那之后，Dennis 每 1～2 个月检查一次具体的问题和确立目标，持续 2 年，治疗频率随所处理问题的不同而不同。他有将近 1 年没有到门诊，然后他在第 5 年有过 2 次短暂的医疗照护，每次都有一个特定的目的。

在干预的早期阶段，Dennis 的保险要求在需要时得到满足，在发病后 12 个月，由于待定的保险被拒绝，他们向保险公司提出了正式上诉。在上诉之后，额外的治疗被批准了，文件继续按照他的保险公司和医疗保险的要求，其中包括在干预的后期阶段的部分访问。

在本病例报告所涵盖的 5 年中，Dennis 在功能性移动方面不断取得进展。通过客观功能结果测量概述他从 8 个月到 5 年后的功能进展（表 19-24）。

1. 门诊干预：早期阶段——脑卒中后 8～16 个月

（1）概述：在管理的这一阶段，每次治疗相当大的部分就是直接干预。当 Dennis 走进治疗中心时，他汇报了自上次治疗以来的成功点和问题，而他的治疗师则倾听、提问、观察他走路、脱外套和在治疗区走动时的运动模式。Dennis 的妻子提供了额外的信息，来核实 Dennis 的叙述。渐渐地，她分享了更多的观察结果，因为她已经掌握了客观观察丈夫活动变化的技巧。Marilyn 常常能把 Dennis

对他运动的感觉与她对同一时期内发生的变化或特定事件或活动的观察联系起来。门诊干预的后期阶段，她的观察能力在逐渐被证明是有价值的，当 Dennis 间歇性地汇报一些新的不适，改变他的步行策略或踝足矫形器，开始一项新的活动，或报告他的功能的另一种变化。在 Dennis 和 Marilyn 的协助下，他的治疗师面临的挑战是，要确定 Dennis 自述的运动困难和疼痛与他在活动和运动模式方面的改变之间的关系。

（2）预期目标和功能结果：在本病例报告第一部分评估讨论的最后阶段，确定了短期和长期的功能结果，并制订了初步干预计划。Dennis 的长期目标是回到以前的活动。当进一步询问时，他指出他想走得更快。以评估结果为基准，商定出了以下的额外的短期与长期目标。

① 短期（1 个月）

· Dennis 称，由于运动控制和稳定性提高，没有跌倒或失去平衡。

· 当完成从坐到站的转换时，Dennis 就无须为提高安全性而有控制地使用上肢，也无须借助势能。

· Dennis 不用拐杖就可以拿着报纸走 7.62m，这是因为提高了身体稳定性和平衡性。

② 长期（4 个月）

表 19-24　功能结果：发病后 8 个月至 5 年

脑卒中发作后数月	8 ～ 9	10	12.5	16.5	25	29.5	41.5	48.2
6min 步行实验[27-29]（m）	229.81/有拐杖	256.03/有拐杖	304.50/有拐杖	377.95/有拐杖	12387.71/无拐杖	435.25/无拐杖	381.00/无拐杖有踝足矫形器	399.90/无拐杖
站起走路的时间[27,30]（s）	22/有拐杖	16/有拐杖	13.6/有拐杖	12.1/有拐杖	9.6/无拐杖	9.5/无拐杖	10/无拐杖	NA
向右转一圈（s）	13/9	11/8.3	9/6.3	8/6.1	6/4.8	8/4.7	8/5.0	8/3.8
向左转一圈（s）	11/7	10/5.8	9/6.2	10/5.4	7/4.5	6/4.2	7/5.0	7/5.6
动态步态指数[31]	12/24	16/24	18/24	18/24	21/24	23/24	23/24	23/24
功能实现[32,33]（cm）	22.23	29.46	25.65	26.16	21.59	25.40	NA	
Berg 平衡[34]	41/56	51/56	53/56	54/56	53/56	54/56	NA	

NA. 无法完成
除特殊情况外，所有测量均由患者佩戴踝足矫形器进行评估

- Dennis 会在没有帮助和监督的情况下，带着辅助设备安全地走过几个街区。
- Dennis 在社区（如商店、人群）不借助助行器就能安全行走。
- Dennis 不用拐杖就可以安全地在家里走路，这样他就可以用右手拿东西了。
- Dennis 将安全独立地完成浴缸转移和上下楼梯。

在这个阶段的后期，根据 Dennis 的进展和功能需求，制订了以下额外的短期（1 个月）目标。

- Dennis 平地上不需要辅助设备就可以安全地行走 100 步，而且在摆动期足趾接触地面的次数不超过 2 次（平地上是为了提高安全性，最终将实现在不平整的地面上也是如此）。
- Dennis 将不使用辅助设备在监督下完成上下一步，最终实现安全、独立的社区活动，不使用设备，包括人行道。
- Dennis 将在没有踝足矫形器的情况下，双足平放在地板上，不借助手臂的支撑实现从坐到站。
- Dennis 将会用两只手（没有辅助设备）安全地拿大件物品，最终回到工作中，比如拿树叶或垃圾桶。
- 与使用设备有关的其他目标（踝足矫形器的

有效使用）。

（3）干预计划与实施：本报告第一节的描述中，在早期阶段，多系统和单系统的功能障碍都得到了解决。在所有的干预活动中，神经运动系统损伤导致神经错误的放电模式，导致肌肉在产生活动时，肌肉活动不能按照正确的时间和顺序进行，主动肌与拮抗肌过度的共同激活，导致主动肌与拮抗肌之间的配合活动不平衡等一系列异常的运动模式，都得到了一致的解决，因为这些都是限制他进行主动运动的重要因素。感觉系统损伤也得到了一定的解决，让 Dennis 意识到并深刻了解到他想要进行的活动的运动模式，并让他知道该活动的正确的和错误的运动模式的表现，从而加深对此活动的认识和有意识的控制，以避免产生过多的异常运动。感觉功能的恢复，如左侧肢体的本体感觉输入训练，在站立位或者步行过程中左侧下肢时刻都要进行负重等。

在偏瘫患者中继发性肌肉骨骼损伤是比较严重的并发症，在康复过程中需要引起重视，并采取有效的方法进行解决。Dennis 部分关节的关节活动度已经受限，甚至出现畸形，特别是左侧髋关节和踝关节，他左侧躯干和肩胛带也有一定的影响，虽然他的左上肢只有轻微的功能活动限制。通过康复锻炼他的躯干和左上肢功能障碍得到了解决，因为躯

干的控制和肩胛带的状态会影响他的整体对线和运动控制状态，如果躯干和肩胛带控制不好的话，在进行下肢相关的功能锻炼时会很费力，并且诱发左下肢正确的运动模式也会比较困难。

根据目前 Dennis 的功能状态和活动能力而设定相应的康复治疗方案，达到使患者能够进行安全步行转移的目标。人所进行的每一个动作都是由几个小关节运动部分所组成，如在步行过程中抬腿的动作。就下肢而言，简单来看，由屈髋、屈膝、踝背屈的动作成分所组成，才能够使下肢抬离地面，而对于 Dennis 来说，由于左侧肢体活动不利，左侧髋关节、踝关节活动度受限，躯干肩胛带控制不稳等，都会在抬腿过程中出现一些代偿动作，不能够稳定的完成抬腿，所以，在康复治疗干预的早期，针对 Dennis 的状态，要对他的各个部分的运动控制进行再学习教育（如有效的控制髋关节、踝关节、躯干的运动），从而恢复左下肢关节运动的灵活性，并能够重新获得对这些运动部位的控制的能力。随着时间的推移（在一个阶段和一段时间内），他要重新学习如何将各个部分的动作成分整合到一起，从而产生一个整体性的运动，如在进行坐站转移时，从坐位到站立位，在进行重心转移时，需要完成弯腰、下肢用力，然后腰配合用力，使身体直立。然而，在坐位完成重心前移时，这个弯腰的动作是髋关节的屈曲，而不是躯干的屈曲，只有充分完成髋关节的屈曲，才能够使身体重心充分地前移，在这样一个运动模式下，才能够省力地完成坐站转移。如何更有效率地完成坐站转移这个动作，其中一个比较重要的因素就是注意左上肢在坐站转移过程中所起到的作用，左上肢的活动加上正确的重心转移方式，能够使坐站转移这个动作完成得更省力，并能够充分发挥左上肢和下肢的功能。此外，不断的刺激优化训练被用于运动再学习康复训练过程中，包括时序、躯干控制、胸廓的对位对线及运动，控制旋转的成分，以及许多其他在完成坐站转移时所需要的必要部分，这些都是为 Dennis 能够完成坐站转移，甚至是完成其他功能任务做准备。

有时，患者的单系统功能障碍需要单独处理。随着 Dennis 的进步，设计了一些策略来解决运动模式中的单系统缺陷，以弥补单系统和多系统缺陷。

此外，在可能的情况下，设计干预策略，以同时解决不同系统中的原发性和继发性的损伤，以最大限度地提高 Dennis 干预的有效性，包括解决可能导致肌肉骨骼系统问题的运动神经损伤和感知觉障碍，从而达到一个持续性的效果。

以下是一些运动模式康复训练方法，这些方法可以针对性的解决 Dennis 的姿势控制问题和运动多系统缺陷，而这些对于他来说也是比较重要的功能需求。

① 坐位时体重前移，保持下肢对线，在正确的时间并以正确的顺序完成踝背屈和髋屈曲，使身体重量压在双足上，平稳的激活引导患者伸髋关节和膝关节，双下肢均匀的负重，足没有过度的跖屈（图 19-20 和图 19-21）。

不断地刺激 Dennis 的左下肢，使躯干保持最佳对线，能够更好地激活左侧肢体的功能。进一步诱导体重前移，确保踝关节足够的背屈，并且屈髋使身体重量超过双足。这种情况下，可以让 Dennis 在同时使用双上肢放在他的左膝上，来为运动提供一些帮助并帮助保持对称。

② 站立时体重转移要保持踝关节 / 足、胫骨、膝盖、髋和躯干的正确对线（特别是旋转组件），以使下肢充分负重，并正确地激活左侧下肢的所有运动成分，从而保持整体运动的稳定性。

③ 从站到走的重心转移训练，并缩小步宽。在摆动相时，为了抬起他僵硬的左腿，Dennis 试图将重心调向右侧，并且很过度地向右侧倾斜。这种夸张的重心转移，加上他试图移动他的左下肢而过分的用力，从而产生了一种平衡反应，导致他的左下肢僵硬，以及踝关节过度的跖屈和内翻反应。正确的重心转移方式，可以使他能够更轻松有效地控制左侧下肢的运动，比如屈髋动作、屈膝动作以及踝背屈动作。

为了在运动过程中能够保持一个稳定的最佳对线，对支撑面的控制是很重要的。治疗师用她的足来固定患者的足以阻止跟骨内旋，用她的手和下肢来刺激引导患者的足踝背屈和胫骨前移。在膝关节上方施加压力，压力沿胫骨传到至足跟中心处，以提供本体感觉的输入，并将足和足踝控制在合适的位置。治疗师的右下肢将 Dennis 的小腿适当地进

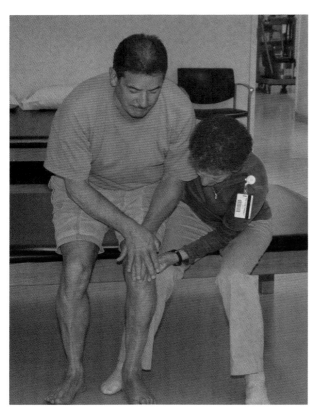

▲ **图 19-20　坐位时体重前移的方法**

图示坐位时体重前移的方法，为由坐到站的转移做准备。使用 NDT 训练方法进行康复治疗时，治疗师可以感觉到 Dennis 的活动模式及其肌肉状态，可以注意到 Dennis 在坐位进行重心前移时，在初期重心前移不充分，从而不能够使他的身体重量压到他的双足上。她还能感觉到由于运动控制的时序不正确以及活动踝关节的小腿肌肉的不协调收缩，导致踝关节跖屈和内翻，并限制了胫骨超过足尖。上肢也没有很好地协调起来，使身体重心前移超过足

行内旋，防止小腿外旋，根据生物力学原理，帮助防止足内翻。骨盆前倾，髋部屈曲，对身体重心的有效前移都是很有促进意义的。将 Dennis 的双侧手放置在患侧膝盖上，可以帮助将重心调整至中心位置，并且使左侧下肢能够充分负重，而且这样一个闭合的上肢链，也可以让治疗师更方便控制患者的肢体运动。除了控制 Dennis 的左下肢和足，治疗师还使用她的右上下肢、手和肩关节提供一个动态的控制引导力，包括肢体旋转在内的许多运动成分，这样 Dennis 就可以有效地将他的身体向前移动并能够缓慢地站起。在这个阶段，这个动作要做得很慢，当治疗师感觉到 Dennis 的肌肉活动和运动力线是正确的时候，就允许动作继续进行。在治疗过

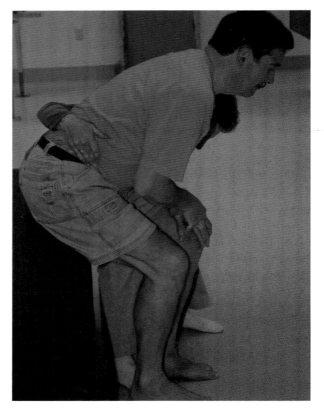

▲ **图 19-21　Dennis 侧视图**

此侧视图显示 Dennis 左侧踝关节、足部、臀部和躯干在正确位置上，基本完全完成了重心前移。图片上显示 Dennis 左侧足趾屈曲异常，治疗师通过对其他关节部位的控制压低足跟，限制 Dennis 使用异常运动模式而出现的代偿活动。从他右下肢的姿势状态可以观察到他的平衡反应，治疗师要明确 Dennis 的这种平衡反应是正确的还是代偿的。但在这种情况下，Dennis 会认为他向左移得太多（通过脑卒中后的训练经验）。所以他需要重新学习正确的重心转移，使重心向中间和向左下肢转移。随着训练经验的积累，代偿性的平衡反应会逐渐减少。Dennis 右足趾的伸展实际上是一个正确的反应，证明为了维持平衡他的右足没有向前移动来维持平衡。肢体协调障碍也很明显，抓地面形成反作用力使他出现向后倾倒的趋势，这种向后倒的趋势使得他的右足出现平衡反应，出现足趾伸展的现象

程中，运动形式、运动范围和运动方向等方面，需要口头和手动的提示和指导。辅助方式是根据患者的表现进行调整，对正确的活动成分要进行重复性的训练，通过不同的方式加强对正确运动的控制和记忆。

　　治疗师可能会感受并观察到他的这些运动反应，然而治疗师应该更加注意在患者的平衡反应中其他各部分运动成分的状态，并判断这些运动反应是否正确和有效，从而来提示患者进行相应的调整

以达到更有效率的运动反应。

④ 躯干和左侧肩胛带的动态稳定模式的激活和训练，使坐站姿势更正确，步行活动时更加稳定。上半身维持更好的稳定性，并能够更好地控制下肢的运动（当 Dennis 上半身向前倾时，他的骨盆带和下半身会保持向后的姿势来代偿，达到重心稳定。这种代偿姿势导致髋关节的屈曲和左侧骨盆向后旋转）。

⑤ 进行坐站训练，左侧髋关节稳定性控制训练，减轻代偿平衡反应对左侧髋关节造成的影响。错误的激活方式和由此产生的不稳定状态，使得 Dennis 产生一系列代偿运动，并且出现肌肉过度紧张的现象。肌肉的过度紧张造成各个关节运动失调，Dennis 试图用其他部位和肌肉收缩来代偿因错误的站立姿势而导致的不平衡。肌肉紧张造成关节运动失调使 Dennis 更难进行正常的肌肉收缩来维持肢体平衡状态。髋关节的异常运动模式很明显，踝关节内翻、跖屈异常运动也是重要的一部分原因，髋关节和骨盆腰带的对线不良、不对称的肌肉强度和长度导致动力链的上下力线不协调，特别是在旋转平面上。例如，坐位下髋关节的外旋和外展会改变膝关节周围肌群的结构状态（如腘绳肌、髂胫束）。膝关节周围肌群不均衡的用力会导致下肢的旋转，Dennis 在这种情况下，根据生物力学的原理，其胫骨产生的外旋会导致踝关节内翻。可以通过 NDT 的指导进行相关的评估，权衡这些因素和肌肉用力状况的相对重要性，并感受运动过程中的异常运动模式的情况，这些运动反应是否有效，是否在发生变化，对身体其他部分的运动状态是否有影响。不同姿势下的优化训练以及不同运动模式的整合，为以后能够产生更有功能性的活动打下基础，并在康复过程中不断改变和提高康复治疗方法的难度，把这些运动模式融入功能活动中，让患者能够掌握更多的功能性活动。

(4) 家庭训练计划（home exercise program, HEP）：正因为有一个完整、分级比较明确且具有进展意义的家庭训练计划，患者表现出很积极的态度，并能够很好地进行沟通交流，配合完成相应的康复锻炼。每项任务都是为实现特定的目标而设计。定期审查家庭训练计划的可行性，并根据实际需要对计划内容进行修改、改进或停止不适合的训练。为 Dennis 制订了一些活动，这些活动需要他妻子较少的帮助就可以完成，有一些活动不需要他妻子的帮助和监督也能够完成。

要确保家庭训练计划中的训练方法有意义，并且对患者来说有提高作用，这一点很重要。通常最合理的做法是在功能性活动范围内进行的家庭训练计划（例如，每天早晨和晚上站在浴室水槽边时进行刷牙）。Dennis 喜欢康复锻炼，并且他会经常进行一些康复训练，所以他的家庭训练计划中的训练项目要比其他患者多。他的每个训练内容都得到了认真的指导，并且这些训练内容与要达到的功能目标有关，需要每天重复性地进行训练，以确保这项运动是有效、有意义的，这样才能够达到预期的目标（例如对运动模式的再学习 vs 仅做牵伸）。Dennis 的家庭训练计划中早期训练项目包含的一些活动和说明如下。

- 仰卧位髋关节牵引拉伸训练，最初在妻子的帮助下，之后在无帮助的情况下进行。
- 每次上下床转移时，从左侧上床和下床以增加左髋关节的活动度和本体感觉的输入。
- 四点位拉伸，可通过内收和内旋增加左髋关节屈曲角度（即四点支撑位，将臀部靠近小腿的动作，然后在回归到四点支撑原位置），利用此负重体位，可促进运动过程中髋关节正确的生物力学效应的形成。
- 骑卧式自行车，开始时将左足绑在踏板上。
- 注意尝试新的活动方式或逐渐增加每项活动的数量。
- 改善踝关节跖屈运动模式，牵拉腘绳肌和腓肠肌、比目鱼肌。
- 足底牵伸训练以提高软组织的移动能力。
- 通过肩关节外旋和前臂旋前的位置进行侧壁俯卧撑，来增加肌肉长度，为提高患者肩关节动态稳定性控制能力，需要提高肩关节周围肌群的力量，并激活肩关节正常的运动模式（正常的肩肱节律）。
- 在安全的地方走路时，双足离得近一些（例如 "当你缓慢向前走时，试着使双足贴着彼此"），以帮助 Dennis 在较窄的支撑面下学习走路，重新学习正确的体重转移。

- 在游泳池中行走，进行特定的活动以重新训练运动控制，而不使用错误／无效的运动模式。
- 训练中注意放松，平缓移动，减少做功。
- 每晚使用夜间支具使踝关节／足重新获得一定能力；白天间歇性使用支具，使踝关节放松。

在此阶段快要结束时，Dennis 在妻子的帮助下持续每天锻炼约 45min。家庭康复训练计划的修改和建议包括以下内容。

- 由于 Dennis 无法长时间地控制跟骨和距下关节的位置和稳定性，所以从坐到站的练习中继续使用踝足矫形器（踝足矫形器不限制踝关节背屈）。
- 髋关节牵伸运动，牵伸整个左下肢，在没有控制其他关节的情况下牵伸一个关节不能有效地伸展跨两个关节的肌肉。
- 注意在康复训练中进行运动控制，在牵伸训练时，不能按照 Dennis 意愿结束牵伸，因为牵伸需要持续一定的时间才能够达到牵伸的目的，所以在进行牵伸时，要在提示下，缓慢地恢复到原位。
- 重新评估和修改有关骑卧式自行车时的运动模式，怎样主动屈曲和伸展左下肢，而不是用右侧下肢带动左下肢进行屈伸运动，左侧下肢一定要主动用力。

Dennis 对康复运动项目的成功与否的反馈及详细的记录，是制订家庭康复计划中很重要的一部分，也反映了这些家庭康复运动项目是否有效。Dennis 指导家庭康复锻炼的重要性，所以他带着自己做的记录来参加康复评价大会，以方便我们进行跟进。

(5) 附加内容：在干预的早期阶段，治疗中包括以下辅助治疗，以使治疗结果更加理想。

- 肉毒素注射（过敏者）——治疗师对某一肌肉进行肉毒素注射剂量增加或减少等情况提出治疗建议，纳入医生的肉毒素治疗决策中。
- 制作一个新的包绕式踝足矫形器，可以更好

地控制踝关节的跖屈和内翻，还可以辅助踝关节进行背屈。这种包绕式的支具可以很好地控制足跟位置，也能够很好地固定踝关节。

- 调整／更换晚上用于维持踝关节活动范围的支具。试用一种装有弹簧的被动拉伸装置，但在维持踝关节稳定性和改善踝关节内翻方面效果欠佳。
- 制作一个小的腕骨夹板，使腕部不能随意屈曲和伸展，使腕关节处于一个稳定的状态，且腕关节可以在四点活动中负重。（为了明确，与 Dennis 和 Marilyn 以及作业治疗师一起，我们讨论了一项作业治疗评估，由于 Dennis 没有左上肢的功能障碍，我们决定在解决物理治疗目标时应满足上肢的要求。）
- 尝试步行训练期间，添加电刺激疗法，刺激踝背屈进行辅助治疗，但事实证明这种方法对踝关节内翻治疗方面无效。

直接干预限制活动和限制参与的相关多系统和单一系统损害，以及对家庭训练计划持续地调整和修改、有关活动的辅助设备的详细建议，以及 Dennis 是否坚持进行康复治疗，使他在门诊物理治疗的早期阶段获得了短期和长期的功能性效果。

2. 门诊干预：后期阶段——脑卒中后 16 个月至 5 年

(1) 概述：随着 Dennis 的不断进步，他越来越有能力管理自己的家庭训练计划并坚持自己继续进行再学习，所以他不需要频繁地接受物理治疗。他的主要目标包括：①对出现的新问题及时进行解决，或调整相关的辅助设备训练方式，或调整修改家庭训练计划中的训练项目，以防止问题扩大化；②检查他的家庭训练计划活动，确保他能正确执行；③修改和改进家庭训练计划活动以使其达到最佳效果。Dennis 将他在家里的进展状况和问题通过口头和书面形式向我们进行了反馈，这也让我们能够更方便地为他提供有效的意见和建议。

在对脑卒中后 1 年或更长时间的患者实施康复治疗措施时，可能会遇见一些难题。这些困难就是需要根据患者的干预频率和实际活动中个人需求的变化进行调整和变化。

Dennis 的需求变化包括以下内容。

① 保险通常不会为持续、进展缓慢的事情和每月不能带来显著的功能进步的事情支付费用。因此，病例资料包括详细的评估和方案，且确定哪些功能活动可能在短时间内有明显的进展，可以将治疗和家庭训练计划活动导向这些功能目标。当Dennis 仍然有潜力进行功能改变，但功能进展可能太慢而无法证明需要继续进行康复治疗时，在没有持续直接干预和投入的情况下（短暂的康复治疗停止后），精心设计的锻炼计划会成为重点，可以帮助他继续进步（需要 Dennis 的投入）。

② 家庭训练计划是否有效，主要是看患者在大多数情况下是否能够有效地执行，不需要无效的代偿性运动。例如，要求 Dennis 在固定的闭链体位做一些家庭训练计划活动，以保证身体对线稳定，并达到预期的效果。给予 Dennis 有关转移动作起始位置和转移过程的书面和口头的具体指导内容，防止他做一些错误的代偿性运动。

③ 定时随访，定时进行评估，哪怕是进行一次评估，以发现问题并做相应的调整，随着患者的功能有所改善或出现新的问题，就需要对家庭训练计划进行修改和调整。Dennis 接受了几次短期干预治疗，解决了一些具体问题，例如夜间支具损坏时的维修问题，重新评估以找出新发左腰背部疼痛的可能原因等。

④ 对康复治疗中所用到的治疗器械提出一定的建议，比如已经在使用的，但是不能够正确训练相应功能的设备，要么更换训练设备，要么进行相应的调整增加辅助装备，这些建议都可以根据实际情况提出来。以 Dennis 为例，他的医生建议他使用一种安装弹簧的踝关节拉伸装置，用作肉毒素的辅助治疗。Dennis 要求对他的物理治疗进行重新评估，我们设计了一个演示流程，将新设备的功效与他一直使用的夜间支具进行比较。尽管调整了足踝拉伸装置，但是夜间辅助器械的使用，仍能够更好地维持踝关节的关节活动度。

⑤ 在 NDT 训练方法的指导下，治疗师应该不断发现和解决在康复过程出现的每一个问题，比如疼痛。将人作为一个整体，根据人体整体的优势方面和劣势方面进行评估以发现新的问题所在，并对导致问题的最重要的多个或单个系统功能障碍情况作出判断，如果只是根据单一的症状就去施治，解决的只是这一个症状，而没有从整体方面去思考，比如这里说到的疼痛，疼痛的原因有很多，如果不进行综合分析，那采取治疗后，也不会达到持久的效果。Dennis 提到了在康复过程中有新的疼痛或疼痛加剧现象。在这种情况下，有 Dennis 和他妻子的参与，进行了详细的康复评估，以找出引起疼痛的可能的原因，并制订相应的康复措施以改善疼痛。一些建议包括以下内容。

- 调整运动强度：向后迈步训练是一种旨在激活髋伸肌的运动，但是他一旦疲倦，就错误地使用腰伸肌来代替髋伸肌。修改运动强度为"向后 3 组，每组 20 步，中间休息"。
- 调整家庭训练计划练习的重点：四点支撑位练习时，不要来回地动身体，而是停留在终末位置保持一会儿（即四点支撑位，将臀部靠近小腿后保持一会儿，在回归到原位置），这样能够进一步改善髋关节屈曲的角度。
- 调整他的踝足矫形器和夜间支具：调整后能更好地维护 Dennis 踝关节的关节角度和活动稳定性。
- 继续进行 Dennis 已经完成的家庭训练计划：包括进行胸廓伸展 / 肩胛内收运动，调整他的姿势，使上身可以保持直立，增大左侧髋关节伸展角度的运动训练，骨盆在站立和行走训练时朝着左侧中立的方向向前旋转，缓解腰痛。

如前所述，在脑卒中后的 16 个月至 5 年期间，每 1~2 个月可以看到 Dennis，其间持续约 2 年，他在第 5 年的时候进行了 2 次短暂的治疗。

通常，在此期间，Dennis 的目标和成果涉及以下方面。

① 回答一些相关的问题，比如康复设备的应用情况、其他辅助治疗的情况，例如肉毒素治疗、踝足矫形器或夜间支具使用状态如何。

② 解决新出现的问题——疼痛，并试着确定和解决引起疼痛的具体原因。

③ 根据需要修改家庭训练计划，帮助 Dennis 掌握主动控制能力，避免出现代偿性动作，或设计新的家庭训练计划活动方案来解决新出现的问题。

在脑卒中之前，Dennis 一直积极主动地做很多活动，并且进行有规律的运动锻炼，因此为了预防脑卒中发生，需要有效、适当的锻炼方法，这些方法需要根据他的实际情况进行适当的调整。每一项运动都需要适量、循序渐进，他在每一个活动中都需要有一个量的反馈和控制，而不是来得越多就越好，尤其是在他学习了新的锻炼或活动方式的时候，不能让他长时间地进行一项活动。经常（我们从最初的失败经验中体会到的）需要给他具体的书面指示，这些提示包括锻炼的方式、时间（例如不超过 15min）、频率及锻炼的禁忌（例如当踝关节不适时要终止锻炼）。Dennis 完成某项锻炼后再次进行该项锻炼时，如果在进行该项锻炼过程中有特殊问题，需要重新给她解释家庭训练计划活动的控制要点。如上所述，在做某一项动作时，要提示他这项动作应该达到什么样的目标，尤其是这个动作包含有多个运动成分，需要集中控制某一个运动成分的时候，在完成活动时对于他来说是比较困难的，他也很容易放弃，如果没有提醒，由于他以前锻炼经历的影响，Dennis 会更重视拉伸训练，甚至他认为拉伸训练比运动锻炼更可行。

(2) 预期目标和结果：给予恰当的锻炼，每个锻炼阶段都会有短期和长期的目标。在 Dennis 的这个案例中，最终的目标是解决 Dennis 所提出的一系列问题。例如，包括缓解疼痛，处理康复治疗设备的问题，新的活动受限问题的解决。

(3) 治疗计划与实施：在这一阶段康复治疗，许多康复方案更多的是以患者为导向，包括一些治疗反馈和建议，虽然说对他的康复评估仍然是康复治疗过程中比较重要的一部分，但是大多数的康复锻炼，治疗师并没有过多的直接干预；在一定时期内，根据患者的需要，会提供直接干预措施帮助患者解决一定的问题，比如持续的疼痛需要进行关节松动的时候。

(4) 问题、干预和进展：通过利用功能量表多次评估，Dennis 不断取得进步（参照表 19-24）。脑卒中后 21~48 个月之间其他功能变化汇总如下。

- 在不借助拐杖的情况下，能够安全地走下坡路。
- 左腿佩戴踝足矫形器的情况下能够独立支撑

4s，右下肢在下楼梯、下坡路或调整袜子/鞋子时能够独立支撑 14s。
- 在夜间不佩戴踝足矫形器的情况下，能够短距离行走去洗手间。
- 借助前足掌绑带能够将左足放在自行车的脚踏板上（脚踏板上的绑带）。
- 在不借助助行器的情况下在室内来回走动，偶尔需要少量的辅助。
- 在少量的辅助下，不借助拐杖或扶手可以上下四个台阶。
- 在无支撑的情况下，脑卒中后第一次从膝跪位站起来，在院子内或过马路过程中摔倒后能够站起来，在无任何支撑的情况下，能够与孙子在院子内进行园艺活动。

(5) 后期门诊干预阶段的总结：在本阶段，Dennis 虽然会遇到一些挫折，但是他还是在不断地进步。在此期间，主要给予更多的评估，而不是过多干预，通过 NDT 的原理评估确定那些小的问题和新出现的问题，这些往往是影响功能恢复的主要问题。通过对 Dennis 家庭锻炼和活动计划进行有针对性的修订，解决他居家时的常见问题，例如左侧髋关节活动受限、膝关节控制困难。修订家庭训练计划重要的部分是要详细了解 Dennis 居家活动时的详细而又精确的资料，通过询问患者一些细节性问题，评估所选活动的实际表现，以准确了解 Dennis 在家的活动情况。除了口头和书面的指导外，NDT 评估也是一种帮助纠正家庭训练计划活动行为的有效方式。

家庭训练计划的修订包括评估主动活动能力，他妻子的辅助尤为关键，要明白 Dennis 需要尽可能多地管理自己的家庭训练计划，尽管 Marilyn 总是愿意提供帮助，但要求她参与会给她的生活增加压力。尽管 Dennis 表现出对指导意见的清楚理解，在指导下能够重复，但是 Dennis 及其治疗师团队还是认为所有需求的指导意见应该以书面的形式呈现。这时书面提示是很重要的，尽管 Dennis 记得怎么穿戴新的踝足矫形器，但是会忘记已经嘱咐过他穿戴的时间表，虽然他以前经历过这些内容，而这些都可以在书面提示中找到。

尽管给予 Dennis 较少的直接干预，但其运动控制能力仍在不断改善。随着他的功能不断进步，他制订了减少辅具使用的新目标（踝足矫形器、夜间支具）。通过细心监督和指导让 Dennis 试着减少对辅具的依赖。例如，Dennis 试着隔夜佩戴辅具，甚至短期不佩戴，可以给予他新的模式更灵活的踝足矫形器，使其踝关节背曲和跖屈获得更大的移动能力，同时要保持踝关节的稳定性。在这个过程中，治疗师为了能够给 Dennis 提供建议，治疗师必须掌握康复评估的方法，并且能够判断损伤系统与现存功能障碍之间的因果关系，这对于治疗师来说是很重要的技能。夜间踝关节固定器是必要的，经过修订和长期细心的管理介入治疗后，新的踝足矫形器模式是有效的。

Dennis 要求继续进行肉毒素注射，他每 3 个月接受 1 次注射。Dennis 与其治疗师仔细记录了他的主观反应，以及观察或感受其运动模式和功能的变化。医生与治疗师讨论了他所给予的这些反馈，根据 Dennis 的要求，他每次复查时治疗师都要向其医生提供书面建议，建议某一肌肉进行肉毒素注射剂量增加或减少等情况。治疗师的特定要求，有两个部位需要进行肉毒素的注射，髋内收肌和足底的小肌肉（趾短屈肌和拇外展肌）。利用肉毒素的特定作用可以缓解髋内收肌的痉挛程度，以此来恢复髋关节周围肌肉之间的平衡关系，有利于提高 Dennis 下肢的运动活动范围及降低其用力程度，特别是在步行过程中下肢的功能恢复。肉毒素注射足底肌肉能够缓解 Dennis 足部错误的姿势和动作。

Dennis 和他的妻子继续说明，这段时间康复治疗的参与是有益的。从专业角度来说，类似于 Dennis 这样的患者未接收到运动功能评估方面的专业性建议时，可能会选择间断性佩戴夜间辅助具或者踝足矫形器，改变或间断家庭训练计划活动方式，做出其他的一些改变都可能导致负面的影响。治疗师对于一些变化的影响、活动的修改、辅具或家庭训练计划的观察，是基于对姿势和运动持续性或间断性的评估。这些观察有助于 Dennis 的治疗师判断他潜在的进展、进步的潜力、继发损伤的潜在风险，这样 Dennis 可以在无任何挫折的情况下缓慢而稳定地进步。

六、总结

Dennis 和 Marilyn 的故事展示了 Dennis 的显著进步、持久动力和坚持不懈。Dennis 的进步在其目标、兴趣和生活方式等方面得以诠释。基于 NDT 实践模式，技巧评估和对 Dennis 运动损伤的干预，证明了 Dennis 5 年期间转移功能得以恢复，这是 Dennis、他的妻子及其治疗师为达到这一目标共同努力的结果。

七、替代性思考

Dennis　著

在 Monica 的工作坊，第一次知道 NDT 时，我就强烈地感受到这种治疗方法适合我。我记得，当时 Monica 让我做各种运动的时候，我能够感觉到我的肌肉在收缩，这是以前 8 个月内从没有感觉到过的。第二天，我的妻子联系 Monica 为我治疗。那是我进步的转折点。直到现在，我感觉我达到了平台期，但是离我所期望的生活还很遥远。

Monica 总是让我感觉她是根据我的需求来调整我的治疗疗程，并针对我的家庭训练计划提出合理的建议，而不仅仅是接受常规脑卒中的治疗方法。她提供的治疗是容易理解的，包括清楚地解释每次锻炼的目的（例如，哪块肌肉在用力，为什么这块肌肉用力）。她不仅利用自己的观察来制订计划，同时也会把我和我妻子的观察结果融入其中。书面说明（配有图表）可以提醒我治疗的正确方法。经过一段时间，我制订了一整套管理问题的方法。直到今天，我一直在利用这些方法，并取得了很大成功。

感谢 Monica 的无私奉献，我实现了我们共同制订的目标。如果我不接受持续性的治疗，我将无法达到生活自理的程度。多年来，我意识到，Monica 了解我的身体，不论什么时候出现的小问题，我都会向她寻求帮助。

八、家属的反馈

Marilyn　著

对我而言，NDT 主张的是要有足够强度的功能锻炼、注重实践操作并在训练中不断地进行方案调整。我想我把 Monica Diamond 当成一是名艺术家而不是机械工，因为自从我丈夫 2005 年（57 岁）脑卒中后，她一直富有耐心，并且很有创造性地为我的丈夫提供康复治疗。

经过 8 周的住院治疗，我们没有想过 Dennis 能够完全恢复。在附近的医院我发现 Monica 的 NDT 工作坊在招募志愿者，我们又觉得 Dennis 的功能恢复有希望了。

徒手手法操作、详细的家庭练习和支持性活动，对每一项训练都应集中注意力，甚至是使用一些辅助器械时，也需用心，肉毒素注射治疗时，也给予了详细的建议，如注射位点和时间，还有精心挑选的支具和鞋子，所有这些都对 Dennis 的恢复有很大的帮助。

对我来说，Dennis 的进步有 3 个最重要的具体因素，Monica 精心设计的家庭训练计划，为 Dennis 的定制的特定的支具，以及在 Dennis 出现新的问题和挑战时她所表现出来的乐观心态，并且能够设计相应的方案来解决这些问题。

Dennis 和 Monica 组成了强大的团队。Dennis 的年龄、健康状况和毅力使他成为 NDT 的好学生。Monica 解决问题的好奇心、技能、方法的可持续性应用以及她对细节的关注度，使她成为高效的老师和值得信任的合作伙伴。

7 年后，我继续支持 Dennis 的家庭活动治疗方案，并将 NDT 的原理融入其中。他们已经给我们的生活带来了如此积极的变化！

儿童病例报告
Pediatric Onset Case Reports

第 20 章

病例报告 B1：极度早产双胞胎患儿的多学科干预

Gay L. Girolami　　Diane Fritts Ryan　　Judy M. Gardner　**著**

周金斌　**译**　　覃芄　**校**

一、背景和目的

这个病例报告阐述了对早产双胞胎婴儿的一种多学科干预方法。在美国，每年有超过 50 万（占 1/8）的婴儿早产，并出现并发症，造成功能障碍，进而影响他们的生长和发育[1]。例如，早产可能引起神经后遗症，导致迟缓或非典型粗大、精细和视觉运动发育[2]，处理和（或）整合感觉信息的能力受损[3]，口腔运动和呼吸控制能力受损[4, 5]，以及反流或其他胃肠道疾病[6]。在标准化测试中被评定为高风险或运动技能落后的婴儿，应进行多学科检查，以确定是否需要治疗。

进行有效的检查需要观察和分析这些婴儿的感觉和运动行为，关注他们的环境、医疗状况、家庭因素。父母或照护者的投入，对全面评估婴儿也是至关重要的。根据我们的经验[7, 8]以及其他人的经验[9–11]，有证据表明，NDT 提供了一个观察和分析运动的可行模型和评估检查数据的技巧，开发了有效的干预计划，并且设计了实现家庭功能性目标的策略。此外，ICF 提供了一个有效的框架，可以将临床观察结果组织到假设的系统损伤中，并评估损伤对功能活动和参与的影响。

本病例报告阐述了运用 NDT 训练模型（见第 5 章）和 ICF（见第 3 章）来检查和分析高危早产双胞胎的感觉运动表现。本病例报告说明了多学科协作的价值，其中也包括作为团队成员的家长。此外，检查、干预的照片和视频可到 Thieme MediaCenter 获取。

二、病例介绍

（一）病史

这个病例报告的对象——Mya 和 Maddison，是孕 26 周时出生的同卵双胞胎。这对婴儿是由一个 20 岁的单身妈妈剖宫产所生。出生时，Mya 体重为 722.9g（1 磅 9.8 盎司），Maddison 体重为 737.1g（1 磅 10 盎司）。这对双胞胎分别被诊断为 3 级和 4 级脑室内出血（intraventricular hemorrhage, IVH）、轻度 BPD、2 期早产儿视网膜病变（retinopathy of prematurity, ROP）和坏死性小肠结肠炎（necrotizing enterocolitis，NEC）。她们出生后住院治疗 3 个月 3 天。在住院期间和出院后，这对双胞胎反复出现喂养失败。出院后，两个女孩因发育不良而再次住院 3 次。

（二）初步检查

在此病例报告之前最初的检查是由一个早期干预小组（物理治疗和言语治疗）进行的，当时婴儿校正年龄是 11 周 5 天，即实际年龄为 5 个月 28 天。建议每周进行物理治疗和言语治疗。物理治疗是在诊所提供的，但医疗预约和频繁的疾病干扰了连贯的物理治疗服务。排课困难影响了及时的言语治疗。一名作业治疗师未被纳入初步检查小组中。

（三）病例报告检查

在校正年龄 17 周 6 天（实际年龄 8 个月）时，婴儿开始在诊所接受所有 3 种治疗服务，她们的母亲同意参与我们的病例报告。

1. 家长的担忧

在我们的初次会议上，我们与母亲进行了交谈，并注意到了她的关切和问题，以确保在分析检查数据时予以考虑，并在随后的干预计划和目标设定的会议中予以解决。在这次会议上，她对婴儿的喂养和睡眠模式表达了担忧。她还告诉我们，她的医生正在跟踪婴儿的生长、体重增加和喂养困难。婴儿的母亲也担心这对双胞胎的运动发育，以及早产儿视网膜病变继发的视力问题。此外，她提到 Maddison 未能通过新生儿听力筛查，她也发现当 Maddison 暴露在意外的巨大噪音中时，不会感到吃惊。最后，母亲阐述了日常生活活动的困难，包括洗澡和姿势。她要求协助解决所有这些问题。这些担忧，以及作为双胞胎和她们 3 岁同胞的单身母亲的责任，使她感到紧张和焦虑。

2. 参与 / 社会 / 态度因素

确认参与和社会因素。这位母亲能够运用她以前的育儿经验来识别孩子们的关切和支持。这对双胞胎也很幸运，有一个支持的大家庭。尽管这些婴儿被纳入了国家早期干预计划，许多服务提供者也来到了家中，但有些服务只能通过将婴儿带到诊所来获得。这就需要交通时间和有人临时照顾双胞胎。

3. 标准化检查

我们的初步检查包括一个标准化的评估工具和临床观察。在 NDT 检测中，临床观察包括在自发和诱发的运动活动中，对支撑面、对线、姿势和运动控制的深入检查。标准化测试提供了一种机制，可以根据相似年龄婴儿的标准分数来衡量患儿的表现，并评估干预后的运动表现变化和与婴儿个体化目标相关的预后[12-14]。

对双胞胎均采用 TIMP 进行评估。TIMP 可评估胎龄 34 周和 4 个月龄婴儿的功能性运动行为[13]。TIMP 是一种对婴儿早期功能性运动表现所需的姿势和选择性运动控制的测试。研究[12, 13, 15] 表明，TIMP 可以根据围产期的医疗状况，有效区分不同程度运动不良风险的婴儿，并且可以根据由 990 名不同种族 / 人种的美国婴儿样本制订的年龄标准，来诊断运动发育迟缓。

研究表明，3 个月龄时的 TIMP 测试分数预测 12 月龄时的运动表现，具有良好的敏感性（92%）和特异性（76%）[12, 13]。TIMP 对在特殊护理托儿所为高危婴儿提供的物理治疗和在婴儿出院后早产儿护理者的家庭训练项目的疗效敏感[7, 16, 17]。

Mya 的原始分数为 123 分，处于同龄人的第 50 百分位。Maddison 的原始分数为 111 分，在第 25 百分位，低于推荐临界值（＜ 112 分）1 分。然而，根据新生儿病史，两个婴儿都有资格接受早期干预。她们还表现出难以组织多个位置的上肢和下肢的自发运动。此外，在实际年龄 8 个月大的时候，她们不能翻身、独坐以及双手支撑。

标准化的测试使我们能够全面了解婴儿的自发运动能力和组织运动的能力，这些能力可引出俯卧、仰卧、独坐、侧卧和站立等一系列运动表现。很明显，Maddison 是干预的候选者，Mya 的表现虽然测试分数在第 50 百分位，但临床上令人担忧，因为她无法组织动作来探索外界。在这种情况下，正如我们下一次临床观察讨论所证明的，Mya 和 Maddison 将从干预中受益。此外，解决母亲对两个婴儿的喂养、徒手操作和体位摆放问题也非常重要。

三、神经发育疗法和国际功能、残疾与健康分类模型在检查和干预计划中的应用

将检查工作表（图 20-1）用作数据收集表，以获取该过程前 3 个阶段的信息：临床观察、假设的身体结构和功能受损以及功能活动。

儿童： ▨▨▨▨	评估日期： ▨▨▨▨
出生日期： ▨▨▨▨	年龄： ▨▨▨▨
诊断： ▨▨▨▨	校正年龄： ▨▨▨▨
转诊医生： ▨▨▨▨	

强度：[包括运动、认知、沟通、行为、态度和（或）家庭相关的强度]

系统：在确定身体结构和功能的考虑因素时会考虑这些系统
肌肉骨骼系统
感觉系统
神经肌肉系统
胃肠系统
调节系统
心肺系统
皮肤系统

观察	身体结构 / 功能	活动
对不同位置的运动的描述 （她们是如何做到这一点的）	身体结构或生理功能（系统）的丧失或异常 （她们为什么要这么做？）	将身体结构问题（功能障碍）与特定活动联系起来 这将有助于您将治疗引向功能性结果 （哪些活动是重要的？）

参与:（与年龄相关的参与角色）

_____

_____

背景因素:（要考虑的社会态度、建筑障碍、社会政策和其他外部因素）

_____

_____

© 2011 D Fritts Ryan, J Gardner, GL Girolami

▲ 图 20-1　检查工作表

（一）第一阶段：观察

　　检查是通过收集观察数据开始的，这些评估数据被用于推测身体结构和功能障碍，设计干预计划，并制订有意义、个性化的干预策略。在 NDT 的检查和干预的框架中，观察婴儿的功能，并将其与校正年龄一致的婴儿的功能活动进行比较，是非常重要的。其次，必须注意成功实现每项已确定功能活动所必需的组件的存在和（或）缺失。有可能假设身体结构和功能系统的严重损伤（神经运动、感觉、心肺等）会干扰运动获得，然后确定达到下一个功能水平所需的运动和感觉成分。

　　以 NDT 的视角，我们检查了婴儿的以下姿势：仰卧、俯卧、翻滚、拉坐姿、坐姿、水平悬挂、保护性伸展和站立，以全面了解她们的感觉运动能力。在这些姿势中，观察婴儿是如何组织她们的姿势、对线和支撑面的，以及她们是如何开始、分级和终止肌肉活动的，以准备和响应相对于重力的位置变化，这一点至关重要。我们还观察了她们的自发运动能力以及对徒手操作的反应、对环境和一系列刺激（即视觉、听觉或触觉）的姿势和运动的变化。观察和检查不同体位的自发和诱发运动非常重要，因为婴儿在出生后的第一年会处于或有选择地选择这些体位[18]。此外，医生在评估婴儿的发育和神经完整性时，通常会将这些体位纳入对婴儿的检

查中 [19]。

在整个检查过程中，我们还收集了有关婴儿对各种感觉输入的适应性反应，以及刺激对所有 8 个姿势的运动、姿势和对线的影响，对婴儿调节组织也进行了评估。调节系统包含在保持参与活动 / 互动的同时调节觉醒水平的强度的能力 [3]。确定觉醒水平如何支持或损害婴儿的运动和社会行为，以及他们参与日常活动，这对我们来说是很重要的。

检查、观察的方式有多种。请参考 Thieme Media Center，该中心提供每个婴儿在第一次检查和评估时处于上述姿势的照片和视频。

这些照片和视频可以进一步检查双胞胎在每个姿势下的对线、姿势以及对自发和诱发的运动的反应。

（二）第二阶段：身体结构和功能考虑

收集观察数据后，我们接下来启动了评估过程。这个过程从假设每个系统是否以及如何干扰身体结构和功能活动开始。有了这些假设，我们会见了这位母亲，以设定功能目标。在此目标设定之后，制订了特定学科的干预计划和适用的干预策略。根据我们在检查中所做的观察，我们描述了一个例子，它演示了假设身体结构和功能损伤的过程。

1. 例子

两名婴儿在坐着时都使用了伸展和推动策略。她们难以组织和维持直立坐姿，也不能产生保护性、预期性或补偿性的姿势反应来独立维持这个位置。

2. 假设

我们讨论了肌肉骨骼系统（即无力或运动范围受限）、神经运动系统（即启动或选择性控制肌肉活动的能力不足或兴奋 / 抑制控制不良）、感觉系统（即视觉或前庭问题）和胃肠道系统（即反流）的潜在损害。通过在不同姿势的运动范围的检查和观察，以及与母亲的对话，我们排除了肌肉骨骼和胃肠道系统严重损伤的可能性。然而，我们注意到，在每个姿势，两名婴儿都难以启动躯干屈肌的活动，也难以躯干屈肌和伸肌的主动肌和拮抗肌的控制进行分级。此外，两个婴儿都不能选择性地控制

肩部、肘部和腕部在矢状面或额状面的运动，这种控制不良的情况影响了她们使用上肢进行支撑的能力。因此，我们假设最显著的损伤是在神经运动系统中，特别是躯干和上肢肌肉活动的启动、选择性控制和分级。

将上述流程应用于每一项已识别的功能活动。在观察、讨论和测试了与我们的观察相关的各种假设之后，我们为每个婴儿生成了一个关键系统损伤的假设列表（表 20-1）。仔细评估损伤列表，使我们能够识别冗余的身体结构和功能损伤，在设计干预计划和策略时有更多地考虑。

当我们对不同系统中的挑战进行假设和优先排序时，我们观察到每个位置都存在影响婴儿功能的冗余问题。例如，考虑 Maddison 头部和躯干的不良兴奋 / 抑制控制为身体结构问题（神经运动障碍）（图 20-2）。她在每一个姿势上都表现出这种糟糕的控制力。经过分析，我们得出的结论是，她难以分级和控制颈部屈肌和伸肌的向心和偏心活动，干扰了她以适当和对称的屈颈，以平衡强有力的伸颈的能力。颈部伸展的这种优势在生物力学上导致了肩部抬高，反过来，干扰了她平衡躯干屈肌和伸肌的能力，也干扰了肩胛骨的节奏，以支持保护性和支持性反应所需的自由上肢运动，以及对她的身体和环境的探索的感觉运动。

将体重前移到上肢，使得前伸或用前臂支撑是不可能实现的。这个姿势是静态的，Maddison 对俯卧姿势几乎没有耐受力。

此外，颈部肌肉活动的不平衡阻碍了她实现头部和躯干上部的最佳稳定姿势，但这是有效的奶瓶喂养时间和顺序所必需的。因此，通过解决她颈部肌肉屈伸控制的不平衡问题，我们优化了她的坐姿，并加强了上肢在功能和感觉探索方面的使用，同时也解决了她的母亲和儿科医生表达的喂养问题。

对 Mya 的观察也采用了类似的思维过程，她表现出控制姿势和应对或预测姿势干扰的能力下降。基于我们的观察，考虑可能存在感觉和神经运动损伤。例如，在协助翻身中，她需要外部帮助 / 指导来启动她胸前重心的横向移动，并且头部跟随效率低下（左侧比右侧严重）。此外，Mya 启动、维持

表 20-1　系统损伤假设表

身体结构和功能问题	肌肉骨骼系统	神经运动系统	感觉系统	胃肠系统	心肺系统	皮肤系统	多系统
头部/颈部活动度不足	×						
躯干、上肢、下肢肌肉力量不足	×						
头部、躯干、肩部和臀部肌肉的主动肌和拮抗肌控制不良		×					
上肢和下肢启动和维持肌肉活动的能力降低		×					
四肢选择性控制不良		×					
躯干、上肢和下肢肌肉的时间和顺序不佳		×	×				
组织姿势、应对或预测姿势干扰的能力降低		×	×				
呼吸和发声控制的时间和顺序不佳		×	×	×			
Maddison 听力问题			×				
组织姿势、应对或预测姿势干扰的能力降低		×	×				
呼吸和发声控制的时间和顺序不佳		×	×				
与同龄人相比，前庭、视觉、触觉和本体感觉体验的机会较少		×	×	×			调节系统
无效的调节策略（运动/感觉/状态）		×	×	×			调节系统
胃肠道问题（反流）引起对营养和体重的担忧				×			
功能性任务所需的姿势组织的预测能力降低		×	×				调节系统

和选择性控制运动的能力发展很差。

仰卧位抗重力下够取物体受限，伴有强烈的肩胛骨内收、肘部伸展和间歇性握拳（图 20-3）。当 Mya 将她的双臂前移到中线时，她使用了肩部环旋，够取的方式是未分级的，没有肢体内分离。Mya 代替肘部伸展和握手，以平滑屈肘、伸腕和张开手指。一旦达到中线，她就可以打开右手，但要紧紧抓住左手，以增加躯干和上肢的稳定性。她动作的僵硬降低了接收到的本体感觉反馈，这是帮助分级运动所必需的。然而，Mya 确实在水平面调整了她的上肢，以适应她校正后的年龄所期望的姿势

变化。

在许多活动和姿势中，视觉注意力和参与似乎是短暂的和费力的。Mya 的母亲报告，在某些情况下，Mya 在仰卧游戏中显得更放松。从我们的观察和与她母亲的讨论中，我们发现在检查过程中表现出的自我调节水平，可能对 Mya 选择性地启动和维持运动的能力有负面影响。因此，在干预过程中，神经和感觉调节两个方面的问题都得到了解决。

（三）第三阶段：确定功能活动

本节概述特定学科的功能训练，并说明如何编

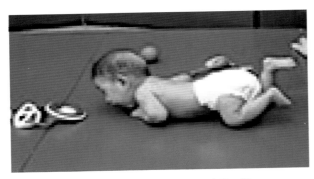

▲ 图 20-2　Maddison 不能伸展下肢

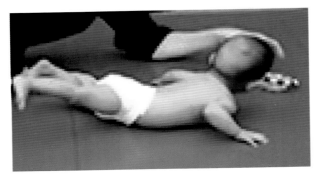

▲ 图 20-3　俯卧位的 Mya

俯卧位时，躯干和下肢伸肌在没有控制的情况下被强烈激活。强大的肩膀内收和伸展干扰了她用前臂支撑的能力，使得 Mya 拿不到玩具

写干预计划。这些描述将提供在干预过程中和家庭计划中假设和解决的特定损伤区域的附加示例。

　　研究小组确定了 Mya 和 Maddison 要强化的功能性活动，同时牢记母亲最想解决的问题。治疗师还关注动作转换、游戏、日常生活活动和互动，以及潜在的运动和姿势控制需要，以推动婴儿进入下一阶段的发育。

　　1. 物理疗法：Mya 的功能性训练实例

　　物理治疗干预旨在促进婴儿获得独立游戏所需的粗大运动和转移技能，并且发展更高水平的粗大运动功能活动。

　　Mya 拥有比 Maddison 更高的运动技能，她能够向右侧翻身，但她不能独立地过渡到俯卧位。在向左翻身方面，她能力稍差，需要帮助来启动仰卧位重量转移以向侧卧位翻身，并需要继续引导才能完成向俯卧位的过渡。在支撑坐姿中，Mya 表现出直立的头部控制能力，但在试图维持这个位置进行游戏时，遇到了躯干伸肌的强烈激活。当 Mya 站着时，她用僵硬的伸展腿做支撑，导致她的重心向后移动，无法将她的躯干和髋关节和她的支撑面对线。在支撑坐姿和站姿中，Mya 都表现出较差的主动肌/拮抗肌激活，肌肉活动分级效率低下，以及缺乏预见性和补偿性的姿势控制来组织和维持她在支撑面上的姿势。

　　这位母亲表达了对她的婴儿无法翻到俯卧位和维持独坐的担忧。她发觉孩子们有沮丧和易怒情绪，因为他们探索和玩玩具的能力有限。她表示希望看到她们在翻身、独坐和站立能力上取得进步。基于母亲的关注，制订了以下的目标，以指导物理治疗干预。

　　(1) 从仰卧位翻到俯卧位，扩大玩耍机会和独立转换。

　　(2) 独立支撑坐位，伸手去拿玩具玩耍。

　　(3) 保持有支撑的站立，进行穿衣、保持安静以及和父母互动。

　　根据物理治疗师的观察和推测的损伤，以下活动旨在锻炼必要的姿势和运动控制，以促进母亲确定的功能技能的获得。

- 当 Mya 提高她的腹部力量和姿势控制时，她将能够伸手和玩耍她的腿和足，使她能够在仰卧状态下保持反重力的上肢伸展和骨盆抬起。此外，她还将获得支持感觉体验和提高身体意识的运动技能。Mya 还将锻炼所需的核心力量和控制力，以能够启动和试验体重右移和左移(穿过中线)，并返回中线平衡点。这项活动是翻身的前兆，改善对主动肌/拮抗肌躯干肌肉活动的控制，以及偏心和向心控制的分级和经验。

独立翻身的能力将增加玩耍机会和独立性。

- Mya 将保持前臂负重并尝试俯卧位的体重转移，这样她将开始锻炼躯干伸缩，引起下肢相应的运动，增加独立翻身的力量和控制。

- Mya 将独立翻身，以提高脊柱在额状面的灵活性。这种灵活性将促进抗重力的侧头和上躯干的提升，这是有效翻身和增强下肢分离所必需的。

- Mya 将独立支撑坐姿，从而提高力量，提高对上肢和躯干肌肉群活动程度的能力。在不失去平衡的情况下，训练头部旋转的能力将推动在支撑基础上的重量转移，改善矢状面和矢状面的姿势控制，并有助于引发代偿性的姿势控制。独坐的控制将为 Mya 用手探索身体和玩玩具提供坚实的基础。

Mya 将支撑站，发展力量和分级，以实现她的重心在支撑基础上的控制。控制她的站立姿势将使 Mya 加强髋部伸肌和外展肌力量，学会对髋膝屈曲进行分级，并练习体重转移、弹跳和小步走。

有关 Mya 的物理治疗目标和身体系统功能障碍清单的摘要，请参见表 20-2。

2. 物理疗法：Maddison 的功能性训练实例

这位母亲为 Maddison 表达了类似的目标，尽管她在俯卧、坐着和站立时的粗大运动技能没有 Mya 展示得那么好。此外，虽然 Mya 倾向于使用过度和未分级的伸展来在这些位置上维持和玩耍，但 Maddison 使用了一种策略，即伸展四肢和将上肢放在中线并拢。然而，这两个婴儿都需要改善躯干

表 20-2 物理治疗干预计划工作表

患者名称：Mya	日期：
功能目标	身体结构和功能损伤表

• Mya 将独立地从仰卧翻到俯卧（通过左右两侧），肚子趴在地上玩儿
• 当 Mya 支撑坐时，她的躯干将向左右旋转 45°，以跟随物体或人
• 当处于支撑站立状态时，Mya 会将她的躯干和髋关节在支撑面上对线，上下跳跃，屈曲和伸展她的髋关节和膝关节
	• 脊柱和骨盆活动受限
	• 躯干、上肢和下肢的肌群力量和耐力不足
	• 躯干、肩部和髋部肌肉的主动肌和拮抗肌控制不良
	• 对肢体的选择性控制较差；重复的肢体运动
	• 四肢运动模式的多样性减少
	• 躯干、上肢和下肢肌肉活动的时间和顺序不佳
	• 启动和维持肌肉活动的能力不足
	  – 肩胛骨向上旋转使上肢活动越过头顶
	  – 所有平面上的躯干肌肉活动
	  – 上肢和下肢运动时的骨盆稳定性
	  – 下肢交替控制
	• 预测和组织这项任务所需的前馈和反馈姿势组织的能力降低

干预措施的排序策略：与优先损伤相关	对身体结构和功能的预期影响	评估干预策略的有效性：调整、修正或删除
• 在仰卧、俯卧、坐位时改善躯干稳定性和旋转的训练 • 在仰卧、俯卧、坐位时增加上肢和下肢的激活和主动肌 / 拮抗肌控制力的训练 • 在仰卧、俯卧、侧卧和坐位时的体重转移训练，提高启动和维持肌肉活动的能力，以进行负重、伸展和转换活动 • 仰卧、俯卧、侧卧和坐位的训练，以鼓励 Mya 在仰卧、俯卧、侧卧和坐位时通过伸手取物来启动体重转移。请参阅 Thieme MediaCenter 获取视频，该视频显示了此策略的实施情况，并说明了要解决哪些损伤问题 • 融入感觉策略 • 仰卧、俯卧、侧卧和坐位的训练，以促进 Mya 在仰卧、俯卧、侧卧和坐位之间的转换 • 仰卧、俯卧、侧卧和坐位的训练，以促进 Mya 预见和应对内部和外部的各种干扰	• 增加躯干、上肢、下肢的关节活动度和肌力 • 增强在所有姿势下维持上肢和躯干肌肉活动的能力 • 在保持仰卧、俯卧、侧卧和坐位的同时，提高在所有运动平面上伸展的能力 • 改进上肢和下肢活动能力，以进行姿势转换、够取物品和上肢负重 • 提高在不失去平衡的情况下启动上肢和下肢活动，以及将体重转移到支撑面之外的能力 • 提高下肢分离能力，以实现体重转移、翻身和姿势转换 • 提高预测和响应重心转移能力，以及为姿势转换做准备的能力	

和骨盆的柔韧性、肌力，以及维持平衡所需的代偿性和预期性控制。因此，2 名婴儿的干预计划看起来相似，但干预策略的重点是不同的，以适应她们各自的肌肉骨骼障碍、神经运动障碍和感觉障碍。Thieme MediaCenter 提供了视频，展示如何为每个婴儿制订个性化干预策略。

3. 作业疗法：Mya 的功能性训练实例

作业治疗措施旨在解决够取物品和手功能、手眼协调能力、上肢支撑和游戏行为所需动作的成分。对于 Mya 来说，在所有姿势下抓握能力都是不足的，并且影响了她触摸、抓取和玩耍的能力。Mya 用她的上肢代偿不够对称的头部和躯干控制。动作开始时是不标准的，且缺乏多样性。在俯卧和仰卧这两种典型的 5 个月大婴儿的玩耍姿势下，Mya 双臂僵硬，抓握很紧，缺乏灵活性，无法适应不同玩具的形态和大小。因此，Mya 维持粗大抓握的能力，以及学习早期抓握经验的能力是有限的。这种抓握经验的缺乏限制了 Mya 使用上肢探索环境的能力，并且与视觉、触觉和本体感觉系统获得的经验发生了冲突。

随着姿势控制、手眼协调技能以及手臂和手功能的发展，Mya 和 Maddison 都可以自己玩耍和视觉探索，这是她们的母亲想要达到的目标。此外，她们的母亲还表达了对 Mya 功能领域的关注。以下是为 Mya 设定的目标。

(1) 找到能够提高视觉注意力和视觉技能的姿势和训练项目，对于提高所有姿势下眼睛的注视、定位和追踪能力都是极其重要的。

(2) 提高 Mya 保持姿势和独立玩耍的能力，是能让母亲撒手去满足家里其他孩子需求的关键。

(3) 提高上肢的运动技能和控制力，以便独立抓握拨浪鼓。

反映成就或将为最终实现上述目标奠定根本基础的活动如下。

- 在仰卧和靠在座椅上时，能够轻松而持续地伸手到妈妈的脸上，或拿到玩具。要做到这一点，Mya 需要提高力量和控制力，来稳定和控制她的头部、躯干和肩胛带。这将有效地解放她的双臂和双手，让她可以伸手、抓握和玩耍。此外，伸手、抓握和探索身体不

同部位的能力，是 5—8 个月大的婴儿提高自我调节能力和身体意识，以及培养他们在中线周围转移体重的能力的主要方式。这一探索还将提供丰富的机会，为环境意识和整合多感觉信息游戏。

- 培养俯卧时摆放在手臂够取的玩具的技能。在环视周围的环境中主动承重前臂或伸展手臂支撑的能力将有助于体重转移发展，在空间中伸展，最终在俯卧中够取和抓握物品。伸展和抓取将促进俯卧游戏的独立性，这反过来又会腾出母亲与其他孩子在一起的时间（例如，帮助她 3 岁的孩子穿衣服或给 Maddison 换尿布）。Mya 还需要增加主动负重和围绕身体轴线的重量转移（在横断面上旋转），以及将她的体重向骨盆尾部移动的能力，以增加上肢玩耍时的稳定性。积极的上肢支持也将为 Mya 提供长时间抬头和转身的稳定性，这将允许对她的环境进行视觉扫描。此外，Mya 将受益于对她的手臂和身体的触觉和本体感觉输入，促进对她的四肢进行更好的分级和意识。支撑她的身体和参与她周围环境能力的提高将为俯卧中的独立游戏创造可行的选择。

- 当处于支撑的坐姿时，用双手抓住并开始研究拨浪鼓。解决组织和增强伸展姿势控制的基本领域，将允许 Mya 有更多的机会使用她的手来玩耍物体。此外，为了适应不同的大小和形状，手的具体准备工作应该从支撑良好的姿势开始。抓取玩具和将玩具放到嘴边的能力，以及维持抓取和与环境中的人或物体互动的能力，将为 Mya 自己玩游戏和自娱自乐的能力奠定基础。

在分析人体各系统结构和功能的基础上，Mya 的作业治疗干预策略排定了优先顺序。表 20-3 的干预部分具体概述了这些内容。

4. 作业疗法：Maddison 的功能性训练实例

这对双胞胎的母亲表达了对 Maddison 在功能领域同样的担忧。因此，当寻找适合解决 Maddison 问题的训练时，作业治疗师制订了与 Mya 相同的功能目标。然而，干预策略和处理方法不同，因为与

表 20-3 作业治疗干预计划工作表

患者名称：Mya	日期：
功能目标	身体结构和功能损伤清单
• 在仰卧和有支撑的座位上，Mya 会在没有被妈妈抱住的情况下，轻松而始终如一地用任何一只手接触妈妈的脸或玩具 • Mya 会用肚子趴在地面上玩，把玩具放在手臂够得着的地方，自己玩 5～10min • Mya 会自己抓东西和喃喃自语，能抓握东西并自己研究简单的因果效应，自己玩上 5～10min • 妈妈喂双胞胎 5～10min 时，妈妈坐着时，Mya 会用两只手看、摸、抓玩具	• 启动和维持肌肉活动的能力较差 – 肩胛骨下陷 / 向上旋转、肱骨伸展和躯干控制 – 腹部，尤指在额状面和横断面 – 骨盆，在激活上肢的同时保持稳定 • 对肌肉激活的选择性控制较差 • 身体左右两侧、上半身和下半身、上半身 / 下半臂分离不良 • 时机和顺序不佳 • 减少了对视觉姿势的控制 • 通过伸展 / 抓握减少对姿势的控制 • 减少了使用视觉和伸展和抓取的经验 • 躯干、上肢和上肢的屈肌 / 伸肌力量不足 • 躯干、肩部和臀部肌肉的主动肌和拮抗肌控制不良 • 通过姿势控制和伸展减少眼球定焦 • 这种感觉运动体验的机会减少了 • 预测（前馈）功能性任务所需的姿势组织的能力降低

干预措施——与优先损伤相关的排序策略	对身体结构和功能的预期影响	评估策略的有效性：调整、修改或删除
• 通过对称躯干控制和代偿性上肢的收缩（更大的压力，对齐躯干的上肢抑制和施加的重量转移，视觉方向以匹配活动）来提高感觉耐受性 • 改善躯干稳定性的训练，特别是在额状面和横断面，上肢代偿模式在俯卧位、仰卧位和坐位时受到抑制，同时促进抬头和转向视觉和听觉输入 • 改善躯干控制的训练，包括肩胛骨下陷、肩关节伸展和外旋，如单侧腰椎和腰椎主动前伸俯卧、侧卧和坐姿 • 将躯干、视觉、单侧和双侧伸展到身体部位和物体的活动 • 将增加本体感觉 / 触觉输入的感觉策略与徒手操作结合，以改善运动过程中的调节和注意力（如尝试在球面上坐、侧卧或者俯卧，并能通过体重转移以激活在所有活动中更平衡地应用姿势） • 在支持姿势的同时（尽可能）开展活动，鼓励使用双手和视觉参与来探索玩具（如物体放置 / 定时 / 选择以匹配运动和视觉目标、纹理以促进玩耍、互动以促进持续注意力） • 帮助妈妈寻找增加视觉参与度和注意力的方法；增加抓握适应的实践 • 自适应定位，以实现团队对称的目标，中线姿势控制在游戏位置：弹力椅，俯卧在卷轴和波比枕头上，带插销和小桌板的便携式椅子	• 运动和游戏过程中过度警觉反应减少 • 屈曲僵硬程度降低；有分级的上肢和手的摆放和探索动作 • 够取玩具的动作变化增加 • 通过手张开来维持上肢负重 • 手指对玩具的探索动作增加 • 主动移动拇指，掌握适应不同形状的能力 • 增加视觉凝聚力和注意力，增加因果关系发挥 • 弹力椅、俯卧支撑翻滚和波比枕头、带插销的便携式椅子	

Mya 相比，Maddison 表现出更多的感觉厌恶、更弱的力量和更低的肌张力，启动运动的能力降低。个性化干预策略的视频可以在 Thieme MediaCenter 上观看。

这位母亲在 Maddison 身上面临着额外的挑战。Maddison 无法忍受和享受洗澡。特定于洗澡的感觉和徒手治疗策略被纳入 Maddison 的干预和家庭计划活动中。例如，她的母亲使用支撑仰卧屈曲姿势的深压来为 Maddison 洗澡做准备。这个姿势是在洗澡时在母亲的支持下进行的。视觉关注着她的双胞胎姐妹也是有用的。

5. 言语治疗：Mya 的功能性训练实例

言语治疗涉及口腔运动、进食、呼吸和语言能力。对于 Mya 和 Maddison 来说，她们的母亲都担心儿科医生指出的生长和营养预期。她还表示需要制订一个易管理的喂养计划表。最后，有效的喂养和协调的吸吮、吞咽、呼吸和发声是言语治疗聚焦的主要领域。

对于 Mya 来说，言语治疗师确定的训练将反映实现上述目标的基础的发展情况，包括如下内容。

(1) 制订长期的喂养时间表，以便家庭能够管理生长和发育所需的合适的热量摄入量。

(2) 喂奶时按吸吮—吞咽—呼吸的顺序。

(3) 喂养时保持足够的气道清洁。

(4) 保持适当的颈部对线和头位对称，以方便吞咽。

(5) 使用持续的口腔发声来表明沟通意图。

(6) 通过改进躯干对线和控制，显示呼吸和发音得到改善，从短鼻音过渡到持续口腔发音。

对于 Mya 来说，母亲的首要任务是改善卡路里摄入量，以在所有生长图表上保持医学上可接受的水平。在此之前，这对双胞胎曾 3 次因发育迟缓和呕吐而住院。除了评估在不同姿势的运动控制外，还评估了奶瓶喂养。Mya 的肩部抬高过高和颈部伸展的姿势使吸吮—吞咽—呼吸的协调变得困难。需要解决喂养过程中的对准问题，以及奶瓶、奶嘴和配方奶粉的选择。

需要更多直立控制的姿势被演示并教给母亲。这些支撑姿势改进的奶瓶喂养，并优化了用勺子引入过滤食品的方式。改进的姿势也支撑了 Mya 的沟通和游戏能力。有关 Mya 的目标、身体结构和功能损伤以及干预策略的摘要，请参见表 20-4。

言语治疗还涉及呼吸和发声。当对姿势控制的要求较低时（如仰卧）时，Mya 可以激活膈肌。随着姿势要求的增加，她难以协调呼吸和发声。正如 Massery[20] 所建议的，"躯干控制、呼吸和胃肠道等的内部功能，取决于身体产生、维持和调节胸腔和腹腔压力的能力"。

6. 言语治疗：Maddison 的功能训练实例

对 Maddison 的担忧与对 Mya 的担忧类似。然而，Maddison 比她的双胞胎姐妹更不对称，躯干力量更小，呼吸模式更慢。喂养和体位摆放策略是相似的，但必须进行调整，以具体解决 Maddison 的不同之处。此外，Maddison 缺乏对听觉刺激做出持续反应和定位的能力，并被怀疑患有听力障碍。

（四）第四阶段：制订治疗计划

干预计划的成功取决于家长和治疗团队之间的沟通。在我们的病例中，父母提供的信息增强了我们的观察，并有助于为每个婴儿制订功能目标。我们的下一步，是确定干扰目标实现的假设损伤的优先顺序，并制订干预策略，来解决所有已确认的损伤。

NDT 教育给治疗师提供了制订个性化干预策略以实现最佳功能结果的理论和实践[7, 9, 21]。接受过 NDT 教育的治疗师还拥有操作和评估技能，在整个干预过程中，能够根据婴儿的需求和表现，熟练地实施和改进每个策略。

在 Mya 和 Maddison 的案例中，家长确定的目标以及每个婴儿的身体结构和功能损伤都是相似的。查看表 20-2 至表 20-4，了解 Mya 的物理治疗、作业治疗和言语干预计划。它们还描述了 NDT 在干预计划阶段解决问题的框架。

每个表格的上半部分举例说明了 Mya 特定学科的功能目标，以及影响实现特定学科目标的假设的身体结构和功能问题。下面的部分对假设的身体结构和功能损伤的干预策略（第一列）及其预期结果（第二列）进行了优先排序。

评估每种策略的有效性也是至关重要的。这是通过基于婴儿的感觉和运动反应对治疗效果进行的

表 20-4　言语干预计划工作表

患者名称：Mya	日期：
功能目标	身体结构和功能损伤列表
• 基于能量消耗极低的婴儿的喂养指南，Mya 将获得足够的符合她矫正年龄的营养 • Mya 在饮用 6 盎司配方奶粉时，能保持连续的吮吸—吞咽—呼吸模式 • 当父母用勺子喂食时，Mya 会吃 4 盎司的精细食物 • 在游戏活动中，Mya 将使用持续的发声来与母亲交流	• 喂养时，启动和维持肌肉活动的能力较差 　– 肩胛骨凹陷/向上，旋转、肱骨伸展和躯干控制 　– 腹部，尤指在额状面和横断面 　– 骨盆稳定性 • 对肌肉激活的选择性控制较差 • 舌头和下颌稳定性降低 • 吮吸—吞咽—呼吸模式的时机和顺序不佳 • 躯干、上肢和下肢的屈肌和伸肌力量不足，无法支持进食时头部/颈部所需的对线 • 躯干、上肢、下肢的主动肌和拮抗肌控制不良 • 预测功能任务所需的姿势组织的能力降低（前馈） • 母亲缺乏有关早产和营养需求的知识

干预措施：与优先减损相关的排序策略	对身体结构和功能的预期影响	评估策略的有效性：调整、修改或删除
• 用奶瓶喂养时，将患儿的头部支撑在颅底。将脖子稍微拉长一点，使头部略微伸展 • 把你的手指放在牙龈脊的侧面。让患儿咀嚼你的手指。这将允许在进食过程中更好地分离舌头/下巴 • 使用带滚轮的弹力椅，以改善头部和躯干的位置。在此垂直对称体位进食固体 • 让她咀嚼她的手指、出牙期玩具或你的小指（放在她的牙龈脊的侧面）。这项活动可以在进食过程中更好地分离舌头和下巴 • 以直立对称的姿势进食固体食物 • 用谷类食品使液体变稠，以便有更多的时间吞咽（Mya 吞咽的速度要快得多，加入谷类食品可以使食物变稠） • 帮助妈妈改掉 Mya 整天啃奶瓶的习惯 • 帮助妈妈区分营养性与非营养性吮吸 • 帮助妈妈建立日常喂养计划 　– 上午 7 点：8 盎司配方奶粉；上午 9 点：4 盎司 2 阶段水果或蔬菜 　– 上午 11 点：8 盎司配方奶粉；下午 12 点：4 盎司 2 阶段水果或蔬菜 　– 下午 2 点：8 盎司配方奶粉；下午 4 点：8 盎司配方奶粉 　– 下午 6 点：4 盎司 2 阶段水果或蔬菜 　– 晚上 11 点：8 盎司配方奶粉	吸吮时改善头部屈曲，奶瓶喝奶和进食固体食物时改善舌位	

审慎在线评估（即秒到秒）来实现的。我们还考虑了如何处理姿势和运动中的积极或消极变化。这一持续的检查使我们能够在整个过程中调整和修订每个策略，以确保婴儿做出最佳的感觉和运动反应，从而为获得功能技能创造一个有利的环境。这一在线思维过程记录在 Thieme MediaCenter 上的每个干预视频中，这帮助大家比较和了解干预策略是如何根据每个婴儿的个人需求和反应来应用和修改的。

（五）第五阶段：家庭计划

NDT 鼓励功能性家庭项目，这些项目提供在日常生活中练习技能获得所需组件的机会。我们的团队探索了有意义地将支持团队目标的活动带回家的可能性。最初的家庭计划是针对 Mya 和 Maddison 开发可管理的喂养程序，由于担心她们无法茁壮成长，这是至关重要的。具体的策略已经在关于言语治疗干预的一节中进行了概述。

同样重要的是要认识到母亲的环境和参与性限制，并提供每天都能始终如一地实施的家庭训练。因此，我们开发了可行的体位摆放选项，可以在喂养前后合并使用。这些体位使母亲可以一次喂养一个婴儿，或者满足哥哥或姐姐的需要。此外，这些体位是安全的，它们优化了对线，支持了改进的姿势控制的发展。这些位置鼓励对称，并促进头部和躯干控制、上肢伸展，以获得自娱自乐游戏的参与机会。图 20-4 显示了双胞胎的母亲按照指示给婴儿摆好喂奶的姿势。

推荐使用以下体位选项，并建议它们全天轮换。

1. 推荐使用合适的进食座椅，并配有座椅扶手的球状末端，以帮助坐稳。增加了一个托盘，以鼓励上肢向前承重。这种体位为增加上肢对称性和视觉交互性提供了有效的训练，并且将会为在中线位用手玩玩具提供稳定的腰部支持。

2. 对于俯卧式游戏，我们建议使用卷毛巾或小波比枕头（The Boppy Company，LLC），从生物力学角度将体重向后移至骨盆。这个体位促进了双胞胎抬头和转头的能力，促进了上肢的中线对线，并提供了用手玩耍和探索的机会。

3. 用弹力椅和卷毛巾来支撑头部中线位和改

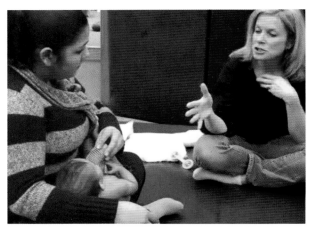

▲ 图 20-4　母亲和作业治疗师讨论在洗澡和玩耍时可以用来改善姿势控制和对线的姿势
在整个讨论过程中，这位母亲使用了语言治疗师推荐的喂奶姿势。这个姿势可以抑制躯干和下肢的伸展，促进颈部伸长和下颌收拢，以改善吸吮和吞咽

善躯干对线，也提供了训练躯干和骨盆屈肌和伸肌的激活和平衡的机会。这个体位还促进了身体放松，提供了将双手放在一起、伸手去抓挂着的玩具，或者用手探索身体的各个部位的机会（如腹部、膝部）。

家访被安排作为解决问题的策略，以提高婴儿的注意力、参与度和玩耍机会。在访问期间，我们向双胞胎的母亲展示了如何将环境刺激降至最低，帮助她了解哪些玩具能培养注意力和参与度，并帮助她选定了一个供玩耍和午睡的安静空间。

具体到 Maddison 的家庭训练项目，我们帮助母亲选定了一个日常的洗澡时间，让 Maddison 能够容忍并最终喜欢洗澡，就像游戏时间一样。实现这一目标的策略，包括降低移动速度，提供更深的触觉压力和延长的触觉输入，因为 Maddison 被放在浴椅上，这提供了额外的姿势支撑和安全性。

（六）第六阶段：再评估过程

Mya 和 Maddison 在每周接受物理、作业和言语治疗 2 个月后接受了重新评定。2 名婴儿在俯卧位、仰卧位和坐位时的主动运动和姿势控制均有改善。这些变化表明了母亲许多目标的实现。其中，最重要的是体重的增加、营养摄入符合疾病控制和预防中心制订的标准 [22]。婴儿的姿势控制得到改善，还使他们能够俯卧和扶坐更长时间，并提高了她们独立玩耍的能力，从而使她们的母亲有更多时间做家务，有更多的时间陪伴大女儿。最后，她们的母亲有一个既定的日常体位和训练项目，这支撑了婴儿和她的快乐以及日常生活活动的成功。

在粗大、精细和口腔运动的变化方面，每个婴儿在所有目标领域都显示出进步，尽管 Mya 显得比 Maddison 取得更大的姿势和运动进步。遗憾的是，她们的母亲在 Maddison 评定会上表达的担忧得到了证实。Thieme MediaCenter 上提供了每个婴儿取得进步的具体学科概要。

1. 物理治疗再评价和观察

Mya 在俯卧和仰卧时保持反重力姿势的能力有所提高，因为她能够在俯卧时实现前臂支撑，并能在这个体位启动体重转移。躯干和肩胛带的这种力量为伸手拿玩具和爬行所需的下肢交互运动奠定了基础。

在仰卧位时，Mya 现在可以伸出双手抓取一个玩具。她不再在胸前紧握双拳和举起上肢来组织她的姿势。伸手抓取远离身体物品的能力反映了颈部和躯干肌力和控制力的增强。这种改进的姿势控制奠定了仰卧位稳定的基础，并使 Mya 有可能尝试选择性的上肢控制，以摸到、抓住和探索她自己的身体。她也开始伸手去摸膝盖和足，因为下腹部肌力和反重力控制能力已经有所提高。这种改进的姿势控制为独立翻身奠定了基础，并有可能在最小的辅助和良好的侧头扶正的情况下完成翻身至俯卧位。

现在放下 Mya，她就可以自己独立坐好。她可以向前伸手去取回放在她面前地板上的玩具，她可以一边拿着玩具，一边回到直立的座位上。这种对坐姿中矢状面运动进行分级的能力将是发展代偿性和预期性姿势反应的基础。Mya 现在准备练习伸手拿玩具，并开发从坐姿到俯卧或四点姿势转变所需的保护性反应。

当处于支撑站立状态时，Mya 愿意接受下肢负重，并能够将骨盆和肩膀与下肢对线，保持良好的直立对线。Mya 可以跳上跳下，用足探索地面。她在这个姿势上感到安全和快乐。

Maddison 的姿势控制和对线能力也有所改善，但落后于 Mya 的运动能力水平。俯卧时，她可以用前臂支撑，但她的肘部位于肩膀后面。她还不能将

体重从一侧转移到另一侧，所以不能取回面前的玩具。她的重心向后移到骨盆，但她还不能完全伸展髋关节，且通过继续屈曲髋关节来启动运动。未观察到下肢交替运动。

在仰卧位，Maddison 可以在给予玩具的情况下保持中线抓握，但不能伸手抓住玩具。她能够将骨盆从支撑面抬起，但没有观察到上肢和下肢运动的交替运动。在拉坐动作刚开始时，Maddison 无法将下巴收拢，直到动作的最后 30°，她的头才能与躯干对线。与此同时，Mya 能够收回下巴，抬起头，主动地坐下来。

坐位时，Maddison 需要躯干部位的支持。为了保持直立姿势，她持续进行强烈的躯干伸展、肩胛骨内收和肩部抬高，并将双臂紧贴身体。这种手臂位置干扰了她伸手、抓住或玩玩具的能力。当她保持支撑站立状态时，也可以观察到使用这个策略，即躯干过伸、肩部抬高和肩胛骨内收。在这个姿势下，Maddison 用足趾站起来，用强大的足底屈曲踩在地面上。这导致了髋关节屈曲，骨盆位于她的 BOS 后面。这种站立方式使得 Maddison 不可能在站立时进行体重转移或移动她的下肢。直到她的躯干力量和控制力得到改善，她才能将髋关节调整到 BOS 上。

2. 作业治疗再评价观察

Mya 增强的姿势控制为更好地抓握提供了可能性。在仰卧时，Mya 能够伸手触摸她妈妈的脸，探索她自己的下肢，并伸手去拿一个玩具。她的手是张开的，拇指外展和伸展为手抓握提供了一个更适合的位置。在俯卧位，Mya 向前伸手，抬起手臂离开水平面，在控制体重侧向转移的同时伸手去拿玩具。始终可见向前够物，但右上肢的精细动作能力和控制力显得更好。这就是说，她的伸展还没有完全成熟，她的肘部缺乏足够的分级；然而，之前观察到的关节过度伸展不再存在。

在俯卧位、仰卧位和坐位时，Mya 在伸展过程中前臂旋前和旋后方向的变化增加。她还可以用一只胳膊支撑，同时用另一只手伸手。这些策略表明上肢和手之间正在出现分离。此外，肩带控制力的发展，提高了 Mya 将直立的头部和躯干姿势与伸展和抓握相结合的能力。肩部抬高在所有姿势都降低

了，取而代之的是增强了的头部和躯干的控制力。这解放了她的头部运动，增强了她在所有视野中探索环境的能力。

当处于坐位时，Mya 能独立地保持长时间的坐姿。这个姿势创造了额外的姿势稳定性，解放了手臂和手，让他们随时可以接触到玩具。随着拇指伸出手掌，手的动作更加放松和多样。在骨盆的支撑下，Mya 出现了双侧交替的双手探索动作（例如，一只手稳定，而另一只手操作）。在游戏中，她持续地展现出视觉聚焦和维持能力，并重新获得粗大抓握的能力，同时也对肘关节的屈曲和伸展进行了分级。她对周围环境的视觉意识似乎得到了改善，Mya 可以在结构化的游戏中进行视觉定向和重新定向。她的游戏兴趣与 5—6 个月大的孩子一致。

Maddison 抓握的能力上也发生了明显的变化，尽管她的能力没有她姐姐的丰富和优质。Maddison 比 Mya 的肌张力更低，这使得抗重力运动更具挑战性。然而，当给予仰卧位近端躯干支撑和触觉提示时，Maddison 可以举起上肢（左比右更容易），并敲打放在中线的玩具。然而，她仍然难以在缺少远端支撑（即托盘或大玩具）的情况下保持伸展能力。

当 Maddison 处于俯卧位时，她无法抬起手臂去够玩具，但她可以将手臂向前滑向玩具，同时保持头部抬高和与物体的视觉接触。然而，俯卧仍然是一个很难将她的上肢从水平面解放出来以伸手和玩玩具的位置。与她姐姐不同的是，当她支撑坐时，Maddison 需要在她的四肢上输入触觉来诱导伸展。她还需要更多的近端稳定性和辅助，以在伸手和抓取时，保持良好的对准和直立的坐姿。当用左手伸手去拿玩具时，Maddison 继而有力地收回右臂和肩膀，以增加躯干的稳定性。随着她躯干力量和控制能力的提高，我们预计将不再需要右臂作躯干稳定性的辅助。

当她的肩部辅以近端支撑时，Maddison 的肘关节和肩关节的运动显示出更多的可变性，特别是当远端的稳定性是由一个大的物体或玩具提供的时候。在手指伸展程度更大和拇指主动外展的情况下，也观察到了手的使用情况有所改善。这些策略改进了对物体和玩具的探索。对于不同的抓取动作和手眼协调能力的预先组织能力继续给 Maddison

带来困难。然而，有了治疗师（教授）的精心训练，Maddison 就有可能看见、够取并抓住她想要的玩具。

3. 言语重新评估和观察

喂养、呼吸和交流：言语治疗干预计划中的喂养策略在过去的 2 个月里被强调，且得到了显著的改善。Mya 和 Maddison 都显示有效进食所必需的吮吸—吞咽—呼吸顺序的协调性得到了改善。她们增强的头部控制和对线能力，改善了奶瓶喝奶和勺子喂食过程中的舌头和嘴唇控制能力。这些改善也可以归功于母亲对最佳体位和对线的一贯意识，以支持奶瓶喂养过程中有效的吮吸—吞咽—呼吸协调。随着体位的改善和吮吸时颈部伸长的增加，双胞胎在喂养期间需要母亲的支持更少，反流呕吐也已经停止。这对双胞胎在呼吸功能和发声方面也有所改善，因为头部和躯干的控制在直立位置有所改善。

此外，言语治疗师咨询了一位营养学家，这位营养学家确定，由于牛奶蛋白摄取困难，有必要改变配方。在配方改变的同时，还实施了以下调整，这表明更好的吮吸—吞咽控制和处理液体的能力。

- 奶嘴流量被改为慢流。
- 配方奶粉被增稠至花蜜稠度。
- 喂养可以安排在全天，以适应家庭的日程安排和时间限制。

这对双胞胎之间一个显著的功能差异是在听力方面。Maddison 对听觉输入没有反应，除非与视觉配对。她对听觉输入的视觉反应通常是睁大眼睛，她对施加的触觉和运动觉最初的反应是过于谨慎的。Maddison 喜欢支持性的前庭输入，但很难将运动与视觉注意力配对。这家人现在正在积极寻求听力学咨询复诊，以确定她的听力问题是否能通过助听设备得到改善。

刚才描述的所有变化都显示在有图片对比的表格中，可以在 Thieme MediaCenter 上查看。此表直观地强调了在重新评估期间观察到的特定学科收益的讨论，并将每个婴儿的姿势和对线情况与初始评估中的照片和视频进行比较。除了在重新评估期间收集的临床观察外，标准化测试的结果和母亲目前关注的问题将被纳入制订新的目标，修改干预计划，并为 Mya 和 Maddison 更新干预策略。

四、结论

在此病例报告中，我们描述了 NDT 训练模型和 ICF 模型如何用于进行多学科评估和制订早产双胞胎的个体化干预计划。NDT 为评估提供了蓝图，并为制订干预计划提供了框架。ICF 模型提供了一种分析临床观察和假设干扰他们获得功能技能的功能障碍的模式。经过 2 个月的干预，在家长洞察力的引导下，作业、物理和言语治疗师的多学科合作形成了整体干预计划的基础，从而改善了双胞胎的功能结果，并且减少了母亲的压力和焦虑。

病例报告 B2：颅脑枪伤后经口喂养和交流的检查与评估

Marybeth Trapani-Hanasewych　著
陈俊臣　译　　杨　梅　校

一、概述

头部的枪伤对受害者和家人来说是毁灭性的事件。枪击是美国 15 岁以下儿童意外死亡的第五大原因 [1]。枪支相关的伤害尤为致命，大约 2/3 会导致伤者死亡 [2]。15—34 岁人群中与火器有关的死亡率最高（8.5/10 万）[2]。2009 年，有 7.61 万人因火器伤急诊，其中 35% 为意外伤害 [3]。

本病例报告研究了一个名为 Russell 的枪伤患者被他 14 岁的表弟意外射中头部后的情况，记录了他从入院接受康复治疗到出院回家共计 9 周的恢复过程（图 20-5）。本报告概述了该患者在急性康复期的治疗情况，并研究了 NDT 在青少年颅脑损伤早期康复方案中的临床实践原则。本报告还从言语 - 语言病理学家的角度，在 NDT 实践框架的背景下，提供了 Russell 治疗方案的综合视图，描述了对他实施的作业治疗、物理治疗和言语治疗方案的相互关系。

该报告记录了 Russell 的康复过程，确定了患者能力的顺序增益和医疗康复团队用来增强其功能独立性的临床决策过程的一致性。本案例还探讨了言语 - 语言病理学家、作业治疗师和物理治疗师所提供治疗的相互关系。从言语 - 语言治疗的角度，探讨了在沟通、经口进食和吞咽方面的改善及其与气管切开管理之间的关系，以及与运动和日常生活活动改善的关系。

当一个足以改变一生的创伤发生在一个孩子身上时，他的父母 / 家庭往往很难决定他们的优先目标。他们希望所有的目标都能达成，而且是立即实现，但当被细问时，大多数家庭希望尽可能快地恢复孩子的进食和某种程度的沟通能力。

二、病例介绍

（一）事故及急性期治疗

Russell 是一个健康、活泼的 14 岁男孩。2010 年 6 月 30 日凌晨 4 点遭受了一次意外的枪伤。据他父母描述，当晚 Russell 住在他堂兄家。一个邻居听见枪声后前往查看并报了警。子弹射入了 Russell 的前额，经过额叶，穿过脑室，从枕骨区域射出，形成一个开放的颅脑损伤。

紧急气管插管后，Russell 被救护直升机送往医院。在医院，Russell 接受了大脑的计算机 X 线

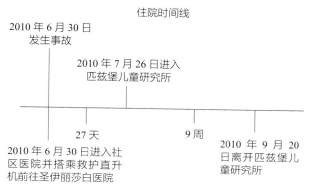

▲ 图 20-5　Russell 住院—出院时间表

断层扫描（computed tomographic，CT）（图 20-6），并于入院当天接受了颅脑损伤手术以及数周的药物镇静（图 20-7）。他的功能恢复预后极差。证据表明，当损伤累及超过一个脑叶和脑室时，预后往往很差，通常是严重的残疾或者死亡[4, 5]。被认为结局更差的是那些具有广泛弹道、穿过大脑的深层中线结构或涉及脑干的结构的患者[6]。

在镇静期间，放置了颅内压监测器监测他的颅内压。急性期，放置了 3 周时间的胃管（G 形管），此前，他通过静脉注射获得营养。急性期第 9 天，做了气管切开术。他因继发于气管炎和耐甲氧西林金黄色葡萄球菌（methicillin-resistant Staphylococcus aureus，MRSA）的反复发热，接受了抗生素治疗。

当镇静治疗结束后，他的父母发现他能够移动左侧肢体，并且可以不太准确地遵从简单的命令。他的母亲说他有时会摇头表示"是"和"不是"，但是在最初的言语评估过程中并未观察这个现象。

（二）住院康复

Russell 于 2010 年 7 月 26 日进入美国匹兹堡儿童研究所（图 20-8）。他入院时的功能水平为 Rancho Los Amigos 认知功能分级 Ⅲ级 7。此级被描述为患者对感觉刺激表现出局部反应，对简单指令做不一致的反应。

这个水平的人会出现以下情况。

• 白天间断清醒。

• 做出比Ⅰ级和Ⅱ级更多的动作。

• 对他看到、听到或感觉到的东西做出更具体的反应。例如：他可能转向一个声音，摆脱疼痛刺激，并试图看着一个在房间里四处走动的人。

• 反应缓慢且不一致。

• 开始辨认家人和朋友。

• 听从一些简单的指示，例如："看着我""握紧我的手"。

• 开始通过头部动作"是"或"否"，对简单问题做出不一致的回答。

Russell 无法在床上移动，也不能转移或行走。他在床上的任何姿势调整都完全依赖于他人，在没有辅助的情况下他无法坐立。Russell 入院时并没有任何负重保护措施，然而他有跌倒的危险。他接受了抗 MRSA 感染治疗，通过左锁骨下三腔导管来输送液体和药物。他到达时带着有孔的气管切开和胃造管；无法交流；右眼没有视力。继发于双侧第Ⅲ、Ⅳ和Ⅵ颅神经麻痹，他表现出严重的向下凝视。根据 CT 扫描，他的父母被告知他的右视神经可能被横断损伤了。他出现低钠血症，并被诊断为抗利尿激素分泌不当综合征（syndrome of inappropriate antidiuretic hormone secretion，SIADH）。SIADH 是体内钠的不平衡，这可以通过限制水分和补充钠来解决。几个月以来，他需要限制液体和补充钠。当

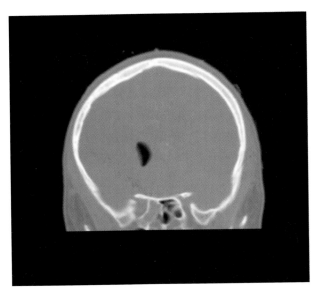

▲ 图 20-6　Russell 的脑 CT 图

结果显示子弹轨迹穿过大脑中部，从正中线左侧的额骨进入，经过额叶和左侧脑室，向后延伸至大脑镰的左外侧，从枕骨近中线处离开（据 CT 报告）

圣伊丽莎白医院事件时间表

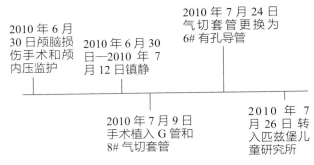

▲ 图 20-7　圣伊丽莎白医院事件时间表

匹兹堡儿童研究所的事件时间表

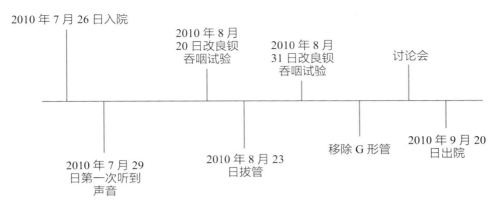

▲ 图 20-8　匹兹堡儿童研究所的事件时间表

他有能力安全地饮水时，由于 SIADH 而不能饮水。他在数月里被限制水摄入和补钠，即使他恢复正常的饮水能力，也会由于 SIADH 而被限制饮水。

Russell 的过去史表明他曾在儿童期被诊断出注意力缺陷多动障碍（syndrome of inappropriate antidiuretic hormone secretion，ADHD）和注意力缺陷障碍（attention deficit disorder，ADD），目前尚未接受药物治疗。他还在 2008 年接受了阑尾切除术。

Russell 的社会 / 家庭史表明，他与父母、两个姐姐（分别为 17 岁和 16 岁）和一个 18 岁的哥哥一起生活。Russell 的家有两层楼，进门有一步楼梯，一楼到二楼有十二步楼梯。他的浴室在一楼，卧室在二楼。他的父母说可以给他在家里一楼设卧室。Russell 伤前在当地中学念 9 年级。

1. 入院状态

Russell 在入院时表现出以下活动受限和身体结构与功能受损。

- 他没有语言，无法进食。
- 他没有视觉，没有两个人的完全协助就无法移动和保持一种姿势。
- Russell 表现为上下肢和躯干无力，伴有右偏瘫，被评定为 Rancho Los Amigos（RLA）认知功能分级 Ⅲ 级。他运动控制能力差，双侧运动不良，右侧比左侧更严重。他双侧协调差，右侧更甚；他在右侧表现出异常的运动模式，姿势性张力低下，伴有痉挛。
- 他表现出本体感觉和触觉障碍，主要集中在右侧，前庭损伤和直立时的恶心。

- 他因第 Ⅲ、Ⅳ 和 Ⅵ 颅神经受伤而眼肌麻痹。
- 他容易疲倦。
- 认知、表达和语言理解受到严重损害。
- 他的记忆力受损。
- 他的自主神经失调，导致心律加快。
- 他不具备转移能力。
- 他没有沟通或自我照顾的能力。
- 他没有休闲娱乐能力。

父母和家人希望 Russell 恢复他的基本功能。但是，从入院时他就得到了全方位的照护。

人体系统损伤分析如下。

- 神经肌肉：失去姿势性运动控制，使他开始运动的能力受损。上肢和下肢的近端肌张力低下而伴有远端痉挛，削弱了他在移动或保持任意姿势时克服重力的能力。
- 感官：本体感觉、前庭觉、触觉和视觉系统受到一定程度的损害。
- 肌肉骨骼：双侧上下肢和躯干中度至严重的肌肉无力。双侧踝关节背屈至中立和腘窝角度的活动范围限制为右侧 43°，髋部屈曲 90°。
- 呼吸：开窗袖口气管切开术开放气道。固定胃管的束腹带对膈肌 / 腹式呼吸有所限制。

2. 言语病理学家的视角

Russell 得到了所有学科的强化治疗。物理治疗、职业治疗和言语治疗，周一至周五每天 2 次，周六每天 1 次，周日休息。他的母亲一直在他的身边，这是他能够康复的关键因素。她参与了治疗，并随时练习技能。言语 – 语言病理学家观察到他整个期间发生的一些关键转变，包括以下几点。

(1) 气管切开术和经口进食试验：Russell 想通过嘴来吃东西，但自从事故发生后，就被禁止经口进食。开窗气管切开术可以引起更多的感染和粘连，通常留作机械通气。Russell 不再使用呼吸机，所以他的气管造口改为 6 号 Shiley 气管造口管（美敦力 Medtronic）。使用 Passy-Muir 发声阀（Passy Muir 公司）恢复吞咽系统加压至关重要。发声阀是一种单向阀，允许患者通过气管造口吸气，通过声带、口腔和（或）鼻腔呼气。

恢复口腔和鼻腔通气可以提高味觉和嗅觉能力。自从更换了 6 号 Shiley 气管造口管后，喉部不再与气管中膨胀的袖带贴合在一起，喉部可以更自由地上下移动吞咽。治疗开始于口腔刺激活动，很快就转向了对半流质食物（如苹果酱）的训练。训练中 Russell 很容易疲劳，因为他必须保持躯干直立。

(2) 吞咽试验：2010 年 8 月 20 日，入院的第 4 周，在带着气管切开造瘘的情况下，Russell 完成了首次吞咽训练。他能安全食用常规食品，但食用稀薄液体仍不安全。Russell 吸食稀薄液体时，存在隐匿性误吸，但他用连续吞咽或咳嗽吞咽的方法清除残留。请参阅 Thieme MediaCenter 上 Russell 吞咽试验的视频。

Russell 能良好地耐受 Passy-Muir 发声阀，并逐渐达到气管切开造瘘口封管和拔管的标准。他的母亲清楚地认识到发声阀的价值，并一直让 Russell 在清醒时使用。Russell 掌控稀薄液体的协调性逐渐显现。请参阅 Thieme MediaCenter 上的视频。此阶段观察到以下损害。

- 减少了鼻咽偏移。
- 过早的食团溢出。
- 启动吞咽延迟。

言语治疗的重点是增加普通食物的量，以减少对管饲的需求。Russell 只在用餐时喝浓稠的液体，而在言语疗法中只能喝稀薄的液体。在治疗中，他练习了少量的稀薄液体，对液体"走错了方向"和咳嗽的意识日益增强。咳嗽表明气管中的感受器正在恢复，他也能感觉到吸入或渗透液体。

他还参加了促进舌咽运动范围的训练，这有助于改善误吸。其方法是向前拉动喉部，缩小气管，在会厌向食道方向推注时打开食管上括约肌，打开食管。他在第一次学习后的 1 周内拔掉了气管。气管造瘘管的拔除有助于改善喉复合体的功能。成功地饮用稀薄液体对完成改良的钡吞咽研究非常重要。在这种情况下，他在 1 周内就摘除了气管造瘘管。

第二次吞咽研究于 2010 年 8 月 31 日完成，稀薄液体对他来说是安全的。他很快就开始常规的流质饮食。请参阅 Thieme MediaCenter 上的视频。

(3) 视觉的运用：入院时，Russell 右眼视力缺失并且严重向下凝视。他的母亲和言语 - 语言病理学家说他似乎在使用某种视觉。

在他的眼睛能更靠近中线之前，他通过抬起脸朝向天花板来利用他的视觉看东西。当言语 - 语言病理学家与他一起打牌时，例如 Uno，他首先区分颜色，然后区分数字。当 Russell 接受物理疗法和言语治疗的联合干预时，物理治疗师也注意到他视觉技能的提高。这似乎有助于为其他人建立动力，观察他不断提高的视觉技能。

(4) 腹部绑带：Russell 戴着腹部绑带以保护胃管不被拔出。在一次联合干预讨论中，在做步行训练时，由于腹部上的束缚绑带，物理治疗师难以进行有效指导。去除束缚绑带后，他以更快的速度开始更主动和准确的步骤。言语 - 语言病理学家要求物理治疗师取消腹部绑带的使用，因为 Russell 不再拉扯胃造口管。此外，他不再使用胃造口管，因为他口服已满足所有营养和药物需求。这个要求促使他不仅去除了束腹绑带，还去除了胃造口管。将整个人视为一个充满活力、反应灵敏且不断变化的存在，这是每个团队成员如何积极影响恢复过程的示例。NDT 原则教会我们观察并确定在整个康复过程中不断变化的需求。

3. 治疗管理

认知上，Russell 回答是和不是的问题有了更好的一致性和正确性。但是，他的记忆力受损，以至于影响康复和学习的各个方面。他被要求服用金刚烷胺以刺激他的多巴胺能系统和恢复认知。他对该药耐受良好，无不良反应。几周后，他停了药，记忆力或认知能力均未下降。

4. 元认知

Russell 缺乏对自我认知的监控能力，经常暴发出傻音或说打嗝而没有实际打。对于当时的场合或在场的观众，他没有表现出任何尴尬。金刚烷胺有助于减少这些事件并增强他对这些不当行为的自我意识。

5. 轮椅的使用——团队决策

入院时，Russell 的医疗状况要求他斜倚在坐位上；因前庭－眼系统受损，长时间直立时他会感到恶心和疲劳。倾斜的轮椅使他在需要时可以休息，而不必经受转移回床上的困难。在医疗上，Russell 在入院的前 2 周需要倾斜的轮椅，然而，一旦度过了疲劳的初期并且他对直立运动的耐受性提高时，他已准备好过渡到标准靠背不倾斜的轮椅。

言语－语言病理学家要求提供这种直立轮椅。这使得 Russell 在坐的时候更加活跃，当他直立的时候，他看起来更加机敏，他的认知和语言能力也得到了提高。医疗康复团队的其他成员也认为他已经为减少支持的坐位做好了准备。在 NDT 实践模型中，鼓励团队的所有成员分享他们的观察和见解，并有权提出临床建议，以增强个人的整体功能潜力。沟通、语言和认知都属于言语－语言病理学家的传统实践范围。对于具有 NDT 知识的言语－语言病理学家实践，人们对姿势控制和生物力学对准的重要性以及两者对产生声音和进行交流的能力的影响有更深入的了解。作为 NDT 团队的一员，言语－语言病理学家能够跨越传统言语－语言疗法的界限，将孩子视作完整的一个人。这样做能让治疗师可以考虑到整个人的需求以增强特定学科的功能。

6. 出院

入院后第 9 周，根据 WeeFIM Ⅱ仪（医疗康复统一数据系统，UB Foundation Activities Inc.）的测量，Russell 已从所有方面都需要帮助变为在洗漱修整／洗澡／如厕方面中等程度的协助。在其他方面，他需要很少的监督，而在肠道和膀胱管理方面被视为独立。

Russell 出院时被评定为 Rancho Los Amigos 认知功能分级Ⅴ级，其标签为不清楚的、非不安的[7]。在这个水平的人会有如下表现。

- 只能注意集中几分钟。
- 感到困惑，难以理解自己以外的事物。
- 不知道日期，他在哪里或为什么在医院。
- 即使身体条件允许，也无法开始或完成日常活动（例如刷牙），并且通常需要分步说明。

- 当疲倦或周围有太多人时，感到有压力和躁动不安。
- 记忆力很差；记住自事故发生前的过去事情比他受伤后每天的日常活动和他被告知的信息更好。
- 尝试通过瞎编（虚假）来填补记忆中的空白。
- 通常会陷于某个想法或活动（坚持不懈），需要帮助来切换到该活动的下一部分。
- 着重于基本需求，例如饮食，减轻痛苦，回去睡觉，去洗手间或回家。

Russell 未带任何药物，戴着眼镜和步行带出院。他的右下肢可以有些困难地在平地上行走。在非平地时，他的右下肢会引起一些平衡问题。在他待的最后 1 个月中，他没有使用过轮椅。他可以在最低限度的监督下成功走两段楼梯。Russell 非常有动力继续提高自己的转移能力。他需要继续努力改善步态和增加耐力。他不适合参加体育课，但每周将继续进行 3 次物理治疗。

Russell 在穿 T 恤和松紧裤时需要监督。他可以在很少的监督甚至无监督下穿鞋／脱鞋。他系鞋带需要完全帮助。他的右足穿了一个踝足矫形器。他的视觉运动技能是通过视觉动力整合（visual-motor integration，VMI）的 Beery 发育测验（the Beery developmental test）进行评估的，他在 5 年 6 个月就有手写成绩得分。视觉感知技能测试（test of visual perceptual skills，TVPS）的分数范围为 4.6～8.2 年。他需要被提示来写他的名字和地址。在进行诸如学校作业之类的更高认知技能时，他需要多次休息。他戴眼镜，但对深度的感知却下降了。

Russell 是开心且合作的。他以 1∶1 的注意力表现最佳，尤其是在分散注意力，注意力分散或需在多重任务之间转移时。在学业方面，他的阅读和数学能力处于轻微受损的表现范围。

他和他人恰当互动。他在和其他人交谈时讲话。他有轻微的找词困难，但可以根据单词的词组、位置、动作或属性来提示。他常常会冲动快速地说"我不知道"。如果提示他先思考，可以试着回答其他答案。建议他经常回去查看他自己写的内容。他的记忆力得到了改善，但如果信息以具体而非抽象的较短形式呈现，则他的表现会更佳。建议在呈现更长或更复杂的信息时进行理解核查。

在执行能力方面，他可以计划自己的生日聚会，但在组织和保留信息方面存在困难。就像他记录在日志中的策略，一旦将他们变得更加习惯，他就可以使用这些工具进入下一个计划阶段，例如创建邀请。

建议他回家强化治疗，每个方面每周 3 次。他有家庭治疗，然后每周在当地一家医院有 3 次门诊治疗。一旦他能够接受这种惯例，他便在助手的陪伴下回到学校度过早晨，然后在下午去做治疗。预计他将在接下来的 2～5 年中继续康复。

三、神经发育疗法讨论

Berta Bobath 认为：盲人摸象是不可取的（译者注：你认为你看到的东西，并不是这个事情的本质，只看到了表面）[8]。有时候我们会受到评估量表的测试结果和专业分析的影响，而忽视了家人关于患儿会有更好功能活动表现的反馈。NDT 认为需要关注所有与患儿有关的事情，包括父母，要尽量保持客观。在康复中，实际上可能的功能和有证据提供的可能功能的界限是很细微的。Russell 到达儿童研究所，由于他有很严重的脑损伤导致他的预后很差，积极地治疗师和家庭的有力支持，增加了他康复的希望。

NDT 认为我们对变化的可能性要有开放的态度。作为治疗师不能预测功能的进展，是因为评估证据不支持，在这种特定的情况下，结局要比证据所预测的要好得多。如果你运用经验结果和其他的文献支持来判断患儿的预后，那么患儿和他的家庭就会认为你不相信他们会有成功的可能。因此，你不会去寻找积极的因素，反而会去寻找支持我们既定想法的证据，那么就会出现很差的结局。在笔者的观念里，完全康复的可能性和满足家庭的目标是没有限制的。

NDT 认为需要有整体观来审视患儿。我们工作的时候不应该将患者划分成不同的部分来分别治疗，而是应该看到患儿全面的整体功能，比如：需要关注患儿的轮椅更换问题和视觉技巧的使用问题。

我们作为治疗师需要相互质疑和挑战，而不是把质疑看作是一种威胁或消极的观察，更确切地说，是为了满足患者的需要而进行的协作努力。NDT 为言语 – 语言病理学家在运动科学中基于理解的框架内理解康复和解决问题的整个物理治疗方面提供了工具。一旦言语 – 语言病理学家运用了更多的方式并能够将其融入言语病理领域，治疗工具包就大大增加，以最高效、最有效的方式满足患者的需求。

四、结果测量工具

Russell 康复期间使用结果指标是儿童功能独立性评定量表（WeeFIM Ⅱ），适用于测量 6 月龄至 7 岁儿童的援助需求和残疾严重程度。WeeFIM 评估工具可用于年龄在 7 岁以上，功能水平不到 7 岁儿童的预期能力。WeeFIM 评估工具由 18 个项目组成，涵盖了自我照顾、移动、认知三个领域[9]。Russell 的入院和出院的评估结果见表 20-5 和图 20-9。

儿童功能独立性评定量表（WeeFIM Ⅱ）是用于预计照顾者的护理负担，评估结果有 7 个程度。

- 独立
- 有条件独立
- 监护
- 最低程度的帮助
- 中等程度的帮助
- 最大程度的帮助
- 完全依赖

表 20-5 **Russell 在匹兹堡儿童研究所入院和出院时儿童功能独立性评定量表（WeeFIM Ⅱ）的得分**

	入院	出院
进食	1	5
梳洗修饰	1	3
沐浴	1	3
穿上衣	1	4
穿裤子	1	4
如厕	1	3
排便	1	6
排尿	1	6
床、椅、轮椅间转移	1	4
入厕转移	1	4
盆浴和沐浴的转移	1	4
行走	1	4
上下楼梯	1	4
理解	1	5
表达	1	5
社会交往	1	4
解决问题	1	4
记忆力	1	4

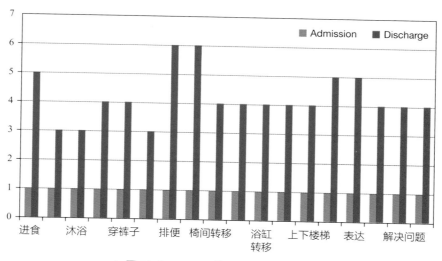

▲ 图 20-9 Russell 的 WeeFIM II 评估得分

病例报告 B3：偏瘫患儿康复计划的制订

Pamela A. Mullens 著

黄夏莲 译 郭 石 校

一、概述

当使用 NDT 治疗方式来制订患有偏瘫幼儿的医疗计划时，医务人员应站在孩子的世界里进行整体考虑。婴幼儿的世界包括他们的父母和家庭以及他们的照护者。随着儿童年龄增长以及认知、沟通、手功能和运动技巧的发展，孩子世界的边界将不断扩大。随着时间的推移，通过逐渐远离可信赖的照料者带来的安全感，儿童逐渐形成必需的自信与自我意识，一些小的成功为更大的成就奠定了基础。本病例报告探讨了偏瘫儿童的身体结构和功能、活动和参与之间的相关性，重点关注患儿心理 - 社会 - 情绪发展之间的联系。

"偏瘫"一词常用来描述大脑神经系统受损所致的感觉运动障碍，单侧肢体功能障碍较重。偏瘫可指患侧完全性瘫痪和偏侧无力。本病例报告指的是偏瘫或者无力。

二、先天性偏瘫的常见特征

婴儿早期偏瘫的鉴别诊断对临床医生来说是一个挑战。运动障碍的早期症状之一是婴幼儿存在不对称的姿势和动作；婴儿在 4 个月大的时候可以开始出现不对称姿势，在之后的 4～6 个月时最明显。Bobath 夫妇[1]，Bly[2] 以及 Kong 和 Quinton（1978 年在华盛顿西雅图进行的 NDT 课程的讲稿）描述了偏瘫儿童从婴儿期到掌握直立功能运动发育的自然过程。

据报道，患侧手的握拳常常是偏瘫患儿初始症状，与逐步加重的运动迟缓和运动不对称性有关[1,2]。最初，患儿踢腿时，偏瘫侧的腿不如健侧的腿表现得活跃[1]。患侧躯干也会受累；最初表现为张力低[2]，随着婴幼儿开始坐立躯干肌肉出现痉挛短缩。Bobath 夫妇[1] 还注意到，随着运动发育的进展，当孩子可以坐着并开始用患侧手臂和手进行玩耍时，偏瘫侧上肢常出现肩关节后缩，并可能保持着肘关节屈曲和握拳（的姿势）。随着儿童站立和行走能力的发展，患侧腿部的非典型性协同运动模式越来越明显[1]。当儿童开始站立和行走时，患侧上肢和下肢的高张力状态频繁出现。

从理论上讲，不能按照正常的运动模式进行发育，可能会产生异常的生物力学改变。由于非典型或受限的运动模式存在，肌肉、韧带和结缔组织等软组织结构可能无法获得发育正常的运动所引起的拉长。肌肉未能拉长反过来又会导致继发性肌肉骨骼的损伤[2-4]。

随着时间的推移，如果肌肉和关节始终不活动（保持静止状态），可能会出现挛缩[4, 5]，并可能导致骨骼畸形[2]。患侧肢体的发育可能由于体重的减少和不平衡的运动、负重以及肌肉活动而受限[6]；患侧肢体的重量减轻可能会导致骨质疏松症[7]，患有脑性瘫痪的成年人可能比一般人群更早出现疼痛和关节炎[7-9]。

先天性偏瘫儿童的报道中，也存在触觉、本体感觉、运动觉和视野缺损等感觉障碍[10, 11]，感觉障碍导致患儿患侧手臂的忽略；当孩子使用健侧肢体去完成够取物品的活动时，对患侧手臂的忽略就可能进一步加重。孩子更关注健侧手臂的运动和功能，而被忽视的患侧手臂则不能有效地进行运动。这种忽视包括对患手臂和手的视觉注意力、触觉、运动觉和本体感觉的缺乏。健侧的活动增加常常导致患者手臂的肌张力增加，从而导致手的握拳、肘关节屈曲和前臂内旋等异常模式。渐渐地，孩子似乎开始忽视和排斥患侧手臂。孩子可能会拒绝关注患侧手臂和手，甚至不喜欢被触摸[1]。

对儿童脑性瘫痪伴痉挛性偏瘫的原发性和继发性损伤的治疗管理，需要从促进儿童的社会心理发展以及这种发展与身体系统功能障碍之间的相互作用的角度开始。

NDT 为儿童偏瘫的治疗提供了可行的临床实践。NDT 的实践理论和实践模型处理了潜在的参与活动限制所造成的损伤，并强调了预防继发性损伤的重要性，包括在心理社会发展方面的损伤，这些损伤可能会随着儿童的成长和发展而限制其功能的发育。这些模型还致力于为那些在家庭环境中的儿童提供帮助，并支持父母 / 看护者了解儿童功能的完整性、功能障碍、能力和功能限制，以便使患儿更好地参与其中。

Perry 的干预始于生命的第 1 年。如果可能尽量进行早期干预，1 岁之前的生活是符合 NDT 实践模型中的运动发育原则的。干预越早开始，预防挛缩

和实现功能恢复的机会就越大。Basu[12] 支持这一原则，并建议继续努力改善围产期卒中的早期检测，以便在下行运动通路神经活动的可塑性及活跃性发育开始时进行早期干预。

三、病例介绍

Perry 的病例报告记录中的一个完整的儿童偏瘫病例，包括目前诊断及主要功能障碍；它还记录了为 Perry 制订和实施的康复计划。

（一）病例介绍

本病例报告追踪记录了 Perry 从 9 个月大时开始为期 2 年的物理治疗计划。他最初的评估结果显示，患儿在精细、粗大和口腔运动功能方面出现了发育迟缓，在神经肌肉、肌肉骨骼和感觉知觉系统也出现了功能障碍。

（二）信息采集

Perry：足月产、正常分娩、无不良影响因素。当其母亲观察到 Perry 左臂无活动、手握拳等异常时，医生对其进行医学评估。7 个月时，他被诊断为右脑中动脉梗死伴囊性小脑膜软化症。在最初的 2 年里，患儿伴随频繁的癫痫发作[13]，Perry 被转诊到神经科医生处进一步治疗。在干预期间，患儿未出现癫痫发作。

Perry 和他的母亲参加了华盛顿大学实验教育单元（experimental education unit，EEU）的一个婴儿 / 母亲综合小组，该小组为 Perry 提供教育服务、作业治疗和言语 – 语言治疗，但不提供物理治疗，所以 9 个月时 Perry 在门诊进行物理治疗。Perry 是家里三个孩子中最小的一个。他的母亲没有工作，父亲是在特殊教育领域的专业人员。此外，家庭其他成员对患儿给予支持。Perry 的父母愿意学习和做任何必要的事情来帮助他们的儿子。

（三）检查：观察结果和最初的假设

在华盛顿大学的项目中，Perry 第一次在家中被观察。观察的目的是要熟悉他和他的家人，确定他的功能水平，并对造成活动受限的损伤形成初步的假设。这些观察是在没有经过治疗师徒手操作的情况下进行的，目的是获取有关自发行为的相关

信息。

1. 参与和参与障碍

Perry 以最小的孩子的身份参与家庭生活。他还参加了欧亚经济联盟的婴儿 / 母亲班。由于 Perry 的活动能力无法达到预期的年龄水平，他无法像 9 个月大的孩子那样参与家庭生活。因为他没有独立的活动方式，所以他不愿离开母亲的怀抱需要母亲用车送他，不能独立地主动探索他的房间和房子。

2. 活动和活动受限

（1）玩耍：Perry 在地板上、坐在他的高脚椅上或者坐一个成年人的膝盖上以坐姿玩耍；他更喜欢坐在母亲的膝上或者让母亲抱着。他喜欢玩玩具汽车，可发声的玩具（摇、敲、压都会发出声音的玩具）、球，还有像锅碗瓢盆这样的家庭用品。他还喜欢看书和画画，但 Perry 只用右手玩耍；在最初的检查中没有观察到双手的动作。当 Perry 坐在地板上时，他会玩一些玩具，这些玩具有的放在他面前，有的放在右边。他忽略了左边的物品。如果玩具在他面前够不着，他就会用髋部前屈的方法把他的躯干向前伸。没有记录显示他会试图取回在右侧他够不到的玩具。

（2）进食 / 护理：母乳喂养是 Perry 的主要营养来源。他也坐在餐桌旁的高脚椅上和家人一起吃饭，但自己吃得很少。他吃的是糊状和一些固体食物。他用勺子吃布丁和冰淇淋，有时他右手拿着饼干或其他固体食物，送到嘴边，但进食量很少。母乳喂养是自我调节和营养供给的一个因素。当 Perry 感到焦虑时，他会做出想要母乳喂养的手势。当 Perry 为了哺乳而右侧卧时，他伸出左臂和手触摸母亲的身体。他张开左手，靠在她身上，这似乎是一个有目的的动作，是在最初的检查中观察到左上肢唯一的自主运动。

（3）沟通：在预期的年龄，Perry 在观察期间没有进行口头交流。然而，他表现了一种非常发达的手势交流系统。他用面部表情、身体动作和声音来表示自己的情绪状态和喜欢、不喜欢和想要什么。他用右手指着他想要的东西，发出的声音引起人们对他的手势的注意。

（4）活动：Perry 没有独立的运动形式，都由其母亲抱着他在周围环境中四处走动。通常 9 个月大

的婴儿会出现一种独立的运动形式[3, 14, 15]，独立运动使婴儿能探索环境，并获得自我保护和探索环境中有趣物体的能力。没有（缺乏）独立的运动能力，Perry 无法获得这些经验。由于缺乏独立的行动能力，Perry 无法离开母亲和接近其他人，在本该与母亲分离的年龄，Perry 无法完成分离和再次团聚的体验及心理成长。他没有表现出过渡性的动作，这进一步阻止了他在向直立姿势移动到独立时体验。Perry 无法摆脱对母亲的依赖，这进一步影响了他的社会发展和与母亲的关系正常发展。9 个月大的孩子通常能够控制与母亲的距离，并将母亲作为探索周围环境的安全基地。当他们在环境中感知到威胁时立即回到母亲身边寻求安慰。这种控制接近照顾者的能力，使得婴儿巩固和发展进一步依恋关系[16]。

3. 各系统完整性和损伤

鉴于 Perry 对外界环境探索及自发的运动缺乏自我驱动，当他和母亲分开或者如果他由治疗师带着活动及保持某个姿势，很容易激动。所有需要由 Perry 的母亲来完成。这些观察结果的目的是确定身体结构和功能方面的单系统和多系统问题，以及间接观察到的活动限制。

（1）仰卧：在仰卧位上，Perry 抬起两腿从表面，右侧至屈髋 90°，左侧至屈髋 45°。他用右手向前伸手去摸他的下肢和足趾（通常是右下肢，但偶尔是左下肢）。他没有用左手向前伸。当协助他的左臂和左手够取物品时，他会显得沮丧。

（2）俯卧：Perry 保持俯卧姿势不到 2min。他无法通过向前移动手臂以获得支撑，也无法靠在地面上抬起上身。他试图移动，但他很快变得焦虑和沮丧。

（3）翻身：在仰卧位时他可以向左右侧翻身滚动。他无法从仰卧位转换到俯卧位，因为他无法将双侧手臂从身体下方移出。

（4）坐位：Perry 可保持静态坐位平衡，他不能从仰卧或俯卧位过渡到坐姿。偶尔，他从坐着跌倒至卧位。他没有试图纠正不稳状态或重新坐好。在游戏过程中，如果一个玩具在他右边，他会尽量往右边走，而不会失去平衡。他没有向左转，他坐着时，双下肢呈髋关节外展、外旋位，且左下肢外旋程度略大于右下肢。他的左臂垂在身旁，左手通常

呈握拳姿势。当 Perry 用右臂和右手进行有力的运动时，左臂呈肘关节弯曲、肩关节外展和肩关节复合体轻微后缩的状态。

（5）坐姿控制：Perry 在坐位时，骨盆直立，左右两侧的支撑力分布基本相等。他表现出向各个方向体重移动的范围有限。在矢状面上，Perry 向前屈，直到髋关节屈曲 45° 时返回中线。在空间范围内没有观察到向后的重心的移动。

（6）有支撑的站姿：Perry 支撑着站着时，他双腿承重，他喜欢保持这个位置。他试图将体重从一侧转移到另一侧，并在一位照护者牵住他右手时可向前走。

（7）坐位平衡与站位支撑（演示姿势控制和肢体运动的整合）：Perry 的右上肢在矢状面和额状面上表现出保护和支持行为，而在横断面上没有表现出保护和支持行为。Perry 的右上肢在矢状面和额面上表现出保护和支持行为，但在横断面上没有表现出保护和支持行为。左侧及左上肢未观察到保护性和支持性反应。

（8）良好的运动控制：当他坐在地板上或他的高脚椅上用右手玩耍时，表现出侧捏的抓握模式。

（9）左上肢的控制与协调（姿势与动作的结合）：在母乳喂养期间 Perry 左上肢的自发运动非常有限。其他如 Perry 坐着或握着的时候，主要是用一只略握拳的手保持左手和左臂在体侧。有时，他在左臂和手上表现出某种程度的意向性运动。当他的右臂被手动约束时，他打开握拳的左手伸手拿东西。他够取物品的准确性很高，但他的手不能抓握或松开。他为此感到焦虑不安。他用哭或捶打头部的行为来表达他感到沮丧，以及他希望不要碰触他的左臂的愿望。另外，Perry 拒绝直视他的左手和手臂。当牵拉他的手引起他注意时，他不会朝那个方向看。以下是通过活动和多系统整合分析，针对系统的障碍，治疗师有针对性地对某一个系统进行分析和评估。

4. 身体结构和功能的完整性和障碍

（1）肌张力及活动：Perry 的左臂表现出从低到高不等的肌张力（通过被动运动的阻力来测量）。尽管他的左手常常拇指内收握拳状，但在休息时，他的躯干和手臂肌肉的张力很低。随着右手频繁地

运动，左臂肌肉的不随意活动也随之增加。左臂呈异常模式，手臂在肩部外展，肘关节弯曲，前臂内旋，腕关节屈曲，手握拳。右臂的频繁活动诱发出左髋关节屈曲、外展和外旋、膝关节屈曲、踝关节跖屈和足趾呈爪形。另外，在辅助站立姿势下，他因烦恼或愉悦时引起右臂频繁活动时导致左足足趾呈爪形。Perry 躯干两侧肌肉活动度的差异很小，因此很难评估。两侧肌肉对体重侧向转移均有反应，但在左侧较慢。两侧反应时间差可能表明左侧肌肉活动略低于右侧。

（2）肌肉骨骼系统——关节活动度：Perry 的双侧肩关节、肘关节、前臂、腕关节和手指全范围活动。

（3）肌肉骨骼系统——肌力：左肘伸肌无力。由于左侧肢体少有自主运动，因此难以评估肌力。

（4）触觉系统：在进行视觉注意力转移的情况下，检查了他的左臂轻触觉、深压觉和锐觉、钝觉。当注意力转移时，Perry 对左臂的感觉输入没有反应。当他看见别人触摸他左臂时，他会拒绝，他用右臂将左臂移到右边，用右臂捂住左臂，使之再也不被触摸。接触其左下肢，患儿没有以上的表现。只触摸他的下肢，不会引起 Perry 烦躁。除此之外还观察到他自己会用右臂触摸左腿。Perry 对他两侧躯干的触摸做出了回应。

（5）本体感觉——运动觉：运动觉也表现出与下肢相比，左上肢明显受损。当 Perry 没在看左侧（即当他看不到他的左臂）时，如果移动他的手臂，他完全没有反应，说明他感受不到运动或触碰。他视觉注意力不在肢体上时，被动运动或改变左腿的位置时，他的眼神会跟着移动。

（6）视觉追踪：Perry 在垂直和水平方向上对物体进行了视觉跟踪并且视野范围也正常。

（7）前庭系统：Perry 的前庭系统没有经过正式的检查，通过他头部和身体在空间的方位以及翻正反应的观察，在他的年龄阶段处于正常范围。

（8）神经肌肉系统：Perry 左臂和左下肢的动作很慢，显示出他对左侧肌肉活动的控制和协调能力较右侧较差，而且与下肢相比，他对手臂的控制难度更大。他在募集左臂的运动单位的困难性更大。难以进行左侧肢体分离运动活动，左臂较左腿更明

显。Perry 的左臂通常处于屈曲而不是伸展的模式，静息状态其张力稍低，随着完成困难的动作和情绪的变化而增加，没有阵挛或震颤的表现。

（四）评估

NDT 实践模型强调不断地将来自各方面的评估信息交织汇总，以明确它们的含义。在确定这些因素和发现它们的意义时，Perry 的家庭生活和个性、功能的完整性、中枢神经系统病理改变以及他的参与、活动和身体各系统都被视为一个整体。基于 ICF 人类功能模型[17]，对结果进行结构化评估。

1. 环境因素：促进因素和阻碍因素

（1）促进因素：Perry 身边有一个直系亲属和一个有兴趣帮助他的大家庭。母亲认可鼓励他使用左手和左臂的建议，但她没有接受过如何做的指导。父亲是特殊教育领域的专业人士，这是一个重要的资源。他与 Perry 的关系很好，并能有效地与他合作，实现治疗的目标。由于工作的原因，他不能像母亲那样频繁地参加治疗。但是，他会参加 Perry 个人家庭服务计划（individual family service plan，IFSP）相关的实验教育单元的会议以及预约医生。Perry 对游戏很感兴趣，很容易参与歌曲类活动，这些活动可以用来促使他使用左臂和手。他还喜欢一些虚构的人物，比如 Diego，如果他们和 Diego 的动作相似，他会担任角色并参与表演活动。这些方法有助于促进治疗目标的达成。

（2）阻碍因素：Perry 逐渐熟练地学会只运用右手。在极端情况下，较重的偏瘫患儿的自然发展过程是他们只使用健侧手臂和手的功能来学习和运动。Perry 似乎正朝着这个方向发展。他抑制了对左臂的任何注意，当体重向左转移时他表现出焦虑和愤怒，他仍然坐着用右手玩耍。那些被移到他无法拿到的位置的物品被他忽略；他显得很被动，并没有主动尝试去找回它们或从一个位置移动到另一个位置。因为与和他母亲和直系亲属分离带来的焦虑使得控制和移动他变得很困难；任何一个不熟悉的人他都很难接受；他对左上肢的任何关注都表现出痛苦和焦虑。这种痛苦和焦虑使得感觉测试和任何形式的左臂干预都很困难，即使是在他母亲的腿上进行。

2. 身体结构和功能

（1）触觉、本体感觉和运动觉：Perry 左臂和手的本体感觉、触觉和运动觉存在严重缺失，使得他无法处理来自左臂的感觉信息。在 9 个月大的时候，很难确定忽视左臂和手的主要因素是系统损伤还是对感觉信息的注意力不足。Perry 腿和躯干两侧的触觉刺激是有反应的。

（2）前庭系统：前庭系统作为限制活动的一个根本的因素的作用很难检测。前庭系统、视觉系统和其他感觉系统被认为在保护和支持反应以及平衡的发展中扮演着重要的角色。

（3）视觉系统：在神经系统评估患儿无视野缺损，Perry 在水平和垂直视觉追踪方面无障碍。然而，Perry 在左侧无手眼协调，因为他根本没有看他的左上肢。他可以看左边的东西，但注意力会从左手移开。

（4）肌肉骨骼系统：Perry 没有上下肢长度的不对称，所有关节均具备全关节活动度，左肘伸肌无力。

（5）神经肌肉系统：Perry 在左上肢的神经肌肉控制和协调方面表现出最大的障碍，左下肢亦存在一定的障碍，而躯干几乎未表现出来功能障碍。在左臂，最明显的障碍是左侧手臂自身和双侧手臂之间的孤立控制力的降低（假设是由于不随意肌肉的过度伸展和选择性运动控制的丧失），左下肢远端的功能障碍不明显。有时，Perry 的踝关节跖屈，足趾呈爪形。他对募集姿势性运动单位略显局限，手臂休息时肌张力低，手握拳时，提示正在招募姿势性运动单元。此外，还证明随着在过渡期间减少使用肢体支撑，他左臂内姿势功能和运动功能的整合减少，以及减少使用肢体快速移动和随后支持的情况，如在保护性反应中。此外，Perry 被证实，随着在过渡期间使用肢体支撑的减少，他左臂姿势功能和运动功能的整合也随之减少，同时减少使用肢体快速移动和保护性反应中的支撑。另一个肌肉活动时间和顺序不正确的迹象是左臂动作缓慢和不精确。左手臂通常保持在屈曲，远端重于近端。他的伸展运动很少，显示出有限的协同作用或肌肉群选择。他左臂的僵硬程度从休息时的较低，随着努力完成某些动作和情绪变化而加重，手的肌张力（僵硬程度）最高。

（五）身体系统功能障碍与活动受限的关系

下面举例说明了身体系统损伤，假设活动和活动控制有关。

1. 活动受限

• 无从俯卧到仰卧，从仰卧到俯卧，从坐到卧以及从卧到坐的过渡性动作。

在 9 个月大的发育阶段，用手臂推开表面是过渡运动的一个组成部分，Perry 缺乏用左臂推离地面的能力。

• 没有独立的运动形式，例如四肢爬行。

伸展上臂的支持是爬行的一个组成部分，爬行是 9 个月大时一种常见的运动方式。左臂的支撑和足够的力量推动左臂的能力是完成上述过渡运动所必须具备的。

(1) 潜在的身体系统功能障碍

• 感觉系统损伤或感觉传导障碍导致他忽视左臂和使用左臂支撑的障碍。

• 神经肌肉功能障碍。

  – 左臂屈伸肌不协调以及姿势性张力，导致难以维持左肘伸直。

  – 手指和手腕末端屈肌活动能力的缺乏，导致不能张开手去完成抓握。

  – 有限的姿势性运动单位的代偿，特别是整个手臂的伸肌，整体姿势和局部的运动单元整合不良，肌张力由高到低不等，手臂和手臂之间的独立控制有限。

• 肌肉骨骼系统。

• 伸肘肌无力。

(2) 潜在的多系统功能障碍

• 坐位时没有左侧的体重转移。

• 左臂缺乏保护性和支撑性反应。

• 缺乏双手活动和精细的运动控制。

总之，Perry 的感觉系统缺陷、神经肌肉损伤和左侧伸肘肌无力（肌肉骨骼损伤）似乎是 Perry 所有活动受限的潜在因素。他拒绝将视线指向自己的手是导致精细运动控制缺陷的一个重要因素。前庭系统可能是导致坐位左侧体重转移障碍的一个因素。

2. 活动与身体系统关系的假设

NDT 实践模式的一个重要特点是评估参与障碍、活动障碍和多个系统／身体系统功能障碍对人整个生命周期功能的可能影响。对于 Perry 来说，存在以下可能性。

尽管目前没有证据证明 Perry 存在肌肉骨骼系统功能障碍，除了左肘伸肌无力外，他存在以下继发性损伤的风险。

由于左腿和左臂的负重减少而导致的肢体长度不对称。

关节活动度受限，包括：左跖屈肌高张力导致的跟腱挛缩；由于肘、腕屈肌、前臂旋前肌张力增加导致肘、腕屈肌挛缩及前臂旋后运动受限。

（六）干预

Perry 每周在家里接受一次理疗。治疗方案与实验教育单元中的婴儿方案的一致，物理治疗师参加了 Perry 的个人家庭服务计划的制订会议，作业治疗师在 Perry 的家里观察了物理治疗。这种互动促进了这一婴儿方案的工作人员的合作。婴儿方案强调促进其独立活动，尤其强调左手臂，提供感觉输入促进左手臂在游戏和其他活动中的使用。老师、作业治疗师和物理治疗师在这一目标上进行了合作，从而在各种环境中提供了一致和有规律的实践。

干预项目（医疗计划）是根据观察自发行为、检查和评估、与偏瘫和轻偏瘫儿童发育相关的文献，以及对 Perry 兴趣、偏好和患侧的情绪反应等的理解综合分析后制订的。

其他小组成员包括作业治疗师、言语 – 语言病理学家和实验教育单元的老师的报告也被用来指导干预计划。Perry 接受了一名儿童心理分析师的集中游戏治疗，心理分析师的报告是指导干预计划的另一个因素。物理治疗师没有提出口腔运动治疗方案，因为在实验教育单元中由言语 – 语言病理学家制订。治疗方案包括对治疗目标的评述，并提供了家庭计划向父母提出建议的详细的范式，以及治疗师与 Perry 进行治疗活动的详细范式。

1. 干预的一般目的和整体治疗计划

协助 Perry 发展过渡性运动和独立运动模式。

(1) 物理治疗的预期目标：目标①和②是对从属于目标③或者为目标③所准备的。

①通过鼓励对手臂和手的视觉注意（让 Perry 看他的手臂和手）以及通过对手臂和手触觉、本体感觉和运动觉的输入来提高对左上肢的认识。

②使肌肉长度在发育过程中与肢体保持同步生长，防止继发性损伤，如肌肉缩短、关节囊和韧带紧缩致关节挛缩。

③完成从仰卧到俯卧，从俯卧到坐位，从坐姿到俯卧仰卧位的体位变化，完成四肢爬行，并开始通过牵拉完成站立。在运动中尽可能让左侧肢体负重。

(2) 物理治疗的短期目标

① Perry 将在连续 4 周的物理治疗中，每周对左手至少进行 2 次评估。这可能包括他独立或在协助下、进行手臂和手的活动时自发地看着手；或者在对左臂或左手施加触觉、本体感觉或触觉刺激时。

② 能将左臂融入一个简单的双手活动中，比如拍手、双手握住把手，或者在没有帮助的情况下双手持球。

③ 将从卧位转移到独立坐着，在转移过程中左臂承重。

2. 直接干预的具体方法

最初的干预重点是家庭治疗。后来，其他活动也被纳入了治疗过程中，既然干预是从家庭计划开始的，首先描述这个计划。

(1) 家庭教育和家庭计划：刚开始，Perry 表现出焦虑，不愿与母亲分开。虽然目的是帮助他接受该年龄段适当的分离，但更重要的是立即提供有效的干预，以鼓励有效的姿势和动作的发展，防止继发性损伤，并阻止他目前不用左臂和手进行所有活动的倾向。鉴于开展干预（进行康复）的紧迫性，家长指导是干预计划必需的环节。最初，大部分干预都是由 Perry 的母亲抱着或坐在她腿上进行的。让父母在家里执行部分治疗计划，增加了治疗的强度。Perry 的母亲被告知，需要保持适当的运动范围和肌肉长度，特别是在左腘绳肌、左跟腱、左肩、肘、手腕、手指和拇指。

干预计划的第一步是设计一个家庭计划，这是计划包括可操作性的干预方案和可完成的治疗目标。家长们被告知，家庭项目的设计是他们和治疗师之间的合作，如果遇到过于困难、不适应或负担过重的事情都可以随时调整。

Perry 的母亲适应她的日常生活的徒手操作技能，包括洗澡、喂养、换尿布、抱起 Perry、转运等。在每次家访中，干预的重点是日常生活活动，并使这一时间效率提高更多的注意左臂和手，以及完成其他治疗目标。Perry 的母亲创造性地将治疗目标融入许多游戏活动和日常生活活动当中。她能够将治疗融入各种环境中，从而提供重复性和多样性的实践。

(2) 换尿布时的具体活动建议：在换尿布期间，鼓励母亲和护理人员包括以下内容：①鼓励活动时牵拉腘绳肌、伸膝肌群和跟腱。把双臂举到 Perry 头顶上方，玩"这么大（So big）"的游戏。②屈髋屈膝向胸部弯曲，然后双手交叉在膝盖上。③使注意力在手和膝盖上。

(3) 洗澡时间建议：洗澡时，母亲鼓励 Perry 注意擦在左臂上的肥皂，把肥皂或乳液挤在左手上，让他用左手把肥皂或乳液涂在右臂上。他还会用右手在左臂擦肥皂和乳液。他玩的游戏有：用手和双足在浴缸里溅水，把左臂藏在水里的肥皂泡下面，让母亲问 Perry 它在哪里，然后他会把手臂展示出来。

(4) 穿衣：左臂活动与穿衣结合在一起，以吸引视觉上的注意，就像洗澡和换尿布时一样。在很多时候，这种运动主要是辅助运动，比如向前伸手臂，然后脱掉袜子。

(5) 治疗之外的其他活动：基于对治疗目标的理解，母亲创造并改编了游戏。她和 Perry 一起玩 pata-cake，并诱导 Perry 使用双手，当 Perry 在家里骑着一匹小马驹时，她帮助 Perry 用双手抓住他。Perry 的家人为他报名参加了一个学龄前儿童的音乐班。这门课鼓励了双手活动。例如，Perry 分别用左手和右手牵着其他小朋友，围成一个圈来做各种活动。他们还拥有各种需要双手活动的铃铛和打击乐器。Perry 喜欢和其他孩子在一起，这个班也是一个重要的社交机会。

(6) 物理治疗干预期：除了家庭计划和学校计划外，Perry 还接受了一对一的物理治疗。这些课程设定的康复策略都是为了实现预定的康复目标。下面是这些策略的一个例子。当左手臂和手在训练开始时进行感觉输入，更容易完成指定的任务。由于

Perry 的年龄很小，这些任务是融入一个游戏里完成的。Perry 的挑战是要求他掩盖诊所入口处地毯上的图案。治疗师说让他不要掩盖地毯上的图案，这样她就看不见了。他露出顽皮的微笑，张开双手，用双手盖住地毯上的一些图案（图 20-10）。有时，他会用手和膝盖，有时用手和足的姿势。在这两种情况下，这种活动通过手臂提供负重，并通过推地毯向手提供触觉刺激。在这次和接下来的活动中，Perry 能够控制住这样的活动了。他把手放在地毯上。这种控制感对获得他的信任和合作很重要。

继续强调手的感觉输入，有时候，治疗师会让 Perry 温暖她的手。同样，重点是他对她做了什么。随着活动的进行，治疗师和 Perry 对彼此的手做一些活动中交互模式被引入。例如，治疗师用手揉搓 Perry 的手来温暖她的手，或者用手揉搓 Perry 的手。另一种暖手的方法是伸出 Perry 右手的一个手指，然后快速、非常牢固地上下摩擦治疗师的手指。这个固定的输入是对每一个手指和右手拇指，然后摩擦每个手指的前后侧皮肤。然后左手做同样的动作。从右手开始这点很重要，因为 Perry 接受左手的触摸的第一次是应用他的右手。这些活动集中注意力将感觉输入带到左手，并鼓励 Perry 将注意力和视觉引向左手。这也是一个向左手和手臂提供力量训练的机会。Perry 在治疗后的过程中使用左手更为频繁了，这一事再次证实了感觉丧失和（或）感觉不集中是导致活动受限的一个因素是事实，感觉输入必须是治疗计划的主要部分。因此，Perry 的回应指导了干预方案的设定，也是持续评估的一

部分。这是干预期间进行持续检查和评估的一个例子，是无 NDT 实践模型的一个重要组成部分。

3. 干预结果：对既定结果的 6 个月回顾

（1）将视觉注意力转向左手：这一目标已经完成。Perry 在连续 4 周的每次干预治疗中，将视力引导至左手至少 2 次（通常超过 2 次）。

（2）进行双手活动：Perry 拍手、双手握在学校的秋千上和家里的一匹摇摆木马上，右手比左手完成得好。在家庭服务计划项目中的婴儿，所有儿童都接受了初级手语的教育。

（3）从卧位到坐位转移：他的目标部分实现了，Perry 在帮助下完成了这个转移。由于左臂难以从身体下方移开，他很难从俯卧开始动作。他独立地向右侧滚动，但随后他需要帮助抬起上半身，这样他就可以将右臂移动到适当的位置，将身体推到坐姿。一旦右臂在合适的位置，他就完成了坐位转移。

（4）从卧位到独坐：这一目标没有实现。

（5）家庭活动：在最初干预的 6 个月中，他的母亲报告，与穿衣和换尿布结合在一起进行活动对她很有帮助，母亲能够在 90% 的时间完成活动计划。然而，和周围的其他孩子们在一起洗澡时，他表现得很激动，她无法在洗澡时进行活动。她了解了家庭计划的基本原则，在洗澡时间以外设计了一些游戏和活动协助达到治疗效果。她还观察到干预措施在实现预期治疗目标方面的有效性。

（6）格外收获：Perry 对走路很感兴趣。Perry 把母亲当作支撑物拉住站着，但他不能拉住其他类似家具之类的物品站立。他可以右手握着母亲或其他人走。通常，牵着偏瘫儿童患侧手时，能表现出最佳的步态模式。在 Perry 的例子中，当他被右手握着时，他的步态模式更加平稳和对称。

4. 修订治疗目标、具体结果和干预

在 6 个月结束时，对治疗结果进行了修订和回顾，以反映 Perry 的进展以及目前参与障碍、活动受限和结构损伤。

- 获得一种独立的运动形式。看起来他可能会在爬行或爬行之前开始独立行走。

- 从卧位到坐位转移，从坐位到独站。

- 鼓励使用左臂和手进行触觉探索（自己身体的触觉探索，触摸腿、足、右臂、躯干、耳

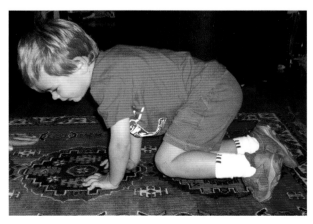

▲ 图 20-10 Perry 用手盖住地毯图案

朵、头发等，并将手指放在嘴里）和环境中物体的触觉探索（即感觉柔软、粗糙、有纹理、光滑等）。

• 在矢状面和冠状面获得左臂的保护性反应。

(1) 具体短期成果

• 当要求 Perry 会左手触摸他的下肢、右臂、头发和左耳，并将手向前伸，平放在表面上时他能完成，准备在连续 4 周的治疗中至少感觉一次表面（粗糙、光滑、有纹理等）。

• 在连续 3 次治疗中，Perry 坐姿时重心前移，在 4/5 的试验中，他头快速下垂时，Perry 左臂在矢状面上有保护性的伸展。

在连续 3 个疗程的 4/5 试验中，当他重心横向转移时，他还将展示冠状面保护性伸展。在功能活动过程中，冠状面和矢状面上自发的保护性反应也可被接受，以显示这一结果的实现。

(2) 干预和家庭管理

① 家庭管理：维持下肢韧带和跟腱长度、检查肘部和前臂的完整运动范围，以及促进肩部肌肉延长在家庭计划持续进行；如图 20-11 所示，穿衣服的程序有一个进展。例如，他的母亲给 Perry 一只鞋，她会希望他自己抬起足伸向鞋子。当穿袖子时，她握住袖子，等他伸出手，并尝试将手臂穿过袖子

② 爬：Perry 对爬楼梯很感兴趣。他走上楼梯，右下肢比右手先朝前走去。在治疗过程中，左下肢引导有助于爬楼梯，但限制因素是左臂缺乏承重。

③ 步态：在 Perry 这一阶段的干预中，他开始独立行走。走路成了他的运动方式。然而，他仍然需要靠近母亲才能站起来。从开始走路起大约 6 周后，他学会了从坐到蹲，从蹲到站。他从一个站位转换到蹲位，然后将体重后移转换为坐位。这一系列的动作使 Perry 具备了独站和独立运动的能力。这反过来又使他在探索环境和与同伴一起参与游戏活动方面获得了独立性。与独立运动所带来的优势相并存的是，偏瘫儿童在开始行走时有继发性损伤的风险。因此，他的步态模式在进行评估。

(3) 监测他的步态模式：Perry 走得很慢，步距很宽，但很匀称。他的左足趾呈爪形，但他站立位

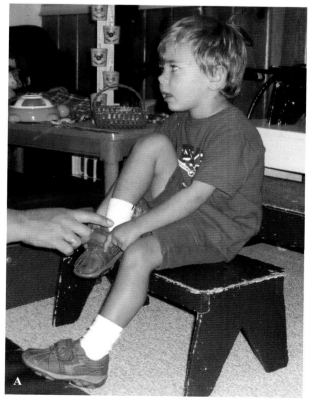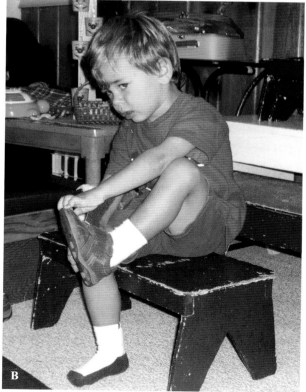

▲ 图 20-11　Perry 在着装技巧上变得活跃起来

体重后移时，他的足会出现足背屈作为反应。当牵住右手时，呈现最佳的步态模式。在步态的摆动阶段，握着左手会导致骨盆右侧过度前倾步幅变长。

当 Perry 走得很快或者和其他孩子一起跑步时，他的左下肢出现了轻微内旋，伴左足足尖内指。他穿的鞋的类型对这个模式有影响。当他穿凉鞋时，鞋头花纹会增加，但当他穿牛津鞋时，鞋底花纹会减少或消失。跟腱、趾屈肌和足底筋膜伸展，然后重心转移到左腿负重时暂时减少了这种模式。当步行速度增加时，异常模式恢复。

5. 医疗计划的修订

现在每周在理疗室进行两次治疗，而不是在 Perry 的家中；这一改变允许对环境进行安排，以促进理想的治疗活动，并将 Perry 从他自己熟悉的环境中移除，因为在那里，他对如何使用现有的玩具和材料有着先入为主的想法。他对这一变化做出了积极的回应，因为他喜欢在家里没有的治疗球上进行治疗，他对治疗师办公室里的玩具和设备也很感兴趣。

体验治疗策略：更强调和鼓励他参与使用双手完成各种玩具的游戏活动和向左手和手臂提供感觉输入的活动，是为了完成与双上肢使用有关的结果。这些活动包括用右手把手镯戴在左手腕上，用右手把戒指戴在左手指上，当 Perry 移动左臂时会因为手镯上的珠子震动发出声响；用左手的手指以及双手戴上手指木偶完成木偶戏。

另外，在"小小猪"童谣的背诵之后，将每一个手指分别逐渐移动到鱼际隆起。Perry 在这些活动中专注地看着他的手。母亲抱着 Perry 在一个直径 36in 的治疗球上，治疗师靠在球的左侧，让 Perry 推开她。这促使体重左移。他被保持坐姿在球上，用胸廓和骨盆作为关键的控制点，体重向左边移动。

其他鼓励负重和使用左臂推的活动包括玩一袋放在他左侧的发条玩具。Perry 坐在长凳上玩玩具，前面有一张桌子。渐渐地，他接受了一些操作技巧，这些技巧旨在帮助体重向左移动，以便够到玩具。最初，治疗师使用胸廓和骨盆的右侧作为控制的关键点，将体重转移到左侧。之后，将一只手放在胸腔和骨盆左侧的后部，可以提供更有效的控制。

6. 干预结果：2 岁 3 个月

在这个年龄，Perry 发展了表达性语言。他的语言水平使他能够遵循口头指令，而且他似乎能理解跟他的大部分交流。

（1）独立运动：Perry 独立行走。在他 2 岁家里的生日派对上，他跟着派对上在家里来回走动的其他客人，不需要一直靠近母亲。在办公室里，他自由地移动来收集他想要的玩具，而不是指挥妈妈帮他取回。他还是会要那些放在高架子上他够不着的玩具，要那些他记得但看不见的玩具。Perry 可从仰卧到俯卧，从俯卧到独坐的转移。他转向右侧站起来，但同时也放下左手，用左臂和左手协助动作。他也可以完成从坐到站，从蹲到站，然后在没有帮助和支持的情况下站起来。他从站到蹲，然后又转为坐着。

Perry 用手和膝盖爬楼梯。让他把左臂放在上面的台阶上时，他这样做了，但他上楼梯时左臂和左手没有负重。

（2）左手和手臂的使用：目标部分实现。矢状面上存在保护性伸展，但一致性不够，不足以满足每次治疗中 4/5 的试验目标。他的左手在矢状面上一直向前，但他的手并没有一直张开。但是这种反应正在出现。手在矢状面上的保护性伸展在每次治疗过程中大约为 3 次。左侧自发地保护性伸展很重要，因为它让 Perry 有信心将体重左移。如果没有这种保护性反应，对跌倒的恐惧就会限制体重转移至稳定极限之外。此外，手臂上的体重转移也促进了手臂的本体感觉和动觉输入，这有助于减少忽略。手臂的支持反应使他准备好在过渡运动中使用手臂，例如从躺着到坐着。这种活动也为手臂提供了感觉输入，促进了肘伸肌的力量。

（3）额外收获：有时，Perry 用左手抓住并放开。他会用左手拿一个小钉状的东西，然后把它递给右手。他很难保持抓握，所以以走路时很难用左手握住物体。然而，他在治疗期间只完成了 1～2 次。

（七）总结和讨论

Perry 的治疗于 9 个月大时开始，当时他严重忽视了左臂和手，左臂几乎没有或根本没有自主运动，没有独立的过渡运动，也没有独立的活动形式。他主要的活动方式是靠他母亲完成。他只用右手坐在地板上玩。他似乎只想学着不动左臂和手的动作，如果碰到左上肢或引起他的注意，他就会变得心烦意乱和沮丧。左下肢的参与度比上肢少，但活动度不如右腿下肢。左下肢似乎也有一些感觉缺失，但比左上肢轻。关于与母亲分离和他对治疗的抗拒、焦虑，在设计他可以接受的治疗方案时提出了挑战。这些挑战都是为了提高他对左上肢的认识。为了提高他对左上肢的认识，并提供将左上肢纳入功能活动的机会，他需要不断地练习和高强度的训练。这是通过每周 2 次的治疗（开始是 Perry 坐在他母亲的腿上）和一个家庭项目来实现的。因为他母亲还有另外两个孩子，所以家庭计划需要及时实施。它还需要让所有参与的人感到有趣。将治疗纳入日常生活活动，达到了强化干预，使家庭训练达到预期目标。

康复的另一个方面是预防继发性损伤。这些损伤包括肌肉群的挛缩，肌肉和其他软组织结构持续保持在缩短的姿势在发育中会出现四肢负重不对称。

Perry 的步态模式极有可能恶化，特别是当他为了跟上其他孩子的步伐而奔跑时，或者因为任何原因需要他快走时。他很喜欢和其他孩子一起参加游戏和活动，我们决不应阻止他增进与同龄人的分享和社交。然而，鼓励他骑三轮车和其他所有儿童都喜欢的活动，同时促进了对称性的发展，可能有助于减少继发性损伤。目前他不需要对左足进行矫形治疗，但以后可能需要矫形辅具。

最初，Perry 大部分营养通过母乳喂养获得。在

他接受了大学里一位语言治疗师对于口腔运动障碍的康复治疗后，现在他已经断奶，经口进食没有明显困难。

Perry 的功能水平提高了。但是，他必须继续加强功能训练，同时防止异常模式加重。他有进步的潜力，但在生长迅速的关键时期特别是青春期，可能会随着体重增加（从而挑战平衡和运动能力）或身体、情绪变得更加紧张的而导致的功能恶化，防止功能的恶化将在今后几年有助于确保其最佳的参与和功能。

Perry 正在等待西雅图儿童医院和华盛顿大学开展的约束诱导治疗研究项目[18]。孩子们每天和一个游戏伙伴一起参加几个小时的项目，并通过有趣和娱乐性的活动来鼓励更多的使用上肢和手。由于 Perry 在右上肢受到约束，左上肢和手的使用得到了改善，所以这个程序可能是有益的。

监测他的步态模式仍然是一个很重要的优先关注项目，他将在不久的将来接受矫形治疗的评估。根据 NDT 原理，必须尽可能地预测和预防由于二次损伤进展而导致的功能退化。同时，干预的目的是发展可获得的最高水平的功能。Perry 的特征优势是他对世界和周围人以及学习和玩耍充满了兴趣，加上家人的大力支持，都是有助于取得良好结果的重要因素。

病例报告 B4：1 例 23 个月的脑性瘫痪患儿实现了独立坐位目的康复目标

Marjorie Prim Haynes 著

郭 石 译 黄夏莲 校

一、概述

NDT 是一种公认的针对脑性瘫痪儿童和成人的治疗干预措施，其重点是关注能够引导他最高功能水平的实践活动[1, 2]。孩子的父母通常有一些特殊的需求是寻求受过 NDT 教育的作业治疗师、物理治疗师和言语 – 语言病理学家的服务，以此来帮助他们努力的实现正常发育年龄阶段的目标。

随着儿童的成长以及家庭对儿童的期望和目标的变化，目标 / 结果可能需要改良和更新。干预需要基于儿童所有功能领域（参与、活动和身体结构 / 功能）的变化进行频繁的改变。一个受过 NDT 教育的治疗师通常用问题导向（problem solving）的方法根据孩子的特定活动（功能）、年龄、孩子使用的有效的和无效的姿势和动作，来决定从哪里开

始干预治疗。突出显示关键的功能障碍，以最大限度地改变每个疗程中实现最大的功能改变，在接下来的 6 个阶段或者照护时期帮助儿童拓展到活动和参与层面。这个病例强调了在制订未来计划的同时，根据父母的要求和孩子目前的功能水平来实现特定的适合孩子年龄阶段功能的过程。

这篇文章涉及影响儿童整体功能的关键领域。NDT 情景中，姿势和运动被看成是一种多系统的整合，在特殊的功能活动（参与或者活动）中解决这些障碍，且与个人因素和环境因素都相关 [3-10]。姿势控制能确保具体任务的稳定性和运动功能性技巧表现的有效定位 [3, 11-13]。随着时间的推移，功能性任务中姿势和运动的练习会影响神经系统网络和地图功能性变化 [11, 14, 15]。此外，时间依赖的运动学习需要在几天、几周、几个月、几年的时间里进行适当的反馈和练习，强化有效的和（或）无效的姿势和动作来完成功能 [11, 14, 16, 17]。运动控制、运动学习、神经可塑性和恢复理论及在 NDT 中的应用已在第 12 至 15 章中讨论过。

姿势控制障碍和运动协调障碍都是脑性瘫痪儿童需要解决的关键问题 [3, 11, 14, 18-20]。专注于将姿势系统作为具体任务的组成部分的研究是有限的。在 PubMed 数据库搜索的两个相关的 RCT 中，试验组使用 NDT 作为干预措施，特别关注姿势控制 / 躯干方案，以影响整体运动技能，并获得与功能相关的阳性结果 [21, 22]。这两项研究都强调使用直接干预来促进姿势控制和运动协同作用，以提高儿童获得成功运动结果的能力 [21, 22]。Harbourne 等 [23] 解决坐位下的特定运动任务的姿势控制，作为最大限度发挥功能的一种方式。他们的干预策略包括使用触觉作为改变的基础。Copeland 等 [24] 结合 NDT 躯干策略，包括对称性的注重处理，以增强改良 CIMT 程序。研究结果表明，偏瘫患者的手 / 臂功能改变与大脑重组变化有关。最近在 Haynes 和 Phillips[25] 的研究发现中证实了在使用更多涉及手和特定大运动的功能活动后，发生了明显的功能变化。该团队将 NDT 策略（直接徒手干预的重点包括姿势对称性、动态支撑面上的激活、随躯干拉伸和旋转的体重转移）纳入其中。

双侧痉挛型脑性瘫痪的儿童很难在特定任

务中对运动所需的姿势肌肉收缩程度进行微小调整 [3, 11, 13, 26]。因此，患儿在活动中肌肉使用顺序不当会影响姿势系统在特定活动中的表现，例如坐姿和够取物品 [4, 5, 26-29] 或者站位 [13, 27, 30-33]。因此，脑性瘫痪患儿通常用从上到下（从头到躯干）的顺序去调集相应的肌肉组织来辅助维持坐位平衡 [4, 5, 7, 31] 和站立位平衡 [12, 27, 30, 31, 33]。

过度的拮抗肌协同作用是提供姿势稳定性的一种策略，用于保护平衡和维持稳定 [4, 13, 26]。运动肌肉（快缩 / Ⅱ 型）通常代替低效的姿势肌肉（慢缩 / Ⅰ 型）的功能 [3, 11]。这种肌肉功能的改变进一步代偿姿势控制，因为功能肌肉不能维持姿势稳定。因此，脑性瘫痪患儿经常使用一种力量控制策略，使用手臂产生力量以在姿势和保持直立（坐着或站着）间转换 [3, 13, 20]。在 NDT 干预中，直接的治疗性徒手操作可提供特定的三维方向输入，以促进姿势肌肉产生动态的支撑面 [11, 21-23]。这种活动的支持面促使支持反应肌肉自下而上（尾端 - 颅端）的募集和激活，以及主动的姿势控制和运动协调 [4, 5, 7, 13, 26, 30]。

在 NDT 实践模型中，观察姿势和运动系统并了解这些系统如何有效地协同工作对于活动分析和帮助患儿技能掌握非常重要。对于脑性瘫痪患儿，在神经肌肉、肌肉骨骼和感觉系统中可识别出影响姿势控制和运动协调的靶向身体系统损伤 [3, 11, 14, 21, 22]。在由特定的手臂或特定的腿部动作造成的不稳定的随意运动之前，身体的各个系统协同作用以调整姿势 [3, 5, 30, 31, 33]。一个临床观察中发现，脑性瘫痪儿童在上肢和下肢进行随意运动前不能激活姿势控制 [4, 28, 29, 31, 33]。

NDT 临床分析影响与特定活动相关的姿势控制障碍，例如坐位时上肢自由玩耍。踝关节、膝关节和髋关节肌肉短缩等骨骼肌肉系统的问题是影响坐位下典型性和无效性姿势和运动的限制因素 [3, 11]。神经肌肉损伤影响坐位下上肢自由玩耍，包括肌力不足、肌张力增加（僵硬）和肌肉协同障碍 [3, 6, 14]。

无效的肌肉协同阻碍改变和适应以及干涉满足特定任务需求的流畅运动，可以基于环境要求而改变 [3, 11, 14, 21]。Shumway-Cook[3]、Van der Heide[5]、Westcott 和 Burtner 等 [12] 已经得出结论，肌张力过高患者不能募集和调节运动神经元的放电频率。感觉系统也可能受损从而影响功能 [6, 10, 34, 35]。

使用 NDT 实践模型的治疗师，需要花足够的时间来训练特定活动的姿势和运动要求，例如坐位时不用双手，双手以各种方式在各种情况下玩耍。运动学习和活动表现的提高需要特定任务组成的训练和体验，以及整个活动的实践 [11, 14, 16, 30, 31, 36, 37]。治疗师使用徒手易化技术来指导实践 [12, 13, 24]。当孩子表示准备就绪时，通过逐渐放手开始给患儿独立操作的机会 [11, 14, 25]。因此，NDT 技术力求改善运动功能，准确使用徒手操作有助于患儿高效完成功能活动 [11, 21, 25]。

反馈是运动学习的另一个重要组成部分 [11, 33]。Wittenberg[15] 建议治疗师，旨在恢复运动系统最正常类型的设计可能被证明是辅助神经发育（神经可塑性）的最佳方法。临床医生基于患者与特定任务（功能结果）相关的姿势和动作反应，采用 NDT 实践模型选择个性化的反馈策略 [11, 37]。提供脑性瘫痪患儿的躯体反馈随着技能的熟练掌握而逐渐减少 [11, 37]。

本病例报告描述了使用 NDT 实践模型问题导向的方法，以解决 23 个月大的女孩 Makayla 坐位下的活动问题。Makayla 的母亲希望她能安全地坐在一张适合儿童尺寸的桌子上和她的孪生妹妹玩耍。当 Makayla 能够安全地坐下来，双手自由地玩耍时，她希望 Makayla 能自己从地板上挪到一张小桌子旁的椅子上。女孩们可以在这里一起玩耍。

本病例报告分析了安全坐在板凳上和解放双手玩耍所需的姿势和动作。这项技能对于同伴游戏、玩玩具以及后来在学业技能方面的成功至关重要。在家庭、工作、娱乐 / 休闲和社区参与活动中，不需要手臂支撑的安全坐位是一项贯穿一生的技能。该病例报告强调了 Makayla 的身体系统功能障碍对于解决安全坐位问题的成功是至关重要的，分析引出了直接干预的策略。

二、病例介绍

（一）患者病史——信息采集

Makayla 于 4 月龄出院（校正年龄 23 天），初诊为早产儿。出生记录显示母亲妊娠合并高龄和纤维囊肿。Makayla 和她的双胞胎妹妹均为剖宫产。

胎膜在分娩时发生自发性破裂，流出中等量清亮羊水。分娩无要求助产。Apgar 评分 1min 时为 8 分，5min 时为 9 分。她出生体重 650g，属小于胎龄儿（small for gestational age，SGA）。在 NICU 住院 90 天期间，Makayla 断续使用呼吸机 30 天，以支持她的呼吸需求。第一个 30 天后开始正常喂养。行脑室内出血筛查无出血证据的情况。脑室周围白质回声轻度增加，可提示缺血改变，左侧大于右侧。随后的检查未发现脑室内出血或脑室周围白质软化的证据。

Makayla 有资格参加 Sandhills 儿童发展服务机构（Children Developmental Service Agency，CDSA）的婴儿学步计划（infant toddler program，ITP），因为在出院时医学诊断为早产（孕周 < 27 周）和小于胎龄儿（出生体重小于 1000g）。婴儿学步计划在 Makayla 4 个月 14 天时录入小组进行评估，校正后的年龄为 37 天。根据 TIMP 的结果以及 Makayla 的校正年龄，发现她符合发育年龄。

团队基于 TIMP 上的问题项目和普遍共识，建议其进行为期 6 个月的随访评估。物理治疗师于患儿 16 个月 14 天时进行随访，调整年龄为 13 个月 6 天。用 Bayley 婴儿发育运动量表第二版（the Bayley scales of infant development motor scale second edition，BSID Ⅱ）测试，评分为精细运动 10 个月，粗大运动 7 个月。物理治疗师观察到肌张力增加，且下肢的张力大于上肢。她首先需要物理治疗服务，并且推荐作业治疗服务。Makayla 由杜克医学中心特护诊所常规监测。

15 月龄时，医学团队确定每日口服巴氯芬有助于控制下肢痉挛，其影响了 Makayla 的整体功能。Makayla 的母亲报告，因下肢"过度僵硬"而推荐使用该药。Makayla 在 15 月龄时，她用足趾站立，双足呈轻度剪刀样。足尖站立是 Makayla 在家使用的习惯性的行为。她的主要运动手段是匍匐爬行。在改良的 Ashworth 量表上，Makayla 双侧得分为 4。

（二）诊断

Makayla 23 个月大时，医疗小组确认的诊断是痉挛型（脑性瘫痪）对下肢的影响明显大于上肢。医疗小组表示继续提供物理治疗服务和作业治疗服

务并开始言语 – 语言病理学服务，这很重要。

（三）评估的数据收集：目前功能水平

1. 参与和参与受限

Makayla 是一个快乐而精力充沛的孩子，即将 2 岁。她喜欢与同伴、治疗师的互动。她经常和妹妹玩儿，但也满足于独自玩耍。她的母亲说，当无法跟上妹妹完成一项任务时，她很容易感到沮丧。Makayla 模仿妹妹，并试图进行同样的活动。尽管 Makayla 力求独立，但需要照顾者协助她完成自我照顾的活动。

Makayla 和家人一起参加所有的社交活动，会在社区活动中抱着她或使用婴儿车。Makayla 不能在户外（家里或社区）与玩伴互动，除非她被安置在适合用手和膝盖爬行的地方。因为她无法行走，所以在户外玩耍时不能跟上同龄人。因此，她在户外只能独处。

Makayla 在家里和日托中心的环境中，在地板上四点爬行移动。当完成任务有压力和需要提高速度时，她会回到突进匍匐爬行。地板是 Makayla 和她妹妹安全玩耍的唯一地方。因为她的手臂可以自由活动，W 形坐姿是首选的姿势。在其他坐姿中，她的手不能自由活动，而是用来保持平衡和支撑。当 Makayla 为了安全地从一个地方转移到另一个地方并跟上她的同龄人，手膝爬行不适用时，家人会介入并抱着她。

2. 活动和活动限制

Makayla 使用四点爬行，独立坐在地板上（W 形坐姿），用手指进食，在高脚椅或带安全带的椅子上用吸管喝东西。当 Makayla 坐在椅子上时，她会从椅子上向下滑，常需要自己调整位置。为了站起来，她用双手握住东西将自己拉起来。她在支撑站立姿势下无法腾出双手玩耍。Makayla 喜欢和她妹妹站在一起，在倒地之前，她会用足趾支撑大约 30s。她靠着家具走一两步后摔倒在地。因为她经常摔倒，Makayla 的母亲担心她站立时的安全。

3. 标准测试 – 结果测量结果

BSID Ⅱ 测试结果显示：Makayla 的精细运动为 12 月龄，粗大运动为 8 月龄。婴儿学步计划的物理治疗师开始治疗前完成了测试。作业治疗并没有介入，因为母亲最关心的是粗大的运动技能。

Makayla 的 GMFCS 评估为 Ⅱ 级。

4. 姿势和活动的观察

在所有体位或运动中是不对称的，重心放在右侧。Makayla 的头部微屈曲（头部伸展伴随颈部屈曲）伴有肩关节上举，躯干保持屈曲模式伴随髋关节和膝关节的屈曲。她的双足在活动期间保持跖屈，下肢用痉挛模式来维持姿势。参见图 20-12 至图 20-14 和 Thieme MediaCenter 上的 Makayla 的附加照片。

5. 身体结构与功能完整与损伤

（1）神经肌肉系统

① 过度共同激活：下肢痉挛是主动肌和拮抗肌（腓肠肌 / 胫前肌、髂腰肌 / 臀大肌）过度共同运动的结果。

② 肌肉协同性损伤：她主要是利用屈肌和伸肌来完成日常活动。本报告的前面已经介绍的多系统损伤，导致她表现出有限协同作用。矢状面运动始终用于完成各种任务。额状面和水平面的运动是有限的；因此，保持躯干伸展的体重侧向转移和躯干

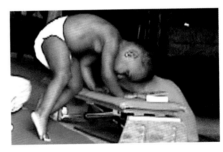

▲ 图 20-12　Makayla 转移到坐位，借助过度僵硬，提起她的双上肢并将双下肢推到相对伸展。Makayla 保持躯干屈曲和踝关节跖屈伴随髋膝关节相对屈曲

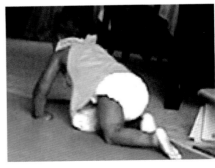

▲ 图 20-13　Makayla 保持肩关节屈曲、内旋和肘关节屈曲伴双手握拳的姿势。躯干略微屈曲伴随髋关节相对屈曲和踝关节跖屈

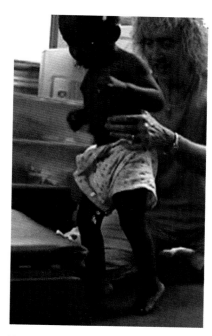

▲ 图 20-14　**Makayla** 的躯干力线是弯曲的，髋关节和膝关节稍屈，足跖屈。过度僵硬和下肢相对伸展来维持直立位

旋转是受限的，且在日常生活中不能一致使用。

③肌力不足：姿势肌肉（股四头肌、臀大肌、腹斜肌、前锯肌）力量的产生不足影响其功能。此外，下肢肌肉不能协调参与姿势系统控制（姿势调整），导致上、下肢肌力维持不足 [28, 29]。Makayla 努力在不使用上肢的情况下，进行坐位下转移和维持直立姿势（坐位或站位）。

(2) 感觉系统

①视觉：根据医疗记录，用眼镜矫正 Makayla 的视力；因此，身体结构和功能是完整的。

②听觉：听觉系统完好，导致适当的身体结构和功能（完整性）。

③触觉：Makayla 喜欢各种触感和质地。

④前庭觉：Makayla 喜欢在地板上运动，喜欢快速移动。当治疗师将她放到治疗球上进行空间上移动时，她变得焦躁不安，特别是对水平和旋转运动有反应。Makayla 的反应是将身体拉成屈曲位，并口头表示不适。当治疗师进行球上治疗时，前庭感受到的不适不依赖于速度。

肌肉骨骼系统：活动范围受限。

①髋关节伸展到过伸，双侧 0°～10°。

②膝关节屈伸，双侧 0°～110°。

③膝关节伸展下的踝关节中立位背伸，右侧 0°～8°，左侧 0°～5°。

6. 任务分析——椅子或长凳上的坐位姿势

Makayla 坐在椅子上或长凳上，她的体重不对称地分布在骶骨（后部）和右髋上。她经常从椅子上滑落，需要照顾者帮助放回到原来的位置。躯干呈屈曲状，耸肩，膝关节部分伸展，足跖屈，不与支撑面接触。由于髋、膝、踝关节周围的主动肌和拮抗肌过度的共同激活，导致下肢过度僵硬。

维持躯干和髋关节的姿势肌力量不足，需要 Makayla 用上肢和手来影响身体对线和直立姿势，并保持坐姿平衡。对于 Makayla 来说，维持这一姿势的肌肉包括腹直肌、髂腰肌、股二头肌、半膜肌、股四头肌、腓肠肌和比目鱼肌以及趾屈肌。这些肌肉在协同作用下激活导致重心位于骶骨上，大腿后侧与椅子的接触很小，足与地板的接触很小甚至没有。因此，Makayla 表现出一种不稳定的支撑面，因为她的身体接触最少无法激活功能所需的肌肉。因此，Makayla 不能有效地利用下肢作为支撑面的一部分，并且所需肌肉缓慢地激活会干扰体重的侧方转移和旋转以支持坐位平衡功能。所以，Makayla 很难把双手解放出来完成其他活动。

（四）评估的过程

1. 物理治疗的第一个目标

在 3 个月期限后，Makayla 将独立坐在适合儿童尺寸的桌子上，双足放在地板上，体重放在坐骨结节上，通过自我调整，两只手可以位于身体中线自由地玩玩具 5min。

2. 数据分析 / 整合

如果将 Makayla 放置在治疗长凳上（在治疗过程中使用的设备），她的平衡技巧不足以支撑他坐位下完成双手自由活动的功能。她将身体重心放在右侧骶骨上，而不是坐骨结节（图 20-15）。所以她的臀大肌不利于发挥其动态姿势肌肉的作用。Makayla 脊柱屈曲妨碍其骨盆中立位和直立的姿势对线。因此，一个躯干力线（头对齐超过肩膀超过骨盆）是不可能实现的。这种对线不良使屈肌（矢状面肌 - 髂腰肌、腹直肌）处于激活的位置，并试图使 Makayla 保持直立。

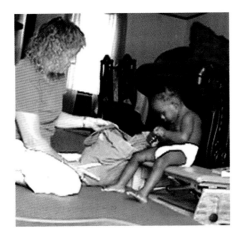

▲ 图 20-15　Makayla 坐在长凳上的测试。请注意她的屈曲的脊柱、不对称的体重，而她的骨盆是倾斜的，并且她的足没有与支撑面接触

这种对线不良使屈肌（矢状面上的肌肉：髂腰肌、腹直肌）处于可以激活的位置，并试图保持 Makayla 躯干直立。

Makayla 必须使用手部的支撑才能防止跌倒。Makayla 使用的一个策略是增加下肢僵硬（肌肉的过度协同运动），使膝关节相对伸展和踝关节跖屈。Makayla 不能将足底放平于地面，不能有效地运用下肢成为支撑面和独立坐位姿势系统的一部分。因此，Makayla 在坐位时不能主动以躯干延伸和旋转的方式进行体重转移。她需要上肢作为支撑，而不能将上肢解放出来玩耍。

3. 物理治疗的预后

Makayla 在独立坐位功能方面有较大提高。

4. 医疗计划

治疗师和 Makayla 的母亲根据家庭的需要讨论了对一个疗程的期望。治疗干预将在家庭或社区每周进行 1 次，每次 1h，持续 6 个月。在本次疗程结束后会重新复查和评估。

（五）干预

1. 一般策略

以下的指导方针将用于每次干预阶段中实施策略以满足目标。

- 回顾（观察）：持续评估，以确定每个干预过程中相关的单个系统和多个系统的损害对预后正面和负面的影响。此病例报告将针对

3 个主要系统，包括神经肌肉、肌肉骨骼和感觉系统（前庭系统）。

- 准备：手法操作解决功能性关节活动范围、感知觉、对线、姿势性僵硬（肌张力）和平衡。干预策略旨在激活执行功能性活动所需特定的姿势和运动组成。

- 激活：诱导姿势肌肉的动态协同激活和运动肌肉的交互抑制，以促进动态支撑面的重心转移。重心转移发生在矢状面（屈—伸），额状面（侧屈—外展—内收）和水平面（旋转）。

- 练习：提供以多种功能方式来练习新变化的机会。监控操作并减少触觉输入（逐渐减少反馈）以使孩子能够独立完成任务。

2. 疗程前后测试

在 Makayla 执行每个阶段任务前（预测试），制订并评估阶段性目标。阶段性目标围绕坐姿和玩耍以及坐位转移的变化。疗程将以同样的阶段目标（测试后）结束。

（六）干预疗程

根据干预进展，我们使用策略来预测和响应 Makayla 的姿势和动作，如表 20-6 所示。

坐在板凳上的后测试见图 20-16。

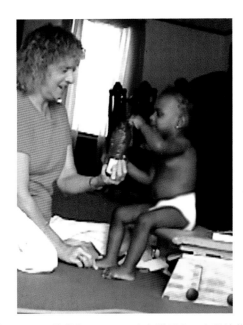

▲ 图 20-16　后测试：Makayla 坐在凳子上，坐骨结节承重，躯干直立，大腿后部和足与地面连接。活动期间，双手在空中移动

表 20-6　个人日常干预计划

物理疗法目标 1：在 3 个月期限后，Makayla 将独立坐在适合儿童尺寸的桌子，双足放在地板上，体重放在坐骨结节上，通过自我调整，两只手可以位于身体中线自由地玩玩具 5min

干预疗法的结果（前/后测试）：在疗程结束时，Makayla 将坐在长凳上，足踝在地板上，坐骨结节承重，双侧手远端身体玩，维持姿势对位对线 2min，治疗师提供必要的接触支持

身体结构与功能	损　伤	干预策略		反　应
肌肉骨骼	· 腘绳肌活动度 · 躯干活动度（移动性）	· 玩要姿势	· 长坐位玩具	· 屈髋 90° 独坐并外展外旋。膝关节轻度屈曲。坐骨结节承重。双手可在所有平面自由活动
		· 控制关键点	· 双手放在股骨或小腿（足踝）或一只手放在下肢和躯干上	· 有时治疗师需要将手放在躯干关键点上（向下和向内）以保持竖直
		· 输入方向	· 向下到地面，向内朝躯干方向（允许躯干姿势向上）	· 引导对角线上轻微的体重转移 · 关于长坐位的视频和照片，请参见 Thieme MediaCenter
神经肌肉	· 下肢肌肉过度共同运动 · 非典型的协调肌活动 · 发力不足	· 玩要姿势（大量下肢分离运动）	· 转换到跪行	· 上下肢良好的独立爬行 · 重心在整个小腿上，广泛的上下肢分离模式（双手部分打开，双足跖屈）
		· 控制关键点	· 小腿 · 用手和膝盖爬到凳子上	
		· 输入方向	· 向下并进入表面。引导较大偏移对角/向前（强调外旋）	· 偶尔需要将手放在躯干上保持良好力线
肌肉骨骼 神经肌肉	· 髋膝关节活动度 · 躯干活动度（移动性） · 踝背屈 · 下肢的共同运动 · 非典型的协调肌活动 · 发力不足	· 控制关键点	· 双手放在下肢引导半跪和双足着地 · 双手放在躯干上，引导重心到着地的双足（整个足），并注意躯干方向	· 坐位转移（不抬头） · 手足并用完成凳子的转移。无法转身坐，治疗师需要将手放在躯干上完成控制。当治疗师感觉到下肢的主动性，然后将手移开 · 治疗师重新评估躯干活动度（移动性），对身体进行了观察以确定姿势调整
		· 玩要姿势	· 转移：从半跪到双足着地坐位，双手放凳子上	
		· 输入方向	· 向下/向内到表面。任斜角向前（当他移动到直立位），允许身体姿势向上	· 在 Thieme MediaCenter 上，查看在家中转移到餐桌上的照片
肌肉骨骼 神经肌肉	· 下肢活动度（踝背屈 0°~5°） · 躯干活动度 · 力线 · 非典型躯干协同肌活动 · 下肢（踝、膝、髋关节）过度共同运动	· 玩要姿势	· 坐着活动（凳子）	· 独坐并用手臂玩耍
		· 控制关键点	· 双足力线良好。重新放置到大腿（股骨） · 活动中在躯干外侧	· 治疗师关键点控制必须从足移到躯干 · 进行双手玩
		· 输入方向	· 向下和向内激活坐骨结节周围的肌肉 · 适应玩具的定向（对角线）运动 · 玩耍时鼓励躯干伸展/旋转和屈曲/旋转	· 治疗师必须将手（控制关键点）放在躯干上，向下和向内激活姿势肌肉（臀肌、外旋肌、腹斜肌、前锯肌） · 姿势肌激活时，移开双手 · 在 Thieme MediaCenter 上观看坐玩耍时以及治疗师放置的照片

（续表）

身体结构与功能	损 伤	干预策略		反 应
肌肉骨骼 神经肌肉 感觉	· 下肢活动度（踝、膝、髋关节） · 非典型躯干协同肌活动	· 玩耍姿势	转移到站立位（球上玩耍），然后引导向上坐在球上	· 双手放在股骨上，直立挺直躯干保持头的中立位竖直站立。直立姿势允许挺直躯干保持头的中立位稳定
		· 控制关键点	双手放在大腿（股骨）/躯干上	· 在球上引导身体，允许 Makayla 旋转和坐下。治疗师总是放置在球上，Makayla 就能维持在球的上方，向上推到坐位
	· 下肢（踝、膝、髋关节）过度共同运动 · 发力不足 · 前庭觉	· 输入方向	足外侧向下向内直立延长和对齐 引导向下向内的输入，辅助旋转	· 给她提供玩耍时小幅度运动的前庭信息
肌肉骨骼 神经肌肉 感觉	· 下肢活动度（踝、膝、髋关节） · 躯干活动度 · 非典型躯干协同肌活动	· 玩耍姿势	坐在球上玩；离开球的转移 引导运动和玩耍鼓励伸展和屈曲伴旋转转和直立伸展	· 一旦 Makayla 调整到感觉输入，她享受球的快速和缓慢运动 引导玩耍包括独立运动——伸展/旋转、屈曲/旋转
		· 控制关键点	大腿（股骨）	· Makayla 喜欢仰卧在球上，以延展躯干屈肌和髋屈肌。Makayla 使用旋转进行球的坐位转换
	· 下肢（踝、膝、髋关节）过度共同运动 · 发力不足 · 前庭觉	· 输入方向	向下向内以激活坐骨结节周围的肌肉 对角定向输入的重心转移和旋转运动	· 离开球的转移，笔直向下向前，同时强调躯干、髋膝关节的伸展和双足完全着地
终止		· 干预移回坐位，自由玩耍时进行后测试		

1. 设备挑选

治疗师在治疗桌上选择了坐位活动（练习），这为练习坐能力提供了一个宽阔的支撑面。在凳子上的练习，包括鼓励患者在 3 个平面内的运动游戏，重点放在躯干延展的侧方移动和旋转。球也被添加为干预计划的工具。球类活动提供了影响平衡的特定前庭输入的运动体验，并一种解决活动度（肌肉骨骼损伤）和神经肌肉损伤的工具。

该设备用于辅助治疗师针对性治疗特定单系统和多系统损伤。因下肢肌肉过度共同运动，治疗师确定其会导致髋屈肌、腘绳肌和踝背屈肌活动度受限。在 3 个平面上进行动态躯干活动，可激活腹斜肌、臀肌和前锯肌功能耦合。

2. 干预疗程 – 徒手操作的重点

Makayla 常常在地板上开始她的疗程（她自己选的）。这种姿势使治疗师可以在玩耍中处理腘绳肌和脊柱的主动关节活动度，以协助姿势调整。Makayla 被引导从地板上转移坐到长凳上。治疗师通过将手放在她的躯干上进行旋转，可以完成坐位转换。治疗师首先准备（解决活动度）双足承重。一旦对位对线，就激活踝关节肌肉（腓肠肌 – 比目鱼肌）使足主动推离地面，辅助主动的支撑面蹬地。一旦（Makayla 的）足准备好并激活，治疗师将手放在（她的）大腿上，然后再放在（她的）躯干上，以强调姿势（下肢和躯干）的力线和对称性，获得一个中立位脊柱可以激活姿势性肌肉（腹斜肌和臀肌）以承担其稳定姿势的功能。这有助于依次激活躯干上段的肌肉（前锯肌、肩外旋肌），有助于头部对位并解放手臂。

坐姿中，姿势肌肉持续被激活，因为游戏包括在 3 个平面上的运动，并着重于冠状面（重心侧方移动伴躯干延展）和水平面（旋转）。坐姿中，手放置在躯干、大腿或足踝上不同的关键控制点。治疗师提供输入促进在 3 个平面上的肌肉运动。玩耍中，输入方向发生变化以诱导体重转移。输入信号朝着中线传递以促进躯干周围的肌肉，向下直接到坐骨结节来激活躯干和下肢的肌肉，以及对角向前和向后，以促进独立坐在长凳上所需的运动。治疗师一直观察着 Makayla 的身体变化。她的临床改变指导着手的放置。治疗师减少输入，并鼓励 Makayla 独立完成活动（任务）。

当 Makayla 在周围环境中坐着和玩玩具时，体验到坐骨结节负重，肩部与髋关节对齐，头部竖直（下巴收拢）以及足与地面接触，引导手的输入为 Makayla 提供了反馈。Makayla 体验（感觉）到她的身体在引导下如何以多种方式执行新任务。然后，最重要的是她在没有接触下体验这种技巧。扫视 Makayla 的身体并观察其姿势和动作，以指导治疗师知道何时应该移开手以及掌握该任务的技能练习。

3. 玩玩具表现

将玩具从凳子或地板上放低到地面上，会加强躯干过多的屈曲。因此，通常将玩具放置在胸部高度，远离或接近中线。这种玩耍姿势可以鼓励姿势对位使躯干对称性支撑在坐骨结节上，并激活姿势性肌肉（臀肌、腹斜肌和前锯肌）。

4. 玩耍

对于 NDT 临床医生而言，选择适龄有趣的游戏或活动非常重要。Makayla 喜欢主动活动可以成功地使用双手。Makayla 参与的活动包括玩泡泡、串珠和服装打扮。鼓励 Makayla 在剧本中扮演主角（由儿童指挥），治疗师效仿 [14]。参与活动使任务组成部分的练习工作更容易。在整个干预期间，Makayla 都有机会在自己的家庭环境中以各种方式练习任务的组成部分以及完整任务。

（七）为未来做准备

站立和转移至站立位包括在干预疗程中，但不是早期治疗的重点。随着能力的提升，站立变得越来越重要。母亲和家人在家里额外花了 10～20min 时间来鼓励 Makayla 在日常生活中用新技能和她双胞胎妹妹一起玩。因此，在 Makayla 的日常家庭活动中，进行了包括了技巧练习在内的转移。有关后续干预疗程中站立活动的视频和照片，请参见 Thieme MediaCenter。

（八）结果

干预前后的结局测试显示了功能上的一致变化。每个疗程都使用治疗后测试来指导干预计划。治疗师断定，通过解决神经肌肉和肌肉骨骼损伤问题，会注意到在姿势系统和运动系统方面影响功能的变化。Makayla 表现出躯干对线的改变，骶骨承重减少，双足与治疗师接触减少。双足承重增加了支撑面，使下肢成为动态姿势系统的组成部分[12, 31, 33]。这样的负重使双手可以自由玩耍。

在 3 个月日常医疗内，独坐在椅子上已成功完成。Makayla 的母亲说 Makayla 与同伴坐在一张普通的椅子上，一起吃饭，一起参加圈子活动。

第一个发生的特征变化是无须使用头部就可以从地板转换到坐凳子上。在干预过程的早期已完成坐在凳子上的过程（需要旋转）。4 个月的期限结束后，成功完成独立进行坐到椅子上的转移。在 Thieme MediaCenter 上可观看坐位转换的附加视频。

Makayla 的母亲说到，Makayla 能独自站立 10s，并在家具之间移动 2 步，现在正主动沿着家具走。该能力在 6 个月内实现。Thieme MediaCenter 上的照片突出显示了 Makayla 站立位的积极变化。

当母亲看到 Makayla 站立和开始行走的能力进步时，Makayla 开始每天穿几个小时矫形鞋（图 20-17）。矫形鞋当 Makayla 开始站立时就已经订了。治疗师经过 4 个月的干预后，推荐给 Makayla 一个姿势控制步行器。Makayla 使用步行器在教室之间和操场上进行短距离步行。

对线显示了直立的躯干，同时髋关节和膝关节屈曲最小，手臂处于警惕位置，此时她站立时双足放平且没有治疗师的支持。

（九）讨论

选择支持短期和长期目标的年龄适宜的单个阶段目标对于监测和评估变化至关重要。每个阶段均设置了前后测试。这些测试是根据每个阶段后观察 Makayla 的姿势和动作以及她的功能进行指引的。下个阶段方案预测基于目前发生的阶段变化。

Makayla 使用多种工具（地板、长凳、球和椅子）做练习活动。通过治疗过程中多样化练习加上家庭移行，母亲可以在家里、日常照护及社区环境中进行长凳的上下转移、独立坐在长凳上到独立坐位转换和儿童座椅的上下活动（运动学习）。这种多样化的练习可能增加运动学习的成功率[14, 16]。

根据每个阶段概括的一项或多项任务，治疗师使用指导概要建立干预措施。NDT 实践模型包含通过观察人体系统的持续评估和处理影响既定任务最

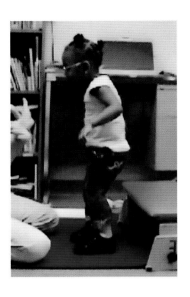

◀ 图 20-17　Makayla 穿着矫形鞋

关键障碍的优先级排序。神经肌肉系统、肌肉骨骼系统和前庭系统仍然是影响 Makayla 功能的关键系统。手法操作包含了解决姿势和运动系统的准备，包括关节功能性活动、通过前庭输入的感知觉、对位对线、姿势性张力和平衡。特定的手放置点和输入方向（上下和前 / 后对角线）激活了 Makayla 支撑面上的姿势控制，诱发姿势肌在三个平面内的功能。Makayla 面临在冠状面（侧方重心转移伴躯干延展）和水平面（旋转）上的活动挑战。动态姿势稳定性的发展使运动系统的肌肉共同作用来发挥功能。多种控制关键点方式的任务练习有助于具体活动的发展。具体活动（运动表现）的熟练掌握发生在徒手操作减少直至终止（反馈渐退）。在社区中，在家人的帮助下在社区中练习技能，有助于转移和运动学习。

功能改变的重要因素在于选择恰当的处理方法支持对位对线和激活肌群。治疗师将手放在孩子的身上（控制关键点）提供特定方向的输入（反馈），能够使 Makayla 体验（动态支撑面活动的能力）到在练习新技能时的身体反应和运动。这种做法为新的神经通路（神经可塑性）发展提供了路径。治疗师感觉并确认了手上以及手的上下方所发生的情况，通过视诊检查患儿的身体。当 Makayla 掌握了这种控制（肌肉活动）时，治疗师放松手，然后移开。为了掌握这种新技能，Makayla 开始进行这项任务，并在没有治疗干预的情况下成功完成任务的所有组成部分。她已经掌握了新的运动功能（运

动表现）。在各种环境和条件下进行练习对于运动学习至关重要。Makayla 有机会以各种方式练习新的能力。在家中，她的母亲有一把小椅子和一张桌子，Makayla 每天在那里吃零食。日常照护期间给她提供了一张小椅子和桌子，以便她在白天可以与姐姐和同龄伙伴互动。在自己的家里和社区中，现在 Makayla 可以解放手臂安全地坐着练习精细运动技能。

该病例报告表明，使用 NDT 实践模型已被证明是评估 Makayla 治疗进展的成功途径，并为个性化治疗过程提供了指导原则。Girolami 和 Campbell[22]、Arndt 等[21]，以及 Haynes 和 Phillips[25] 的婴儿和幼儿也遵循类似的过程，以此让他们取得进步并改变相适年龄的功能结局。在孩子的活动和环境中，徒手操作的分级被证明是对训练和功能改善的有益补充。

病例报告 B5：1 例 10 岁脑性瘫痪患儿功能独立性显著改善

Colleen Carey　著

周金斌　译　覃芃　校

NDT 是一种以识别和干预感觉运动障碍为重点的治疗方法[1]。Slusarski[2] 和 Arndt 等[3] 的研究证实了 NDT 干预对改善脑性瘫痪儿童步态和改善姿势和运动功能障碍的婴儿动态躯干控制的有效性。然而，其他关于 NDT 干预效果的文献往往没有体现 NDT 的本质。例如，Mahoney 等[4] 讨论了早期运动干预对唐氏综合征和脑性瘫痪儿童的影响。在他们的研究中，作者指出，"NDT 通过抑制患儿异常肌张力、易化自动反应，从而促进正常发育"。这是对 NDT 的局限且过时的定义，并没有涵盖 NDT 的关键方面[5]。NDT 的关键在于分析系统损伤，因其与功能活动和参与有关，NDT 同时也强调对线方式、支撑面和重心转移，与姿势和运动策略共同形成 NDT 干预策略[5]。最后，关注对患儿及其有意义的功能训练的疗效进展是 NDT 取得成功疗效的基础[5]。

一、概述

本病例报告向临床医生阐述了 NDT 中使用的决策框架和临床推理。该报告描述了一名运动分型为痉挛性四肢瘫的 10 岁脑性瘫痪患儿，应用 NDT 治疗原则，接受了为期 10 周、每周 2 次、每次持续时间 45min 的物理治疗后，在运动能力、意志力和主观能动性方面发生的变化。

二、数据收集与检查

Jamie 是一个患有痉挛性四肢痉挛的 10 岁男孩，他很懂事，见过他的许多成年人都认为他很可爱。他聪明而有魅力，可以轻松地谈论流行文化、当地运动队和他所在社区的八卦。最近，他还被邀请去会见他最喜欢的名人之一。然而，他很难与同龄人建立联系，这些同龄人可能与他兴趣不同或缺乏共同语言。

Jamie 是孕 28 周出生的早产儿，他在新生儿期间被诊断出患有脑室周围白质软化症（PVL）。除此之外，他的病史并无其他特殊之处。从 7 月龄至今，他在多家机构接受了物理治疗，包括早期干预、特殊教育和门诊物理治疗服务。他从 12 月龄至今还接受了作业治疗。就口腔运动控制和发音的问题，他也间断接受了言语和语言治疗。他曾在 2005 年 6 月和 2009 年 3 月接受过双腿肌腱肉毒杆菌注射，但没有进行过软组织手术。

三、功能性运动技能测试

根据 GMFCS[6]，Jamie 的运动功能障碍被归类为 IV 级。粗大运动功能 IV 级的儿童自主转移受限，如在社区使用电动轮椅进行转移。他目前就读于一所公立学校，学习主流课程，没有任何学习障碍并达到了相应等级的学业要求。在人际关系方面，他表现出焦虑，并不能很好地应对交往方式。例如，同龄人和朋友不愿与他一起玩他中意的电子游戏时，他会感到不高兴；他不愿置身于喧嚣混乱的朋友聚会中，归根到底，他的焦虑可能是来自于自身的运动功能障碍。

四、神经 - 肌肉控制能力

Jamie 的双上肢、双下肢和躯干的神经 - 肌肉控制能力减弱。右侧肢体的控制力、肌力和协调性都较左侧肢体好。Jamie 的肌肉连续激活过程中的不连贯，使他很难保持稳定，从而难以应对不断变化的环境需求。此外，他伸展和屈曲上下肢的运动控制方面也有问题。他表现出选择性激活双腿的能力受损。因此，他不能根据功能需求快速调整动作，而动作模式在本质上就更加僵化。由于有效抗重力控制的功能协调肌群功能紊乱，所以他对于平衡扰动的稳定性反应也变差了。Jamie 具有启动动作的能力，但维持肩胛带稳定肌群、肘伸肌、髋外展肌、髋伸肌和伸膝肌群的抗重力姿势激活的能力减弱。他还倾向于通过屈髋肌群和腘绳肌的代偿来固定或稳定骨盆。因此，他在上举或够取等功能活动中表现出不稳定。此外，他表现出重心越过双腿的运动减少，以激活双足的支撑面。Jamie 的躯干稳定性很差，维持核心稳定性的躯干和骨盆的姿势激活功能差，这从他在坐姿前伸测试中的表现比平均值低 2 个标准差就可见一斑。

（一）肌力 / 关节活动度

躯干的整体肌力处于较差的水平（肌力为 2/5 级）。除右髋外展、后伸和踝背伸处于较差水平（2/5 肌力）外，右下肢总体力量处于中等水平（3/5 级肌力），左下肢处于较差水平（2/5 级肌力）。双下肢活动范围减少，双侧伸髋 20°，右腘窝角 30°，左腘窝角 40°，右髋外展 45°，左髋外展 30°。膝关节伸直的情况下，右踝背屈 0°～30°，左踝 0°～15°。双踝跖曲活动度正常。膝关节伸展在正常范围内。

（二）感知觉与加工

Jamie 的双下肢运动觉受限；他的位置觉也同时受到影响。他的功能性视力受到视觉跟踪控制能力下降、视觉注意持续度下降和深度知觉下降的影

响。他的听觉高度敏感，喜欢捕捉声音信息，但当他的环境太刺激时，他很难专注于任务。因此，他在调节情绪、注意力和运动方面有困难。此外，Jamie 在遇到新的运动挑战时表现出很好的问题解决能力。当兴奋时，他的姿势张力会增加，而疲劳时，张力则降低。他的总体活动耐力较低。然而，随着任务的频繁变化，他可以长期保持运动活动。

（三）日常生活活动能力

他在穿衣和卫生方面大部分需帮助（协助下能完成任务＜25%）。他能够在中度协助下完成站立位如厕，包括其中的转身和转向（完成 50% 的方向转换）。Jamie 需要中度的骨盆支撑以及语言 / 视觉提示来完成转身动作，包括绕轴线的转身动作。Jamie 能够独立进食。

（四）运动技巧

在粗大运动能力方面，Jaime 表现出明显的活动受限。采用 GMFM 记录 Jamie 的粗大运动功能表现，并与其他脑性瘫痪儿童进行比较。GMFM-88 是一种标准化的观察量表，经过检验可以测量不同阶段脑性瘫痪儿童的粗大运动功能变化[7]。他的得分见表 20-7。

具体的运动反映了与运动测量一致的表现水平。他可以在监护下在有靠背的椅子上坐 5min。当

表 20-7　Jamie 的 GMFM-88 得分

仰卧与翻身	69%
坐位	58%
匍匐爬行和用膝盖爬行	12%
站立	5%
步行 / 跑跳	6%
总分	30%
GMFCS Ⅳ平均分	36%
GMFCS Ⅳ中值	32.9%
	标准差：14

GMFCS. 粗大运动功能分类系统；GMFM. 粗大运动功能量表

他坐在椅子上时，他可以用双手完成一些粗大的运动技能。当他坐在一把调整好的椅子上（安装有骨盆带、足踏板和躯干外侧支撑）时，他能完成一些简单的精细动作，比如拿起跳棋或打字。他能够在合适的座椅上保持直立和良好的对称性。然而，他倾向于保持头颈部轻微过伸的姿势并向上凝视。但在环境设置和声源位置合适的情况下，他能够将头部直立朝向正中，并保持该姿势15min或更长时间。

另外，还发现他在站立时姿势为双上肢屈曲伴高度紧张，并倾向于双髋内收或者双髋、双膝屈曲。因此，Jamie平时使用助行器来维持独立站立。他借助反向助行器可以一口气行走大约200码。由于偶尔会失去平衡，Jamie在家中走动时，在成人严密监护确保安全的情况下能有控制地绕过家具和进出门。在学校的步行马拉松中，他能用非常慢的速度行走约1/4英里。他还能够在步行时使用助行器转45°～90°的弯，但转弯时步行速度会明显降低。他能在45.4s内走完45英尺的距离。

他能坐在电动轮椅上独立活动，但在拥挤的环境中需要看护。Jamie在学校中能使用电动轮椅进行转移。他能够快速地挪动到轮椅的边缘，完成坐到站的转移。他从轮椅上站起只需要少量帮助（可完成75%的转移）。只要能坐在轮椅的边缘，他就能自己支撑身体并挪动到轮椅中。此外，他还可以开关轮椅电源，且有一定安全意识。

在轮椅速度慢、环境稳定不变，提供视觉提示、在他开始移动前就给出最终目标的情况下，他能以75%的准确率在教室里穿行。深度感知困难让他需要一定的提示才能避开处于他与远处目的地之间的障碍物与人。

（五）参与

ICF模型强调参与作为残疾衡量标准的重要性。在评估运动限制对总体参与的影响的过程中，诸如儿童参与和愉悦感受评估量表（the children's assessment of participation and enjoyment,CAPE）[8] 是切实有效的。CAPE评估是自我评估量表，它用于了解学生参加校外活动的情况，并提供相关背景和愉悦感受的信息。该量表对以下方面进行了评级：多样性（参与的活动类型）、强度（参与频率）、参与人（与他一起参加活动的家人或者社区的人）、参与地点（在家里与社区的活动）和愉悦感受（从参与中获得的愉悦感受）。每个评级领域的得分越高，表明该领域的参与度越高。Jamie已经完成CAPE测试，结果如表20-8所示。

测试结果表明，Jaime参与了各种各样的活动，他的多样性得分（他参与的活动类型）高于加拿大和澳大利亚研究观察到的得分[9,10]（这两项研究使用CAPE并限定了脑性瘫痪儿童的代表性行为表现范围）。他的总体参与强度（参与频率）得分低，与加拿大研究观察到的数值相似。与研究的得分相似，Jaime的参与人（与他一起参加活动的家人或者社区的人）得分降低，因为他的活动主要是和家庭成员一起完成的。他的参与地点得分反映了除家庭以外在学校和社区活动中的参与情况。他的总体愉悦感受得分略高于平均水平，但低于澳大利亚研究报告的分值。

基于ICF模型评估的功能总结如下。

(1) 参与能力

• Jamie能参与家庭生活，包括与兄弟姐妹一起

表 20-8　Jamie 的 CAPE 评分结果

	分值范围	原始评分	加拿大评分	澳大利亚评分
多样性	0～55	32	28.43	26.5
频率	0～7	2.53	2.76	2.02
参与人数	0～5	2.84		2.63
参与地点	0～6	3		2.5
愉悦感受指数	0～5	3.09		4.03

CAPE. 儿童参与和愉悦感受评估量表。

进餐和玩耍。

- 他能和他的大家庭一起参加社区活动。
- Jamie 能在公立学校上主流课程，能够完成相应年级的学业。
- 他因为在与人的关系中没有很好地应对策略而感到焦虑。

(2) 参与限制

- 在没有家人在场的情况下，他与同龄人的玩耍或互动受限。
- 他可能不愿意与并不总是遵从他自己意愿的朋友一起玩自己选择的视频游戏。
- 他可能不会参加吵闹而混乱的朋友聚会。

(3) 活动

- Jamie 能使用助行器在监护下转移。
- Jamie 能在少量帮助下完成从轮椅到助行器的转移。
- Jamie 能在中等量的帮助下完成从轮椅到床或合适椅子的转移。
- 活动限制：Jamie 无法从轮椅上转移到其他居家姿势，比如躺在床上，坐在沙发上，移动到桌椅吃饭，移动到厕所。

(4) 身体功能和结构（主要的功能障碍）

- 站立时髋膝关节屈曲增加。
  - 髋内收肌、腘绳肌、上肢屈肌肌肉过度活动／肌肉张力增高。
  - 双腿协调能力及分离能力降低。
  - 髋外展肌和伸肌肌力差，左膝关节伸肌肌力较右侧强。
- 与右下肢相比，左下肢的激活和控制能力降低。
- 在腘绳肌伸展时，无法保持稳定的骨盆位置。
- 稳定下肢关节所需的肌肉活动维持能力下降。
- 调节躯干姿势困难，难以将重心在支撑面上移动，或无法控制体重转移时的动态骨盆控制。
- 下肢位置觉差。
- 与左下肢和右下肢的协调以及上肢的使用有关的运动计划困难。

(5) 环境因素：环境因素对于理解孩子的功能和参与至关重要 [11]。对于这个孩子来说，一个积极参与的大家庭有助于帮助 Jamie 接受治疗，并鼓励 Jamie 完全参与到家庭中。他们能确切地知道他

的热情所在，并努力使他能够参与那些他喜爱的活动。例如，一位家庭成员将 Jamie 带到当地的职业足球季前训练营，让 Jamie 能够与球员见面并参加签名环节。此外，Jamie 的家人支持他进行干预治疗，并为他提供保险拒付的仪器或服务经费。

相反的是，治疗进展中有障碍。Jamie 有 3 个弟弟妹妹，他们争相吸引注意力，经常增加家庭环境的复杂性。这使得 Jamie 在家里成功完成动作技能变得更加困难。此外，Jamie 的焦虑问题影响了他在治疗中的表现和自主性。

五、评估

以下讨论反映了使用 NDT 框架制订康复计划的决策过程。基于评定信息，讨论了家长和孩子的目标。作为一名使用 NDT 实践模式的临床医生，治疗师认为感觉运动损伤会影响整个人的功能。因此，脑性瘫痪儿童所固有的感觉运动障碍将影响他们在运动水平、社会水平和情感水平上的参与。因此，在选择结果时，临床医生需要确定反映孩子参与学校和家庭生活的结果。

NDT 的总体目标是改善功能 [5]。Jamie 有一个长期目标——上大学。在不久的将来，他的父母希望看到他有更多的机会和朋友们在不同的环境中交流，而不仅仅是在家中在父母的帮助下移动身体。CAPE 的结果显示这些目标切实可行。在评估 Jamie 的参与情况时，CAPE 已经证实了他能够参与到一系列广泛而多样的活动中。然而，大多数活动都是与直系亲属和大家庭成员一起进行的。这些信息提示对 Jamie 需要发展的许多运动技能进行临床评估，这些技能能使其在家庭以外的环境中的移动能力更加独立。

结合 Jamie 目前的参与能力和个人目标（参与到与他年龄相适应的更多活动中），治疗师确定 Jamie 的参与受限为不能从轮椅上转移到可替代的居家体位（如躺在床上，坐在沙发上，移到桌椅上吃饭或与使用助行器站立）。从轮椅上下来并转移到厕所的能力也很重要。治疗师、家人和 Jamie 讨论了这些发现后，确定了上下轮椅到各种居家姿势的转移能力是当他步入青少年时期时能改善他在各种环境中独立性的一种技能 [12, 13]。治疗师选择最先解决轮椅到床的转移，在治疗期内以轮椅到治疗垫的转

移进行训练。一旦 Jamie 在稳定的环境中习得了这一功能，治疗师就会努力将其整合到多变的家庭环境中，并与各种平面（如床或沙发）相结合。在此背景下，ICF 结构用于确定目标和治疗干预计划[14]。

选择干预策略和步骤、结果和目标的基本原理是基于 NDT 方法的几个设想。第一个设想是脑性瘫痪的主要问题，对于这个患儿，是姿势控制和运动协调的功能受损模式。临床医生设想这些功能损害是可改变的，并且患儿的功能会通过特定目标的干预治疗得到改善[15-17]。

功能结局 / 目标

• 独立完成坐到站的转移。
• 独立完成轮椅到椅子、轮椅到床的转移。

六、治疗计划

基于 NDT，临床医生的治疗计划强调 Jamie 在预后和相关目标的进展中的积极作用。这体现在已确定的功能运动损伤和系统损伤，以及为改变运动策略而进行的徒手易化技术，提供最省力的功能性技能。虽然在干预过程中，治疗师的手很少离开 Jamie，但在整个过程中，他始终是一个积极的参与者。此外，徒手治疗的力量和方向会随着治疗师控制力线、易化分级运动控制和激活、调整任务的运动需求的变化而变化。

干预策略的设计和实施也源于 NDT 的原则。NDT 干预包括确定矢状面、额面和横断面的运动组成部分，还需要关注身体对线、支撑面和重心的运动[18]。运动障碍是可变的，为满足环境需要的姿势要求，患儿的功能也会改变，这一假说推动了干预的进程[17, 19]。

临床医生会判定哪些功能或结构损伤可能会对 Jamie 上下轮椅的转移能力造成影响。如果他的下肢活动能力和分离运动得到改善，那他是否能更好地在转移中向侧方跨步？如果干预措施弥补了运动中重要的缺失部分，他的运动系统是否能够重建运动策略？例如，Jamie 主要在矢状面上移动。在他的转移能力的预测试中，他以矢状平面运动模式来完成任务，如图 20-18 中的预测试所示。他向前移动，双臂向前伸去够垫子，结果他向前扑倒在垫子上，两条腿悬在垫子外。

然后，治疗师必须提出疑问，"可以通过改变哪些运动成分从而让 Jamie 能在选择运动策略时自发地通过骨盆的体重侧方转移？" NDT 临床医生的干预体现了已发现的功能性运动损伤和系统损伤。这种方法与徒手易化技术相结合，以此改变运动干预策略，从而为康复的最佳能效表现提供了机会。

制订具体的干预策略以及一系列运动功能的改善方案，可以改善与功能和参与相关的系统损伤[14]。制订干预策略的关键点在于将预期疗效与其过程中所必需的运动联系起来[20]。在每个阶段，运动控制的习得都以任务为导向[8, 17]。对于幼儿，游戏活动决定了运动任务。对于成人，行走和转移的运动技能构成运动任务。在 Jamie 的康复进程中，体育游戏或桌面游戏结合功能性运动活动被用作干预策略的基础措施。

在所有的干预进程中，身体对线是最为重要的。它可以有效地激活肌肉。表 20-9 提供了简单的干预进程的框架，其中包括运动顺序，以及完成这些特定运动活动的原因，也详细介绍了治疗师在治疗过程中着重训练的运动的关键部分。此外，在干预期间进行的评估对于指导干预计划至关重要，并且在每一步治疗的过程中都会进行评估。表中展示了干预过程的结果，以确定每个疗程的直接关注点，以及如何利用已经实现和尚未完成的目标推动下一疗程的干预。

在连续的干预过程中，治疗师提供了随机化的训练顺序[19]。这些练习是有计划的，具有挑战性，但不会使神经运动系统不堪重负。归根结底，运动

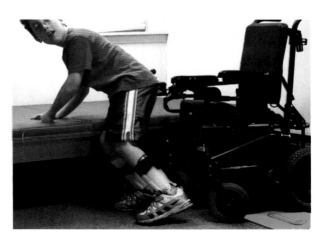

▲ 图 20-18 预测试：在矢状平面内转移，导致转移不完全

学习的目标对于将新的运动技能整合到 Jamie 的日常活动中是至关重要的。Jamie 的自我反馈、积极地参与解决问题的态度以及治疗师引导下的自我反馈都使他运动控制增强，而因运动表现导致的焦虑减少了。

除了每周 2 次的物理治疗师课程外，Jamie 还完成了家庭作业。家庭训练计划包括动态转移活动以改善髋屈肌、髋内收肌和腘绳肌的活动范围，促进腿部的主动抗阻来提高双腿感知觉的活动，转移训练，骑改装过的三轮自行车，以及适应性游泳训练。这些家庭训练的目标是促使下肢肌肉激活、增强下肢主动性和恢复下肢感知觉。

七、结果

Jamie 在整个干预过程中都表现出很高的积极性。虽然在执行和完成运动任务中常遇挫折，但 Jamie 总能得到鼓励，并重新将注意力集中到手头的任务。致力于取得进步对他克服挫折以实现个人目标是至关重要的一部分。此外，注重参与感让训练的过程具有意义，也对 Jamie 有激励的作用。他能够将某次特定的运动与他实现目标后体验到更好的参与感和愉悦感联系起来。最后，Jamie 在活动中的积极参与帮助他感到了对自己身体和在空间

中的掌控感，从而感到更有力量。Jamie 最终可以做到从轮椅到垫子，再从垫子到轮椅的独立转移。Jamie 最初只能在矢状面进行体位转移，导致转移失败。干预治疗后，他能够在冠状面进行功能性转移。图 20-18 展示了 Jamie 在预测试中的不完全转移，图 20-19 展示了他后来能成功地进行轮椅转移。下一个短期目标将是将这个活动整合到家庭情境中。有关 Jamie 在干预期间的其他照片，可以到 Thieme MediaCenter 进行查阅。

八、讨论

几个因素成功地促成了 Jamie 的功能改善，实现了他从轮椅到垫子独立转移的目标。首先，重要的是使用有助于确定儿童参与限制的衡量标准。致力于自上而下的方法帮助 Jamie 确定了优先顺序，并掌握获得功能改善的主动权。

通过将 ICF 模型与 NDT 模型结合使用，治疗师能够辨别哪些系统损伤是导致 Jamie 参与受限的关键。使用 NDT 实践模式，治疗师明确了系统损伤，并将注意力集中到姿势和身体对线方式、支撑面、主动参与姿势控制、选择性分离运动控制，以及重心在不同运动平面上的移动。

干涉过程中提到的运动组成部分和功能任务

表 20-9　Jamie 的干预治疗示例

干预目标	干预措施和步骤	任　务	原　理	结　果
Jamie 用上肢支撑体重可以在治疗长凳上独立移动 15.24cm（6英寸）	• 在大型治疗球上，仰卧位到侧卧位，腿部分离，上肢向全身伸展，导致重心向一侧移动[16] • 在大型治疗球上，双腿分开，促进在额状面上的体重转移使得髋关节、骨盆关键点、侧向的力移动[16] • 俯卧球后退为对称伸展 • 对称站立，上肢远端支撑保持髋部伸展 • 促进上肢负重的额面重量转移到大型治疗球上[16] • 促进部分立位重量转移，并在长凳的额面内从一侧转移到另一侧	• 在治疗球上玩前庭游戏 • 在玩操纵性桌面游戏时，促进上肢负重 • 站起来，参与讲故事 • 转移模拟	利用已知的身体结构和功能的关键损伤，训练重点是增加下肢分离，并强调改善下肢的活动，以及改善额状面的姿势控制	Jamie 需要别人扶着骨盆，才能完成在长凳上侧向重量转移 15.24cm（6英寸）

中运动的顺序促成了有效的治疗效果。在反思治疗的顺序和 Jamie 这次转移独立能力的获得，治疗师觉得应当在他的运动任务中增加额外的视觉任务，这些反思将运用到将来的治疗中去。事后看来，就他的姿势控制而言，视力的作用很明显十分重要。

此外，Jamie 家庭作业中，要求他完成的各项活动对于提高他躯干和腿部的感知觉以及改善他的运动觉至关重要。这些活动让 Jamie 能够更好地将他在治疗过程中的学习和实践到的运动技能整合在一起。Jamie 在总结旨在实现转移独立性的疗程单元时，他说："下一步该做什么了？我或许还能尝试下一个挑战，例如爬楼梯。"Jamie 的成就感和继续扩展他的参与能力的决心反映了 NDT 的精髓。

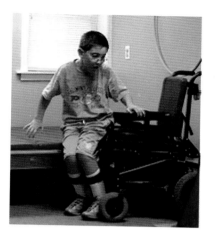

◀ 图 20-19　干预后的测试：转移在额状面完成，可独立转移

基于 NDT 框架干预的目的是优化功能。作为 NDT 治疗师，我们会继续对正在进行的研究进行跟进，以证实 NDT 在改善功能结局方面的有效性。

病例报告 B6：1例复杂医学诊断患儿进食障碍的临床管理

Gay Lloyd Pinder　著

覃　芃　译　　周金斌　校

一、概述

对许多孩子而言，出生后第一年经口进食的能力是自然形成的，这似乎是一种与生俱来的技能。专门研究进食障碍儿童的言语 – 语言病理学家、作业治疗师或物理治疗师都明白，经口进食是一个技巧性很强、涉及多个身体结构和功能相互作用的复杂过程[1]。经口进食的过程涉及多个系统，包括感觉、运动、呼吸以及消化系统等[2]。熟悉 NDT 实操模式的治疗师了解每个系统的重要性，包括粗大运动、精细运动及口腔肌肉运动在经口进食技能发展过程中的重要作用，同时也深知姿势控制和姿势稳定是各领域发展的基础。

二、医学干预下早期进食技能的发展

进食技能的基础是稳定的姿势和头、肩及躯干控制的发展[3]。当一个婴儿出生时身体某个结构有严重功能障碍，这种障碍将会影响其他身体功能的发展，进食技能也会受到严重影响，且功能障碍会

持续多年[4]。通常，这些体弱的婴儿必须通过辅助饲管获得早期营养，如鼻胃管或胃造瘘或空肠管[5]。表 20-10 介绍了不同类型的饲管。尽管婴儿可以茁壮成长，但由于缺乏食物在口腔的体验，增加了口腔敏感性，限制了口腔运动技能的发展，而这些是学习经口吃饭和喝水所必需的[5, 6]。

导致婴儿口腔排斥及缺乏口腔感觉体验的关键阶段，通常在他们出生后因身体状况需要侵入性诊断程序和医学干预的时期，包括需要长期住院康复的外科手术。这类事件对婴儿期许多领域的早期发育影响重大，包括大肌肉运动、精细肌肉运动、社交和情绪、口腔运动以及早期的游戏和交流[7]。一旦解决了最初的医学问题，婴儿在许多领域的发育往往都能"追上"，但有些领域仍然受影响，需要长期干预来解决早期医疗经历的影响。经口进食技能是继续反映医学治疗负面体验影响的一个关键方面[8]。

在过去的 15 年里，包括医生、护士和治疗师

表 20-10　饲管类型

饲管类型		插入点-终点	优点（+）和缺点（-）
鼻胃管	NG 管	鼻腔到胃	+ 无须手术 + 可进行大剂量或连续滴注喂养 - 可能不利于口腔和面部刺激 - 鼻子不舒服
胃造瘘管	G 管	胃	+ 没有令人厌恶的口腔-面部刺激 + 不再需要时可以轻松拿掉 + 可实现大量喂养 - 需要手术放置 - 造瘘口需要日常护理 - 增加胃食管反流的潜在风险
空肠造瘘管	J 管	在空肠，常伴有胃造瘘管（G-J 管）	+ 和胃造瘘术一样 + 绕过了胃，所以胃食管反流发生的风险更低 - 需要手术放置 - 造瘘口需要日常护理 - 如果管道脱落需要去医院 - 需要连续滴饲

在内的医学界，越来越意识到早期不可避免的侵入性医学干预对婴幼儿进食技能发展存在潜在的长期负面影响。这种意识产生了婴儿早期干预，甚至往往早到在 NICU 的特殊护理。医疗小组的工作是让父母参与进来，并通过体位摆放及早期积极给予口腔体验来支持婴儿，以尽量减少不可避免的医学干预带来的负面影响[1]。

即使婴儿是通过辅助饲管获得营养，在恢复的早期阶段进行干预，也可为后期经口进食技能的发展奠定基础[7, 9]。对许多儿童来说，即使早期就认识到支持的必要性并努力提供这种支持，通向经口进食的道路可能是漫长的，甚至会持续多年。这个病例报告是关于一个 4 岁的男孩 Jagraj 一直训练经口进食和饮水的过程。

三、Jagraj 的出生和医学需求

Jagraj 于 2008 年 10 月 24 日足月出生（出生体重 3373.59g），他是 Punjabi 一家的长子。2 天大时，他被转到当地儿童医院的特殊护理单元。他出生时的医学问题包括主动脉缩窄和室间隔缺损（ventricular septal defect，VSD），为此他在 2 周大时做了心脏直视矫正手术。Jagraj 还被诊断出患有肺动脉高压和急性呼吸衰竭，住院期间一直使用呼吸机。在第一次心脏手术后 3 周进行了第二次手术，修复膈肌以改善他的呼吸状况。与此同时，由于 Jagraj 经口喂养无法维持其营养需求且被诊断为发育不良，从而放置了一根胃空肠造瘘管（gastrostomy jejunostomy tube，G-J 管）。

Jagraj 第二次手术后在医院又住了 6 周，并保持仰卧位以促进康复。这种静态的姿势对 Jagraj 术后恢复是必要的，但限制了他对运动的早期探索和感觉运动发展关键时期的体验。婴儿在出生后的前 3 个月开始发展头部和躯干对重力的控制、肩部的稳定性，以及肋骨的节段性活动。他们被抱着和移动的经历，以及俯卧、侧卧和被支撑的坐位都有助于其运动及与世界互动能力的发展。这些都是 Jagraj 在医院及家里仰面躺着时错过的经历。

除了心脏疾病，Jagraj 还被诊断出胃食管反流。他在每次喂食时都会呕吐，甚至不喂食时也会，一天好几次。在他 3 周大时放置了一根 G-J 管，除了药物治疗外，还绕过胃，直接往小肠里滴入连续的液体。因此，在新生儿应该通过母乳喂养来发展早期进食技能，体验饥饿后饱腹的快感，以及在母亲怀抱中的舒适感的时候，Jagraj 每次感觉食物进入消化系统就会呕吐，即使他感觉不舒服时也不得不仰卧在模具上。他的母亲也同样痛苦，想要保护以

及喂她的小宝贝。然而她不得不看着他每个孔都插着管子躺在婴儿床里，帮他把胸部巨大的伤口包扎好。即使是管饲，她也只能看着他反复呕吐。这幅景象对那些专门研究喂养的治疗师来说太熟悉了，他们与那些在两三岁时有这样病史的孩子的母亲们一起工作，而这些孩子仍在与喂养问题做斗争。

2008 年 12 月 23 日，Jagraj 出生 10 周后已经从心脏手术中康复，并靠氧气出院回家了。出院时他重 4082.33g。然而，不可避免的医疗干预已经影响了他所有领域的早期发展，包括运动技能、早期的游戏和交流，最重要的是进食技能也受到影响。

四、Jagraj 的发育

在正常婴儿 5 个月大时，在俯卧位很活跃，开始左右滚动，开始以最少的支撑坐着，头直立，手臂能自由够取物体或抓握，将手和物体放入嘴里进行探索 [10]。Jagraj 5 个月大到治疗中心进行初步评估时，他只能被抱在怀里仰卧或斜靠着，或在汽车座椅上或婴儿躺椅上。Jagraj 俯卧位时无法将头部抬离地面，也无法用前臂支撑自己。为了增强他的力量和耐力，Jagraj 家人按照指示把他放到肚子上，他很快出现惊慌，随后哭闹以示抗议。他的母亲或祖母会立即抱起他安慰他，使他停止哭闹。由于不喜欢保持俯卧位，Jagraj 的整体耐力仍然很差，肩部和腹部肌肉组织尤其明显。他的手臂仍无力支撑头部及躯干，从而无法环顾四周。他无法从后向前或从前向后地翻身，因此无法刺激腹直肌或腹斜肌，而他需要这些肌肉才能坐直。

由于腹肌无力以及肩部力量、稳定性差，Jagraj 无法对抗重力从俯卧 / 仰卧位转变为坐位，以及从坐位转变为四点支撑。直到将近 9 个月大时 Jagraj 才能独坐，这之后他需要继续坐着，因为他不能独立地过渡到更高阶段。他拒绝尝试用手和膝盖辅助。这一系列影响的结果，从导致无法进行早期运动的最初医学问题开始，持续影响着整个孩子的所有发展领域，包括活动、社交、自我照顾（包括进食）和交流 [11]。

除了想要安慰和保护这个遭受了这么多苦难的长子之外，Jagraj 的家庭还受另一个因素的影响。当 Jagraj 哭闹时就会呕吐，摄入的热量也会随之减少。正如诊断为发育不良所表明的那样，热量摄入和体重增加是一个很重要的问题。因此，除了想要让他舒服，他的母亲和祖母也想要防止他呕吐，这样他才能成长。请注意，引起呕吐的另一个因素是对他口腔的刺激。结果，Jagraj 一直拒绝任何帮助他把手或物体（包括奶嘴）送到嘴里的尝试，导致他更加敏感及恶心，从而不断地呕吐。这种情况的结果有三方面：第一，Jagraj 在大肌肉动作技能的发展上没有任何变化，包括肩部和躯干的强化，这可以加强腹部力量而减少反流活动 [12]。第二，由于缺乏有效的口腔刺激，Jagraj 口腔的负面联系以及随后的口腔厌恶感也在不断加深 [5]。第三，家人对 Jagraj 哭泣的反应强化了他的体验，即哭泣是一种成功的沟通工具 [7]。随着时间的推移，这种情况最后将减缓 Jagraj 在社交和早期沟通方面的进展。

五、Jagraj 的健康和残疾概况，基于国际功能、残疾与健康分类模型

以下是在 ICF 框架下简要描述了 Jagraj 5 个月大时在儿童治疗中心进行初次检查时的能力。

- 环境因素
  - 积极参与的家庭，他们珍爱 Jagraj，想要做那些让他茁壮成长所需的事情。
  - 他是 Punjab 家的长子。
  - 包括父母和祖父母在内的家庭没有其他子女同住。
  - 祖母的全部注意力都集中在她唯一的孙子身上。
  - 对有严格医疗需要的新生儿，给家人指导避免进行会引致其呕吐的活动（即哭闹会引致呕吐，因此应避免进行导致婴儿哭闹的活动）。
  - 3 个月大时因身体状况足够稳定就出院回家。
- 参与
与父母及祖父母住在一起。
- 参与限制
  - 不能和家人一起吃饭。
  - 无法主动地探索自己的世界。
- 活动
  - 通过空肠管（J 管）连续泵入喂养。

－胃管用于药物治疗。

－当躺在汽车座椅、婴儿座椅或婴儿躺椅上时，他会很好地与大人进行眼神交流。

－在充分支持坐位下，他开始让头更直立去看周围和面前的大人。

－短暂的开放运动便于他俯卧和仰卧的运动体验。

－喜欢被竖着抱看周围的环境。

－会将双手放在一起握住。

－会抓住一个玩具或勺子，并坚持 10～15s。

－有时会把玩具放到自己的嘴唇上。

• 活动限制

－没有运动体验，俯卧时缺乏移动的兴趣。

－无法用前臂支撑，也无法抬起头四处看。

－胃部不能忍受超过 5s 的哭闹，且随即呕吐。

－没有进食或饮水的经历，没有饱腹 / 空腹体验，因此没有饥饿体验，导致没有食欲来驱动经口进食的兴趣。

－由于口腔厌恶感而不愿意将物体或手放到嘴里。

－将玩具或汤匙放进嘴里探索不会超过 5～8s。

－当看到瓶子时就会惊慌并转过身去，这是明显的口腔厌恶表现。

－如果有其他人拿着玩具，他不会让玩具碰到自己的嘴唇。

－嘴里都是配方奶粉或婴儿食品的味道。

表 20-11 展示了 Jagraj 的身体结构和功能完整及损伤情况。

六、干预

接下来的讨论与 Thieme MediaCenter 的视频密切相关，建议结合文本摘要一起观看。

（一）5 月龄时首次检查

Jagraj 出院后被转到儿童治疗中心接受早期干预服务。初次评估是在 2009 年 4 月 13 日，当时 Jagraj 只有 5 个月大。根据 Jagraj 的表现对他进行了贝利婴幼儿发育量表第三版（Bayley Ⅲ）和幼儿发展评估量表（Developmental Assessment of Young Children，DAYC）测评。得分如表 20-12 所示。

（二）在 5—19 个月期间以家庭和中心为基础进行干预

Jagraj 的最终目标是经口享受食物和饮料，不再依赖饲管。通过 Thieme MediaCenter 播放的一系列视频，我们看到他在所有发展领域取得了进步，包括大肌肉运动技能、社交和情感发展、交流技能发展，以及游戏技能发展，包括游戏中涉及的概念和对物体的探索。同样明显的是，随着整体姿势的稳定，他的下颌也放松了。Jagraj 的下颌因为张开减少而开始闭合，相应增加了唾液的吞咽。食物游戏和经验的增加，使他能够同时发展姿势的稳定性，极大地减少了呕吐，在这个系列视频结尾，他正把食物放进嘴里，并且带着极大的乐趣积极地探索。由于早期强烈的口腔厌恶感减弱，Jagraj 真的在和食物交朋友，并享受积极的体验，这鼓励他继续练习，朝着他的目标（通过嘴巴进食和饮水）前进。在这里已经展示了他的成功，他不但可以而且一定会提高这些技能。

当 Jagraj 5 个月大的时候，他开始接受以家庭为基础和以中心为基础的治疗。治疗计划包括他的母亲和祖母每周与作业治疗师和言语 - 语言病理学家合作治疗。家庭目标按优先次序排列如下。

• 生长（体重增加）。
• 学会用嘴吃饭。
• 学习走路。

课程的目标和结果是与家庭一起制订的，开始如下。

1. 粗大运动目标

• Jaqraj 将忍耐用腹部趴着，从 1min 起，目标是延长俯卧时间，并练习先用前臂支撑，然后用伸展的手臂支撑。理论基础：在这个位置上，他将能够环顾房间，而不是总是被抱着。这项活动还将有助于激活他的核心（肌群）并加强他的腹肌，这是帮助降低胃食管反流所必需的。

• Jagraj 将练习独坐，并学会在翻倒时稳住自己。理论基础：坐着时，Jagraj 可以开始伸手去拿东西，把它们送到嘴里进行探索。这种游戏体验既可降低他的口腔敏感度，又可帮

表 20-11　Jagraj 的身体结构和功能完整及损伤情况

身体结构	功能	完整	损伤
大脑	认知功能		• 无法理解饥饿和饮食之间的联系
胃肠道			• 胃食管反流 • 胃肠蠕动缓慢 • 对喂养量的增加耐受极低，即使是 1～2ml 水平；因此每天要连续泵 21h • 体重增加和生长能力下降
骨骼和肌肉	肌肉力量		• 躯干力量下降，左侧力量弱，手臂力量不足而无法将物品放入口中，容易疲劳
	姿势调整		• 嘴巴张开 • 当处于具有挑战性的位置时（主要是在对抗重力向上移动时），下颌张开状态延长 • 由于下颌张开使吞咽机会减少，导致大量流口水
	骨稳定性		• 正中切开术将胸骨分为两半
心脏	运输氧气		• 青紫性缺陷——在 2 周和 3 周时行手术矫正 • 主动脉缩窄及室间隔缺损 • 肺动脉高压
眼睛	视觉	未受损	
耳朵	听力	未受损	
感觉			• 口腔过敏 • 咽反射过度导致呕吐
口腔	吞咽	未受损	
运动系统		未受损	

表 20-12　标准化的测试结果

评估工具	得分	标准差（SD）
贝利婴幼儿发育量表第三版（Bayley-Ⅲ）		
精细运动	80	−1.34 SD
粗大运动	70	−2.0SD
幼儿发展评估量表（DAYC）		
自助	6	−0.33 SD
沟通	8	−0.46SD
情绪	6	−0.64 SD
认知	7	0SD

助他理解世界，以及他是如何与这个世界产生联系的。当他翻身时，学会平衡和抓住自己不仅会锻炼他的肩带，而且还会让他在学习运动时对自己的身体充满信心。

- Jagraj 将学会从坐着到他的手和膝盖上移动，为爬行做准备。理论基础：这是他独立活动的开始，为他行走做准备。

2. 口腔运动目标

- Jagraj 的呕吐会减少，他的体重会开始增加。他的体重将每周监测一次，目标是他的体重将比前一周更高。理论基础：在呕吐得到控制之前，Jagraj 的热量摄入将继续不足，他的体重增加将会很缓慢。此外，在呕吐得到控制之前，Jagraj 不会对用口吃喝感兴趣。

- Jagraj 会把他的手和物体放到嘴边，恶心减少，也不会呕吐。理论基础：Jagraj 对进入他嘴里的东西控制得越多，他就越能忍受而不会恶心。他在嘴里感受到的感官输入越多，呕吐的发生就越少。因为恶心会触发呕吐，如果可以减少恶心，呕吐也会随之减少。

- Jagraj 将会主动吮吸奶嘴。请注意，一次吮吸是值得庆贺的！理论基础：Jagraj 需要能够吮吸以适应奶瓶喂养。此外，吮吸奶嘴会刺激吞咽，有助于减少反流。

- Jagraj 将会接受嘴唇上的婴儿食品的气味，而不会恶心。理论基础：能够接受气味而不感到恶心，是体验用嘴吃饭的乐趣的开始。在感官层面上，接受气味是进食的开始。

（三）当前状态

读者现在可以转到 Thieme MediaCenter，观看关于 Jagraj 干预的大量的视频，包括他在 2014 年近 6 岁时的状况。截至 2014 年 9 月，Jagraj 已经进入幼儿园学习英语，当时他正在学习读写。他吃了很多食物，喝着杯子里的水，甚至在学校里也是如此，他为自己感到非常自豪。他列了一张他喜欢的食物的单子。

- 麦乐鸡
- 炸薯条
- 饼干和奶酪

- 奶酪和奶酪三明治
- 玉米热狗
- 苹果麦片粥
- 香蕉
- 苹果
- 小熊软糖

他说，他长大后可能会吃蔬菜，但这个话题现在正在考虑中。如果蔬菜不是那么绿的话他会很喜欢的。

从医学角度来看，Jagraj 现在停用了除每日服用的 MiraLAX（拜耳生产的一种通便药）外的所有药物，因为便秘仍然是他的一个问题，并对他的食欲有影响。他仍在使用他的 G 管，但经口进食的量在增加。他早上上学前服 8 盎司，晚上睡前服 8 盎司。他每隔一天进行一次混合管饲，其中含有来自 PediaSure（雅培公司生产的一种营养剂）的 350kcal 的热量。他的目标是恢复他在夏天失去的体重（0.9kg），当时他的母亲暂时停止了管饲，以鼓励他经口进食。Jagraj 现在整天吃东西，他需要恢复失去的体重。一旦 Jagraj 体重恢复到 18kg，接下来的计划是逐渐增加经口进食量的同时逐渐减少管饲。

Jagraj 将不再接受任何形式的常规治疗。他和同龄人一起上一所普通的学校，并会把他的母亲留在教室的门口。这种分离对 Jagraj 来说是巨大的进步，标志着他已经成为大男孩。随着他适应了课堂生活，他开始在学校吃得更多，接下来的计划是逐渐减少早上的管饲，以刺激他的食欲。因为夜间喂养能使 Jagraj 彻夜熟睡，所以它将最后被减掉。

七、结果与讨论

正如第 1 章所介绍的，NDT 的患者 / 客户管理理念的关键是将孩子作为一个整体考虑，并在优势的基础上增强功能能力。对于大多数人来说，进食不仅是营养的生理需求，而且也是一种积极、维系生命的社会和情感体验。对于父母或祖父母来说，养育和保护的本能体现在喂养孩子上。在非常基本的层面上，母婴纽带是在喂养和照料的过程中产生和加强的。在 Jagraj 身上，母子纽带不是通过喂养建立起来的。营养食品曾经是通过管饲提供的，这种经历对母亲和孩子都不是特别积极。

当 Jagraj 还是个婴儿的时候，他经历了多次漫长的医疗过程，引起了很多不适和疼痛。在他有严重的医疗并发症的背景下，将 Jagraj 视为一个有能力和有潜力的婴儿，是他基于 NDT 治疗计划开始的基础。对于 Jagraj 来说，粗大运动技能的发育对他在其他领域的发育产生了积极的影响，包括口腔运动、进食、沟通和社会情感发育。他的治疗师们在观察到孩子在不同领域同时成长和变化时，认识到了不同功能领域的相互关联，包括运动能力、社交、自我照顾和交流。

在 Jagraj 的发育过程中，多米诺骨牌效应显而易见。随着他身体整体耐力的提高，他的核心肌肉耐力也得到了提高，这使得他的肩带和腹部的肌肉更加强壮和稳定性更好。这一改变提高了运动耐力，并使他在高椅上坐着吃东西、玩耍和互动时更安全和更舒服。随着躯干的稳定性和姿势控制的改善，Jagraj 不再觉得有必要用张大下颌来"稳住"，即使站立时也能闭上他的下颌。下颌紧闭使 Jagraj 能够更频繁地自然吞咽，从而减少了流口水的情况。随着躯干稳定性和姿势控制的改善，Jagraj 的精细运动技能也得到了改善，能更好地控制食物，并且因此，他对进食的体验变得更宽容了。

精湛的运动技能也使 Jagraj 能在练习发声时开始使用手语进行交流。他的手语很有效，因为它们很容易被理解，而且它们让他在早期的沟通努力中获得了成就感。他可以通过手势来表达不同饮食需求，摇摇头说"不"，或要求"再来点"，或者说"我吃完了"。有了这种沟通交流的能力，Jagraj 愿意冒更多的风险去摸、嗅和探索食物。随着经验的增加和对食物的熟悉，他的恶心感和整个口腔不适感成比例地下降，尽管速度很慢。

另一方面，虽然 Jagraj 的呕吐有所减少，但他的家人仍然关注他的体重增加和健康状况。在他刚出生的几个月，他的心脏和肺部疾病不仅仅只影响到了呼吸，而且限制了 Jagraj 的活动。他的医疗团队当时关注的重点是基本的生长发育，以稳定 Jagraj 的整体健康。这一点被传达给了这家人，他们关心并关注热量摄入和体重增加。他们的关心甚

至让他们无法接受这样一个事实，即 Jagraj 在练习进食时偶尔会呕吐。每次他呕吐，他们的反应都很焦虑。即使在 Jagraj 的健康已经稳定、体重开始增加之后，这种情况仍在继续。围绕进食问题和呕吐的焦虑继续暗流涌动。他们既兴奋又焦虑地期待着每周一次的体重测量。

随着 Jagraj 的进步和早期目标的实现，他的喂养目标被重新设定，到 2009 年 9 月 21 日，在 11 个月大的时候，这些目标被设定如下。

- Jagraj 的咽反射频率会下降，且（引起咽反射的点）将向后移，这样食物就能留在他舌头上了。
- 当 Jagraj 恶心时，他不会每次都呕吐。
- 休息时，Jagraj 将保持下颌和嘴唇的闭合。
- Jagraj 将吞下他自己的口水，以每天使用的围兜数量减少来衡量。
- Jagraj 将会吞下水、菜泥和可溶物。

表 20-13 提供了关于 Jagraj 的生长、用药、呕吐量、配方奶粉摄入量和胃管喂养计划的具体信息，以及口腔运动和粗大运动技能的改善情况。

Jagraj 的治疗师根据 NDT 建立的原则进行操作，并在此基础上理解正常发育，以及运动、口腔运动和感觉系统各领域之间的相互联系。言语 - 语言病理学家明白姿势力量、控制力和稳定性是 Jagraj 口腔喂养技能发育的关键。在喂养领域工作的传统言语 - 语言病理学家主要关注口腔运动技能，也许还有感觉问题[13]，但接受 NDT 培训的言语 - 语言病理学家不仅评估了 Jagraj 的口腔技能和感觉问题，还评估了他早期的运动状况，包括头部控制和肩带稳定性，以及他的腹部力量和整体姿势控制。她开始进行运动训练，为 Jagraj 在高椅上操作做准备。她认识到，他用下颌来保持稳定，如果他的整体稳定性能够改善，他就不再觉得有必要伸展下颌了。有了这个改变，Jagraj 可以主动地"解放"他的下颌，作为一个稳定点，这样嘴巴就可以自由地闭合，以便更有效地吞咽。

Thieme MediaCenter 上的视频展示了 Jagraj 的进步，不仅记录了他在高椅上吃东西的过程，而且记录了他粗大运动的变化。当 Jagraj 12 个月大的时候，也就是当他从印度旅行回来时，治疗师开始每

表 20-13 5—19 月龄的变化概览

日期 年龄	用药	奶粉	重量	胃管时间和速率	呕吐	口腔技能	运动技能
2009 年 3 月，5 月龄	甲胺呋硫	Similac	6237g	白天：75ml/3h 晚上：33ml/h	4~5 次/天，有时在晚上多	玩具放嘴里，舔手指	不能翻身，不能独坐，伸手够玩具
2009 年 5 月，7 月龄	奥美拉唑缓释剂	Similac	7201g	白天：75ml/3h 晚上：33ml/h	4~5 次/天，有时在晚上多	玩具放嘴里，舔手指	向两侧翻身
2009 年 6 月，8 月龄	奥美拉唑缓释剂	Similac	7388g	白天：75ml/3h 晚上：33ml/h	4~5 次/天，有时在晚上多	玩具放嘴里，舔手指	6 月底时可独坐
2009 年 7 月，9 月龄	奥美拉唑缓释剂	Similac	7569g	白天：80ml/3h 晚上：37ml/h	4~5 次/天，有时在晚上多	玩具放嘴里，舔手指	学会从坐姿过渡到四肢着地
2009 年 9 月，11 月龄	MiraLAX（一种便秘冲剂）+葡萄糖聚合物制剂		7802g+8029g	白天：85ml/3h 晚上：44ml/h	3~4 次/天，经常在吃药后	舔治疗师手指，9~11 个围兜/天	尝试手膝爬行
2009 年 10 月，12 月龄	MiraLAX（一种便秘冲剂）+葡萄糖聚合物制剂		8306g	白天：90ml、93ml、94ml 晚上：44ml/h	3~4 次/天，在每周治疗后	从杯子小口喝水；作呕次数更少，但仍需 8~10 个围兜/天	开始高爬，站位时需要倚靠
2009 年 11 月，13 月龄	MiraLAX（一种便秘冲剂）+葡萄糖聚合物制剂		8363g+8451g	白天：95ml、100ml、105ml 晚上：44ml/h	3~4 次/天，在每周治疗时	可叫妈妈，从杯子小口喝水，吃玉米糊，8~10 个围兜/天	高爬，在高凳上虽下颌紧张，但活动更自由
2009 年 12 月，14 月龄	MiraLAX（一种便秘冲剂）+葡萄糖聚合物制剂		8703g+9299g	白天：115ml、130ml、140ml 晚上：44ml/h	3~4 次/天，但不在每周治疗时	主动玩耍手指食物，品尝手指和汤匙，8 个以上围兜/天	高爬，可以扶着手推车站立，但无法由站立位转换为坐位
2010 年 1 月，15 月龄	MiraLAX（一种便秘冲剂）+葡萄糖聚合物制剂		9857g+10 155g	白天：150ml 晚上：44ml/h	通常 3 次/天，有时 1 次/天	主动玩耍手指食物，品尝手指和汤匙，8 个以上围兜/天	几乎可以独走
2010 年 2 月，16 月龄	MiraLAX，每天第一次喂奶后		10 206g	白天：155ml 晚上：44ml/h	2~3 次/天，量较少	在家玩耍土豆泥	可以走，但不稳定，手臂高举
2010 年 3 月，17 月龄	MiraLAX，每天第一次喂奶后		10 427g+10 943g	白天：65ml 晚上：44ml/h	2 次/天，经常 1 次/天	身体前倾小口喝水和品尝汤匙，5 个围兜/天	走得更稳，可以坐坐小桌子上
2010 年 4 月，18 月龄 同上	小安素		管道泄漏，导致未测重量	白天：170ml 晚上：晚上 11 点至凌晨 2 点，147ml	管道环丁导致药物泄漏，未呕吐	咬手指状食物并且吐出，吞下一小口水	不能在垫子上持续行走，善用在管状体上爬
2010 年 5 月，19 月龄		Similac	10 744g	白天：170ml 晚上：晚上 11 点至凌晨 2 点	1~2 次/天，但量更少	咬手指状食物并且吐出，吞下 4 个围兜/天	可在垫子上持续行走，在管状体上爬

天计算围兜的使用量，以此监测他口水量的变化，同时他的自主吞咽能力也增加，这在一定程度上改善了他下颌闭合。每天的围兜数量从 9～11 个，减少到 3 个。表 20-12 中记录的这一变化，清楚地显示了 Jagraj 在姿势对齐、下颌姿势放松、下颌闭合改善、流口水减少等方面的变化，这些变化与 Jagraj 在运动控制、姿势稳定性和粗大运动功能方面的整体进步相一致。

八、结论

Jagraj 代表了一个不断增长的儿童群体，他们在这个医学知识和治疗可能性不断提高的世界里，由于密集的医疗干预下，使他们能在严重的医疗问题中幸存下来。另一方面，这些干预也影响了重要的生长发育过程，从而影响了关键技能领域，如早期喂养。我们正在认识早期干预的重要性，以及这种干预应该是怎么样的。我们还认识到，对于许多

儿童来说，从辅助性的管饲到经口喂养的转变是一个复杂的过程，涉及许多身体和其他因素。

向经口喂养过渡可能是一个漫长的过程，涉及许多方面，所有这些都建立在姿势稳定和控制的基础上。这对孩子和家庭来说都像是一次长途旅行，涉及家庭生活的方方面面。这是一段需要来自不同学科和专业的团队提供全面支持的旅程，包括初级保健提供者、胃肠病专家、肺科专家、耳鼻喉专家、营养师、护士、治疗师、心理学家、社会工作者等。具有 NDT 知识和技能的言语 - 语言病理学家、作业治疗师、物理治疗师为治疗带来了独特的视角，他们对生长发育有更深入的认识，并意识到姿势控制和稳定性的重要性。

NDT 从业者能够将孩子视为生活在世界中的一个完整的个体，并知道家庭的需求、愿望、目标和梦想，这有助于使孩子和家庭的康复旅程更易理解和管理。

病例报告 B7：共济失调型脑性瘫痪患儿高山滑雪训练

Karen Goldberg　Ruth DeMut　**著**

罗　壹　**译**　　赵燕挺　**校**

一、概述

作为 NDT 治疗师，我们在过去 20 年里在临床方法中使用了 ICF 模型，以增强患者的功能性和目标任务技能 [1, 2]。我们还关注了整体生活质量问题，包括 ICF 模型的社会参与领域。

本文说明了儿童残疾的社会性成本 [3-5]。这些家属和年轻人表示孤立感、孤独感和缺乏自我效能（一个人相信他在特定情况下成功的能力） [5]。脑性瘫痪儿童和无残疾儿童群体之间在社会参与（家庭之外）存在显著差异，脑性瘫痪患者在人群中的参与和互动更少 [6]。Palisano 等 [6] 发表的一项研究表明，患有脑性瘫痪儿童或青少年的社会参与和社区参与与较大的年龄（13—21 岁）有相关性，且与粗大运动功能测试分值在 I 级、IV 级和 V 级的儿童存在相

关性。那这对于评分在 II 级和 III 级的脑性瘫痪患儿意味着什么呢？

在我们的公立学校体系中，能够在社会上发挥作用和进行娱乐活动被认为是社会参与度的评判标准。我们作为物理治疗师、作业治疗师及言语治疗师的角色是具有可参与的咨询者、活动改进者、辅助技术提供者以及包容性环境的倡导者 [3]。

作为有经验的物理治疗师，在没有成为适应性滑雪教练前，从未考虑过将非对称性共济失调的脑性瘫痪患儿放上滑雪板。作为一名受过 NDT 教育的治疗师，此次冒险经历表明，充分理解患者由于多系统相互作用所产生的运动问题，以及这些问题会导致参与受限 [2]。此外，在体育运动中，我们可以很容易地明白儿童体育选择中的功能受限及个人解决问题能力在哪里，以此帮助评估适应性以促进

体育活动的参与性。

滑雪运动提供了一个在户外开放空间快速移动的训练，以有益和有组织的方式影响视觉、前庭和姿势系统。随着儿童肥胖问题的日益严重，我们认识到日常锻炼对我们的生活质量有着积极的影响，我们扮演着的一个重要的角色就是既要帮助我们的孩子参加体育运动，又要鼓励他们参加体育运动，以此作为长期健康生活方式的一个方向。

二、脑性瘫痪儿童体育运动相关文献

回顾关于脑性瘫痪适应性滑雪的文献，发现2006年发表的一篇文章证明了非卧床儿童进行10周（每周1次）适应性下坡滑雪（adaptive downhill skiing，ADS）对于 GMFM 评分有改善[7]。其余有关脑性瘫痪娱乐、参与或者身体健康的文献很有限[8]。较常被提到的体育活动是游泳和马术疗法[9, 10]。

三、美国专业滑雪教练协会

适应性滑雪是一个专门的领域，于1996年被美国专业滑雪教练协会（Professional Ski Instructors of America，PSIA）所承认，为那些有兴趣向身体和发育方面面临巨大挑战的学生传授滑雪知识及进行个人认证。在选择适应性滑雪作为专业滑雪教学的一门学科时，要求完成一系列的生物力学、滑雪技巧、教学、残疾意识以及专业滑雪设备等知识的课程。该认证有三个等级，一旦完成，个人就可以成为合格的适应性滑雪教练（adaptive ski instructor，ASI）。

向适应性滑雪教练这一知识体系发展的目的是向已获认证的滑雪教练提供关于教授残疾人滑雪的针对性方式，包括常见的医学诊断、视觉障碍、认知障碍、生物力学和适应性特定装备，如单板滑雪板，适用于腰部以下活动受限的患者（比如脊髓损伤、多发性硬化或截肢）；用于被认为参与度更高的一种是双人滑雪板，例如四肢瘫痪的人甚至可用一个滑雪胸围来帮助外展和稳定滑雪尖端。

四、适应性滑雪体验

作为一名适应性滑雪教练，笔者（KG）在研发部的直接监督下担任度假公司的员工，为客户提供全天候服务，满足他们的所有日常需求（午餐、浴室、

情感需求）。在聋哑儿童中使用各种各样的工具，包括签名、卡片和手势。在与孩子见面之前，会与家长进行电话或当面的谈话。一开始，还是对新奇的滑雪环境和教练表现出新鲜感、不安全感和恐惧感；无论对新奇的滑雪环境的新鲜感或还是对教练，孩子们会表现出不安全感和恐惧，但是我们会让孩子与父母一起穿上靴子和滑雪板，给大家提供与孩子玩耍的机会，使得孩子在治疗环境中进行轻松的过渡。

因为滑雪环境通常是较高的消耗能量、充满乐趣和快乐，所以父母和孩子的分离过程通常是顺畅的。一旦在空间中自由移动的兴奋感出现（通过使用适应性设备），孩子就会全神贯注于新的体验中，暂时性的与父母分离通常不再成为一个问题。其实我们人类很早就学会滑雪了！

对于评估、设备选择和滑雪指导原则与我所学的 NDT 实践相契合。评估家庭和儿童作为一个独立个体的需要，以及孩子的功能、身体结构、力量和与她医学上的限制相关的认知功能，这些信息都被分析以使患者获得最安全、最低程度限制的适应性滑雪最佳体验。

作为训练的一部分，笔者扮演了不同的残疾角色，使用不同的适应性设备，同时信任其他受训者带领笔者下坡。这让笔者想起了我们作为 NDT 学生时所有的操作及适应性设备实验。

五、Patty Grace 的治疗评估

此病例报告中的孩子，Patty Grace，除了适应性滑雪项目外，没有从治疗师那里获得其他物理治疗的服务。本病例报告为回顾性研究。作者 KG（适应性滑雪教练讲师）是作者 RD（一所适应性滑雪学校的主管）指导下的讲师。RD 在 Patty Grace 开始滑雪的时候教她，并通过滑雪学校和社区了解她和她的家庭。Patty Grace 被选为一名选手，尽管她有着明显的运动障碍，但她从适应性滑雪运动开始，就能够作为一名滑雪者在维尔山滑雪，并在较少物理支持的情况下快速前进。此外，本病例研究的重点是强调我们的 NDT 理念、评估和观点与适应性滑雪运动的功能和参与方面的相似性。

Patty Grace 是一位因葡萄糖转运体 1 型（Glut 1）不足导致共济失调型脑性瘫痪的 9 岁女孩[11]。这种

缺陷引起了智力障碍、视力障碍、粗大和精细运动迟缓、言语和语言迟缓以及癫痫发作，所以她一直在进行抗癫痫药物治疗。

Patty Grace 开始滑雪 4 年后，在一个社区操场上对她的姿势和动作、身体系统和功能活动进行了评估。因为 Patty Grace 在学校里能够在助手的监督下独立行走来，所以选择了操场的环境进行评估。操场提供了一个适合该年龄阶段的环境，用来观察她的步态、自发功能、姿势和动作，以及适合年龄的感官感知技能、交流和行为。

利用 NDT 理念和 ICF 理论框架指导的功能分类，Patty Grace 在操场环境中的功能活动表现如下。

（一）粗大运动功能活动、参与－社交功能方面

Patty Grace 可以控制她的身体姿势和运动，包括坐位、站位和在不平的地面上行走。她可以爬上滑梯，扶着栏杆上下楼梯，右下肢先上、左下肢先下。Patty Grace 用手臂帮助她完成所有动作的转换，并将双手恰当地放在操场游乐设施上，以调整她的平衡及姿势。

（二）交流能力

Patty Grace 的接受性沟通很好，远远超过了她沟通的语言能力。她经常用"是"或"否"或重点词语来回答。从认知水平来看，她的能力符合一年级的水平。现在她能使用带音频应用程序的 iPad。

（三）社交／情绪性技巧

Patty Grace 偶尔会把脸对着与她说话的人。在社交方面，她的表现符合她的年龄水平。

（四）姿势、动作和功能性限制——粗大运动

Patty Grace 在所有运动转换时只有在矢状面上进行小范围的躯干旋转及移动。她步行时支撑面增宽，足内翻，躯干与臀部对线后倾，头部经常向右偏。这个姿势导致她活动缓慢，四肢协调差。一个她功能受限的例子是她没办法将足放平坐在跷跷板上，因为她需要保持双腿分开，但这个动作使她无法将跷跷板蹬起来。

（五）躯干功能和结构

Patty Grace 表现出对于姿势肌肉预控制的能力缺失。当她想要朝操场上一个新设施走过去的时候，身体出现了动作的延迟。在游戏结束时，她的步态变慢，据她母亲所述可能是由于姿势控制无力和疲劳所致。

1. 肌肉控制

在运动场椅上对其双侧踝内翻及跟腱紧张度的检查表明，右踝背屈略小于 0°，左踝背屈 0°。

2. 感觉系统测试——视觉

我们让 Patty Grace 视觉追踪一个红色小球从一边跨过中线到另一边并画圈，以对她的视觉进行粗略评估，此活动中她的右眼表现出跳动。进行视觉追踪时她同时移动眼睛和头。因此，每次她直视目标时，她的头都会向目标移动，这对她姿势的控制产生挑战。

（六）评估

通过粗略的评估，Patty Grace 的动作模式表现出以下特点。

- 运动平面的局限，她只在矢状面运动。
- 姿势肌肉发力困难，特别是右髋屈肌和双侧髋伸肌的发力困难。
- 时间空间障碍伴适应性、速度和可靠性缺失。
- 视觉功能延迟。

为了保证安全，Patty Grace 被要求在监视下接触操场上陌生器械以防止突然癫痫。

（七）病史信息

当 Patty Grace 一家在她 4 岁搬到科罗拉多州的维尔山谷时，就参加过一项早期干预计划。当时她不会说话，可以用点头摇头表示同意或不同意，完全依赖于她的护理人员。Patty Grace 的父母热衷于滑雪，并在海狸溪度假村担任兼职滑雪教练。在那里，她的父母学习了适应性滑雪，并参加了由维尔雪地运动学校的适应性滑雪教练教授的失能儿童小冠军计划。他们对于 Patty Grace 必须使用轮椅并不能自主移动非常担忧，但他们知道 Patty Grace 需要参与大家都在进行的活动，并提高她对移动和速度的兴趣。

六、滑雪评估及介绍

学员评估是让失能人士准备滑雪的最重要部分。这和物理治疗师在治疗前所做的非常相似，对当天将要进行的工作内容进行评估和预判。如要想

成功地教授一堂课,教练必须对学生的能力、动作和目标有一个完整的了解。在初次电话预约时提前从家长处收集这些信息,有助于指导老师和项目总监制订课程计划,并确定可能需要哪种自适应设备。

学生到达现场后,将完成物理评估和器械调试。教练必须考虑学生的认知、情感和身体方面情况;观察学生的姿势和步态;前后和左右的平衡能力;力量和灵活性,以确定学生是采用站姿或坐姿滑雪。然后评估学生正在服用的药物和相关的不良反应。每个适应性项目都有个性化的评估表或学生信息表,以及后续课程的跟进笔记,类似于物理治疗师的评估和干预计划。

评估以具体的问题讨论为指导,然后进入生理方面,如肌肉功能和力量,以确定学生可以利用或不能利用的肌肉群,或者跨中线运动是否有弱点,以及他们的耐力。

通过评估每个人如何利用身体来掌握滑雪技巧,以进行必需的滑雪技能的评定。

- 立刃转弯运动——增加或减少滑雪板的倾斜角度是通过在中心轴上身体的部分倾斜完成的,包括踝关节、膝关节、脊柱和(或)头部倾斜(体重侧向转移)。任何身体部位的倾斜都会引起滑雪板的倾斜。滑雪者可以把整个身体向斜坡上倾斜,或把不同的身体部位倾斜到不同的程度。

- 下一个技能是转弯运动或回旋技术——增加、限制或减少滑雪板旋转的动作。这些技能决定了学生是否可以通过下肢闭链运动来移动髋臼中的股骨,以产生类似于双侧整合的轴向圆周运动。一种非典型的肌肉协同模式,可能会干扰滑雪所需的动作序列。这常见于轻度脑瘫、偏瘫患者或无法保持平衡的学生的初级课程中。

- 下一个技巧是动作中的压力控制——控制施加于滑雪板上的压力。这种控制或操纵是通过杠杆、屈曲和伸展、体重从足到足的再分配、增加和减小的角度和肌肉张力来实现的,以改变转弯的形状和角度。为了保持所需的压力,需要进行几次移动,或借助适应性设备的帮助。

- 最后要评估的技能是动态平衡——这对于身体骨骼对线非常重要。在滑雪运动中,"对线"是指调整身体的位置,以便滑雪板在雪地上的相互作用产生的力能穿过核心或重心,以产生预期的运动或反应。雪地的光滑表面可能会给人带来麻烦,也可能会使运动更流畅。当选择或改进滑雪板、靴子或适应性设备,以补充和(或)纠正身体运动以增强力量和身体运动的可预测性时,此运动被优化。例如,如果一个学生有严重的对线问题,需要在他踏上雪地开始滑雪之前就解决这些问题。

最后一项评估是认知水平。学员是否能听见、理解以及回答问题,他的认知水平是否与年龄相符。

完成所有的学生评估后,教练就可以开始制订一个能够帮助此人滑雪的适应性设备的计划。适应性教练每天都在不断地进行再评估。在斜坡上,我们使用一个称为运动分析的过程来评估学生的能力、运动模式和技能融合,以确定滑雪板 – 雪地接触的因果关系。教师分析学生动作的不同组成部分,以确定技能和动作,并确定产生理想结果所需的步骤和变化,如对称转弯或将转弯弧度变小。

七、Patty Grace 学习滑雪

当 Patty Grace 6 岁第一次与滑雪教练见面时她的姿势性肌张力很低。大多时候她都使用轮椅进行移动并穿戴踝足矫形器来增加踝部稳定性才能够短暂站立。她不能够在没有步行器的辅助下单独步行,并被告知永远不可能有独立步行的能力。她的认知水平也因为癫痫受到损伤。

对于 Patty Grace,侧边带固定支架的双条滑雪板是最适宜她的器械[12]。双条滑雪板是一种可以让滑雪者进行坐姿滑雪的适应性设备(图 20-20)。它带有铰链摆动的弓状板可使滑雪者轻易地完成边到边运动。安装于两侧的固定支架可促进跨线运动并防止摔倒。双条滑雪板的设计和学员的自身能力加上与教练之间的合作,使严重失能的人也能在山区的大部分地区完成滑雪。双条滑雪板可让学员在课程中通过学习跨线运动以达到双边滑雪的运动范围。当 Patty Grace 越来越多地跟随站立滑雪者参与滑雪,她更多地理解了滑雪的理念。滑雪的经历是让她想要站立并变得更加独立的催化

剂，她的目标是站起来像周围的哥哥姐姐一样滑雪（图 20-21）。

当 Patty Grace 的肌肉力量及协调性增强之后，她可以开始在一种名叫滑块的器械辅助下进行站立滑雪（图 20-22）。此设备由"自由工厂"设计，类似于步行器但装配有臂槽，可以调控到 16 种不同的位置以适应多种失能情况。此设备的设计理念源于将医用步行器与滑雪板结合并改良使失能的学员获得更大的运动范围及支撑，适用于更广泛的失能人群。

当失能人员更换改良性设备时，再次评估很重要。在进行站起技巧评估时，Patty Grace 并没有穿戴踝足矫形器而是使用了常规的滑雪靴，所以必须检查倾斜情况，看她站立时双足是否平放于地面，是否存在内旋或外旋？她是否能完成侧屈或前屈？也要再次考虑评估她在认知、情感和身体方面的残疾。

对于 Patty Grace，足部内旋将令她很难保持将滑雪板放平，并会妨碍她启动转向的能力，于是我们在她的靴子内侧加了一个楔形物以应对内旋。从发育学角度来说，Patty Grace 在髋关节内收及外展方面也存在困难，这在年轻的滑雪者中很常见，总是外展但内收很困难。因此，需要用到滑雪罩和扩

张杆。滑雪罩是一种金属装置，它夹住滑雪板的前端，使前端保持靠近，同时允许板尾展开。扩张杆放置在足跟处并使学员保持轻微的楔形姿势，当学员尝试外展时动作将被限制，使腿部只能内收。

适应性滑雪时，身体通过自我感知和运动性学习获得连续性的感知觉输入，以帮助学员学习正确的滑雪动作。当肌肉通过连续重复学习并且学员可以掌握技巧运动时，就能去掉滑雪罩和扩张杆。这种运动学习和肌肉记忆的调节是通过滑雪实践或经验的运动学习，导致相对永久的肌肉控制性能增益[13]。接着，我们评估的是 Patty Grace 的耐力以及长时间站立的能力。在 1 个月的周末滑雪课程中，她采用站姿滑雪并在初学者滑道上掌握了滑块的应用。该上山了，但是她的疲劳因素是一个大问题。她的股四头肌发育不足，因此使用了恒力铰接动态支柱（force Articulated Dynamic Struts，CADS）系统（CADS，Inc.）[14]。CADS 系统适用于股四头肌力量不足或无法长时间屈曲及伸直的学生，由 Walter Dandy 于 1988 年设计，使用简单的橡皮筋和滑轮系统来重塑腿部肌肉。该系统作用机制将负载从腿部转移到玻璃纤维棒，从而减少对肌肉力量的需求。Patty Grace 在周末滑雪时使用 CADS 2～3 个月，之后她便不再需要。另外，这是一件可以刺激运动学习和肌肉力量以支持她的身体保持平衡运动的设备。随着她的进步，她能够更远距离的独立行走。因此，

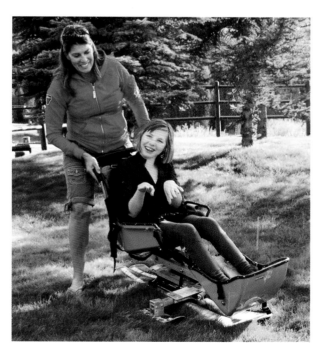

▲ 图 20-20　**Patty Grace 和她的滑雪教练一起学习滑雪**

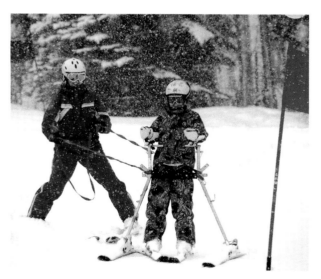

▲ 图 20-21　**Patty Grace 和她的滑雪教练 Ruth 正在展示双**条滑雪板的运用训练

是时候去掉另一个设备，看看她是否能自己完成。Patty Grace 现在几乎能在所有的山坡蓝色滑道（中

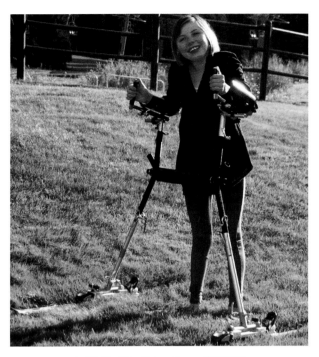

▲ 图 20-22　Patty Grace 使用滑杆

等难度）和一些挑选过的黑钻滑道上滑雪；她仅需要滑块的帮助就可以和家人及朋友一起滑雪。

八、结论

根据 Patty Grace 自己的身体结构和功能，选择适当的设备，她能够与家人一起愉快地参加阿尔卑斯高山滑雪。通过参加这项运动，她的心肺耐力、肌肉力量和自尊心得到了明显的进步。这一成就增加了她在物理治疗中独立学习运动的内驱力，也影响了她实现物理治疗目标的成功。她的母亲说目前她想学习如何攀岩。

治疗师和适应性滑雪教练都需要关注他们的客户能做什么，而不是他们不能做什么。在适应性滑雪中，失能者被称为有不同的能力的人——仍然能够像其他人一样滑雪，并与家人和朋友一起参与。适应性滑雪教练会为他们找到提供一生娱乐体验的方法。笔者作为治疗师的经验，运用治疗知识，在不同的环境中与滑雪运动相结合，为治疗师工作赋予了新的意义。请参阅 Patty Grace 滑雪和她的滑雪设备在 Thieme MediaCenter 的其他照片。

病例报告 B8：对严重功能障碍患儿进行持续的神经发育疗法干预

Judith C. Bierman　著
赵燕挺 译　罗 壹 校

一、概述

参与儿童工作的物理治疗师会接触到各种客户或学生，即使只考虑那些发育障碍或脑性瘫痪的儿童管理，实践的范围仍然很广。针对严重受累的脑性瘫痪患儿检查和干预时，我们的关注点就明显缩小了。这些代表少数群体的儿童管理对临床医生来说特别具有挑战性。为了使未来的治疗师对整个潜在实践的广度有最好的准备，专职教育者倾向于强调最普遍的问题或临床医生最可能遇到的问题。由于严重发育障碍儿童在总人口中所占的比例如此之小，治疗师可能对这一人群管理的特殊需求准备不

足。此外，有一种普遍的看法是，对那些受累更严重的人，治疗效果较差，因为这些儿童被认为不太可能取得显著进展。治疗师在病例管理繁忙时可能选择并指导那些更有可能更快获得功能的儿童提供更密集的治疗。

Brandon 就是受累最严重的孩子中的一员。Brandon 和他的双胞胎 Blake 在妊娠 25 周时出生（图 20-23）。起初，Brandon 是双胞胎中较健康的一个，4 个月后从 NICU 出院。然而，待在家里的短暂时间之后，他表现出越来越多的困难，并被送往 PICU 住了 1 个半月。他和他的弟弟都被诊断出

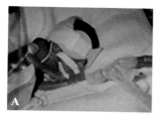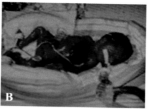

▲ 图 20-23　**Brandon** 和 **Blake** 出生时照片
A. Brandon；B. Brandon 的双胞胎 Blake

患有脑性瘫痪，然而 Brandon 比 Blake 有更严重的损伤和活动受限。在第二次住院期间，家庭被建议停止医疗强化干预，因为 Brandon 的预期结果是不理想的。家人认为这不是 Brandon 的选择。他们带着 Brandon 和他的兄弟一起回家并开始了一家人的旅程。

本病例报告在 ICF-CY 框架下，将 Brandon 作为一个严重受累的儿童进行描述[1]。因此，该病例报告为治疗师提供了一个关于如何具体使用 NDT 框架来改善儿童在 GMFCS V 级功能的参与域的例子[2-4]。干预的重点是提高 Brandon 在家庭和社区中的参与度，包括精心选择适应性设备和辅助技术，以及 NDT 实践模型中的直接徒手干预。

二、文献综述

在脑性瘫痪的定义中[5-8]，姿势和运动障碍的影响预计贯穿一生，但损伤及其对功能活动和参与的影响在一生中是可变的。虽然脑性瘫痪被视为一种慢性疾病，但目前通常不认为它会显著改变生命长度。患有脑性瘫痪的人的寿命正在接近正常水平，除了那些严重受累人[9-11]。Hutton[12, 13] 报道，与有 99% 概率活到 20 岁的轻度脑性瘫痪儿童相比，2 岁患有严重脑性瘫痪的儿童活到 20 岁的概率约为 40%。最常见的死亡原因包括呼吸系统疾病、癫痫和先天性畸形[13]。此外，有几个因素与较短的寿命相关，包括损伤的数量、整体的严重程度、移动能力受限、进食困难、癫痫、较低的认知功能、视力下降、四肢瘫痪和呼吸功能受损[14]。

患有脑性瘫痪的孩子是谁？谁受限严重？

1. 社会功能：参与及参与受限

在 2008 年 Imms 等[15] 的一篇社会功能——参

与和参与受限的综述中，发现所有患有脑性瘫痪的儿童与无残疾儿童相比，参与的多样性和强度更受限制。这些发现在最近的报道中得到了证实[16-18]。研究发现严重受累的 GMFCS[2-4] V 级儿童的参与最受限制，他们的活动要么是单独进行，要么是与大家庭一起进行，而不是以社区为基础[15, 16]。参与的程度和强度由多种环境因素组合决定，包括特殊儿童的特征、家庭特征、教育、卫生保健和社区服务[16-22]。总的来说，儿童的粗大运动功能和适应行为是决定参与的重要因素[21]。了解儿童的偏好也有助于选择适当的参与机会[17]。最后，环境改造和辅助技术是使脑性瘫痪患儿参与的重要考虑因素[22]。

治疗师介入较严重受累的患儿时必须考虑这些因素，因为干预的主要角色是提高参与。治疗师应在数据收集、检查、评估和医疗计划中仔细回顾包括个体和环境背景因素、粗大运动技能和适应性技能发展等支持参与的相关因素。环境因素应包括对适应性设备和辅助技术的实用性和使用情况的审查。这一过程很好地嵌入到 NDT 实践模型中。

2. 个体功能活动与活动局限

严重受累的儿童在日常生活功能的许多领域都存在明显的活动限制。目前，活动具体被分为 GMFCS[2-4]、MACS[23, 24] 和 CFCS[25] 技能相关的活动。在所有 3 个系统中，V 级水平应包括儿童活动严重受限的描述。技能归纳见表 20-14。

三、有严重发育障碍患儿的家庭

在有特殊需求的孩子出生后，父母面临着抚养一个未经专门训练的孩子。通常情况下，父母希望分享孩子在运动发育方面的成长经历，比如翻身、坐立、走路、跑步、骑自行车，甚至是参加奥运会。相反，孩子们的家长们会发现他们的孩子甚至连最基本的技能都很难掌握。教兄弟姐妹运动技能的策略并不能有效地提高他们想要的技能。如果转诊去进行物理治疗，并被问及他们的治疗目标是什么，这些父母通常会回答，"我想让我的孩子走路"。父母可能不知道什么是真正可能的。通常在诊断报告时，医生会对父母强调说孩子没有希望或这种情况不可能发生。这些父母可能执着于所有父母对孩子的希望和梦想。然而，粗大运动技能更现实的成

表 20-14　功能分类：V 级描述

功能分类系统	分类描述
粗大运动功能分级系统（GMFCS）V 级	躯体损伤限制了运动的随意控制和保持头部和躯干抗重力姿势的能力。运动功能的所有领域都是受限的。坐位和站立功能的限制并没有通过使用适应性设备和辅助技术得到充分代偿。在 V 级水平，儿童无法独立移动，只能被转运。有些儿童使用大量适配的电动轮椅实现自我移动[2-4]。
手功能分类系统（MACS）V 级	不能握持物体，即使是执行简单操作，能力也严重受限。需要完全辅助[24]。
交流能力分级系统（CFCS）V 级	即使是熟悉的伙伴也少有有效的信息传达和接收。患者作为传达者和接收者都受限。患者交流很难被大多数人理解。患者似乎对大多数人的信息理解有限。交流很少是有效的，即使是和熟悉的伙伴[25]。

就可能是这些孩子安全地坐在汽车座椅上，以及从轮椅上站着转移到床上，或者通过照护人员少量支持下的按步帮助。这些活动通常不在父母目标的常规陈述中，也不是在发展里程碑的标准清单中。然而，这些活动可以极大地改变严重受累儿童和其整个家庭的参与程度。

临床医生在对严重受累患者进行干预时，也有必要对功能活动采取稍微不同的看法。这些人可能无法完成一些通常在婴儿期完成的基本活动。大多数功能列表更常向高级技能倾斜。临床医生可能需要与家庭一起寻找对家庭和孩子最有意义和最有帮助的具体功能活动。例如，对一个孩子来说，能够舒服地平躺睡在除了他自己的床以外的床上是很重要的，这样这个家庭就可以拜访更多家庭的住所。

四、病例描述

Brandon 在 NICU 度过了他生命的最初几个月。起初，他是双胞胎中比较健康的一个，4 个月后从新生儿 NICU 出院。然而，在短暂待在家里后，他表现出越来越多的困难，并被重新送到 PICU 住院一个半月（见 Thieme MediaCenter 图库中 NICU 文件里的照片）。这个病例报告在 2 岁时提出，那时 Brandon 和他的家人搬到了治疗师的地理区域，并将在他 10 岁时跟随他走到生命的尽头。ICF-CY[1] 模型将用于 Brandon 的临床描述。描述从社会功能领域开始，过渡到个体功能领域，最后以身体结构和功能领域结束。最后，讨论了环境因素和个人环境因素的影响，以及对所有层面的总体影响。

这些领域和环境因素在 3 个不同的时间框架中进行探讨。第一个框架包括了 Brandon 和 Blake 早年的生活，那时他们更像婴儿一样被照料。尽管这两个男孩不同，但他们都需要被抱着、放置、喂食、换尿布等。第二个框架是 Brandon 在学龄前，他的能力和参与程度不仅在同龄人之间，而且在他的孪生兄弟之间差异也很明显。最后一个框架是 Brandon 病情变得更加虚弱时，探讨更多的是基于医学而不是基于活动或参与，他与他的兄弟和他的同龄人之间的区别。

（一）临床诊断

Brandon 的诊断（大致按时间顺序排列）包括脑室内出血（双侧Ⅳ级）、BPD、早产儿视网膜病变（Ⅲ + 期；已解决）、脑积水、脑性瘫痪、皮质视觉障碍、严重智力缺陷、癫痫、口腔运动功能障碍、胃食管反流、慢性鼻窦炎、慢性肺炎、甲状腺功能减退/肾上腺功能减退、脊柱侧弯、胃造瘘术后胃管喂养、骨量减少、双侧髋关节发育不良。

（二）评估

1. 社会功能——参与和参与的限制

Brandon 完全参与家庭生活。一旦住在家里，他和他的双胞胎兄弟同住一间卧室，同一时间睡觉。当他的身体变得越来越虚弱时，他被转移到自己的卧室，因为他的睡眠周期不太一致。他的房间位于中央，这样他就可以成为家庭生活的一员，房间很宽敞，可以容纳他所有的设备。他的卧室看起来更像一个男孩的卧室，而不是病房。Brandon 的家人搬了两次家，为了更好地满足他在家里的需要和支持他融入家庭生活。在 Brandon 的一生中，全家人都在一起吃饭，尽管 Brandon 是用胃造瘘管喂养的。他们享受音乐，经常在家里看视频。Brandon 参加了所有这些活动，无论是坐在轮椅上，还是坐在家庭活动室的特殊活动椅上，无论是在站立架上，还是靠着父母的一只胳膊上。Brandon 和他的兄弟们喜欢在一起玩，尤其是当他在椅子上或站立架上站立的时候。Brandon 喜欢摇晃固定在他手腕上的铃铛，尤其是站着时。他就以这样的方式和他的兄弟一起跳舞。在他 5 岁的时候有了一个弟弟，他的家庭生活发生了很大的变化。他必须学会更多地分享父母的注意力，学会和比他小的人玩耍，学会等待小段时间，学会轮流。他的家庭环境现在更加活跃和复杂。

Brandon 对家庭的参与扩大到更大家庭。他喜欢去看望祖父母，喜欢被他们抱着，被他们宠爱。他可以在爷爷奶奶的帮助下在家里睡觉、吃饭和玩耍，而他的父母则可以从 Brandon 和 Blake 的持续照顾中得到一些休息。他还学会了被家庭护士照顾，并适应了不太熟悉的成年人在他进行日常生活活动中的一系列帮助。他可以偏好由谁帮助他，但他确实参与了这个更广泛的照料群体。在他生命最后的日子里，他回到父母的怀抱，在那里，他总是体验到最少的不适和可能的最好的呼吸，在那里，他做了他最擅长的事，那就是爱和被爱。在 Thieme MediaCenter 的"我是双胞胎（直译）""我是独一无二的人"和"我是家庭的一员"图库中可以看到照片。

Brandon 最初就读于一所为有特殊需要的儿童开设的公立幼儿园，后来又进入了一所小学，在那里有一个为身体和认知有严重缺陷的儿童开设的独立班级。最初几年他和他哥哥在同一所学校上学。学校不在附近，这使得在附近建立一个方便的朋友圈变得更加困难。随着 Brandon 和 Blake 教育需求的差异扩大，男孩们进入了不同的学校。Brandon 和 Blake 都不能坐普通的校车。他们的母亲选择开车送 Brandon 去学校，因为没有她的监督，他很难安全地坐在椅子上度过漫长的行程。8 岁时，他的健康状况最终使他无法上学，即使是在一个自成一体的小班，因此老师每周来一次家里提供教育服务。

Brandon 最初参与了基于家庭的作业治疗、物理治疗和言语 - 语言病理学服务的早期干预。他的父母选择了基于临床的门诊诊疗服务，其中的治疗师更熟悉他的照护所需的医疗模式，并直接满足他的具体需求。2 岁时，在身体允许的情况下，他开始接受门诊治疗。在奥古斯塔和乔治亚州的亚特兰大，他还经常参与各种各样的专家医疗访问。只要能得到照护，他就住在家里，即使需要几个小时的家庭健康护理。然而，他需要多次前往医院，每次住院时间从几天到 1 个月不等。住院治疗是基于呼吸道感染、一次心脏骤停、严重的胃肠道问题和几次难以诊断和治疗的感染。大多数探视都要求待在 PICU，偶尔也会在常规的儿科病房进行。随着时间的推移，家庭环境改造以适应医院病房所需的大部分医疗设备和用品，Brandon 的母亲和定期的家庭护士能够就近提供监督。与不熟悉的医院工作人员相比，Brandon 的母亲也更能发现和应对他痛苦或恢复的体征。Brandon 住院后，整个家庭的情况发生了变化。Blake 特别想念他的哥哥，有时会报道他有一些未被注意到的医疗问题，需要去医院一趟。

2. 个体功能——活动和活动限制

Brandon 的功能活动因他的健康状况而异。如果他俯卧、仰卧或侧卧时感到不舒服，他通常可以通过翻身来调整自己的位置。在他生命的不同阶段，他能够保持独立坐位，可以是改良的长坐位，也可以是有上肢支撑的板凳上，他喜欢坐在轮椅外的各种椅子上。有时，他还可以在这些椅子之间辅助站立转移，或者在准备由照护人员扶起和搬运时，以及在穿着他的踝足矫形器时。他通常可以在他的站立架支持下站立，或者一个部分承重设备，或者一个成年人支持下看视频或和他的兄弟玩。他可以在健康时期采取一些辅助措施。这些技能会随着他的健康状况的改善而提高，然后在每次住院治疗后或当他的血氧饱和度很低时技能消失一段时间。他完成日常任务的欲望从未减弱，每次医疗危机后，他都努力去恢复这些技能。

3. 躯体结构和功能：完整性和障碍

(1) 与姿势和动作相关的多系统问题：Brandon 在所有抗重力姿势下需要支持。他可以独立地俯卧、仰卧、侧卧，但坐和站需要支持。作为一个学龄前儿童，他可以很快地从俯卧到仰卧，并可以短时间内调整坐立和站立时的头部控制能力。Brandon在所有的姿势中，总是不对称的，需要大的支撑面。他的头通常会向右侧旋转，侧屈并过度伸展。他有明显的脊柱侧弯。外科脊柱稳定手术纠正了这种脊柱不对称，使他坐着更容易。他的四肢也显示出不对称，下肢比上肢更明显。他很少活动，尤其是当他的血氧饱和度很低时。他倾向于完全屈曲或伸展的运动，但手术改变了他的活动范围。当感觉良好时，他可以表现出下肢的交替屈曲和伸展，并且可用任意一只手臂做够取物品的动作。他可以活动四肢，但在每次手术后都很难发展出应对新情况所需的控制能力（例如，截骨术后坐位和站位的髋部控制）。在部分承重设备的支持下，他的动作最自由。

（2）单系统完整性和障碍：随时间而变化，Brandon有许多的系统损害。对于每个系统，将给出该系统的一般状态以及随时间变化的趋势。不同系统状态的持续变化，身体系统与姿势和运动障碍之间的相互作用，以及所有这些对他的功能活动的影响，对物理治疗师来说都是一个挑战，进行分析并在他的照护和干预计划中做出必要的调整。

①调节系统：2岁时，Brandon有温度调节困难，在很热的日子里他不能出门。他的四肢发红，而且还会突然潮红。他的心率和血氧饱和度水平显示出不定的变化，这些变化与活动或可观察到的环境压力无关，反映了脆弱的基础生理系统的中枢调节能力。他总是比他哥哥需要更多的睡眠，而且总是便秘。一开始，他比他哥哥更易怒，如果一天中出了什么差错，那一整天都会很糟糕。到9岁时，Brandon可以展示更多不同的情绪。他可能是快乐的、安静的、挑剔的或者生气的。情绪的变化往往与血氧饱和度水平有关。他一直戴着监测器，当他的血氧含量低于85%时，监测器就会发出声音。他的心率有波动。他需要服用褪黑激素以帮助睡眠。

②呼吸系统：Brandon有慢性肺炎，表现出更大的呼吸系统损伤。最初，他在晚上需要给氧来治疗睡眠呼吸暂停，甚至在一天的大部分时间里都在使用氧气。脊柱稳定也立即提高了他的血氧饱和度

水平。他在几次住院期间终究还是需要气管切开并通气。他的血氧饱和度基线逐渐下降，并持续监测。气管切开后，姿势改变并没有明显影响血氧饱和的变化，因此他可以安全地俯卧、仰卧、坐立。他一直有鼻塞和上呼吸道感染的问题，患有严重的鼻窦炎。在癫痫发作期间，他经常完全停止呼吸，但医生很难调整足够的癫痫药物来控制他的癫痫发作和保持足够的血氧含量，因为药物也会降低他的呼吸驱动。

他的呼吸模式主要是肋骨没有完全扩张的腹式呼吸。用于呼吸系统的药物包括顺尔宁（默沙东公司）、内舒（默沙东公司）、普米克（阿斯利康）、沙丁胺醇、定喘乐（勃林格殷格翰公司）和氯雷他定（默沙东公司）。此外，他还服用妥布霉素和复方新诺明（辉瑞公司）来治疗慢性呼吸道感染。

③心血管系统：在Brandon生命的后期，他的心率也一直由氧气监测仪监测。他的心率从睡着时的每分钟40次到清醒时的每分钟60～80次不等，但偶尔也会从中间跳到90s。他在8岁时确实有过一次长时间癫痫发作中的心脏骤停。

④神经肌肉系统：Brandon可以启动、维持和终止运动单位活动，但在功能活动中，肌肉运动的控制/渐变、协调或运动时序方面存在困难。起初，他在终止运动单位活动方面遇到了最大的困难，并依赖于照护人员或环境的变化来抑制肌肉的活动。大多数情况下，肌肉活动是等长收缩或向心收缩的，几乎没有离心控制。他还展示了有限数量的独立控制受限的协同功能。他的动作是完全屈曲和伸展的，或者如果他的头部位置更不对称——他身体的一侧完全屈曲，而对侧伸展。

他的整体僵硬水平从低到非常高。这些变化是基于内在生理状态的变化以及环境的变化。他的僵硬水平非常低，但当他的氧含量最低的时候，表现出更多的抖动。他左侧下肢比上肢表现出更多的阵挛。然而，有时他可以表现出整个上肢和下肢的阵挛，甚至在下颌。

Brandon采取了多种医疗干预措施，包括向腘绳肌、内收肌、腓肠肌以及胸肌、胸锁乳突肌和背阔肌注射八组肉毒素（艾尔健）或苯酚，以改善他的神经肌肉系统。他进行了巴氯芬泵试验，但没有

插入泵，所以他每天口服巴氯芬。他的癫痫发作药物包括苯巴比妥、奥卡西平（诺华制药）、左乙拉西坦（优时比制药公司）和 Diastat 凝胶（威朗北美制药）。这些药物也影响了他的神经肌肉状态。

⑤ 肌肉骨骼系统：骨骼畸形包括左下肢比右下肢短约 2.54cm。下肢的围度也不对称，左小腿比右小腿大 0.64cm，左大腿比右大腿小 5.08cm。如前所述，手术稳定了他进展的脊柱侧弯。手术矫正了他右髋关节的发育不良。他左前足内翻严重。他患有严重的骨量减少症，伴有左股骨远端骨折，有钛合钉置入，之后取出。他在关节活动度上受限明显，无论是上肢还是下肢，而且四肢都有明显的无力。

⑥ 皮肤系统：他的皮肤总体来说是好的，也很脆弱。这种脆弱是真实的，特别是他的手和足，可能与受损的远端循环有关。他受累的皮肤完整性使他更难以成功地戴上矫形器，因此需要不断调整舒适度，并在 1 天之内进行一段时间的仔细监测。

Brandon 在手术后出现筋膜受限，影响了他的关节活动度。最显著的限制是在股骨骨折修复后的左膝附近和截骨后的右髋关节。他对药物也有过敏反应，导致严重的皮疹。他使用酮康唑洗发水，这是一种用于治疗他头皮慢性刺激的抗真菌药物，每周 2 次。

⑦ 胃肠系统：Brandon 有严重的胃食管反流症，在生命的最初几个月进行胃造瘘管放置术和 Nissan 手术。即使在 Nissan 手术之后，呕吐也很常见。Brandon 有流口水和便秘，这与内部损伤以及与治疗其他身体系统问题的药物有关。他治疗肠胃系统的药物包括甲氧氯普胺（巴克斯特制药公司）、格隆溴铵（卡斯帕制药公司）、聚乙二醇（拜耳公司）、普托平（武田制药美国公司）和维生素 B 复合滴剂。

⑧ 感觉系统：虽然 Brandon 被报道有皮质视觉障碍，但他确实在他的环境中看到了很多东西。他集中注意或跟踪物品的能力基于他的健康状况而改变。Brandon 听力很好。他喜欢前庭输入，他最喜欢的方式就是秋千。Brandon 喜欢触觉输入，包括深压觉，尤其是拥抱，他喜欢抚触输入。

4. 环境因素——家庭、医疗系统、学校、设备和 Brandon 的个人健康

这家人喜欢乡村生活和户外活动。Brandon 得到了家人的大力支持。Brandon 3 岁时，为了给父亲提供更好的就业机会，他们举家搬迁到另一个州，但家庭发现无法为 Brandon 和 Blake 找到足够的治疗服务，于是他们回到了以前的州，以获得这些服务。

有两个不同特殊需求的男孩对这个家庭来说是很有压力的。Blake 2 岁时就可以走动了，但他有明显的非对称性双瘫。他有感觉障碍，难以专心做事，曾被认为是自闭症患者。弟弟也有一些心脏缺陷的健康问题，但可以自行修复。

父母是家庭的基础。在婚姻中，抚养一个带着特殊需求的早产孩子的压力是有据可查的[25, 26]。在这个家庭案例中，残疾双胞胎使他们压力倍增。此外，一个孩子有多种医学重症，需要在家里进行持续的重症监护。Brandon 的父亲承担着多种角色和工作——养家糊口，父亲、配偶，偶尔照顾孩子。

Brandon 的母亲日复一日，分秒必争地经营着这个家。她做了所有母亲的工作，做饭、打扫、喂食、穿衣、洗澡、玩耍、教学，以及开车到两所不同的学校、治疗、进行医疗预约；协调安排照顾孩子们的专业人员，装卸设备，使用适合的设备，监测设备，然后就如何更好地为她的孩子服务提出建议。在 Brandon 住院期间，她甚至还住在医院里。Brandon 的母亲面对挑战和压力自学了护理学校的学业。

Brandon 的大家庭也很强大，在困难的住院期间，以及在良好或健康的时期，祖父母都会支持父母，让他们有喘息的机会。这家人住在一个有大型儿童医疗中心的小镇上，那里有 Brandon 需要的大多数医疗专家。Brandon 的家庭通过父亲的工作获得了良好的保险。Brandon 的案例经理通过保险公司与医疗服务提供者进行良好合作，并精简了家庭政策中为他的医疗服务预先授权的流程。此外，Brandon 有资格把州医疗补助作为第二种形式的保险。

Brandon 的家庭和医疗保健团队获得了必要的医疗和适配设备。以下是 Brandon 在 2009 年 10 月使用的设备清单。

• 可调式防护床。
• 改装汽车座椅。

- 改装马桶座。
- 改装前庭秋千。
- 洗浴长椅。
- 双侧固定的踝足矫形器。
- 持续正压通气 (continuous positive airway pressure，CPAP) 呼吸机。
- 心肺物理治疗。
- 喂养泵。
- 膝关节固定装置。
- 血氧饱和度和心率监测器。
- 喷雾器。
- 制氧机。
- 活动姿势椅。
- 站立、行走和坐髋矫正器 (standing, walking, and sitting hip orthosis，SWASH)。
- 仰卧站立架。
- 胸 – 腰 – 骶 矫 形 器 (thoracic–lumbar–sacral orthosis，TLSO)。
- 轮椅。

Brandon 的药物汇总见表 20-15。

（三）评估总结

每年检查收集的数据分析各不相同。随着 Brandon 的成长，参与和活动的期望结果发生了变化。Brandon 父母重点干预结果的选择至关重要。多年来，在他的年度评估中，家长们一直表示，他们希望孩子能集中精力坐着完成各种功能，同时也希望孩子能站起来辅助走路。然而，也有一些时间段，家属表示，由于大量的临床并发症，他们不知道什么是可能的。根据 Brandon 的整体状况，治疗师对他的家人进行了宣教，让他们知道哪些技能是未来需要培养的，哪些并发症是未来可能出现的。

随着 Brandon 的健康状况发生变化，每个障碍的相对重要性也发生了变化。一开始，家庭关注的是与发育年龄相适应的效果。他学会了在地板上翻身和匍匐爬行前进。

以下是他的年度评估结果和与最优先障碍相关的干预目标的总结。

2—3 岁时，家人希望他能坐着，并能有某种形式的移动，即使是在有人帮助的情况下。因此，

Brandon 2 岁和 3 岁时能够做以下事情。

- 无论是长坐还是自我调整的坐姿，在家里地上玩耍时维持 20s。
- 手肘支撑桌面，每次坐在长凳上 45s，进行学习、观看视频或和他的兄弟玩。
- 能够在等高平面之间进行轴向转移；他可以支撑站立 30s，以帮助转移和日常生活，如穿衣。
- 他的上肢和躯干在一个成年人辅助下，从轮椅转移到其他椅子，而不是下肢穿着踝足矫形器。

到 4 岁时，结果扩展到以下能力。

- 多坐一会儿（每次 1min）。
- 在成人仅辅助骨盆下进行转移。
- 在上肢玩游戏时，支撑着地面站立。
- 在治疗师支持骨盆下，使用前置助行器走 50 步。

到 5 岁时，效果是 Brandon 能够做到以下事情。

- 在没有支撑的情况下，一次坐 3min 以上来观看视频或听一首歌。
- 在减重设备系统中移动下肢独立向前行走 3m，但由成人控制设备移动的速度和方向。
- 高低不平椅子之间的转移。
- 独立翻身，穿过房间玩耍。

Brandon 8 岁的时候，他的功能测试结果第一次包含了血氧饱和度的限定值。然而，他们持续关注的是转移、坐、翻身和辅助行走的技能。包括 Brandon 能够做到以下几点。

- 在成人的帮助下，进行站立的轴向转移。
- 在悬吊式助行器辅助下走 5 步。
- 自我调整俯卧、侧卧或仰卧的姿势以改善呼吸模式、血氧饱和度或舒适度。
- 至少以 6 个不同的姿势在家或在学校参与。

到 9 岁时，这些效果包括能够做以下事情。

- 上肢支持一张小桌子，在长凳上坐 10min，在监督下与家人一起玩耍。
- 在站立架站 30min，完成一个单一的教育活动。
- 在减重设备中辅助迈步 10 次，血氧饱和度保持在 90% 以上。

表 20-15 2009 年 10 月以来的药物汇总

药物治疗	剂量	用法
苯巴比妥	20mg/5ml	5ml，2 次 / 天
巴氯芬	10mg 药片	1 片 / 次，3 次 / 天
甲氧氯普铵（Baxter 巴克斯特制药公司）	5mg/5ml	4ml，4 次 / 天
奥卡西平（Novartis 诺华制药）	300mg/5ml	7.5ml 早晨，8ml 晚上
左乙拉西坦（UCB）	100mg/1ml	6ml，2 次 / 天
孟鲁司特（Merck Sharp & Dohme Corp. 默克公司）	5mg 药片	1 片 / 天
聚乙二醇（Bayer 拜耳公司）		隔天 1 份（MWF）
格隆溴铵（Caspar 卡斯帕制药公司）	1mg 药片	1 片 / 次，3 次 / 天
内舒拿（Merck Sharp & Dohme Corp. 默克公司）		每次每个鼻孔吸两次，2 次 / 天
褪黑激素	1mg 药片	1~2 片，睡眠时根据需要
普托平（Takeda 武田美国制药公司）	30mg 可溶片	1 次 / 天
普米克（气雾剂）（AstraZeneca 阿斯利康）	0.5mg/2ml	2.5ml，3 次 / 天通过喷雾器
沙丁胺醇	2.5mg/3ml	3ml，4 次 / 天通过喷雾器
定喘乐（Boehringer Ingelheim 勃林格殷格翰公司）	5mg/2.5ml	5ml，3 次 / 天通过喷雾器
氯雷他定（Merck Sharp & Dohme Corp. 默克公司）	5mg/2ml	5ml/d
Diastat 凝胶（Valeant Pharmaceutials North America 威朗北美制药）	5 mg	根据需要
地塞米松（Alcon 爱尔康）		4 滴，患侧耳朵，2 次 / 天，根据需要
氢化可的松（辉瑞制药）	5 mg 药片	早晨 1 片；晚上 0.5 片；发热、呕吐时根据需要增加剂量每 8 小时服 3 片
左甲状腺素钠制剂（AbbVie 艾伯维）	125 μg 药片	每天 0.5 片
酮康唑洗发水	2%	2 次 / 周
复合维生素 B 滴剂		1ml/d
妥布霉素	40mg/ml 小瓶	每天吸入 80mg，持续 30 天，然后休息 30 天
复方新诺明（辉瑞公司）		15ml/d
营养品	6 盎司混合纤维的雅培小安瓿用 15ml 水冲服	4 次 / 天，只白天间隔 4h

为了使 Brandon 达到这些效果，在每次评估中都确定了与障碍相关的目标。起初（2—3 岁），最优先的目标包括 Brandon 需要增加上肢的关节活动范围，增加躯干 / 骨盆 / 下肢之间的分离，增加单下肢和下肢间的分离。他们还指出，Brandon 在躯干和颈部需要更多主动的旋转，下肢需要更多的力量和控制，以满足制订的目标。

当 Brandon 4 岁时，目标扩展到包括躯干和颈部的姿势肌肉更持续的募集，强调继续提高躯干和四肢的分离控制，增加肌肉软组织长度和力量。

5 岁时的障碍相关目标包括增强头部和躯干姿势控制、躯干和四肢之间分离控制，增强通过下半身进行体位转移的能力，增强四肢和躯干力量，增加软组织柔韧性和躯体对称性。

在 8 岁和 9 岁的时候，照料计划还包括增加呼吸过程中的胸部扩张，增强身体的对称性，增加粗大运动功能的呼吸系统支持。

治疗师可以将问题解决的过程与活动限制以及随后的个人参与限制有关的障碍联系起来。Brandon 的评价不仅勾勒出不同领域之间的关系，而且为制订个性化的干预方案奠定了基础。

（四）干预

多年来，Brandon 的干预进程被修改以满足他不断变化的医疗状况。治疗师在干预过程的每一步都使用了 NDT 问题解决流程和实践模型。据文献报道，儿童的粗大运动功能以及其偏好严重影响了受累严重儿童的参与 [15-21]。本报道将提出历年来干预的两个具体方面。第一是与功能性活动和参与有关的支持坐姿，第二侧重于在支持站立的情况下工作，以增加活动和参与。这两个例子包括以问题为导向选择适应家庭和社区的设备，以及用于解决功能环境中障碍的具体干预策略。

1. 支持坐位

在各种各样的功能性活动中，独坐的能力或在支持下坐着的能力被认为是成功的关键因素，同时也能增加个人的参与度 [16-22]。对于 Brandon 来说，坐位对许多的活动和参与都很重要。Brandon 有时会独坐几分钟与他人玩耍或互动。然而，他更多的时候是有支撑下坐位来参与家庭活动，比如吃饭、生日聚会、玩耍和娱乐，以及他的许多医疗救治，以及爱和拥抱（见 Thieme MediaCenter 的照片）。正如预期，Brandon 的呼吸状况在直立坐位姿势时比仰卧时更好 [27-30]。因此他经常以支持坐姿睡觉。由于他的胃酸反流，他还需要在用餐期间和餐后至少 1 个小时内保持直立的姿势。

随着他的成长，由于体重增加太大而不能被带到任何地方，他只能坐在轮椅上被转运。他不得不乘坐家里的汽车去学校（当他能够参加）、预约诊疗、心理咨询、参与家庭外出，如带着他的兄弟上

下学以及长时间乘车度假或者去拜访他的祖父母。他坐着参加家庭活动，比如夜间视频与休假中的父亲一起上网玩，以及在户外改造的秋千上荡秋千。他坐在父母的腿上，依偎着，拥抱着，玩耍着。

他改造过的活动椅成了家庭生活的一部分，在他去世 2 年后仍然放在家庭活动室里，被他的兄弟姐妹们用来做 Brandon 曾经做过的活动。他曾坐在学校里学习。最初在学校，他需要能够安全地坐在校车上，以及在学校设置的椅子上。

从这个长长的列表中能明显看出，支持坐姿对 Brandon 很重要。治疗师的挑战之一是确定是什么让 Brandon 如此难以获得这一技能。造成这些困难的障碍是什么？可以在选择和使用适配座椅以改善功能和参与方面，提出哪些建议？为了处理这些障碍，治疗师可以在实践干预和对家庭管理或转移的建议方面做什么？

Brandon 的专门适配设备与参与或活动的坐姿有关，包括轮椅、汽车座椅、浴椅、秋千和活动椅。他的轮椅是定制的，目的是增加参与和活动，既解决当前的障碍，又减少未来的继发障碍的机会。随着 Brandon 的成长和新座椅的需要，决策过程发生了变化。所做的决定是根据旧座椅的使用情况，取得了哪些进展、哪些使用情况不好以及遇到了哪些新的挑战。参与解决问题的团队包括父母和祖父母、来自耐用医疗设备供应商的座椅专家、物理和作业治疗师、医生和病例管理人员。订购的每一把椅子都需要经过仔细的评估和团队合作才能做出最佳选择。被选中的轮椅有一个明亮的橙黄色框架——这是 Brandon 最喜欢的颜色，也是他父母的学校颜色之一。这家人有很多 Auburn 的装饰品，包括毯子、夹克和枕头，与椅子相配，并鼓励与社区里各种各样的人交流。这一策略有助于增加 Brandon 在许多场合的谈话内容。Brandon 本来就生得英俊，但这些特点只让他更容易接近那些不知道如何接近或与一个严重残疾、坐着轮椅的孩子交谈的人。

表 20-16 包含了 Brandon 椅子上定制组件的列表和原理。

Brandon 的轮椅是他生活中一个重要的环境因素。然而，选择它和监测它的适配和功能只是干预

表 20-16　**Brandon** 的轮椅与每个组件的基本原理

轮椅组件	基本原理
倾斜空间	**选择倾斜空间的轮椅辅助一整天的姿势摆放** **障碍相关的决策：** • 由于呼吸和消化障碍以及他的癫痫，倾斜机制是必要的。Brandon 的血氧饱和度在癫痫发作期间和之后有所降。他发作后有几个小时的昏睡，需要靠着睡觉 • 他在直立时经常有更好的血氧饱和度，也避免继发于严重的反流问题 • 当 Brandon 在椅子上摆好位置时，他没有能力释放压力，倾斜可以避免皮肤破裂 • 倾斜也减小了对坐位姿势的要求 **参与相关的决策：** • Brandon 可以在短时间内坐直，但他的预约和社区的行程往往超出了他的耐力。倾斜的选择允许更长时间的户外活动 • 倾斜范围也进行了调整，使得椅子可以向前倾斜 10°～15°，以帮助椅子的上下。这一选择能够有更多的照护策略更好地将他的身体摆放在椅子上，并帮助 Brandon 进行站立转移 • 这种调整使他能够充分地向前或向后倾斜，以减轻压力，并有助于日常生活，如在椅子上穿衣
坐垫及靠背	• 弹性坐垫包括允许填充的特殊泡沫，但也要足够牢固以定位他的上肢 • Brandon 腿的长度和摆放位置都不对称。坐垫左边比右边短 • 坐垫有凹槽，以帮助保持四肢更中立位的外展 / 内收和自然旋转 • 坐骨的上方和截骨术后更突出的大转子区域，坐垫预防其不对称的异常压力 • 由于严重的骨量减少，腿部需要填充以防止转运过程中的碰撞 • 椅背稍微有点圆，以帮助将躯干置于骨盆的中线上。由于他没有表现出与脊柱侧弯相关的明显旋转畸形，一旦他脊柱已经稳定就不需要成型的靠垫
侧垫	• 即使在他的脊椎稳定后，Brandon 需要双侧躯干侧垫来使上身在骨盆上方 • 骨盆应该摆放在中线，但 Brandon 倾向于向一侧倾斜，颈部向右侧弯，头部向前朝向胸部 • 侧方垫有助于使胸椎靠近中线，从而使头部更靠近中线
骨盆稳定器	• 骨盆稳定器（安全带）被调试以满足他的特殊需要。选择了一条和他股骨一样宽的氯丁橡胶带。这种安全带代替窄的汽车座椅安全带，将施加在股骨上的压力分散到更多的区域 • 它也增加了坐垫基底面对股骨的感觉输入，而不是更大拉扯 Brandon 胸部弯曲以提供稳定的感觉 • 当 Brandon 癫痫发作时，所有的稳定带必须迅速释放防止干扰呼吸，他能够迅速从椅子上被举起也是很重要的
可调式背带	• 在坐位摆放时，Brandon 的典型动作是拉扯他的上身至充分弯曲。这种倾向的部分原因是 Brandon 很难从一个身体部位分离到另一个部位。当 Brandon 屈曲髋膝踝时，就像坐着时一样，他的躯干也随着腹直肌和胸肌的牵引而屈曲。Brandon 需要在坐位摆放时增加输入以保持上半身更大的伸展。一个穿过肩膀更宽的背带帮助固定肩胛在轻微内收位，并使用肩胛带使肩膀向下。正如多年来观察他的椅子一样，各种各样的安全带都试过了
颈圈	• 躯干通过坐垫和背部、脊柱侧垫、骨盆稳定器、安全带和头部支撑的摆放不足以阻止 Brandon 的头部向前、向下和向侧拉动，使其被困在支撑侧。颈圈更直接地辅助下压肩膀和保持脊柱依靠椅背。颈部也可以更好保持中立位，减少脊柱不对称和对骨盆带的影响
头部支撑物	• Brandon 尝试过的头部支撑物比椅子的任何其他部件都要多，但没有一个好用。Brandon 向前屈曲头部，然后侧方屈曲到一边，也会从这个姿势不对称伸展颈部
下颌托	• 一个下颌托用了约 18 个月。这个下颌托是用来阻止头部向前弯曲和随后的侧方屈曲以及不对称的伸展或下颌突出。当他坐在车里时，不对称的姿势尤其成问题，因为这种极端的姿势妨碍了他的呼吸。他的母亲有时不得不停下车来给 Brandon 换个位置。他只在正确的位置停留片刻。我们开始只是把下颌托当作一种训练设备，一个看护人坐在旁边看着，以确保它不会阻碍他的呼吸。他的呼吸科医生同意了这一调整。然而，他可以长时间地坐着，而不会将头向前、向下或向一边拉。最终，最后一把椅子没有下颌托，因为 Brandon 保持头部正中的直立坐位。这是由于颈部伸肌肌梭关键点的逐渐改变和增加的姿势伸肌激活来实现的（参见关于姿势和运动模型的第 4 章），并改变了视野的感知

计划的一小部分。治疗师的介入必须准备和协助 Brandon 学会坐在椅子上，开发可能在椅子上发生的功能性技能，并指导家庭如何利用轮椅给予的解决 Brandon 障碍和最大化参与的潜能。在确立阶段目标后，治疗师需要注意到评估中妨碍他坐在轮椅上的功能障碍。一旦知道这些，治疗师可以选择最好地解决每个障碍的干预策略。

(1) 妨碍与支持坐姿相关的活动或参与的障碍概述

① 多系统损害

- 头部、颈部和躯干的姿势控制减弱。
- 下肢不对称大于上肢；髋关节不规则对线。
- 不良坐姿。
- 肢体移动缓慢且受限，主要向中线的移动。

针对多系统损害具体的标准化测试选择仍然比较有限。然而，姿势控制的临床测量正在开发中 [31-33]。此外，文献开始探讨坐姿适配对脑性瘫痪患儿姿势和控制的有效性 [34]。

② 单系统损害

- 骨骼系统：这些骨骼畸形导致骨盆不对称的承重，从而造成对线不良。
  - 脊柱侧弯稳定手术。
  - 髋关节发育不良；扭转矫正截骨术后。
  - 骨量减少症伴用钛钉修复的左股骨远端骨折。
  - 左下肢长度比下肢短 2.5cm。
- 肌肉或软组织系统
  - 左颈部肌肉短缩，右侧比左侧明显，伸肌多于屈肌。
  - 左髋部肌肉短缩——屈肌、伸肌和腘绳肌，腓肠肌 - 比目鱼肌群短缩。
  - 左所有肌肉力量下降，所有肌肉低于正常等级。
- 皮肤系统：这些活动范围受限使得在坐着的时候很难将骨盆移动到股骨之上进行动态控制，也导致了躯干和头的控制不良。他在脊柱稳定方面没有明显的问题。筋膜的限制影响运动，随之手术的限制也会影响。
  - 骨切开术后切口附近。
  - 近骨折部位的左膝附近。

- 与胃肠道手术及其分流器放置和修正有关的整个腹部。
- 神经肌肉系统
  - 姿势运动单位的募集减少。
  - 通常肌肉的等长收缩和向心收缩易激活，离心控制极其受限。
  - 在运动受限的额状面和极其受限的水平面的有限协同运动。
  - 肢体分离运动募集减少。
  - 四肢僵直。
- 感觉系统
  - 皮质视觉障碍诊断。
  - 下半身的躯体感觉知觉下降。

(2) 满足支持坐姿下参与相关的效果的具体的物理治疗干预：每个阶段的初始测试都关注了坐位活动。除了进行活动预试验外，Brandon 还需要进行健康状况预测试来确定当天的界限。随着时间的推移，Brandon 的母亲和他的家庭健康护士都非常善于提供有关他状况的信息，从而可以确定是好的一天或是不好的一天。与严重受累儿童一样，Brandon 的许多活动都是临界技能。即使他的健康状况稍有下降，也会导致他的功能水平发生重大变化。对于 Brandon 来说，必须对他的呼吸状态和调控状态进行持续监测。但是，通过持续使用指脉血氧计在给定的基线水平上触发警报，在许多方面使它变得更容易了。Brandon 的含氧水平也清楚表现了他的整体影响。当 Brandon 得不到足够的氧气时，他就会变得昏昏欲睡，即使他的监护器没有显示出极低的含氧量水平。不管怎样，Brandon 如果没有主动意愿，准备去移动、前进并尝试新的任务，他就会感觉不舒服。

每一阶段的第一步就是轮椅的转移。即使活动目标涉及坐在他的轮椅上，在预测试后完成的第一个治疗活动是把他从椅子上转移出来。唯一能让 Brandon 更功能性地坐在椅子上的方法是把他从椅子上挪开，并开始解决妨碍效果达成的障碍。

干预的准备工作通常始于关注呼吸系统和调控系统。治疗师的角色通常不是治疗呼吸系统，因为他服用大量的药物来解决这些需求（见表 20-14 中列出的药物）。然而，在某些情况下，心肺物理治疗确实包含在一个疗程中[29]。直接提供胸部物理治疗的策略解决了胸廓比例的改变[27, 28]。Brandon 常被放置在一个大的治疗球上（球的表面可以适应他的躯干或肢体的任何异常），可以滚动以帮助引流。Brandon 喜欢节律性拍击他的胸部，有时，这一策略也被用来通过减少他整体的过度僵硬来调整他的神经肌肉状态。此外，物理治疗师可以通过重心转移、牵引和增加徒手振动来逐渐调整肢体的位置，以拉长过度活跃或紧张的髋部、肩部和躯干肌肉。这项工作也提供了一个机会，通过骨盆的重心转移来牵伸腘绳肌。他的左下肢因为下肢骨折受限较重。靠近他膝部中间和远端，在钛钉置入的位置以及内翻矫形术的近端都有筋膜瘢痕。有时，治疗师会附加肌筋膜松动来延长这些特定的区域。

还有很多其他的日子，没有必要开始这种呼吸干预和球策略。在那些日子里，我们更有可能通过围绕各种坐姿联合解决肌肉骨骼和神经肌肉的损伤。当他接受物理治疗时，他在功能性姿势之间移动和转换。最初的移动或转换强调通过骨盆的额状面和水平面的重心转移（图 20-24）。Brandon 可以在辅助下从一个调整的俯卧或仰卧位通过侧躺和上下移动转化为坐位。一个更大的球使他身体的大部分得到更多的支持。Brandon 脊柱稳定后，这种运动主要发生在骨盆 – 股骨（髋关节）关节和肩胛带内，但也有肋骨和躯干软组织的相关运动。

Brandon 需要能够在稳定的股骨上功能性移动他的骨盆。当他从轮椅上被抬起时，他的大腿需要髋部屈曲略微超过 90° 放在轮椅上，并使身体的重量向前移动来发声、够到东西、玩玩具、寻找照护者或他的兄弟。他需要能够缓解来自坐骨结节的压力。这些体重的转移对进入和离开轮椅都很重要。游戏、伸够或主要是离开椅子的转移活动促进了移动性。

当 Brandon 坐在椅子上时，受到许多限制，如安全带、绑带和坐垫的形状，使 Brandon 很难实现主动范围或控制。Brandon 的治疗师必须支持部分上半身的重量，并协助分级运动，但治疗师能使Brandon 每一侧渐渐达到更大的髋关节屈曲、外展 /内收、外旋 / 内旋。

有时，治疗师会在腘绳肌上使用肌筋膜松动策略，尤其是内侧，而且更多是在左侧，而不是右

侧，以增加 Brandon 的活动范围。他的母亲被指导如何进行这种类型的软组织牵伸，可以坐在家里抱着他并给予这种温和的牵伸。她应向治疗师报告他的结缔组织何时更紧或更松。她也可以使用类似的策略来辅助他张开双手，增加肩胛带的移动性。

影响他坐姿能力的另一个肌肉骨骼问题是颈胸连接的过度活动。Brandon 没有足够的控制力和力量让他的头竖直——头会垂下来，有时还会向前拉向胸部。由于他的胸椎缺少活动，而且颈椎中部也缺乏活动，所有的活动都发生在颈部底部的下颈段。软组织在这个区域的后部过度伸展。因此，照护人员经常需要帮助 Brandon 摆正头部位置。

Brandon 的头部位置最初很难控制。当他坐在有支持的椅子上时，他可以把他的头拉向右侧支持的前方、下方、外侧以及周围。为了控制这种拉力，他在下颌下放置了一个下颌托。治疗总是集中解决这个问题。Brandon 的颈部姿势肌肉没有足够的募集，尤其是在伸展方面。他通过不对称地使用更浅的肌肉来代偿这一点，比如上斜方肌和斜角肌。

在治疗活动中，颈深伸肌小范围的等长收缩使 Brandon 能够竖直自己的头。治疗师最初必须支撑头部，因为他无法独自支撑。Brandon 最初控制短暂的时间，然后逐渐延长。正如 Stockmeyer 在第 4 章中所述，姿势肌是双侧招募的，从而导致 Brandon 不对称地减少。因此，为 Brandon 选择的

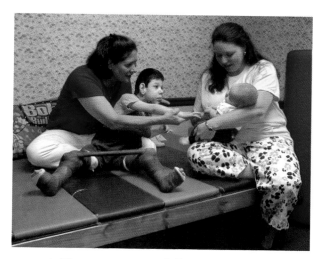

▲ 图 20-24　Brandon 在骨科手术后穿戴石膏

当 Brandon 和他的弟弟和妈妈玩耍时，治疗师专注于促进头部和躯干的控制和骨盆 – 股骨（臀部）的移动性

活动是伸够物品，或如图 20-25 所示与他的母亲和兄弟，允许运动通过骨盆带和上肢的主动运动强化躯干的姿势调节。通过定期使用这些策略和类似的策略，Brandon 在 18 个月内不再需要在轮椅上或任何时候使用下颌托来保护头部力线。Brandon 的干预策略证明了缓慢、稳定和持续的路径是较严重障碍儿童的一个干预特点，可以是有效的。看 Thieme MediaCenter 上 Brandon 戴着他的下肢辅具的照片，但是考虑一下头部控制问题，然后参考 Brandon 和他爸爸在海滩上的照片，在不同的设置中使用非常相似的一组关键点。

在这个阶段中，Brandon 的感觉障碍也得到了解决。尽管 Brandon 被诊断为皮质视觉障碍，但他肯定能看到一些东西，喜欢人和亮色的东西，尤其是那些嘈杂的东西。随着他的姿势控制能力的提高，他使用视觉的一致性也提高了。他专注于物品，并跟踪缓慢移动的物品。他的视觉系统被用来改善他的定向姿势，同时，他改善的姿势控制改善了他的视觉功能。当他专注于某件事时，他坐得更好，通常是专注于一张脸。

Brandon 喜欢前庭输入，比如在秋千上摇摆，或者在减重设备上被推着快速通过。他似乎喜欢运动速度的变化，而且在运动时坐得更好。(见 Thieme MediaCenter 上的图片，Brandon 在家里荡秋千，也在接受治疗时荡秋千，甚至在他的脊柱稳定之前骑马。)

Brandon 是个喜欢拥抱的人，喜欢爱抚，喜欢温和的深触。他依偎在母亲的怀里休息得最好。Brandon 所有的下肢手术都降低了下半身的躯体感觉，因此他依赖于其他身体部分的知觉。仿佛他的姿势安全感来自他的肩胛带，来自他的视觉和听觉系统。干预策略包括将重心转移到他的下肢，通过坐骨结节和大腿来增加对基底支持的意识，从而使他的手臂可以自由地玩耍、伸展和辅助交流。作为一个在一生中经历了那么多侵入性和不舒服的过程的孩子，Brandon 似乎能够区分有害的和支持的、教育的和鼓励的接触。通过他的父母和治疗师的接触和触摸，他可以更成功贴合他的身体在轮椅坐垫上。他也能适应和父母一起坐在秋千上、汽车座椅上、活动椅上或轻便椅上。有时，他可以支撑着前面一张小桌子坐在地板上玩。

(3) 促进功能性坐姿的家庭项目：在每次治疗过程中，治疗师都会建议 Brandon 的父母都如何将治疗活动纳入他的日常生活。Brandon 的母亲在家庭生活中如何融入对待也能形成自己的想法。Brandon 的父亲很少能参加治疗，但他们在 Thieme MediaCenter 网站上的照片显示，他的父亲使用与治疗师在物理治疗期间相同的策略来促进头部和颈部的力线。

Brandon 的母亲能更好地读懂他的信号，即什么时候不应该来治疗，什么时候来治疗会有帮助。她很好地监测了软组织受限，并在治疗开始时向治疗师传达了自己的关注。她还能看到对轮椅、活动椅或秋千的改造需求。Brandon 的家庭计划是一个真正共建、时刻变化的实体，是每个治疗阶段固有的一部分。

2. 支持站立

人们能够直立并且依靠自己的双足是很重要的。Brandon 的家庭也为他设定了许多目标，这些目标都围绕着能够直立，即使这需要支持。Brandon 直立有多个目的。首先，Brandon 喜欢站起来，他喜欢借助辅助设备迈步，被那些活动所激励。这对父母来说也很重要。在准备这个病例报告的过程中，Brandon 的母亲被要求应尽量为 Brandon 的评估识别最重要的站立设备。她说，在日常生活中，站立架在家里用得最多 (图 20-25)，在里面也玩得更多，但如果没有减重设备，她就没有机会看到她的儿子走路。

Brandon 治疗师的意见也影响治疗计划。这位治疗师曾在一家为发育性残疾的成年人服务的安老院工作过，他认为站立对发展站立转移的技能很重要，这让他的父母或其他看护者能够更好地照顾他。当一个患者重量超过 22.68kg，大多数机构都要求两人抬着转移。这个需求意味着，当没有更多的护理人员时，患者更有可能留在床上、轮椅或设施内，而不是参与社区活动。那些更加严重受累个体相对于他们的年龄来说往往要小许多。抬起和搬运这些人可能比试图通过站立来转移他们更容易。可是，执行一个站立转移的技能也可能需要很长时间来发展。如果治疗师为了保证安全或有效，一直

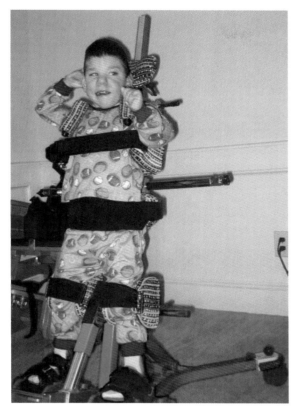

▲ 图 20-25　Brandon 站在家中的站立架上

等到孩子重到需要站着转移时，再教孩子这种技能可能就太晚了，因为通常培养转移的能力需要很长时间。此外，可能会出现太多的继发性损伤，阻碍技能的发展。因此，病例报告的下一部分描述了 Brandon 在一名护理人员的帮助下通过支持站立转移的长期效果。即使有更多的先决条件，转移技能效果的两个要素也将被提出。第一个是站立支持的使用，第二个是在更复杂的环境中转移所需的支持站立步骤。

为 Brandon 提供站立和行走支持的另一个目的是干预他的许多障碍和医疗状况。Brandon 有严重的骨量减少，或低骨密度（bone mineral density，BMD）。他还有脆弱性骨折，儿童骨密度降低被认为增加其风险[35]。已知的导致这种疾病的因素有体重下降、使用抗惊厥药、营养不良（与胃管有关）以及阳光照射减少[35, 36]。因为骨骼会随着生长变化而对施加在它们身上的压力和张力做出反应[37]，所以 Brandon 有一个站立计划是很重要的[38-40]。临床中也观察到站立改善了他的胃肠道状况，呃逆少，

便秘少，并改善了他的血氧饱和度。越来越多的证据表明，在减重跑台训练中，减重设备对脑性瘫痪儿童的损伤和功能方面是有益的[41-43]。

（1）用于站立和行走支持的适应性设备：Brandon 在不同时间被尝试或推荐用于支撑站立的适应性设备包括一个垂直站立架、一个俯卧站立架、一个仰卧站立架、一个减重设备、一个前置支持步行器和一个步态训练器。此病例报告的重点是站立架解决躯体障碍的规律使用，并回顾了部分承重设备辅助行走和辅助转移的使用。

Brandon 在家里定期站在站立架上。他喜欢站着，此时他的上肢可以自由活动。起初，他的站立姿势是俯卧的，但随着他在头部控制越来越困难，仰卧的站立姿势变得更合适了。使用站立架作为一种策略，增加他的骨密度，增加髋伸展、膝伸展和背屈的活动范围，以抵消他在支持坐姿时髋部和膝盖的屈曲时间。当他定期站在站立架上时，家人注意到他的血氧饱和度更好，持续便秘的问题更少。如前所述，治疗师选择训练功能性站立转移的技能，其长期目标是能够不需要由护理人员抬起转移。减重设备系统允许 Brandon 安全的坐着和站着，保持双手自由，逐渐增加双足负重。治疗师可以通过让他坐在一个倾斜的长凳上来帮助他转移重心。她可以促进 Brandon 从坐到站的转移，然后 Brandon 就可以自由地站立了。减重设备提供了以下场景，允许其站立时治疗师管控躯干和下肢的力线。减重设备还提供了治疗师工作额外的双手，以便发展站立转移的技能。没有减重设备，治疗师总是不得不坐在他后面来辅助支持他的头和躯干。治疗师感觉到，相比站在前面时可以支撑他的膝盖让他向前和向上，当她站在 Brandon 身后时需要更多的提升力。

Brandon 有了部分承重设备，治疗师可以协助过渡到跑步机或地面。Brandon 喜欢在直立的姿势下努力走路。在情况好的时候，他可以用这种方法进行很多辅助步行。兄弟们对他的能力表示赞赏说："妈妈，快看！Brandon 在走路！"没有遵循部分承重设备的标准方案，该设备被用作环境干预，或者，如果愿意，也可以用作治疗师的另一双手。它的使用为 Brandon 和治疗师提供了更多的可能性。

（2）满足与参与支持站立和辅助步行相关目标

的具体物理治疗干预：辅助 Brandon 站立的设备是干预的一个重要辅具，但它只是一个辅助，而不是干预。Brandon 的物理治疗计划大约 1 周 1 次。Brandon 的照护计划包括支持站立和行走的终身目标。支持站立相关的干预进程从支撑基础开始讲述进步过程，而不是像文章中关于坐的部分那样，一个个系统地描述他的干预过程。身体每一个部位中，影响站立和移动的障碍将被概述。然后，将回顾提供的干预措施，首先描述治疗过程中包含的直接上手实践的策略，并总结给家庭推荐的个性化家庭康复的主要方面。

Brandon 的双足相对于他的年龄和身高来说很小。在早年，他明显表现出关节活动的受限，踝关节难以在中立位背屈。起初，他的双足也过于敏感。他的母亲和治疗师认为，他的一些敏感性是基于他的病史，因为他在新生儿时长期住院治疗，经常在足踝上穿刺做血液检查。在地毯上赤足进行负重的同时，治疗师对足底进行深压，并将距骨保持在接近力线位置，控制足踝进入中立位。他在部分承重设备的支持下光足站立，允许在治疗过程中不必在足踝上承担全身负重的同时获得更多的感觉输入，因为他的足踝很脆弱，而且经常在没有踝足矫形器支持的情况下发生错位。此外，当 Brandon 以单腿站立支撑时，治疗师可以拖动摆动腿的足越过表面，从而促进主动向前迈步。治疗师指导母亲在Brandon 洗澡后要摩擦双足。

Brandon 穿鞋时，足上所穿的是硬性踝足矫形器。这种姿势使他能够将足保持在力线上站起来。8岁时，Brandon 的足踝表现出活动范围缩小，但他的活动范围在中立位附近。因此，当他的足穿着踝足矫形器时，提供了一个良好的基底。此外，Brandon膝关节的活动范围有限。他一直因为左下肢骨折，在左膝关节的伸展上受限。Brandon 膝关节附近有很深的瘢痕。治疗师使用肌筋膜松解术来延展软组织。母亲也经常在家里学习如何进行这种松解。Brandon膝关节从坐位的 90° 屈曲到站位完全伸展保持足够的范围。股四头肌的力量很难使他站起，也很难保持膝关节伸展站立。Brandon 可以在部分承重设备支持装置上保持股四头肌小范围的等长收缩站立，进行必要的姿势肌肉强化。他在设备中赤足时，还可

以募集腓肠肌 – 比目鱼肌群以及髋关节伸肌群。

治疗师辅助他站立时，可以在下肢工作时保持双腿自然分开，并在迈步站立时需要最大分离。除了姿势控制方面的工作，治疗师还进行从坐到在减重设备支持下站立的转换，以及在治疗师或大型治疗球前方支持下从坐到站的转换。在这段时间里，重点是遵循运动肌强化原则，在活动范围内进行更多地向心运动。在最初的几年里，这是很容易做到的，但是随着因药物而增加的体重，就变得更加困难了。治疗师支撑骨盆和上半身辅助进行向前 / 向上的重心转移。然而，他可以使用一个转移板在高度相似椅子之间转移，而不需要支撑他的体重。这些治疗活动对于在家庭、学校或社区进行功能性站立转移，奠定了非常重要的基础。

Brandon 的父母被指导在家里做一些活动，因此在对影响转移的躯干和下肢软组织柔韧性的长期管理中，他们也发挥了作用。Brandon 每天都站在站立架上，膝关节保持最大的伸展。他还在晚上进行膝关节固定，以帮助控制他的内侧腘绳肌紧缩。他的母亲和父亲都能施展肌筋膜策略，当他们抱着他看电视或依偎在一起时，他们会按摩他的膝关节和瘢痕。这家人还学会了如何在转运准备时将 Brandon从坐在轮椅上转移到站在椅子踏板上。这种转移策略允许 Brandon 练习部分的转移，而且不需要通过安全抱起整个体重，只需要抬起脆弱的股骨。

Brandon 的髋部有许多障碍。他有双侧髋关节发育不良，有截骨术史。他还有脊柱侧弯，导致骨盆倾斜，很难在站立时固定好下肢。Brandon 更喜欢保持双髋屈曲，表现出轻微的迎风姿势。他也有明显的骨量减少，这需要温和对待下肢，即使是稳定向外展、外旋和髋部伸展方向移动。在站立和转移时，治疗师控制骨盆在更稳定的股骨上运动。当坐着的时候，Brandon 被鼓励去拿一些远离他支撑面的物品，这需要髋部进行更大的屈曲和相对外展 /内收以及外部旋转的运动。在部分承重设备上支持站立，Brandon 可以在治疗师协助下迈步，这有助于促进骨盆在稳定下肢上的运动。这种运动可以在地面上进行更多的重复，但当减重设备放置在跑步机上时。治疗师使用跑步机来帮助支撑腿运动伸展到更大的角度，同时可以帮助负重的膝关节力线和

准备摆动腿到足跟着地。

Brandon 支持站立的躯干和头的控制更好。在这种姿势下，他不需要像坐着那样努力抬头来对抗重力。虽然他的头部位置仍然有不对称的倾向，但他在直立时更加机警，表现出更好的头部控制能力。当治疗师能调动他的视觉时，他表现得很好；当他追视的移动目标是家庭成员时，他表现得最好。

Brandon 还可以展现出侧方体重转移更好的控制，并在支持站立时可以自由使用他的手臂。支持工作也提供了呼吸练习的机会，治疗师有能力增加呼吸时肋骨的灵活性，无论是桶状或泵状运动。他倾向于越来越大的声音，这也增加了他呼吸的深度。

五、结果和讨论

如果物理治疗干预的价值是基于标准化检查分数或缺陷列表如何迅速得到纠正，那么可以认为 Brandon 的干预没有价值。Brandon 于 2010 年 8 月 4 日去世（图 20-26）。他遭受了所有与他的疾病、功能紊乱和功能障碍有关的后遗症。

然而，如果一个人通过评估生活质量或通过决定在多大程度上实现了他的个人目标和他自我决定的生活目的来确定干预的价值，不管这些目标是什么，那么可以达到一个迥然不同的评定。Brandon 很小的时候，他的父母做了一个选择，让他在家里生活。随着时间的推移，这个家庭逐渐明白了这个决定意味着什么。Brandon 的父母相信他的人生目标和给予就是爱与被爱。现在的文献明确支持，治疗师通过关注参与和活动来达到个人和家庭的目标。Brandon 完全参与了他核心家庭和大家庭的生活。他参加了一群教育工作者和康复工作者的社区活动，并与这些成年人建立了友谊。他是一个快乐、勤奋的人。他与他生命中的人充分分享他爱的礼物。

在功能性活动方面，他可以坐在椅子上、秋千上、沙发上、床上和大人的腿上。他可以把足放在一张小板凳的转盘上，从轮椅转移到另一张椅子上。他由一位成年人扶着从椅子上移动到支持站立。他可以分享他对日常活动的看法。他可以通过面部表情和发声让你知道他的许多基本需求。

Brandon 的病例报告也是一个途径，回顾本书

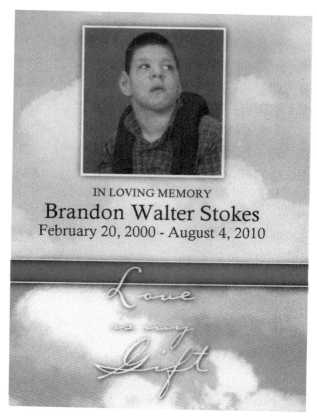

IN LOVING MEMORY
Brandon Walter Stokes
February 20, 2000 - August 4, 2010

▲ 图 20-26　**Brandon** 的讣告

提出的所有 NDT 的哲学原理。治疗师清晰地整体考虑 Brandon。目标集中在提高他的参与和活动。治疗师以 Brandon 的个人优势为基础同时考虑处理他的限制、受限和损伤，她总是同时注意到 Brandon 的过去、现在和未来。团队合作贯穿 Brandon 的生活。治疗师承认他的干预设计影响典型性发育。治疗师和父母的整体工作确保康复的积极延续贯穿家庭规划，以一种清晰的实操进行他的干预。因此，Brandon 的病例报告展示了是如何将 NDT 对一名严重受累且身体虚弱的患者付诸实施的。

六、结论

严重受累的儿童往往有许多复杂且相互交织的疾病、功能紊乱和功能障碍。需要熟练的临床医生解决问题、组织干预、提供最好的医疗。治疗师可以对这些不断增长的群体需求的预估和处理做好准备。ICF-CY 模型是一种帮助治疗师组织检查、评估、照护计划和干预进程极有价值的工具。这个模型的应用在 Brandon 的案例中得到了证明。

另一个有关观察是，在 Brandon 的一生中，没有标准化检查能够充分衡量和记录严重残疾儿童 ICF 各个领域中的变化。特别值得注意的是，很少有针对参与或活动领域的检查。当然，针对严重受累个体参与和活动的变化更加敏感的测试是需要的。

卫生领域现在面临的问题是，越来越多在极度早产中幸存下来和克服了多重临床危症的儿童群体。在这个时候，通常是由一系列的治疗师根据年龄划分提供干预服务的。Brandon 能够在他的学前班和小学期间，通过早期干预，可以接受由不同的团队在门诊或在住院期间提供的物理治疗、作业治疗和言语病理学服务。Brandon 在不同的环境中确实需要治疗师；然而，在他的病例中，建议重新考虑基于年龄的干预。Brandon 有一份复杂的优劣势列表，其中有一份父母期望的非常具体的目标清单。物理治疗师可能需要考虑选择发展一个为严重受累个人服务的专家。除了他的初级保健医师，Brandon 还有许多其他的医学专家（小儿神经科医师、肺科医师、骨科医师、胃肠科医师等）。这些专家提供特殊和集中的护理，但如果 Brandon 活过 21 岁，他将不得不更换这些专家以及频繁更换治疗团队。对于家庭来说，选择与贯穿整个生命周期的为个人和家庭提供服务的专家一起工作，并咨询其他可能不太熟悉严重受累个体特殊需求的治疗师，这似乎是有利的。这样一来，家庭就不必再重复地寻找一位有技能、有意愿为孩子服务的治疗师。

对那些在 NDT 框架下进行实践的严重受累患者感兴趣的治疗师有知识基础，有持续评估和解决问题的技能以及作为一个专家的处理技能，因此可以为这些患者提供更多的参与机会和有意义的活动。

病例报告 B9：对痉挛型脑性瘫痪患儿进行逐渐增强的神经发育疗法干预

Debbie Evans-Rogers   Kim Westhoff   著

杨 梅 译   陈俊臣 校

一、概述

治疗师经常被以下问题困扰：多大的训练强度才能最好地满足特定患者和家庭的需求？不同于传统上每周治疗干预一次的强度是否会对患者的日常功能产生影响？本病例报告观察了 1 名病史复杂、医疗需求多、需要日常护理干预的小男孩。此外，本病例报告还探讨了由作业治疗师、物理治疗师和言语治疗师组成的团队所提供的每日强化 NDT 是如何对儿童及其家庭产生积极影响的。此外，还概述了在家庭确定的最优先领域中儿童功能结局的有据可查的变化。

探索不同强度的不同干预措施及其有效性仍然是儿科治疗研究的重点和需要。北美的儿科治疗师——作业治疗师、物理治疗师和言语 - 语言病理学家通常接受 NDT 教育，并对有神经运动困难的儿童使用 NDT 实践模式 [1, 2]。围绕 NDT 的理论框架与 WHO 功能、残疾和健康的国际分类一致 [3]。动态系统理论（dynamic systems theory，DST）、神经元群选择理论（neuronal group selection theory，NGST）和运动学习和控制原理都有助于 NDT 理论实践 [4]。

使用 NDT 干预治疗可以在不同的强度下进行。在许多情况下，在美国，通常受到保险和其他医疗福利的限制 [5]，治疗通常每周 1 次，持续 1h。在干预研究中，强化治疗可能是指许多不同的干预方法 [6]。强化治疗可能涉及特定的干预措施（直接、咨询或辅助治疗）、干预疗程的频率（从 1 个月 1 次到更频繁）或一个疗程特定的时间长度或治疗的时间长度。在关于脑性瘫痪的信息中，最佳干预频率尚未明确记录在研究中 [7]。

众所周知，循证研究的重要性在于指导临床医生在物理疗法中的决策 [8-10]。利用临床专业知识和患者价值观，整合已发表的最佳研究证据，是循证实践的本质[11]。为达到具有高质量研究的最佳功能结果，其最佳干预强度是护理人员、临床医生、医疗服务提供者，包括第三方支付者，甚至患者自己都感兴趣去查阅的。本文综述了近年来观察应用NDT的研究进展，并对近年来NDT强化治疗研究进行了具体分析。

二、增加强度的神经发育疗法研究

在过去的 20 年里，许多研究涉及了 NDT 干预的某些方面。一些研究对围绕着 NDT 认证课程使用增加干预强度的 NDT 进行了观察（Arndt 等[12]应用在婴儿课程期间，Slusarski[13]、Knox 和 Evans[14]和 Herndon 等[15]在儿科 NDT/Bobath 认证课程中使用）。这四项研究中有三项有阳性结果[12, 13, 14]。自1991 年以来，研究人员 Mayo[16]、Tsorlakis 等[17]进行了五项研究，Trahan 和 Malouin[18, 19]和 Bierman[20]进行了两项研究，他们在具体研究干预强度的同时，使用 NDT 作为干预的方法。表 20-17 中对这五项研究进行了总结。

治疗师和照料者对最佳治疗频率的兴趣不断增加。由于有关 NDT 强度的研究结果有限但支持广泛，因此需要更多干预强度增加的研究。本病例报告探讨了 NDT 强化治疗的疗效，由作业治疗师、物理治疗师和言语 – 语言病理学家组成的协作小组，对 1 名 6 岁的痉挛型四肢瘫伴肌张力障碍的脑性瘫痪男患儿进行为期 2 周、每天 4h 的 NDT 干预。这种团队协作强化训练的独特性为患者带来了更多好处。团队协作为在不同的训练场景加强训练效果和将训练效果融入患者日常生活中创造了机会。

三、病例介绍

Sam，6 岁男童，诊断为痉挛型四肢瘫（左侧重），肌张力障碍，脑室白质周围软化（PVL），癫痫发作，胃食管反流（GER）和甲状腺功能减退。他是家里三个孩子中最小的一个（有一个哥哥和一个姐姐），有一个充满爱心和活力的家庭。他喜欢音乐和唱歌。读书是他最喜欢的爱好之一。他是一个快乐的孩子，喜欢微笑，会高兴而快乐地尖叫，这在他整个身体里都能感觉到和看到。Sam 也喜欢和同龄人一起玩，喜欢在户外玩，包括荡秋千、骑自行车、滑滑梯。他过去参加过 NDT 密集型训练项目，在该项目期间接受了 3 个学科的治疗。去年，他第一次参加了为期2 周的强化课程，此前他还参加过解决患者和家庭需求的每周 1 次的强化课程。

根据患者家庭确定的患者需求，NDT 强化方案提供 OT/PT/SLP 每日干预训练。患者上午参加 2h 的干预训练，午餐休息 1h，下午再参加 2h 的干预训练。在这个病例报告中，Sam 参加了上午和下午的训练。此外，根据患者的需求，我们还提供了 1周或 2 周的干预疗程，我们的患者参加了 2 周的疗

表 20-17　观察神经发育疗法干预强度增加的重要研究

研究者	Mayo[16]	Tsorlakis[17]	Trahan 和 Malouin[19]	Trahan 和 Malouin[18]	Bierman[20]
研究样本数	29 例	34 例	50 例	5 例（患者病情更重）	1 例
年　龄	4—18 个月	3—14 岁	12—79 个月	10—37 个月	5.5 岁
频　率	每周 1 次 NDT 训练与每月调整基础计划对比	每周 2 次 NDT 训练与每月 5 次 NDT 训练对比	每周 2 次 NDT 训练	每周 4 次 NDT 训练，共训练 4 周，然后休息 8 周	PT 每周 3～4h，作业治疗师和言语 – 语言病理学家每周 3～4 次，每次 1h，水疗每周 4～6h
持续时间	6 个月	16 周	8 个月	6 个月	5 个月
结　果	每周 NDT 训练有统计学差异	每周 5 次差异更大，但两组均有统计学差异	有统计学差异	每周 4 次 NDT 训练后休息，患者表现出运动技能的增加和维持	运动能力提高，GMFCS 从 V 级提高到 III 级

GMFCS. 粗大运动功能分级系统评分；NDT. 神经发育疗法

程。Sam 今年参加的强化训练项目继续是在物理、作业和语言疗法之间的合作中进行的。他每天参加两次治疗，每次治疗 2h，共计 4h，连续 2 周（周末休息）。因为去参加一个家庭聚会他第一周出城了一天。在这 2 周的强化训练中，家庭的关注点和目标包括"使用比助行器限制更少的拐杖或其他设备"进行步行，致力于使用他的主动通信设备，特别是关注如何在课堂上使用，在课堂上使用姓名印章，以及增加左手的使用。这些目标的预测试见图 20-27 至图 20-29。

（一）相关病史

Sam 为孕 27 周早产。出生时体重 737g，身高 33cm。出生后立即使用呼吸机，6 天后撤机。在出生后第 13 天，Sam 因空气栓塞出现心脏骤停，并持续 10min，再次使用了 14 天的呼吸机。出生 80 天后他出院回家。出院前做了疝修补手术。

Sam 被用奶瓶喂养，直到 1 岁时安放胃管（G 管）。2007 年 3 月，胃管改为胃造口 - 空肠造口（G-J）管，要求每 3 个月更换一次。1 岁时做了眼科手术。在医院出生时就开始使用抑制胃反流药物，目前仍需要使用。

Sam 在 2006 年 10 月开始出现癫痫发作（近 3 岁）。他现在仍有癫痫发作，但使用目前的抗癫痫药物后得到控制。耳管于 2007 年 3 月放置。左侧压力平衡管已脱落，但右侧仍在。甲状腺功能减退

症于 2010 年 1 月治愈。

目前的药物包括口服巴氯芬（调节肌张力）、费尔巴托（美达制药公司）、苯妥英钠（辉瑞公司）（控制癫痫发作）、镁牛奶（改善便秘）和普雷维酸（武田制药美国公司）（抑制胃酸反流）。去年癫痫发作明显减少。自 2006 年 10 月第一次癫痫发作以来，发生过癫痫大发作，伴有疾病（哮吼）和日常惯例的改变。Sam 在 2010 年 2 月注射了苯酚和肉毒素，2010 年 5 月又注射了肉毒素，以进一步控制肌张力，防止关节活动度和技能的丢失。注射肉毒素的部位包括左侧肱二头肌、髋内收肌、双侧腘绳肌和右侧腓肠肌 - 比目鱼肌。他在学校接受物理治疗、作业治疗和语言治疗，每周 2 次，每次 30min，以解决教育需求；每周一次接受一次私人医生治疗，以满足更多基于医疗的需求。

Sam 的 GMFCS 为 Ⅳ 级（能够在辅助下短距离步行，但在社区需要轮椅，在躯干支撑坐位下能最大限度地发挥手部功能）[21]。去年他已经长高了 5.08cm。目前，他全天都有护士陪同，因为癫痫他将得到一只经过特殊训练的狗。当被问及家庭为什么要继续参加强化计划时，家庭报告指出该计划通过多学科团队的协作，对 Sam 的技能水平了解得更透彻，并对未来的干预提出了良好的建议。NDT 的基础是鼓励治疗师从整体团队的方法来观察患者的需求，这可能有助于提高家庭在强化课程中的满意度[4]。

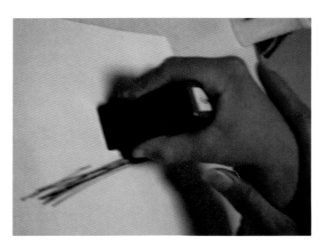

▲ 图 20-27 在 Sam 的作业治疗预测试中，他需要手把手地帮助，才能成功地抓住姓名印章，将印章对准直线，并施加足够的压力将他的姓名清晰地印在直线上

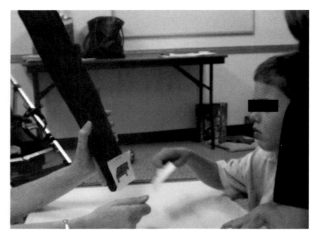

▲ 图 20-28 在言语治疗的预测试中，Sam 需要多种视觉和语言提示来参与选择和做出选择。很难在一张照片中捕捉到 Sam 参与选择和做出选择需要多大的视觉和语言提示

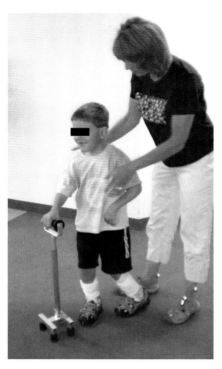

▲ 图 20-29　物理治疗预测试的照片显示，Sam 在妈妈辅助右肩和左侧躯干下用四轮手杖步行

（二）参与

Sam 上的是普通幼儿园（从 1 月份开始上半天，然后周二至周五由半天过渡到全天，周一仍上半天；通常情况下，他这个年龄的孩子在周一至周五全天上课），在学校有三个好朋友，一起快乐地互动。虽然 Sam 最初因为噪音不喜欢参加学校活动，但他现在能忍受和参与学校活动了。在冬天，他可以到外面的操场上和同学们一起玩，还可以容忍戴帽子和手套。在学校体育老师的帮助下，他参加了普通体育课，穿着踝足矫形器和助行器可以发球。他在午餐室和同龄人一起吃午饭（用餐具自己吃，用手指吃各种稠度的食物），全天使用主动通信设备（ACC 有 45 个元件）进行社交活动。他能用一个带吸管的保温杯喝水。他喜欢参加所有的家庭活动，包括最近和家人坐飞机去参加一个州外的家庭婚礼。他定期去教堂上主日学。

（三）参与限制

2010 年，Sam 在学校提供的一对一帮助下开始上幼儿园，全面入园一直是一个挑战。他的家庭护士陪同他上学，以满足他的医疗需求，其中包括按规定时间表服药，家庭护士被指定为 Sam 的医疗急救人员。此外，他的护士每天按医生处方给他提供营养和药物。尽管 Sam 有着复杂的医疗需求，但他仍然能够上学并被接收入园。午餐时，他食用类似布丁稠度的食物需要帮助，这限制了他与同龄人交往的能力。由于独立活动能力低下，他在学校课间休息时活动受到限制。他不能说话，除了能做一些手势表达 [比如 "是的，一切就绪，讲话人，嗨 / 再见，谢谢，飞吻，摇头表示不（不一致）"]，他需要 AAC 与他人沟通。他仍然需要尿布来大小便，但正在进行独立如厕训练，每天能成功 2～4 次。在当地一所大学的理疗系学生的帮助下去教堂上主日学。喜欢与同龄人进行社交互动，并喜欢郊游，例如去水上乐园。他很难在所有情况下都能与人沟通，例如在水上公园时，他的 AAC 设备不能在那里使用。

（四）活动和活动受限

在严密监护下 Sam 能用助行器行走，能让妈妈或护士牵着他的双手行走，能独立坐在地板上（W形坐姿）和长凳上。如果没有支撑，他无法从地板上站起来，其他转移也需要帮助。他的右手为利手，左手为辅助手。能用右手食指使用 AAC 设备。用右手能很容易参与游戏和操作，比如翻书、抓球和扔球、玩水上玩具。能用左手击球。对于需要更精确的双手活动，他需要帮助，比如帮助他打开左手，用阻力维持左手抓握。

（五）身体结构与功能

Sam 经常坐在轮椅上或长凳上，或者在支撑下站着。要求姿势稳定、控制的姿势和分级运动对他都很困难。功能性旋转的组成部分应用受限，旋转时常见躯干向右侧屈（重心转移不成熟）。不对称姿势表现为左上肢紧靠身体时会出现肘关节和腕关节屈曲。下肢常处于蹲伏姿势，髋、膝关节屈曲，踝关节背屈（穿戴踝足矫形器。对于需要稳定性的转移和活动，通常需要外界支持。

身体结构与功能的总结见表 20-18。

1. 身体重心和支撑面的关系

Sam 坐在地板上时倾向于保持很宽的支撑面（呈 W 形），在支撑下站立时双下肢间的支撑面却

表 20-18　身体结构与功能：单一系统评价

系　统	变　量	分　布	身体领域
神经肌肉系统	时间	难以维持姿势激活	臀肌 / 腹肌和腓肠肌 – 比目鱼肌
	时间	难以终止	胸肌、背阔肌、左肱二头肌、左拇指内收肌、尺偏肌、髂腰肌、腘绳肌
	动态肌强直	左侧＞右侧	双下肢和左上肢
	力量产生	不足	双侧腓肠肌 – 比目鱼肌、双侧股四头肌、右侧肩胛降肌
	共激活作用 / 促进关系	核心肌群肌力共激活作用下降，协同运动差	前锯肌、内外腹斜肌、臀肌
	肢体内 / 间动力学	肢体内 / 间活动受限	双下肢、双上肢中度受限
	控制 / 调节	抓握控制和负重控制差	
	运动的姿势稳定协调性	协调动态的运动和动作困难	
	协同动作	运动能力伴多样性受限，努力会进一步降低运动多样性和速度	右侧肢体启动运动
	肌张力	增加	双侧腘绳肌，双侧内收肌，右侧腓肠肌 – 比目鱼肌，左侧肱二头肌
	多余运动	上肢活动时双手有多余活动	
	分离运动	下降	双下肢和双上肢，特别是手
	运动减少	无	
肌骨系统	关节活动度，关节和软组织	受限	肩关节屈曲（100°），双侧斜方肌上部，胸大肌和背阔肌左侧＞右侧，左侧肱二头肌（肘关节伸直45°），肱桡肌，旋前圆肌，腕屈肌，尺侧肌，指长屈肌，拇外展肌，双下肢：双侧髂腰肌、内收肌，腘绳肌近端和远端（内侧＞外侧），腓肠肌 – 比目鱼肌
	关节活动度，关节和软组织	过伸	双侧菱形肌，下斜方肌，股四头肌，足部内在肌，肱三头肌
	肌肉伸展性和功能范围	肌肉伸展性下降	腘绳肌和腓肠肌 – 比目鱼肌止点腱性延长
	肌肉力量	差	全身姿势控制肌肉，特别是深部伸肌和腹部核心肌群
	耐力	差	维持姿势力量和对线，股四头肌过伸以抗重力维持直立
	骨骼异常		胸廓伸展和胸腔活动度降低，脊柱前凸增加

（续表）

系　统	变　量	分　布	身体领域
躯体感觉	本体觉	降低	躯干，双下肢（特别是下肢有踝足矫形器）重于双上肢，左侧重于右侧
	触觉	触觉防御	头、手、足正在改善（如冬天戴着帽子和连指手套能去外面玩）
	前庭觉	享受可预见的	能在球上不同强度的摆动、弹跳、跳跃
	感觉加工与调节	感觉加工时间延迟，听觉紧张	比如，不能接受多个口头命令和忍受噪音，看到他用手打他的头或哭泣，最初不能参加学校的集会，现在容忍／参与学校集会没有困难
	调节（唤醒、状态调节、情绪调节和控制）	比前一年有所改善，但仍令人担忧	比如，更容易适应陌生的人和环境，能够和多个孩子一起在外面玩耍，能容忍噪音
	视力	20／20（右）20／40（左）	为强化左眼视力遮盖右眼 3 年，维持双侧视觉焦点困难，眼与头无分离运动
	听觉	双侧听力在正常范围内，听觉调节困难	听觉反应多变——对突如其来的噪音高敏，如玩具掉在坚硬的表面或其他大的噪音；对言语声音低敏
	味觉	耐受性降低	寒冷（如冰激凌）

较窄。当他放松时，重心位于支撑面（和骨盆后部）前。他不能主动维持他的重心平衡，负重经常不对称地右倾。站立时重心维持在（蹲伏步态）较低的水平，并超过支撑面。

2. 对线

Sam 在坐位或站立位时体重分布不均。他倾向于保持头向右屈曲、向左旋转。双肩抬高，肩胛骨前倾、外展。左上肢处于上臂伸直、内旋、外展，肘屈，前臂旋前、尺偏，腕屈位。手指经常弯曲，拇指在腕掌关节处塌陷。右上肢对线根据活动动态变化。躯干向右侧屈曲，右侧骨盆向后旋转时出现倾斜。双下肢处于双髋屈曲、内收、内旋、屈膝，踝背屈位（尽管腓肠肌－比目鱼肌紧张，可见足中部的非典型活动）。移动时左右不对称，右侧用于移动，左侧用于稳定（静态和动态姿势控制和稳定性差）。保持左上肢最少主动参与的姿势。

3. 预期姿势调整与重心转移

Sam 经常不能表现出根据身体外部需求进行姿势调整所需的预期控制。

4. 运动构成

他表现出在重力作用下偏向屈曲的运动，在开始运动时伴随躯干伸展和旋转不足。体重侧向转移矢状面运动优于额状面的体重侧向转移，并受限于水平旋转，和有限的横向平面旋转矢状面运动优于额状面。

5. 肌肉僵硬／肌张力

左上肢和双下肢近端和远端肌张力均增加，上肢较下肢更僵硬，下肢左侧较右侧更僵硬。

6. 步态

步长和跨步长受限，左侧较右侧更明显。穿戴铰链踝足矫形器时常表现出蹲伏步态。保持直立姿势困难，因为独立站立和步行时姿势支撑需要同时使用臀肌和腹部肌肉。股四头肌处于过伸位，站立位膝关节（股内侧肌）不能维持完全伸直。负重时足内侧（足中部）塌陷，足跟外翻。

7. 胃肠道

Sam 每天接受镁牛奶，帮助肠道运动规律，这也显著地改善了他的便秘症状。另外，他进食高热量 Ensure（雅培）以软化大便。每晚睡前服用兰索拉唑控制胃食管反流（通过胃管服用）。Sam 过去有干呕问题，使用兰索拉唑后明显改善。G-J 管用于营养和医疗需要。G 管白天用，J 管只用于晚上服药。

8. 呼吸道

前一年冬天和 24 个同学一起上幼儿园后，从 2—5 月一直在生病，其中包括哮吼、咽扁桃体肿大（计划在 8 月切除）和三次咽喉链球菌感染。深吸气受限。

（六）辅具

辅助定位推车，商用动态站立架，带双前臂槽（左侧带橡筋带、HyGorn 公司）和外侧躯干支撑的后步行器，一个四轮拐杖，能自由踝背屈的双侧铰链踝足矫形器（这些辅具整天使用，有磨损，除了在地板上玩的时候不用），增加踝背屈的双侧夜间休息用夹板。左肱二头肌伸直支具，左手腕和拇指夹板，膝关节固定装置，和一个带 45 个元件的腕通话设备——AAC。

（七）背景因素：环境和个人（促进/障碍）

Sam 对突如其来的巨响过敏。他来自一个主动参与治疗的家庭，自出生以来一直在接受治疗。他家几个月后要搬新家，那里增加了轮椅便利设施。

（八）评估工具/结果测量

由于复杂的医疗需求、广泛的运动参与，以及团队成员和家庭之间的协作需求，我们采用了两种结果评估量表。在为期 2 周的 NDT 强化课程中，所有科室（物理治疗、作业治疗和言语治疗）都采用 GAS[22] 和 COPM[23]（GAS 和 COPM 请参阅本章后面的运用）。使用这些评估工具来捕捉 Sam 在这期间能达到的功能改变。对于有复杂的医疗问题和运动受限的儿童，目前市场上的大多数标准化评估工具都没有针对性的标准，不能显示出患者细小或定性的变化，也不允许设定团队合作目标。物理治疗师、作业治疗师和言语 - 语言病理学家在与家庭讨论了优先事项后，使用 GAS 编写了个性化目标。在这个病例报告中，Sam 的妈妈感兴趣的是：Sam 能使用一种更轻便的助行器行走，改进对增强

型通讯装置的使用，以及在学校的文件上印上他的名字。

（九）干预

本病例报告中描述的干预措施使用了 NDT 实践模型。由 2 名 NDT 讲师和 2 名受过 NDT 教育的治疗师提供干预治疗。干预方案包括全面评估，在整个治疗过程中个体化直接处理问题，准备活动，与身体对线相关的核心姿势肌群激活训练、支撑面（主要负重面）和重心，伴随肌肉激活的拉伸训练（如果需要），练习，技能的重复，团队合作。表 20-19 列出了一个典型的治疗过程。通过直接改善身体对线、负重、体重转移、中端控制、近端保持以及多种运动对患者进行指导（促进或抑制）。

请参阅 Thieme MediaCenter 查看此表附带的照片，还有更多关于 Sam 其他干预过程的照片和视频。

（十）结果

Sam 完成了为期 2 周的 NDT 干预治疗，每天 4h，完成了 9 个疗程（共 10 个疗程）。因为家庭参加外地义务活动错过一个疗程。本文后面将干预前后的 GAS 目标进行了列表（见后文图 20-34）。

（十一）物理、作业、言语治疗干预前目标

请参阅本章末的 "Sam 的 GAS 目标总结"。

在为期 2 周的 NDT 干预结束时，Sam 所有学科的 GAS 分数都有提高（见 Sam 的 GAS 目标总结）。他的表现见图 20-30 至图 20-32。

最大的进步表现在物理治疗和作业治疗得分。物理治疗的 GAS 得分从 a-2 提高到 a+2 水平，超过了预期得分 "0"，使用四轮手杖能保持平衡到能独立行走 4～6 步。

作业治疗 GAS 评分从 a-2 提高到 a+2 水平，超过了预期分数 "0"，能够独立地在 "姓名线条" 上印上自己的名字，用于完成学校作业，并且能够在腕关节得到支撑的情况下松开手里的玩具。

在启动与同伴的交流活动中，AAC 运用专业特定言语得分也从 a-2 级增加到 a+1 级，在参与六项活动时，跟随视觉时间表从 a-1 级增加到 a+2 级。

各学科干预前后的 COPM 得分也都有所提高，

表 20-19 NDT 干预细节：一个典型的干预疗程 [a]

	患儿开始姿势	患儿启动的活动	治疗师给予的活动	控制关键点	徒手操作抑制（−）或促进（+）	环境适应或使用设备
准备活动	站立位 – 双手推大球	身体体重前移，同时双上肢推球	左腕对线和拉伸	左尺缘和左虎口	−	大橙色治疗球，踝足矫形器配外旋带
ABCs：对线、支撑面、重心	俯卧和坐位	伸手去拿弹跳球	"超人"–胸廓伸展、松开双上肢、拉伸左肱二头肌	双肘和臀部	+	大橙色治疗球，弹跳球
核心肌群激活	坐位 – 骨盆对线：伸展伴旋转	扔球和去够球	上肢负重，躯干旋转	左鱼际和左虎口，下胸椎	+	大橙色治疗球，弹跳球，呼啦圈靶
拉伸 / 激活	坐位	右手抓握	左手抓握，持续抓握和放开	左手尺侧缘和虎口	−	长凳，培乐多彩泥
练习时间（包括重复和目标模拟）	坐位	右手抓握和放开	左手抓握和放玩具	固定左手尺侧	+	长凳，有弹性的蜥蜴、蛇和虫玩具，塑料蛋，带绳大黄球

引自 Ustad 等 2009 年使用的图表，由 Debbie Evans Rogers 改编，2010 年 3 月用于论文研究

a. 功能活动 / 目标：Sam 在坐位协助稳定手腕、前臂和物体下能在第二次尝试 3/5 试验中，用左手放开物品

目标：预期结果水平—在强化训练计划中，GAS2 周目标水平为 0。

物理治疗目标：
- Sam 将使用四轮手杖独立站立 20s，右手向下用力使用拐杖独立保持平衡（只在监护下站立）

作业治疗目标：
- 在辅助稳定腕关节、前臂和物品下，在第二次尝试 3/5 试验时左手能放开手里的物品
- 仅用言语提示，第三次尝试能用右手将自己的名字清晰地印在线条上（没有污迹、污点，印上全名）

言语治疗目标：
- 能使用 AAC 设备开启三种不同场景和同龄人的交流，在启动交流过程中需要最少量的提示
- 训练过程中提供线索，能使用 AAC 设备和同龄人在游戏中进行六轮谈话交流互动
- 能跟随视觉时间表参与到每个活动中，每个活动最多有 6 张 15 英寸的图片，一张图片完成到下一张图片出现为一个活动

AAC. 辅助和替代通信

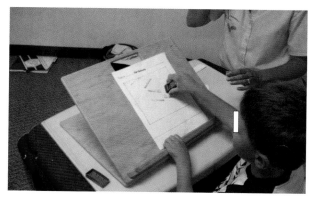

▲ 图 20-30 在作业治疗结束时，拍了这张测试后的照片，**Sam** 能够独立地抓住姓名印章，并以足够的压力将其压在纸上，不留下污迹或污点，并在第一次尝试时将其全名印在纸上。多次试验后，印名质量下降

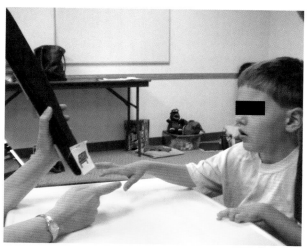

▲ 图 20-31 在言语治疗后测试，**Sam** 只需要一次言语提醒

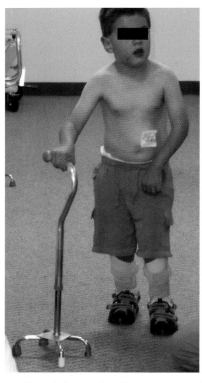

▲ 图 20-32　物理治疗后测试照片显示了 **Sam** 使用四轮手杖改善了平衡功能，以及他在强化训练后使用四轮手杖能行走 4～6 步

其中最大的进步体现在：对物理治疗目标的满意度水平从 3 分提高到 8 分；物理治疗目标表现水平从 3 分提高到 7 分；在第二个（名字印章）作业治疗目标上，表现水平和满意度水平均从 4 分上升到 8 分，在第一个 OT 治疗目标上，表现水平和满意度水平均从 5 分上升到 8 分。在第三个言语 – 语言治疗目标（视觉时间表）中，表现水平和满意度水平从 7 分提高到 9 分，在第一个言语治疗目标（使用 AAC 启动交流）中，表现水平和满意度水平从 3 分提高到 4 分。第二个言语治疗目标（使用 AAC 和同伴轮流）的表现水平和满意度水平没有改变。

患儿其他主观和功能方面也有改变，包括系统疾病的改善，表现在以下几个系统。

1. 感觉系统

上下肢在负重时本体感觉改善，双手本体感觉改善，处理陌生、频繁的噪音和常规改变的自我调节能力增强，预期反应改善。

2. 肌骨系统

核心姿势控制肌群耐力和力量得到改善，髂腰肌和腘绳肌得到牵伸，右髋伸展和外旋活动度增加使得髋关节对线得到改善，双侧胸大肌得到牵伸，左侧肱二头肌、旋前圆肌、屈腕肌、尺偏肌、指长屈肌和拇内收肌的运动范围和软组织得到改善。

3. 神经肌肉系统

左上肢在活动时动态僵硬降低，右肩胛下肌、股四头肌和腓肠肌 – 比目鱼肌（当站在楔形垫上时）在站立的中末期的力量产生增加，核心姿势控制肌群的起始力量增加和维持共激活活动增加，右手分级活动改善，左手伸手够物改善，双手的多余运动减少。

4. 呼吸系统

能更慢、更深地进行呼气。

（十二）其他改变

Sam 与刚认识的人相处的轻松程度明显提高。在 AAC 设备上使用了新图标，喜欢与同龄人轮流玩游戏。用视觉时间表能预测活动的变化。在站立架上身体对线得到改善。

四、讨论

类似于 Schreiber 最近关于粗大运动发育迟缓儿童治疗强度增加的病例报告[25]，本病例报告的结果表明，这名 6 岁的痉挛型四肢瘫和肌张力障碍患者在为期 2 周、每天 4h NDT 强化训练计划中疗效明显。

使用 GAS 和 COPM 工具评定发现患者客观上有改善。治疗师和护理人员注意到患者在客观和主观上都有进一步的改善。具体来说，研究的参与者展示了患者在站立平衡和使用四轮手杖行走、在学校作业上用印章署名、用左手抓握以及使用视觉时间表和 AAC 设备进行交流的功能改善。

特别是在这个病例报告中，虽然所有的目标都取得了进展，但是最大的进展是使用四轮手杖保持平衡的物理治疗目标。这种变化可能是因为物理治疗和作业治疗在同一个活动训练上共同努力，这个活动是帮助他用右上肢推动以改善本体感觉和肌肉力量。作业治疗中名字印章目标为物理治疗使用四轮手拐保持站立的负重目标提供了直接的帮助。这一发现加强了 NDT 的一个重要方面，即所有与儿童相关学科的合作努力。如果目标可以协同制订（例如，在这段强化干预期间，物理治疗的目标是用右手向下压四轮手拐，作业治疗的目标是用右手向下按压姓名印章），那么每个训练都能得到更多练习，各学科都朝着提高功能表现而努力。

在这个病例中，各个学科每天会面，讨论日常干预措施，并与家庭、家庭护理人员（所有会议家庭成员和护士都在场）和其他治疗师有着深入的合作。在这个案例研究中，合作似乎在患者提高其功能结果的表现方面发挥了重要作用。关于步行的物理治疗目标这一最大进步，需要考虑的其他方面可能是由于物理治疗只关注一个目标而不是多个目标，而且使用四轮手杖的平衡 / 步行目标是家庭优先考虑的，可能由家人增加了训练。

在已发表的研究中，治疗干预措施，如跑步机训练、限制诱导运动疗法和强化力量训练都有积极的效果[26-29]。在本病例报告中，使用 NDT 方法每天强化治疗，为期 2 周，疗效显著提高。Ottenbacher 等[30]的研究证实了接受 NDT 的受试者与未接受干预的对照组受试者相比的结果为阳性，并且最近越来越多的研究支持使用强度增加的 NDT 方法进行训练[12, 17, 20, 31]。强化治疗计划的成功可能是因为治疗的分层效应会一天天增强。使用功能性客观目标的强化治疗的质量方面仍需要继续探索。

在考虑更为强化的治疗时，需要考虑很多因素。家属和治疗师可以使用更密集的治疗方案来帮助患者获得特定技能。在这个项目中，家属需要为患儿治疗提供交通工具，他们积极参与目标书写，参与到每个治疗过程中。与 Trahan 和 Malouin[18] 的发现相似，在这项为期 2 周的强化计划中，父母的参与度很高。许多家庭不能参加这种密集型项目，可能是因为有其他的安排，如工作、有同胞兄弟姐妹需要照顾和其他家庭要求、经济来源的限制，以及其他困难[25]，长时间的强化治疗可能会给家庭带来压力[32]。患儿还必须要自己愿意参与治疗并能够坚持更长的疗程。

进一步探讨以这种每天多学科强化治疗、干预时间从 2 周到更长的时间周期（例如，在 1 年或 2 年的时间内进行纵向研究）的形式提供强化治疗干预措施的益处，会引起大家的兴趣。每季度提供 2 周的强化计划，并提供休息时间段和针对目标的随访测试，以确定在休息期间患者的进步是否能保持和是否能适应不同的环境。如果在强化治疗后得到改善的目标得以维持，父母可以选择不同的治疗方案。为更好地理解可为父母和患儿提供的最佳治疗强度，随着时间的推移，监测和跟踪患者的病情改善 / 转归非常重要。还需要定性研究探索父母、治疗师和患者对强化治疗的观点。

许多干预措施和辅助治疗工具可供治疗师在管理患者时帮助患者改善功能。尽管 GMFM 和 PEDI 在对脑性瘫痪患儿粗大运动改变进行评定中已被证实是有效的[14]，但对儿科治疗师来说，探索评定治疗效果的其他量表仍有挑战。与 Mailloux 等[33] 使用 GAS 评定感觉统合失调儿童的研究相似，本报告也使用 GAS 评定接受 NDT 干预的儿童[34]。在本病例报告中，GAS 和 COPM 作为功能结果量表，研究人员在干预前后已发现其具有阳性结果。所有学科都可轻松使用 GAS 和 COPM 量表。

值得深思的是，在这一特定的强化项目中提供服务的治疗师的专业知识水平。为这名患儿提供服务的 2 名治疗师是 NDT 讲师，另外 2 名治疗师具有丰富的 NDT 儿科经验并参加过大量 NDT 培训。大多数受过 NDT 教育的人在制订特定的定量目标方面都有相当数量的教学和实践，这可能有助于使用 GAS 轻松制订目标。即使在本病例研究中考虑到这些方面，作为检测干预前后功能变化的定量结果量表，GAS 和 COPM 也被发现是有用的。

五、临床意义和结论

循证研究在临床实践中对优化患者护理的重要性在儿科康复中显而易见[35]。需要临床医生继续进行儿科研究和在同行评审的杂志上发表病例报告。用客观和主观报告的定量和定性数据记录儿科患者干预前后的变化是非常有价值的[36, 37]。

临床医生的报告可以扩展治疗师的知识，并最终使患者受益。我们发现在我们的案例中，使用功能性结果测量量表有助于让治疗师专注于对家庭和孩子有意义和价值的目标。此外，这些量表还提供了一种量化功能变化的方法，并记录了家庭对这些变化的看法和变化带来的益处。需要探索适当的功能性结果测量方法，如 COPM 和 GAS，这些方法对临床医生来说是经济的、可用的，并且可以方便地用于监测患者的进展[36]。这不仅是临床医生、患者及其家属所必需的，它也可能提供有利于第三方报道和研究资助的数据和信息。

此外，进一步探索最佳治疗强度的重要性也不容忽视。这项单一个案研究发现，对一个有多种复杂医疗需求的孩子使用一个综合性的团队强化训练计划，效果良好。患者在短时间内表现出功能性改变，并且家庭报告了这些变化带来的好处。作为经验丰富的儿科治疗师，多年来治疗访视时看到护理人员，并对本研究产生了影响。由于最佳治疗频率在我们每个患者的研究中都不是确定的，对患者日常生活最有效或者在短时间内可有重大改善的替代治疗选择，应该继续成为进一步研究的优先选择。与 2020 年美国物理治疗协会愿景一致，治疗师需要努力优化所有患者的运动治疗，以提高其社会参与度，即使患者年龄很小，这一愿景也必须成为关注焦点[38]。

病例报告结果需要谨慎对待，不应对所有患儿一概而论。单一病例报告方法存在许多局限性。以适当的严谨性进一步研究，包括增加不同诊断和年龄的受试者对象、随机化、盲法，具有纵向数据的特定技术传承的更多变量控制。在使用强化 NDT 训练计划展现出积极疗效的结论定论之前，还需要进一步的统计分析。

六、声明

该病例报告是作为第一作者在犹他州普罗沃市洛基山卫生大学攻读儿科科学博士时作为学位论文研究项目的混合方法设计的一部分来完成的。我们要感谢 Sam 和他的家人、强化课程治疗师以及课程的合作伙伴，特别是 Linda Kliebhan 和 Rona Alexander，感谢他们对本病例报告的支持。

七、使用目标达成量表和加拿大职业表现测量量表

目标达成量表是一个 5 分的 Likert 量表，最初用作评估心理健康治疗的方法，已扩展到包括康复在内的各种环境中的应用。GAS 评分从 –2 分到 +2 分不等。评分分级说明如下。

- –2（远低于预期结果）。

- –1（略低于预期结果）。
- 0（预测结果水平）。
- +1（略高于预期结果）。
- +2（远远超过预期结果）。

在与看护人员讨论了他们的目标优先级之后，治疗师使用 GAS 编写了特定学科的客观目标。目标达成量表用于本病例报告，因为它能够评估干预带来的变化。

COPM 是一个 10 分的 Likert 量表，已被用来识别和优先考虑影响作业表现的日常问题。一旦确定了特定的问题，COPM 常常被用作自我感知评定工具。COPM 根据当前完成任务的能力（在本病例报告中使用特定学科的 GAS 目标）、重要性分级、表现和活动满意度进行评分。量表级别描述如下。

- 重要性：1 分一点都不重要，10 分非常重要。
- 表现：1 分根本不能完成，10 分完成得非常好。
- 满意度：1 分完全不满意，10 分非常满意。

由于护理人员的参与性评分过程有助于产生定量数据，因此本研究将 COPM 量表纳入研究。治疗干预使用 GAS 量表制订的各学科目标，在干预前后对家长进行 COPM 评分。第一位研究人员使用 GAS 和 COPM 评分为每位治疗师撰写目标提供服务。

八、物理治疗、作业治疗和言语治疗围干预期的目标达成量表目标（附全部评分）

（一）达到目标达成量表指定水平的物理治疗目标：–2、–1、0、+1、+2

物理治疗目标 1：使用四轮手杖保持平衡
–2：Sam 用右手向下用力拄四轮手杖能保持独立站立，并独立保持平衡 1～2s（密切监护下）
–1：Sam 用右手向下用力拄四轮手杖能保持独立站立，并独立保持平衡 10s（仅需站在一旁监护）
0：Sam 用右手向下用力拄四轮手杖能保持独立站立，并独立保持平衡 20s（仅需站在一旁监护）
+1：Sam 用右手向下用力拄四轮手杖能保持独立站立，并独立保持平衡并能独立走 2 步（仅需站在一旁监护）
+2：Sam 用右手向下用力拄四轮手杖能保持独立站立，独立保持平衡并能独立行走 4 步（仅需站在一旁监护）

（二）达到目标达成量表指定水平的作业治疗

目标：–2、–1、0、+1、+2

作业治疗目标 1：左手放开

–2：Sam 能在帮助移动拇指和手指以及稳定腕、前臂和物体的前提下用左手放开物品

–1：Sam 在帮助稳定腕关节、前臂和物品下，第五次尝试时能用左手松开物品

0：Sam 在帮助稳定腕关节、前臂和物品下，第二次尝试 3/5 试验时能用左手松开物品

+1：Sam 在帮助稳定腕关节、前臂和物品下，第一次尝试 3/5 试验时能用左手松开物品

+2：Sam 在只帮助稳定物品下，第一次尝试 3/5 试验时能用左手松开物品

作业治疗目标 2：印名字

–2：Sam 能用右手，并在手把手帮助下维持推动在一条线上清晰地印上他的名字（无污点、污迹，名字完整）

–1：Sam 能在言语提示和动作示范下，第 5 次尝试时能用右手清晰地将名字（无污点、污迹，名字完整）印在一条线上

0：Sam 能只在言语提示下，第 3 次尝试能用右手清晰地将名字（无污点、污迹，名字完整）印在一条线上

+1：Sam 能只在言语提示下，第 2 次尝试能用右手清晰地将名字（无污点、污迹，名字完整）印在一条线上

+2：Sam 能只在言语提示下，第 1 次尝试能用右手清晰地将名字（无污点、污迹，名字完整）印在一条线上

（三）达到目标达成量表指定水平的言语治疗

目标：–2、–1、0、+1、+2

言语治疗目标 1：一般交流

–2：Sam 能使用 AAC 设备开始和同龄人交流，在这个过程中启动交流需要最小的提示对"hi"做出回应

–1：Sam 能使用 AAC 设备在两种场景下开始和同龄人交流，在这个过程中启动交流仅需要最小的提示

0：Sam 能使用 AAC 设备在三种场景下开始和同龄人交流，在这个过程中启动交流仅需要最小的提示

+1：Sam 能使用 AAC 设备在四种场景下开始和同龄人交流，在这个过程中启动交流仅需要最小的提示

+2：Sam 能使用 AAC 设备在五种场景下开始和同龄人交流，在这个过程中启动交流仅需要最小的提示

言语治疗目标 2：话轮转换

–2：Sam 能在为其提供线索的情况下使用 AAC 设备和同伴在游戏中完成 2 次话轮转换

–1：Sam 能在为其提供线索的情况下使用 AAC 设备和同伴在游戏中完成 4 次话轮转换

0：Sam 能在为其提供线索的情况下使用 AAC 设备和同伴在游戏中完成 6 次话轮转换

+1：Sam 能在为其提供线索的情况下使用 AAC 设备和同伴在游戏中完成 8 次话轮转换

+2：Sam 能在为其提供线索的情况下使用 AAC 设备和同伴在游戏中完成 10 次话轮转换

言语治疗目标 3：视觉时间表

–2：Sam 能跟上视觉时间表参加每个活动，每个活动最多 2 张图片

–1：Sam 能跟上视觉时间表参加每个活动，每个活动最多 4 张图片

0：Sam 能跟上视觉时间表参加每个活动，每个活动最多 6 张图片，直到图片被删除并呈现下一个有图片的活动为止，持续 15min

+1：Sam 能跟上视觉时间表参加每个活动，每个活动最多 6 张图片，直到图片被删除并呈现下一个有图片的活动为止，持续 30min

+2：Sam 能跟上视觉时间表参加每个活动，每个活动最多 6 张图片，能指出删除图片和下一个图片活动，持续 30min

（四）Sam 目标达成量表目标总结

目标：预期结果水平—在强化训练期间 2 周 GAS 目标达到 0 水平

物理治疗目标：

- Sam 用右手向下用力挂四轮手杖能保持独立站立，并独立保持平衡 20s（仅需站在一旁监护）

作业治疗目标：

- Sam 在帮助稳定腕关节、前臂和物品下，第 2 次尝试 3/5 试验时能用左手松开物品
- Sam 能只在言语提示下，第 3 次尝试能用右手清晰地将名字（无污点、污迹，名字完整）印在一条线上

言语治疗目标：

- Sam 能使用 AAC 设备在三种场景下开始和同龄人交流，在这个过程中启动交流仅需要最小的提示
- Sam 能在为其提供线索的情况下使用 AAC 设备和同伴在游戏中完成 6 次话轮转换
- Sam 能跟上视觉时间表参加每个活动，每个活动最多 6 张图片，直到图片被删除并呈现下一个有图片的活动为止，持续 15min

九、彩色图表

见图 20-33 和图 20-34。

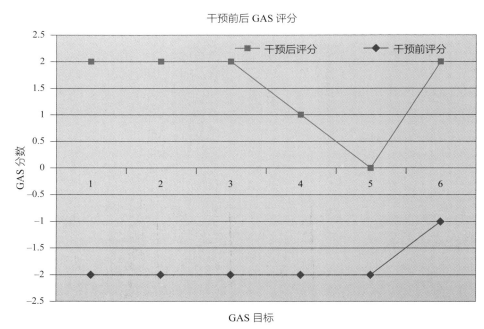

▲ 图 20-33　目标达成评分干预前后评分

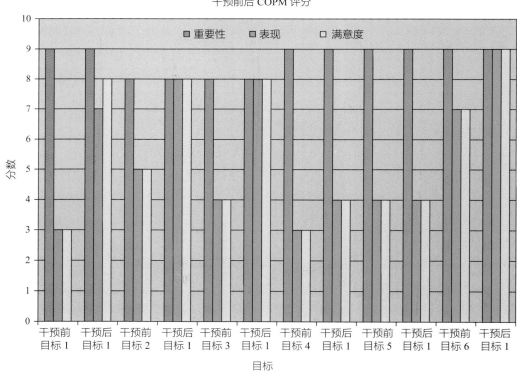

▲ 图 20-34　加拿大作业治疗评定量表干预前后评分

附录 A　专业术语释义

张佳玮　译　　兰　月　校

活动 / 活动受限：个人执行（或缺少）一项任务或动作。

适应可塑性：身体系统随时间推移的适应能力或补偿功能丧失的能力。

成人发作 / 儿童发作 / 先天性：用于表明病理生理发生时间的分类。

踝足矫形器：踝足矫形器旨在使足和踝对位对线，为行走或站立提供稳定，为踝和足周围的无力提供支撑，并防止畸形。

失认症：无法通过视觉等感觉方式识别熟悉的物体，但保留了通过其他感觉系统识别同一物体的能力。

纵向缺陷（视觉）：一种视觉缺陷，一只或两只眼睛的全部或部分上半视野或下半视野丧失。

弱视：视力下降，无法通过光学手段改善。

预期姿势控制：在预期运动之前产生的力，这对于设定姿势保持身体对位对线以对抗重力，同时完成任务至关重要。

失用症：尽管运动和感觉系统完整，理解力和协作力强，但在概念、计划和执行习得、熟练的动作、手势（尤其是手势顺序）和（或）工具使用方面存在障碍。

言语失用症：难以协调肌肉来计划，排序或执行音节或单词。

评估：包括对患者的检查和评估。

辅助技术：辅助个人主动执行由于底层系统缺陷而原本很难或不可能完成任务的任何有用设备（例如移动辅助设备、计算机生成的通信设备、个人护理用品、定位设备）。

假设：基于最佳实践标准的事实或假设性陈述。一种指导或构架评估，干预计划和实施过程的声明。

不对称性：一种常见的姿势或运动障碍，脑性瘫痪儿童或脑卒中成人身体的两侧在运动功能上表现出差异。通常与多系统损伤有关。

共济失调：在自主运动过程中无法协调正常或预期的肌肉活动，从而使运动流畅。最常见的是由于小脑或脊髓后柱的疾病；可能涉及四肢、头部或躯干。

手足徐动症：被分类为运动障碍的一组疾病。以一系列缓慢的非自主运动为特征，这些运动在时间，方向和空间特征上异常，并且姿势性稳定受损。

平衡：在功能性活动期间能够将重心维持在支撑面内。

　a. 预期平衡：预期平衡发生在预期由于身体自身运动而产生的内部破坏稳定力时。在开始运动动作之前进行姿势调整，以抵消预期的扰动，以确保稳定性。

　b. 反应性平衡：反应性平衡是由于外力作用于身体，改变支撑面或扰乱重心位置而发生的。需要感官反馈来启动响应过程。

　c. 适应性平衡：随着任务和环境的变化，姿势和运动的展开，自适应平衡允许姿势控制也发生变化。

压力感受器：感知血压变化并将信息发送到中枢神经系统，改变血管收缩和血管舒张以改变血压的感受器。

支撑面：所有的身体接触面以及接触面之间的区域。

良性阵发性位置性眩晕：通常在移动头部时，人突然感到旋转的感觉。这是引起眩晕的最常见原因。

双边：与两侧有关，涉及或影响两侧（即双边）。

双手：在互补或同时动作中使用或要求使用双手。

运动的生物力学成分：基于作用在身体上的内，外力相互作用的运动的定量特征（例如运动范围、强度、骨骼和关节结构）。

身体结构 / 功能：国际功能、残疾与健康分类模型与健康和残疾连续的一个领域，描述身体解剖结构部分（包括器官、四肢和躯干及其组成部分）的完整性和损伤，以及身体系统的生理和心理功能。

支气管肺发育不良：肺组织异常发育。它的特征是发炎和肺部瘢痕形成。最常见于早产的婴儿，这些婴儿的肺部发育不全。

重心：被视为身体总质量集中的假想点。

中枢神经系统：神经系统中包括大脑和脊髓的部分。

脑性瘫痪：一组运动和姿势发展障碍，引起活动和参与受限。归因于发生在发育中的胎儿或婴儿大脑中的非进行性疾病。脑性瘫痪的运动障碍通常伴有感觉、认知、沟通、感知和（或）行为障碍和（或）癫痫发作。

化学感受器：体内检测化学变化的受体；在颈动脉体，脑干呼吸中枢以及味觉和嗅觉传感器以及皮肤，肌肉和内脏中发现。

舞蹈症：一种运动障碍，表现为像跳舞的运动，显得生涩而随意，不能被自动抑制。

闭（运动）链：当身体的远端固定时发生的运动（如承重）。

共激活 / 共收缩：同时激活关节周围的主动肌和拮抗肌肌群，其中主动肌和拮抗肌均增加活性，导致活动关节僵硬度增加。可以是正常或异常的，取决于僵硬程度能否满足任务要求。

补偿：用于实现功能目标或任务的新的或替代的运动策略，尽管效率较低但有效。

向心收缩：一种肌肉激活类型，随着肌肉缩短而张力增加。

情境促进因素和障碍：根据国际功能、残疾与健康分类模型，根据对个人的影响，可以将个人或环境因素识别为促进因素或障碍。个人因素包括生活方式，应对机制和自我价值。环境因素包括即时的个人环境、学校、家庭、工作场所和可用的社会结构。

协调：对姿势和运动成分进行排序和组织，以针对特定动作或目标产生功能性运动的过程。

皮质视觉障碍：从外侧膝状肌到视觉皮质的后路视觉通路病变，导致难以处理和解释视觉皮质中的视觉信息。

演绎推理：从一般前提推论得出结论。

自由度：系统中为完成任务必须控制的独立运动要素的数量。

描述性知识：描述性知识；存储在记忆中的事实、属性和关系的知识。

神经功能障碍：一段快速的神经恢复期，紧接在脑部受伤之后，可以使未受损区域稳定下来并恢复尚未被破坏的功能。

弥散张量成像：磁共振成像的一种改进，使医生能够测量水的流量并跟踪大脑中白质的路径。弥散张量成像能够检测出在标准磁共振成像扫描中未发现的大脑异常。

截瘫：脑性瘫痪的地形分类，描述为上肢运动神经元的损伤，与上半身相比，对下半身和视觉系统的控制和协调造成更大的损害。

神经组织的分布模型：运动输入分布在神经系统的许多部位，这些部位相互配合并有助于运动行为的产生。

国际功能、残疾与健康分类模型的领域：这三个领域是社会功能（参与或参与限制）、活动（功能活动或活动限制）以及身体结构和功能（完整性或损伤）。这些领域是交互式且动态的。

动态系统理论：一种系统理论，提出有意义的任务，在特定的环境条件下，自发组织各种身体系统，然后采用特定的组织来创建或更改运动方式。

构音障碍：由于言语中使用的肌肉无力、麻痹、不协调或僵硬而导致的运动言语障碍。

自主神经功能障碍：自主神经系统功能失调，无法控制心率和血压；由自主神经系统的故障引起的一组复杂情况。

运动障碍：表现为痉挛性或重复性自主运动的扭曲或障碍。

异位症：无法准确地移动预期的距离。

吞咽困难：指吞咽和吞咽障碍。

失调症：该术语用于描述与成年人失语症相似的障碍儿童，他们难以使用工具，对手势进行排序以及对运动任务进行测序而没有肌肉无力、感觉丧失、不协调、失语或认知障碍。

肌张力障碍：一种运动障碍，特征在于持续的肌肉收缩导致扭曲和异常姿势。

离心收缩：一种肌肉激活类型，随着肌肉延长而张力增加。

有效的姿势或动作：产生功能性技能或活动或准备更高级别技能的姿势，运动和姿势控制。

环境因素：人们生活和进行生活的物理、社会和态度环境，以及个人可获得的社区服务。

护理照顾：在特定时间段内为特定疾病提供的医疗服务。

评估：患者检查的一部分，包括综合数据收集和基于临床判断的检查和解决问题。识别并描述国际功能、残疾与健康分类模型中每个领域相关因素之间的关系。包括对与患者的损害和变化潜力相关的这些关系的分析，并形成将干预计划与预期结果联系起来的假设。

循证实践：使用当前的研究证据，临床专业知识和患者价值来指导临床决策。

检测：患者评估的一部分，包括临床医生的全面筛查和特定测试。它包括对姿势和运动的观察、标准化测试、对功能活动和限制的观察以及对单个系统的检查。

执行功能：目标导向行为；计划、操作信息、启动和终止活动、识别错误、解决问题和抽象思考的能力。

外部感受：感觉感受器，根据外部环境提供信息。

易化：使姿势或运动更容易或更可能发生的治疗方法。

筋膜：主要由围绕其他组织的胶原蛋白组成的结缔组织；它是将肌细胞、束和层分开的纤维片。

分束：肌肉纤维的有组织的束。

反馈（闭环系统）：运动控制处理，在运动过程中使用感觉反馈。

前馈（开环系统）：运动执行过程中不依赖于感觉反馈的运动控制处理。

（肌肉的）力量产生：张力由肌肉产生，用以保持姿势或运动。

正向推理或模式识别：一种临床推理，临床医生将当前患者的损伤、局限和限制与先前见过的患者相关联，并采用先前成功的管理策略。

额状面：将身体或身体部分纵向分成前后部分的任何平面。外展运动和内收运动发生在额状面。

通用运动程序：一种理论认为，神经系统可以存储抽象的运动，并根据先前的经验和学习，灵活检索和产生运动计划，无须感觉反馈。

目标：患者和家人的陈述，描述他们希望通过干预实现的目标。

重力不安全感：不确定性或害怕运动，尤其是当头部倾斜离开直立位置时。

处理：请参阅治疗性处理。

轻偏瘫：身体一侧部分瘫痪或无力的运动障碍；严重程度不及偏瘫。

偏瘫：脑性瘫痪或卒中患者身体一侧瘫痪的运动障碍。

出血性卒中：由于脑血管破裂而引起的脑卒中。

偏盲：视交叉后部纤维受损，导致双眼的一半视野失去视觉信息。

听觉过敏：对声音的敏感性增加。

高胆红素血症：血液中胆红素过多。

运动亢进/运动不足：由损害引起中枢神经系统通路异常过度/抑制运动，影响运动特征，例如力量、时机和协同选择。

反射亢进：过度的阶段性和（或）张力性反射反应。

过度僵硬：肌肉拉伸过度抵抗，无论拉伸是被动的还是主动的。可以由肌肉主动收缩或中枢神经系统受损后的肌形成改变引起。

张力过高：一组病症，其特征是过度僵硬、紧张或骨骼肌活动，以及关节外部施加运动的抵抗力异常增加。

运动功能减退：请参阅运动过度/功能减退。

低钾血症：一组情况，包括肌张力、肌紧张或骨骼肌活动减弱。

假设：对观察、现象或科学问题的合理解释，可以通过进一步研究加以检验；用于指导神经发育疗法评估和干预。

假设指导的询问或假设推理演绎的推理：一种临床推理，临床医生根据患者数据生成假设，然后对其进行测试以生成或完善假设。直到确定明确的管理策略为止。

假设演绎法：一种提示识别、假设生成和评估的方法。

国际功能、残疾与健康分类模型：世界卫生组织的框架为残疾和健康提供了通用的分类、定义、测量和政策制订，包括对身体系统完整性/损害、个人活动/活动限制以及参与/参与限制的描述。

障碍：单个或多个身体系统中的问题，阻碍个人完成功能性活动或完全参与生活。

个体功能：国际功能、残疾与健康分类模型在健康和残疾连续性中的一个领域，用于描述活动和活动限制。

身体系统的完整性：在不断变化的环境中为个体服务的各种单个或多个身体系统的功能。

无效的姿势或运动：以不允许产生功能的方式进行的姿势、运动和姿势控制，功能随着时间丧失，损坏身体系统和结构，和（或）阻止获得新的更熟练的功能。

抑制：神经发育疗法治疗师使用的策略，涉及对患者的特殊处理、限制、重定向或约束非典型或无效姿势和运动，会干扰更有选择性的运动模式和有效功能的发展。通常与易化相结合。

肢体协调：肢体运动的时间和顺序。

肢体间协调：肢体间运动的时间和顺序。

内在感受器：提供有关人体内部环境信息的感觉受体。

指导（在运动学习中）：有助于患者并帮助其表现和学习的身体、语言和视觉线索。

干预：旨在改变患者健康状况的特定治疗决策和方法，需要治疗师和患者之间有目的的互动，以及在适当情况下，包含其他和照顾患者有关的人。

干预策略：以解决问题和决策为指导的干预的特定程序性应用，旨在实现身体系统功能、姿势、运动、活动或参与的改变。

缺血性脑卒中：由于大脑部分血液和氧气供应不足而引起的脑卒中。

独立控制：能够独立单个关节的运动，以实现精确的运动和灵巧性，增强功能。也称为分段运动。

等长收缩：一种肌肉激活类型，保持肌肉长度固定，张力增加。

控制关键点：干预策略，要求治疗师有目的地与患者身体接触，特别是在运动顺序之前改变对齐方式，或控制患者在运动过程中使用的速度、方向或努力。

运动觉：动态关节运动意识。

对表现的认识：与完成任务所需的运动产生性质有关的增强反馈。

对结果的认知：就环境而言，与产生的结果的性质有关的增强反馈。

Kuypers 的运动系统组织：基于脊髓位置的神经系统下行组织；内侧系统神经支配颈部和躯干的肌肉，外侧系统神经支配四肢的肌肉。

脊柱后凸：脊柱后凸弯曲，可能是典型的、减少的或过度的。

语言障碍：理解障碍，使用口头或书面符号；许多涉及语言的形式、内容或功能。

生命周期或生命周期框架：该框架假设目标和干预策略必须在生命周期中发生变化，才能继续满足患者不断变化的需求。

长期结果：以患者为中心的可衡量、功能性的长期干预结果。结果应包括动作动词、功能表现、满足表现的条件以及表现必须满足的条件。"长期"是可变的，取决于环境和所服务的人。

黄斑缺损：视网膜最敏锐的小斑点缺陷。

管理：整个照护系统。包括直接和间接干预、定期评估、家庭和社区项目以及患者/客户和家庭教育。

模型：系统、理论或现象的示意图，说明其已知或推断的属性，可用于进一步研究其特性。请参阅神经发育疗法实践模型。

较大影响侧/较少影响侧：以前在偏瘫患者中称为有影响侧/无影响侧。

运动控制：关于中枢神经系统，环境和身体系统如何相互作用和组织各个关节和肌肉以产生协调功能运动的理论解释。

运动发展：身体系统根据经历，成熟度和衰老来处理在整个生命周期中发生的运动技能的潜在出现和变化。

运动学习：一组与练习或经验直接相关的过程，导致运动技能的相对永久性变化。

运动表现：可观察到的个人做出主动动作的尝试，反映出根据活动或任务期间姿势和动作的质量而发生的变化。

运动计划：一种内部过程，涉及预测运动系统的未来状态或其动作后果的能力。

运动技能：以省力的方式一致地完成运动任务。它反映出以最大的确定性，最少的精力和（或）时间来表现。

运动单位：α运动神经元及其支配的骨骼肌；运动单位分为快速糖酵解或快速疲劳（fast fatigue，FF）、快速氧化糖酵解或快速抗疲劳（fast fatigue resistant，FR）和慢氧化（slow oxidative，S）。

运动：多系统的身体结构和功能。运动选择受神经肌肉系统，肌肉骨骼系统，提供前馈和反馈的感觉系统，环境（个人和环境）以及行为意图的影响。

运动分析：了解并描述姿势成分、肌肉和关节的对位对线以及有效运动所需的运动成分。

运动系统：当需要大范围和快速运动以实现过渡，移动性和精度时的主要控制器。主要目标是活动性。通过侧束下行系统控制。

肌肉募集：运动单位的激活；随着更多的运动单位同时或按顺序激活，募集会增加。

肌肉张力：肌肉产生力量、僵硬、张力以抵抗外力被动拉长肌肉。

叙事推理：一种临床推理，临床医生会聆听患者的观点和问题所在。这是一种反思性管理，需要协作来创建管理策略。

阴性征兆或损害：运动行为由于病理生理而消失或减弱。描述肌肉活动不足或对肌肉活动的控制不足；例如，无力，运动控制选择受损，共济失调和失用。

神经发育疗法：神经发育疗法最初被称为 Bobath 方法，是临床医生针对脑卒中、颅脑外伤、脑性瘫痪或类似神经病患者使用的治疗框架，通过定义明确的实践模型将检查和干预联系起来，其中考虑了个人的长处和局限性以及他们参与生活活动的需求。

　　a. 神经发育疗法假设：作为神经发育疗法最佳实践标准基础的假设性陈述。起源于 Bobath 夫妇的思想和运动科学的分化，构成了当前神经发育疗法的治疗模型。

　　b. 神经发育疗法实践模式：一种临床实践的描述，用于解释和联系治疗师的描述性和程序性知识（包括神经发育疗法和治疗师所属的专业），与改善生活技能的治疗中患者和家属的互动。

神经肌肉控制：对关节周围的肌肉力量和张力进行增减、分级或调节，以准确执行特定任务。

神经可塑性：大脑在整个生命周期中发生变化的能力，因经历、使用或疾病出现生长和重组。

神经元组：紧密连接的神经元的集合。

神经元群选择理论：由 Edelman 发展的一种理论，提出神经结构和其他身体系统的组织具有多样性，并能够从多种任务特定的响应，物种特定的但可变的适应性中进行选择运动行为。

神经元图谱：神经元群的连接分布在神经系统的广阔区域中，并组织得当，以便根据任务条件自发激活不同的感知、认知、情感、姿势和运动区域，从而形成全局效率图谱。

神经性休克：由于损伤中枢神经系统而对神经系统完整区域造成的暂时伤害。

眼球震颤：眼睛在任何方向上的不自主运动；对半圆管的旋转或温度刺激的正常反应，或将眼睛移至水平位置的末端时的正常反应；异常眼球震颤发生在没有外部刺激的情况下。

目的：身体系统损伤的预期变化。

开（运动）链：无负重运动，远端段在空间中自由活动。

眼科医生：医学和外科眼病专家。由于眼科医生对眼睛进行手术，因此被视为外科和医学专家。

视动反射：正常反射，当头部保持静止时，眼睛可以跟随运动中的物体（例如，在汽车里经过电线杆时，观察路边的单个电线杆）。

验光师：关心眼睛和相关结构以及人类视觉，视觉系统和视觉信息处理的保健专业人员。验光师经过培训，可以开处方配戴眼镜，以改善视力，并诊断和治疗各种眼疾。

耳石器官：内耳的囊和囊，其包含响应头部相对于重力的位置以及头部线性加速/减速的感受器。

结果：陈述干预措施导致活动和参与发生客观、可测量、可观察到的变化。它包括时间和上下文参考以及患者对护理的满意度。这是治疗管理的最终结果，并描述了患者可以采取的干预措施。

参与/限制：个体在生活中的参与（或缺乏参与）。

动脉导管未闭：动脉导管未闭合的病状。动脉导管是一种血管，可以使血液在出生前进入婴儿的肺部。婴儿出生后不久，肺部充满空气，不再需要动脉导管。它通常在出生后几天关闭。

病理生理学：在神经或身体结构的细胞或组织水平上的潜在医学或损伤过程，会干扰或中断个体任何领域的正常生理和发育过程，例如脑性瘫痪、脑卒中或外伤脑损伤。

模式识别：请参见"正向推理"。

知觉：将感觉有意识地识别和解释为有意义的形式。

医疗计划：治疗师在确定特定患者的整体治疗管理时所包括的信息组织、分析和优先级。遵循每个学科的最佳照护标准的声明指定了预期的结果，预测的最佳改善水平，使用和提议的具体干预措施以及治疗的持续时间和频率。

可塑性：神经系统响应内在或外在刺激或神经损伤后重组其结构、功能和连接的能力。

阳性迹象或损伤：运动行为，导致肌肉活动、运动或运动模式（如肌张力增高、舞蹈症、抽动和震颤）的频率或幅度不由自主地增加。

姿势对准：姿势对准是定向和平衡的一部分，是指一个身体部分与另一个身体部分或整个身体位置与支撑基础之间的关系。

姿势控制：姿势与运动之间的关系。控制身体在空间中的位置，以稳定重力，使身体各部分在特定任务的关系中彼此定向。

姿势定位：姿势控制的两个功能之一。这种多系统功能包括躯干和头部相对于重力和支撑表面的对线、视觉环境、前庭结构和功能，本体感觉（尤其是从头部和颈部）以及体内参照（感觉）。

姿势系统：一种主要系统，可确保直立位置不受重力影响，以在过渡期间保持或恢复平衡和定向。

姿势张力：抗重力肌肉的肌肉活动分布，使他们能够同时保持抵抗重力的姿势并调整灵活移动所需的僵硬度。

姿势：身体可以主动承担的位置以及身体各部分之间的对位对线，这是功能的基础。

实践：尝试并重复姿势和运动的可能性，以促进运动学习和熟练。

实践模型：对临床实践的复杂性的书面描述，目的在于分析、解决问题和预测干预的功能结果。

实践：实践是一般意义上的动作，是指做某事的能力，无论是艺术，科学还是运动技能的实践。当用于康复和康复领域时，实践是指运动技能。

原发性损伤：直接来自原始病理的结果。

原则：行为和行动的通用，全面和基本规则。抽象理论和哲学与具体实践之间的联系。

程序知识：技能知识；有关如何执行或操作的知识；治疗师如何进行干预。

本体感觉：对位置和姿势的感官意识。

Pusher 综合征，对立推挤或同侧推挤：最常伴有出血性脑卒中。从影响较小一侧推动患者，导致失去姿势平衡并向影响较大一侧倾倒。

网状激活系统：延髓的网状结构的细胞系统，它从上升的感觉途径接受侧支，并投射到控制中枢神经系统活动（包括清醒、专心和睡眠）总体程度的较高中心。

象限：视野中 1/4 视野丧失。该缺陷通常是双侧的，因为它是由视交叉的病变引起的。

四肢瘫痪：脑性瘫痪的一种分类，是由于上运动神经元的广泛损伤而造成的，身体大多数部位的控制和协调能力遭受损坏。

定性研究方法：一种叙述性描述，包括提出开放性问题，访谈和观察以探索个人如何体验各种现象。

反应性平衡：对来自环境的干扰或自发移动将重心转移到支撑基础之外的能力；也称为平衡反应。

相互激活：关节周围肌肉活动的关系，其中主动肌的活动增加与拮抗肌的活动减少有关。

恢复：受伤后中枢神经系统的重组和可塑性发生变化，这意味着一个人可以以相同的方式，相同的效率和功效执行功能。

反流：食物或胃液从胃部流入食道，称为胃食管反流病。

僵硬：非速度依赖，在肢体全范围屈伸活动中增加抵抗运动的阻力。

扫视：在改变注视点的同时，双眼的一系列非自主、突然、快速的小运动或抽搐。

Sackett 的证据水平：一种被广泛引用的基于五种科学支持水平的研究评估方法。

矢状面：将身体纵向分为左右两侧的平面，包括四肢和躯干的屈伸运动。

肌节：由肌动蛋白和肌球蛋白肌丝构成的肌纤维的收缩单位。

肌肉减少症：由于衰老或卒中等神经病理学导致的肌肉减少。对下肢肌肉的影响大于对上肢肌肉的影响。

脊柱侧弯：脊柱侧向弯曲的姿势性偏差。

盲点：视野中的黑点。

继发性损害：不是直接由原始病理生理学直接导致的损害，通常随时间而发展。

选择（在神经元群选择理论中）：相互竞争的神经元组在大脑解剖结构的形成过程中提供结构多样性并确保大脑和身体保持适应变化环境的条件的过程。

自组织：动态系统模型中的一个概念，它假设交互系统可以自我组织并创建运动模式。

半圆管：内耳中三个彼此成直角的细圆形管，里面装有液体，并且可以感知液体在三个维度中移动，构成我们的三维空间。

感觉处理：神经系统感知、解释、调节和组织感觉输入以用于产生或适应运动反应的能力。

感觉系统：负责通过专用细胞从环境中接收信息并将其传输到中枢神经系统的身体系统。该信息用于感知、控制运动、调节内部器官的功能以及保持唤醒状态。

单系统损伤：单个身体系统归因于特定系统结构和功能特定系统损伤。

短期结果：以患者为中心的可测量的、功能性的短期干预结果。结果应包括动作、功能表现、满足表现的条件以及表现必须满足的条件。根据环境和服务对象而变化。

技能：以省力的方式一致地完成一项运动任务，反映出一项表现的最高确定性，最低精力和（或）时间。

流畅的视觉追求：以稳定、协调的速度跟踪缓慢移动的物体。

社会功能：国际功能、残疾与健康分类模型的一个领域。在健康与残障的连续性中描述了参与和参与限制。

体感系统：通过触摸、本体感受、疼痛和温度提供有关身体意识的信息。

痉挛：一种运动障碍，其特征在于，上肢运动神经元综合征的一个组成部分，是由反射性过度兴奋引起的强直性抽搐，其速度依赖于强直性伸缩反射（肌肉张力）的速度依赖性增加。卒中、脑性瘫痪和颅脑外伤的常见运动障碍。

时空：与时间和空间有关。

椎骨溶解：脊柱特定区域的缺陷。脊柱的这个区域称为关节间部，连接脊柱中相邻的椎骨。

标准化测试：客观测试，用于以标准格式衡量一段时间内的变化。

　　a. 参照标准的测试：将个人的表现与同龄人进行比较。

　　b. 标准参照测试：将患者的表现与预定标准进行比较。

　　c. 自我参照测试：将个人在其他时间的表现与自己的表现进行比较。

刚度：肌肉和结缔组织的机械弹性特征的变化。刚度是正常现象，尽管过度的刚度可能会干扰有效的姿势和运动。它并不总是由中枢神经系统损害引起的。

斜视：控制眼部位置和运动的肌肉失衡或无力。

　　a. 内斜视：一只眼睛转向内侧。

　　b. 外斜视：一只眼睛转向外侧。

　　c. 上斜视：一只眼睛相对于其他的向上方。

策略：采取行动的方向，可以指导思想观念并指导选择。

纹状体：基底节的尾状核和壳状核。

脑卒中：由于大脑血液供应中断而导致的突发性局灶性神经功能缺损。

　　a. 缺血性卒中：与血栓形成、栓塞或血流动力学因素有关。

　　b. 出血性卒中：是由于脑血管破裂，随后血液释放到血管外腔所致。

对称性：姿势和运动中的对称性是指人的质量和压力在支撑表面上的分布，被认为是姿势控制的一个方面。

协同作用：一组共同产生运动行为的肌肉。

系统理论：Bernstein 开发的一种运动控制模型，认为生物有机体像其他物理系统一样是多维的，其中没有一个系统具有组织或确定系统行为的优先权。

任务：一项活动。

任务分析：了解和描述功能活动的组成部分；将复合任务分解为子组件的能力。

宗旨：一套被认为是正确的想法或准则。

理论：关于一组相互关联的概念或可观察到的现象的正式声明，旨在描述事件或模式的系统视图以解释观察结果或预测未来事件的发生。概括了超出证据的特定事件，并提供了在特定情况下的经验与智力思考之间的联系。

治疗性处理：神经发育疗法治疗师用来协助服务对象实现独立功能的主要干预措施。包括促进和抑制的干预措施，这些干预措施针对患者的姿势和运动以及多系统损伤。

耳鸣：耳鸣的感觉。

外伤性脑损伤：由外在的物理力量引起的对大脑的损伤，不是变性或先天性，可能会导致意识状态减弱或改变，并导致认知和（或）身体功能受损。

横向平面（水平面）：与矢状面和额状面都成直角的平面，将身体分为上、下两部分。旋转运动围绕纵轴发生。

震颤：主动肌和拮抗肌控制关节的交替活动，导致交替的关节运动，幅度小而频率高。

典型 / 非典型姿势和运动：以前称为正常 / 异常姿势和运动。

眩晕：一种运动幻觉。

视觉适应性：眼睛调节并能够聚焦的过程，可以在距所观察对象的各种变化距离处产生清晰的图像。晶状体前表面的凸度可通过睫状肌的收缩或松弛而增加或减小。

前庭眼反射：正常反射，其中眼睛位置补偿头部的运动。它是由前庭设备的激发引起的。

视觉治疗师：提供个性化，有监督的干预计划的专业人员，旨在纠正视觉运动和（或）感知 – 认知缺陷。

无力：无法为姿势和运动目的而在肌肉或一组肌肉中产生足够水平的力量。无力可能是由原发性神经肌肉损伤或肌肉骨骼系统的继发性变化引起的。

负重：静止状态下相对于支撑表面以及预期运动的体重分布。

附录 B　应用模型：个人

丁　千 译　兰　月　徐光青 校

康复对象
与健康照护存在情景因素和特
别关系的个人和家庭

愿意提供自己健康状况的信息，以及如何继续进行自我健康管理

乐于分享关于个人和家庭信仰、习俗、价值观、传统以及其他文化问题

理解并乐意分享个人及家人希望从治疗中获得的东西

通过正式或非正式的生活经历获得知识，包括学校教育、职业或专业培训、就业以及社会活动等

说明为什么寻求治疗
阐述对寻求治疗的理解
提供当前的健康状况
描述日常工作、生活和娱乐活动情况
自我评价：功能发展的能力 / 丧失或缺乏、个人需求或愿望
提出对于健康管理（包括干预）的期望
提供相关的病史和社交史

乐于分享个人史和治疗史、过往经历以及体型大小

乐于分享有关家庭环境、目标和可能遇到的挑战等信息

同意治疗师在自己完成有难度的任务或活动时进行观察和评估

对自我的健康状况、疾病或残疾充满信心，并相信治疗

乐于分享当前功能水平，并探索这些因素对将来功能预后的影响

自我展示功能和姿势 / 动作
按照治疗师的要求展示功能和姿势 / 动作
学会更多关于自身姿势 / 动作、功能、诊断和预后的知识
通过多个途径向治疗师反馈

愿意分享自我学习偏好和喜爱的学习方式

乐于分享有效或无效的姿势和动作及其对生活活动的影响

了解自己的身体并乐于分享喜欢或不喜欢的姿势和动作，包括说话和吃饭

乐于理解在治疗过程中治疗性接触或处置的角色或重要性

愿意积极配合和参与临床检测

乐于分享对于健康问题的期望和担忧

明确所期望的治疗目标和预后
识别、明确和编辑个人信息
进一步明确和优化所期望的预后

愿意与治疗师沟通、以开放的心态对待与治疗师建成的治疗关系

愿意尊重他人和自己的意见和想法

愿意交流在治疗和居家过程中发生的喜欢或不喜欢的事情

愿意积极参与到治疗过程中，遵循指导、谨遵禁忌，能够理解为什么要设定限制

同意健康管理（包括治疗干预）
积极参与（感觉运动、心理、认知、言语和行为等方面的治疗）
进行居家康复
提供有关成功和挑战的反馈
与团队成员分享

愿意积极参与治疗并分享自我的目标和期待

在团队作业中的合作能力

愿意提问和回答有关自己和家庭的问题

交流能力，包括语言、非语言和书写等

愿意在治疗中参与主动或身体力行的活动

附录 C　应用模型：治疗师

丁　千译　　兰　月　徐光青　校

理解文化多样性、家庭多态性，尊重个人信仰多样性、人们的价值观和种族

理解神经发育疗法的哲学理念

治疗师
具有专业基础知识、经验和实践技能

心理学和行为学知识，对残疾和疾病的反应的认知

客观地听取／观察分析有用的信息
观察患者的自主功能及其与他人的交互能力
关注个人能力、家庭和社会关系、人格上积极的方面
识别／推断文化影响、个人信念和价值观并融入ICF领域
对所观察到的回答问题并提供信息：在认识功能缺失的前提下更加强调积极的方面

治疗师的个人和从业经历、身体状况

姿势和动作的观察技能

理解 ICF 模型

相信残疾人或病人存在的价值；相信治疗对预后的作用；带着同理心倾听的能力

对疾病、残疾和健康状况的认知与经验

进一步检查

了解运动发育、运动再学习、运动控制、认知与学习理论、神经可塑性、传播理论、心理－社会模型

对功能以及当前功能如何影响功能预后的认知

观察自主功能和姿势动作、感知觉能力、沟通交流、学习形式和行为等
尽可能地确定未观察到但可能存在的功能
检查导致功能、姿势和动作障碍的身体系统
感受移动或被移动时的行为或反应，进一步推断具体的功能损伤
在所有ICF模块中，对各种情境因素进行标准化／非标准化测试

对有效／无效姿势和动作的认知

了解身体系统的完整性和损伤

直接的手法检查明确姿势和动作控制关键点的技能

了解标准化与非标准化检查

检查引导评估、信息收集和进一步评估

综合考虑影响预后的各方面因素判断预后的能力

解决患者在所有 ICF 模块出现的问题
解除功能障碍和失能的病因
从各个方面分析潜在的复杂性和互相影响
制订目标
预后（考虑到各个方面的变量）
照护计划（包括干预概述、所需设备、建议的辅助具等）
咨询团队成员

分析技能－发现功能、姿势和动作、在复杂环境下人体系统的完整性或损伤、过往经历和专长之间关系的能力

团队协作能力，重视他人的意见和优先事项

发现影响将来功能最关键因素的能力

选择最佳健康管理方式（治疗干预、咨询）
通过治疗收集更多的信息，进一步检查和评估

在每次治疗前制订相应功能预后的阶段性计划

在治疗过程中定期进行检查和评估；随时根据检查和评估调整干预方案

持续倾听、触诊、观察、辅助、功能实践
每次治疗设定功能目标
围绕功能任务制订治疗方案，同时充分考虑 ICF 其他方面的问题
运用手法诱发想要的姿势／动作以及抑制不想要的。
必要时要逐渐淡化手法
允许周期性的成功实践
记录照护计划中的干预细节
健康教育
指导辅助器械的配置与使用
团队合作
居家康复的指导与反馈

运用基础和应用科学知识（如：运动控制、运动发育、运动再学习、重建、可塑性等）来作用于人体系统、姿势和动作、活动和参与性

与患者和家属及社区团队成员的协作能力

徒手检查、评估、激活／抑制姿势和动作的技能；在多种治疗中运用分级手法的技能

交流能力：包括文字、语言和非语言等